DICTIONNAIRE ENCYCLOPÉDIQUE

DES

SCIENCES MÉDICALES

PARIS. — TYPOGRAPHIE A. LAHURE
Rue de Fleurus, 9.

DICTIONNAIRE ENCYCLOPÉDIQUE

DES

SCIENCES MÉDICALES

COLLABORATEURS : MM. LES DOCTEURS

ARCHAMBAULT, ARLOING, ARNOULD (J.), ARNOZAN, ARSONVAL (D'), AUBRY, AXENFELD, BAILLARGER, BAILLON, BALBIANI, BALL, BARTH, BAZIN, BEAUGRAND, BÉCLARD, BÉHIER, VAN BENEDEN, BERGER, BERNHEIM, BERTILLON, BERTIN, ERNEST BESNIER, BLACHE, BLACHEZ, BOINET, BOISSEAU, BORDIER, BORIUS, BOUCHACOURT, CH. BOUCHARD, BOUCHEREAU, BOUISSON, BOULAND (P.), BOULEY (H.), BOUREL-RONCIÈRE, BOUVIER, BOYER, BROCA, BROCHIN, BROUARDEL, BROWN-SÉQUARD, DURCKER, CALMEIL, CAMPANA, CARLET (G.), CERISE, CHAMBARD, CHARCOT, CHARVOT, CHASSAIGNAC, CHAUVEAU, CHAUVEL, CHÉREAU, CHOUPPES, CHRÉTIEN, CHRISTIAN, COLIN (L.), CORNIL, COTARD, COULIER, COURTY, COYNE, DALLY, DAVAINE, DECHAMBRE (A.), DELENS, DELIOUX DE SAVIGNAC, DELORE, DELPECH, DEMANGE, DENONVILLIERS, DEPAUL, DIDAY, DOLBEAU, DUBUISSON, DU CAZAL, DUCLAUX, DUGUET, DUPLAY (S.), DUREAU, DUTROULAU, DUWEZ, ÉLY, FALRET (J.), FARABEUF, FÉLIZET, FÉRIS, FERRAND, FOLLIN, FONSSAGRIVES, FOURNIER (E.), FRANCK-FRANÇOIS, GALTIER-BOISSIÈRE, GARIEL, GAYET, GAYRAUD, GAVARRET, GERVAIS (P.), GILLETTE, GIRAUD-TEULON, GOBLET, GODELIER, GRANCHER, GRASSET, GREENHILL, GRISOLLE, GUBLER, GUÉNIOT, GUÉRARD, GUILLARD, GUILLAUME, GUILLEMIN, GUYON (F.), HAHN (L.), HAMELIN, HAYEM, HECHT, HENNEGUY, HÉNOCQUE, HEYDENREICH, HOVELACQUE, HUMBERT, ISAMBERT, JACQUEMIER, KELSCH, KRISHABER, LABBÉ (LÉON), LABBÉE, LABORDE, LABOULBÈNE, LACASSAGNE, LADREIT DE LA CHARRIÈRE, LAGNEAU (G.), LANCEREAUX, LARCHER (O.), LAVERAN, LAVERAN (A.), LAYET, LECLERC (L.), LECORCHÉ, LE DOUBLE, LEFÈVRE (ED.), LEFORT (LÉON), LEGOUEST, LEGOYT, LEGROS, LEGROUX, LEREBOULLET, LE ROY DE MÉRICOURT, LETOURNEAU, LEVEN, LÉVY (MICHEL), LIÉGEOIS, LIÉTARD, LINAS, LIOUVILLE, LITTRÉ, LUTZ, MAGITOT (E.), MAHÉ, MALAGUTI, MARCHAND, MAREY, MARTINS, MATHIEU, MICHEL (DE NANCY), MILLARD, MOLLIÈRE (DANIEL), MONOD (CH.), MONTANIER, MORACHE, MOREL (B. A.), NICAISE, NUEL, OBÉDÉNARE, OLLIER, ONIMUS, ORFILA (L.), OUSTALET, PAJOT, PARCHAPPE, PARROT, PASTEUR, PAULET, PERRIN (MAURICE), PETER (M.), PETIT (A.), PETIT (L.-H.), PEYROT, PINARD, PINGAUD, PLANCHON, POLAILLON, POTAIN, POZZI, RAULIN, RAYMOND, REGNARD, REGNAULD, RENAUD (J.), RENAUT, RENDU, RENOU, REYNAL, RITTI, ROBIN (ALBERT), ROBIN (CH.), DE ROCHAS, ROGER (H.), ROLLET, ROTUREAU, ROUGET, ROYER (CLÉMENCE), SAINTE-CLAIRE DEVILLE (H.), SANNÉ, SANSON, SCHÜTZENBERGER (CH.), SCHÜTZENBERGER (P.), SÉDILLOT, SÉE (MARC), SERVIER, DE SEYNES, SIRY, SOUBEIRAN (L.), SPILLMANN (E.), TARTIVEL, TESTELIN, THOMAS (L.), TILLAUX (P.), TOURDES, TRÉLAT (U.), TRIPIER (LÉON), TROISIER, VALLIN, VELPEAU, VERNEUIL, VÉZIAN, VIAUD-GRAND-MARAIS, VIDAL (ÉM.), VIDAU, VILLEMIN, VOILLEMIER, VULPIAN, WAHLOMONT, WIDAL, WILLM, WORMS (J.), WURTZ, ZUBER.

DIRECTEUR : A. DECHAMBRE

SECRÉTAIRE DE LA RÉDACTION : L. HAHN

QUATRIÈME SÉRIE

TOME NEUVIÈME

GLA — GOU

PARIS

ASSELIN ET Cie
LIBRAIRES DE LA FACULTÉ DE MÉDECINE
Place de l'École-de-Médecine

G. MASSON
LIBRAIRE DE L'ACADÉMIE DE MÉDECINE
Boulevard Saint-Germain, en face de l'École de Médecine

MDCCCLXXXIII

DICTIONNAIRE

ENCYCLOPÉDIQUE

DES

SCIENCES MÉDICALES

GLANDES. § I. **Anatomie descriptive.** Plus on parvient à connaître la structure et les fonctions particulières d'organes qui présentent cependant entre eux de nombreuses et importantes analogies, plus il devient difficile de trouver une définition qui convienne au groupe naturel que constituent ces organes envisagés en bloc. Malgré les nombreux points de ressemblance qui le rapprochent de ses congénères, chacun d'eux s'individualise, pour ainsi dire, d'autant plus aux yeux de l'observateur, que celui-ci pénètre plus avant dans les détails de sa structure intime et de son fonctionnement normal : il devient alors bien difficile de trouver une définition qui puisse s'appliquer également aux divers organes d'un même groupe.

C'est là ce qui a lieu aujourd'hui pour les glandes en général. Elles forment bien certainement une catégorie à part parmi les organes constitutifs du corps de l'homme et des animaux, et cependant il est presque impossible de formuler une définition qui leur convienne à toutes. Celles qui ont été données jusqu'alors, et dont nous allons passer quelques-unes en revue, sont aujourd'hui défectueuses.

Pour Hippocrate, les glandes étaient une chair particulière, grenue, spongieuse, point dense, de couleur de graisse, de consistance de laine, s'écrasant sous la pression, pourvue de beaucoup de veines, et rendant, quand on la coupe, du sang blanchâtre et séreux. Mais comment trouver aujourd'hui la couleur de graisse au foie, la consistance de laine à la parotide, l'écoulement de sang blanchâtre et séreux à la section de la rate, pour ne citer que quelques exemples?

Laissons de côté Hippocrate et les Anciens et passons tout de suite à des époques moins reculées. Au dix-septième siècle les belles injections de Ruysch eurent pour résultat d'attirer spécialement l'attention sur le système vasculaire : aussi voyons-nous les caractères distinctifs qu'on assigne aux glandes à cette époque se ressentir des travaux de l'anatomiste hollandais. On les considéra alors, en effet, comme des parties d'une forme particulière, molles, spongieuses, friables, enveloppées dans une membrane, produites par un entrelacement des plus petits

1

vaisseaux de tous genres, et chargées de retirer quelque humeur de la masse du sang. On sait aujourd'hui combien cette structure essentiellement vasculaire est fausse pour beaucoup de glandes.

Chaussier n'admet que huit glandes : les lacrymales, les salivaires, les mammaires, les testicules, les ovaires, le foie, le pancréas et les reins; c'est là simplifier singulièrement la question. Il les définit des organes mollasses, grenus, lobuleux, composés de vaisseaux, de nerfs et d'un tissu particulier, destinés à tirer du sang les molécules nécessaires à la formation de fluides nouveaux, et à porter ceux-ci au dehors par le moyen d'un ou de plusieurs canaux excréteurs. C'est par ce dernier caractère, toujours d'après Chaussier, qu'on les distingue facilement de tous les autres solides organiques.

Bichat, lui aussi, ne reconnaît comme glandes que celles qui sont douées d'un ou de plusieurs conduits excréteurs, mais, en outre, frappé à juste titre des dissemblances nombreuses qui séparent les unes des autres les diverses parties du système glanduleux, il ne lui assigne presque que des caractères négatifs : « Ce système, dit-il, l'un des plus importants de l'économie animale, diffère de la plupart des autres en ce que le tissu qui lui est propre n'est point exactement identique dans tous les organes qui le composent. Les fibres d'un muscle de la vie animale pourraient également servir à la structure de tout autre muscle du même système; la fibre tendineuse, les tissus cartilagineux, osseux, etc., sont aussi partout les mêmes. Au contraire, le tissu du foie ne pourrait point servir à composer le rein; celui de ce dernier serait hétérogène dans les salivaires. Le système glanduleux ne se ressemble donc, dans ses diverses parties, que par certains attributs généraux qui souffrent beaucoup d'exceptions. »

Pour A. Béclard, les glandes « sont des organes de forme obronde, lobuleux, entourés de membranes ayant beaucoup de vaisseaux et de nerfs, et pourvus de conduits excréteurs ramifiés qui aboutissent aux membranes tégumentaires, et y versent un liquide sécrété ; en un mot, ce sont des organes de sécrétion extrinsèque, pourvus de conduits excréteurs. »

Les organes désignés généralement sous le nom de glandes sont décrits par M. Robin sous le nom de parenchymateux. Il définit les parenchymes « des tissus constituants, par conséquent vasculaires, généralement composés de tubes ou de vésicules closes, tapissés d'épithélium, ce qu'on n'observe pas dans les tissus proprement dits; souvent formés d'un plus grand nombre d'espèces d'éléments anatomiques que ces derniers; jamais l'une d'elles ne prédomine sur les autres, n'est, en un mot, élément anatomique et caractéristique fondamental par sa masse et son mode de texture, comme les fibres musculaires, les tubes nerveux, etc., qui le sont pour les tissus correspondants. » Ces caractères assignés par M. Robin aux parenchymes conviendraient, on le voit, à bon nombre de glandes, mais il s'en faut que pour lui parenchymes et glandes soient une seule et même chose, car il reconnaît deux sortes de parenchymes, les glandulaires et les non glandulaires, et parmi ces derniers il range le rein, le testicule, l'ovaire !

Pour M. Sappey, « les glandes sont des organes creux, doués de la propriété d'extraire de la masse sanguine un produit particulier qui se dépose dans leur cavité, et qui est versé ensuite sur les membranes tégumentaires, ou bien absorbé par les veines, et reporté par celles-ci dans le torrent circulatoire. » Il est malheureusement bien difficile de retrouver nettement ces caractères dans certaines glandes, telles que les ganglions lymphatiques, par exemple.

Il nous semble préférable, sous tous rapports, de chercher, comme l'ont fait Milne-Edwards et Frey, les caractères distinctifs du système glandulaire dans ses fonctions physiologiques : nous regarderons donc comme devant être rangés parmi les glandes les organes qui empruntent au sang des matériaux qu'ils n'emploient pas à leur propre nutrition, soit pour les rejeter hors de l'organisme, soit pour en élaborer d'autres matériaux ou éléments anatomiques nécessaires, ou à l'entretien de la vie, ou à la reproduction de l'espèce. Quelque imparfaite que soit une telle définition, elle permet au moins de ranger parmi les glandes, ainsi qu'on le fait généralement, non-seulement le rein, le testicule, l'ovaire, les poumons, chose à laquelle M. Robin ne se prête pas, mais encore les glandes lymphatiques ainsi que les vasculaires sanguines, quelque restreintes que soient les connaissances actuelles sur le fonctionnement de ces dernières.

La situation, la forme, le volume, les rapports, etc., des diverses glandes, sont des choses qui ne peuvent être décrites qu'à propos de l'étude de chacune d'elles en particulier. Et cependant il existe entre chacun de ces détails, qui appartiennent à la description spéciale de chaque glande, quelques points de ressemblance, quelques analogies qu'il n'est pas sans intérêt de faire remarquer ici.

Occupons-nous seulement pour le moment des grosses glandes, de celles qui se dissèquent le scalpel à la main. Comme forme n'ont-elles pas, la plupart du moins, pour caractère général de prendre celle des parties avoisinantes, de se mouler, pour ainsi dire, sur elles, comme le ferait une cire molle, et d'en conserver l'empreinte ? La parotide, dans le creux parotidien, la sous-maxillaire, la rate, concave par celle de sa face qui correspond à la convexité de la grosse tubérosité de l'estomac, convexe par celle qui répond à la concavité de la paroi abdominale ; le pancréas, arrêté en haut par l'artère splénique, à droite par la deuxième portion du duodénum et se moulant sur elle, en bas par sa troisième portion et par le tronc cœliaque ; les amygdales, blotties entre les deux piliers du voile du palais, sont des exemples frappants de ce que j'avance ; le foie, convexe en haut pour se mouler sur la face inférieure du diaphragme, parsemé, sur sa face plane, de dépressions répondant chacune à l'un des organes qui l'avoisinent, vient également à l'appui de mon assertion. Il semble donc que, dans l'organisation générale du corps humain, les places d'honneur aient été réservées aux os, aux muscles, qui ont besoin d'une situation et d'une direction déterminées pour agir efficacement sur les leviers qu'ils sont destinés à mouvoir, aux artères, veines et nerfs, qui glissent, s'insinuent presque toujours entre les muscles voisins pour aller, le plus souvent en ligne directe, à leur but ; quant aux grosses glandes, la plupart n'ont eu que la place de reste, se voient refoulées soit dans un coin de la cavité abdominale, soit dans quelque espace laissé vide entre des masses musculaires et osseuses voisines. La présence de certaines d'entre elles dans une région semble donc accessoirement utilisée, à l'instar du tissu cellulaire, pour combler des anfractuosités.

Si des glandes, obligées de se mouler sur les contours des vides qu'elles remplissent, ont une forme aussi tourmentée, aussi irrégulière, celles qui se trouvent situées dans des milieux moins gênants sont là pour nous montrer quelle est la forme vers laquelle ces organes tendent en général. Qu'on examine les testicules, les glandes de Cooper, de Bartholin, les ganglions lymphatiques, les reins même, etc., et l'on remarquera que des surfaces arrondies, que la prédominance du diamètre longitudinal sur le transversal, c'est-à-dire qu'une forme plus ou moins ovoïde est celle vers laquelle tendent le plus généralement ces organes, quand ils ne sont pas gênés dans leur développement en surface par des os, des muscles ou des organes voisins.

Tantôt c'est auprès de la surface ou de l'organe dans lequel elles doivent déverser leur produit de sécrétion qu'elles sont situées, comme le démontre suffisamment la proximité des glandes lacrymales et de la conjonctive, de la prostate et du canal de l'urèthre, des glandes salivaires et de la bouche, du pancréas et du duodénum, etc. Tantôt, au contraire, ces glandes sont assez éloignées du point où leur produit doit être conduit : voyez la distance qui sépare le rein de la vessie, les testicules des vésicules séminales, la petite glande de Cooper du point où son canal excréteur, relativement bien long pour son faible volume, vient s'ouvrir dans l'urèthre.

Les rapports des glandes avec les parties voisines sont des plus variables. Il en est un, cependant, commun à plusieurs d'entre elles, et qui a de tout temps attiré l'attention des anatomistes : c'est la proximité de troncs artériels importants : tels sont l'artère splénique, l'aorte et le tronc cœliaque pour le pancréas, la carotide interne pour la parotide, la faciale pour la sous-maxillaire. Faut-il voir là, comme on l'a fait, quelque but physiologique à remplir? Je ne le crois pas. Les artères glissant dans les espaces qui séparent les muscles, les os, etc., trouvent nécessairement dans certains de ces espaces les glandes qui y sont logées : quoi de surprenant à ce qu'elles les longent où même les traversent? Si deux des glandes salivaires ont ce privilége, ne peut-on pas l'attribuer à la multiplicité des artères dans les régions qu'elles occupent?

Les autres caractères des glandes sont tellement variables qu'ils ne peuvent se prêter à aucune considération générale. Comme couleur, consistance, poids, volume, aspect extérieur, etc., quelles analogies pourrait-on établir, par exemple, entre le foie et les glandes salivaires, la rate et les testicules, les reins et le pancréas?

Il existe à la surface de bien des glandes un endroit, formant une dépression allongée, que l'on appelle le hile. C'est de là que part le canal excréteur, lorsqu'il existe, accompagné souvent des vaisseaux afférents et efférents (reins, foie, poumons) ; c'est là que, chez les organes dépourvus d'un tel conduit, pénètrent et sortent les vaisseaux afférents et efférents (rate, ganglions lymphatiques). Mais il faut ajouter que la présence du hile est loin d'être un fait constant, et qu'à la surface de la glande mammaire, de la prostate, du pancréas, de la glande pinéale, etc., pour ne citer que quelques exemples, on en chercherait vainement la trace.

Toutes les glandes qui ne rentrent pas dans la catégorie de celles que nous désignerons sous le nom de glandes vasculaires sanguines sont pourvues de voies directes d'excrétion, se présentant sous la forme de canaux excréteurs uniques ou multiples pour chacune d'elles. Chaque canal excréteur naît dans une portion bien déterminée de l'organe par des radicules nombreuses et fines qui, s'anastomosant successivement entre elles, arrivent à constituer une voie d'excrétion unique ; quand il en existe plusieurs pour une même glande, chacun d'eux se rend directement de la portion de la masse glandulaire dont il exporte les produits de sécrétion vers le point où il doit le déverser, sans communiquer avec les canaux voisins. C'est ce qu'on observe très-bien sur la glande mammaire, malgré les assertions contraires de Verheyen et de P. Dubois. A toute règle on trouve au moins une exception et, au cas particulier, c'est le pancréas qui va nous la fournir. Son conduit excréteur principal qui vient, comme on le sait, s'ouvrir dans l'ampoule de Vater, n'est pas le seul ; il en existe un autre, appartenant spécialement à la partie supérieure de la tête du pancréas, dont il reçoit les produits de sécrétion, qui va s'ouvrir dans la deuxième portion du duodénum, à 2 centimètres au-dessus et un peu en avant de l'ampoule de Vater, et qui, par son autre extrémité, communique à plein canal avec le conduit excréteur principal ou canal de Wirsung. Cette disposition, qui est la plus commune, diffère donc essentiellement de ce qu'on observe sur les glandes à voies d'excrétion multiples.

Les canaux excréteurs présentent deux types bien distincts : tantôt ils vont directement de leur lieu d'origine vers leur lieu de terminaison, sans présenter sur leur trajet aucun réservoir intermédiaire où le produit sécrété puisse s'accumuler. D'autres fois, ils s'abouchent, avant leur terminaison, avec une cavité où se déverse partiellement (vésicule biliaire) ou totalement (vessie) le liquide sécrété. Entre ces deux variétés si tranchées se voient des types intermédiaires : le conduit excréteur, se renflant en un point de son trajet, le plus souvent près de sa terminaison (conduits galactophores, canal pancréatique accessoire, etc.), reproduit, à l'état rudimentaire, le réservoir de la glande.

A ces réservoirs et à certains conduits excréteurs sont surajoutés des appareils contractiles qui assurent l'excrétion de leur contenu; nous les envisagerons plus loin d'une manière spéciale.

Le nombre des glandes est extrêmement considérable, si l'on fait entrer en ligne de compte ces myriades de glandules qu'on rencontre dans la trame de la peau et de la plupart des membranes muqueuses. Une rapide énumération et quelques chiffres à l'appui sont indispensables pour donner une idée de la profusion avec laquelle elles sont répandues dans l'organisme, et pour établir en même temps d'une façon formelle quels sont les organes qui doivent être considérés comme glandes, et quels sont ceux auxquels ce titre doit être refusé.

1. Glandes de la peau. Il en est de deux sortes : les *glandes sudoripares*, destinées à la sécrétion de la sueur, et les *glandes sébacées*.

Le dénombrement des premières fut tenté par divers anatomistes : Leeuwenhoeck, cité par M. Sappey, arriva au chiffre aussi fabuleux qu'erroné de deux milliards pour le revêtement cutané tout entier. Eichhorn fut plus modeste dans ses résultats, qui ne dépassent pas le chiffre de 10 millions.

M. Sappey, pour éviter toutes chances d'erreur, compta le nombre d'orifices que présente, pour les conduits excréteurs de ces glandes, une surface donnée de l'épiderme, et, afin de rendre plus facile la numération de ces orifices, il examina l'épiderme par sa face profonde, quand une macération préalable avait permis de le séparer facilement du derme; il tint compte également de la richesse des diverses régions de la peau en glandes de cette sorte, et arriva au chiffre de 2 millions.

Quant aux glandes sébacées, il est bien difficile d'en préciser le nombre, car elles sont fort inégalement réparties, et manquent même totalement en certaines régions, telles que la paume des mains et la plante des pieds. MM. Martin et Léger les ont vues au nombre de 120 à 150 par centimètre carré à la face interne des petites lèvres, au nombre de 100 pour une même surface à leur face externe, de 40 à la partie interne des grandes lèvres et de 25 à 30 pour chaque centimètre carré de leur partie externe.

2. Glandes de l'appareil digestif. Elles sont aussi remarquables par la multiplicité des espèces que par le nombre considérable d'entre elles. Nous avons à signaler :

a. Les nombreuses *glandules buccales*, sous-jacentes à la muqueuse des lèvres, à celle de la voûte palatine, surtout dans sa partie postérieure, où elles forment une couche épaisse, à celle de la face inférieure du voile du palais, où elles constituent une masse assez épaisse dans sa partie antérieure, tandis que sa partie postérieure en contient beaucoup moins. Sur la face supérieure du même voile, les glandules sont rares et disséminées.

b. Les *amygdales*. l'*amygdale pharyngienne*, les *follicules clos de la base de la langue*, les *glandules* qu'on trouve également dans la partie de sa muqueuse comprise entre le V des papilles caliciformes en avant, et la base de l'épiglotte en arrière.

c. Les glandes salivaires, *parotide, sous-maxillaire, sublinguale*, de *Weber*, de *Blandin* ou de *Nuhn*, ainsi que toute cette série de *glandules intermusculaires* s'étendant, de chaque côté, de la glande de Weber à celle de Blandin.

d. Les *glandules pharyngiennes* autres que l'amas de follicules clos qui constituent l'amygdale pharyngée, déjà mentionnée, et qui, nombreuses surtout dans la moitié supérieure du pharynx, y forment une couche presque continue sur la face profonde de la muqueuse.

e. Les *glandes œsophagiennes*, dont le nombre va croissant plus on se rapproche du cardia.

f. Les *glandes à pepsine* et les *glandes muqueuses* de l'estomac. « Leur nombre, dit Sappey, dépasse toutes les limites que l'imagination la plus hardie eût osé concevoir. » Et en effet, 1 millimètre carré de la surface de la muqueuse présentant de 100 à 150 orifices de glandes, et la surface interne de l'estomac étant de 490 centimètres carrés, on trouve pour total 4900000 glandes. Et ce résultat est encore au-dessous de la vérité, car M. Sappey l'a obtenu en ne prenant pour multiplicateur que le chiffre de 100 glandes par millimètre carré, tandis que souvent on en trouve 150 ; de plus, dans l'évaluation de la superficie de l'estomac assimilé à un cône, il n'a tenu compte que de sa surface et négligé sa base.

g. Les *glandes de Brunner* du duodénum sont très-abondantes dans sa première portion, et rares dès la seconde, surtout à partir de l'ampoule de Vater. Les *glandes de Lieberkühn*, qui existent au nombre de 4 à 5 par villosité, atteignent le chiffre fabuleux de 40 à 50000000, le nombre des villosités étant de 10000000 (Sappey). Quant aux *glandes vésiculeuses agminées*, ou *plaques de Peyer*, elles varient beaucoup d'un sujet à l'autre, et sont en moyenne de 30 à 40. Les *glandes vésiculeuses solitaires* ou follicules clos sont sujets aussi à de nombreuses variations.

h. Les *glandes en tube de la muqueuse du gros intestin* sont, toute proportion gardée, plus nombreuses que les glandes de Lieberkühn de l'intestin grêle, car elles sont bien plus rapprochées qu'elles les unes des autres. Les *follicules clos du gros intestin* sont sujets à de grandes variations de nombre suivant les sujets.

i. Le *pancréas*.

j. Le *foie* qui, par ses portions biliaire et glycogénique, constitue une glande double. Les *glandules des conduits biliaires*, très-agglomérées jusque vers l'origine du canal cholédoque, lequel n'en possède plus que fort peu. Les *glandules de la vésicule biliaire*, assez rares, celles du *canal cystique* assez nombreuses au contraire.

3. GLANDES DE L'APPAREIL URINAIRE :

a. Les *reins*.

b. Les *glandes muqueuses du col et du bas-fond de la vessie*, admises et décrites par la plupart des Allemands, niées formellement par Sappey et les anatomistes français, car elles n'existent pas.

c. Les *glandes de Littre*, abondamment répandues dans la muqueuse uréthrale.

4. Glandes de l'appareil génital de l'homme :

a. *Testicules.*

b. *Prostate.*

c. *Glandules de l'utricule prostatique* au nombre de 120 à 150 (Sappey).

d. *Glandes bulbo-uréthrales*, ou *de Méry, de Cooper.*

e. *Glandes de Tyson.* Leur existence n'est pas constante, et, quand elles existent, leur nombre est sujet à varier beaucoup. Kölliker les a vues au nombre de 10 à 50 sur la face interne du prépuce, et, sur le gland, il a pu en compter des centaines. M. Robin les nie complétement. Pour lui, ce ne seraient pas des glandes, du moins chez l'homme, et on aurait pris pour telles les petites saillies ou grains qu'on trouve dans le sillon balano-préputial, et qui seraient formées d'une petite élevure du derme et de ses papilles composées, avec épaississement de l'épithélium correspondant. L'inconstance même de ces glandes, d'un sujet à l'autre, suffit à expliquer les opinions contradictoires de ces anatomistes.

5. Glandes de l'appareil génital de la femme :

a. *Ovaires.*

b. *Glandes de la muqueuse utériné*, très-nombreuses dans les cavités du corps et du col.

c. *Glandes sébacées de la peau des petites et des grandes lèvres.* Sur la face interne des petites lèvres, on en compte de 120 à 150 par centimètre carré, et 100 seulement sur leur face externe. Sur la face interne des grandes lèvres, leur chiffre descend à 40 par centimètre carré, et à 25 ou 50 sur leur face externe.

d. *Glandes vulvo-vaginales*, ou *de Bartholin.*

e. *Glandes mammaires.*

6. Glandes de l'appareil respiratoire :

a. *Glandes de la muqueuse laryngée.* Assez nombreuses sur l'épiglotte et surtout au devant des cartilages aryténoïdes (glandes aryténoïdiennes) ; plus rares sur la muqueuse des ventricules.

b. *Glandules trachéales* et *bronchiques.*

c. *Poumons.*

7. Glandes de l'appareil de la vision :

a. *Glandes de la conjonctive ;* se rencontrent dans ses angles, surtout à l'angle interne d'après M. Sappey, au nombre de 20 à 40 d'après lui, et de près de 50 d'après W. Krause. Quant aux glandes en tube qui avaient été décrites par Henle, elles n'existent certainement pas, et il est facile de se convaincre que l'aspect trompeur de glandes de cette sorte est dû à de simples plis de la conjonctive dont il est souvent difficile d'éviter la formation dans les préparations faites avec une membrane aussi ténue.

b. *Glandes de Meibomius.* Il en existe de 25 à 30 à la paupière supérieure, et de 20 à 25 à la paupière inférieure.

c. *Glandes ciliaires.* Ce sont les analogues des glandes sébacées de la peau. Au nombre de deux par cil, dans le follicule duquel elles viennent s'ouvrir, elles forment un total de 500 glandes par orifice palpébral.

d. *Glandes de la caroncule lacrymale*, au nombre de 10 à 12 pour chaque caroncule.

e. *Glande lacrymale.* Divisée en deux portions : orbitaire et palpébrale.

f. *Glandes muqueuses du canal nasal.* Nombreuses, surtout dans sa partie inférieure.

8. Glandes de l'appareil de l'olfaction :

a. *Glandes de la muqueuse des fosses nasales.* M. Sappey en évalue le nombre, en certains points, à 100 et 150 par centimètre carré ; en d'autres, à 80, à 50, et même à 30 pour la même surface. C'est sur la moitié inférieure de la pituitaire qu'on les rencontre en plus grande abondance. Ces glandes appartiennent à la catégorie des glandes en grappes ; quant aux glandes en tube qu'ont décrites Bowman et d'autres à sa suite, elles sont à juste titre niées par MM. Robin et Sappey, car certainement on ne rencontre absolument rien qui y ressemble sur la muqueuse des fosses nasales.

b. *Glandes du sinus et des cellules ethmoïdales, et du sinus maxillaire.* Leur nombre, d'après M. Sappey, est sujet à varier ; sur la muqueuse de telle cellule ethmoïdale on en compterait de 15 à 20, et sur celle de telle autre plus de 100 ; entre ces deux chiffres extrêmes on en trouve d'intermédiaires. Dans le sinus sphénoïdal on n'en rencontrerait que 20 à 25 ; mais le sinus frontal en serait plus largement doté. Enfin, dans le sinus maxillaire, leur abondance serait telle qu'on arriverait difficilement à en faire le dénombrement.

9. Glandes de l'appareil de l'audition :

a. *Glandes cérumineuses.* Abondantes dans la peau du conduit auditif externe.

b. *Glandes de la muqueuse de la trompe d'Eustache.* Nombreuses également.

10. Glandes annexées a l'appareil circulatoire lymphatique et sanguin :

a. *Glandes ou ganglions lymphatiques.* Ils sont abondamment répandus dans le corps humain, et certains anatomistes en ont compté de 600 à 700 ; mais cette évaluation n'a rien d'absolu, car il y a des différences individuelles nombreuses qui peuvent faire varier notablement ce chiffre d'un sujet à l'autre. Il s'en faut de beaucoup que tous les Vertébrés en soient pourvus ; chez les poissons, on trouve à leur place des plexus lymphatiques ; chez les reptiles, ils manqueraient totalement (Milne-Edwards).

b. *Rate.*

c. *Corps thyroïde.*

d. *Thymus.*

e. *Capsules surrénales.*

f. *Glande pituitaire.* Ce n'est pas le corps pituitaire tout entier qui peut être considéré comme de nature glandulaire: On sait qu'une lamelle verticale et à direction transversale le divise en deux parties : l'une antérieure, l'autre postérieure, celle-ci plus petite que l'antérieure. C'est cette partie antérieure qui, seule, est de nature glandulaire, tandis que la postérieure est de nature nerveuse.

g. *Glande pinéale.*

h. *Glande coccygienne* (Luschka).

i. *Glanglion carotidien.*

11. De certains éléments anatomiques ou organes considérés a tort comme de nature glandulaire :

a. *Vésicules adipeuses.* Elles seraient, d'après Milne-Edwards, des glandes de la catégorie de celles qu'il appelle imparfaites, de celles que nous appellerons bientôt à vésicules closes, c'est-à-dire dont les vésicules où se produit la sécrétion sont closes de toutes parts, et dépourvues d'un canal d'excrétion. « Comme exemple des organes les plus simples de ce genre (glandes imparfaites) je citerai en premier lieu les vésicules adipeuses, ou éléments constitutifs du tissu graisseux des animaux. Ces vésicules, que je ne saurais considérer autrement que comme des instruments d'une sécrétion essentiellement récrémentitielle, c'est-à-dire qui est destinée à être reprise par le fluide irrigatoire et à servir à la nutrition, sont des utricules membraneuses logées entre les trabécules du tissu connectif, et disséminées dans les différentes parties de l'économie, sans constituer nulle part une glande bien délimitée » (Milne-Edwards, *Leçons sur la physiol. et l'anat. comparées de l'homme et des animaux*. t. VII, p. 203).

Il est aussi impossible au point de vue anatomique qu'au point de vue de la physiologie et de la pathologie d'admettre une assimilation quelconque entre les vésicules adipeuses et un appareil glandulaire quel qu'il soit. L'anatomiste d'amphithéâtre peut-il considérer comme tel ce tissu adipeux qu'il rencontre à l'état de diffusion que l'on connaît, non-seulement sur toute la surface du corps, mais encore dans les intervalles qui séparent la plupart des organes, lui qui voit toutes les autres glandes former des organes distincts, isolés, et se distinguant nettement des parties avoisinantes ?

Pour l'histologiste, une vésicule glandulaire close n'est pas formée par un simple et unique élément anatomique, mais par tout un ensemble d'éléments. Sous la paroi de cette vésicule se rencontrent en effet les éléments constitutifs de son contenu sous forme de cellules distinctes, comme on le voit sur le corps thyroïde, les capsules surrénales, les follicules clos, etc. Mais la vésicule adipeuse, elle, ne peut absolument être regardée que comme une cellule unique, ayant subi une légère modification par suite de phénomènes de nutrition intime qui ont provoqué une accumulation de graisse sous sa membrane enveloppante. On retrouve immédiatement au-dessous de celle-ci, en un point de sa périphérie, le noyau et le protoplasma de la cellule du tissu conjonctif, transformée en cellule adipeuse, par l'apport considérable de la substance grasse qui, s'accumulant sous la membrane d'enveloppe, refoule ainsi dans un coin de la cavité cellulaire et le noyau et le protoplasma de la cellule. La vésicule adipeuse n'est donc en somme qu'un élément anatomique, une cellule ; et cela étant démontré et admis, il est impossible au point de vue histologique, comme il l'était au point de vue anatomique pur et simple, de l'assimiler à une vésicule glandulaire close.

Les données actuelles de l'anatomie et de la physiologie pathologiques viennent aussi à l'encontre de l'opinion émise par M. Milne-Edwards. Qu'un processus inflammatoire vienne à se produire en un point quelconque de l'organisme pourvu de tissu adipeux, quel est l'un des premiers phénomènes qui se produit ? C'est, on le sait, la disparition du contenu graisseux des vésicules adipeuses du tissu enflammé, et le retour de chacune de ces vésicules individuellement à l'état d'une cellule embryonnaire. Or, existe-t-il une seule glande dont chaque vésicule se comporte ainsi vis-à-vis du processus inflammatoire, et peut-on même supposer qu'une pareille chose puisse jamais se produire, qu'une vésicule glandulaire puisse donner origine à une cellule embryonnaire unique, quand on sait que toute vésicule glandulaire n'est nulle part une cellule unique, mais toujours un composé, un agrégat d'éléments anatomiques.

Les données de la physiologie sur le mode de fonctionnement des glandes en général nous conduisent à la même opinion que les considérations anatomiques, histologiques et pathologiques dans lesquelles nous venons d'entrer. Toute glande, en effet, se présente aux yeux de l'expérimentateur comme un organe éminemment actif, empruntant au sang une partie de ses matériaux soit pour les éli-

miner, soit pour en fabriquer de nouveaux, fonctionnant, soit d'une manière
continue, soit à des intervalles toujours rapprochés, en un mot, ne tardant pas à
rejeter d'une manière quelconque les produits ou éléments élaborés ou triés dans ses
cavités aux dépens des matériaux qu'elle vient d'emprunter au sang. Le système
adipeux, au contraire, est un exemple d'une inertie fonctionnelle remarquable ;
à un moment donné les éléments cellulaires se sont plus ou moins surchargés de
principes gras, selon l'embonpoint du sujet auquel ils appartiennent, puis ils
restent indéfiniment en cet état, à moins qu'une cause quelconque d'amaigrissement ne les fasse enfin sortir de leur inactivité fonctionnelle. Ici encore on voit
donc la différence radicale qui sépare si profondément le système adipeux du
système glandulaire, et l'on conçoit que sous aucun rapport on ne puisse
adopter l'opinion émise par M. Milne-Edwards sur la nature des vésicules
adipeuses.

b. *Glandes de Clopton Havers.* Ces franges synoviales que l'on voit à la
face interne des séreuses articulaires ne méritent aucunement le nom que Clopton
Havers leur avait donné, les supposant être des organes spécialement préposés
à la sécrétion de la synovie. Rien dans leur structure n'autorise à les considérer
comme des appareils spéciaux de sécrétion. On sait que Lacauchie, adoptant l'opinion de Clopton Havers sur leur nature, les avait décrites comme des glandes
d'un genre nouveau qu'il appelait glandes en saillie.

c. *Glandes de Pacchioni.* Ces granulations méningées ne présentent absolument aucun des attributs du tissu glandulaire et doivent en être séparées.

§ II. **Histologie.** *Classification des glandes.* Les études histologiques ont
depuis longtemps démontré que le tissu glandulaire est essentiellement constitué par une agglomération de petites cavités ou vésicules, les unes arrondies,
les autres allongées. Si on compare entre elles celles qui appartiennent aux divers
organes de cette catégorie, on remarque qu'elles se divisent, d'après leurs caractères les plus saillants, en deux variétés bien distinctes : les unes, en effet, communiquent avec un conduit d'excrétion qui vient s'ouvrir à la surface de la
peau ou d'une muqueuse ; les autres ne sont en rapport de continuité avec
aucun canal de ce genre. De là deux grandes classes : les glandes à vésicules
ouvertes, ou douées de voies d'excrétion, et les glandes à vésicules closes, ou
sans voies d'excrétion directes.

Chez les premières, on est frappé aussi de la forme des vésicules, dont les
unes, plus ou moins arrondies, se groupent à plusieurs pour s'ouvrir dans un
canalicule commun, tandis que les autres sont allongées sous forme d'un tube
fermé à l'une de ses extrémités. Il n'en faut pas plus pour pouvoir diviser toute
cette catégorie de glandes en deux variétés bien naturelles : les glandes vésiculeuses, ou en grappe, et les glandes folliculeuses, ou en tube.

Ces données élémentaires de l'histologie viennent de nous montrer les caractères principaux des trois grandes classes, des trois types principaux auxquels
on peut rattacher toutes les glandes du corps humain : ce sont les glandes en
grappe, les glandes en tube, et les glandes vasculaires sanguines.

Les glandes en grappe, selon qu'elles sont composées d'une seule ou de plusieurs grappes, sont dites simples ou composées.

Des glandes folliculeuses, les unes sont formées par un seul tube à direction
rectiligne, ou à peu près ; chez d'autres, le tube, toujours unique, s'enroule en
peloton, en glomérule, à son extrémité profonde ; chez d'autres enfin les

tubes sont multiples, et, de plus, s'anastomosent entre eux. De là les variétés : glandes folliculeuses simples, glomérulées, composées.

Parmi les glandes vasculaires, les unes, appartenant au système lymphatique, sont dites vasculaires lymphatiques, et les autres vasculaires sanguines.

Le tableau qui suit permet de se rendre compte, par un simple coup d'œil, de la classification que nous venons d'établir :

GLANDES...	à vésicules ouvertes	en grappe.	simples, composées.
		en tube ou folliculeuses.	simples. glomérulées. composées.
	à vésicules closes, ou vasculaires	lymphatiques et sanguines.	

En décrivant les diverses sortes de glandes, nous attirerons l'attention à peu près exclusivement sur leurs parties véritablement actives, c'est-à-dire sur les caractères des membranes propres, de l'épithélium, des vaisseaux et nerfs des vésicules, des follicules et des conduits excréteurs chez les glandes en grappe et en tube, et sur la structure des vésicules closes chez les glandes dites à vésicules closes. Quant au tissu, presque exclusivement de nature conjonctive, parfois contractile, mais variable par certains de ses caractères, qui sert de stroma à ces diverses parties constitutives des glandes, nous n'en parlerons le plus souvent pas, vu qu'il n'a par lui-même rien de glandulaire ; ses caractères, de même que tous les détails trop spéciaux à chaque glande en particulier, ne pouvant trouver place dans un article général comme celui-ci, devront donc être cherchés aux articles spéciaux destinés à chaque glande en particulier.

I. GLANDES EN GRAPPE. Les glandes en grappe, avons-nous dit, sont caractérisées par l'adossement de plusieurs culs-de-sac ou vésicules, qui viennent s'ouvrir dans un canalicule excréteur commun à tous. C'est là le type de la glande en grappe simple, que l'on rencontre, par exemple, chez bon nombre de glandes sébacées peu volumineuses. Si la glande est composée, on la voit formée par un nombre plus ou moins considérable de ces petits amas de vésicules, ayant chacun leur canalicule excréteur, et formant autant de lobules microscopiques distincts. Seulement, au cas particulier, ces canalicules s'unissent les uns aux autres pour former un canal excréteur plus large. Celui-ci, à son tour, s'unit ultérieurement à d'autres canaux provenant d'autres points de la glande, et tous, de plus en plus volumineux, et de moins en moins nombreux, à mesure qu'ils se sont plus unis les uns aux autres, viennent contribuer, en dernière analyse, à constituer le ou les canaux excréteurs définitifs de la glande tout entière.

Il peut arriver qu'un canal excréteur ne se continue pas directement jusqu'à la surface de la membrane sur laquelle il doit se déverser, mais qu'accidentellement il emprunte celui d'une glande voisine et même de structure tout à fait différente. M. Renaut a signalé un remarquable exemple de cette disposition en décrivant l'abouchement fréquent du canal excréteur des glandes de Brunner dans une glande de Lieberkühn. Il a vu dans ce cas la lumière du tube à mucus se continuer avec celle de la glande de Lieberkühn et le revêtement épithélial changer brusquement de caractère. En effet, à la rangée de cellules muqueuses et claires de la glande de Brunner succède une ligne de cellules à plateau strié, à protoplasma granuleux, et entre lesquelles sont des cellules caliciformes.

Toute portion d'une glande en grappe composée, de laquelle part un canal excréteur d'un certain calibre, constitue une petite masse lobulée, qui se distingue assez facilement de ses voisines par la vue, par le toucher, et qui s'en isole aussi par une dissection délicate ; car c'est par un tissu conjonctif assez lâche que ces diverses parties d'une glande sont réunies les unes aux autres. Aussi comprend-on facilement que l'ensemble d'un tel organe présente un aspect lobulé caractéristique, soit sur sa surface naturelle, soit dans ses parties profondes, après leur déchirure ou leur section avec un instrument tranchant.

Les vésicules, que l'on appelle encore culs-de-sac ou acini, présentent une forme et des dimensions qui varient parfois considérablement d'une glande à l'autre. Leur forme rappelle le plus souvent celle d'un segment de sphère, ou mieux encore de la grosse extrémité d'un ovoïde, assez régulièrement arrondie ; c'est là ce qu'on observe sur le poumon, les glandes salivaires, mammaires, etc. Mais il y a certaines variétés qu'il est bon de noter, et qui donnent à elles seules un aspect caractéristique aux glandes auxquelles elles appartiennent : ainsi, par exemple, les glandes en grappe de certaines muqueuses et en particulier de la pituitaire ont leurs acini notablement plus longs que larges, et présentant leurs faces aplaties dans une direction parallèle à celle de la surface muqueuse. Dans les glandes de la muqueuse uréthrale, la forme des acini devient bien plus irrégulière : ils s'allongent, offrent des alternatives d'étranglements et de bosselures qui rendent leur contour irrégulier et leur donnent un aspect tout particulier et facilement reconnaissable : on peut voir de ces vésicules atteindre jusqu'à $0^{mm},1$ et même $0^{mm},18$ dans leur plus grand diamètre. D'autres fois, comme sur les glandes sébacées, de Meibomius, ciliaires, etc., les vésicules deviennent piriformes. Chez les glandes de Brunner, d'après M. Renaut, les grains glanduleux sont représentés par de véritables culs-de-sac multifides, analogues à des doigts de gant ramifiés, et ces culs-de-sac, au point où ils s'ouvrent dans un tube collecteur, ne présentent aucun rétrécissement de leur calibre.

La forme des vésicules est aussi modifiée par la largeur même de l'orifice qui fait communiquer leur cavité avec celle de leur canalicule excréteur. Sur les poumons, surtout sur ceux qu'on a pris sur des sujets déjà d'un certain âge, l'orifice de communication occupe souvent près de la moitié du contour de certaines vésicules ; sur les glandes salivaires il représente, vu sa largeur, environ le tiers de la circonférence de la vésicule. Par contre, sur les glandes telles que celles qu'on rencontre dans la muqueuse uréthrale, on voit l'orifice se rétrécir considérablement et empiéter beaucoup moins sur le contour de l'acinus.

On ne saurait indiquer d'une manière générale les dimensions des vésicules glandulaires. Elles présentent tant de variétés selon qu'on les examine dans tel ou tel organe, qu'il ne faut pas songer à établir leurs proportions moyennes. Il sera bien plus profitable de les indiquer à propos de chacun des principaux types de glandes en grappe. Je veux seulement faire remarquer dès maintenant que, si les proportions des acini varient d'une glande à l'autre, ils sont aussi sujets à varier sur la même glande dans des conditions déterminées, et en dehors de tout état pathologique. Pour en donner quelques exemples, je citerai les glandes sébacées, chez lesquelles on voit constamment et fort bien tous les acini de certains lobules se dilater quand la matière sébacée s'est formée dans leur cavité et s'y accumule temporairement, — et ceci est un phénomène normal, qu'on rencontre en dehors de tout état morbide, de toute éruption acnéique, et sur le compte duquel nous reviendrons, du reste, ultérieurement, — tandis que les lobules voisins non remplis de sébum pour le moment ont des acini de dimensions beaucoup moindres. Sur les poumons, suivant qu'on les prend sur des sujets aux divers âges de la vie, les vésicules présentent également les dimensions les plus variables et qui, toutes choses égales d'ailleurs, vont en augmentant avec l'âge : il ne faut donc pas s'étonner, si leur diamètre transverse peut varier du simple au triple, et oscille entre $0^{mm},113$ et $0^{mm},376$. Ces dimensions mêmes varient d'un moment à l'autre, suivant le mouvement respiratoire qui s'accomplit et suivant son amplitude ; elles augmentent pendant l'inspiration pour diminuer pendant l'expiration. Ces quelques causes de variations dans les dimensions des acini, que nous venons de faire connaître, et il en est d'autres encore, prouvent donc qu'on ne peut les indiquer utilement d'une manière générale, tant elles sont sujettes à varier d'une glande à l'autre et même, sur la même glande, d'un moment à l'autre.

Après ces détails sur ce qu'on pourrait appeler la morphologie des glandes en grappe, il convient de pénétrer plus avant dans l'étude de leur structure intime, de les examiner avec de plus forts grossissements, et de rechercher de quels éléments sont formés les vésicules et les conduits excréteurs.

Toute vésicule glandulaire est essentiellement constituée par les parties suivantes : une membrane propre, d'apparence amorphe, ou formée d'un tissu conjonctif délicat ; en dehors d'elle, dans la gangue conjonctive qui l'entoure, se trouvent les vaisseaux sanguins et lymphatiques, ainsi que les nerfs ; en dedans, on rencontre la partie essentiellement active et la plus importante de cet appareil de sécrétion : je veux parler des cellules épithéliales. Elles présentent, dans les culs-de-sac des diverses espèces de glandes en grappe, des variations de forme et de disposition qui vont nous servir à classer en diverses catégories, répondant à autant de types distincts, les diverses glandes en grappe de l'organisme.

On remarque facilement que, dans certaines glandes, les vésicules sont tapissées intérieurement par une seule rangée de cellules : de là la classe des glandes à une seule rangée de cellules. Mais ces cellules, qui sont cubiques dans les acini de certaines glandes, deviennent cylindriques dans d'autres, plates et lamelliformes dans d'autres encore : de là autant de variétés à établir dans cette première classe de glandes en grappe.

Dans d'autres glandes, la face interne des acini recouvre plusieurs rangées de cellules, d'où notre seconde classe de glandes en grappe, c'est-à-dire de glandes à rangées multiples de cellules. Comme celles-ci sont toujours cubiques, nous n'avons pas de sous-division à établir.

Le tableau suivant est le résumé des divisions qui précèdent :

<table>
<tr><td rowspan="2">GLANDES EN GRAPPE.</td><td>Glandes à une seule rangée de cellules.</td><td>Glandes à cellules cubiques.
Glandes à cellules cylindriques.
Glandes à cellules lamelleuses.</td></tr>
<tr><td>Glandes à plusieurs rangées de cellules.</td><td></td></tr>
</table>

De ces variétés font partie les glandes en grappe simples aussi bien que les composées. Nous allons passer successivement en revue les glandes de ces diverses sortes et exposer les caractères généraux de leur structure.

A. *Glandes en grappe à une seule rangée de cellules et à cellules cubiques.* Ce sont : les glandes *salivaires*, les glandes *buccales* et de la *base de la langue*, les glandes *pharyngiennes*, *œsophagiennes* et de *Brunner*, le *pancréas*, les *glandules des voies biliaires*, les glandes *laryngées* et *trachéales*, *bronchiques*, *conjonctivales* et *lacrymales*, ainsi que celles du *canal nasal*, des *sinus ethmoïdaux* et *maxillaires* et de la *trompe d'Eustache*.

A l'exemple de la grande majorité des histologistes, nous avons classé les

glandes salivaires, le pancréas, parmi les glandes de cette catégorie. Or, il est
important de faire remarquer que certains auteurs allemands les considèrent
comme des glandes tubulées. Ebner, dans son travail sur les origines des conduits
excréteurs dans les alvéoles du pancréas, regarde ces alvéoles ou vésicules comme
ayant une forme allongée et représentant assez bien des tubes. D'autre part,
Asp. étudiant les glandes salivaires sur les chiens, lapins, cobayes et rats, les
regarde comme des glandes en tube, ou au moins établissant une transition
entre celles-ci et les glandes en grappe; leurs tubes glandulaires se diviseraient
dichotomiquement, s'entr-emêleraient diversement entre eux, puis se termineraient
par une extrémité close et dilatée. Une telle manière de voir se concilie bien
peu avec ce que l'on peut observer sur de simples coupes de glandes salivaires
ou de pancréas, qui ont toujours passé à juste titre pour des types de glandes en
grappe.

Plus récemment Hermann a décrit dans la glande sous-maxillaire, et chez le
lapin et chez l'homme, une portion tubulée qui serait comme annexée au reste
de la glande. Les tubes contournés de cette partie surajoutée aboutiraient à un
conduit unique venant s'ouvrir dans le canal de Wharton.

On s'étonnera peut-être de voir les glandes du larynx, de la trachée et des
bronches, être données ici comme pourvues de cellules cubiques, alors que
certains auteurs leur assignent un épithélium cylindrique. A ce propos je dois
faire remarquer d'abord d'une manière générale que certaines glandes présentent
comme une transition entre l'épithélium cubique et le cylindrique, et qu'il n'y
a rien d'étonnant à ce que tel auteur l'appelle cubique et tel autre cylindrique; c'est ce que nous verrons, dans un autre chapitre, à l'occasion des
glandes de Bartholin et de Cooper. Mais, en ce qui concerne nos glandes laryngées, trachéales et bronchiques, le doute ne peut pas exister : leurs cellules,
se rapprochant de la forme conique, ont leur base ou partie la plus large accolée
à la membrane propre, tandis que, dans les épithéliums cylindriques, quand
les cellules se rapprochent de la forme conique, c'est leur extrémité effilée qui
regarde la membrane propre, et leur base limite la cavité centrale de l'acinus.

Le diamètre des vésicules, à forme arrondie, de toutes ces glandes, varie
légèrement de l'une à l'autre. Dans les parotides sous-maxillaire et sublinguale,
il oscille entre $0^{mm},04$ et $0^{mm},06$, et entre $0^{mm},04$ et $0^{mm},09$ dans le pancréas.

Sur les glandes buccales, il varie de $0^{mm},045$ à $0^{mm},18$. La cause de cet écart
au cas particulier vient de l'irrégularité des acini. Kölliker a en effet remarqué
que si, sur une coupe ordinaire, les acini de ces glandules paraissent réguliers
et arrondis ou piriformes, on arrive à un autre résultat après une étude minutieuse d'un lobule entier ou de toute une glande injectée et dilacérée : on voit
alors les vésicules affecter des formes et des dimensions très-diverses, être ici
arrondies, là piriformes ou allongées.

La membrane propre, dont la forme détermine celle de la vésicule elle-même,
a, sur une coupe, l'aspect d'un liséré très-mince dont l'épaisseur dépasse rarement
$0^{mm},001$ et souvent n'est pas mesurable. Il est même un certain nombre de
glandes chez lesquelles sa présence ne se traduit pas par l'aspect d'une couche
distincte et homogène; elle est remplacée, comme on le voit, par une mince
épaisseur d'un tissu conjonctif légèrement fibrillaire, et contenant quelques
noyaux.

La membrane propre, examinée sur une coupe mince de tissu glandulaire,
paraît formée d'une substance amorphe, assez transparente, et ayant pour

caractères micro-chimiques de résister assez longtemps à l'action des acides faibles ou des solutions alcalines diluées. Sur des fragments isolés de cette membrane, Schwalbe, Frey, etc., ont pu constater la présence de noyaux ovoïdes.

Aussi sa nature intime a donné lieu à des interprétations diverses, les uns la considérant comme le résultat d'une simple modification du tissu conjonctif périacineux, les autres comme le produit d'une sécrétion qui se ferait par la face profonde seulement des cellules glandulaires, et se condenserait pour prendre la densité, l'élasticité et la résistance qu'on lui connaît. Elle se formerait donc, dans cette seconde hypothèse, par un mécanisme analogue à celui qu'on assigne à la formation des capsules cartilagineuses qui ne seraient que le produit condensé de la sécrétion des cellules du tissu cartilagineux. M. Robin se refuse à considérer la membrane propre comme une modification du tissu conjonctif ou comme un produit de l'épithélium, et cela parce que, à l'inverse du tissu conjonctif, elle résiste aux acides et agents chimiques qui, cependant, le modifient promptement; parce que aussi elle s'isole d'autant plus aisément du tissu conjonctif voisin et de son revêtement épithélial qu'on l'observe à une époque plus voisine de son apparition embryonnaire. Des recherches plus récentes de Boll, Kölliker et Heidenhain, qui ont porté spécialement sur les glandes lacrymale, parotide et sublinguale, de Luschka, sur les glandes du larynx, ont eu pour résultat de faire attribuer aux membranes propres de ces glandes et, comme nous le dirons, de bien d'autres aussi, une structure plus complexe que celle qu'on leur avait prêtée jusqu'alors. Elles seraient formées, d'après ces auteurs, par une agglomération de cellules étoilées du tissu conjonctif, accolées les unes aux autres par leurs surfaces planes, s'anastomosant entre elles par leurs prolongements qui restent assez larges, peu ramifiés, et sont au nombre de 4 à 5 pour chaque corpuscule. Le corps de chacun de ces corpuscules serait assez étroit, et contiendrait un noyau ovoïde. Par une macération suffisante, on serait arrivé à voir ces éléments à l'état d'isolement. D'après Boll, cette membrane propre émettrait de sa surface interne des prolongements assez nombreux qui, s'insinuant entre les cellules de revêtement de chaque vésicule, se dirigeraient vers ses parties centrales. Ils seraient formés par les prolongements mêmes des cellules aplaties qui, d'après lui, constituent la membrane propre de la vésicule. Nous verrons, à propos des canalicules glandulaires, comment cette opinion première a été modifiée. Quant à Ebner, il a décrit aussi de ces prolongements profonds de la membrane propre, de nature fibrillaire, et constituant les mailles d'un réseau qui entoure toutes les cellules glandulaires.

Nous aurons l'occasion d'indiquer à plusieurs reprises et assez longuement par la suite, à propos de glandes d'autres espèces que celles qui nous occupent maintenant, les recherches qui ont eu pour résultat de démontrer que ces membranes propres sont formées par des cellules plates endothéliales. Ces données trouveront naturellement leur place dans l'étude des diverses sortes de glandes sur lesquelles les recherches ont spécialement porté.

Immédiatement au-dessous de la membrane propre se trouve la couche de cellules épithéliales cubiques, caractéristique de la variété de glandes en grappe qui nous occupe. Leur forme n'est pas exactement cubique, et se rapproche toujours un peu de celle d'un cône tronqué, qui serait disposé de telle sorte que sa base réponde à la face profonde de la membrane propre, son sommet tronqué au centre de l'acinus, où il concourt, avec le sommet des cellules voisines, à limiter un espace vide toujours assez étroit sur les glandes en question. Les faces latérales de chaque cellule répondent aux faces correspondantes de leurs voisines, et se dirigent de la périphérie vers le centre de la vésicule.

Les dimensions des éléments cellulaires sont telles qu'ils remplissent en partie la cavité de la vésicule, et ne laissent qu'une lumière centrale assez étroite. Elles oscillent, d'une glande à l'autre, dans les limites assez restreintes de $0^{mm},01$ à $0^{mm},02$ au maximum.

Théoriquement, on considère toute cellule comme formée essentiellement par une membrane enveloppante, le protoplasma et le noyau. Or, si la membrane d'enveloppe ne fait pas défaut autour des cellules des glandes dont nous nous occupons, sa présence n'y est certainement pas démontrée d'une manière absolue. On n'aperçoit, en effet, aucune ligne de double contour à la périphérie des cellules. Comme elles se gonflent et deviennent globuleuses après une immersion dans des solutions alcalines faibles, on a voulu conclure de ce fait à l'existence d'une membrane d'enveloppe, mais, en réalité, il n'est pas complétement probant, car une masse de protoplasma dénuée de membrane d'enveloppe peut à la rigueur se comporter de la même manière, par le seul fait de l'imbibition qui se produit.

Le protoplasma varie, dans ses propriétés physiques et micro-chimiques, d'une glande à l'autre. Au point de vue de la présence ou de l'absence de granulations dans le protoplasma, de la nature même de celles qui y existent, il y a des différences notables à signaler. Ainsi, les cellules contenant du mucus (glandules buccales, pharyngiennes, laryngées, bronchiques, etc.) ont un protoplasma dépourvu de granulations, et remarquable par son aspect vitreux et sa transparence. Dans d'autres glandes, comme l'ont signalé Boll pour la glande lacrymale, Pflüger pour la glande sous-maxillaire, le protoplasma n'est plus aussi homogène et transparent, mais devient finement granuleux. Dans les glandes sous-maxillaires et sublinguales, ces fines granulations sont considérées par Kölliker comme étant les unes de nature graisseuse, d'autres de nature pigmentaire ; la parotide n'en contiendrait que très-rarement. Dans les cellules qui appartiennent au pancréas les granulations sont en partie de nature graisseuse, assez abondantes et facilement reconnaissables à leur solubilité dans l'éther, le chloroforme, et à la coloration noire que leur donne l'acide osmique. Les autres, remarquables par leur solubilité dans l'eau, semblent être en rapport avec la formation de quelqu'un des ferments du suc pancréatique. D'après Heidenhain, ces granulations graisseuses ne seraient pas uniformément réparties dans toute l'étendue du protoplasma des cellules pancréatiques : c'est dans leur moitié interne que s'accumuleraient surtout les granulations, tandis que leur moitié externe en serait dépourvue et aurait l'aspect hyalin. Les cellules des glandes de Brunner et surtout celles des glandules du larynx, de la trachée, etc., contiennent peu de granulations. Celles des glandes buccales en présentent un certain nombre, d'un plus gros volume, dont les unes, probablement pigmentaires, ont une coloration jaune-brun, et dont les autres sont de nature graisseuse. Ce que nous venons de dire sur l'état granuleux des cellules de ces diverses glandes s'applique à leur état de repos ; nous indiquerons dans la partie physiologique de cet article quelles modifications peuvent être amenées, dans leurs propriétés physiques, par leur état d'activité.

Les matières colorantes ont une affinité variable pour ces éléments cellulaires et parfois c'est surtout leur noyau qui se charge de la fixer. Vis-à-vis de l'acide acétique, ils se comportent très-diversement selon la glande à laquelle ils appartiennent. Quand ils ne sécrètent pas de mucus, comme Boll l'a constaté pour la glande lacrymale, Pflüger pour la glande sous-maxillaire chez le lapin, et Kölliker pour la parotide, l'acide acétique laisse le protoplasma homogène et n'y fait apparaître aucune opacité : c'est ce genre de cellules à protoplasma apparemment dépourvu de mucus que Heidenhain considère comme contenant surtout des principes albumineux. Les cellules à contenu muqueux, dont nous avons déjà indiqué l'aspect vitreux et transparent, offrent avec l'acide acétique une réaction caractéristique : leur protoplasma se trouble, perd sa transparence, et un excès d'acide acétique ne peut pas la lui rendre. Ceci se passe d'ordinaire dans toute l'étendue du protoplasma; Donders, cependant, étudiant cette réaction sur les glandules buccales, l'a vue se localiser plus spécialement tout autour du noyau près duquel, au cas particulier, s'accumulerait la substance muqueuse. Nous venons de voir que le mucus devenu trouble par l'action de l'acide acétique n'était pas éclairci par un excès de ce réactif; sur les cellules pancréatiques, les choses se passent tout autrement : l'acide acétique les trouble, mais un excès de ce réactif fait disparaître le trouble produit. La substance précipitée n'était donc pas de nature muqueuse, et on tend à la considérer comme analogue, sinon identique, à la matière protéique du suc pancréatique.

Le noyau, ordinairement unique dans chaque cellule, peut aussi se rencontrer double, ainsi qu'on le constate assez souvent dans le pancréas. Il est sphérique ou ovoïde, d'aspect plus foncé que le protoplasma, à cause du nombre considérable de fines granulations qu'il contient chez la plupart des glandes. Il fixe souvent plus vivement que le reste de la cellule les matières colorantes pour lesquelles il jouit d'une assez grande affinité. On le distingue facilement dans les variétés de glandes que nous décrivons pour le moment, au moins de celles qui appartiennent à l'espèce humaine : du reste, l'action de l'acide acétique aide à le rendre plus apparent. Sur les glandes salivaires de l'homme, par exemple, on le voit bien; mais sur celles du chien, il n'en est plus de même : il est rare qu'on puisse le distinguer, bien qu'elles soient claires et transparentes, et l'acide acétique même ne le met pas en évidence. Sa situation dans le corps cellulaire est le plus souvent centrale; il faut faire une réserve en ce qui concerne les glandes salivaires de l'homme, chez qui on le trouve toujours plus rapproché de celle des faces de la cellule qui répond à la face interne de la membrane propre que de celle qui limite la lumière centrale de la vésicule. Il en est de même du noyau des cellules des glandes laryngées et trachéales et des glandes de Brunner : on voit leur noyau, aplati, situé à proximité de celle des faces de la cellule qui est attenante à la paroi de la vésicule. Chez le chien, où Schlüter a vu les cellules émettre à l'une des extrémités de leur base un prolongement effilé, le noyau, quoique restant toujours voisin de la base de la cellule, se rapprocherait du point où ce prolongement prend origine sur elle.

Tels sont, chez l'espèce humaine, la forme et les caractères histologiques des cellules des glandes en grappe à une seule rangée de cellules cubiques. Certains animaux présentent quelques variantes qu'il est également important de connaître. Chez le chien, ainsi qu'on vient de le voir, Schlüter a trouvé qu'à chaque cellule salivaire était annexé un prolongement unique et effilé qui, en partant de l'une des extrémités de sa base, va séparer la base de la cellule voisine de la partie correspondante de la membrane propre : ce prolongement est finement granuleux, et le noyau de la cellule se trouve toujours rapproché de son origine. On peut vérifier ces données par la dissociation d'un fragment de glande qu'on a fait au

préalable macérer pendant quelques heures dans du sérum iodé, ou dans une
solution de bichromate de potasse au 2/1000, ou encore dans une solution faible
d'acide picrique. Sur les glandes de Brunner de l'intestin grêle du porc,
Schwalbe dit avoir rencontré une particularité analogue; le prolongement des
cellules prendrait son origine à l'une des extrémités de celle de leurs faces qui
est en rapport avec la membrane propre, et s'interposerait entre celle-ci et la
cellule voisine. Tout ceci a été vu sur des éléments dissociés après macération
préalable, et a donné lieu à des interprétations diverses. Pour Kölliker, il ne
s'agirait que d'un simple prolongement du protoplasma cellulaire, le noyau
n'entrant pour rien dans sa composition. D'après Boll, on pourrait voir le noyau
se prolonger dans cette partie surajoutée à la cellule. Pflüger regarde le prolongement comme venant recevoir un tube nerveux qui a au préalable traversé la
membrane propre. Enfin, si l'on en croit Ebner, il ne peut être question au cas
particulier que d'une erreur d'observation due à une apparence trompeuse; les
cellules en se séparant de leurs voisines peuvent entraîner mécaniquement une
minime partie du réticulum qu'il a décrit dans les vésicules glandulaires, et dont
nous parlerons plus loin : de là l'aspect qui, d'après lui, en a imposé aux autres
observateurs pour un prolongement cellulaire.

Ce n'est pas tout : sur les glandes salivaires du chien, du bœuf, Giannuzzi,
puis Heidenhain, ont signalé l'existence d'éléments d'une forme nouvelle, ressemblant à une demi-lune, à un croissant, et qui portent le nom de Giannuzzi qui, le
premier, en a signalé l'existence. Leur forme n'est pas exactement celle du
croissant, car, vers le milieu de sa partie concave, se voit un éperon saillant.
Son bord convexe répond à la partie correspondante de la face interne de la
membrane propre; son bord concave, divisé en deux moitiés également concaves
par l'éperon saillant qu'il présente, reçoit la base des deux cellules salivaires
qui le recouvrent. La masse de ces éléments est fortement granuleuse, et on
parvient à y constater, parfois assez difficilement, l'existence de un à deux noyaux
assez petits et de forme sphérique. Sur une coupe, on ne voit jamais plus d'un
croissant de Giannuzzi par vésicule; il se trouve toujours situé au fond de
celle-ci, dans la partie la plus éloignée de son abouchement au canalicule excréteur. Une partie des vésicules s'en montre dépourvue, mais il faut supposer
que ce fait est dû à ce que la coupe n'a pas porté sur le point, assez restreint
et toujours le même, où les croissants de Giannuzzi se rencontrent.

C'est dans les glandes salivaires du chien et du bœuf que ces croissants ont
été vus. Boldyrew dit en avoir rencontré dans les glandules trachéales et bronchiques, et Moritz Nussbaum a récemment décrit des éléments sinon identiques,
du moins très-analogues, dans les glandes sous-maxillaires du mouton, du cobaye
et de la souris. Quant à la glande lacrymale, au pancréas et aux autres glandes
analogues comme structure à celle-ci, elles s'en sont montrées dépourvues, même
chez le chien et chez le bœuf.

Aux yeux de Kölliker, ces croissants ne sont que des cellules spéciales, d'une
forme caractéristique, mais ils sont considérés à juste titre par Ranvier comme
formés chacun par l'accolement intime de petites cellules très-granuleuses.
Nous parlerons en temps et lieu du rôle physiologique qui leur a été assigné.

Longtemps on a admis que la membrane propre et les cellules qu'on rencontre
sur sa face interne étaient les seules particularités à noter dans la structure des
vésicules glandulaires. Les cellules, agents actifs de la sécrétion, déversaient
directement les produits élaborés par elles dans la cavité étroite qu'elles limitent

par une de leurs faces, au centre de l'acinus. Mais la découverte, annoncée par Hering, de canalicules biliaires venant, dans le foie, entourer chacune des cellules hépatiques pour recueillir une partie au moins de ses produits de sécrétion, a frayé une voie nouvelle aux histologistes qui ont cherché une disposition analogue dans d'autres glandes. C'est alors que Langerhans, Pflüger, Schwalbe, Boll, ont trouvé dans diverses des glandes en grappe que nous décrivons ici des canalicules glandulaires, analogues comme dimensions et comme rapports aux canalicules ou capillaires biliaires de Hering. Le procédé le plus usité pour les mettre en évidence est l'injection des conduits excréteurs de la glande avec le bleu de Prusse soluble, à l'aide d'une pression continue.

Dans le pancréas du lapin, Langerhans le premier, et après lui Ranvier et d'autres histologistes, parvinrent à injecter ces canalicules et les virent entourer les cellules et former autour d'elles un réseau abondant : c'est donc à leur périphérie qu'ils prennent origine sous forme d'un réseau dont les parties les plus excentriques viennent se prolonger, d'après Ranvier, jusque sous la membrane propre, tandis qu'au centre de l'acinus ils aboutissent à la cavité centrale et s'y ouvrent directement. Leur diamètre varie entre $0^{mm},002$ et $0^{mm},004$. Les travaux de Langerhans sur le pancréas furent repris par Boll sur la glande lacrymale, par Schwalbe sur les glandes de Brunner, par Pflüger sur la glande sous-maxillaire, et ces divers observateurs arrivèrent à des résultats analogues à ceux de Langerhans. De là la tendance qu'on a naturellement montrée de généraliser une telle disposition à la plupart des glandes. Or, il faut se tenir en garde contre une telle tendance à une généralisation qui serait au moins prématurée, soit qu'on veuille l'étendre d'une espèce animale à l'autre, soit dans la même espèce d'une glande à l'autre. En effet, bon nombre des résultats annoncés et obtenus sur certaines glandes de certains animaux n'ont pas été recherchés sur les mêmes glandes appartenant à l'espèce humaine ; de plus, certaines glandes, quoique fort analogues comme structure et comme fonctions à celles sur lesquelles on avait constaté de ces canalicules, n'en ont jamais présenté : telle est, d'après Gaviotti et Boll, la parotide, malgré ses analogies de structure avec la sous-maxillaire, la lacrymale, le pancréas. Ces canalicules sont considérés comme n'ayant pas de parois propres ; du moins on ne leur en a pas décrit, et leurs contours ne seraient limités que par les parois mêmes des cellules voisines ou de la membrane propre, pour ceux qui s'étendent jusqu'au-dessous d'elle.

Cette théorie des canalicules glandulaires trouva des adversaires : certains prétendirent que la matière à injections, au lieu de suivre des canalicules préexistants entre les cellules, s'était bornée à s'insinuer çà et là entre elles, d'où l'aspect connu ; d'autres, avec Ebner, expliquent autrement l'apparence de canalicules injectés que Langerhans, Schwalbe, Boll, etc., ont obtenue. D'après lui, de la face interne de la membrane propre des vésicules partiraient de minces prolongements nullement canaliculés et qui, en s'insinuant entre les cellules qui forment son revêtement interne, se dirigent vers les parties centrales de la vésicule. Ces prolongements offrent une voie toute préparée à la matière à injections qui, s'insinuant entre eux et les parois des cellules voisines, donne, d'après Ebner, l'apparence trompeuse de canalicules injectés. Boll qui, pendant un certain temps, admit comme Ebner des prolongements intercellulaires de la membrane propre, se dirigeant vers le centre de la vésicule, les considérait comme formés par les prolongements des cellules aplaties et ramifiées qui, d'après lui, constituent par leur accolement la membrane propre. On a vu

précédemment qu'il s'est rallié à la théorie des canalicules, et qu'il en a décrit
lui-même d'inconnus jusqu'alors dans la glande lacrymale. Kuppfer, en étudiant
l'appareil salivaire de la blatte orientale, a trouvé entre les cellules glandulaires
et les premières voies d'excrétion des rapports qui méritent d'être rapportés. La
cavité centrale de l'acinus enverrait au centre de chaque cellule un prolongement
se terminant dans l'intérieur de celle-ci par une extrémité renflée. De la sorte,
chaque cellule glandulaire vient coiffer chacune des premières radicules du
canal excréteur.

C'est au niveau des canalicules excréteurs que commencent, chez les glandes
qui en sont pourvues, les premières voies d'excrétion; chez celles qui en sont
dépourvues, c'est au niveau de la lumière centrale de l'acinus. La cavité centrale
des divers acini qui se réunissent pour constituer un lobule microscopique se
continue directement avec un canalicule excréteur; et l'on sait que de la réunion
des canalicules excréteurs et des branches provenant de leurs anastomoses convergentes et successives naît le canal excréteur définitif de la glande. Il faut donc
examiner maintenant la structure de ces canaux et indiquer les particularités
qui peuvent différencier les gros des petits, ou encore être spéciales à ceux de
telle ou telle glande.

Tout canal excréteur, gros ou petit, est essentiellement formé, chez notre
première variété de glandes en grappe, de deux couches superposées: une externe,
conjonctive et élastique; une interne, épithéliale.

La couche externe se continue, à l'origine des plus petits canalicules, avec la
membrane propre des vésicules qui leur donnent naissance. Elle est essentiellement formée des éléments du tissu conjonctif. Les faisceaux de fibrilles, à
peine onduleux, y ont une direction parallèle à celle du canal qu'elles limitent.
On y voit des noyaux ordinairement plus abondants que dans le tissu conjonctif
des parties voisines; mais ce qui frappe surtout, c'est l'abondance des fibres
élastiques. Elles sont ordinairement assez fines : aussi les distingue-t-on assez
difficilement sur les préparations colorées par les procédés classiques du carmin,
du picrocarminate d'ammoniaque, du bleu d'aniline, etc., mais, si on emploie
l'œosine qui, ainsi que M. Renaut l'a démontré, colore vivement les fibres
élastiques, on est surpris de la quantité de fibres élastiques fines qu'on rencontre. Ce réseau de fibres élastiques a été signalé par divers auteurs comme
particulièrement abondant dans les conduits excréteurs des glandules buccales,
du pancréas, des glandes salivaires. Dans le canal de Wharton, elles formeraient même deux couches distinctes, l'une transversale, l'autre longitudinale.
D'après M. Robin, les conduits excréteurs en général présenteraient, immédiatement au-dessous de l'épithélium, une véritable membrane propre, sous forme
d'une mince couche, sans noyaux. Au-dessous d'elle se voit la trame à mailles
assez étroites formée de fines fibres élastiques ramifiées et souvent anastomosées. A part le canal de Wharton, tous sont dépourvus d'éléments musculaires. D'après Kölliker, on trouverait sur celui-ci, et encore à grand'peine,
perdues dans l'épaisseur de sa tunique conjonctive et élastique, quelques rares
fibres lisses, pourvues de bâtonnets peu distincts, et ne mesurant que de
$0^{mm},013$ à $0^{mm},09$ de longueur.

Cette couche est dépourvue de glandules partout, excepté dans le canal de
Wirsung, où l'on rencontre une notable quantité de glandules en grappe que
leur structure intime tend à faire considérer comme identiques aux lobules
pancréatiques.

L'épithélium sous-jacent à la tunique conjonctive et élastique offre certains caractères dignes d'attirer l'attention. Dans les canalicules les plus fins de certaines glandes, il se présenterait sous forme de cellules plates, à contour polygonal, mais se rapprochant de la forme losangique et rappelant assez bien la forme de l'épithélium vasculaire. Cette forme serait surtout bien accentuée au point où le canalicule prend naissance par la réunion de plusieurs acini : de là le nom de cellules centro-acinaires qui leur a été imposé par Langerhans. Mais à mesure qu'on s'éloigne de l'origine du canalicule, on voit ces cellules perdre de leurs dimensions transversales, arrondir leurs contours, gagner considérablement en épaisseur, pour se rapprocher de la forme cylindrique, puis enfin l'adopter complétement. Il ne faudrait pas s'imaginer que les canalicules excréteurs à leur origine aient tous un tel épithélium. Langerhans l'a noté sur le pancréas, Boll en a également signalé des exemples; Frey, Ebner, indiquent la parotide et peut-être la sous-maxillaire de quelques mammifères comme étant ainsi constituées; mais, en somme, on n'a pas encore trouvé une disposition analogue sur toutes les glandes en grappe à une seule rangée de cellules, tant s'en faut.

Dans les conduits excréteurs plus volumineux qui font suite aux précédents, on trouve, au-dessous de la couche conjonctive, une rangée unique de cellules cylindriques qui toutes sont perpendiculairement implantées sur elle. Leurs dimensions varient un peu suivant les glandes auxquelles elles appartiennent; dans les conduits excréteurs du pancréas, elles sont peu élevées, et vont diminuant de hauteur à mesure qu'on se rapproche des origines de ceux-ci dans l'intimité de la glande. Dans la plupart d'entre eux, on leur trouve $0^{mm},013$ à $0^{mm},018$ de hauteur et $0^{mm},004$ à $0^{mm},005$ de largeur. Les glandes salivaires, au contraire, nous offrent un revêtement cellulaire de dimensions plus considérables, car on voit leur hauteur atteindre jusqu'à $0^{mm},036$. Dans les conduits excréteurs des autres glandes, les dimensions sont intermédiaires entre les deux extrêmes qui viennent d'être cités. Dans les conduits excréteurs des glandules buccales, par exemple, l'épithélium n'atteint que $0^{mm},018$ à $0^{mm},022$ d'épaisseur. Remarquons que les cellules en question n'occupent pas, dans les cavités dont elles forment le revêtement interne, un espace aussi considérable que celui que les cellules glandulaires occupaient dans la plupart des vésicules; sur une coupe transversale on remarque un espace vide central toujours assez considérable, eu égard aux dimensions du canal excréteur sur lequel la coupe a porté.

Ces cellules cylindriques paraissent douées d'une membrane d'enveloppe mince, mais qui s'épaissirait sur celle de leurs faces qui vient limiter la cavité centrale du canal excréteur. Ranvier compare cet épaississement au plateau qu'on rencontre sur les cellules à cils vibratiles. Ceux-ci n'existent pas sur les cellules des conduits dont nous nous occupons; cependant il faudrait faire exception pour ceux des glandules laryngées qui viennent s'ouvrir sous la face inférieure des replis thyro-aryténoïdiens supérieurs; ils auraient un revêtement de cellules cylindriques à cils vibratiles qu'on pourrait rencontrer jusqu'auprès des vésicules glanduleuses. Leur noyau, ovoïde, ne mérite aucune description spéciale. Quant au protoplasma, si on le voit sur les cellules de la plupart des conduits excréteurs homogène ou légèrement granuleux, il n'en est plus de même en ce qui concerne la glande sous-maxillaire. Pflüger a signalé, dans la moitié externe des cellules des voies d'excrétion de cette glande, une striation parallèle au grand axe de la cellule, et qui n'existerait qu'entre le noyau et sa face profonde ou adhérente. Cette striation longitudinale, il l'a attribuée à des fibrilles très-fines, variqueuses, qu'il a vues plus nettement et plus écartées les unes des autres, après les avoir soumises à l'action de divers réactifs tels que l'acide acétique, la solution de potasse concentrée ou l'acide chromique dilué. L'immersion dans les bichromates alcalins résout cette striation en une série de bâtonnets parallèles, adjacents entre eux comme le sont les cylindres musculaires primitifs dans une fibre lisse (Ranvier). Pflüger a voulu voir, dans ces fibrilles, des filaments nerveux terminaux, tandis que, pour Ranvier, elles seraient l'indice d'une propriété contractile, liée à l'excrétion des produits sécrétés.

Cette striation de la moitié profonde des cellules cylindriques n'existe même pas dans les autres glandes salivaires; on l'a vainement cherchée sur les conduits excréteurs de la parotide. Dans les branches plus volumineuses des conduits excréteurs, celles dont la réunion va former le canal excréteur définitif, le revêtement épithélial se modifie de la manière suivante, au moins chez les Solipèdes. Il est formé par une double couche de cellules, et chaque cellule cylindrique striée, qui borde la lumière du tube, est séparée de la membrane sous-jacente par une cellule ronde ou ovoïde, claire, non striée, à noyau central. Ces cellules cylindriques de la rangée interne reposent sur les cellules de la rangée externe en les coiffant comme le feraient des bouteilles à fond excavé que l'on aurait posées sur des boules (J. Renaut). Dans le conduit excréteur définitif, on voit des cellules caliciformes s'intercaler entre les cellules de revêtement.

Il reste pour terminer l'histoire de ces glandes à mentionner leurs vaisseaux sanguins et lymphatiques, ainsi que leurs nerfs.

Toutes les vésicules appartenant à un même lobule ou à des lobules voisins sont séparées les unes des autres par une mince épaisseur d'un tissu conjonctif fibrillaire et délicat, dans lequel on rencontre les vaisseaux et les nerfs glandulaires, mais qui, au cas particulier, est complétement dépourvu d'éléments contractiles.

Les capillaires sanguins ne varient pas, dans leur disposition, de l'une à l'autre de celles des glandes que nous étudions pour le moment, et même sur toutes les glandes en grappe. On les voit, sous forme d'un réseau assez abondant, lâchement appliqués sur la face externe des acini, en dehors de leur membrane propre que jamais ils ne traversent. Comme tous les capillaires qui viennent se répandre à la surface d'éléments ou de membranes à contours arrondis, ils interceptent, par leurs anastomoses, des espaces arrondis eux-mêmes plus ou moins régulièrement, mais qui ne sont jamais spécialement allongés dans tel ou tel sens, ainsi qu'on le voit, par exemple, quand les capillaires se rendent autour de tubes glandulaires (Robin). Les artérioles qui viennent alimenter le réseau capillaire arrivent à chaque lobule souvent en côtoyant son conduit excréteur, d'autres fois sans rechercher ce voisinage. L'espace laissé libre entre deux capillaires voisins est assez étroit pour que toute vésicule se trouve en rapport avec plusieurs de ceux-ci. Leurs dimensions moyennes sont de $0^{mm},006$ à $0^{mm},009$.

Autour des canalicules excréteurs se voit aussi un réseau assez abondant de vaisseaux capillaires; seulement la forme de leurs mailles est différente, car on les voit s'allonger dans le sens de la direction du canalicule.

Eu égard à leur volume, les glandes en général, et les glandes en grappe en particulier, donnent origine à de nombreux vaisseaux lymphatiques dont les anatomistes ont dès longtemps constaté l'existence, et qui sont au-dessus de toute discussion. Mais l'accord parfait est loin d'exister entre eux quand il s'agit de décrire les origines mêmes de ces lymphatiques dans l'intimité du tissu glandulaire. Il y a deux camps bien tranchés : les uns font des origines de ces vaisseaux un véritable réseau de capillaires lymphatiques fins et s'anastomosant entre eux ; les autres, bien plus nombreux que les premiers aujourd'hui, leur assignent pour origine des fentes ou lacunes existant entre les faisceaux du tissu conjonctif périacineux. Cette seconde théorie se rattache de tout près, comme on le voit, à celle de l'origine des lymphatiques dans le tissu conjonctif en général. Vu l'importance et l'intérêt d'une telle question, nous entrerons à son sujet dans quelques développements qui, au premier abord, paraîtront peut-être un peu longs, mais qui offriront en somme l'avantage de nous permettre d'être très-court par la suite au sujet des lymphatiques des autres espèces de glandes.

La première théorie, soutenue en France par MM. Robin et Sappey, a été ainsi résumée par ce dernier :

« Les vaisseaux lymphatiques des glandes naissent de la tunique propre des tubes et utricules sécréteurs. Leur mode d'origine avait été peu étudié, lorsque j'entrepris sur ce point une série de recherches dont j'ai communiqué les principaux résultats à l'Académie des sciences en 1852.

« Ils émanent des culs-de-sac glandulaires par des radicules déliées et anastomosées entre elles, formant sur toute l'étendue des voies sécrétoires un réseau délicat sous-jacent à la couche épithéliale. Ce *réseau interne, central*, ou *intralobulaire*, devient le point de départ d'un très-grand nombre de petits troncs qui se dirigent du centre des lobules vers leur périphérie, en passant à travers les mailles des vaisseaux sanguins, et qui, parvenus à cette limite, s'unissent à leur tour pour constituer un second réseau.

« Le second réseau que j'appelle par opposition au précédent *réseau externe, périphérique*, ou *circumlobulaire*, échange avec les réseaux des lobules voisins des branches extrêmement multipliées, d'où il suit que le système lymphatique propre à chaque glande n'est, en définitive, qu'un vaste plexus dans les mailles duquel les granulations glandulaires sont comme déposées.

« Les branches qui unissent les réseaux périphériques, ou *branches interlobulaires*, donnent naissance aux troncs. Ceux-ci se portent vers la surface de la glande, puis s'étendent de celle-ci jusqu'aux ganglions les plus voisins. »

Telle est, en résumé, la théorie de l'origine des lymphatiques glandulaires sous forme d'un réseau. Celui-ci, formé de capillaires lymphatiques clos de toutes parts, entoure de ses mailles la face externe de l'épithélium des vésicules, et c'est de lui que partent, en somme, les premiers lymphatiques efférents.

L'autre théorie peut se résumer de la manière suivante : on voit autour des vésicules glandulaires, dans le tissu conjonctif qui les entoure, des espaces séparant l'un de l'autre les faisceaux fibrillaires de ce tissu. Leur forme est tantôt celle d'une fente allongée, tantôt triangulaire, ovalaire ou irrégulière ; ce sont là des lacunes lymphatiques, origine des vaisseaux de même nom. Elles ne se trouvent pas immédiatement accolées à la membrane propre, mais n'en sont séparées, surtout dans les glandes lacrymales et salivaires, et dans le pancréas, que par une très-mince épaisseur de tissu conjonctif. Ces lacunes, ou espaces lymphatiques périacineux, seraient en communication avec des espaces analogues situés à la périphérie du lobule ; ceux-ci à leur tour, par des gaînes lymphatiques périvasculaires, accompagnant les vésicules et les artérioles, déboucheraient dans les véritables vaisseaux lymphatiques. Leur structure se résume en fort peu de chose, car on voit leurs parois constituées par les faisceaux de tissu conjonctif qui les ont formés en s'écartant; du côté de leur cavité, ceux-ci se montrent tapissés d'une couche unique de cellules endothéliales dont les contours sont peu appréciables, puisque sur les coupes on les voit de profil, mais dont les noyaux, qui correspondent au point le plus renflé de ces cellules plates, proéminent du côté de la cavité de la lacune. Des injections interstitielles pratiquées dans le tissu glanduleux avec une masse gélatineuse et colorée par le bleu de Prusse soluble remplissent un nombre considérable d'espaces ou lacunes analogues. Tels sont, en résumé, les résultats obtenus par Giannuzzi sur la glande sous-maxillaire du chien, par Boll sur la glande lacrymale, puis confirmés par divers observateurs pour le pancréas, les glandes de Brunner, etc.

L'existence de ces lacunes étant constatée, il reste à en déterminer la nature, et c'est là le point litigieux de la question, qui a soulevé et soulèvera encore de nombreuses et vives controverses. Faut-il les considérer comme le simple résultat d'un écartement accidentel, ou dû à l'infection interstitielle, de faisceaux voisins du tissu conjonctif? Non, répondent les partisans de l'origine des lymphatiques dans le tissu conjonctif, car les faisceaux qui limitent la lacune sont tapissés de cellules endothéliales, ce qui prouve que ces faisceaux sont naturellement, et en dehors de tout traumatisme, éloignés l'un de l'autre pour limiter un espace lymphatique. On n'admet pas non plus que ces lacunes représentent une surface de section de capillaires lymphatiques, à cause de leurs dimensions trop fortes, de leur forme souvent triangulaire ou irrégulière, à cause, enfin, qu'on nie la présence de vaisseaux lymphatiques quelconques au voisinage des acini. Ces deux hypothèses étant écartées, il ne reste plus que celle de l'origine directe des lymphatiques dans les aréoles mêmes du tissu conjonctif, et que M. Ranvier expose ainsi dans l'une de ses annotations au *Traité d'histologie* de Frey :

« Il est une disposition très-générale des glandes acineuses, bien étudiée par F. Boll dans son dernier travail, et qui est relative aux lymphatiques de ces glandes. Ludwig et Tomsa avaient montré que, dans les testicules, les conduits séminifères sont séparés les uns des autres par des espaces où circule la lymphe, ou bien, pour rendre compte de la même disposition sous une autre forme, que les tubes séminifères sont plongés dans un vaste sac lymphatique. Les lymphatiques formeraient, dans les glandes acineuses, un système entièrement comparable. Les culs-de-sac de la glande seraient séparés par des fentes dans lesquelles circulerait la lymphe.

« J'ai moi-même étudié cette disposition, et il me semble qu'elle a une signification plus générale encore. Ces fentes sont le plus souvent limitées par des faisceaux de tissu conjonctif, recouverts de cellules plates, qui ne forment pas un revêtement continu. Dès lors je pense qu'il s'agit là d'espaces semblables à ceux qui existent entre les faisceaux du tissu conjonctif. Il est certain que ceux qui ne connaissaient pas la structure du tissu conjonctif lâche, telle que je l'ai décrite, prenaient très-facilement pour des lymphatiques les espaces compris entre les faisceaux du tissu conjonctif. Cette confusion n'est pas très-grave, puisque la lymphe circule dans ces espaces, mais cependant elle est fautive en ce sens qu'elle établit une erreur anatomique. »

Il faudrait être bien sûr de soi, et bien éclairé sur une question aussi délicate et encore aussi litigieuse que celle-ci, pour se déclarer, non pas légèrement, mais en pleine connaissance de cause, le partisan décidé de l'une ou de l'autre des deux théories que nous venons de résumer. On peut cependant faire à la théorie de M. Ranvier des objections bien sérieuses.

En effet, avant d'admettre que les lacunes en question appartiennent au système lymphatique et sont en continuité avec lui, la première chose à faire ne serait-elle pas de pouvoir constater et démontrer cette continuité entre les lacunes du tissu conjonctif et les vaisseaux lympathiques? Or, la chose n'a pas encore été vue, à ma connaissance du moins, et M. Ranvier le reconnaît lui-même. C'est donc justement le fait qui devrait servir de base à toute sa théorie qui ne peut et n'a pas pu jusqu'à présent être contrôlé et démontré directement.

Que dire maintenant des preuves indirectes? sur un chien qu'on vient de sacrifier on incise et dissèque la peau de l'une des pattes, de manière à découvrir le tissu cellulaire sous-cutané; avec une seringue de Pravaz munie d'une canule à extrémité acérée, on pratique une injection interstitielle de bleu de Prusse liquide : on voit alors se former une boule d'œdème artificiel colorée en bleu, et *parfois* il s'injecte en même temps un ou deux vaisseaux lymphatiques. Donc il y aurait d'après M. Ranvier continuité entre les vaisseaux lymphatiques et les lacunes du tissu conjonctif (Ranvier). Remarquons et retenons ce *parfois* qui à lui seul contient la réfutation des conclusions qu'on a tirées des résultats de cette expérience. Si, en effet, les lacunes étaient bien réellement des origines du système lymphatique, en continuité avec la cavité de ses vaisseaux; si, d'autre part, comme le prouvent les résultats des ponctions suivies d'injections interstitielles, ces lacunes se laissent facilement pénétrer et remplir par la masse injectée, comment pourrait-on s'expliquer qu'un liquide qui passe si facilement de l'un dans l'autre de ces espaces étroits et les remplit ne passe que parfois de ceux-ci dans les vaisseaux beaucoup plus larges où on les suppose s'ouvrir, et qui lui offrent une voie d'écoulement si facile? Mais, s'il en était ainsi, ce n'est pas *parfois* que les lymphatiques voisins se rempliraient de la masse à injections, mais c'est toujours, tout comme on voit le mercure injecté dans les réseaux lymphatiques superficiels d'un membre aller remplir non pas parfois, mais toujours, les vaisseaux lymphatiques efférents ou au moins quelques-uns d'entre eux. Ce passage assez rare du liquide coloré dans les lymphatiques peut donc être regardé, à plus juste titre, comme un simple accident de la préparation, et pouvant être rapporté à des causes diverses et tout à fait fortuites.

Une objection, capitale aussi, à opposer à la théorie allemande, est la suivante : la face interne de toutes les voies lymphatiques et dûment reconnues telles est tapissée par un épithélium caractéristique et facilement reconnaissable. Il est formé de cellules plates, mais dont les contours sont hérissés de dentelures fines et multipliées qu'on ne rencontre nulle part ailleurs, et que l'imprégnation d'argent met parfaitement en évidence. Dans le canal thoracique, ces dentelures existent, mais sont peu aiguës; dans les vaisseaux lymphatiques proprement dits, elles deviennent plus nombreuses, plus effilées, et l'on voit ces caractères s'accentuer d'autant plus qu'on examine des vaisseaux de plus en plus petits; c'est dans les capillaires lymphatiques qu'ils sont le plus accusés. Or les cellules qui revêtent les lacunes du tissu conjonctif périacineux comme celui des autres parties du corps diffèrent totalement des cellules du revêtement interne des vaisseaux lymphatiques; leurs bords sont limités par des lignes droites ou à peu près, et l'on n'y remarque point de dentelures. Comment donc supposer que .'épithélium lymphatique ait ainsi brusquement changé de caractères, quand on voit que, dans le système qui présente le plus d'analogies avec celui des voies lymphatiques, je veux dire dans le système circulatoire, partout on trouve un épithélium toujours identique à lui même, et toujours aussi facilement reconnaissable, aussi bien dans les grosses artères que dans les artérioles, dans les capillaires que dans les veinules et que dans les grosses veines? Pourquoi les lymphatiques auraient-ils le privilége de changer brusquement la nature de leur épithélium au niveau de leurs prétendues origines? On compare l'ensemble de ces lacunes aux sacs lymphatiques de la grenouille, dont la cavité serait subdivisée par des cloisons nombreuses en petites cavités secondaires faisant autant de lacunes : mais qu'on réfléchisse donc que les sacs lymphatiques des batraciens sont revêtus d'un endothélium franchement lymphatique, tandis que les espaces aréolaires du tissu connectif ne le sont pas et ne possèdent que des cellules plates du tissu conjonctif; qu'on remarque aussi que ces sacs constituent par leur ensemble la presque totalité du système lymphatique de la grenouille, tandis que, chez l'homme et chez les vertébrés supérieurs, c'est par des vaisseaux revêtus de cellules analogues qu'ils sont remplacés.

Il y aurait bien d'autres objections à accumuler contre cette théorie de l'origine lacunaire des lymphatiques en général, et des lymphatiques glandulaires en particulier. N'ayant à en parler ici que d'une manière accessoire, je m'en tiens à ce qui précède, renvoyant le lecteur pour plus de détails à l'article LYMPHATIQUES de ce Dictionnaire. Quoi qu'il en soit, le peu qui vient d'être dit sur cette question suffira, je l'espère, à prouver qu'elle est bien loin d'être résolue, et qu'il faut garder une prudente réserve en ce qui concerne le mode d'origine des vaisseaux lymphatiques des glandes en grappe, et l'interprétation qui a été donnée des lacunes qu'on rencontre dans le tissu conjonctif périacineux. Kidd, étudiant les rapports du cul-de-sac des glandules de l'œsophage, du pharynx et de la base de la langue, avec les lymphatiques, a noté les dispositions suivantes : tantôt ces glandules seraient entourées d'un réseau de gros troncs lymphatiques, d'où partent certaines branches qui pénètrent entre les lobules en s'en rapprochant plus ou moins ; d'autres fois ceux-ci sont entourés par un grand espace lymphatique, se continuant accidentellement jusqu'au canal excréteur. L'auteur n'a pas vu de vaisseaux sortir de ces sinus lymphatiques.

Les nerfs glandulaires, bien que recherchés et étudiés spécialement sur des glandes appartenant à notre première espèce de glandes en grappe, sont bien loin d'être parfaitement connus, surtout en ce qui concerne leur mode de terminaison, malgré les travaux de Bidder, Schulter, Reich, Boll, Pflüger, etc. C'est surtout sur les glandes sous-maxillaires du chien, du chat, ainsi que sur la glande lacrymale, que les principales recherches ont porté, et il est bon d'être prévenu de ce fait pour ne pas être tenté d'appliquer aux autres glandes, et à celles de l'espèce humaine, les résultats obtenus, sans un examen contradictoire et préalable.

Les nerfs glandulaires tirent leur origine de deux sources : du sympathique et des nerfs du système cérébro-spinal. De là l'origine des deux espèces de fibres qu'on y rencontre : les fibres de Remak, de provenance sympathique, et des fibres arrondies, pourvues de myéline et de gaîne de Schwann qui entourent leur cylindre-axe. Pflüger, tout en admettant les fibres à myéline et celles de Remak, ou du moins des fibres analogues seulement, selon lui, à celles de Remak, mais dont la nature nerveuse lui paraît contestable, dit en avoir encore ren-

contré de deux autres sortes : les unes, très-délicates, sont considérées par lui
comme formées d'un cylindre-axe entouré d'une gaîne connective ; les autres,
qu'il appelle fibres gélatineuses, analogues comme aspect aux prolongements
protoplasmatiques des cellules multipolaires, et partant en réalité, d'après lui, des
cellules nerveuses multipolaires qu'on rencontre sur le trajet de nerfs glandulaires, auraient l'aspect de bandelettes très-minces. Ces nerfs pénètrent dans la
glande par son hile, et, pour arriver aux lobules, cheminent de préférence côte
à côte avec les conduits excréteurs. Mais, avant de se rendre à leur terminaison,
ils présentent, dès le hile de la glande, une disposition plexiforme très-accusée,
et qui se poursuit pendant une grande partie de leur trajet dans l'intimité du
parenchyme glandulaire ; Bidder l'a retrouvée autour de canicules excréteurs de
petit calibre. Les faisceaux de fibres nerveuses dont les décussations et les anastomoses successives constituent ces plexus sont interrompus çà et là par de
petits ganglions, formés de cellules nerveuses identiques à celles qu'on rencontre dans les ganglions du système nerveux périphérique ; M. Ranvier en a
vu jusque sur de petits filets, composés seulement de trois fibres nerveuses.
D'après Krause tout ceci, vrai pour les ramifications nerveuses constituées par
des fibres à myéline, cesserait de l'être pour celles qui, de provenance sympathique, se composeraient surtout de fibres de Remak. Toujours d'après lui, ces
dernières n'iraient pas se mettre en rapport de continuité avec les éléments des
vésicules glandulaires, mais avec les fibres contractiles des vaisseaux de la
glande dont elles sont les vaso-moteurs.

Une disposition analogue des nerfs, accompagnant surtout les canaux excréteurs, a été signalée dans les glandes buccales par Kölliker, dans la glande lacrymale par Boll. Ceux du pancréas accompagneraient de préférence ses vaisseaux
et seraient remarquables par la prédominance des fibres de Remak sur les fibres
à myéline.

Laissant de côté les fibres qui semblent destinées à se rendre aux parois vasculaires pour commander à leur contractilité, ainsi que la physiologie, seule
jusqu'à présent, au cas particulier, l'a démontré, occupons-nous de celles que la
physiologie aussi nous indique comme devant se mettre en rapport avec les
cellules sécrétantes.

Pflüger étudia les terminaisons nerveuses sur les glandes salivaires du lapin,
et utilisa, en même temps qu'il les compléta, les recherches antérieures de
Reich, Schluter et Krause sur le même sujet. Il décrivit donc trois modes de
terminaison aux fibres nerveuses glandulaires, les unes se rendant au noyau des
cellules des acini, les autres au protoplasma des mêmes cellules, les dernières
enfin aux cellules cylindriques des conduits excréteurs. Revenons, avec plus de
détails, sur ces trois modes de terminaisons nerveuses.

Les fibres destinées à se terminer dans les noyaux aborderaient la face externe
de la vésicule en conservant jusque-là de la myéline. Le cylindre-axe seul
perforerait la membrane propre, puis, arrivé à sa face profonde, se résoudrait en
un pinceau de fibrilles excessivement nombreuses qui, se divisant et se subdivisant, viennent former une sorte de plexus fibrillaire qui s'étendrait sur la face
profonde de la membrane propre, et la séparerait de la face correspondante des
cellules glandulaires qui reposent sur elle. C'est de ce petit plexus seulement
que partiraient des fibrilles d'une ténuité extrême destinées au noyau. On doit
se rappeler que nous avons indiqué précédemment une particularité relative aux
cellules salivaires, et signalée par Schluter : de l'une des extrémités de la base

de ces cellules partirait, chez le chien en particulier, un prolongement effilé et
granuleux qui va s'étendre entre la base de la cellule voisine et la partie correspondante de la membrane propre : le noyau est toujours rapproché du point
d'attache de ce prolongement sur la cellule, et Pflüger ainsi que Boll regardent
le noyau comme se prolongeant dans cette sorte d'appendice de la cellule. Or,
pour Pflüger, c'est par ce prolongement que la fibrille nerveuse pénétrerait dans
la cellule pour se rendre au noyau.

D'autres fibres nerveuses, ne traversant pas immédiatement la membrane
propre de l'acinus, se jettent d'abord dans des cellules, considérées par Pflüger
comme de nature nerveuse, et accolées à la face externe de la membrane propre,
qu'il appelle corpuscules ganglionnaires. De celles-ci partent des prolongements qui, traversant la membrane propre, viendraient aboutir au protoplasma
de la cellule glandulaire. Mais les observateurs sont unanimes à constater aujour-
d'hui que les cellules vues par Pflüger sur la face externe de la membrane
propre ne sont nullement nerveuses, mais bien de nature conjonctive, et représentent les plus superficiels des éléments constitutifs de cette membrane.

Enfin les cellules cylindriques des canaux excréteurs auraient, elles aussi,
leurs fibrilles nerveuses qui, provenant de la décomposition de cylindres-axes en
faisceaux de fibrilles très-fines, pénétreraient dans la cellule par sa face profonde,
et donneraient à la partie de son protoplasma qui est située entre son noyau et
sa base l'aspect strié en long que nous avons indiqué.

Boll a annoncé, pour les glandes lacrymales, des terminaisons nerveuses
analogues à celles que Pflüger avait assignées aux nerfs ou glandes salivaires.

Si j'ai abrégé notablement l'exposé de cette théorie de Pflüger, malgré le grand
retentissement qu'elle a eu, c'est parce que, actuellement, elle est reconnue fausse
par les histologistes. Ranvier, Frey, Kölliker, pour citer d'abord les auteurs
classiques, n'ont pu, malgré leurs recherches, rien voir des faits annoncés par
Pflüger. Bien d'autres observateurs sont arrivés au même résultat négatif. G. Asp,
cherchant à contrôler les données de Pflüger sur les glandes salivaires du chien,
du lapin, du cobaye, du rat, a bien constaté les plexus nerveux intra-glandulaires
et leurs ganglions, y a vu les fibres fines et dépourvues de moelle indiquées par
Pflüger, mais il n'a vu aucun cylindre-axe pénétrer dans les culs-de-sac glandulaires et s'y mettre en rapport avec les cellules. Parfois il a observé des fibrilles
très-délicates semblant pénétrer dans les cellules, mais sans pouvoir rien affirmer
sur leur nature. Ses recherches ont été tout aussi négatives en ce qui concerne
soit les connexions des cellules glandulaires avec les prolongements des cellules
multipolaires de la face externe de la membrane propre, regardées faussement
comme des corpuscules ganglionnaires par Pflüger, soit la pénétration de nombreuses fibrilles nerveuses dans les parties profondes des cellules cylindriques
des conduits excréteurs.

Kupffer aussi, par ses recherches sur les glandes des mammifères, a infirmé
la théorie, séduisante au point de vue physiologique, de Pflüger. Poursuivant ses
recherches sur l'appareil salivaire des larves de Muscidées, il a bien vu des
fibrilles perforer la membrane propre, présenter de nombreuses bifurcations,
entourer les cellules glandulaires, puis les pénétrer après s'être présentées sous
forme de fibrilles pâles et minces, et munies de renflements ponctués, mais il
reste indécis au sujet de leur nature intime. Plus heureux sur l'appareil salivaire
de la Blatte orientale, il aurait pu trouver là de véritables terminaisons intra-
cellulaires des nerfs glandulaires qui méritent d'être rapportées. Des fibres ner-

veuses, avec cylindre-axe d'aspect nettement fibrillaire, abordent la face superficielle de l'acinus et, là, offrent un élargissement de leur gaîne qui vient se
confondre avec la membrane propre, en prenant l'apparence d'un cône dont la
base est adhérente à celle-ci. Quant aux fibrilles du cylindre-axe, après avoir
traversé la membrane propre, elles vont se terminer directement dans les cellules
glandulaires les plus voisines, mais ne peuvent être suivies jusqu'au noyau.
Loin de là, Kuppfer admet qu'elles vont se terminer à ce renflement piriforme
dont nous avons déjà signalé la présence dans les cellules salivaires de la Blatte
orientale, et qui ne serait que l'origine intra-cellulaire des premières voies
d'excrétion de l'appareil salivaire chez cet animal. Toutes les fibrilles qui ont
perforé les acini ne pénétreraient pas dans leurs cellules ; beaucoup d'entre
elles les côtoieraient, s'insinueraient entre elles, sans que leur véritable mode
de terminaison puisse être indiqué.

En étudiant les autres variétés de glandes, nous aurons l'occasion d'indiquer
les modes de terminaison que certains ent cherché à assigner à leurs nerfs. Mais,
sans rien préjuger, nous pouvons dès maintenant faire remarquer combien cette
question de la terminaison des nerfs glandulaires est encore obscure, et combien
aussi on doit se tenir sur ses gardes contre ces théories, ces descriptions plus
ou moins séduisantes qui de temps à autre nous viennent d'outre-Rhin, qui
sont de prime abord commentées et reproduites avec une aveugle confiance par
nos anatomistes et par nos physiologistes, et qui, quand on les a soumises à
un sérieux contrôle, forcent l'anatomiste à se demander s'il n'a pas été l'objet
de quelque mystification.

B. *Glandes en grappe à une seule rangée de cellules et à cellules cylindriques.* Les longs détails qui précèdent, et dont un certain nombre est
applicable aux glandes en grappe en général, vont nous permettre d'abréger considérablement la description de cette seconde variété.

C'est à elle qu'appartiennent : la *prostate* et les *glandules de l'utricule prostatique*, les *glandes de Littre*, de *Cooper*, de *Bartholin*, les *glandes en grappe
de la muqueuse de la cavité du col de l'utérus*, celles *de la muqueuse des fosses
nasales*, et enfin les *plus petites des glandes trachéales*.

Un mot d'abord sur ces dernières. Dans le chapitre précédent, nous avons
décrit comme pourvues d'un épithélium cubique les glandes de la trachée et des
bronches ; et en effet, le plus grand nombre ainsi que les plus volumineuses de
celles-ci, qui ne sont pas comprises dans l'épaisseur de la muqueuse, mais
situées en dehors d'elle, ont un épithélium de cette nature. Mais les glandes
plus petites, qui ne dépassent pas la couche profonde du revêtement muqueux,
et qu'on rencontre surtout dans la partie antérieure de la trachée, ont une couche
cellulaire manifestement cylindrique. Il peut même arriver, ainsi que je l'ai vu
très-nettement sur des trachées de veau, qu'elles n'affectent pas la forme de
glandes en grappe, mais celle d'une glande en tube simple : j'ignore si cette
particularité se rencontre aussi sur d'autres espèces animales.

Relativement aux glandes de la muqueuse nasale, je dois faire remarquer que
je les décris toutes comme des glandes en grappe, tapissées de cellules cylindriques, parce que c'est sous cette seule et unique forme qu'on les rencontre
dans l'espèce humaine, et que dans cet article c'est surtout d'histologie humaine
qu'il est question. Chez les animaux on trouve, dans les parties qui avoisinent
la lame criblée de l'ethmoïde de véritables glandes en tube dites glandes de
Bowman, revêtues intérieurement d'une simple couche de cellules polygonales.

On a indiqué aussi la présence de glandes analogues dans la partie olfactive de la muqueuse nasale de l'homme, en vertu de cette fatale tendance qu'ont toujours les histologistes d'appliquer à l'espèce humaine ce qu'ils ont trouvé sur diverses espèces animales : il est donc nécessaire d'insister sur ce point, et de déclarer que de telles glandes font absolument défaut chez l'homme; on les y chercherait vainement.

La forme, les dimensions des culs-de-sac, varient beaucoup dans ces diverses glandes; leur disposition même, par rapport aux conduits excréteurs, est à noter en ce qui concerne spécialement la prostate, les glandes de l'utricule prostatique, et même de la muqueuse uréthrale. On est frappé tout d'abord de leur rareté et de leur dissémination autour des conduits excréteurs assez longs et volumineux auxquels ils appartiennent; on les voit se jeter sur eux à des intervalles assez grands, inégaux, et presque toujours isolément, en sorte que, au lieu de se réunir en groupe comme on le voit sur les autres glandes, ils sont séparés les uns des autres, surtout dans la prostate, et isolés de leurs voisins, souvent assez éloignés, par le tissu conjonctif ambiant. Une telle rareté d'acini, pour des conduits excréteurs aussi longs et aussi volumineux que ceux de la prostate, mérite d'être remarquée dès maintenant, à cause du peu de rapport qui semble exister entre le développement relativement exagéré des voies d'excrétion et le petit nombre des vésicules glandulaires; mais en étudiant l'épithélium de ces deux parties distinctes nous aurons l'occasion de faire remarquer que le phénomène de la sécrétion proprement dite ne se limite probablement pas aux acini.

Ceux-ci ont une forme généralement irrégulière, allongée, si bien qu'on peut en voir dont la longueur sera de deux à quatre fois plus grande que la largeur; leur contour, au lieu d'être déterminé par une courbure nette, présente souvent des bosselures. Leur largeur est, d'après M. Robin, de $0^{mm},03$ à $0^{mm},07$, et leur longueur peut atteindre $0^{mm},15$ et $0^{mm},22$. Mais ceci ne s'applique qu'aux prostates de sujets encore jeunes; à partir de l'âge adulte, il se forme dans les vésicules des concrétions qui en augmentent considérablement le volume : aussi en voit-on chez des vieillards qui atteignent jusqu'à $0^{mm},5$ et $0^{mm},7$ de diamètre, d'où l'aspect spongieux que prend alors cet organe. Dans les glandes de Cooper comme dans celles de Bartholin, les vésicules, à contour sphérique ou piriforme, mesurent de $0^{mm},04$ à $0^{mm},09$ pour les premières, et de $0^{mm},04$ à $0^{mm},10$ pour les secondes. Les vésicules des petites glandes trachéales mesurent, d'après Kölliker, de $0^{mm},04$ à $0^{mm},07$ de largeur; chez celles de la muqueuse des fosses nasales les différences entre les vésicules d'une même glande sont plus accentuées, et leur largeur peut varier de $0^{mm},04$ à $0^{mm},09$ de largeur. Cette différence tient surtout, comme nous le dirons bientôt, à l'état de l'épithélium. Quant à la longueur, il serait inutile de chercher à en donner une moyenne, car, à côté d'acini plus ou moins sphériques ou ovoïdes, on en trouve d'autres de forme très-allongée, et cela toujours parallèlement à la surface libre de la muqueuse.

La membrane propre est ici, comme partout où elle existe, assez mince, et son épaisseur dépasse rarement $0^{mm},002$. Tantôt elle présente sur les coupes un aspect homogène, comme on le voit sur les glandes de la pituitaire; tantôt elle apparaît légèrement fibrillaire et semble constituée par de fines fibrilles du tissu conjonctif, réunies par une substance amorphe : c'est ce que l'on constate sur la prostate. Dans tous les cas, sur les deux sortes de glandes que nous venons de citer, M. Robin l'a trouvée molle, friable, facile à déchirer, et en même temps très-adhérente aux tissus ambiants. Sur les glandes en grappe du col utérin, elle se montre notablement plus mince. Du reste, sa structure intime n'a pas été étudiée spécialement comme l'a été celle de la membrane propre des glandes salivaires, lacrymales, etc., que nous avons passées en revue précédemment.

L'épithélium est partout cylindrique, mais il s'en faut de beaucoup que partout les cellules aient la même hauteur. Dans les glandes de Cooper et de Bartholin, elles n'atteignent que $0^{mm},01$ de hauteur pour une largeur presque égale : il ne faut donc pas s'étonner si certains auteurs leur assignent un épithélium cubique, bien qu'en réalité ses caractères le rapprochent suffisamment du type cylindrique pour qu'on puisse l'y classer hardiment. Les vésicules des glandes en grappe du col utérin, ainsi que celles des glandules à épithélium cylindrique de la trachée, ont un revêtement cellulaire du type cylindrique le plus net : ses éléments, dans les glandes en grappe du col utérin, sont très-allongés et mesurent $0^{mm},018$ à $0^{mm},020$ de long sur $0^{mm},004$ à $0^{mm},006$ de large; leur noyau, ovoïde, a $0^{mm},005$ de long sur $0^{mm},002$ de large. Pour les glandules trachéales, la hauteur de l'épithélium est de $0^{mm},013$ à $0^{mm},022$. Aussi la cavité centrale des acini, circonscrite par des cellules aussi allongées, est-elle très-étroite.

Le protoplasma de toutes ces cellules est de nature muqueuse, a l'aspect vitreux caractéristique, et devient granuleux par l'addition d'acide acétique. Quant au noyau, sphérique ou plus souvent ovoïde, il siége au centre du protoplasma cellulaire.

Les glandes prostatiques de Littre et celles de la muqueuse nasale offrent un épithélium cylindrique différant notablement de tout ce que nous venons de voir. Langerhans a décrit, pour la prostate seule, une disposition que j'ai vue exister à peu près identique dans les culs-de-sac des glandes de Littre, et dans la majeure partie de ceux des glandes de la pituitaire. D'après lui, on trouve sur les vésicules prostatiques deux sortes de cellules épithéliales : les unes, plus superficielles en apparence, ont une forme nettement cylindrique et allongée. Les autres, petites, fortement colorées par le picro-carminate employé, sont situées plus profondément, et reposent directement sur la membrane propre. Mais, avant d'entrer dans quelques détails sur les caractères de ces deux ordres de cellules, remarquons bien qu'elles ne constituent aucunement par leur ensemble un épithélium stratifié, comme on pourrait être tenté de le supposer après un examen assez superficiel : les petites cellules ne viennent que s'interposer entre les extrémités effilées des grandes cellules cylindriques. Ces dernières s'étendent donc sur toute l'épaisseur de la couche épithéliale, depuis la cavité centrale de l'acinus jusqu'à la membrane propre, et suffisent largement pour donner à l'épithélium de ces culs-de-sac prostatiques les caractères de l'épithélium cylindrique, puisqu'en réalité ce sont les cellules de cette forme qui dominent ici.

Les cellules cylindriques ont une longueur de $0^{mm},03$ à $0^{mm},09$. Vers leur extrémité profonde elles s'effilent, tout en se prolongeant jusqu'à la membrane propre. Leur noyau est sphérique ou ovoïde, et ordinairement rapproché de leur base. M. Robin en a signalé la teinte un peu foncée, son contour présentant souvent quelques irrégularités, et l'absence de nucléole. Quant au protoplasma, il est remarquable par la présence de granulations pigmentaires, de couleur jaunâtre, et tirant un peu sur le brun.

Quant aux petites cellules, interposées entre les prolongements profonds et effilés des grandes, elles sont remarquables et par leur petitesse, et par le volume considérable de leur noyau, qui forme la majeure partie de la cellule, et n'est revêtu que d'une faible épaisseur de protoplasma.

D'après Kölliker, quand les acini, ainsi qu'on le voit sur des vieillards, sont distendus par les concrétions qu'ils contiennent, leur épithélium change de nature et se montre constitué par une stratification de cellules pavimenteuses.

La disposition décrite par Langerhans pour les glandes prostatiques se retrouve aussi sur les glandes de Littre, et ce sont fort probablement ces petites cellules, blotties entre les extrémités effilées des grandes, que M. Robin considère comme des éléments d'épithélium nucléaire, mélangés ici aux éléments cylindriques.

Les acini des glandes de la muqueuse nasale diffèrent beaucoup entre eux au point de vue de leur épithélium. Les uns, et ce sont de beaucoup les moins nombreux, sont tapissés par une unique rangée de cellules cylindriques hautes et assez larges, vitreuses comme des éléments gonflés de mucus, laissant voir difficilement leur noyau, et se chargeant très-peu de matière colorante. Les autres, sur des coupes un peu épaisses, pourraient en imposer à un premier examen pour des culs-de-sac tapissés d'un épithélium stratifié; on y distingue en effet avant tout des noyaux assez rapprochés, puis des contours cellulaires peu nets, le tout s'imprégnant activement du carmin ou du picro-carminate d'ammoniaque employé pour le colorer. C'est là probablement ce qui a fait dire à M. Robin que ces culs-de-sac sont remplis plutôt que tapissés d'épithélium nucléaire, et que cet épithélium est formé de noyaux libres parfaitement sphériques, à contours nets, larges de 0^{mm},005 à 0^{mm},008. Mais, en examinant des coupes très-minces, on peut s'assurer facilement que la disposition et la forme des cellules ont la plus grande analogie avec ce que Langerhans a décrit pour la prostate, et qu'entre des cellules cylindriques sont placées de petites cellules à noyaux volumineux et à protoplasma très-peu développé.

Ces deux aspects, si différents, des cellules cylindriques d'une même espèce de glandes, semblent venir, au moins pour ce cas particulier, à l'appui de la théorie émise par Heidenhain, et qui tendrait à faire considérer les cellules destinées à sécréter du mucus comme passant par deux phases successives. Dans la première elles seraient ce qu'il appelle des cellules à albumine, ne contenant que des substances albumineuses et pas encore de mucus; dans la seconde, leur protoplasma aurait subi la transformation muqueuse, d'où son aspect vitreux et l'apparition de granulations dans son intimité, sous l'influence de l'acide acétique, d'où aussi des dimensions plus considérables.

Les capillaires affectent, autour des vésicules de ces diverses glandes, la disposition qui leur est habituelle chez les glandes en grappe en général. Quant à leurs lymphatiques et à leurs nerfs, ils n'ont été, à ma connaissance, l'objet d'aucune étude spéciale.

Les conduits excréteurs sont limités extérieurement par une couche mince de tissu conjonctif, et, sauf ceux des glandes de Cooper, de Bartholin et de la prostate, sont dépourvus d'éléments contractiles. Les deux premiers, d'après Kölliker, seraient accompagnés d'une couche mince de fibres lisses à direction longitudinale, et sur ceux de la prostate Frey indique assez vaguement des couches musculaires, ce qui, du reste, n'a rien de surprenant, la masse de tissu conjonctif dans lequel sont plongées les glandes prostatiques étant très-abondamment pourvue d'éléments contractiles.

Leur revêtement épithélial est formé partout de cellules cylindriques de hauteur variable : dans les glandes de Cooper nous le trouvons de 0^{mm},01, dans celles de Bartholin de 0^{mm},022. Le noyau, ovoïde et légèrement granuleux, est situé au centre de la cellule. Même disposition dans les glandes de Bartholin, du col utérin, de la muqueuse nasale. Pour la prostate, l'épithélium cylindrique de ses voies d'excrétion n'est révoqué en doute par personne ; seulement, d'après M. Robin, s'il est simplement cylindrique dans les canalicules larges de 0^{mm},2 à 0^{mm},3, il présenterait une modification dans les voies moins étroites en se garnissant de cils vibratiles. Langerhans dit avoir trouvé ici une disposition identique à celle qu'il a décrite pour les vésicules glandulaires ; de petites cellules, pauvres en protoplasma, viendraient se loger entre les extrémités profondes des cellules cylindriques, d'où cette particularité que, dans la prostate, les voies d'excrétion auraient une structure identique à celle des culs-de-sac glandulaires, d'où aussi cette hypothèse qu'elles pourraient collaborer elles-mêmes à la sécrétion, et suppléer ainsi à l'insuffisance relative des vésicules glandulaires, insuffisance qui est frappante quand on oppose le petit nombre de celles-ci au développement considérable des canaux excréteurs.

C. *Glandes en grappe à une seule rangée de cellules lamelleuses.* Les poumons sont les seules glandes de cette catégorie. Il n'y a donc pas lieu de les décrire dans un article général comme celui-ci, où l'on ne doit qu'indiquer les caractères communs ou les dissemblances des diverses glandes d'une même espèce. Je renvoie donc le lecteur aux articles POUMONS et BRONCHES de ce Dictionnaire.

Il est cependant deux points de l'histoire du poumon dont je dois dire quelques mots ici pour légitimer d'une part son assimilation complète à une glande en grappe, admise par nous, d'autre part la réalité de son épithélium, et sa nature même, qui en font une espèce glandulaire à part.

M. Robin conteste aux poumons non-seulement les caractères d'une glande en grappe, mais même ceux d'un appareil glandulaire, et il les range, conjointement avec les reins, les placentas allantoïdien et vitellin, dans cette catégorie d'organes qu'il appelle parenchymes non glandulaires et excréteurs. S'il se refuse à les assimiler à des glandes, c'est surtout à cause de la disposition de leur réseau de capillaires sanguins. En effet, tandis que, dans le système glandulaire en général, on voit les capillaires situés au-dessous de la membrane propre ne jamais venir au contact des éléments cellulaires qui revêtent la face interne de l'acinus, c'est le contraire qui existe dans les poumons, où les capillaires sont immédiatement sous-jacents à l'épithélium. Il y a ici bien certainement une particularité remarquable, mais est-elle une raison suffisante pour permettre d'éliminer les poumons de la catégorie des glandes ? c'est ce qui me semble plus que douteux, car beaucoup trop d'autres caractères, plus essentiels que celui-ci, établissent des analogies très-importantes entre la structure des poumons et celle des glandes en général.

C'est aussi M. Robin qui refuse à ses lobules toute analogie avec ceux des glandes en grappe. Voici, du reste, comment il les décrit :

La dernière ramification bronchique qui se rend au lobule, appelée par M. Robin canalicule respirateur central, « se subdivise, et chaque subdivision se termine par un groupe de huit à quinze petits tubes terminés en culs-de-sac arrondis, pressés, contigus, séparés seulement par l'épaisseur de leur propre paroi. Les sections du poumon insufflé et séché, coupant ces groupes de culs-de-sac aériens dans tous les sens, offrent l'aspect de cavités ou cellules séparées par de minces cloisons plus ou moins inclinées qui ont, à tort, fait croire que chaque lobule serait formé de vésicules hémisphériques, séparées simplement par des cloisons saillantes, en forme d'éperon, et toutes béantes dans une prétendue cavité centrale du lobule. Ces groupes de subdivisions terminales des canalicules respirateurs ont leur fond tourné généralement à la surface externe des lobules et, distendus, ils se voient sous forme hémisphérique mamelonnée... C'est lorsque ces culs-de-sac terminaux se distendent chez l'adulte, ou plus souvent dans les états sénile et pathologique, que leur ensemble forme une vésicule pouvant, dans ces derniers cas, atteindre le volume d'une tête d'épingle et au delà, plus ou moins irrégulière. Lorsque cet emphysème a lieu en certains points d'un lobule, ce qui se voit même chez l'adulte sain, on a sous les yeux une ampoule ou chambre mamelonnée au dehors, éperonnée au dedans par les cloisons de séparation des culs-de-sac. » La figure que donne M. Robin du moule de la cavité d'un groupe de culs-de-sac respirateurs, moyennement distendus par l'injection, est plus claire et plus explicite que la description que je viens de reproduire, et ressemble bien plus à une glande en tube composée qu'à une glande en grappe.

Malgré le poids que donne à cette opinion le nom de celui qui l'a émise, l'immense majorité des histologistes continue à considérer les poumons comme présentant les attributs essentiels des glandes en grappe. Sur les coupes qu'on en peut faire, on trouve partout des surfaces de section de vésicules présentant dans leurs caractères essentiels la forme connue des vésicules glandulaires, mais on ne voit rien qui ressemble à une coupe de ces petits tubes qui termineraient les canalicules respiratoires. Sans doute, comme le fait remarquer M. Robin, quand la section a été faite dans une direction perpendiculaire à leur axe, on pourrait les confondre avec une vésicule ; mais il faut bien remarquer que, si les uns étaient sectionnés dans ce sens, d'autres le seraient forcément dans une direction inverse, c'est-à-dire parallèle à leur axe : dans ce cas, on trouverait des surfaces de section de cavités à forme très-allongée ; mais ceci ne se produit que pour de petites bronches, facilement reconnaissables à leur structure. Donc, l'uniformité d'aspect que présente la coupe des cavités ultimes du système respiratoire est contraire à la forme tubulée que leur assigne M. Robin.

On arrive aussi à des résultats identiques en injectant par les bronches une masse résineuse et colorée, après quoi on détruit le tissu pulmonaire par un acide. La masse injectée liquide, puis solidifiée par le refroidissement, a pris dans chaque lobule primitif la forme de celui-ci et la reproduit. Aussi peut-on très-bien constater la forme et la disposition des vésicules, ainsi que les analogies qui existent entre les lobules primitifs du poumon et ceux des glandes en grappe. Mais s'il y a, en effet, une analogie frappante, on ne peut pas dire qu'il y ait une identité parfaite, et la différence vient du peu d'indépendance des vésicules les unes par rapport aux autres. Comme on peut le remarquer facilement, les vésicules glandulaires sont généralement plus ou moins séparées et distinctes les unes des autres ; les vésicules pulmonaires, au contraire, sont bien moins indépendantes chacune de leurs voisines. Elles ne représentent que de petites cavités creusées dans la paroi du lobule primitif et, comme le fait remarquer Frey, dans le centre de ce lobule, on ne trouve aucun système de conduits ; toutes les vésicules viennent déboucher directement dans la cavité commune, comme on les voit venir s'ouvrir toutes dans la cavité centrale du poumon de la grenouille.

L'épithélium qui revêt la face interne des vésicules ou alvéoles est aujourd'hui parfaitement connu et dans sa disposition et dans ses caractères. On le retrouve non-seulement chez les vertébrés inférieurs, mais aussi chez les vertébrés supérieurs et chez l'homme. Comme il se détruit rapidement, il est indispensable de le rechercher sur des poumons le plus tôt possible après la mort. Faut-il donc s'étonner que M. Villemin ait été l'un des derniers à nier son existence, lui qui, dans une communication faite à la Société de micrographie en 1866, dit en toutes lettres que : « Les poumons d'homme que l'on ne retire de la poitrine que vingt-quatre heures après la mort sont ordinairement très-avantageux » pour l'étude de la structure de la vésicule pulmonaire. L'emploi des imprégnations au nitrate d'argent a permis aussi de limiter exactement les contours des cellules, de voir qu'elles recouvrent indistinctement toute la superficie de la vésicule, aussi bien son fond que l'éperon saillant qui la sépare de sa voisine, aussi bien la surface même des vaisseaux capillaires que les espaces laissés libres entre eux, contrairement à l'opinion émise par J. Arnold et par Hertz, de constater enfin que les noyaux qui se voient dans les espaces laissés vides entre les vaisseaux capillaires ne sont pas, comme l'a prétendu M. Villemin, des éléments de nature conjonctive, mais bien les noyaux des cellules de l'épithélium de revêtement de la vésicule.

Celles-ci, par leurs caractères, établissent une différence notable entre les vésicules pulmonaires et celles des autres glandes en grappe, différence qui motive la place à part que nous avons réservée au poumon parmi les glandes en grappe. Tandis que nous voyons les cellules glandulaires tantôt cubiques ou sphéroïdales, tantôt cylindriques, présenter sous ces diverses formes une différence peu considérable entre leurs divers diamètres, il en est tout autrement des cellules de l'épithélium pulmonaire qui, aplaties comme des cellules endothéliales de séreuses ou de vaisseaux, s'étalent en surface. Leur diamètre est de $0^m,011$ à $0^m,015$, mais leur mince épaisseur ne dépasse aucunement celle des cellules de revêtement interne des séreuses ou des vaisseaux sanguins et lymphatiques. Ce n'est qu'au point, ordinairement rapproché de la périphérie de la cellule, où se voit ce noyau, que l'épaisseur devient un peu plus considérable, par suite de la présence d'une faible quantité de protoplasma autour du noyau. Celui-ci ne recouvre jamais aucun capillaire de la vésicule, mais se loge toujours entre deux capillaires voisins. Citons ici l'opinion émise récemment par Kuttner qui, contrairement à ce qu'on a si bien constaté par les imprégnations d'argent, regarde l'épithélium des vésicules comme polymorphe! On y rencontrerait d'après lui *toutes les espèces connues* d'épithéliums! la forme et la grandeur de ces épithéliums étant comme partout ailleurs déterminées par l'espace qu'ils occupent — personne ne contestera ce dernier point, évident par lui-même, et pouvant se passer de toute démonstration.

C'est particulièrement aux recherches de E. Wagner, O. Weber, L. Meyer, Chrzonszcjewsky, Morel, Bayer, etc., que nous devons la connaissance exacte de cet épithélium ; et c'est lui qui, d'après les travaux des anatomo-pathologistes modernes, joue un si grand rôle dans la production des lésions des diverses formes de pneumonie, et même de la tuberculose pulmonaire (*voy.* pour l'étude complète des vésicules pulmonaires *Dict. encyclop.*, art. Poumons).

D. *Glandes en grappe à plusieurs rangées de cellules.* Ce sont : les *glandes sébacées*, les *glandes de Tyson*, de *Meibomius*, les *glandes ciliaires*, celles de la *caroncule lacrymale* et enfin les *glandes mammaires* pendant leur période d'activité, c'est-à-dire pendant la lactation.

La plus grande analogie de structure existe entre ces divers organes, et si les mamelles, comme nous le dirons, s'en différencient notablement, avant comme après la lactation, et, en général, quand elles ne remplissent pas cette fonction, il n'en est pas moins vrai qu'elles leur ressemblent beaucoup quand elles sont en activité et sécrètent le lait.

Les vésicules ont ici une forme tantôt sphérique, tantôt un peu allongée et piriforme. Leurs dimensions moyennes dans la mamelle sont de $0^{mm},15$ à $0^{mm},18$ pour la longueur et de $0^{mm},1$ à $0^{mm},12$ pour la largeur. Elles sont légèrement rétrécies au point où elles s'abouchent à un canal excréteur. Chez l'homme, les vésicules font habituellement défaut, et la glande se trouve réduite à ses conduits excréteurs plus ou moins atrophiés ; certains observateurs cependant y ont noté accidentellement la présence de vésicules assez rares, mais de dimensions fort variables : ainsi Luschka ne leur a trouvé que $0^{mm},045$ à $0^{mm},09$ de diamètre, tandis que Langer les aurait vues trois fois plus volumineuses que chez la femme.

Sans vouloir aucunement entrer ici dans les nombreux détails que comporterait l'étude de la glande mammaire dans les deux sexes et aux divers âges de la vie, détails qu'on trouvera à l'article MAMELLE de ce Dictionnaire, je dois faire remarquer que cette glande et ses vésicules, chez la femme, n'atteignent leur entier développement que lors de la première grossesse et non pas à l'époque de la puberté, comme on l'a prétendu. Elle reste telle pendant toute la période de fécondité de la femme, surtout si cette période est marquée par quelques grossesses suivies d'allaitement ; entre chaque grossesse, une partie seulement de ses vésicules s'atrophierait. Lors de la menopause toutes les vésicules disparaissent, de même que les moins volumineux des canaux excréteurs, et ce qui reste des canaux galactophores n'a même plus son épithélium normal, mais des cellules ayant subi la dégénérescence graisseuse.

Dans les glandes sébacées, ciliaires, de la caroncule lacrymale, de Tyson et de Meibomius, les vésicules ou du moins certaines d'entre elles acquièrent des diamètres bien plus considérables et bien plus dissemblables, si bien que telle ne mesure que $0^{mm},056$ et telle autre $0^{mm},226$ et même, d'après M. Robin, $0^{mm},35$. Ces différences énormes tiennent, comme nous l'indiquerons, à l'accumulation du produit de sécrétion dans certaines d'entre elles, accumulation normale, nullement pathologique, et qui est le résultat d'une véritable alternance dans le fonctionnement des diverses vésicules d'une même glande. Leur contour est le plus souvent piriforme, la vésicule semblant un peu se pédiculer au moment de se relier au canalicule excréteur.

La membrane propre, d'aspect amorphe, existe chez toutes ces glandes. Le carmin, le picro-carminate d'ammoniaque, lui donnent une coloration jaune orangé. C'est dans la mamelle qu'elle paraît le plus épaisse, car on lui reconnaît un double contour ; dans les autres glandes de nature sébacée, elle est très-mince et a même été niée par Frey. Profondément, elle répond aux éléments cellulaires qui tapissent sa face interne, et superficiellement elle se trouve, sur la mamelle comme sur les autres glandes de la même classe, doublée par une couche de tissu conjonctif fibrillaire, dont les fibrilles sont disposées parallèlement à sa surface et semblent se tasser dans son voisinage. Quelques fibres élastiques minces viendraient, d'après M. Robin, adhérer à cette face externe de la membrane propre, dans les glandes sébacées.

L'élément épithélial, dans toutes ces glandes, même dans la glande mammaire quand on l'étudie dans sa période d'activité ou de sécrétion, présente des caractères communs des plus importants. Les cellules, au lieu d'être rangées en une seule couche à la périphérie de la vésicule et de laisser un espace vide à son centre, la remplissent en totalité, si bien qu'on ne peut voir aucun espace qui ne soit occupé par les éléments de cet épithélium. Leur forme est cubique ou polyédrique, et les cellules les plus petites, qui se trouvent être les plus périphériques, ont en moyenne de $0^{mm},011$ à $0^{mm},013$ de diamètre. Plus on se rapproche des parties centrales de la vésicule, plus on voit le diamètre des cellules augmenter, et au centre des culs-de-sac des glandes sébacées on en trouve qui ont jusqu'à $0^{mm},056$ de diamètre. Souvent même, dans ces mêmes points, elles sont devenues méconnaissables en tant qu'élément anatomique distinct, soit qu'elles aient éclaté, soit que leur forme ait été considérablement modifiée sous l'influence de l'accumulation du principe nouveau qui s'est formé dans leur cavité et y a remplacé plus ou moins complétement le protoplasma.

Celui-ci, dans les cellules les plus externes, contient déjà quelques granulations graisseuses, mais elles n'y existent qu'en petite quantité, et il a encore le pouvoir de fixer les matières colorantes le plus habituellement employées. Dans les cellules plus centrales, qui ont déjà augmenté de volume, le nombre de granules graisseux s'est accru, mais pas au point de remplacer la majeure partie du protoplasma qui fixe encore, quoique moins vivement que précédemment, les matières colorantes. Enfin, au centre de la vésicule, les cellules, quand elles ne sont pas déjà rompues, ne contiennent plus que des granulations graisseuses, incapables de fixer les couleurs, et qui souvent s'unissent les unes aux autres pour former des gouttelettes et même de vraies gouttes d'une matière grasse et d'aspect huileux. Ceci se voit très-bien sur les glandes de la caroncule, sur les glandes ciliaires et sébacées. Sur la glande mammaire, la formation de principes gras est moins énergique, et les cellules centrales s'en montrent moins chargées : on y trouve des granulations et des gouttelettes graisseuses, mais on n'y voit pas de véritables amas de graisse comme sur les glandes sébacées en général. Les cellules des glandes de Meibomius font exception en ce sens que, bien qu'elles soient chargées de granulations graisseuses, celles-ci y restent toujours, d'après Kolliker, à l'état d'isolement, et ne s'y collectent pas en masses d'un certain volume.

Quant au noyau, ovoïde et légèrement granuleux, situé au centre de la cellule, il reste visible tant que les granulations et gouttelettes graisseuses ne viennent pas en masquer la présence. Il persisterait même assez longtemps au centre des cellules où il a cessé d'être visible, car Besiadecki dit l'avoir retrouvé sur certains éléments dont il avait dissous par des réactifs appropriés les granulations et gouttelettes accumulées dans le protoplasma et qui, le cachant, faisaient croire à sa disparition.

En ce qui concerne les glandes sébacées en particulier, les détails qui viennent d'être donnés ne sont vrais que pour une partie des vésicules; les autres présentent des variantes importantes à signaler. C'est ainsi que certains culs-de-sac, beaucoup moins volumineux, sont remplis complétement d'éléments cellulaires jeunes, ne contenant, même au centre de la vésicule, qu'un nombre encore restreint de granulations, n'ayant pas encore acquis là les grandes dimensions qu'on leur voit ailleurs, laissant bien voir leur noyau et fixant parfaitement les matières colorantes; en un mot, ils sont remplis de jeunes cellules. D'autres culs-de-sac, plus avancés dans leur évolution, présentent le type que nous avons indiqué en commençant cette description : les cellules centrales sont chargées de principes gras qui les déforment, masquent leur noyau, les font souvent éclater, les rendent, en un mot, méconnaissables. D'autres enfin, considérablement augmentés de volume, n'ont plus, dans leurs parties périphériques, que deux à trois rangées au plus de cellules jeunes et se laissant colorer, tout le reste de cette large vésicule est rempli de cellules gorgées de matière sébacée et d'amas de cette même substance provenant de l'éclatement de certaines d'entre elles.

Ces trois états si différents, qu'on peut rencontrer facilement sur des culs-de-sac appartenant à une même glande, nous montrent clairement que le processus de la sécrétion n'est pas ici le même que sur bien d'autres glandes, c'est-à-dire qu'il n'est pas continu. Une vésicule se remplit d'abord d'éléments cellulaires jeunes et pendant ce temps n'excrète absolument rien; ces éléments une fois développés, les plus centraux d'entre eux, puis progressivement de plus excentriques, subissent la métamorphose graisseuse, et pendant cette phase rien n'est encore excrété : la preuve, c'est que, à ce moment, la vésicule augmente de volume; enfin, la métamorphose arrive jusqu'auprès des cellules les plus périphériques, et c'est alors que le produit de sécrétion est fort probablement prêt à être expulsé avec l'aide plus ou moins directe des fibres lisses annexées aux follicules pileux. Comme sur une même glande on trouve habituellement des vésicules à ces trois périodes de leur activité fonctionnelle, on peut être admis à supposer qu'il y a alternance entre les diverses vésicules d'une même glande pour produire la matière sébacée destinée à être rejetée : telles en contiennent prête à être déversée en dehors, telles autres n'en sont encore qu'à la période de formation des cellules qui doivent, par leur transformation, fournir le produit de sécrétion.

De Sinety dit avoir observé une alternance fonctionnelle analogue sur la mamelle : de ses acini, les uns se montreraient gorgés des éléments du lait, tandis que d'autres en seraient complétement privés. D'autres anatomistes ont émis des assertions semblables, du moins au point de vue physiologique, touchant d'autres glandes : tels sont Heidenhain pour les glandes sous-maxillaires et pour le rein, von Wittich pour le foie, qui ont prétendu qu'il y a toujours une partie de l'organe au repos pendant que l'autre sécrète.

M. Robin n'admet aucunement l'assimilation établie précédemment entre la glande mammaire et les glandes sébacées. Même hors de la grossesse et de la période de la lactation, il ne lui reconnaît pas l'unique rangée de cellules polygonales admise par tous. Pour lui, les acini ont leurs culs-de-sac tapissés d'épithélium nucléaire ovoïde, pourvu de nucléoles chez certains sujets, en manquant chez d'autres. Les culs-de-sac glandulaires, presque imperceptibles au bout des conduits galactophores hors de l'état de grossesse, deviennent visibles par multiplication de leur épithélium nucléaire pendant que l'utérus grossit. Pendant que la sécrétion est active, l'épithélium nucléaire qui tapissait auparavant les culs-de-sac disparaît, et il s'en reforme d'autre lorsque la sécrétion cesse. M. Robin n'admet donc pas que ce soit l'épithélium mammaire qui forme les globules du lait, et c'est à la membrane propre seule qu'il rapporte le phénomène de la sécrétion.

Si l'épithélium de la glande mammaire possède pendant la grossesse et la lactation des caractères qui le rapprochent complétement de celui des glandes sébacées, il n'en est plus de même de l'épithélium de la même glande, prise à l'état adulte, et en dehors de l'état de grossesse ou de lactation. Dans ce cas on ne trouve plus qu'une rangée unique de cellules cubiques, larges de $0^{mm},012$, au-dessous de la membrane propre. Ces cellules même seraient séparées les unes des autres par des canalicules excréteurs s'insinuant entre elles, et rappelant la disposition qui a été signalée pour le pancréas, les glandes salivaires et lacrymale : Giannuzzi et Falaschi prétendent être parvenus à injecter et à démontrer ce réseau de canalicules dont la présence se concilierait bien peu avec le mode de sécrétion de la glande, et le volume des granulations et gouttelettes graisseuses qu'elle produit. Il y aurait du reste bien d'autres points intéressants à étudier sur la structure intime et les modifications de la glande mammaire aux diverses périodes de la vie et dans les deux sexes. Je ne puis que renvoyer, pour ces longs détails, aux articles spéciaux (voy. *Dict. encyclop.*, art. GLANDE MAMMAIRE).

Les conduits excréteurs des glandes sébacées, ciliaires, de Tyson, de la caroncule lacrymale, naissent des utricules glandulaires, et arrivent à constituer, par leurs anastomoses successives, chez celles du moins qui sont composées, le conduit excréteur principal, comme cela se voit dans les glandes en grappe en général. Mais sur les glandes de Meibomius les rapports réciproques du conduit excréteur principal avec les groupes de vésicules présentent une légère différence : le canal excréteur est rectiligne, relativement très-allongé, et c'est sur toute son étendue que l'on voit de vingt à trente petits groupes de vésicules, inégalement échelonnés, venir déverser successivement leur produit de sécrétion dans sa cavité.

Ces conduits n'ont pas de membrane propre, mais sont limités extérieurement par une couche de tissu conjonctif, tapissée intérieurement de cellules polygonales et stratifiées, offrant la plus grande analogie avec celles que nous avons décrites comme étant les plus périphériques dans chaque vésicule. Au centre est de la matière sébacée. Le canal excréteur aboutit au follicule du poil auquel il est annexé. Pour les glandes qui viennent déboucher directement à la surface de la peau, telles que les glandes sébacées du bord libre des lèvres, les glandes de Tyson, etc., le conduit excréteur cesse, ainsi que l'a constaté M. Morel, d'avoir des parois propres dans toute l'épaisseur de la couche épidermique qu'il traverse. Pour les glandes de Meibomius, d'après Kölliker, le canal excréteur, près de sa terminaison, a un épithélium identique à l'épiderme cutané, avec lequel il se continue, et formé d'une couche muqueuse profonde et d'une couche cornée superficielle ; plus profondément les cellules qui le tapissent deviennent semblables à celles des parties analogues des glandes sébacées.

La structure des conduits excréteurs de la mamelle présente des différences importantes à signaler. Ceux qui sont du plus petit calibre possèdent une membrane propre, anhyste, sans structure apparente ; en dehors d'elle est une couche de tissu conjonctif dont les fibrilles, assez condensées, se dirigent parallèlement à elle. Sur les conduits plus volumineux, plus de membrane amorphe ; ils sont uniquement limités par plusieurs couches d'un tissu conjonctif fibrillaire contenant une proportion assez considérable de fibres élastiques ramifiées, peu anastomosées, et à direction surtout transversale. Il faut une certaine attention pour reconnaître les fibres élastiques dans la mamelle, et pour les distinguer des fibrilles du tissu conjonctif ; ces dernières atteignent de telles dimensions transversales, dans l'organe en question, qu'après un examen superficiel on pourrait facilement les confondre avec des éléments élastiques.

M. Robin décrit, autour de ces conduits, une couche de fibres-cellules disposées circulairement, dont l'existence paraît douteuse à Eberth, Henle, Kölliker, et dont la présence est niée formellement par MM. Morel et Co̊ne.

Leur épithélium varie aussi avec leur calibre. Sur les canaux les plus fins, les cellules, sous forme d'une couche unique, ont la forme et les dimensions de celles qui revêtent la face profonde de la membrane propre des vésicules : pendant la grossesse et la lactation on les verrait, elles aussi, se charger de globules graisseux. Sur des canaux plus volumineux les cellules s'allongent d'abord, puis deviennent enfin cylindriques, hautes de $0^{mm},013$, à $0^{mm},022$, quand on les étudie plus près de leur terminaison. A ce niveau on verrait aussi apparaître au-dessous d'elles, d'après Coÿne, une couche lamelleuse, ayant la plus grande analogie avec la membrane élastique interne des vaisseaux, et qui, plus épaisse que la membrane limitante des acini, présente beaucoup de ressemblance avec elle.

Les capillaires sanguins forment un réseau à mailles assez serrées autour des vésicules de ces diverses glandes, et en contact presque immédiat avec leur membrane propre. Quant aux nerfs, ils sont très-rares, au moins sur la plus volumineuse de toutes, sur la mamelle. Colasanti prétend avoir pu étudier, à l'aide du chlorure d'or, la structure et la disposition des nerfs dans les glandes sébacées, ciliaires, et de Meibomius. Ils viendraient se terminer sous forme de réseaux très-délicats dans les éléments épithéliaux. Arnstein admet un mode de terminaison analogue. Nous avons dit précédemment combien cette question de la terminaison des nerfs glandulaires était encore obscure.

Des origines de lymphatiques ont été signalées autour des acini, mais sur la glande mammaire seulement, par M. Coÿne. Elles se présenteraient sous forme de lacunes siégeant à une distance plus considérable des vésicules que dans les autres glandes, de forme aplatie ou bien triangulaires, ovalaires, irrégulières, situées entre des faisceaux de tissu conjonctif recouverts d'un endothélium reconnaissable à ses noyaux, mais chez lequel la forme de la cellule n'est pas indiquée. Ces lacunes ne se retrouveraient jamais dans le voisinage immédiat des culs-de-sac, éloignées qu'elles en sont par une zone de tissu conjonctif recouvrant leur membrane propre ; elles n'enverraient non plus aucun prolongement qui, traversant la zone conjonctive périphérique du lobule, pénétrerait entre les culs-de-sac glandulaires eux-mêmes. Les injections interstitielles mettraient facilement en évidence ces lacunes, mais leur communication avec les vaisseaux lymphatiques proprement dits n'est aucunement démontrée. D'après M. Coÿne, l'éloignement qui sépare ces lacunes, qu'il regarde comme lymphatiques, des culs-de-sac glandulaires, est important à noter, en ce sens qu'il rend compte « de la facile généralisation lymphatique du carcinome qui, développé dans le tissu conjonctif périlobulaire, se trouve presque immédiatement en contact avec les cavités lymphatiques, tandis que les altérations parties du cul-de-sac glandulaire, séparées de ces mêmes lacunes par une zone épaissie de tissu conjonctif, ne peuvent arriver dans la circulation lymphatique qu'après avoir franchi cette limite, ou plutôt cette sorte de barrière protectrice. »

II. Glandes en tube ou folliculeuses. — Leur nom indique d'avance quelle est leur forme, déterminée, comme toujours, par celle de la membrane propre.

Celle-ci, en effet, présente l'aspect d'un tube plus ou moins allongé, ouvert à l'une de ses extrémités, et terminé en cœcum à l'autre bout. C'est là le type le plus simple, mais il en existe bien d'autres variétés : c'est ainsi que l'on voit ce tube se renfler légèrement près de son extrémité close, ou, au lieu d'être rectiligne, se pelotonner dans cette même partie (glandes glomérulées), ou encore présenter de petits culs-de-sac en cœcum qui viennent çà et là se surajouter à lui. Enfin, le tube, au lieu d'être simple, peut se ramifier, se diviser et se subdiviser en un certain nombre de tubes secondaires, et constituer ainsi les éléments d'une glande en tube composée.

Nous divisons les glandes en tube en deux classes : les simples et les composées ; les glandes glomérulées ne méritent pas de former une classe à part, ne devant leur nom qu'à une modification dans la longueur et la direction d'un tube de glande folliculeuse simple.

A. *Glandes en tube ou folliculeuses simples.* A cette classe appartiennent : les *glandes sudoripares, cérumineuses* et de *Lieberkühn,* les *glandes en tube de la muqueuse du gros intestin* et celles de la *muqueuse utérine.*

La forme générale est, à peu de chose près, la même chez les glandes de Lieberkühn de l'intestin grêle, chez celles du gros intestin et de la muqueuse utérine. Étroites et rectilignes, elles occupent toute l'épaisseur de la muqueuse qui les contient et viennent se terminer en cæcum dans ses couches les plus profondes. Cette extrémité est un peu renflée, d'où un aspect qui rappelle celui d'une massue. Cependant les glandes de la muqueuse utérine ne présentent pas toutes exactement ce type ; un certain nombre, au lieu d'être constituées par un tube unique, le sont par un tube qui se bifurque ou se trifurque, d'où, pour celles-ci, la plus grande similitude avec les glandes folliculeuses composées dont elles font partie en réalité. D'autres, plus rares, quoique formées par un tube simple, se replient, se contournent légèrement dans leur partie profonde, au lieu de rester rectilignes comme les autres. Leur longueur moyenne est de 1 à 1^{mm},15, et leur largeur de 0^{mm},045 à 0^{mm},075. Pour les glandes de Lieberkühn, la longueur, moins considérable à cause de l'épaisseur moindre de la muqueuse qui les contient, est de 0^{mm},35 à 0^{mm},47, et la largeur de 0^{mm},06 à 0^{mm},08. Pour celles du gros intestin, la longueur est de 0^{mm},4 à 0^{mm},5, et la largeur moyenne de 0^{mm},09 à 0^{mm},15.

Les glandes sudoripares et cérumineuses se différencient des autres par l'état glomérulé de leur extrémité profonde. Celle-ci, en effet, se contourne sur elle-même plusieurs fois, se pelotonne de manière à constituer cette partie de la glande qu'on appelle glomérule, et dont la forme est celle d'une petite masse arrondie. D'un point de sa périphérie, tourné vers la surface cutanée où il doit déboucher, on voit le tube, remplissant les fonctions de canal excréteur, se diriger vers l'épiderme, puis le traverser.

Les dimensions du glomérule varient beaucoup d'une glande à l'autre ; si en moyenne il a de 0^{mm},3 à 0^{mm},4 de diamètre, on le trouve de moitié moins volumineux sur les glandes sudoripares de certaines régions, comme les paupières, le scrotum, le pénis, l'aile du nez, tandis que sur les mêmes glandes, étudiées au niveau du périnée, de l'auréole du mamelon, il atteint 1 millimètre de diamètre. A l'aisselle, on trouve des glomérules de 1, 2 et même 3 millimètres de diamètre ; mais j'ai hâte d'ajouter qu'ici les glandes sudoripares ne sont plus des glandes folliculeuses simples, mais composées. Le glomérule des glandes cérumineuses varie beaucoup dans ses dimensions qu'on voit tantôt de 0^{mm},2, tantôt de 1 millimètre et même plus. Il est remarquable en outre en ce que le tube unique dont le pelotonnement le constitue présente parfois çà et là de petits diverticules qui viennent se surajouter à lui (Kölliker).

La situation des glomérules par rapport aux diverses couches de la peau est toujours la même ; c'est dans la partie profonde et aréolaire du derme qu'on les trouve, aussi ne faut-il pas s'étonner de rencontrer dans leur voisinage des amas de vésicules adipeuses.

Quant à la partie extra-glomérulaire du tube glandulaire, voici comment elle
se comporte : chez les glandes sudoripares, elle traverse directement le derme
en ne décrivant que quelques ondulations peu accusées, pénètre dans la couche
épidermique en passant entre la base de deux papilles voisines, et à partir de ce
point affecte un trajet spiroïde très-net, décrivant un nombre de tours de spire
variant comme l'épaisseur de la couche épidermique qu'elle traverse : plus
celle-ci est épaisse, plus les spirales deviennent nombreuses. Elle vient donc
ainsi s'ouvrir à la surface de la peau. Il est cependant certaines glandes sudoripares qui font exception à cette règle : ce sont celles que Moll et après lui
Hubert Sattler ont décrites au niveau du bord des paupières : leur canal excréteur ne traverse pas l'épiderme, et par conséquent reste rectiligne ; il vient
s'ouvrir non à la surface de la peau, mais dans un follicule pileux à environ
0^{mm},2 du bord libre de la paupière. Ajoutons que le glomérule de ces mêmes
glandes est fort peu développé, et que le tube qui le constitue, loin de se
pelotonner, se borne à décrire la courbure d'une S italique ou quelques rares
zigzags. La portion extra-glomérulaire du tube qui constitue chaque glande
cérumineuse est aussi rectiligne, même dans son trajet et à travers la couche
épidermique (Frey) ; accidentellement on la verrait s'ouvrir dans la partie supérieure d'un follicule pileux.

La paroi des tubes glandulaires est essentiellement constituée par une membrane propre soit seule, soit doublée d'une couche conjonctive et même de fibres
lisses. Dans les glandes des muqueuses du gros intestin et de l'intestin grêle, on
la rencontre aussi, homogène, et sous forme d'un liséré amorphe et très-mince.
Cependant, en ce qui concerne les glandes de Lieberkühn en particulier, MM. Cornil
et Ranvier (*Manuel d'anatomie pathologique*) semblent disposés à nier son existence, en tant que membrane constituée par une substance amorphe, et à considérer
ce qu'on prenait pour une membrane anhiste comme une simple couche de cellules
endothéliales juxtaposées, séparant l'épithélium glandulaire du tissu conjonctif
ambiant. C'est qu'en effet Debove, après avoir démontré par des imprégnations
d'argent la présence d'une couche de cellules endothéliales immédiatement
sous-jacentes à l'épithélium de revêtement de l'intestin, a cherché et a trouvé
une couche de cellules analogues au-dessous de [l'épithélium de sécrétion des
glandes de Lieberkühn. Sans imprégnations au nitrate d'argent il a pu voir,
dans les cavités glandulaires d'où l'épithélium a été artificiellement chassé, des
cellules endothéliales plates et larges, à contour peu régulier ; en certains
points, il les a trouvées encore adhérentes à la paroi glandulaire par une de
leurs extrémités ; en d'autres points elles restaient accolées aux parois, et l'on
apercevait bien leurs noyaux assez régulièrement espacés, et permettant
d'affirmer la présence d'une couche de cellules. Si l'on veut bien se reporter à
ce que nous avons dit, à l'occasion des glandes en grappe, de la structure
intime de leur membrane propre, telle que certains auteurs la comprennent, on
verra que la description donnée par Debove ne s'en éloigne que par une particularité essentielle, en la représentant comme formée par une seule et non par
plusieurs couches de cellules. La membrane propre des glandes utérines, qui
est généralement indiquée comme constituée par une substance amorphe, est
regardée par Léopold (de Leipzig) comme formée, elle aussi, par des cellules
endothéliales juxtaposées.

Dans toute la partie glomérulée et intra-dermique des glandes sudoripares et
cérumineuses, la membrane propre se rencontre aussi avec sa minceur et son

aspect anhiste, limitant un canal large de 0^{mm},04 à 0^{mm},09, selon les dimensions de la glande, souvent un peu rétréci au point où il se sépare du glomérule pour traverser le derme. Virchow a pu l'isoler complétement. Cette membrane propre se trouve doublée, même sur les plus petites glandes sudoripares et cérumineuses, d'une couche conjonctive, vaguement fibrillaire, contenant d'assez nombreux noyaux ovoïdes qui, d'après M. Morel, appartiendraient aux cellules plasmatiques abondamment répandues dans cette couche. Aux glandes plus volumineuses vient se surajouter un troisième élément de leurs parois : je veux parler de fibres lisses, à direction longitudinale, longues de 0^{mm},03 à 0^{mm}, 09, larges de 0^{mm},004 à 0^{mm},018, avec leur noyau ou bâtonnet caractéristique, et pouvant contenir accidentellement dans leur protoplasma des granulations pigmentaires (Kölliker).

Tout ceci s'applique aussi bien à la partie glomérulée des glandes qu'au conduit excréteur qui en part et traverse le derme, mais, dès qu'il arrive à l'épiderme, tout change ; les parois du tube cessent d'exister et ne sont plus formées que par les cellules voisines de la couche épidermique, cellules à noyau dans le corps muqueux de Malpighi, cellules cornées et sans noyau dans la couche cornée.

L'épithélium est, à peu de chose près, le même chez les glandes de Lieberkühn, du gros intestin et de la muqueuse utérine ; une rangée unique de cellules cylindriques en fait les frais. Moins hautes sur les glandes de Lieberkühn que celles qui forment le revêtement des villosités voisines, elles offrent avec celles-ci un point de ressemblance consistant en ce que quelques-unes d'entre elles, ainsi que Letzerich et Schultze l'ont signalé, sont de véritables cellules caliciformes, en tout semblables à celles que Gruby et Delafond les premiers ont décrites dans le revêtement épithélial de l'intestin ; les autres sont recouvertes, sur leur face superficielle et libre, d'un plateau canaliculé. Elles ne sont mélangées qu'à un très-petit nombre de cellules caliciformes au voisinage des deux extrémités de la glande, c'est-à-dire près de son orifice et au niveau de son cul-de-sac profond ; mais, dans la partie moyenne, les cellules à mucus se montrent plus nombreuses. Jamais, même pendant la digestion, ces cellules ne se chargent de graisse ; les granulations fines qui y sont disséminées sont de toute autre nature. La lumière que ces cellules laissent au centre de la glande est large de 1/50 à 1/60 de millimètre et contient un liquide limpide à l'état frais, mais dans lequel la plupart des réactifs font apparaître des granulations. Dans l'appareil glandulaire du gros intestin, les caractères des cellules sont les mêmes ; Frey a constaté que le liquide occupant la cavité centrale de la glande est de consistance assez visqueuse, et souvent riche en matières grasses.

Dans les glandes de la muqueuse utérine, l'épithélium cylindrique est aussi moins haut que celui qui recouvre la muqueuse ; ses cellules ont 0^{mm},010 à 0^{mm},018 de long sur 0^{mm},004 à 0^{mm},008 de large ; leurs noyaux ovoïdes sont longs de 0^{mm},005 et larges de 0^{mm},002. La lumière centrale, assez large, ne contient aucun élément figuré.

Les glandes glomérulées présentent bien plus de variété dans leur épithélium ; le plus souvent même il varie du glomérule au conduit excréteur qui en part. Pour les glandes sudoripares, on voit, dans le glomérule, la cavité du tube qui le constitue tapissée tantôt d'une simple, tantôt d'une double couche de cellules cubiques ou polygonales, mesurant de 0^{mm},011 à 0^{mm},016 de diamètre, dont le protoplasma contient des granulations pigmentaires jaunâtres, ainsi que des granulations graisseuses, et qui laissent une lumière centrale remplie, chez les petites glandes, d'un liquide clair, et chez les grosses glandes, d'après Frey, d'un liquide épais, renfermant des molécules graisseuses et albumineuses, formé par la rupture des cellules les plus superficielles, et rappelant la matière grasse sécrétée par les glandes sébacées.

Parmi les glandes sudoripares, il en est cependant dont l'épithelium glomérulaire est constitué par une seule rangée de cellules cylindriques : ce sont les glandes du bord libre des paupières, décrites par Moll et Hubert Sattler, ainsi que celles dont Gay, puis Horschelmann, ont signalé la présence à la marge de l'anus.

Quant au canal excréteur, son épithélium est formé d'une double ou même multiple couche de petites cellules polygonales, sans granulations pigmentaires, mais dans son trajet intra-dermique seulement, car, à travers l'épiderme, il est privé de parois propres.

Le revêtement interne du glomérule des glandes cérumineuses est formé d'une seule couche de grosses cellules, larges de $0^{mm},014$ à $0^{mm},022$, contenant des granulations pigmentaires et des gouttelettes graisseuses pouvant mesurer, les premières $0^{mm},004$, les secondes $0^{mm},002$ (Kölliker) ; mais dans le conduit excréteur l'épithélium est stratifié et ne contient plus ni granulations graisseuses ni granulations pigmentaires. La lumière centrale, dans le glomérule, contiendrait asez souvent, outre des granulations pigmentaires et graisseuses, des cellules analogues à celles des parois : de là parfois l'aspect d'un épithélium stratifié, même dans le glomérule.

Les vaisseaux sanguins viennent, autour de ces glandes, former un réseau à mailles allongées d'où partent les veinules efférentes, excepté cependant sur la muqueuse de l'intestin grêle, où le réseau périglandulaire vient se continuer à la surface de la muqueuse avec le réseau qu'y constituent les artérioles destinées aux villosités ; et c'est seulement de ce second réseau que partent les veinules efférentes. Arnold Heller, au contraire, admet des veinules spéciales à chacun de ces deux réseaux.

La disposition des lymphatiques de ces diverses glandes a été surtout étudiée sur les glandes de l'intestin grêle et sur celles de l'utérus. Frey a décrit et figuré des conduits lymphatiques formant un réseau autour des glandes de Lieberkühn ; ce réseau serait en continuité avec un système de conduits disposés en anneaux autour de la zone moyenne de chaque follicule clos ; ceux-ci communiqueraient ensuite avec un véritable sinus lymphatique enveloppant la base du follicule clos, et ce sinus lui-même serait en communication avec les vaisseaux lymphatiques sous-jacents à la muqueuse. Pour les glandes utérines, Léopold (de Leipzig) décrit ainsi leurs rapports avec les voies lymphatiques. Regardant, suivant la théorie à la mode, tous les espaces qui existent entre les faisceaux du tissu conjonctif de la muqueuse utérine comme des sinus lymphatiques, il est conduit à considérer les glandes utérines, qui traversent toute l'épaisseur de la muqueuse, comme se mettant en rapport avec tous ces sinus, et n'en étant séparées que par la couche endothéliale qui représente leur membrane propre.

Les rapports des éléments de ces diverses glandes avec les terminaisons nerveuses sont encore à découvrir. Tomsa a bien indiqué un réseau nerveux assez abondant autour des capillaires des glandes sudoripares, mais il n'a vu aucun de leurs filets aller à la glande elle-même. M. Co̊ne, sur les glandes sudoriparcs de la patte du chat, a observé, en dehors de la membrane propre, des cellules triangulaires ou multipolaires, rappelant, les caractères des cellules nerveuses par leur forme, par leur noyau, par l'apparence grenue de leur protoplasma. Des fibres nerveuses sans myéline aboutissent à ces cellules, mais M. Coÿne n'a pu saisir aucune relation entre leurs prolongements et les éléments épithéliaux glandulaires.

B. *Glandes en tube ou folliculeuses composées.* Ce sont : les *glandes axillaires* et une *partie de celles de la muqueuse utérine*, les *glandes muqueuses et à pepsine* de l'estomac, les *testicules* et les *reins.*

Les diverses glandes qui appartiennent à cette seconde variété de glandes en tube se différencient très-notablement les unes des autres ; les caractères généraux qui leur sont communs s'effacent en partie devant des particularités nombreuses, spéciales à chacune d'elles. Aussi, devant nous occuper avant tout ici des caractères communs aux glandes d'une même variété, nous serons obligé, bien plus encore que dans les chapitres précédents, de passer sous silence une grande partie des particularités de structure propres à certaines de ces glandes, renvoyant d'avance le lecteur aux articles spéciaux qui traitent de chacune d'elles en particulier (*voy.* art. ESTOMAC, TESTICULE, REIN). Vouloir agir autrement serait se contraindre à faire une étude spéciale de chacune d'elles.

L'agencement des tubes glandulaires se rencontre à son état de plus grande simplicité dans les glandes folliculeuses composées de la muqueuse utérine. Deux à trois et quelquefois quatre tubes rectilignes ou parfois légèrement contournés à leur extrémité en cæcum, de même calibre dans toute leur étendue, viennent se réunir en un même point pour constituer un conduit commun assez court, qui débouche à la surface de la muqueuse. Leur paroi est constituée par la seule membrane propre qui, d'après Léopold (de Leipzig), ne serait pas amorphe, mais formée de cellules endothéliales aplaties et juxtaposées.

Sur les glandes sudoripares du creux de l'aisselle, la disposition des follicules est plus complexe : les tubes glandulaires dont la réunion vient constituer le canal excréteur non-seulement présentent l'enroulement caractéristique des glandes glomérulées, mais de plus se subdivisent, accidentellement s'anastomosent entre eux, et, en outre, près de l'extrémité close des ramifications des tubes glandulaires, peuvent exister de petits diverticules sous forme de cæcums (Kölliker). La largeur de ces tubes varie de $0^{mm},1$ à $0^{mm},2$ et même $0^{mm},3$. Ils sont limités par une membrane propre mince, à laquelle s'adjoignent une couche conjonctive dont les fibrilles sont peu développées, mais riche en cellules plasmatiques (Morel), puis une couche de fibres musculaires lisses, à direction longitudinale, se continuant plus ou moins loin sur le canal excréteur, dans son trajet à travers le derme. Dans la couche épidermique de la peau, le canal sudorifère n'a plus de parois propres à lui, et n'est limité, comme nous l'avons vu pour les autres glandes sudoripares, que par les cellules épidermiques voisines.

Le conduit excréteur des glandes à pepsine de l'estomac est, chez presque toutes, très-court : de là vient sans doute que certains auteurs se refusent à les considérer comme composées et les décrivent comme des tubes simples (excepté toutefois celles qu'on trouve au voisinage du cardia) venant s'ouvrir à plusieurs à la fois au fond d'une dépression de la surface de la muqueuse. Au voisinage du cardia, il est plus long, et peut former le quart ou le tiers de l'étendue totale de la glande (Sappey). A ce conduit viennent se rendre les tubes glandulaires, de forme à peu près cylindrique, quoique irrégulièrement bosselés, s'élargissant vers leur extrémité profonde en forme de massue, larges de 0^{mm},03 ou 0^{mm},04 à 0^{mm},09, suivant le point où on les mesure. Ces tubes, au nombre de deux à quatre par glande, lorsqu'on les compte au point où ils aboutissent au canal excréteur commun, sont en nombre plus que double près de l'autre extrémité de la glande, la plupart d'entre eux se bifurquant.

A part une longueur moyenne plus grande du conduit excréteur, les dimensions plus considérables des follicules, l'absence de bosselures à leur surface, les glandes muqueuses de l'estomac se rapprochent de celles à pepsine, comme aspect extérieur. Mais il faut ajouter, avec M. Sappey, que, plus encore que celles-ci, elles présentent les caractères de glandes folliculeuses composées. « Un caractère, dit-il, qui leur est propre, est tiré de la disposition que présente l'extrémité terminale de leurs divisions. A mesure qu'elles se rapprochent de la tunique musculaire, celles-ci se couvrent de culs-de-sac allongés ou arrondis, quelquefois, il est vrai, au nombre de deux ou trois seulement. Mais, le plus souvent, ils se multiplient au point de se superposer et de donner à leur extrémité terminale l'apparence d'une glande en grappe dont la branche elle-même représenterait le conduit excréteur. Il n'est pas rare de voir certaines divisions se terminer par deux ou trois rameaux flexueux qui se couvrent aussi de culs-de-sac. Ce qui caractérise leur mode de configuration, c'est donc le contraste qu'on remarque entre leur moitié supérieure et leur moitié inférieure, entre leur tronc et leurs divisions très-simples, et leur partie terminale, si composée pour la plupart d'entre elles ».

La membrane propre des glandes de l'estomac est très-mince ; et cependant Frey la donne comme facile à isoler par des procédés mécaniques et chimiques. Henle a décrit à sa surface des cellules aplaties et étoilées ; MM. Cornil et Ranvier la regardent comme formée exclusivement de cellules plates du tissu conjonctif. Sa face externe est entourée d'une zone étroite de tissu conjonctif dont les fibres ont une direction parallèle à la sienne, et les tubes qui appartiennent à une même glande sont isolés des groupes voisins analogues par une plus grande épaisseur du même tissu (Cornil et Ranvier).

Les conduits séminifères, représentant les tubes glandulaires du testicule, existent au nombre de 1 à 6 dans chacune des nombreuses loges que limitent les tractus fibreux qui partent de la face profonde de la tunique albuginée. Leur longueur moyenne est de 75 à 80 centimètres, les plus petits ne mesurent que 30 à 35 centimètres et les plus longs 1^{m},40, et même 1^{m},75 (Sappey). Leur calibre est uniforme dans tout leur trajet et varie de 0^{mm},13 à 0^{mm},28. Chacun d'eux commence par une extrémité en cæcum ; Mihalkovics nie ce mode d'origine, et prétend que l'extrémité de chacun des conduits séminifères s'unit à celle d'un conduit voisin pour former une anse. Quoi qu'il en soit, ces conduits, décrivant d'innombrables flexuosités, se dirigent tous, plus ou moins directement, vers cet épaississement angulaire que présente l'albuginée au niveau du bord postéro-supérieur du testicule, et qui n'est autre que le corps d'Highmore. Pendant cette partie de leur trajet, nous remarquons chez eux deux particularités essentielles à indiquer : c'est d'abord la présence de petits cæcums, en nombre très-variable, qui viennent se surajouter, en s'échelonnant, à certains d'entre eux ; c'est ensuite l'apparition de branches anastomotiques de trois ordres différents, les unes faisant communiquer le conduit séminifère qui leur a donné naissance avec un autre point plus ou moins éloigné du même conduit, les autres allant aboutir à un autre conduit, mais appartenant au même lobe, les dernières enfin venant se jeter dans un conduit d'un lobe voisin (Sappey). A proximité du corps d'Highmore ils se continuent avec les vaisseaux droits dont le diamètre est le même que le leur, et qui ne doivent leur nom qu'à leur direction moins flexueuse. Ceux-ci, à leur tour, pénètrent dans le corps d'Highmore, pour y former le *rete vasculosum testis*, d'où émergent les vaisseaux ou cônes efférents qui vont aboutir à l'épididyme. Je me borne à signaler cette première partie des voies d'excrétion du testicule, n'ayant pas à la décrire ici, sous peine de faire l'histoire complète de cette glande, et renvoyant d'ailleurs, pour sa description détaillée, à l'article TESTICULE. Ce qu'il importait, et ce qui vient d'être fait, c'est seulement de donner une idée générale et très-sommaire de la disposition des tubes glandulaires du testicule, et de montrer combien leur disposition devient plus complexe qu'elle ne l'était dans les glandes en tube que nous avons passées en revue jusqu'à présent.

La paroi des canalicules séminifères et des vaisseaux droits est ainsi constituée : extérieurement est une gaîne d'un tissu conjonctif à fibrilles délicates, et contenant un certain nombre d'éléments cellulaires à prolongements multiples ; l'élément contractile y fait absolument défaut, et l'épaisseur totale de cette couche est d'environ $0^{mm},01$. Au-dessous d'elle est une tunique très-mince, regardée longtemps comme amorphe et complétement anhiste, capable de se gonfler, sous l'influence d'une solution de potasse caustique, au point d'atteindre $0^{mm},01$ à $0^{mm},02$ d'épaisseur, et qui, d'après M. Morel, pourrait manquer aux deux extrêmes de la vie, chez les enfants et chez les vieillards. Des recherches nouvelles ont démontré, dans cette membrane propre, l'existence de noyaux. Déjà Henle l'avait constatée et regardait cette membrane comme formée de cellules à noyau, plates et rhomboïdales, dont les contours, visibles dans les couches superficielles, ne l'étaient plus dans les profondes, où il ne put distinguer que des noyaux. Mihalkovics, puis Stieda, ont, à quelques détails près, confirmé cette manière de voir, et considèrent la paroi des tubes séminifères comme composée de plusieurs couches superposées de cellules plates, dont les plus profondes forment une couche continue, et les plus superficielles, moins tassées les unes contre les autres, laissent entre elles des espaces vides.

Dans les reins, la disposition des tubes glandulaires est plus compliquée encore que dans les testicules. Exposons-la brièvement. On sait que le rein se montre formé, à l'œil nu, de deux substances : substance médullaire qui avoisine le hile, et substance corticale, périphérique. La substance médullaire se décompose en pyramides — pyramides de Malpighi — dont le sommet aboutit au hile, aux papilles, et dont la base regarde la substance corticale. Ces pyramides sont séparées les unes des autres par des prolongements peu épais de la substance corticale. Ces pyramides sont séparées les unes des autres par des prolongements peu épais de la substance corticale, connus sous le nom de colonnes de Bertin. Dans la substance corticale, on voit partir de la base des pyramides de Malpighi, sous forme de petits faisceaux de la substance médullaire, de petites pyramides secondaires, pyramides de Ferrein, qui sont séparées les unes des autres, et enveloppées à leur extrémité périphérique par un tissu identique à celui qui constituait, dans la substance médullaire, les colonnes de Bertin. Ces données tout élémentaires sur certains des détails, visibles à l'œil nu, de la structure du rein, sont indispensables pour qu'on puisse se rendre compte de la disposition en apparence si compliquée de ses tubes glandulaires.

De la description qui précède il résulte que chaque pyramide, de Malpighi ou de Ferrein, est entourée d'une couche de substance corticale, et que, par conséquent, chaque pyramide est isolée et séparée de la pyramide voisine par une couche analogue. De la bande de substance corticale interposée ainsi partout entre deux pyramides voisines, une moitié, la droite, par exemple, appartient en propre à la pyramide de Ferrein ou de Malpighi de droite, et la gauche à la pyramide de gauche. Or, comme chaque tube glandulaire du rein vient prendre origine, sous forme d'une extrémité renflée, et appelée glomérule de Malpighi, à la surface de la zone de substance corticale qui revêt spécialement chaque pyramide; comme d'autre part les zones de substance corticale, revêtant deux pyramides voisines, se touchent dans toute leur longueur pour former une bande, une colonne en apparence unique de substance corticale, interposée entre ces deux pyramides, il résulte que c'est au centre de ces colonnes qu'on trouvera les origines renflées ou glomérules des tubes glandulaires de l'une et l'autre de ces pyramides voisines. Le diamètre de ces glomérules varie de $0^{mm},15$ à $0^{mm},22$.

De chacun d'eux part un tube glandulaire, rétréci à son origine, puis atteignant une largeur de $0^{mm},04$ à $0^{mm},07$, assez considérable, comme on le voit. Les circonvolutions qu'il décrit, situées toujours dans la substance corticale qui entoure les pyramides soit de Ferrein, soit de Malpighi, lui ont valu le nom de canalicule tortueux ou contourné. Chaque canalicule tortueux, dans sa dernière partie, devient rectiligne, quitte la substance corticale pour s'appliquer à l'une des pyramides voisines : on l'appelle alors canalicule droit.

Déjà moins large que le canalicule contourné, il ne tarde pas à se rétrécir encore pour constituer un tube étroit, large d'environ $0^{mm},010$ à $0^{mm},015$, nommé branche mince ou descendante du tube de Henle. Elle suit un trajet descendant dans la pyramide, se dirigeant vers son extrémité papillaire, puis se recourbe en formant une anse caractéristique, et reprend un trajet ascendant : c'est la branche ascendante du tube de Henle qui chemine, comme la descendante, dans l'épaisseur d'une pyramide, mais s'en distingue par plus de largeur : $0^{mm},025$ à $0^{mm},030$, et par son trajet, rétrograde par rapport à la branche descendante, qui la ramène aux confins de la substance corticale; mais cette portion ascendante des tubes de Henle, considérablement élargie dans sa moitié inférieure, se rétrécit peu à peu en se rapprochant de la substance corticale qui entoure la pyramide à laquelle elle appartient. De retour dans celle-ci, elle y pénètre sous le nom de canal de communication, remarquable et par les flexuosités qu'il décrit, et par son diamètre, semblable à celui des canalicules tortueux, avec lesquels il se mélange. .

Jusqu'ici le canalicule urinifère est resté unique, sans divisions ni anastomoses, malgré les divers aspects que nous lui avons vu prendre. Dès maintenant, nous allons voir les canalicules urinifères s'unir successivement les uns aux autres, de manière à former un nombre définitif de tubes excréteurs de beaucoup inférieur à celui des tubes glandulaires envisagés près de leur origine. En effet, les canaux de communication, quittant de nouveau la substance corticale pour revenir à la substance médullaire et y prendre une direction rectiligne qu'ils ne quitteront plus, s'unissent les uns aux autres, ordinairement deux à la fois, et forment ainsi les tubes collecteurs qui, à leur tour, se fusionnant successivement les uns aux autres, dans l'épaisseur des pyramides, par suite d'anastomoses convergentes, produisent, en dernière analyse, le nombre relativement si restreint de tubes de Bellini qui vient aboutir à chaque papille du rein. Ces anastomoses nombreuses, dont le résultat est de réduire à quelques-

uns seulement le nombre considérable de tubes collecteurs et de Bellini qui
existe à la base de chaque pyramide, font bien comprendre comment chacune
de celles-ci, large à sa base, qui regarde vers la substance corticale, s'amincit
en se rapprochant de la papille qui lui correspond. Les tubes collecteurs et de
Bellini augmentent de calibre en s'anastomosant avec leurs voisins, dans des
proportions assez remarquables, puisque, les petits tubes collecteurs n'ayant que
$0^{mm},042$ à $0^{mm},055$ de diamètre, les tubes de Bellini, arrivés aux papilles,
mesurent $0^{mm},2$ à $0^{mm},3$.

Les nombreux détails que comporterait une description complète du trajet de
ces tubes urinifères, des tubes de Henle en particulier, dont la disposition a
donné lieu à des conjectures si différentes, doivent être cherchés à l'article
REIN. Ici, notre but ne devait être que de donner une notion sommaire de leur
trajet accidenté, et de montrer comment, par le fait même de leur disposition,
la substance corticale se trouve ne contenir que les glomérules, les canalicules
tortueux et les canaux de communication contournés également, tandis que la
substance médullaire absorbe les branches ascendantes et descendantes des
tubes de Henle, les tubes collecteurs et de Bellini. Il ressort également de ce
qui précède que chaque pyramide de Malpighi, avec les pyramides de Ferrein
qui partent de sa base, et la couche de substance corticale qui entoure le tout,
constituent un véritable lobule, indépendant de ses voisins, dans la glande
rénale; l'étude du développement et de l'anatomie comparée vient à l'appui de
cette opinion en montrant le rein divisé en autant de lobules qu'il y a de pyramides de Malpighi et chez l'embryon humain, et chez certains animaux, dont
les reins restent lobulés pendant toute leur existence.

La paroi de ces diverses parties des tubes urinifères est formée par une seule
couche, en dehors de la couche épithéliale : c'est la membrane propre. Celle-ci
commence par un renflement capsulaire qui entoure le peloton vasculaire du
glomérule, sous le nom de capsule de Müller, ou, plus simplement, capsule du
glomérule. Séparée des vaisseaux qui remplissent à peu près la cavité du glomérule par une double couche épithéliale, elle est considérée généralement
comme étant simplement perforée par l'artériole afférente et par la veinule efférente du glomérule qui pénètrent dans sa cavité. Certains auteurs cependant
la considèrent comme se réfléchissant sur les vaisseaux et les recouvrant, absolument de la même manière que la plèvre pariétale, se réfléchissant sur le hile
du poumon, vient le recouvrir et constituer la plèvre viscérale (Frey). Seulement, à la surface du peloton vasculaire du glomérule, son épaisseur serait
beaucoup moindre; Schweiger-Seidel prétend qu'à ce niveau elle contient
quelques noyaux, provenant d'éléments cellulaires qui la remplacent chez l'embryon, et se soudent entre eux pour la constituer, à une période plus avancée
de l'organisation.

Quoi qu'il en soit, la membrane propre de la capsule du glomérule se continue directement avec celle des canalicules tortueux, puis des canalicules droits,
chez lesquels son épaisseur est fort peu considérable. Il en est autrement dans
la portion rétrécie ou descendante des tubes de Henle; son épaisseur y devient
assez considérable pour qu'elle paraisse limitée par une double ligne de contour.
Elle diminue de nouveau dans la portion large ou ascendante de ces tubes, et
reste à peu près la même dans les canaux de communication et dans les
tubes de Bellini. Dans la dernière partie de ceux-ci, à proximité des papilles,
elle devient de moins en moins visible et disparaît tout à fait dans l'épaisseur

de ces dernières, où l'épithélium des tubes de Bellini repose directement sur
le tissu conjonctif du rein (Beer). Ludwig dit avoir constaté çà et là, dans cette
membrane propre des tubes urinifères, la présence de noyaux ovoïdes ; O. Drasch
a fait la même observation sur la capsule du glomérule.

Le revêtement épithélial n'offre aucun caractère commun dans les diverses
glandes en tube composées dont nous nous occupons ; il est en rapport avec les
fonctions si diverses de chacune d'entre elles : aussi ne le décrirons-nous que
très-sommairement.

Dans les glandes du creux de l'aisselle, nous le trouvons analogue à celui que
nous avons déjà signalé dans les grosses glandes sudoripares. Heynold, cependant, a décrit un plateau aux cellules qui limitent là lumière centrale des tubes
glandulaires. Celle-ci est remplie par une substance semi-liquide, colorée par
les nombreuses granulations qu'elle contient, et présentant çà et là des noyaux
isolés.

Rien de spécial relativement à l'épithélium des glandes composées de la
muqueuse utérine, car il ressemble absolument à celui des glandes tubuleuses
simples de la même muqueuse, qui a été signalé précédemment.

Les glandes à pepsine, avant les recherches de Rollett et de Heidenhain,
étaient considérées comme revêtues, près de leur orifice, par une rangée unique
de cellules cylindriques, et, dans tout le reste de leur étendue, par les cellules
dites à pepsine, de forme polyédrique, soulevant la membrane propre et y
déterminant des bosselures larges de $0^{mm},012$ à $0^{mm},02$, ayant un protoplasma
chargé de fines granulations, et un noyau assez petit. D'après Rollett et Heidenhain, dont les descriptions ne diffèrent que par quelques détails que nous
signalerons, et dont les recherches semblent confirmées par celles de Frey, voici
comment l'épithélium des glandes à pepsine serait constitué. Leur partie la plus
proche de la surface de la muqueuse de l'estomac est revêtue d'une couche
unique de cellules cylindriques, à noyau situé profondément, et rappelant celles
qu'on trouve à la surface même de l'estomac. Autour du noyau se trouve le
protoplasma qui, d'après Rollett, serait loin de remplir l'élément cellulaire ; sa
partie superficielle, excavée et ouverte, serait remplie par un mucus transparent
en continuité directe avec la couche même de mucus qui revêt la surface de cet
épithélium cylindrique. Quelques cellules cependant, au lieu d'être ainsi ouvertes,
seraient closes complètement par leur membrane enveloppante (Rollett). Plus
profondément, dans cette partie de la glande que Rollett appelle portion intermédiaire interne, les cellules, toujours en couche unique, perdent de leur
hauteur, gagnent en largeur, se rapprochent par conséquent de la forme cubique,
pendant que leur protoplasma commence à se charger de fines granulations.
Elles commencent donc à prendre une partie des caractères des cellules à pepsine
que nous allons trouver dans le segment suivant du tube glandulaire, appelé
par Rollett portion intermédiaire externe. Ici, d'après lui, n'existeraient que des
cellules à pepsine, avec les caractères que nous leur avons assignés en commençant, disposées en une couche unique, et laissant une lumière centrale assez
étroite. Heidenhain, de son côté, admet que, dans ce segment du tube glandulaire, les cellules à pepsine n'existent pas seules, qu'avec elles on trouve d'autres
éléments, qu'il appelle cellules principales, et qui sont agencées de la même
manière que dans le dernier segment du tube glandulaire, celui qui se termine
en cul-de-sac, et où, d'après Rollett, on voit seulement ces cellules nouvelles
apparaître. Leur forme, qui semble cylindrique sur une coupe longitudinale du

tube glandulaire, apparaît conique sur une section transversale, la base du cône étant tournée vers la membrane propre du follicule. Les cellules à pepsine, elles aussi, existent dans cette zone profonde, mais moins nombreuses que dans la portion intermédiaire externe, et ne formant pas à la membrane propre un revêtement continu. Elles lui sont accolées partout où on les rencontre, mais elles ne limitent plus la lumière centrale du follicule, séparées qu'elles en sont par les cellules principales de Heidenhain. Celles-ci, sur une coupe transversale, qui montre bien leur disposition, forment une véritable couronne autour de la lumière centrale; de forme conique, elles limitent celle-ci par leur sommet tronqué, et leur base répond soit à la face interne de la membrane propre, soit, dans les points où l'on voit une cellule à pepsine, à la face interne de celle-ci, qui la sépare de la membrane propre. Dans cette dernière partie du tube glandulaire et même, d'après Heidenhain, dans le segment précédent, les cellules à pepsine auraient donc vis-à-vis des cellules dites principales une situation analogue à celle du croissant de Giannuzzi par rapport aux cellules salivaires : comme ces croissants, elles viendraient en certains points s'interposer entre l'épithélium qui forme le revêtement contenu de la cavité glandulaire et la membrane propre qui la limite extérieurement.

Garel prétend que la description de la structure des glandes gastriques, telle que nous venons de la reproduire d'après Heidenhain, Rollett et Frey, est inexacte en ce qui concerne les glandes de la portion cardiaque de l'estomac de l'homme. Voici les caractères qu'il assigne à leur épithélium, étudié peu d'heures après la mort, sur l'estomac d'un supplicié: « L'épithélium caliciforme de la surface se poursuit pendant un certain trajet dans l'intérieur des tubes glandulaires, de telle façon que tous ont un orifice garni par des cellules à mucus. Mais les cellules muqueuses n'existent que dans la portion de la glande qui en constitue le goulot, et qui s'étend à peine sur un cinquième ou un sixième de sa hauteur. Sur tout le reste de cette dernière, il n'existe rien qu'un revêtement de cellules granuleuses..... Au fond de la glande, c'est-à-dire au voisinage de son cul-de-sac terminal, les cellules granuleuses sont disposées comme les rayons d'une roue, et, sur les coupes transversales, on voit leur lumière se montrer comme la section d'un minime canal; dans les régions un peu plus élevées, les cellules paraissent appliquées les unes contre les autres comme les tuiles d'un toit..... Mais un fait important, c'est qu'on ne rencontre pas, intercalées entre les cellules granuleuses, des cellules claires que l'on puisse rapporter à l'épithélium décrit par Heidenhain sous le nom de cellules principales. C'est un fait dont nous nous sommes assuré positivement par l'examen de coupes longitudinales et transversales. L'emploi de la primerose hématoxylique, qui met en évidence avec la plus grande facilité les cellules à mucus intercalées aux éléments granuleux, nous a permis d'affirmer que, dans le cas particulier qui nous occupe, ces cellules faisaient absolument défaut. L'estomac de l'homme doit donc être considéré, sur ces données, comme étant, dans sa portion digestive par excellence, c'est-à-dire dans sa portion cardiaque, absolument dépourvu de cellules claires ou à mucus, intercalées aux éléments sécréteurs de forme granuleuse. »

La plus grande simplicité préside à l'agencement des cellules des glandes muqueuses de l'estomac. Disposées en rangée unique, larges d'environ $0^{mm},01$, de forme cylindrique, elles ont un noyau ovoïde et un protoplasma qui, comme celui de toutes les cellules préposées à la sécrétion du mucus, se trouble par l'action de l'acide acétique. Il contiendrait habituellement, à l'état frais, des granulations graisseuses (Kölliker). Ces éléments limitent, au centre du follicule, une lumière plus large que celle des glandes à pepsine. Ils sont seuls à constituer le revêtement épithélial, sauf chez le chien où, d'après Ebstein, les cellules voisines de l'extrémité en cul-de-sac deviennent basses et granuleuses ; chez l'homme, Henle et Maier disent chacun avoir vu des cellules à pepsine dans des glandes muqueuses. Contrairement à ce que nous avons fait remarquer pour les cellules cylindriques avoisinant l'orifice des glandes à pepsine, jamais celles des glandes muqueuses ne sont ouvertes à la manière des cellules caliciformes.

L'épithélium des tubes séminifères mériterait une longue et minutieuse description, à cause des théories si nombreuses qui ont été faites sur la spermatogenèse ; c'est aux articles TESTICULE et SPERME qu'on devra la chercher. Je me bornerai ici à signaler les faits suivants. Contrairement à ce que nous avons vu jusqu'à présent, l'épithélium ne laisse pas ici de lumière centrale, mais remplit la totalité du tube séminifère. Les cellules qui le constituent contiennent habituellement, surtout à partir de l'âge adulte, une certaine quantité de granulations pigmentaires et de gouttelettes graisseuses.

Immédiatement au-dessous de la membrane propre, les cellules sont polygonales, mesurant de $0^{mm},011$ à $0^{mm},018$ de large (Kölliker) ; leurs noyaux ont un nucléole très-net. Plus profondément, et affectant une disposition radiée, convergente vers le centre du tube glandulaire, sont des cellules à forme arrondie, dont quelques-unes présentent les caractères d'une multiplication cellulaire par scission (étranglement du noyau en deux moitiés, présence de deux noyaux dans une même cellule, étranglement du corps cellulaire, etc.). Au centre enfin, mélangées à des cellules analogues à celles-ci, sont de grosses cellules, mesurant de 0,01 à 0,06 et pouvant contenir jusqu'à quinze et vingt noyaux. C'est aux dépens de ceux-ci qu'on a longtemps prétendu et que bien des auteurs soutiennent encore que les spermatozoïdes tirent leur origine. D'après M. Robin, ce ne seraient pas des noyaux qui se formeraient ainsi au centre des grosses cellules, mais de véritables cellules, plus petites, qu'il appelle cellules filles, par opposition à la grosse cellule ou cellule-mère, qui leur a donné naissance, et qui les contient dans sa cavité. MM. Balbiani et Lavalette Saint-Georges ont vu, dans la cavité de ces cellules filles, entre le noyau et la membrane d'enveloppe, une vésicule claire et transparente qui donnerait origine au spermatozoïde.

D'après Ebner, Mihalkowics et Neumann, qui dit avoir fait les mêmes observations sur l'homme, les cellules polygonales et périphériques des tubes séminifères, loin de former un revêtement en apparence inerte, ne subissant pas de modification apparente de forme, seraient au contraire les agents essentiels de la spermatogenèse. Sans entrer, sur ce sujet, dans des détails inutiles ici, nous devons dire que, d'après ces auteurs, ces cellules émettraient vers le centre du tube séminifère un prolongement protoplasmique et pédiculé dont l'extrémité profonde se diviserait en un certain nombre de digitations. Dans chacune de celles-ci, simulant une petite cellule, se formerait un noyau, destiné à constituer ultérieurement la tête d'un spermatozoïde. Ces prolongements digités des cellules périphériques sont appelés par Ebner spermatoblastes, et seuls ici contribueraient à la formation des éléments figurés du sperme. On voit par le peu qui précède que la lumière est bien loin d'être faite complétement sur cette question, puisque les faits d'observation anatomique, qui doivent forcément servir de base fondamen tale à toute théorie de la spermatogenèse, sont si diversement décrits par les divers observateurs qui se sont spécialement occupés de cette question.

L'épithélium qui tapisse les diverses parties du glomérule et des canalicules urinifères du rein a acquis une grande importance depuis les recherches de Heidenhain sur les phénomènes intimes de la sécrétion urinaire, que nous aurons à étudier à l'occasion de la physiologie des glandes. Laissant de côté les phases diverses par lesquelles est passée cette question du revêtement épithélial des tubes urinifères, et surtout du glomérule, nous n'allons rapporter que les faits qui semblent aujourd'hui définitivement acquis, et encore le ferons-nous très-sommairement.

Sur la face interne de la capsule du glomérule de Malpighi, on trouve une rangée unique de cellules pavimenteuses, très-minces et délicates, dont les contours se dessinent nettement par l'imprégnation au nitrate d'argent. A la surface même du peloton vasculaire qui remplit la cavité de la capsule, l'existence d'un revêtement épithélial a semblé longtemps douteuse ; on s'accorde aujourd'hui à y décrire une rangée unique de cellules plates, se détruisant très-facilement et qui, pour certains anatomistes, formeraient une membrane unique et non interrompue autour du glomérule, tandis que pour d'autres, tels que Heidenhain, Drasch, ces cellules, tantôt passeraient comme de minces ponts sur des capillaires voisins, leur noyau comblant en partie l'espace angulaire qui sépare ces deux vaisseaux adossés l'un à l'autre ; tantôt, au contraire, elles pénétreraient dans la profondeur du glomérule, formant un revêtement membraniforme à ses capillaires et les séparant, sans qu'on puisse s'assurer que, là, elles forment à ceux des capillaires qu'elles tapissent extérieurement une enveloppe continue ou discontinue.

Dans les canalicules contournés, si peu que les reins sur lesquels on les étudie ne soient pas absolument frais, on ne distingue pas de contours de cellules, pas plus que de lumière centrale ; la cavité du canalicule se montre remplie par une masse granuleuse contenant des noyaux. C'est qu'en effet ces éléments cellulaires se détruisent avec la plus grande facilité, soit par le simple effet d'un commencement de décomposition, soit sous l'action de plusieurs des liquides ou réactifs usités en histologie. Sur des reins très-frais, la face interne de la membrane propre de ces canalicules se montre revêtue d'une rangée unique de cellules, se rapprochant de la forme cubique, et mesurant de $0^{mm},01$ à $0^{mm},02$; elles ne laissent, au centre du tube, qu'une lumière extrêmement étroite. Le noyau est central, le protoplasma qui l'avoisine est granuleux, et contient souvent quelques granulations graisseuses. Mais dans les parties moins proches du centre de la cellule, et principalement dans la zone comprise entre le noyau et la membrane propre du canalicule tortueux, le protoplasma se décompose en petits bâtonnets très-délicats, parallèles entre eux, et se montrant dirigés, comme les rayons d'une roue, de la périphérie vers le centre du canalicule, c'est-à-dire perpendiculairement à l'axe de celui-ci. C'est sur les fonctions de ce genre de cellules que nous allons rencontrer encore dans la branche ascendante des tubes de Henle et dans les canaux de communication, que Heidenhain a tout spécialement attiré l'attention, dans ses recherches physiologiques sur la sécrétion rénale.

L'épithélium diffère totalement dans la branche descendante des tubes de Henle ; là, les cellules prennent les caractères de cellules endothéliales et très-aplaties. Sur des sections transversales, on voit leur noyau, entouré d'une mince couche d'un protoplasma clair et non granuleux, faire saillie dans la lumière du tube. Celle-ci, vu la minceur des cellules, est très-large, bien que le tube lui-même soit beaucoup plus étroit que les autres parties des canalicules urinifères.

La branche ascendante du tube de Henle est revêtue de cellules analogues à celles des canalicules contournés ; elles sont seulement un peu moins hautes, limitent par conséquent une lumière centrale un peu moins étroite ; mais la segmentation de leur protoplasma en petits cylindres à direction radiée est la même.

Les mêmes cellules, possédant les mêmes caractères, se rencontrent aussi dans les canaux de communication : il ne nous reste donc plus qu'à parler des tubes collecteurs et de Bellini. Ici nous trouvons des cellules toujours en rangée unique, mais à protoplasma clair et non granuleux. Elles laissent au centre du tube une lumière toujours assez large, relativement à ses dimensions. Chez ceux dont la largeur est la moins grande, comme cela arrive à ceux qu'on trouve de préférence dans les pyramides de Ferrein ou à la base de celles de Malpighi, les cellules sont cylindriques, mais très-peu hautes, ayant à peu près $0^{mm},015$ dans leur plus grande longueur (Frey). Dans les larges tubes de Bellini, elles atteignent $0^{mm},02$ à $0^{mm},03$, et laissent un espace central beaucoup plus large.

La disposition des capillaires sanguins autour des parties constitutives de ces glandes folliculeuses composées est telle que nous l'avons vue autour des tubes glandulaires des glandes folliculeuses simples. Les capillaires, situés sur la face externe de la membrane propre, forment un réseau dont les mailles allongées ont leur grand axe presque constamment parallèle à la direction du tube qu'ils revêtent. Par contre, dans le rein, la disposition des vaisseaux artériels et sanguins est assez remarquable pour mériter une description spéciale qu'on trouvera à l'article REIN de ce Dictionnaire. Mais je ne puis passer sous silence deux particularités très-importantes qu'on ne retrouve pas dans la presque totalité des autres appareils glandulaires. Jusqu'à présent, en effet, nous avons constaté que les ramifications ultimes de l'appareil circulatoire de chaque glande venaient s'épanouir sur la face externe de sa membrane propre, étant toujours séparées par celle-ci de l'épithélium glandulaire, et ne pénétrant jamais, à l'état normal, dans les cavités limitées par la membrane propre. Mais dans le rein que voyons-nous ? L'artériole destinée au glomérule, lequel n'est en définitive que l'extrémité en cul-de-sac et renflée d'un tube glandulaire, au lieu de se résoudre en capillaires sur sa face externe, en dehors de sa membrane propre ou capsule, pénètre dans sa propre cavité, la remplit presque totalement en se divisant en un peloton de vaisseaux capillaires qui, à leur tour, donnent origine à une veinule efférente. Ici donc, les vaisseaux sanguins pénètrent dans la cavité glandulaire, et viennent se mettre directement en contact avec l'épithélium délicat qui la recouvre, sans interposition de membrane propre. Schweiger-Seidel, à l'exemple d'autres histologistes, a bien prétendu que celle-ci, ainsi que nous l'avons dit, se repliait à la manière du feuillet viscéral des séreuses sur les vaisseaux du glomérule et les entourait d'une couche amorphe contenant quelques noyaux ; dans ce cas les vaisseaux, malgré des apparences contraires, seraient en réalité toujours séparés par la membrane propre de la cavité et de l'épithélium glandulaires. Mais on sait combien cette assertion de Schweiger-Seidel est sujette à caution, combien d'anatomistes n'ont pu arriver, malgré leurs recherches, aux mêmes résultats que lui, et combien enfin il est à présumer que la membrane amorphe et à noyaux qu'il a décrite n'est autre chose que la couche de cellules fines et à noyaux qui revêtent les vaisseaux du glomérule et dont les contours, difficilement appréciables sans le secours des imprégnations au nitrate d'argent, se confondent au point de faire croire, dans certaines circonstances, à une membrane, alors qu'il n'y a en réalité qu'une couche de cellules juxtaposées.

Un autre fait mérite encore d'appeler notre attention. Dans les glandes en général, comme dans les autres organes, on voit les artérioles fournir directement le réseau des capillaires ; de celui-ci partent les veinules efférentes. Dans le rein, si l'on fait abstraction de sa capsule fibreuse et de ses glomérules, on voit que les capillaires qui entourent les canalicules urinaires de la substance corticale, aussi bien que ceux de la substance médullaire, ne sont pas alimentés directement par des artérioles. Ce sont les veinules efférentes des glomérules qui viennent se résoudre en un nouveau réseau de capillaires dans toute l'étendue de la substance corticale et de la substance médullaire, et c'est seulement de ce nouveau réseau que partent les veines efférentes. Les divisions de l'artère rénale ne se rendent donc directement qu'aux glomérules et à la capsule fibreuse du rein, et ce sont exclusivement les veinules efférentes des glomérules qui viennent alimenter la circulation sanguine de tous les canalicules urinifères, dans la substance corticale comme dans la médullaire. Ceux-ci reçoivent donc un sang qui a déjà traversé un système de capillaires, celui des glomérules.

On ne saurait méconnaître l'analogie qui existe, sous ce rapport, entre l'appareil circulatoire du rein et celui du foie, car tout le sang qui afflue vers ce dernier organe, excepté toutefois celui de l'artère hépatique, a déjà traversé un premier système de capillaires dans l'intestin, la rate, le pancréas, etc., etc., avant d'arriver jusqu'aux lobules hépatiques.

L'origine des lymphatiques de ces diverses glandes, encore mal ou incomplétement connue, est diversement interprétée par les auteurs. Nous avons parlé précédemment des glandes utérines à ce sujet. En ce qui concerne les glandes à pepsine et muqueuses de l'estomac, Loven les décrit comme avoisinées d'un système de cavités ou lacunes lymphatiques. abondamment répandues dans le derme de la muqueuse, et formant même de véritables gaînes autour des tubes glandulaires comme autour des vaisseaux sanguins. Tous ces espaces lymphatiques communiqueraient, d'après lui, avec les véritables vaisseaux lymphatiques formant deux réseaux, l'un superficiel, peu développé chez l'homme, l'autre, déjà décrit par Teichmann, situé sous l'extrémité profonde des follicules gastriques, et formé de vaisseaux de $0^{mm},03$ à $0^{mm},05$ de diamètre. Ces deux réseaux. superficiel et profond, communiqueraient eux-mêmes entre eux par des canaux interglandulaires dits sinus lymphatiques, et s'envoyant de l'un à l'autre des anastomoses transversales. Enfin, du réseau le plus profond partent les vrais vaisseaux lymphatiques, pourvus de leurs valvules.

Dans le parenchyme du testicule, les origines et la disposition des lymphatiques sont interprétées très-diversement. Pour Ludwig et Tomsa, Kölliker, His, les lymphatiques formeraient un réseau très-abondant dans l'intimité de la glande, réseau formé de conduits larges, mais dépourvus de parois propres, et revêtus de cellules qui présentent les caractères connus de celles qui tapissent les vraies voies lymphatiques. Ces vaisseaux, larges de $0^{mm},012$ à $0^{mm},028$, forment autour des canalicules spermatiques des anneaux complets, et accidentellement enveloppent aussi les vaisseaux sanguins (Frey)). L'origine se ferait donc sous forme de réseaux, et Gerster se rallie à cette théorie, admettant en outre que ce réseau est complétement fermé, que nulle part il ne communique avec les fentes du tissu interstitiel, et qu'enfin les vaisseaux ou canaux qui le constituent ont une paroi propre. Et cependant Tommasi, Kölliker, tout en reconnaissant la présence d'un réseau lymphatique autour des tubes séminifères, considèrent comme étant aussi de nature lymphatique les lacunes qui séparent les faisceaux du tissu conjonctif interstitiel, et qui sont tapissées, de même que les parties correspondantes de la face externe des tubes séminifères, par une couche de cellules endothéliales polygonales. Seulement la communication entre ces lacunes du tissu conjonctif et les véritables voies lymphatiques ne serait pas démontrée. Enfin Mihalkowics, adoptant complétement la théorie actuelle des origines de lymphatiques dans les lacunes du tissu conjonctif, se refuse à admettre dans le parenchyme du testicule la présence de véritables vaisseaux lymphatiques à parois fermées, et n'y veut voir que de simples lacunes, et rien de plus.

Les lacunes existant dans le tissu conjonctif qui avoisine les canalicules urinifères seraient le point de départ des lymphatiques du rein. Nombreuses surtout dans la substance corticale, autour des canalicules contournés et des canaux de communication, elles deviennent plus rares autour des tubes qui constituent les pyramides. Elles communiquent entre elles, car une injection poussée par les espaces les plus larges, qui se trouvent sous la capsule fibreuse, pénétrerait dans tout l'organe en entourant les tubes urinifères. Les parois de ces lacunes sont tapissées de cellules plates, offrant les caractères de celles qu'on trouve dans le tissu conjonctif en général.

Le mode de terminaison des fibres nerveuses, dans les glandes folliculeuses composées, n'est pas connu.

III. GLANDES A VÉSICULES CLOSES. Les glandes qui appartiennent à cette troisième et dernière classe se distinguent de toutes celles que nous avons passées en revue jusqu'à présent par ce fait que leurs vésicules sont dépourvues de tout canal excréteur. On peut donc aussi, à juste titre, les appeler glandes sans canal excréteur, et cette dénomination serait même plus exacte que celle que nous leur avons conservée, uniquement pour nous conformer à l'usage, car on verra par la suite que beaucoup de ces vésicules, notamment toutes celles qui sont formées de tissu lymphoïde, sont loin d'être complétement closes.

Les caractères de cette troisième espèce de glandes se rencontrent chez : les *amygdales* et l'*amygdale pharyngienne*, les *follicules clos de la base de la langue*, les *plaques de Peyer*, les *glandes vésiculeuses solitaires de l'intestin grêle*, les *follicules clos du gros intestin*, les *ganglions lymphatiques*, la *rate*, le *corps thyroïde*, le *thymus*, les *capsules surrénales*, la *glande pituitaire*, les *glandes pinéale* et *coccygienne*, et le *ganglion intercarotidien*. On les rencontre aussi, mais moins complétement accusés, dans le *foie* et dans l'*ovaire*.

Les vésicules des organes que nous venons d'énumérer sont, les unes formées de tissu réticulé ou lymphoïde, les autres constituées par une cavité tapissée seulement ou au contraire remplie d'épithélium. De là deux variétés bien nettes, ayant leur raison d'être dans la nature même de leurs vésicules. Enfin le foie et l'ovaire, quoique participant, sous certains rapports, aux caractères des glandes à vésicules closes ou sans conduits excréteurs, s'en séparent cependant jusqu'à un certain point par ce fait que l'un et l'autre ne peuvent pas être considérés comme absolument dénués de conduits excréteurs : à l'ovaire est surajoutée temporairement la trompe, qui remplit vis-à-vis de lui l'office d'un canal excréteur ; du foie partent les voies biliaires qui, venant par leurs radicules recueillir une partie du produit sécrété par les cellules hépatiques, sont aussi des canaux excréteurs pour la partie biliaire de la sécrétion du foie. Aussi, à l'exemple de

M. Morel, ferons-nous du foie et de l'ovaire une variété à part, sous le nom de glandes mixtes.

Ces glandes à vésicules closes peuvent donc se subdiviser de la manière suivante en trois variétés distinctes :

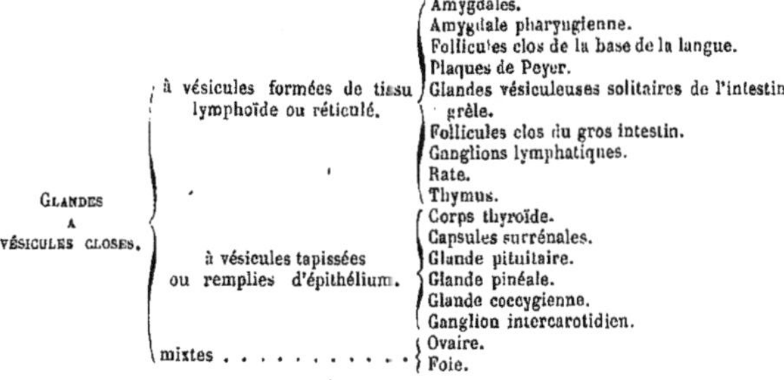

De même que nous l'avons fait jusqu'à présent pour les autres glandes, nous nous attacherons spécialement à exposer les caractères communs à celles-ci, surtout en ce qui touche à leur partie essentiellement glandulaire, c'est-à-dire à leurs vésicules. Les détails trop spéciaux à chacune d'elles en particulier devront être cherchés aux articles consacrés à chacune de ces glandes en particulier.

A. *Glandes à vésicules closes et formées de tissu lymphoïde.* Chez toutes ces glandes, les vésicules closes présentent une structure analogue et sont formées exclusivement de tissu lymphoïde : nous allons donc décrire d'abord la structure de ces vésicules, et par la suite seulement nous verrons quelle est leur situation dans chacune des glandes en particulier, et quelles sont aussi les autres parties constitutives de celles-ci.

La forme des vésicules ou follicules clos est habituellement arrondie; parfois leurs contours sont limités par quelques facettes polygonales, ainsi qu'on le voit quand ils sont tassés les uns contre les autres, dans la couche corticale de certains ganglions lymphatiques, par exemple. Leurs dimensions, variant dans une assez forte proportion d'un organe à l'autre, peuvent osciller entre 0^{mm},2, 0^{mm},5, 1 millimètre et même 2 millimètres.

Sur la coupe d'un follicule, examinée sans préparation préalable, on ne voit qu'une agglomération d'éléments cellulaires serrés les uns contre les autres : ce sont ces cellules, dont nous allons bientôt étudier les caractères, qui remplissent les mailles d'un réseau délicat, formé d'éléments fibrillaires ou à prolongements déliés, et qui s'anastomosent entre eux. Si, par le pinceau, on chasse ces cellules des mailles du réticulum, celui-ci est mais à nu et peut être facilement étudié.

On le voit constitué par des trabécules nombreuses et délicates, affectant les directions les plus variées et s'entre-croisant fréquemment. Au point d'entre-croisement on constate le plus souvent, surtout si la glande appartenait à un sujet jeune, la présence d'un noyau : aussi l'aspect général du réticulum est-il celui que donnerait un tissu formé de cellules étoilées du tissu conjonctif, dont les prolongements s'anastomoseraient entre eux. Les mailles comprises entre les trabécules sont étroites généralement, mais sujettes à varier de grandeur, suivant l'âge du sujet, suivant aussi qu'on les examine dans les parties centrales ou

périphériques du follicule clos. Chez les jeunes sujets elles ont, d'après Frey,
de $0^{mm},009$ à $0^{mm},016$ de diamètre, et peuvent même atteindre $0^{mm},022$.
Chez l'adulte, leur largeur moyenne est de $0^{mm},011$ à $0^{mm},019$. Telles sont
leurs dimensions dans les parties moyennes de la vésicule close. A sa périphérie
on remarque que la largeur des mailles diminue notablement, les trabécules se
rapprochant considérablement les unes des autres. Les espaces qui les séparent
s'allongent en même temps qu'ils se rétrécissent, prennent la forme de fentes
très-fines, larges de $0^{mm},006$ à $0^{mm},008$ tout au plus, et dont on conçoit que
les faibles dimensions les aient fait méconnaître des premiers observateurs qui
ont décrit ces follicules comme clos de toutes parts par une véritable membrane. Leur enveloppe n'est donc formée que par des trabécules identiques à
celles qu'on rencontre dans leurs parties centrales, mais ayant subi un véritable
tassement, et beaucoup plus rapprochées les unes des autres que partout ailleurs.
Au centre du follicule, le réticulum est remarquable par un écartement plus
considérable de ses trabécules, et par conséquent par les dimensions plus grandes
de ses mailles. Il arrive même accidentellement qu'en certains points très-limités
le réticulum fasse totalement ou presque complétement défaut; il en résulte un
ou des espaces centraux arrondis, d'aspect plus clair que le reste du follicule, et
auxquels His a donné le nom de vacuoles.

Des capillaires sanguins pénètrent dans chaque follicule et y affectent une
disposition que nous décrirons ultérieurement. Ce qu'il nous importe d'indiquer
dès maintenant, c'est la disposition qu'affectent les fibres du réticulum au voisinage de ces vaisseaux. Elles semblent en effet venir s'attacher à leur face externe,
mais un examen plus approfondi fait reconnaître que, ainsi que His l'a indiqué,
les fibres ne font que s'infléchir, puis s'anastomoser à ce niveau, sous forme d'un
réseau serré analogue à celui qui existe à la périphérie du follicule. D'une telle
disposition il résulte, ainsi que le fait remarquer M. Ranxier, qu'il existe autour
de ces vaisseaux deux tuniques distinctes : une tunique propre semblable à celle
des capillaires de tous les organes, et une tunique externe formée de tissu
conjonctif réticulé.

L'aspect et la disposition du réticulum étant maintenant connus, il s'agit
d'en interpréter la nature intime, c'est-à-dire de rechercher par quels éléments
anatomiques il se trouve constitué, Sur ce point, l'opinion des divers auteurs
a beaucoup varié; nous ne la relaterons ici que très-sommairement, renvoyant pour de plus longs détails à l'article Tissu RÉTICULÉ de ce Dictionnaire. Billroth, His, Frey, Kölliker, M. Robin, s'accordent à considérer le
réticulum comme constitué par des cellules étoilées du tissu conjonctif, possédant chacune un noyau, et dont les prolongements s'anastomosent avec ceux des
cellules voisines. Le noyau, plus volumineux chez le nouveau-né que chez
l'adulte, où il peut même faire totalement défaut, mesure de $0^{mm},004$ à $0^{mm},005$
de diamètre; sa forme est ovoïde. W. Müller et Frey disent même avoir constaté,
en étudiant le réticulum sur le pancréas d'Aselli du lapin et sur les ganglions
du mésentère en général, que ses cellules étoilées et leurs prolongements
peuvent se distendre, augmenter de volume et contenir, outre leur noyau, de
véritables éléments de la lymphe (leucocytes), soit que ceux-ci se soient développés
dans l'intérieur même des cellules, soit que, provenant du dehors, ils y aient
pénétré. Ces auteurs s'accordent à reconnaître que, chez l'adulte, la nature cellulaire des travées du réticulum est loin d'être aussi évidente; les cellules semblent
s'être ratatinées, leurs prolongements sont plus maigres, comme fibreux, et leur

noyau, plus ou moins atrophié, peut même avoir complétement disparu. Mais ce qui prouverait, malgré ces apparences, la nature cellulaire du réticulum, c'est ce fait que, sous l'influence d'un processus inflammatoire, dont le premier effet est de ramener les éléments à l'état embryonnaire, on verrait les travées du réticulum reprendre l'aspect qu'elles avaient dans le jeune âge.

Sans nier l'origine cellulaire de la charpente des follicules clos, Eckard, dont l'opinion a été reprise par M. Morel, la considère comme formée, chez l'adulte, par un simple réseau de fibres élastiques s'entre-croisant et s'anastomosant dans tous les sens. L'apparence d'un noyau atrophié, observée au point d'entre-croisement et de jonction de plusieurs fibres, ne serait qu'une apparence trompeuse due à la surface de section d'une des fibres élastiques partant de ce nœud d'entre-croisement (Morel).

L'emploi des injections interstitielles de la solution de nitrate d'argent a permis d'interpréter d'une tout autre manière les figures observées sur les préparations faites par les anciens procédés. C'est grâce aux résultats obtenus par leur emploi que M. Ranvier en est venu à considérer les noyaux comme appartenant à des cellules plates endothéliales qui se mouleraient exactement sur les fibres du réticulum, comme d'après lui le font des cellules analogues sur les travées fibreuses des taches laiteuses du grand épiploon. D'après lui, en effet, les noyaux du réticulum sont identiques comme aspect et comme disposition à ceux de ces cellules endothéliales ; ils sont ovalaires, ont un à deux nucléoles bien apparents, et leur grand axe est parallèle à la direction des fibres sur lesquelles ils semblent appliqués. De plus, par une injection interstitielle de nitrate d'argent, on provoque l'apparition, à la surface des travées, de contours noirs des cellules endothéliales dont l'existence, supposée d'abord, semble ainsi prouvée.

Ce qui tend, toujours d'après M. Ranvier, à confirmer cette manière de voir, c'est l'inconstance même de l'existence de ces noyaux sur les préparations traitées par le pinceau : dans certains cas, celui-ci respecte les cellules endothéliales, et alors les noyaux du réticulum restent visibles ; dans d'autres, il les enlève, et alors plus de noyaux. En fixant ces cellules endothéliales par une injection interstitielle d'acide osmique pratiquée sur un ganglion frais, il a vu les noyaux persister malgré l'action du pinceau qui, après l'emploi d'autres réactifs, les aurait chassés en même temps que les cellules lymphatiques comprises dans les mailles limitées par les travées.

Quant à celles-ci, M. Ranvier les croit formées de petits faisceaux de fibrilles du tissu conjonctif, qui s'unissent ou se séparent au niveau des anastomoses. Se condensant et se tassant, comme nous l'avons dit, à la périphérie du follicule, elles en sortent pour se continuer, dans les ganglions lymphatiques, par exemple, avec le tissu réticulé qu'on trouve en dehors de lui.

Ces données de M. Ranvier ont trait surtout à la structure des follicules clos des glandes lymphatiques. Afanasiew est arrivé à des résultats semblables dans ses travaux sur la structure des follicules du thymus. Là aussi, d'après lui, les noyaux observés seraient ceux des cellules plates du tissu conjonctif, situées au niveau de l'entre-croisement des fibres du réticulum. Il admet aussi que chez l'embryon on ne trouve qu'un réseau de cellules étoilées s'anastomosant par leurs prolongements. Plus tard une portion de ces cellules deviendrait fibrillaire, tandis que le protoplasma et le noyau, se séparant de plus en plus des parties devenues fibreuses, s'aplatiraient pour offrir, chez les animaux adultes, l'aspect de cellules plates du tissu conjonctif.

Klein, dont les recherches ont porté sur les follicules clos (corpuscules de Malpighi) de la rate, interprète leur structure d'une bien autre façon. Les travées ne seraient pas fibrillaires ou fibreuses, et n'auraient cet aspect que quand on les voit de profil. En réalité, elles seraient formées par des pellicules transparentes et légèrement granuleuses, tapissées de cellules plates, et limitant des espaces aréolaires anastomosés entre eux. Par places on verrait s'élever de ces membranes limitantes une sorte de bourgeon saillant, granuleux, et contenant un noyau; une fois détaché de sa surface d'implantation, ce bourgeon serait un véritable leucocyte. Inutile de faire remarquer combien ces données diffèrent des faits observés par les autres histologistes.

Maintenant que nous connaissons la charpente du follicule, voyons quels éléments remplissent ses mailles. M. Robin n'y reconnaît que de l'épithélium nucléaire dont les éléments sont immédiatement contigus les uns aux autres. Billroth, His, Frey, M. Ranvier et la plupart des autres anatomistes, y décrivent de véritables cellules lymphatiques, pouvant varier un peu par certains de leurs caractères suivant la glande à laquelle appartient le follicule observé, mais conservant toujours le type du leucocyte. Dans les follicules des glandes lymphatiques, leur diamètre moyen est de $0^{mm},006$ à $0^{mm},009$ et atteint rarement $0^{mm},011$ à $0^{mm},015$ (Kölliker). M. Ranvier fait remarquer, dans ces éléments, le développement du noyau, ordinairement unique, qui en forme presque toute la masse; certains même semblent réduits au noyau et en dehors de lui on ne peut *à priori* distinguer rien qui ressemble au protoplasma. Mais M. Ranvier, colorant ces éléments par la solution d'iode ioduré, a pu reconnaître que ces prétendus noyaux isolés sont entourés aussi d'une mince couche protoplasmatique, irrégulièrement disséminée à leur surface, excessivement mince en certains points, et formant sur d'autres de petits amas granuleux. Nous indiquerons plus loin les modifications que présentent ces leucocytes dans diverses glandes, telles, par exemple, que la rate, le thymus; nous avons pris comme types, pour la description qui précède, ceux qu'on rencontre dans le réticulum des follicules clos des ganglions lymphatiques.

Les follicules clos sont pourvus d'un réseau capillaire abondant, dont les vaisseaux ont des dimensions variables de $0^{mm},003$ à $0^{mm},007$. Leur direction générale est rayonnante. His a vu, sur certains follicules, les capillaires ne pas arriver jusqu'au centre qui en est complétement dépourvu; à une certaine distance de lui, ils se contournent pour gagner, par un trajet rétrograde, les parties périphériques du follicule.

La structure des vésicules ou follicules formés de tissu lymphoïde ou réticulé, ainsi que celle de ce tissu, étant dès maintenant suffisamment connue, nous pouvons esquisser rapidement leur disposition dans les diverses glandes qui en sont pourvues, et donner ainsi une idée générale de la structure de celles-ci.

Commençons par les plus simples des glandes à follicules clos, qui sont les glandes vésiculeuses solitaires de l'intestin grêle, et les follicules clos du gros intestin. Ainsi que leur nom l'indique, elles sont formées chacune par un seul follicule, ayant de $0^{mm},5$ à 2 millimètres de diamètre dans l'intestin grêle, et de 1 millimètre à $2^{mm},5$ dans le gros intestin Il se trouve comme enchatonné dans l'épaisseur de la muqueuse; sa base dépasse sa limite inférieure et pénètre dans le tissu sous-muqueux; son sommet n'est recouvert que par l'épithélium de revêtement de la muqueuse. Le réticulum ne se condense d'une manière notable que dans les points qui correspondent à la partie superficielle et à la partie profonde du follicule ; dans sa zone moyenne, il y a continuité entre son tissu réticulé et celui qu'on rencontre dans la trame de la muqueuse.

Autour de ces follicules est un réseau serré de lymphatiques (Teichmann) entourant leur zone moyenne et leur base, tapissés par un endothélium identique à celui qui revêt les chylifères des villosités (Recklinghausen), et communiquant avec les vaisseaux lymphatiques sous-muqueux d'une part, avec les chylifères provenant des villosités d'autre part. Ilis a trouvé le plus souvent, surtout à la base du follicule, au lieu d'un réseau de lymphatiques, de vastes sinus qui peuvent même s'étendre plus loin autour de lui, et l'envelopper presque complétement.

Les plaques de Peyer de l'intestin grêle ne sont que des vésicules closes, agglomérées en nombre variable et serrées les unes contre les autres. On retrouve chez elles toutes les particularités de structure qui viennent d'être assignées aux glandes vésiculeuses solitaires : nous n'y reviendrons donc pas.

Les follicules de la base de la langue et les amygdales ne sont également que des agglomérations de vésicules closes, disposées d'une manière très-simple, au moins chez le fœtus, et dans le jeune âge; chez l'adulte, ainsi que le fait remarquer justement Schmidt, de Copenhague, le tissu réticulé ne s'isole plus sous forme de vésicules distinctes, et ne se voit plus qu'à l'état de diffusion. Ce n'est donc qu'aux très-jeunes sujets que les détails qui suivent sont à juste titre très-applicables. A la base de la langue, dans toute cette partie de la muqueuse comprise entre l'une et l'autre amygdale, dans le sens transversal, et entre le V des papilles caliciformes et l'épiglotte, dans le sens antéro-postérieur, la cavité infundibuliforme qui existe au centre de chacune des petites élevures que l'on voit à ce niveau a ses parois formées, en dehors d'une couche muqueuse très-mince, par une rangée de follicules clos de 0^{mm},2 à 0^{mm},5 de diamètre. Mais il arrive souvent qu'à la place de ces follicules limités on ne trouve qu'une masse de tissu lymphoïde, revêtu superficiellement par l'épithélium de la muqueuse.

Sur les amygdales, on trouve aussi des cavités que tapisse superficiellement un épithélium identique à celui de la cavité buccale; au-dessous de lui, plongés dans un tissu lymphoïde, se voient les follicules formant une rangée linéaire autour de la cavité qu'ils avoisinent. Passé le jeune âge, on ne les retrouve plus. Frey a décrit autour de chacun d'eux un réseau de canaux lymphatiques peu larges dont quelques-uns se termineraient en cul-de-sac près de la surface de l'amygdale.

Le thymus est aussi un organe formé de follicules lymphatiques. Par une dissection attentive on peut le décomposer en lobes, d'un demi à 1 centimètre de diamètre, aplatis, et reliés entre eux par le canal central de la glande. Chacun de ces lobes se décompose lui-même en lobules formés eux-mêmes d'acini, larges de 0^{mm},5 à 1 millimètre. Ceux-ci ne sont en réalité que des follicules clos, mais modifiés dans leur forme, car ils sont creux dans leur partie centrale, et cette cavité communique avec celle d'un conduit commun à tous les acini ou follicules d'un même lobe. Cette cavité centrale a une largeur égale au quart ou au tiers de la largeur totale de l'acinus (Frey). Laissant de côté bien des détails de structure trop spéciaux à cette glande pour être reproduits ici (voy. *Dict. encyclop.*, art. THYMUS), contentons-nous de dire quelques mots de ses follicules ou acini. Distincts les uns des autres par les points de leur surface extérieure où ils ne sont pas contigus, ils se confondent les uns et les autres dans leurs points de contact, vers la partie centrale du petit lobe. Leur charpente formée, comme celle de tous les follicules, de tissu réticulé, se condense non-seulement à la périphérie, mais aussi sur tout le pourtour de la cavité centrale, qui se trouve ainsi limitée par un tissu réticulé à mailles très-étroites, analogue à celui qui limite extérieurement le follicule. Dans les mailles de ce réseau se voient des cellules lymphatiques à noyau volumineux, et prises par certains observateurs, à cause de ce fait, pour des noyaux libres. En outre, His y a signalé des cellules larges de 0^{mm},009 à 0^{mm},022, contenant des noyaux multiples ; ultérieurement, ces noyaux pourraient disparaître et la cellule ne contient plus que de la graisse sous forme de gouttelettes isolées, ou condensées en une grosse goutte (Ecker).

Outre ces deux sortes d'éléments, on en trouve une troisième espèce : ce sont les corpuscules concentriques du thymus (Ecker-Bruch), qui peuvent se présenter à l'état simple ou composé. A l'état simple, ils mesurent de 0^{mm},01 à 0^{mm},02 de diamètre, sont formés au centre d'une masse rappelant l'aspect d'une cellule plus ou moins déformée, contenant rarement un noyau, plus souvent chargée de graisse, et à la périphérie, de zones stratifiées et concentriques, semblant formées, au premier abord, d'une substance grenue. A l'état composé, ils diffèrent des précédents par leur diamètre d'abord, qui varie de 0^{mm},09 à 0^{mm},15 ; par leur disposition ensuite, qui les montre constitués par une agglomération de plusieurs corpuscules concentriques simples, réunis sous une enveloppe stratifiée commune. Ecker et Paulitzsky ont admis que ces stratifications ne sont pas dues, comme on l'avait cru d'abord, à des dépôts successifs d'une matière amorphe et grenue, mais à des imbrications de cellules plates superposées. Afanasiew, de son côté, les considère comme de véritables endothéliomes dus à un bourgeonnement de la paroi interne des vaisseaux : Cornil et Ranvier partagent cette manière de voir, les assimilent aux productions analogues, comme processus, des sarcomes angiolithiques, et les ont rencontrées à l'état de calcification.

Les vaisseaux sanguins, abondants autour des follicules, forment dans leur épaisseur un réseau bien fourni. Les lymphatiques sont, par contre, mal connus. His, comme Hewson, les fait communiquer avec la cavité du follicule par des canaux larges de 0^{mm},02. Afanasiew, de son côté, a pu suivre ces vaisseaux jusqu'à la périphérie du follicule ; en y pénétrant ils perdraient leur endothélium, et, dépourvus de paroi propre, suivraient la direction des vaisseaux sanguins. On ne possède aucune donnée sur les nerfs du thymus.

Dans les ganglions lymphatiques, les follicules, qui en forment la partie essentielle et vraiment active, se distinguent par leur disposition et par certains de leurs caractères de ce que nous venons de voir jusqu'à présent. Quelques mots sur la capsule et sur la charpente fibreuse des ganglions permettront de se rendre facilement compte de ces détails.

La capsule fibreuse entoure l'organe tout entier et n'est perforée que pour le passage des vaisseaux sanguins et lymphatiques, afférents et efférents. Par sa face profonde, elle émet des tractus ou prolongements fibreux qui se divisent, s'anastomosent dans la substance corticale et dans la médullaire, et qui, après les avoir traversées toutes deux, viennent se condenser au niveau du hile, ou point d'émergence des vaisseaux efférents de l'organe, en une petite masse de tissu conjonctif, appelée par His le stroma du hile. Cette capsule, de même que les tractus fibreux qu'elle émet, est formée de faisceaux de tissu conjonctif, avec quelques fibres élastiques, d'éléments cellulaires fusiformes ou étoilés, et enfin, chez certains animaux, tels que le bœuf, d'une notable proportion de fibres lisses. Leur existence a été contestée chez l'homme, mais Heyfelder, Bruck,

Recklinghausen, ont pu la démontrer sur quelques ganglions qui possèdent de rares fibres contractiles.

Cette charpente traverse les deux zones que l'on reconnaît aux ganglions, la zone corticale ou périphérique, et la zone médullaire ou centrale, avoisinant immédiatement le hile. Or, c'est uniquement dans la zone corticale que les follicules se rencontrent ; dans la partie médullaire ils font défaut, mais on y trouve les prolongements qu'ils émettent par leur face profonde, et connus sous le nom de cordons folliculaires. A part les tractus fibreux provenant de la capsule, les follicules et leurs cordons médullaires, on ne trouve dans les substances corticale et médullaire que des espaces où circule la lymphe autour de ces diverses parties constituantes du ganglion, espaces connus sous les noms de chemins de la lymphe (Ranvier), conduits lymphatiques, conduits caverneux (Frey).

Les follicules, siégeant exclusivement, comme nous venons de le voir, dans la partie corticale des ganglions, y sont plus ou moins abondamment répandus ; dans les ganglions volumineux, on les voit disposés sous forme de rangées multiples. Ils occupent tous les espaces limités par la coque fibreuse et par les tractus fibreux qu'elle envoie dans la cavité du ganglion, mais sans les remplir entièrement, car ils laissent autour d'eux des espaces vides, destinés à la circulation de la lymphe, et connus sous le nom de sinus lymphatiques. Il est remarquable, en effet, que la surface des follicules n'est nulle part en contact direct, soit avec la face profonde de la capsule, soit avec les travées qui en partent : de ces diverses parties on voit émerger les trabécules d'un réticulum délicat qui, traversant les sinus lymphatiques, aboutissent à la surface des follicules, se continuent avec les éléments de leur propre charpente, et maintiennent ceux-ci toujours tendus et à distance de la capsule fibreuse et de ses travées. Ce réticulum, qui traverse les sinus lymphatiques, a une structure identique à celle du réticulum des follicules : nous n'y reviendrons donc pas.

Par leur face profonde, les follicules émettent des prolongements qui se dirigent vers la substance médullaire. Ceux-ci, appelés communément cordons folliculaires, ou encore canaux médullaires (His), canaux lymphatiques (Frey), larges de $0^{mm},03$ à $0^{mm},09$, irréguliers, à direction très-variable, se contournent fréquemment et s'anastomosent les uns avec les autres. Comme disposition, ils rappellent les follicules de la substance corticale : en effet, comme eux ils occupent les espaces limités par la capsule fibreuse et par les travées qui en partent, et, comme eux aussi, ils ne se mettent nulle part en contact direct avec ces parties constitutives du ganglion ; ils sont comme soutenus à distance de la capsule et de ses travées par un réticulum délicat, partant de celle-ci, pour aboutir à leur périphérie. Les espaces libres situés entre la charpente fibreuse et les cordons folliculaires, et que traverse le réticulum de soutènement de ces derniers, sont ici encore des chemins de la lymphe, des sinus lymphatiques dont l'ensemble est appelé aussi réseau caverneux lymphatique. La structure intime des cordons folliculaires est la même que celle des follicules, et le réticulum qui les supporte est le même que celui qui supporte les follicules.

Ces courtes notions sur la structure des ganglions lymphatiques suffisent à montrer comment les follicules s'y modifient et dans leur forme même, puisqu'ils émettent un prolongement par leur face profonde, et dans leurs rapports avec les parties voisines, puisqu'ils en sont comme isolés par le réticulum délicat et à mailles assez larges qui les suspend entre elles et à distance d'elles. Elles nous indiquent aussi quels sont les rapports des follicules et de leurs prolongements profonds avec les voies par lesquelles la lymphe traverse le ganglion. Ils sont partout, comme nous l'avons vu, suspendus au milieu des espaces limités par la capsule fibreuse et par ses prolongements internes ; et comme ces espaces, appelés sinus lymphatiques dans la substance corticale, conduits caverneux dans la substance médullaire, communiquent non-seulement les uns avec les autres, mais aussi avec les lymphatiques afférents et efférents, il résulte d'une telle disposition que follicules et cordons folliculaires sont, sur toute leur périphérie, plongés dans la lymphe qui vient traverser le ganglion.

Les vaisseaux sanguins, dont les plus volumineux pénètrent par le hile, suivent d'abord les travées fibreuses voisines (Ranvier) ; un plus grand nombre, d'après Frey, s'engagerait immédiatement au centre des cordons folliculaires, qui ressembleraient alors à des gaînes lymphatiques placées autour d'eux. Ces vaisseaux fournissent peu de branches aux travées ; ils vont constituer le réseau capillaire abondant des follicules, d'où partent les veinules qui retournent au hile, en se plaçant, pendant la plus grande partie de leur trajet, au centre d'un cordon folliculaire.

Tout ce qui précède s'applique spécialement aux ganglions de moyenne taille ; pour ce qui concerne les autres, et notamment les petits, dont la structure peut varier beaucoup, de même que pour beaucoup de détails que nous ne pouvons pas aborder ici, nous renvoyons le lecteur à l'article GANGLIONS LYMPHATIQUES.

La rate présente assez d'analogies avec les ganglions lymphatiques pour que Frey ait pu la considérer comme un ganglion dans lequel les conduits lymphatiques seraient remplacés par des vaisseaux sanguins. Ses follicules clos sont plus connus sous le nom de corpuscules de Malpighi.

Elle est enveloppée d'une capsule fibreuse, recouverte elle-même par le péritoine, et qui, au niveau du hile de l'organe, se comporte, à l'égard des branches artérielles et veineuses qui pénètrent dans la rate ou en sortent, de la même manière que l'enveloppe fibreuse du foie à l'égard de la veine porte et de ses ramifications ; cette capsule, en effet, se réfléchit sur les ramifications artérielles et veineuses, et pénètre avec elles dans l'intérieur de la rate en leur formant une gaîne. Par sa face profonde, l'enveloppe fibreuse émet encore de nombreux prolongements ou travées, se divisant et se subdivisant, s'anastomosant ensemble, et venant finalement, non pas aboutir au hile et s'y condenser en un noyau de tissu conjonctif, comme cela a lieu sur les ganglions, mais s'insérer sur la gaîne fibreuse des vaisseaux sanguins. Telle est la disposition, aussi résumée que possible, de la charpente de la rate. Les éléments qui la constituent sont des faisceaux de fibrilles du tissu conjonctif et des fibres élastiques minces, disposés, dans la capsule, sous forme de lames parallèles séparées par des cellules plates. De plus, chez certains animaux la face profonde de la capsule et les travées qui en partent contiennent une proportion variable de fibres lisses. Chez l'homme, leur existence, d'abord révoquée en doute, a été constatée par Meisner et par Frey ; mais ce ne serait que dans les travées les plus déliées de la charpente qu'on les trouverait.

Les follicules clos de la rate (corpuscules de Malpighi) se montrent toujours accolés aux ramifications artérielles qui pénètrent dans cet organe, et sont encore remarquables en ce qu'ils paraissent n'être qu'un renflement de la gaîne fibreuse de celles-ci, qui s'est transformée peu à peu en tissu réticulé. Cette gaîne, en effet, d'abord fibreuse comme la capsule dont elle provient, prend peu à peu les caractères du tissu lymphoïde, et se renfle notablement en certains points, formant ainsi des corpuscules de Malpighi larges de $0^{mm},2$ à $0^{mm},7$. Ceux-ci se trouvent donc toujours accolés à une ramification artérielle, et souvent même traversés par elle; de plus, au lieu d'être arrondis et exactement limités de toutes parts, ils se continuent avec la gaîne lymphoïde du vaisseau par lequel ils sont traversés, cette gaîne représentant jusqu'à un certain point le cordon folliculaire qui, dans les ganglions lymphatiques, part des follicules clos. Leur structure est celle des follicules clos en général; remarquons seulement qu'on a noté la présence, dans les mailles du tissu réticulé qui en forme la charpente, de quelques cellules lymphatiques possédant plusieurs noyaux, et d'autres contenant des granulations d'un pigment jaune ou brun.

Tous les espaces limités par la capsule fibreuse, par ses prolongements et par les gaînes des vaisseaux, avec leurs corpuscules de Malpighi, sont remplis par la pulpe splénique. Celle-ci est formée de tissu réticulé dont les mailles contiennent des éléments cellulaires divers que nous indiquerons, et que traversent de très-nombreuses petites véinules, sans paroi propre, à structure toute spéciale, et appelées aussi canaux veineux de la pulpe.

Le réticulum de la pulpe, formé de travées de $0^{mm},06$ à $0^{mm},02$ d'épaisseur, avec apparence d'un noyau au niveau des nœuds d'entre-croisement, ne diffère pas, comme structure, du tissu réticulé en général, et se continue, au niveau des corpuscules de Malpighi et des infiltrations lymphoïdes des parois artérielles, avec le réticulum de ces parties. Nous avons déjà dit que, d'après Klein, seul à soutenir cette opinion, le réticulum, dans la rate, serait formé de membranes n'ayant l'aspect de fibres que quand on les voit de profil; vues de face, elles auraient l'apparence de pellicules transparentes et un peu granuleuses. Tapissées de cellules plates, elles présenteraient çà et là un bourgeon saillant, granuleux, contenant un noyau et qui, en s'isolant ultérieurement, formerait un leucocyte. Dans les mailles de ce réticulum sont compris des éléments cellulaires très-divers, et dont voici les principales variétés qui aient été signalées : 1° des cellules lymphatiques ordinaires ; 2° des cellules analogues, mais à deux noyaux et en voie de scission ; 3° des cellules lymphatiques, chargées de granulations pigmentaires ; 4° de nombreux globules rouges dont les uns sont bien conservés, les autres plissés, déchiquetés ou même se fragmentant ; 5° des cellules lymphatiques contenant dans leur épaisseur un ou des fragments de globule rouge ; 6° de petites cellules à noyau de couleur jaunâtre, considérées par Kölliker comme des globules sanguins en voie de formation ; 7° des cellules à protoplasma granuleux, de $0^{mm},022$ à $0^{mm},045$ de diamètre, pouvant contenir de quatre à dix noyaux et même plus, groupés près du centre de l'élément (Kölliker) ; 8° enfin on trouve encore dans la pulpe splénique de petits blocs d'un pigment jaune ou d'un brun plus ou moins foncé.

Les canaux veineux, qui forment une si notable partie de la masse de la pulpe splénique, n'ont pas de paroi propre. Pour les limiter, le réticulum de la pulpe se condense tout autour d'eux, ses fibrilles affectant surtout une direction transversale, c'est-à-dire perpendiculaire à l'axe du vaisseau. Leur épithélium est formé d'une rangée unique de cellules endothéliales, de forme losangique, dont le grand axe se montre parallèle à celui du vaisseau, dont le noyau est de forme arrondie et saillant, et qui, enfin, sont simplement juxtaposées, mais non soudées les unes aux autres, de telle sorte que sous l'influence d'une simple distension du vaisseau qu'elles tapissent elles s'écartent les unes des autres. Bien des points de cette structure de la pulpe sont encore diversement interprétés par les observateurs et, pour être traités complétement, mériteraient de fort longs détails : tel est, par exemple, le mode de terminaison et de communication des dernières ramifications artérielles avec les canaux veineux de la pulpe. L'étude de cette question et de bien d'autres encore devra être cherchée à l'article Rate.

Les lymphatiques, d'après Tomsa, tireraient leur origine et des corpuscules de Malpighi, d'où émergeraient certaines de leurs radicules, et de la pulpe elle-même, où il les aurait vus sous forme de conduits annulaires autour des amas de leucocytes ou de globules rouges ; de là ils iraient rejoindre les vaisseaux lymphatiques superficiels sous-séreux en suivant, les uns les travées de la charpente, et les autres, les branches artérielles. Kyber, en ce qui concerne les rapports des lymphatiques avec les corpuscules de Malpighi, dit avoir constaté par ses injections la continuité de ceux-ci ; ils communiqueraient aussi, d'après lui, avec la gaîne de tissu lymphoïde des petites artères.

Les nerfs, encore mal connus, formés surtout de fibres de Remak, suivent les ramifications artérielles, et présentent sur leur trajet quelques amas de cellules nerveuses (W. Müller) ; d'après Ecker ils se termineraient dans la pulpe splénique par des extrémités libres.

B. *Glandes à vésicules closes, et tapissées ou remplies d'épithélium.* Ici encore, nous trouvons des vésicules closes, c'est-à-dire dépourvues de conduit excréteur ; mais ce qui différencie les glandes de cette classe de celles de la précédente, c'est que leurs vésicules sont dépourvues de tissu réticulé ou lymphoïde, et ne sont, en somme, que des espaces remplis ou seulement tapissés d'éléments cellulaires, dont nous allons brièvement rapporter les caractères essentiels chez chacune des glandes de cette sorte.

Le corps thyroïde est formé d'une agglomération de vésicules, larges de $0^{mm},04$ à $0^{mm},1$, séparées les unes des autres par un stroma de tissu conjonctif très-vasculaire, et contenant de nombreux éléments cellulaires. M. Robin dit les avoir trouvées plus larges chez les femmes qui ont eu des enfants que chez les hommes et chez les jeunes sujets. Ces vésicules, qui se groupent pour former des lobules, puis des lobes distincts, sont limitées extérieurement par une zone amorphe ou légèrement grenue, épaisse de $0^{mm},0015$ environ, considérée par les uns comme une membrane propre homogène, par d'autres comme du tissu conjonctif condensé, niée par Boéchat, qui refuse toute membrane d'enveloppe aux vésicules du corps thyroïde. Elles sont closes de toutes parts et ne communiquent ni entre elles, ni avec aucune voie d'excrétion. Tout le monde est d'accord sur ce second point ; mais Virchow, dont l'idée a été reprise par Boéchat, admet des communications entre les vésicules voisines.

Au-dessous de la membrane propre se trouve l'épithélium, rarement normal chez l'espèce humaine, car après la naissance il commence à subir la dégénérescence colloïde. A l'état normal, le plus rare de tous, il est constitué par une couche unique de cellules cubiques, larges d'à peu près $0^{mm},01$, à noyau large de $0^{mm},008$, à protoplasma légèrement granuleux ; un commencement de putréfaction les détruit et met leur noyau en liberté. Le reste de la cavité de la vésicule contient un liquide assez limpide et visqueux, et souvent des cellules isolées, ainsi qu'un certain nombre de noyaux libres. Mais il est bien rare de rencontrer les choses en cet état, et on trouve presque constamment de la dégénérescence colloïde à un degré plus ou moins avancé. Elle s'accuse par la présence d'une masse transparente, amorphe, de teinte jaunâtre, remplissant et distendant la vésicule qui augmente de volume, dissociant même son épithélium de revêtement.

qui n'est plus alors représenté que par des cellules disséminées sans ordre, en
voie de dégénérescence colloïde, et par des noyaux libres. Ces cellules peuvent
même, d'après MM. Cornil et Ranvier, former plusieurs couches dans lesquelles
on voit les phases diverses de leur dégénérescence ; leur forme, qui devient
arrondie, leur protoplasma, qui prend l'aspect vitreux, leur noyau, qui disparaît,
et enfin la masse cellulaire, ainsi transformée, qui va grossir la masse centrale
de substance colloïde, appelée encore sympexion par M. Robin. On sait qu'on a
admis aussi un autre mode de formation de cette matière colloïde, qui ne serait
qu'un produit exsudé hors des cellules soit d'une manière insensible, soit sous
forme de gouttelettes appelées par Kohlrausch protéides.

M. Robin décrit l'épithélium comme étant nucléaire et sphérique, mélangé de
quelques cellules épithéliales de même forme. M. Poincaré, tout en reconnaissant
la couche épithéliale des vésicules, y a rencontré parfois une grande quantité de
noyaux libres, tellement serrés les uns contre les autres, que le liquide est
presque nul et n'apparaît plus que comme une substance fondamentale d'un
tissu nucléaire. Il a noté en outre la présence de cellules spéciales, volumineuses et sphériques, dont il interprète ainsi la nature : « Il est un travail
d'évolution dont on peut suivre les phases chez beaucoup d'animaux, mais qui
est surtout très-apparent chez le veau, le bœuf et le porc. Parmi les cellules de
l'épithélium de chaque vésicule, on en voit 2, 3, 4, qui sont devenues plus
volumineuses, turgescentes, sphériques et brillantes, et qui, tout en faisant encore
partie de la couche épithéliale, la débordent. Si la préparation est favorable, on
peut rencontrer sur les mêmes vésicules une ou deux cellules plus grosses
encore, détachées et libres ; d'autres qui, plus engagées encore vers le centre,
sont en train de se détruire en donnant la liberté aux noyaux qu'elles ren-
fermaient. Ce sont sans doute ces faits que Cornil et Ranvier ont regardés comme
exprimant la dégénérescence colloïde des cellules épithéliales. Mais, quand on a
soin de n'employer aucun réactif capable de solidifier le contenu vésiculaire, on
peut constater les mêmes faits sur les vésicules qui, rompues par pression,
donnent issue à un liquide très-fluide, n'ayant rien des caractères de la substance
colloïde. Pour moi, j'ai cru voir là les manifestations d'une sécrétion par épithélium ; et ce que j'ai observé m'a rappelé ce qui se passe dans les tubes séminifères, etc. »

L'origine de ces grosses cellules sphériques a été autrement décrite par
Creswell Baber, qui dit avoir constaté leur formation dans le tissu cellulaire
intervésiculaire ; comprimant ensuite la paroi d'une vésicule adjacente, elles
détruiraient son revêtement épithélial et pénétreraient dans sa cavité pour
devenir ainsi l'une des parties constituantes de son contenu.

On trouve enfin, mais accidentellement, chez l'homme, dans la cavité des
vésicules thyroïdiennes et parfois aussi dans le stroma lui-même, des cristaux
affectant le plus souvent la forme de prismes quadrangulaires ; d'autres fois, ce
sont des octaèdres donnant à l'œil la sensation de croix de Malte (Poincaré).

Les vaisseaux sanguins viennent former un réseau capillaire assez abondant
autour des vésicules ; les mailles, polygonales ou allongées, ont $0^{mm},018$ à
$0^{mm},036$ de large (Kölliker). Les lymphatiques, nombreux, viennent sous forme
de conduits minces s'insinuer entre les vésicules glandulaires et s'y terminent en
cul-de-sac (Frey-Peremeschko). C'est sur la paroi même de ces conduits lymphatiques que reposerait directement l'épithélium des vésicules dans leur plus
grande étendue, d'après Boéchat, qui, comme nous l'avons vu, nie toute mem-

brane propre sous l'épithélium. Les nerfs, nombreux, formés surtout de fibres de Remak, présentent sur leur trajet des cellules ganglionnaires isolées ou groupées. Peremeschko a vu des fibrilles très-fines se perdre dans le tissu conjonctif avoisinant les vésicules ; M. Poincaré a cru constater une division des tubes nerveux en fibrilles qui venaient elles-mêmes mourir d'une manière vague entre les cellules épithéliales des vésicules. D'autres fois la fibre terminale lui a semblé se perdre dans un amas granuleux où, exceptionnellement, on devinait les contours d'une cellule.

Dans les capsules surrénales, les vésicules closes sont complétement remplies d'éléments cellulaires. Enveloppées d'une mince couche de tissu conjonctif, qui envoie de nombreux prolongements dans leur épaisseur, ces glandes sont, comme on le sait, formées de deux couches distinctes : l'une corticale, dense, de couleur jaunâtre, prenant une teinte brune au voisinage de la touche médullaire ; l'autre médullaire, gris rougeâtre, s'altérant rapidement après la mort. C'est la première qui contient les vésicules ou alvéoles, de forme allongée, serrées les unes contre les autres, et séparées de leurs voisines par les prolongements de l'enveloppe fibreuse. Leur direction générale est perpendiculaire à la surface de la glande. Une coupe faite perpendiculairement à leur direction montre leurs contours, tantôt arrondis et mesurant de $0^{mm},02$ à $0^{mm},06$, tantôt rubanés, et ayant alors leur plus grand diamètre égal à $0^{mm},1$ (Kölliker). Dans les parties profondes de la substance corticale, Henle décrit ces alvéoles allongés comme s'unissant entre eux et formant peu à peu un tissu spongieux, parcouru par de nombreux vaisseaux sanguins. Ces vésicules, disposées en cordon à la suite les unes des autres, ont chacune une longueur moyenne de $0^{mm},1$; elles seraient plus courtes dans les zones périphérique et centrale de la substance corticale, et plus longues dans sa zone moyenne (Frey). Autour d'elles, on ne trouve pas la membrane amorphe qu'avait décrite Ecker, et leur contenu se compose exclusivement d'éléments cellulaires de forme polygonale, larges de $0^{mm},01$, à protoplasma finement granuleux, contenant, outre des granulations peu colorées, d'autres granulations pigmentaires brunâtres, surtout au voisinage de la substance médullaire. Enfin on trouve aussi dans le protoplasma des granulations graisseuses dont l'abondance est très-sujette à varier. Von Brunn a décrit, entre ces cellules, un réticulum très-délié.

La substance médullaire est encore moins connue chez l'homme, à cause de la difficulté de pouvoir se la procurer à l'état frais. Elle semble, du reste, ne jouer aucun rôle glandulaire, les cellules qu'on rencontre dans son stroma conjonctif étant considérées ou comme de nature nerveuse et en rapport, par leurs prolongements, avec les extrémités terminales des nerfs de l'organe (Leydig), ou comme de nature conjonctive, et se reliant à la charpente conjonctive de la glande par leurs prolongements (Von Brunn). Nous n'avons donc pas à nous en occuper ici ; cependant nous devons faire remarquer que chez certains animaux Mœrs, Henle et d'autres encore, ont rencontré dans cette substance médullaire des amas de cellules disposés sous forme de tubes diversement contournés. Les cellules, différant de celles qu'on a considérées comme de nature nerveuse par leur forme arrondie et par l'absence de prolongements, diffèrent aussi, d'après Henle, de celles de la substance corticale par leurs caractères microchimiques. Chez l'homme, on en trouverait d'analogues, mais sous forme de petits amas sphériques (Kölliker) (voy. *Dict. encyclop.*, art. CAPSULES SURRÉNALES).

Les capillaires forment des mailles allongées autour des vésicules de la substance corticale ; la substance médullaire contient surtout des veinules nombreuses, ainsi que de nombreuses fibres nerveuses qui s'y répandent sans que leur mode de terminaison soit connu.

Des deux lobes, l'un antérieur, l'autre postérieur, qui constituent la glande pituitaire, le premier seul est de nature glandulaire, aussi est-il le seul dont nous nous occuperons. Il est traversé par un canal qui n'est que la terminaison de la cavité centrale de l'infundibulum, et que Peremeschko a trouvé revêtu chez l'homme de cellules à cils vibratiles, et chez les animaux d'un épithélium pavimenteux. Sa masse est constituée par du tissu conjonctif et des vaisseaux sanguins assez abondants, servant de stroma à des vésicules closes, sphériques dans les parties centrales, ovalaires dans les périphériques, et larges de $0^{mm},03$ à $0^{mm},06$. Ces vésicules sont limitées extérieurement par une membrane propre, anhiste, et sans noyaux apparents ; sa cavité est remplie de cellules mélangées à des noyaux et à de la substance granuleuse. Elles sont polyédriques, à protoplasma granuleux, larges de $0^{mm},015$. Ecker a observé leur transformation colloïde par un processus analogue à celui que nous avons signalé à l'occasion de la structure des vésicules du corps thyroïde : de là ces amas de matière colloïde (sympexions de M. Robin) qu'on rencontre dans les vésicules des glandes pituitaires provenant de sujets plus ou moins âgés.

La glande pinéale nous montre aussi des espaces clos, remplis d'éléments cellulaires. Son centre est occupé par une cavité tapissée d'épithélium à cils vibratiles, et autour de laquelle est une couche de tissu de nature nerveuse, contenant des faisceaux de tubes avec ou sans myéline, et des cellules nerveuses (Pouchet et Tourneux). La couche corticale, au contraire, est formée d'espaces vésiculeux, remplis de cellules, et plongés au milieu d'un tissu conjonctif abondamment pourvu de cellules fusiformes. Les vésicules, de forme arrondie, ont $0^{mm},04$ à $0^{mm},05$ de diamètre. Elles manquent de paroi propre, et les éléments du tissu conjonctif qui les limitent enverraient dans leur cavité de fines fibrilles, visibles après l'action du pinceau. Hagemann a trouvé dans leur cavité deux ordres de cellules, les unes arrondies, allongées ou étoilées, à noyau ovalaire et excentrique, contenant parfois des grains de pigment à proximité du noyau ; les autres plus petites, fusiformes, dont les prolongements se dichotomisent et s'anastomosent soit avec ceux de cellules analogues et voisines, soit avec les prolongements provenant de la paroi de la vésicule. De là un réseau délicat dans les mailles duquel sont comprises les autres cellules plus volumineuses. On sait que les concrétions calcaires, dites aussi sable cérébral, se rencontrent presque constamment, et dès le plus jeune âge, au centre de ces vésicules.

En ce qui concerne les glandes coccygienne et intercarotidienne, les histologistes sont loin d'être d'accord sur leur structure et même sur leur nature glandulaire. Voici les opinions émises à ce sujet : Luschka les regarda comme formées d'une charpente de tissu conjonctif compact et à noyaux nombreux, très-vasculaire, limitant des espaces glandulaires de forme arrondie ou cylindrique et remplis d'éléments cellulaires. Plus tard, Arnold, Krause, refusèrent tout aspect glandulaire à ces petits organes, et les décrivirent comme de véritables excroissances pelotonnées, glomérulées, de vaisseaux artériels, ayant leur structure, et dont les cavités sont remplies de sang et communiquent avec les vaisseaux. Enfin Sertoli, Eberth, disent avoir constaté à proximité des vaisseaux de véritables rangées de cellules glandulaires. La question, on le voit, est loin d'être résolue, et la structure intime des glandes coccygienne et intercarotidienne reste jusqu'à nouvel ordre fort peu certaine.

C. *Glandes mixtes.* Ce n'est qu'à partir de l'établissement des règles, qui coïncide avec la ponte des ovules, que l'ovaire devient une glande mixte à la surface de laquelle la trompe, ou conduit excréteur, vient momentanément s'appliquer pour conduire dans la cavité utérine le produit de sécrétion, l'ovule, qui s'est échappé par suite d'une rupture de la vésicule close, dans laquelle il s'était formé et restait contenu. Excepté le moment où l'ovule est rejeté au dehors, l'ovaire n'apparaît que comme une glande à vésicules closes et sans conduit excréteur, car la trompe reste isolée de lui.

Revêtu extérieurement, non pas du péritoine, mais d'une simple couche d'épithélium cylindrique, l'ovaire présente au-dessous de ce revêtement cellulaire une enveloppe fibreuse et mince, connue sous le nom de tunique albuginée, dont l'existence est révoquée en doute par M. Sappey au moins pour les ovaires ayant appartenu à des sujets jeunes, et chez qui de nombreuses ruptures de vésicules de Graaf n'ont pas encore couvert sa surface de plaques cicatricielles multiples. Tout le reste de la masse de l'organe est formé de deux substances très-distinctes, l'une corticale ou glandulaire, l'autre médullaire centrale, plus molle, et formée surtout d'un tissu conjonctif fibrillaire, de quelques faisceaux de fibres musculaires lisses (Henle), de nombreux vaisseaux sanguins, parmi lesquels on voit des artérioles affecter une disposition hélicine très-remarquable.

La substance corticale ou glandulaire contient les ovisacs et les ovules, placés au milieu d'un stroma de tissu conjonctif, contenant une énorme proportion d'éléments cellulaires fusiformes, qui constituent la plus grande partie de sa masse. A proximité des ovisacs, disposés sur plusieurs couches, ce stroma se modifie dans sa structure et prend les caractères d'un tissu réticulé, riche en vaisseaux sanguins, et sur la tunique adventice desquels viennent se fixer de nombreuses fibres du réticulum (K. Slaviansky). Dans ses mailles on trouve, outre des cellules arrondies, d'autres cellules allongées en fuseau, quoique assez courtes, de 0^{mm},02 de diamètre. En dehors de cette zone de tissu réticulé, on en trouve une seconde qui ne devient nette que quand l'ovisac atteint son complet développement, et qu'on a appelée zone fibreuse, parce qu'elle est caractérisée par une condensation plus grande des éléments du stroma, avec lequel elle se confond du reste peu à peu, à sa périphérie.

L'ovisac, entouré de ces deux couches modifiées du stroma, est séparé d'elles et limité extérieurement par une membrane propre close de toutes parts, que K. Slaviansky a trouvée formée de cellules endothéliales juxtaposées. Au-dessous de cette membrane est l'ovule, entouré de cellules épithéliales de forme polygonale, larges de 0^{mm},006 à 0^{mm},009 et se détruisant assez vite après la mort. Leur nombre et leur disposition varient selon que l'ovisac est arrivé à un degré plus ou moins complet de développement. Tout d'abord, on ne rencontre qu'une rangée unique de cellules entourant l'ovule comme une collerette, et l'isolant de la membrane propre. Plus tard, l'ovisac et l'ovule continuant à se développer, les cellules prolifèrent et forment autour de lui une double rangée. A mesure que l'accroissement continue, les deux couches de cellules se séparent sur une notable étendue, et interceptent un espace qui se remplit d'un liquide albumineux. Enfin, quand l'ovule approche de sa maturité, on trouve cet espace agrandi comme tout l'ovisac, les cellules sont partout proliféré, se sont stratifiées, et en un point de l'ovisac ordinairement le plus éloigné de la surface de l'ovaire

(Pouchet) on voit l'ovule entouré d'un amas considérable de ces cellules portant le nom de disque proligère. On conçoit donc que sur un ovaire on trouve des ovisacs à tous ces divers degrés de leur évolution qui précèdent leur rupture.

Ce qui frappe le plus ici, au point de vue de l'anatomie générale des glandes, c'est d'abord la nature du produit formé, qui consiste essentiellement en un élément complexe, l'ovule; c'est ensuite cet accroissement de volume constant de l'ovisac, véritable vésicule glandulaire, fait extrêmement rare chez les glandes; c'est enfin ce mode d'expulsion du contenu de la vésicule sous forme d'une rupture à la suite de laquelle elle disparaît, fait place au corps jaune, puis finalement à une cicatrice (*voy.* Ovaire et Ovule).

Le foie mérite aussi d'être considéré comme une glande mixte, car, si ses lobules peuvent représenter jusqu'à un certain point autant de vésicules sans conduit excréteur, il ne faut pas oublier que c'est dans leur épaisseur même qu'on voit naître les capillaires biliaires, et que ceux-ci constituent en réalité des voies d'excrétion à la bile formée dans les lobules. Au point de vue de la sécrétion biliaire seule, ceux-ci devraient donc passer pour des vésicules pourvues de conduits excréteurs. Mais il ne faut pas oublier qu'outre la sécrétion biliaire il y a aussi la sécrétion glycogénique qui se passe dans les lobules, et que, pour cette dernière, on ne trouve aucune voie directe d'excrétion. Ici donc le lobule se comporte absolument comme une vésicule close. Le foie, ressemblant ainsi, sous certains rapports, aux glandes pourvues de voies d'excrétion, et sous d'autres aux glandes qui en sont dénuées, est donc bien une glande mixte.

Une enveloppe fibreuse, recouverte du péritoine, enveloppe l'organe, donne attache à ses ligaments et, arrivée au niveau de son hile, se réfléchit sur les vaisseaux et nerfs qui pénètrent en cet endroit pour les accompagner, sous le nom de capsule de Glisson, jusqu'à la périphérie de chacun des lobules où ils vont se rendre. Ces lobules, qui semblent, à un examen superficiel, serrés sans ordre les uns contre les autres, sont au contraire disposés autour de chacune des ramifications des veines sushépatiques, en rangée unique, leur formant une véritable gaine, et s'implantant directement sur elles par un très-court pédicule, qui n'est autre chose que la veine efférente du lobule.

Celui-ci, de forme irrégulièrement polygonale, est limité extérieurement et séparé de ses voisins chez certains animaux, comme le porc, par du tissu conjonctif accompagnant les dernières ramifications de la veine porte et de l'artère hépatique. Chez l'homme, ce tissu est fort peu développé, ne s'éloigne pas de ces vaisseaux, d'où il résulte que la plus grande partie de la surface d'un lobule du foie humain n'est séparée par rien de celle de ses voisins.

La charpente du lobule est formée par ses vaisseaux; à son centre prend naissance la petite veinule — veine intra-lobulaire de Kiernan — qui le rattache à la branche voisine des veines sushépatiques; à sa périphérie, au niveau des angles formés par la rencontre des surfaces planes qui le limitent, sont les dernières branches de la veine porte — veines périlobulaires. — Or, des veines périlobulaires à la veine intra-lobulaire s'étend tout un réseau de capillaires à direction radiée, s'anastomosant les uns avec les autres, et dans le sens horizontal et dans le sens vertical, capillaires qui forment ainsi un réseau dans les mailles duquel sont déposées les cellules hépatiques qui remplissent tout l'espace que ceux-ci laissent entre eux. Ces cellules hépatiques ou glycogènes sont de forme polygonale, larges de $0^{mm},01$ à $0^{mm},02$, sans membrane d'enveloppe apparente, à protoplasma chargé de granulations fines, à noyau souvent double. Les granu-

lations sont les unes pigmentaires, d'autres graisseuses, d'autres formées de
matière glycogène; mais la proportion de ces deux dernières espèces peut varier
beaucoup sous l'influence de conditions très-diverses. Chaque cellule est en
rapport avec plusieurs capillaires sanguins, de ceux que nous avons signalés
comme allant des veines périlobulaires à la veine intra-lobulaire, et comme
formant la charpente du lobule. Mais elle est en outre longée par des capillaires
d'un autre ordre, ou canalicules biliaires, larges de $0^{mm},0012$ à $0^{mm},0015$, qui
naissent sous forme de culs-de-sac entre deux cellules voisines, longent leurs
faces planes, tandis que les capillaires sanguins suivent de préférence leurs
arêtes et vont, à la périphérie du lobule, se jeter dans les vaisseaux biliaires.
Ils semblent limités par une simple épaisseur de cellules plates endothéliales
(Legros et Robin).

Les longs détails que comporterait la description complète du foie se trouvent
à l'article Foie de ce Dictionnaire. Le peu de choses que nous avons dites de la
structure élémentaire des lobules qui le constituent suffit à montrer quels sont
les caractères qui les rapprochent sous certains rapports, les différencient sous
beaucoup d'autres, des vésicules des nombreuses glandes que nous avons passées
en revue jusqu'à présent.

§ III. **Physiologie.** Envisagé dans son ensemble, l'appareil glandulaire de l'organisme apparaît destiné à accomplir l'une des fonctions les plus essentielles à
l'entretien de la vie, la fonction de sécrétion. Autant, en effet, il est nécessaire
qu'un être vivant puisse puiser dans le monde extérieur par l'alimentation, par
la respiration, les matériaux qui serviront à la rénovation incessante du sang,
son milieu intérieur, autant il est indispensable qu'il possède des organes
pouvant séparer du sang et rejeter au dehors les matériaux devenus inutiles ou
nuisibles à la nutrition intime de ses tissus. C'est là ce qui a fait dire à Marshall-
Hall que « les fonctions d'égestion sont tout aussi immédiatement nécessaires à
la conservation de la vie que celles d'ingestion. » Cette vérité est devenue de
nos jours presque banale, tant les faits bien connus, d'ordre physiologique ou
pathologique, la démontrent clairement. Qui ne sait aujourd'hui les accidents
mortels qui succèdent à l'ablation des reins, à la ligature de leurs vaisseaux, à
certaines de leurs altérations pathologiques, etc., toutes choses qui, en permettant à certains des principes que doit éliminer l'urine de s'accumuler dans le
sang, donnent à celui-ci des propriétés toxiques?

Ce n'est pas seulement en soustrayant à l'organisme les résidus de la nutrition
intime des éléments anatomiques que le fonctionnement de glandes telles que
les reins, le foie biliaire, les glandes sudoripares, etc., se montre indispensable;
car, outre ces produits normaux, elles éliminent aussi nombre de substances
toxiques ou médicamenteuses absorbées accidentellement, prévenant ainsi leur
accumulation dans le sang et les accidents qui en seraient la conséquence.
Récemment encore, M. Bouchard attirait à ce sujet l'attention des praticiens
sur la facilité avec laquelle les médicaments actifs tels que l'opium et ses dérivés,
la digitale, deviennent toxiques, même à dose modérée, quand il existe un
certain degré d'altération des reins, s'opposant à leur élimination, ou du moins
la restreignant.

La sécrétion rénale, que nous venons de citer plusieurs fois comme exemple,
est loin d'être la seule qui concoure à ce travail d'élimination; quelques faits
empruntés à Cl. Bernard montreront combien le foie, les glandes salivaires et

mammaires, pour ne parler que de quelques-unes des glandes les plus importantes, peuvent jouer un rôle analogue. Injectant des solutions d'iodure de
potassium, de sulfate de cuivre, dans la veine jugulaire, Cl. Bernard trouva que
ces sels apparaissaient très-vite dans la bile, pour en disparaître aussi assez
rapidement. L'albumine, le sucre de canne, injectés dans les vaisseaux, se
retrouvent aussi dans la bile. Dans le lait, on a constaté le passage de l'iode,
de divers principes odorants; dans la salive, celui de l'iodure de potassium,
tandis que certains sels, tels que le prussiate de potasse, le lactate de fer, etc.,
ne passent aucunement.

Un fait digne de remarque est l'élection de certains de ces principes pour
certaines glandes en particulier: les glandes salivaires, par exemple, qui n'éliminent pas le lactate de fer ni le prussiate de potasse, éliminent l'iodure de fer,
le chlorate de potasse. Le foie biliaire, à l'inverse des reins, ne rejette ni le
sulfate de quinine ni l'acide benzoïque, etc.

Ce qui précède suffit à donner une idée de l'importance des sécrétions au
point de vue excrémentitiel. Mais il ne faut pas oublier que cette élimination
des matériaux inutiles ou nuisibles à l'organisme ne constitue qu'une partie du
rôle qui leur est dévolu; elles fournissent aussi—certaines d'entre elles du
moins — des principes destinés à être utilisés ultérieurement, ainsi qu'on en
trouve de frappants exemples parmi les glandes échelonnées le long du tube
digestif. De là cette ancienne division des sécrétions en excrémentitielles et en
récrémentitielles.

N'ayant pas à nous occuper ici du fonctionnement de chaque glande en particulier, pas plus que de la destination ultérieure du produit qu'elle sécrète, nous
nous bornerons à étudier le phénomène de la sécrétion dans ce qu'il a de plus
général, nous contentant par conséquent d'examiner successivement le mode
d'action de chacun des éléments constitutifs du tissu glandulaire. C'est là le
seul moyen de se rendre compte de la physiologie générale des glandes; il
suppose, comme on le voit, la structure intime de celles-ci connue.

Il ne faut donc pas s'étonner des théories plus que bizarres émises autrefois
sur ce sujet, quand la structure des glandes n'était pas connue. C'est alors
qu'on vit Descartes, se représentant les tissus glandulaires comme des cribles
formés de trous de diverses formes, supposer que les molécules rondes s'enga-
geaient dans des orifices circulaires, les pyramidales dans des orifices triangulaires,
les cubiques dans des orifices carrés, de manière que chaque sécrétion se conservât
toujours identique à elle-même. Borelli, cité aussi par Longet, faisait jouer un
rôle, dans le mécanisme des sécrétions, au diamètre et aux courbures des
vaisseaux, tout en admettant l'existence d'un ferment spécial à chaque glande.
Pour Stahl, c'était l'âme qui portait chaque chose à sa place, les produits sécrétés
comme le reste.

Une théorie qui fut soutenue d'abord par Everard Home, puis par Wilson
Philipp en Angleterre, par M. Dumas en France, fit considérer pendant un certain
temps le phénomène de la sécrétion comme étant sous la dépendance de causes
d'ordre purement physiques. En effet, après que Davy eut montré le pouvoir
décomposant des courants galvaniques sur des sels dont les acides vont au pôle
positif et les bases au pôle négatif, après qu'on eut remarqué d'autre part que,
des produits des diverses sécrétions, les uns sont acides, d'autres alcalins,
mais pas au même degré que le sang, on songea naturellement, en rapprochant
ces deux ordres d'idées, à expliquer le mode d'action des diverses glandes, en

supposant que ces organes remplissaient les fonctions d'électrodes à l'égard du
liquide sanguin qui vient les baigner.

Everard Home émit le premier cette ingénieuse hypothèse, admettant que les
nerfs étaient les conducteurs de courants électriques destinés aux glandes.
Wollaston fit, à l'appui de cette opinion, l'expérience suivante : il plaça une
solution de chlorure de sodium dans un tube de verre, fermé à l'une de ses
extrémités par une membrane animale, fit plonger une électrode dans le liquide,
mit l'autre en contact avec la surface extérieure de la membrane animale, et
vit le sel marin se décomposer, la surface externe de la membrane donnant une
réaction franchement alcaline. Wilson Philipp, de son côté, sachant combien la
section des nerfs pneumogastriques ralentit la digestion stomacale, chercha à
la rétablir, après cette section, en remplaçant l'influx nerveux par un courant
électrique. Il mit donc l'une des électrodes en communication avec le bout périphérique des nerfs de la dixième paire, et l'autre dans l'abdomen, et le résultat
d'une telle expérience fut une digestion presque aussi complète, au bout de
quelques heures, que si les nerfs pneumogastriques eussent été intacts.

Cette théorie tombe d'elle-même, maintenant qu'on sait combien les nerfs
sont mauvais conducteurs de l'électricité, combien l'influx nerveux diffère, par
caractères essentiels, du fluide électrique. L'expérience même de Wilson Philipp
ne peut pas être regardée comme corroborant l'opinion qu'il soutenait, puisque
les contractions des parois de l'estomac, provoquées par l'excitation du bout
périphérique des nerfs pneumogastriques, suffisent à accélérer le travail digestif.
Aussi quand, plus tard, M. Donné démontra que les membranes sécrétant des
produits acides sont dans un état électrique différent de celles qui ont une
sécrétion alcaline, il n'eut garde de vouloir trouver là une explication physique
du mécanisme des sécrétions, et ne vit, dans ces états électriques différents,
qu'une conséquence d'actions chimiques locales. M. Milne-Edwards, à qui nous
venons d'emprunter ces divers détails, a donc bien raison de conclure que pour
l'explicaton de l'acte sécrétoire cette hypothèse physico-chimique « n'est pas
plus satisfaisante que l'hypothèse mécanique qui l'avait précédée. En effet, par
l'action de la pile on peut, il est vrai, extraire du sang, d'une part, un liquide
alcalin qui est chargé de matières albuminoïdes non coagulables, et, d'autre
part, un liquide acide ; mais on n'est parvenu à produire ainsi aucune des humeurs
que les glandes élaborent et, pour ne citer qu'un seul fait, on n'obtient ainsi
rien qui ait l'apparence de l'urine, du lait ou de la bile. »

Aujourd'hui, l'examen microscopique du tissu glandulaire y a fait reconnaître un
élément constant qui est l'agent essentiellement actif du phénomène de la sécrétion,
c'est la cellule épithéliale ; c'est près d'elle que les capillaires sanguins viennent
déverser en abondance les principes nutritifs nécessaires à son fonctionnement,
à son évolution ou à ses métamorphoses, et c'est près d'elle aussi, parfois même
autour d'elle, que les voies d'excrétion montrent leurs premières radicules. La
sécrétion n'est donc plus considérée que comme un phénomène de nutrition
intime de l'élément épithélial glandulaire, et le produit sécrété n'est autre chose
que le résultat de ce phénomène de nutrition. La cellule glandulaire en est
l'agent essentiellement actif ; la membrane propre, les vaisseaux, les nerfs, ne
jouent qu'un rôle secondaire. Étudions d'abord le fonctionnement de la cellule.

I. Fonctionnement de la cellule glandulaire. — Son activité se traduit par des
phénomènes bien différents, aux yeux de l'observateur, suivant l'appareil auquel
elle appartient. Ici, on la voit se borner à séparer du sérum sanguin certains

de ses principes constitutifs pour les déverser dans les voies d'excrétion, sans
en former de nouveaux; là, elle crée de toutes pièces des produits nouveaux;
ailleurs, elle se borne à proliférer et à se desquamer, formant ainsi, par ses
débris, son produit de sécrétion; ailleurs encore elle prolifère, mais pour former
des éléments nouveaux, doués de vitalité. Ce sont là autant de formes diverses
que revêt son fonctionnement et que nous allons successivement passer en revue
sous les dénominations suivantes : 1° sécrétions par filtration, ou transsudations
glandulaires; 2° sécrétions proprement dites avec production de principes nouveaux; 3° sécrétions par desquamation épithéliale; 4° sécrétions morphologiques.

1° *Sécrétions par filtration, ou transsudations glandulaires.* Dans cette
classe nous remarquons les sécrétions lacrymale, sudorale et urinaire.

C'est d'abord par l'analyse comparative de la composition chimique du sang
et de celle des produits sécrétés qu'on peut reconnaître si une glande donne ou
ne donne pas origine à des principes nouveaux, et si sa fonction se borne à faire
un choix parmi les matériaux du sérum sanguin, ou en crée de nouveaux. Il ne
faut donc pas être surpris, si les désaccords qui se produisent entre les chimistes
peuvent faire considérer telle ou telle glande comme formant, suivant les uns,
ne formant pas, suivant les autres, des éléments étrangers au liquide sanguin.
Les larmes, par exemple, que l'on considère généralement comme contenant
une albumine identique à celle de provenance sanguine, contiendraient, suivant
Robin et Verdeil, de la dacryoline, matière albuminoïde qui leur serait spéciale,
et dans la proportion de 5 parties pour 1000. Les glandes sudoripares, qu'on
regarde comme ne formant aucun produit nouveau, fournissent des sudorates
alcalins dont la présence, sans être niée, n'a pas encore été, je crois, constatée
dans le sang.

Un autre moyen de déterminer si une glande forme de toutes pièces telle ou
telle substance, ou au contraire la soustrait au sang à mesure qu'elle s'y accumule, consiste en l'étude comparative de la composition du sang avant et après
l'extirpation de cette glande; si cette substance y est trouvée en quantité plus
considérable après qu'avant, c'est évidemment parce que la glande enlevée se
bornait à en priver le sang, et par conséquent ne la formait pas de toutes pièces
avant de l'excréter. Ou bien encore, on analyse le sang artériel qui se rend à la
glande pendant son fonctionnement et le sang veineux qui en sort : si ce dernier
contient une proportion moindre du principe recherché, c'est qu'il est emprunté
au sang par la glande, et non formé par elle.

Ces deux méthodes ont été spécialement appliquées à l'étude de la sécrétion
rénale, mais avec des résultats tellement contradictoires que quelques détails
sur ce sujet ne seront pas inutiles ici.

C'est en étudiant la composition du sang avant et après la néphrotomie que
Prévost et Dumas ont les premiers, dès 1823, reconnu l'accumulation de l'urée
dans le sang, dans la proportion considérable de 1 gramme pour 160, après
l'extirpation des reins. Cl. Bernard arriva aussi à des résultats analogues; il vit
de plus que l'urée pouvait s'éliminer, pendant quelque temps après cette opération,
par les voies digestives, sous forme de sels ammoniacaux. Cette excrétion intestinale remplace même provisoirement celle des reins, car, dès qu'elle cesse, la
proportion d'urée s'accroît notablement dans le sang.

Les conclusions de Prévost et Dumas, de Cl. Bernard et de Barreswill, furent
attaquées par Hermann, puis par Zalesky, qui considérèrent l'urée comme formée

en majeure partie dans les reins. Les faits les plus importants qu'ils invoquent à l'appui de leur opinion sont les suivants : après la ligature des uretères, qui empêche l'excrétion de l'urée formée, mais laisse encore aux reins la possibilité qu'ils leur prêtent d'en former, ils ont trouvé une augmentation de la proportion d'urée contenue dans le sang, tandis qu'après l'extirpation des reins ils n'en ont trouvé qu'une faible quantité; par contre, les produits inférieurs d'oxydation (créatine, créatinine, etc.) leur ont paru considérablement accrus, aussi bien dans le sang que dans les muscles. Plus récemment, Primavera crut aussi devoir attribuer aux reins une activité élaboratrice propre en ce qui regarde l'urée, l'acide urique et probablement aussi l'urophéine et l'uroérythrine. Son principal argument est la forme variable qu'il a vu prendre aux cristaux de nitrate d'urée, selon que l'urine provenait de reins sains ou malades. Dans le premier cas, le nitrate d'urée cristallisait toujours en tablettes, et dans le second en pinceaux ou en balais. Ces différences morphologiques dans le produit de sécrétion, coïncidant avec les différences de structure intime du rein qui séparent l'état normal de l'état pathologique, l'ont amené à regarder les reins comme autre chose que de simples filtres.

Il semblait évident que, pour arriver à des données aussi contradictoires, les divers physiologistes avaient dû user, pour la recherche de l'urée, de procédés imparfaits ou vicieux : aussi M. Gréhant, en étudiant à nouveau cette importante question, s'attacha-t-il tout d'abord à s'assurer d'un procédé de dosage aussi irréprochable que possible. Reprenant ensuite les dosages de l'urée du sang avant et après la néphrotomie, il constata que, aussitôt après cette opération, l'urée s'accumule dans le sang chez l'animal à jeun, et y est déjà manifeste trois heures après l'opération; que l'accroissement du poids de l'urée dans le sang et dans la lymphe, vingt-quatre heures après l'ablation des reins, est égal au poids de cette substance que l'animal sain, à jeun, aurait excrété en vingt-quatre heures; qu'enfin l'accumulation de l'urée dans le sang, pendant les heures qui suivent la néphrotomie, suit la même marche qu'après la ligature des uretères. M. Gréhant, étudiant ensuite comparativement le sang de la veine rénale et celui de l'artère, rencontra toujours moins d'urée dans le premier que dans le second; puis, la même expérience étant répétée sur un animal ayant subi la ligature des deux uretères depuis vingt-quatre heures, il trouva autant d'urée dans le sang veineux que dans le sang artériel, ce qui est dû à ce que le rein n'excrète plus d'urée, et ce qui prouve en outre qu'il n'en forme pas, car, dans ce cas, l'excrétion étant rendue impossible, le sang de la veine devrait en contenir plus que celui de l'artère. Ces remarquables recherches, venant confirmer celles de Prévost et Dumas, de Cl. Bernard, restituent donc aux reins leur caractère de glandes ne sécrétant que par suite d'un phénomène de simple filtration. En ce qui concerne l'acide urique, Pawlinoff, opérant sur des pigeons auxquels il pratiquait la ligature des vaisseaux rénaux et qui survivaient en moyenne de dix à douze heures à l'opération, constata l'accumulation dans le sang et dans les tissus d'une quantité d'acide urique aussi considérable que celle qu'on trouve après la ligature des uretères seuls, ce qui prouve bien que le rein ne forme pas plus l'acide urique qu'il ne forme l'urée, et se borne à éliminer ces substances formées ailleurs, dans les divers tissus de l'économie.

On sait, du reste, que, rejetant la théorie d'Hermann, de Zalesky, etc., certains auteurs regardent l'urée et l'acide urique comme se formant, sinon en totalité, du moins en majeure partie, dans le foie. M. Brouardel a même remarqué à ce sujet que la quantité d'urée formée en vingt-quatre heures serait sous la dépendance de deux influences principales : 1° l'état d'intégrité ou d'altération des cellules hépatiques ; 2° l'activité plus ou moins grande de la circulation hépatique.

Dans les glandes qui ne sont le siége que de ces phénomènes de transsudation, l'épithélium laisse passer certaines des parties constitutives du plasma sanguin qui, ayant traversé en nature la paroi des vaisseaux capillaires, s'étant de là répandu autour des acini glandulaires, dans le tissu conjonctif assez lâche qui les entoure, puis s'étant endosmosé au travers de la membrane propre, pénètre dans les cellules de revêtement interne de l'acinus : celles-ci ne déversent dans les premières voies d'excrétion que ceux des principes du sérum sanguin qu'on retrouve dans le produit sécrété. Aussi la glande ne produit-elle aucun principe nouveau, et ceux qui en sortent ne diffèrent pas de ceux qu'on trouve dans le sérum sanguin. On peut en dire autant du poumon, que nous avons vu construit sur le type glandulaire, et qui fonctionne comme une glande de l'espèce de celles qui nous occupent ; l'acide carbonique qu'il exhale est emprunté par lui au sérum sanguin, et l'absorption de l'oxygène ne saurait le différencier des glandes, puisque les phénomènes d'absorption peuvent se montrer aussi dans ces organes, comme nous aurons l'occasion de le démontrer ultérieurement. La cellule glandulaire n'a donc pas ici un rôle passif, puisqu'elle choisit parmi les matériaux du sang, rejetant les uns au dehors, et barrant le passage aux autres. C'est ainsi que la physiologie explique le phénomène des sécrétions par filtration chez les glandes de la structure la plus simple.

Dans le rein, dont la texture est plus complexe, dont l'épithélium diffère si notablement dans les diverses parties d'un même tube urinifère, la sécrétion est le résultat d'un travail cellulaire bien plus compliqué, et que les observateurs ont diversement interprété. Les uns, avec Ludwig et Kuss, admettent que le sérum du sang filtre au niveau du glomérule, soit en nature (Kuss), soit privé de son albumine et de ses graisses (Ludwig) ; l'épithélium des tubes urinifères ne servirait qu'à résorber ensuite tout ce qui, du sérum, ne doit pas passer dans l'urine, et à le restituer à la circulation. Les autres, comme Bowman et Heidenhain, limitent la fonction des glomérules de Malpighi à laisser filtrer seulement l'eau de l'urine et peut-être aussi ses principes salins, tandis que l'urée, l'acide urique, seraient versés dans l'urine par les cellules volumineuses à bâtonnets des canalicules contournés et de la branche ascendante des tubes de Henle.

A l'appui de la théorie de Kuss on fait valoir : la longueur des canalicules urinifères, qu'on suppose en rapport avec des phénomènes d'absorption ; la faible tension qui doit exister dans les capillaires autres que ceux des glomérules, puisque le sang qu'ils contiennent est celui qui a déjà traversé le peloton glomérulaire, condition qui peut en effet favoriser l'absorption, mais qui ne prouve pas qu'elle se produit. On fait valoir encore : l'analogie de composition du liquide qu'on rencontre dans ces kystes transparents, attribués à une oblitération d'un canalicule urinifère près du glomérule, avec le sérum sanguin ; la présence de l'albumine dans les urines quand l'épithélium des canalicules, altéré ou desquamé, ne peut plus la résorber. Enfin, l'anatomie comparée montre que les urines des ophidiens, concrètes lors de l'émission, sont d'abord liquides dans la partie initiale des tubes urinifères, et ne s'épaississent que peu à peu dans leur trajet ultérieur au travers de ces mêmes tubes.

C'est surtout à l'expérimentation que Heidenhain demanda la confirmation de ses idées sur le rôle des éléments épithéliaux du rein. Injectant une solution de carmin d'indigo dans le système circulatoire d'un animal, jusqu'à ce que la conjonctive bleuît, il remarqua que, de tous les organes, le rein est celui auquel cette injection donne la teinte bleue la plus foncée, en même temps que l'urine se colore d'une manière très-intense : d'où cette conclusion que le rein doit être l'organe collecteur et séparateur par excellence du carmin d'indigo, comme il l'est de l'urée. On peut, d'après cette première expérience, supposer que le point précis où s'effectue, dans le rein, l'élimination du carmin d'indigo, est aussi celui où l'urée se sépare du sang pour être versée dans l'urine : aussi Heidenhain chercha-t-il à la déterminer en continuant l'emploi du carmin d'indigo. Étudiant des coupes faites sur des reins d'animaux injectés de cette substance, tués ensuite par hémorrhagie, l'artère rénale ayant été parcourue par un courant d'une solution concentrée de chlorure de potassium qui a pour but de fixer la matière colorante et de l'empêcher de diffuser, il constata d'abord que les glomérules de Malpighi ne prennent aucune part à la séparation du carmin d'indigo, car ils restent incolores au milieu des autres parties du rein, et leur épithélium n'est nullement teint par le réactif. Il en est de même de l'épithélium des tubes droits et de Bellini ; leur cavité contient un liquide coloré qui vient, comme nous allons le voir, des canalicules contournés, mais leurs cellules épithéliales, pas plus que leurs noyaux, ne contiennent de matière colorante, bien que possédant la propriété de la fixer quand on plonge une coupe ordinaire du rein dans une solution de carmin d'indigo. Les choses se passent tout autrement du côté des canalicules contournés et de la branche ascendante des tubes de Henle : leur épithélium fixe vivement la matière colorante, et c'est surtout dans la portion du protoplasma cellulaire qui a l'aspect strié et scalariforme décrit par Heidenhain qu'elle est le plus abondante. Aussi est-ce à l'épithélium de ces canalicules qu'il a attribué le pouvoir de séparer le carmin d'indigo du sang, pour le verser dans l'urine, tout en remarquant une certaine indépendance dans le fonctionnement de ces canaux, dont les uns se montrent fortement teintés en bleu, à côté d'autres restés incolores.

Les faits qui précèdent prouvent seulement que certaines des cellules épithéliales du rein ont la spécialité d'éliminer des matières colorantes, telles que le carmin d'indigo ; les expériences nombreuses et variées de Heidenhain sur ce sujet, expériences que nous ne relaterons pas ici parce qu'on les trouvera à l'article REIN de ce Dictionnaire, concourent à démontrer la réalité de ce fait. Mais jusqu'à présent tout ceci ne démontre pas d'une manière formelle que l'urée et l'acide urique, en particulier, soient séparés du sang par les mêmes cellules, ainsi que Heidenhain le prétend. Il n'a pas réussi à rendre évident ce passage de l'urée et de l'acide urique au travers de l'épithélium des canalicules contournés et de la branche ascendante des tubes de Henle, mais ses expériences avec l'urate de soude doivent le faire considérer comme au moins probable. En effet, injectant une solution concentrée de ce sel dans le sang, sacrifiant ensuite l'animal, puis injectant par l'artère rénale de l'alcool aiguisé d'acide acétique, il a trouvé des dépôts d'urate de soude dans les tubes droits et dans les tubes contournés, alors qu'ils manquaient complétement dans l'intérieur de la capsule du glomérule de Malpighi. Le sel urique n'avait donc pas filtré au niveau du glomérule, mais au niveau des canalicules.

Von Wittich a répété les expériences de Heidenhain tant avec le carmin d'indigo qu'avec la solution ammoniacale de carmin ordinaire, et il a remarqué que le rein ne se comportait pas de la même manière à l'égard de toutes les matières colorantes, car le glomérule lui a paru prendre une large part à l'élimination du carmin ammoniacal, et n'en prendre aucune à celle du carmin d'indigo : de là l'opinion émise par lui que le rein n'élimine pas d'une manière identique les diverses matières colorantes qu'on a cru pouvoir assimiler aux matériaux normaux de l'urine, et que, peut-être, tantôt le glomérule, tantôt l'épithélium des canalicules contournés et de la branche ascendante des tubes de Henle, pourraient jouer un rôle prépondérant dans l'élimination des principes en dissolution dans le sang.

La question des phénomènes intimes de la filtration dans le rein est, on le voit, loin d'être tranchée, et nous nous bornons à mettre sous les yeux du lecteur les principales pièces du procès.

Nous ne parlerons pas ici de l'influence du système nerveux, de la tension sanguine sur les sécrétions de cette espèce, ces sujets devant faire l'objet de chapitres à part.

2° *Sécrétions proprement dites avec production de principes nouveaux.* Les phénomènes de sécrétion que nous venons d'exposer impliquaient de la part de la cellule qui en est le siége un mode d'action bien caractéristique : la cellule emprunte tout au liquide transsudé hors des capillaires voisins, pour le verser dans les voies d'excrétion, et ne forme, par sa propre élaboration, aucun principe nouveau. Elle n'est qu'un agent de séparation, de dissociation, et nullement un organe formateur. Dans notre seconde classe de sécrétions, la cellule glandulaire continue certainement, sous certains rapports, à se comporter de la sorte, car tous les liquides qu'elle a excrétés contiennent au moins certaines substances identiques à celles qu'on trouve dans le sang, et qui en proviennent manifestement; mais, en outre, certains principes, étrangers à la composition du liquide sanguin, apparaissent dans le produit sécrété, après s'être formés de toutes pièces dans les cellules où parfois, à l'aide de certains réactifs ou de certains modes de préparation, on peut constater leur présence, comme nous l'indiquerons plus loin.

Ce que nous voyons se passer dans les éléments glandulaires, à l'occasion de ce second genre de sécrétion, ne se différencie donc pas sensiblement des phénomènes de nutrition qui ont lieu dans toutes les cellules en général, même celles des tissus non glandulaires : des matériaux nouveaux s'y forment, tout comme il se produit de la fécule, des huiles essentielles, dans le protoplasma des cellules végétales, de la matière glycogène dans les cellules de cartilage en voie de formation active, etc., etc. ; des matériaux nouvellement formés sont rejetés par la cellule autour d'elle, et n'est-ce pas ainsi que la cellule cartilagineuse forme successivement les capsules emboîtées qui l'entourent, que la cellule épithéliale s'entoure du ciment qui l'unit à ses voisines, pour ne citer que quelques exemples? Aussi est-il bien naturel de considérer cette élaboration de la cellule glandulaire comme un simple phénomène de nutrition commun à toutes les cellules en général; seulement, au cas particulier, le produit élaboré par la cellule et rejeté par elle, au lieu de séjourner à sa périphérie, comme dans les épithéliums et le cartilage, ou d'être résorbé par les voies sanguines ou lymphatiques voisines, est recueilli dans des canaux disposés pour le conduire au dehors de la glande.

Quelles que soient les transformations que doit subir une partie des principes fournis aux cellules glandulaires par le liquide sanguin, on peut, avec Cl. Bernard, considérer tous ces principes, aussi bien ceux qui traversent en nature l'épithélium glandulaire que ceux qui s'y métamorphosent, comme fournis exclusivement par le sang. Voici comment il le prouva : mettant d'abord à nu la glande sous-maxillaire, ainsi que ses vaisseaux et nerfs, il ne lui laissa qu'une seule veine et une seule artère de calibre semblable. Il recueillit un échantillon du sang veineux qui en sortait pendant qu'elle était au repos, puis, provoquant la sécrétion, il recueillit la salive qui s'écoulait en même temps qu'un nouvel échantillon de sang veineux, obtenu, celui-ci, pendant l'activité de la glande. Il sectionna ensuite l'artère glandulaire, et recueillit par son bout central une quantité de sang artériel égale à celle du sang veineux recueilli.

Ces divers liquides furent mis à l'étuve afin qu'on pût apprécier la quantité d'eau et de résidu sec que chacun contenait. Or, la comparaison des chiffres obtenus prouva à Cl. Bernard que ce qui manquait d'eau et de résidu sec au sang veineux, pour en avoir une quantité égale à celle du sang artériel, était exactement représenté, à 3 millièmes près, par la quantité d'eau et de résidu sec que contenait la salive sécrétée : il y a donc presque identité absolue entre la quantité des matériaux solides et liquides qui entrent dans la glande par le sang artériel, et la quantité de ceux qui en sortent par le sang veineux et la salive réunis : par conséquent, les matériaux solides et liquides de cette dernière doivent être considérés comme ayant été soustraits, peu importe sous quelle forme chimique, au liquide sanguin des artérioles ou des capillaires, avant son arrivée dans les veinules efférentes.

Schiff, par des expériences bien connues, chercha à établir que ceux des produits sécrétés qui ne se trouvent absolument pas dans le sang, tels que la pepsine du suc gastrique, sont néanmoins formés aux dépens de matériaux provenant de ce liquide. Après avoir indiqué combien la sécrétion de la pepsine, et par conséquent le pouvoir digestif du suc gastrique, deviennent plus actifs après l'ingestion de certaines substances dites peptogènes (dextrine, pain, gélatine, bouillon de viande, peptones, etc.), Schiff établit que ces substances, « absorbées par l'estomac, abandonnent au sang certains principes qui modifient la composition de ce fluide, de manière à le rendre apte à fournir de la pepsine aux glandes stomacales. »

Ceci vaut la peine d'être démontré, car, ces substances étant habituellement introduites dans l'organisme par la voie de l'estomac, on pourrait supposer que leur contact avec la muqueuse de l'organe et leur absorption directe par celle-ci suffisent à fournir directement des matériaux peptogènes aux glandes gastriques. Or il n'en est rien, et, en évitant le contact des peptogènes avec la muqueuse gastrique, en les faisant pénétrer dans le sang par d'autres voies d'absorption ou par injection veineuse, Schiff vit la sécrétion peptique s'accroître également. L'absorption d'une solution de dextrine par le rectum provoqua constamment une digestion rapide d'albumine par l'estomac, des injections de dextrine, de peptone, d'extrait de viande dans le tissu cellulaire sous-cutané du dos, du thorax et des cuisses, amenèrent une formation abondante de pepsine dans les glandes d'estomacs à l'état de vacuité. Sur des lapins, Schiff vit l'injection veineuse d'une solution aqueuse de 1 gramme de dextrine donner à l'estomac un pouvoir digestif tel que l'infusion faite avec sa muqueuse pouvait digérer en cinq à six heures de 60 à 75 grammes d'albumine, tandis que la muqueuse gastrique d'un autre lapin à jeun donnait une infusion incapable de digérer plus de $0^{gr},1$ d'albumine en cinq heures. De tels faits paraissent bien démontrer que c'est dans le sang que les glandes vont puiser les éléments des principes spéciaux à elles, et qu'elles doivent sécréter.

On admet généralement que les matériaux fournis, pour la sécrétion, par les capillaires voisins des acini, se répandent d'abord dans les espaces interfasciculaires du tissu conjonctif ambiant (espaces lymphatiques de certains auteurs), et qu'ils y séjournent plus ou moins avant d'être absorbés par les cellules glandulaires. A l'appui de cette manière de voir, qui suppose que la sécrétion se fait en deux temps, Gianuzzi institua l'expérience suivante : il injecta dans la glande sous-maxillaire une solution de bicarbonate de soude, de façon à détruire ou, du moins, altérer son épithélium suffisamment pour qu'il ne puisse plus fonctionner : il excita la corde du tympan et constata que la sécrétion ne se produisait plus, tandis que la dilatation vasculaire se produisait comme dans les conditions ordinaires. Le fonctionnement de l'épithélium glandulaire semblait donc bien suspendu. Mais en continuant l'excitation de la corde du tympan pendant quinze à vingt minutes, il nota, en même temps que le manque de sécrétion, un œdème considérable de la glande, ainsi que du tissu cellulaire ambiant, ce qui semble démontrer d'une manière formelle que la sécrétion se fait bien en deux temps, puisque, au cas particulier, le premier temps ayant pu seul s'accomplir, le tissu conjonctif intra et périglandulaire s'est gorgé de liquide.

Heidenhain se refuse à reconnaître comme vraies les conclusions de Gianuzzi. Il reprend son expérience et la simplifie en ce sens que, au lieu d'injecter un liquide dans la glande, il se borne à paralyser l'action sécrétante de ses éléments cellulaires par l'atropine; il pratique alors l'excitation de la corde du tympan pendant un temps très-long et ne voit survenir aucun œdème, ni de la glande, ni du tissu conjonctif ambiant. Aussi croit-il que les injections pratiquées par Gianuzzi, dans les voies d'excrétion de la glande sous-maxillaire, mettaient l'organe dans un état anormal et changeaient le processus de diffusion. En effet, en injectant, chez un chien atropinisé, dans l'une des glandes, une solution de sel marin, et dans l'autre un liquide indifférent, il ne fit apparaître l'œdème, en excitant la corde du tympan des deux côtés, que de celui où il avait injecté la solution salée.

C'est en vertu de simples phénomènes d'osmose que les principes fournis par les capillaires sanguins pénètrent dans les cellules glandulaires, car celles-ci sont douées d'un pouvoir d'absorption très-accusé, et que les expériences de Cl. Bernard tendent à mettre en évidence. Injectant 5 grammes d'une dissolution de strychnine dans le conduit excréteur de la parotide d'un chien, il vit l'animal mourir presque instantanément dans des convulsions, ce qui prouve combien grande a été la rapidité de l'absorption. Injectant de l'iodure de potassium dans le conduit salivaire parotidien d'un côté et recueillant presque au même instant, par le conduit de la glande du côté opposé, de la salive dont la sécrétion avait été provoquée avec du vinaigre, il constata la présence de l'iodure de potassium dans cette même salive, preuve manifeste de la rapidité et de la facilité avec laquelle il avait été absorbé. De même, le prussiate de potasse, ainsi introduit par une glande salivaire, se retrouve rapidement dans les urines.

Relativement à ce pouvoir absorbant des glandes, il est un fait qui mérite d'être signalé, et qui consiste en ce que certaines substances, facilement absorbées par l'épithélium glandulaire, et pénétrant dans la circulation, ne peuvent plus être éliminées par ce même épithélium. Le prussiate de potasse, par exemple, si bien absorbé par la parotide, et qui se retrouve rapidement dans l'urine, ·fait défaut dans la salive, même dans celle qui provient de la glande par laquelle on l'a fait absorber, quand on provoque artificiellement sa sécrétion. On sait que le prussiate de potasse est du nombre des substances qui, introduites dans le sang, ne s'éliminent pas par les glandes salivaires. Ce fait inspire un certain doute sur l'interprétation donnée par Cl. Bernard aux résultats qu'il a obtenus en étudiant ainsi l'absorption par l'épithélium glandulaire; il semble difficile d'admettre que celui-ci puisse absorber aussi facilement une substance qu'on injecte dans les culs-de-sac qu'il tapisse, et ne puisse pas de nouveau se laisser traverser par elle quand il sécrète, et que le sérum sanguin qui lui fournit les matériaux de sa sécrétion contient une certaine quantité de cette même substance. Ne peut-on pas supposer, au cas particulier, ou que l'absorption du prussiate de potasse s'est faite par les cellules des voies d'excrétion à l'exclusion de celles des acini glandulaires, ou encore que le liquide, injecté en trop grande abondance, aura produit quelque rupture et se sera infiltré dans le tissu conjonctif interstitiel, qui l'aurait absorbé au lieu et place de l'épithélium glandulaire? Ces deux hypothèses peuvent être également vraies; il est un fait, cependant, qui pourrait faire accorder quelque créance à la seconde, et que Cl. Bernard a remarqué et signalé plusieurs fois en faisant l'autopsie des animaux sur lesquels il avait reproduit ces expériences : c'est un état œdémateux de la glande qu'il avait injectée par son conduit excréteur.

Quoi qu'il en soit, ce pouvoir absorbant des cellules à l'égard des liquides injectés dans les cavités de la glande diminue dans de fortes proportions quand on renouvelle l'expérience pendant que la sécrétion se produit; chose facile à comprendre, puisqu'à ce moment les cellules sont gonflées du liquide qu'elles élaborent. Aussi, tandis que Cl. Bernard, injectant une solution de strychnine dans le canal excréteur d'une parotide au repos, vit les convulsions se manifester, puis la mort survenir, à peine l'injection terminée, il constata que les convulsions n'arrivaient que douze minutes après l'injection, en répétant la même expérience sur une parotide dont il avait au préalable excité la sécrétion, et Cl. Bernard suppose qu'elles auraient peut-être encore été retardées, si l'on eût continué, par l'injection de vinaigre sur la langue, à exciter l'activité sécrétoire.

Les expériences physiologiques ne nous permettent guère d'étudier l'absorption, par les cellules glandulaires, que dans des conditions anormales, c'est-à-dire par l'injection d'un liquide dans les voies d'excrétion de l'organe. Mais, si l'on ne peut étudier directement leur pouvoir absorbant à l'égard du liquide qui leur est fourni normalement par la transsudation qui se fait au dehors des capillaires voisins d'elles, on peut au moins se rendre compte de sa puissance. Qu'il nous suffise à ce sujet de rappeler l'expérience de Ludwig qui, plaçant un manomètre sur le conduit excréteur de la glande sous-maxillaire, remarqua que la pression de la salive sécrétée peut presque atteindre le double de la pression qui règne, au même moment, dans le système artériel. Bidder l'a vue, chez le chien, faire équilibre à 230 millimètres de mercure, la tension artérielle n'étant que de 140 millimètres dans des artères déjà assez volumineuses. Ces simples faits indiquent bien la puissance du pouvoir absorbant des cellules glandulaires, puisqu'il peut encore se manifester malgré une telle disproportion entre la pression intra-glandulaire et la pression intra-vasculaire. Nous devons à la vérité d'ajouter que, d'après Hering, il n'en serait pas ainsi dans toutes les glandes; d'après lui, dans la parotide, les phénomènes de sécrétion et par conséquent d'absorption cellulaire cesseraient dès que la tension du produit sécrété fait équilibre à la tension sanguine, puisqu'on ne verrait pas la première, dans cette glande, dépasser la seconde.

Hering a cherché à expliquer ces faits. D'après lui, il existerait dans certaines cellules glandulaires une substance diffusible et douée d'un pouvoir endosmotique considérable, s'imbibant et se gonflant rapidement au contact des liquides. Cette substance paraît être la mucine, et voici pourquoi. On sait qu'elle se rencontre dans la salive de la glande sous-maxillaire, et manque dans la sécrétion parotidienne. Or, comme nous l'avons indiqué plus haut, il résulte d'expériences pratiquées sur des animaux et sur un homme atteint de fistule du canal de Stenon que, malgré les excitations les plus variées, la pression, dans le canal de Stenon, n'arrive jamais à dépasser la pression artérielle, tandis que, dans le canal excréteur de la sous-maxillaire, elle atteint les chiffres cités par Ludwig et Bidder. La parotide ne contenant pas de mucine et la sous-maxillaire en contenant, on conçoit que Hering ait songé à attribuer à la présence de cette susbtance, diffusible et douée, d'un pouvoir absorbant considérable, le pouvoir absorbant également considérable qui, d'après lui, serait spécial à la glande sous-maxillaire, parmi les glandes salivaires.

La formation de substances nouvelles, étrangères à la composition du sang, dans les cellules glandulaires, a été constatée par des procédés bien divers, variant souvent d'une glande à l'autre. Notre but n'est certainement pas de les passer tous en revue dans un article général comme celui-ci; autant vaudrait faire l'étude physiologique complète de chaque glande en particulier. Aussi nous bornerons-nous à citer quelques exemples, pris çà et là dans la physiologie de l'appareil glandulaire.

Les cellules hépatiques ont, entre autres attributs, ainsi que Cl. Bernard l'a démontré, celui de former de la matière glycogène. L'existence de celle-ci, dans le foie, avait été reconnue; Cl. Bernard avait même pu l'en retirer en nature, en traitant cet organe, découpé en tranches minces, par l'eau bouillante, en le broyant, en le traitant ensuite par le noir animal, puis en filtrant et en ajoutant au liquide qui a traversé le filtre soit de l'alcool, soit de l'acide acétique cristallisable. Cette dernière opération précipite la matière glycogène sous forme d'une poudre blanche, non soluble dans l'eau, et dont on peut alors facilement étudier la réaction caractéristique qui est de donner, au contact de l'eau iodée, une coloration violet rougeâtre. Ceci établi, il devint facile d'étudier la formation de cette matière glycogène dans les cellules hépatiques, et de préciser les conditions physiologiques et pathologiques favorables ou défavorables à son élaboration. Cl. Bernard, Robin, Schiff, en traitant ces cellules par la teinture d'iode, y ont vu la matière glycogène siégeant dans le protoplasma, surtout à proximité du noyau, sous forme de granulations d'un rouge violacé ou vineux. Bock et Hoffmann qui, usant d'un réactif un peu différent, lui contestent la forme granuleuse et la croient en dissolution dans le protoplasma, ont également reconnu sa présence, à proximité du noyau, sous forme d'une zone colorée. Sous l'influence de l'inanition, Frey a vu sa formation cesser; Cl. Bernard a constaté qu'elle ne commençait à apparaître dans les cellules glycogéniques que vers le milieu de la vie intra-utérine, etc., etc. Il a même pu déterminer en partie aux dépens de quels principes, fournis par l'alimentation au sang de la veine porte, se formait cette matière glycogène (voy. *Dict. encyclop.*, art. Foie).

Dans les glandes à pepsine on peut constater aussi directement la formation du ferment peptique sous forme de granulations fines. En les colorant par l'acide osmique, Moritz Nussbaum a pu remarquer, ce qui concorde avec les idées de Schiff, que leur nombre était plus considérable pendant la digestion que pendant l'état de jeûne, ainsi qu'on l'avait prétendu faussement.

Les cellules glandulaires destinées à la sécrétion du mucus sont également un exemple à citer de la présence et de la formation du produit sécrété dans l'intimité du corps cellulaire. On reconnaît la présence du mucus à leur aspect vitreux, au trouble qu'y provoque l'action de l'acide acétique, à l'absence de granulations. C'est surtout sur les cellules caliciformes de Gruby et Delafond, dont nous avons signalé la présence dans certaines glandes muqueuses, que le processus de la formation du mucus peut être facilement suivi. On se rappelle que ces éléments, ouverts du côté de la surface qu'ils limitent, possèdent, dans leur partie profonde, un noyau entouré de protoplasma qui y reste fixe. Mais, au-dessus d'eux, est le produit de sécrétion, sous forme d'une masse muqueuse, accolée au protoplasma, mais indépendante de lui, si bien que M. Ranvier a pu voir ce globe muqueux sortir en masse par l'orifice de la cellule. Son issue est ordinairement moins brusque, car, doué d'une grande affinité pour les liquides et s'en imbibant assez vite, il se renfle, et ne sort que peu à peu de la cellule qui l'a produit. Le protoplasma et le noyau, qui n'ont pas quitté le fond de la cellule, sont les agents de l'activité sécrétoire.

Si l'on en croit Heidenhain, certaines des glandes sécrétant du mucus, la glande sous-maxillaire, en particulier, devraient être rangées parmi celles dont les cellules, une fois leur travail d'élaboration terminé, se desquament et se détruisent pour mettre en liberté le produit qu'elles ont formé. Il appuie cette opinion sur l'expérience suivante : après une excitation du nerf tympanico-lingual, assez prolongée pour obtenir une quantité de salive égale à environ dix fois le poids de la glande sous-maxillaire, il fait durcir cette glande par l'alcool, et en colore au carmin des coupes, pour rechercher quelles modifications ont pu se produire dans les culs-de-sac glandulaires. Or, il trouva, à la place des grandes cellules, muqueuses et à protoplasma vitreux, des cellules plus petites et d'aspect granuleux. Cet aspect nouveau lui a semblé dû à ce que les petites cellules des croissants de Giannuzzi, ayant augmenté de volume et ayant proliféré, ont remplacé les anciennes, qui se seraient détruites pour former le produit sécrété. Heidenhain a cru retrouver leurs restes dans la salive sécrétée pendant l'expérience, sous forme de corps cylindriques et transparents, tantôt allongés et terminés par des surfaces mousses ou en forme de fuseau, tantôt oblongs, arrondis à une de leurs extrémités et coniques à l'autre.

M. Ranvier, ayant repris ces expériences, arriva, sur certains points, à des résultats contradictoires de ceux qu'avait annoncés Heidenhain. Il rejette l'alcool comme agent durcissant parce que, d'après lui, le durcissement de la glande dans ce liquide ne fournit pas de préparations suffisamment nettes pour apprécier un processus physiologique aussi délicat. Il se refuse de plus à endormir avec la morphine, comme le faisait Heidenhain, les animaux sur lesquels il opère, parce que c'est à cette substance que lui semble due la présence de ces corps cylindriques considérés à tort par Heidenhain comme des éléments cellulaires détruits ou en voie de destruction. Dans les opérations qui ont été faites sans le secours de la morphine, la salive s'est toujours montrée fluide, et ne contenait pas de corps pouvant être assimilés à des débris de cellules. Ceux-ci, du reste, quand ils existent, sont simplement, d'après M. Ranvier, « des moules comparables à ceux que l'on trouve dans les urines albumineuses, et qui, constitués par du mucus épais, ont été comprimés et rejetés par les canaux excréteurs. Ces canaux ne contiennent pas de fibres musculaires dans leur paroi, mais il est bien probable que leurs cellules épithéliales striées sont contractiles. C'est à leur activité qu'il faut rattacher l'expulsion presque instantanée de la salive sous l'influence de l'excitation du nerf tympanico-lingual. »

Modifiant donc la technique de Heidenhain, se refusant à l'emploi du chlorhydrate de morphine comme anesthésique, et employant comme agent durcissant l'acide picrique, au lieu d'alcool, M. Ranvier tire de ses expériences les conclusions suivantes : « J'ai pu constater de la manière la plus évidente que, sous l'influence de la sécrétion abondante provoquée par l'excitation des nerfs, les culs-de-sac glandulaires perdent de leur diamètre, et que les cellules muqueuses se vident peu à peu de leur contenu sans se détruire. A l'aide d'un grossissement de 400 à 600 diamètres, on constate encore les modifications suivantes : le noyau plat qui occupe le fond de la cellule s'est gonflé, est devenu sphérique, et a maintenant un double contour évident; le protoplasma granuleux qui englobe le noyau a pris un volume plus considérable et s'est étendu dans l'intérieur de la cellule, tandis que la portion muqueuse de celle-ci a diminué ou même complétement disparu. Les cellules du croissant marginal se sont également gonflées et sont beaucoup plus distinctes les unes des autres. Dans certains culs-de-sac toutes les cellules ont perdu leur mucus et sont transformées en cellules granuleuses; dans d'autres culs-de-sac, on peut suivre toutes les modifications successives qui amènent cette transformation. »

« En résumé, le produit sécrété par les glandes muqueuses provient de leurs cellules, mais, pour le former, les cellules glandulaires abandonnent simplement la matière élaborée dans leur intérieur ; elles ne se détruisent pas entièrement, comme l'a dit Heidenhain. Leur portion active (noyau et protoplasma) persiste, et c'est elle qui, très-probablement, répare les pertes de la sécrétion. » Quant aux cellules qui forment les croissants de Gianuzzi et que Heidenhain croyait à tort destinées à remplacer les cellules muqueuses desquamées, on les regarde aujourd'hui, vu l'état granuleux de leur protoplasma, comme préposées uniquement à la formation du ferment salivaire ou ptyaline.

Les divers faits ou expériences que nous venons de rapporter successivement démontrent que c'est réellement dans les cellules glandulaires que s'élaborent les principes nouveaux qui doivent contribuer à constituer le produit définitif de la sécrétion. Les cellules ne se détruisent pas pour le former, ainsi que nous les verrons se comporter dans un autre mode de sécrétion; elles se bornent à rejeter le produit qu'elles ont élaboré, et nous devons nous demander par quel mécanisme ou en vertu de quelle force ce dernier acte se fait. En ce qui concerne les cellules caliciformes, nous avons déjà donné l'explication qui semble la plus probable, supposant que le mucus, vu son affinité pour les liquides, s'en imbibe, se gonfle, et sort peu à peu de la cellule qui l'a formé. Mais une telle explication ne peut plus être admise en ce qui touche aux glandes dont les éléments cellulaires ne sont ouverts nulle part; pour la sous-maxillaire, en particulier, si l'excrétion cellulaire se faisait en vertu de phénomènes endosmo-exosmotiques, on devrait, comme le fait remarquer M. Ranvier, trouver, après une excitation prolongée de la glande, un gonflement

des cellules et des culs-de-sac qui les contiennent, tandis que c'est le contraire
qu'il a remarqué. Pflüger a cherché à expliquer ce phénomène par une action
directe des nerfs sur les cellules dans lesquelles ils viendraient se terminer :
mais que penser d'une telle interprétation quand on sait combien sont peu
démontrées les terminaisons nerveuses décrites par Pflüger? En somme, cette
partie des phénomènes internes de la sécrétion n'a pas reçu jusqu'à présent
d'explication satisfaisante.

Les cellules glandulaires ne commencent pas à fonctionner aussitôt qu'elles
se sont formées, chez l'embryon. Ce n'est, pour ainsi dire, qu'au fur et à mesure
des besoins divers de son organisme qu'on les voit entrer en activité. Les cellules hépatiques ne commencent à former et à contenir de la matière glycogène
que vers le milieu de la vie intra-utérine; les cellules du pancréas ne commencent à contenir celui de leurs ferments qui saccharifie les matières amylacées qu'à partir du second mois qui suit la naissance; et encore, à cette
époque, il n'y existerait qu'en bien faible quantité, pour augmenter progressivement jusqu'à la fin de la première année, époque à laquelle seulement,
d'après Korowin, le tissu pancréatique de l'enfant commence à jouir, à poids
égal, d'un pouvoir saccharifiant identique à celui du pancréas de l'adulte. La
salive parotidienne, d'après Ritter von Rittershain, n'acquerrait la propriété de
convertir l'amidon en dextrine puis en sucre que vers la sixième semaine de la
vie extra-utérine, etc. Ces diverses particularités doivent être cherchés aux
articles spéciaux, consacrés à chaque glande en particulier.

5° *Sécrétions par desquamation épithéliale.* C'est toujours l'élément cellulaire qui se montre l'agent essentiellement actif de la sécrétion; c'est
toujours lui qu'on voit, dans les sécrétions de cet ordre, élaborer dans son
intimité les produits qui doivent être rejetés au dehors; mais il se comporte
tout autrement que l'épithélium des glandes que nous avons passées en revue
jusqu'à présent. Tandis que celui-ci, restant fixé à la face interne de la membrane propre de chaque acinus, ne se détruit pas, malgré un travail sécrétoire
abondant et longtemps soutenu, l'épithélium des glandes dont nous allons nous
occuper se desquame au contraire dès que chaque cellule a accompli son
évolution; puis, la cellule se détruit, mettant ainsi à nu le produit qu'elle a
élaboré.

On peut facilement suivre ce processus sur les glandes sébacées, de Meibomius, mammaires, etc.; nous l'avons déjà indiqué en partie à l'occasion de
l'étude anatomique de ces divers appareils glandulaires. On remarque en effet
que les cellules glandulaires, au lieu de tapisser seulement la face interne des
acini, et de limiter ainsi la cavité centrale de ceux-ci, les remplissent entièrement; de plus, les cellules ont des caractères tout différents suivant qu'on
regarde celles qui confinent à la face interne de la membrane propre ou qui,
au contraire, sont rapprochées du centre de l'acinus. Les premières ressemblent
parfaitement à des cellules jeunes et leur protoplasma est pur de toute formation
de substance grasse. Si on examine ensuite des cellules plus éloignées de la
périphérie de l'acinus, on les voit plus volumineuses, et leur protoplasma se
charge de granulations graisseuses manifestes. Plus on se rapproche du centre
de l'acinus, plus ces caractères s'accusent; il arrive même que les contours des
cellules sont devenus méconnaissables, et qu'on ne rencontre plus que de la
matière sébacée avec ses granulations et ses gouttelettes graisseuses mélangées
aux restes des éléments cellulaires rompus qui les ont formées. On peut donc

suivre ainsi, pas à pas, la formation du produit de la sécrétion dans les cellules de la zone périphérique de chaque cul-de-sac glandulaire, et constater, dans la zone centrale, la mise en liberté de ce produit par la rupture ou destruction des éléments qui l'ont formé.

Nous avons déjà fait remarquer, dans la partie anatomique de cet article, que, chez une même glande sébacée, tous les acini ne présentent pas un degré d'évolution aussi avancé; certains d'entre eux ne sont encore remplis que d'éléments cellulaires dont les centraux, seuls, commencent à se charger de graisse, à côté d'autres, beaucoup plus volumineux, dont la plupart des cellules, sauf les plus périphériques, sont déjà en voie de destruction.

Les détails qui précèdent indiquent bien le mécanisme des sécrétions par desquamation épithéliale; des cellules jeunes, accolées à la face interne de la membrane propre, ne tardent pas à en être séparées par la formation d'une couche nouvelle d'éléments cellulaires; elles se trouvent ainsi rejetées en dedans, vers le centre du cul-de-sac, et leur émigration vers ces parties centrales s'accentue d'autant plus qu'il se forme plus de nouvelles couches d'éléments cellulaires à la périphérie. Pendant leur migration, elles se chargent de granulations et de gouttelettes graisseuses par suite du travail nutritif qui s'opère dans leur intimité, et leur volume s'accroît dans des proportions considérables. Arrive ensuite un moment où, leur évolution terminée, elles se rompent, formant ainsi un produit de sécrétion composé des substances grasses qu'elles ont formées, mélangées à leurs propres détritus.

A propos de la structure de la glande mammaire, nous avons reproduit l'opinion de M. Robin, relative à la sécrétion lactée. D'après lui, ce ne serait pas l'épithélium qui formerait les globules du lait; il disparaîtrait même quand la lactation est dans toute son activité, et ce serait la membrane propre seule qui présiderait au phénomène de la sécrétion. Nous n'avons pas à revenir sur cette opinion qui a été développée et réfutée précédemment.

4° *Sécrétions morphologiques.* Nous ne pouvons ici que renvoyer aux articles spéciaux TESTICULE, OVAIRE, RATE, LYMPHATIQUES (*Ganglions*), etc. Le produit formé par chacun de ces organes (spermatozoïde, ovule, globules blancs) étant figuré, c'est-à-dire se présentant sous forme d'éléments anatomiques distincts, est trop disparate de l'un à l'autre, a un mode d'origine trop différent de l'un à l'autre, pour qu'on puisse avec profit comparer le fonctionnement de ces diverses glandes. La physiologie de chacune d'elles ne peut être étudiée ou exposée que séparément.

II. INFLUENCE DU SYSTÈME NERVEUX SUR LES SÉCRÉTIONS. Cette influence se montre double, non pas sur toutes les glandes, mais sur beaucoup d'entre elles; elle s'exerce, en effet, et sur l'appareil vasculaire de l'organe, pour diminuer ou augmenter, suivant les besoins, sa circulation intérieure, et sur les éléments glandulaires eux-mêmes, pour modifier leur activité. Nous prendrons comme type, dans cette description de l'action du système nerveux, la glande sous-maxillaire, qui est certainement celle dont la physiologie est le mieux connue, et sur laquelle se démontre le plus nettement l'indépendance des nerfs qui président à ses phénomènes de vascularisation, et de ceux qui provoquent sa sécrétion. C'est donc au mode d'action des nerfs sur le fonctionnement de la glande sous-maxillaire que nous comparerons celui du système nerveux sur celles des autres glandes, dont la physiologie a été l'objet de recherches spéciales.

A partir des travaux de Stilling, qui datent de 1841, l'attention des physiolo-

gistes fut attirée sur les rapports qui pouvaient exister entre l'état de dilatation
des vaisseaux des glandes et l'activité de leurs nerfs. Stilling, en effet, avait
démontré que l'irritation de ceux-ci pouvait provoquer une vascularisation plus
considérable. On supposa alors, entre autres théories, que les nerfs, mis ainsi
en activité, amenaient la contraction des veines efférentes, d'où une gêne à la
circulation dans les artérioles et dans les capillaires, et d'où, par conséquent,
une réplétion plus grande de ces deux ordres de vaisseaux. Cette théorie était
fausse, car, ainsi que nous le verrons, les veinules se dilatent tout autant que
des artérioles; mais l'attention des expérimentateurs était attirée sur la coïncidence de la dilatation vasculaire avec la sécrétion; les remarquables expériences
de Cl. Bernard ont, par la suite, non-seulement établi la réalité du fait, que
Ludwig avait révoqué en doute, mais, de plus, déterminé quel nerf préside au
relâchement des vaisseaux et quel à leur resserrement.

Il faut savoir, en effet, que deux sortes de nerfs, dits vaso-moteurs, président
aux changements de calibre actifs des vaisseaux; les uns, vaso-dilatateurs,
provoquent la dilatation vasculaire, et les autres, vaso-constricteurs, président au
resserrement des vaisseaux. N'ayant pas à nous occuper ici des phénomènes
intimes par lesquels l'activité de ces nerfs arrive ainsi à modifier le calibre des
vaisseaux, nous laisserons de côté tout ce qui a rapport aux théories si diverses
émises sur le mode d'action des vaso-moteurs, pour ne nous occuper que de la
démonstration du fait brut, et des rapports qui l'unissent à la sécrétion de la
glande.

Deux nerfs, se rendant à la glande sous-maxillaire, ont une action directe sur
l'état de sa circulation : ce sont la corde du tympan, qui s'unit au lingual, et
des filets provenant du grand sympathique. Les expériences de Cl. Bernard, que
nous allons résumer ici, établissent nettement le rôle respectif de ces deux ordres
de nerfs. Si, en effet, après avoir examiné cette glande, pourvue de tous ses
nerfs et à l'état de repos, après avoir constaté le faible calibre de ses vaisseaux
et la couleur noire du sang veineux qui en sort, on vient à exciter la corde du
tympan, on voit se produire chez elle de notables changements. Non-seulement
la salive s'écoule par le conduit excréteur, mais le sang et les vaisseaux sont
modifiés dans leur aspect. Le sang de la veine qui, auparavant, coulait noir,
devient de plus en plus rouge, et même tout à fait rutilant, comme le sang
artériel, si l'action nerveuse a été suffisamment intense. Vient-on à sectionner ce
nerf, le sang veineux redevient noir; excite-t-on ensuite son bout périphérique,
on voit aussitôt le sang redevenir rouge dans la veine glandulaire, puis reprendre
sa couleur noire quand l'excitation a cessé.

Ces variations de la coloration du sang veineux ne sont qu'une conséquence
des variations du calibre des vaisseaux de la glande, et par conséquent d'une
rapidité plus ou moins grande de la circulation locale. Quand on excite la corde
du tympan et qu'on examine à la loupe la surface de la glande sous-maxillaire,
on y distingue des vaisseaux qui n'étaient pas visibles auparavant, et on remarque
en même temps que ceux qui se voyaient déjà ont augmenté de volume d'une
manière très-sensible; les veinules elles-mêmes s'animent de battements
rhythmiques, isochrones à ceux des artérioles. Enfin, pour donner une preuve
de plus de la dilatation vasculaire et de la suractivité circulatoire provoquées par
la corde du tympan, nous signalerons encore le fait suivant, observé par Cl. Bernard qui, ayant mis soixante-cinq secondes pour recueillir 5 centimètres cubes
du sang qui sortait par la veine glandulaire sectionnée en travers, la glande étant

au repos, ne mit que quinze secondes pour obtenir la même quantité de sang pendant qu'on galvanisait la corde du tympan.

Ces divers faits concourent à établir nettement l'influence vaso-dilatatrice de la corde du tympan et se corroborent les uns les autres. Les vaisseaux se dilatant, il y a un afflux plus considérable du sang qui passe au travers du réseau formé par eux plus rapidement que dans l'état normal et aussi en plus grande quantité à la fois. Il n'a donc pas le temps de se désoxygéner, et arrive dans les veines en plus grande abondance, et conservant encore plus ou moins ses propriétés de sang artériel : de là sa couleur rouge. De plus, comme les artérioles et les capillaires sont dilatés, l'impulsion cardiaque se propage jusqu'aux veines, ce qui explique les pulsations veineuses, isochrones aux pulsations artérielles, que Cl. Bernard a observées.

Toute différente est l'action des filets nerveux du sympathique sur la vascularisation de la glande sous-maxillaire. Leur irritation, en effet, produit, du côté des vaisseaux, des effets inverses de ceux obtenus par la galvanisation de la corde du tympan ou du lingual, après son anastomose avec elle; en un mot, ils sont vaso-constricteurs. Sous l'influence de leur excitation, la glande semble se rapetisser, en même temps qu'elle pâlit et devient exsangue; les arborisations capillaires, visibles à sa surface à l'état de repos, celles plus nombreuses encore qu'on y avait fait apparaître en irritant la corde du tympan, cessent de rester apparentes; les artérioles comme les veines efférentes prennent un calibre moindre que celui qu'elles ont à l'état de repos, et le sang de ces dernières est noir, et n'est animé d'aucune pulsation. Ces divers phénomènes sont évidemment la conséquence du resserrement des vaisseaux de la glande, provoqué par l'excitation du sympathique; leur calibre étant plus étroit, le frottement de l'ondée sanguine contre leurs parois augmente, l'impulsion saccadée du cœur s'épuise assez dans les artérioles et dans les capillaires pour que toute pulsation veineuse ne soit plus possible; le sang cheminant en moins grande abondance dans des vaisseaux étroits, se mettant ainsi en contact plus intime avec les éléments anatomiques de la glande, acquiert au plus haut point la coloration et les qualités du sang veineux. Enfin cette ischémie est tellement évidente que, si on pratique une légère incision à la surface de la glande mise dans de telles conditions, on ne provoque qu'un faible écoulement de sang, tandis que, pendant l'irritation de la corde du tympan, la même lésion produit une hémorrhagie abondante. Comme contre-épreuve, sectionne-t-on les filets sympathiques qui se rendent à la glande, que presque aussitôt réapparaissent tous les signes de la dilatation vasculaire : ce fait est facile à comprendre, puisque, après cette section, les vaisseaux de la glande ne sont plus soumis à l'influence des vaso-constricteurs et subissent exclusivement celle des vaso-dilatateurs, la corde du tympan restant seule intacte.

Il est à remarquer que la dilatation vasculaire, consécutive à la section des filets du sympathique, est moins accusée que celle qui succède à la galvanisation de la corde du tympan. M. Vulpian explique ainsi cette différence : il croit impossible de couper avec certitude tous les filets du sympathique se rendant à la glande et il doit toujours en rester, d'après lui, un nombre suffisant pour que la paralysie vasculaire ne puisse pas être complète. De plus, il existe dans la glande de petits ganglions nerveux qui peuvent, pendant quelque temps au moins, jouer le rôle de centres et maintenir un certain degré de tonus vasculaire.

A l'état physiologique de la glande, ces deux ordres de nerfs doivent être considérés comme étant constamment en activité et en antagonisme, de telle sorte que l'action nerveuse effective est toujours due au nerf actuellement prépondérant, et que l'influence spéciale de l'un des deux nerfs glandulaires ne semble pouvoir se manifester qu'autant qu'elle a préalablement annihilé l'action de l'autre. « Ce qui le prouverait, dit Cl. Bernard, c'est que chacun des nerfs devient plus excitable et réagit avec plus d'intensité, pour un même excitant, lorsqu'on a préalablement détruit son nerf antagoniste. Ce dernier phénomène est très-net, surtout pour le nerf tympanico-lingual. Quand, ce nerf restant intact, on vient, par exemple, à couper tous les filets sympathiques glandulaires, et à placer ensuite un peu de vinaigre sur la langue, on voit le sang rutilant couler par la veine avec une intensité bien plus grande, et des pulsations beaucoup plus énergiques que dans l'état normal de l'antagonisme nerveux, c'est-à-dire quand le sympathique n'est pas coupé. Cette différence d'excitabilité du nerf tympanico-lingual est d'autant plus intéressante à constater, qu'elle se trouve mesurée ici par son excitant physiologique normal, l'impression gustative. Tout cela nous montre donc dans la glande sous-maxillaire l'existence d'une espèce d'équilibre physiologique instable, ou d'une sorte de balancement fonctionnel incessant et déterminé par l'antagonisme du nerf dilatateur et du nerf constricteur des vaisseaux capillaires sanguins. On peut dire, d'une manière générale, qu'à l'état physiologique l'expulsion de la salive par la glande coïncide avec l'activité du nerf tympanico-lingual, et le repos de cette même glande avec l'activité du grand sympathique ».

Nous connaissons maintenant la double influence vaso-dilatatrice et vaso-constrictive exercée sur la glande sous-maxillaire par certaines des fibres nerveuses qui s'y rendent. Aux deux états différents provoqués par celles-ci dans sa circulation intime correspondent des différences très-considérables dans l'activité de sa sécrétion. Quand l'appareil vasculaire de la glande est rendu turgescent par la galvanisation de la corde du tympan, on constate un écoulement de salive constant et extrêmement abondant; toutes les expériences des physiologistes en font foi; Heidenhain et Ranvier, par l'excitation prolongée de ce nerf, ont pu, ainsi que nous l'avons déjà rapporté, faire sécréter à la glande, sans interruption, jusqu'à 10 et 12 fois son poids de salive. La coïncidence de la dilatation vasculaire et de l'écoulement, par le canal excréteur, d'une abondante quantité de liquide, présentant les caractères de la salive normale, est même tellement frappante, que Cl. Bernard avait admis, pendant un certain temps, que le système nerveux n'exerçait aucune action directe sur la glande, mais agissait seulement sur le système vasculaire, qu'il considérait comme l'intermédiaire forcé entre l'action nerveuse et l'acte sécrétoire glandulaire proprement dit. Ainsi donc, la corde du tympan provoque à la fois la dilatation vasculaire et la sécrétion abondante de salive, et ces deux phénomènes sont connexes l'un de l'autre.

Le sympathique, quoique présidant au resserrement des vaisseaux, amène aussi, quand il est excité, un certain degré de sécrétion, mais dont le produit ne peut être aucunement comparé, ni comme qualité, ni comme quantité, au produit de la sécrétion normale. Il est en effet dense, peu limpide, et si visqueux qu'il sort difficilement de la canule introduite dans le canal de Wharton, et tombe, lorsqu'on le verse hors du vase qui le contient, sous forme d'un long filament descendant jusqu'à terre sans se briser. Son opalescence est due, d'après

M. Vulpian, à la présence de granulations nombreuses, et surtout à une quantité considérable de corps de forme variable et d'aspect légèrement trouble. Certains ont la forme de moules de tubes et ne sont pas sans une certaine analogie d'apparence avec les cylindres hyalins de l'urine albuminurique; d'autres sont ramifiés, etc., etc. Dans beaucoup d'entre eux on trouve un ou* plusieurs corpuscules allongés, plus ou moins courbés sur eux-mêmes, transparents et à bords réfringents, ne se colorant que peu ou pas par la fuchsine, etc. Ces caractères s'éloignent beaucoup, comme on le voit, de ceux de la salive normale; la durée de la sécrétion diffère tout autant de celle de la sécrétion normale. L'écoulement de la salive sympathique ne dure, en effet, qu'un instant, et bientôt il cesse tout à fait, ainsi que Eckhard l'a observé le premier. Il ne s'agit donc ici que de la production de quelques gouttes de liquide, se faisant pendant un temps assez court, puis finissant bientôt. Elle pourrait, d'après M. Vulpian, se prolonger plus longtemps, mais dans des conditions particulières : c'est quand l'animal dont on galvanise les filets sympathiques est atropinisé. Il a vu, dans ces conditions, un écoulement continu de gouttes de salive se faire pendant plusieurs minutes par le tube métallique introduit dans le canal de Wharton. Quand il n'électrisait le nerf que pendant quelques instants, l'écoulement salivaire ainsi provoqué continuait environ cinq à six minutes après que l'excitation avait cessé. Mais cette expérience, comme on le voit, était faite dans des conditions tout à fait exceptionnelles, et en dehors de tout état normal.

Des nombreux faits que nous venons de passer en revue il ressort que l'influence du sympathique sur la glande sous-maxillaire est antagoniste de celle de la corde du tympan, au moins en ce qui concerne les phénomènes de resserrement ou de dilatation de ses vaisseaux; il ressort en outre que la dilatation active de ses vaisseaux, provoquée par la corde du tympan, coïncide avec une activité considérable de sa sécrétion et s'en montre, pour ainsi dire, la compagne habituelle, tandis que le resserrement de ceux-ci s'accompagne véritablement de la cessation de la sécrétion, puisque la production de cette salive anormale et visqueuse, qui succède à l'excitation du sympathique, ne dure que quelques courts instants; puisque aussi, d'après Czermack, Schiff, l'irritation du sympathique cervical, immédiatement après une excitation de la corde du tympan, pendant que la sécrétion provoquée par cette dernière irritation dure encore, fait cesser presque aussitôt la sécrétion salivaire sans même produire l'excrétion préalable d'un liquide très-dense. Nous nous bornons, pour le moment, à constater cette influence du système nerveux sur la circulation de la glande sous-maxillaire, ainsi que la coïncidence de la dilatation active de ses vaisseaux avec l'activité de sa sécrétion ; avant de rechercher s'il y a une relation de cause à effet entre ces deux phénomènes, ou si le système nerveux n'intervient pas encore d'une façon plus spéciale et plus intime dans l'acte sécrétoire, nous allons passer en revue celles des autres glandes de l'organisme sur lesquelles ont porté également les investigations des physiologistes, et nous nous demanderons si, chez elles, l'activité de la sécrétion s'accompagne aussi d'une augmentation de la vascularisation. Les recherches dont elles ont été l'objet étant moins complètes et souvent beaucoup moins concluantes que celles qui ont porté sur la glande sous-maxillaire, nous indiquerons beaucoup plus brièvement les résultats acquis.

En ce qui concerne la parotide, les choses semblent se passer chez elle comme chez la sous-maxillaire; le nerf qui agit sur elle à l'instar de la corde du tympan est l'auriculo-temporal, qui doit cette action spéciale aux fibres qui lui viennent du facial par la voie du petit pétreux superficiel et du ganglion otique. En effet, Cl. Bernard a vu l'arrachement complet du facial, pratiqué de manière à le détruire bien au-dessus du trou stylo-mastoïdien, rendre impossible la sécrétion réflexe de la parotide, provoquée d'habitude par les irritants gustatifs ou mécaniques. Loeb, dont les expériences ont été reprises par Heidenhain avec des résultats identiques, a constaté que les fibres du facial, qui agissent ainsi sur la sécrétion parotidienne, viennent en réalité de la neuvième paire; ce serait le rameau tympanique du glosso-pharyngien qui, arrivé dans la cavité du tympan, céderait ces fibres au petit nerf pétreux superficiel. En mettant à nu le rameau de Jacobson et en l'excitant, il a provoqué une abondante sécrétion parotidienne; adaptant un manomètre au canal de Stenon, il a vu la tension de la salive s'élever, pendant l'excitation, jusqu'à 118 millimètres de mercure. Le nerf pétreux profond externe, branche du rameau de Jacobson, serait donc, par son anastomose avec le petit pétreux superficiel, la voie par laquelle les incitations venues du glosso-pharyngien vont au facial, qui les conduit à son tour à la parotide. Schiff, soit en extirpant le ganglion otique, soit en sectionnant le nerf petit pétreux superficiel, est arrivé au même résultat que Cl. Bernard; il a noté, de plus, que la cessation de la sécrétion s'accompagne d'une diminution sensible de la vascularisation de la glande; la surface de la parotide, du côté où il avait pratiqué l'ablation du ganglion otique, se montrait plus pâle et bien moins vascularisée que celle de la glande du côté opposé, dont les nerfs étaient intacts; une incision superficielle du tissu de la glande qui, avant l'opération, donnait lieu à une hémorrhagie prompte à se renouveler, dès qu'avec l'éponge on essuyait le sang épanché, ne donnait plus aucun écoulement de sang, dès que la section du nerf petit pétreux avait tari la sécrétion. En un mot, dans la parotide comme dans la sous-maxillaire, la dilatation des vaisseaux se montre sous la dépendance d'un nerf, se produit en même temps que la sécrétion, et cesse en même temps qu'elle.

Le pancréas, d'après Cl. Bernard, ne présenterait pas l'antagonisme que nous avons étudié entre le sympathique et un autre nerf dilatateur intermittent des vaisseaux. Soit qu'il ait excité les nerfs du pancréas et de l'intestin, soit qu'il les ait coupés, il n'a jamais produit qu'une suractivité de la circulation, accompagnée de sécrétion continue, mais de sécrétion d'un liquide altéré, n'ayant pas les propriétés de son produit physiologique. La destruction isolée du sympathique ou des ganglions solaires a donné, entre les mains de Cl. Bernard, des résultats identiques. Cependant Afanassiew et Pawlow ont récemment reconnu une action vaso-motrice double aux nerfs du pancréas, et, de plus, des nerfs sécréteurs proprement dits; nous aurons à revenir par la suite sur leur travail. Ce défaut de connaissances certaines sur ce point de la physiologie du pancréas s'explique par les difficultés nombreuses qui s'opposent à ce qu'on expérimente facilement sur lui.

Bien que les physiologistes ne soient pas tous d'accord au sujet de l'influence qu'exercent les nerfs du rein sur la vascularisation de cet organe pendant son fonctionnement, il faut convenir cependant que les recherches de Cl. Bernard et de Vulpian, malgré de grandes variations dans les résultats obtenus, que celles de Eckhard et de Knoll, ont enrichi la physiologie de résultats importants. Krimer, puis Müller et Peipers, ont les premiers étudié le résultat de la section des nerfs du rein, mais leur attention n'était pas attirée du côté des phénomènes vaso-moteurs qui pouvaient se produire; de plus, leur procédé opératoire, qui consistait à étreindre en masse, par une forte ligature, les vaisseaux et les nerfs à la fois, de façon à broyer ces derniers, puis à supprimer la ligature pour laisser le cours du sang se rétablir, leur procédé, dis-je, était bien imparfait, en sorte que l'on conçoit qu'ils n'aient pas signalé de changement dans la vascularisation de l'organe, d'autant plus qu'ils recherchaient surtout l'influence de cette opération sur la nature du produit sécrété.

Cl. Bernard détruisit les nerfs en respectant les vaisseaux, sur des lapins, et produisit ainsi des phénomènes vasculaires accusés; après la section des nerfs, le tissu du rein devint rutilant et même animé de battements; leur galvanisation donna une teinte un peu plus foncée au sang de la veine, et arrêta l'écoulement de l'urine qui se faisait par l'uretère sectionné. M. Vulpian ayant répété ces expériences sur des chiens arriva à ces résultats concordant avec ceux de Cl. Bernard; la section des nerfs rénaux, d'un côté, amena dans le tissu du rein correspondant une rougeur qui n'existait pas dans celui du côté opposé; leur galvanisation fit pâlir considérablement l'organe et, en même temps, l'artère et la veine rénales subissaient une diminution de calibre de plus de moitié. Cette constriction si accusée de l'artère et de la veine rénales devrait peut-être être attribuée à une action plus ou moins directe des courants électriques sur ces vaisseaux, à cause de leur proximité des nerfs sur lesquels portaient les excitateurs.

Quoi qu'il en soit, ces premières expériences dénotent l'existence de phénomènes vaso-moteurs dans le rein, et les expérimentateurs qui les firent se trouvèrent naturellement appelés à étudier d'une manière plus complète les phénomènes de vaso-constriction et de vaso-dilatation, leur corrélation avec l'activité de la sécrétion, et enfin le rôle respectif des fibres qui proviennent soit du pneumogastrique, soit du sympathique par les nerfs splanchniques.

En ce qui concerne le mode d'action respectif de ces deux nerfs sur la vascularisation du rein, Cl. Bernard et M. Vulpian ont obtenu des résultats très-différents. Le premier de ces physiologistes vit, sur des lapins, la galvanisation du bout inférieur du grand splanchnique ne produire aucun effet manifeste, tandis que la section du même nerf amenait une diminution du calibre de la veine rénale et rendait son sang noir. Du côté du pneumogastrique, Cl. Bernard trouva que la galvanisation de son bout inférieur occasionnait la turgescence de la veine rénale, la rutilance du sang qu'elle contenait, et une abondante sécrétion d'urine qui remplissait l'uretère. Dès qu'il cessait la galvanisation du pneumogastrique la veine revenait à un calibre moindre, et son sang prenait une teinte plus foncée. Plusieurs excitations successives du pneumogastrique sur le même animal furent suivies des mêmes phénomènes de rutilance du sang et de dilatation veineuse, et même l'action du pneumogastrique d'un côté semblait s'étendre jusqu'au rein du côté opposé, car l'excitation du pneumogastrique gauche amena, même dans la veine rénale droite, les mêmes changements que dans la gauche, quoique un peu moins nettement accusés. Ce sont ces dernières expériences qui ont permis à Cl. Bernard de supposer que le nerf pneumogastrique contenait les fibres vaso-dilatatrices.

Voici maintenant ce que M. Vulpian a constaté dans ses expériences. L'excitation de la deuxième paire, faite dans les mêmes conditions que par Cl. Bernard, c'est-à-dire chez le lapin, en faradisant le nerf au niveau de la partie inférieure de l'œsophage, avec des courants de moyenne, puis de très-forte intensité, n'a pas produit le moindre changement soit dans le volume et la coloration du rein, soit dans le calibre de la veine rénale, soit dans la teinte du sang qu'elle contenait. L'expérience fut recommencée plusieurs fois, et toujours avec le même résultat négatif. Chez le chien les mêmes essais n'ont amené aucune modification, soit dans la circulation du rein, soit dans la quantité d'urine sécrétée. Aussi M. Vulpian se refuse-t-il à reconnaître toute influence vasomotrice ou pneumogastrique sur les reins.

S'adressant aux grands splanchniques, il a vu la section de l'un d'eux, chez le lapin comme chez le chien, suivie d'une congestion très-accusée du rein correspondant, qui devient plus rouge, est gonflé, rénitent, et comme comprimé dans sa capsule, qui est elle-même plus injectée de sang qu'à l'état normal. Électrisant ensuite avec des courants induits interrompus le bout périphérique du même nerf, il produisit une pâleur évidente de l'organe, dont l'état congestif réapparaissait dès qu'on avait cessé l'électrisation. La section du sympathique au-dessus de l'origine des grands splanchniques, suivie de la galvanisation de son bout inférieur, produit exactement les mêmes phénomènes. Eckhard, et après lui Knoll, ont noté que cette section des nerfs splanchniques produisait en outre une augmentation de la quantité d'urine sécrétée, et, d'après Knoll, le poids spécifique de l'urine ainsi produite ne diminuerait pas d'une quantité proportionnelle à l'accroissement de la quantité du liquide sécrété. En un mot, cette polyurie expérimentale ne se bornerait pas à augmenter la proportion d'eau contenue dans l'urine sécrétée en un temps donné, et il y aurait aussi augmentation de la somme des matériaux solides excrétés par le rein pendant ce même temps. Dans les reins, comme dans les glandes salivaires, l'acte sécrétoire s'accompagne donc d'un certain degré d'hyperémie de la glande, et une augmentation exagérée de sa vascularisation provoque aussi une hypersécrétion.

Les faits qui précèdent ont conduit M. Vulpian à penser que les pneumogastriques sont sans influence sur la vascularisation et sur la sécrétion rénales ; que, par contre, les fibres vaso-dilatatrices sont contenues dans les nerfs grands splanchniques, conjointement avec les fibres vaso-constrictives, mais y étant probablement en moins forte proportion. « S'il en est ainsi, dit-il, on peut comprendre facilement comment l'électrisation du bout périphérique d'un nerf splanchnique coupé, bien que portant son action sur les deux ordres de fibres qui y sont contenues, détermine une anémie du rein. Ce serait pour le rein une disposition analogue à celle qui existe pour l'intestin. Les splanchniques contiennent indubitablement les fibres vaso-dilatatrices destinées à cet organe, puisque c'est par eux que se produit la dilatation des vaisseaux de l'intestin, qui résulte de la mise en activité du nerf dépresseur de Ludwig et Cyon. Vous savez, en effet, qu'après la section des splanchniques on ne peut plus provoquer cette dilatation vasculaire en excitant le bout central du nerf dépresseur coupé. Bien que ces données expérimentales démontrent, à n'en pas douter, la présence de fibres vaso-dilatatrices intestinales dans les splanchniques, il n'en est pas moins vrai qu'en agissant sur les splanchniques eux-mêmes on obtient des effets tout différents. La section de ces nerfs détermine la dilatation des vaisseaux intestinaux, l'électrisation de leur bout périphérique produit la constriction de ces mêmes vaisseaux. Cela tient à ce que les nerfs splanchniques contiennent des fibres nerveuses vaso-dilatatrices de l'intestin, en même temps que des fibres vaso-constrictives. Or, le nombre de ces dernières l'emporte tellement sur celui des fibres vaso-dilatatrices que, quand on agit directement sur les nerfs splanchniques, ce sont des phénomènes de constriction vasculaire que l'on obtient ».

Quelles que soient donc les divergences qui se sont produites entre les physiologistes, au sujet du trajet suivi par les fibres vaso-constrictives et par les fibres vaso-dilatatrices, il n'en est pas moins évident que le rein, comme les glandes que nous avons passées en revue jusqu'ici, est sujet à des alternatives de relâchement et de resserrement de ses vaisseaux, régies par le système nerveux, et que la dilatation de ceux-ci correspond à la pleine activité de sa sécrétion.

Les choses se passent de la même manière sur le foie, et on a signalé une suractivité de sa double sécrétion, biliaire et glycogénique, coïncidant avec la dilatation de son appareil vasculaire. L'influence vaso-motrice des nerfs qui s'y rendent se démontre facilement. Si, en effet, à l'exemple de M. Vulpian, on galvanise les cordons nerveux voisins du canal cholédoque et se rendant au foie, on peut voir une grande partie du lobe droit pâlir peu à peu, changer sa coloration rouge sombre normale contre une teinte chamois, et présenter bientôt une surface pointillée en creux. En répétant plusieurs fois de suite l'électrisation de ces nerfs, on reproduit chaque fois le même phénomène. En recherchant d'autres filets nerveux se rendant au lobe gauche, et en les électrisant, on provoque dans ce lobe les mêmes changements de couleur que ceux qui étaient apparus dans le lobe droit. Cette action vaso-constrictive est due aux fibres provenant du sympathique, car Cyon et Aladoff, galvanisant les branches nerveuses qui unissent le dernier ganglion cervical au premier thoracique, ont vu se produire la contraction des petits vaisseaux du foie, avec une intensité telle, que les contours des acini paraissaient blanchâtres. La section de ces mêmes filets du sympathique occasionnait une hyperémie de l'organe et une formation surabondante de matière glycogène, se traduisant par l'apparition de sucre dans l'urine. Tout ceci dénote donc la présence de vaso-constricteurs dans le plexus hépatique, leur origine dans le système du sympathique, et montre en même temps que leur paralysie, produite par la section du sympathique et amenant la dilatation des vaisseaux du foie (puisque dans ce cas ils ne sont plus soumis qu'à l'action des vaso-dilatateurs), s'accompagne d'une formation surabondante de matière glycogène et même de bile, comme d'autres expériences vont nous l'apprendre.

La voie par laquelle les fibres vaso-dilatatrices arrivent au foie n'est pas connue; ce ne sont pas les filets du nerf phrénique qui les contiennent, car, d'après Cl. Bernard, ils ne présideraient qu'aux contractions des veines sus-hépatiques; ce ne sont pas les nerfs de la dixième paire, car leur section comme la galvanisation de leur bout inférieur se sont montrées sans action aucune sur la vascularisation de la glande : peut-être, comme nous l'avons vu pour le rein, suivent-elles la voie du sympathique, concurremment avec les fibres vaso-constrictives. Quoi qu'il en soit, elles existent; l'hyperémie qui succède à la section du sympathique cervical le prouve, de même que les faits observés par M. Vulpian à la suite de la lésion de certaines parties des centres nerveux. Cet habile observateur a, en effet, remarqué que les lésions expérimentales du plancher du quatrième ventricule déterminent une congestion du foie en même temps qu'une suractivité de la sécrétion biliaire, reconnaissable à la plénitude extrême de la vésicule, et à la présence d'une grande quantité de bile dans l'intestin grêle. Cyon et Aladoff avaient déjà signalé la formation plus abondante de matière glycogène lors de la dilatation des vaisseaux du foie : celui-ci encore se comporte donc, à l'égard de ses nerfs vaso-moteurs, comme les glandes que nous venons de passer en revue jusqu'à présent.

Les recherches d'Eckhard et celles que Cl. Bernard avait tentées ensuite sur le mécanisme de la sécrétion lactée sont restées sans résultat. Eckhard, après avoir sectionné les nerfs de la mamelle chez des chèvres, n'a pas vu que cette opération eût une influence bien manifeste. Cl. Bernard se borne à supposer que la paralysie du sympathique puisse produire une sécrétion abondante en activant outre mesure la circulation dans l'organe. Rœhrig, plus récemment, a repris cette question, en ayant soin d'annihiler l'action des muscles du mamelon et de transformer l'excrétion intermittente, à l'état normal, en excrétion continue par l'emploi d'un cathéter spécial auquel il a adapté un petit aspirateur produisant le même résultat qu'une succion faible, lente et régulière. Il coupa et galvanisa successivement chacun des trois nerfs qui se rendent à la mamelle de la chèvre, et ces expériences lui montrèrent que l'un de ces nerfs, qu'il appelle papillaire, ne semble avoir aucune action sur la sécrétion ; que celui qu'il appelle glandulaire ou médian amène un ralentissement considérable et subit de la sécrétion, quand on le sectionne, tandis que l'excitation de son bout périphérique la rétablit et même l'exagère ; qu'enfin la section du troisième nerf, dit nerf inférieur, augmente de 10 à 20 fois l'excrétion, et que l'excitation du bout périphérique du même nerf tarit complétement celle-ci. Rœhrig donne ces deux derniers nerfs comme n'influençant la sécrétion que par leur action sur la circulation de la glande dont la sécrétion coïnciderait, par conséquent, avec les phénomènes vasculaires que nous connaissons.

Il est probable que la glande lacrymale est aussi soumise à des phénomènes de vaso-motricité, et que la dilatation de son appareil vasculaire coïncide avec la sécrétion de larmes normales et limpides : ceci n'a pu être distinctement démontré à cause des difficultés qu'on éprouve à observer sur une glande aussi petite, à cause des délabrements considérables qu'il faut faire pour mettre à nu le nerf lacrymal. Cependant, certaines expériences que nous allons relater tendent à faire croire que les choses ne se passent pas autrement dans les glandes lacrymales que dans les salivaires. C'est ainsi que Herzenstein, Wolferz, Reich, Demtschenko, ont vu l'excitation du nerf lacrymal, aussi bien que celle du sympathique, provoquer la sécrétion des larmes ; ainsi que l'a remarqué Demtschenko, le liquide produit par l'irritation du sympathique est trouble, ce qui n'est pas sans analogie avec ce qui se passe du côté de la glande sous-maxillaire. Quant à la quantité relative du liquide produit sous l'influence de l'un ou de l'autre nerf, il est à peu près impossible de l'apprécier. Demtschenko a dit que le sympathique provoquait une sécrétion plus abondante que le lacrymal, mais il convient lui-même que les résultats de l'excitation de ces deux nerfs ne sont guère comparables, à cause des lésions considérables qu'il faut faire subir aux animaux pour atteindre et pouvoir exciter les branches de la cinquième paire. La coïncidence de la dilatation vasculaire avec la production d'un liquide lacrymal normal et limpide, quoique non observée directement, semble probable, d'après certaines expériences de Demtschenko qui, ayant lié la carotide, a vu la sécrétion, sous l'influence de l'excitation du lacrymal, devenir beaucoup moins abondante de ce côté que de celui où la carotide n'avait pas été liée ; par contre, la ligature de la jugulaire augmentait considérablement la quantité des larmes, du côté où elle avait été pratiquée.

Pour les glandes de la muqueuse intestinale, nous devons nous demander si leurs vaisseaux sont, eux aussi, soumis à des alternatives de resserrement et de dilatation provoquées par les nerfs qui y aboutissent, et si leur sécrétion se

produit en même temps que le relâchement des parois des vaisseaux. Les phénomènes vaso-moteurs, abstraction faite de leur coïncidence avec l'acte sécrétoire,
ne semblent devoir faire l'objet d'aucun doute; on sait que Ludwig et Cyon ont
démontré que les nerfs dépresseurs du cœur amènent la dilatation des vaisseaux
de l'intestin, par l'intermédiaire de fibres vaso-dilatatrices contenues dans les
nerfs grands splanchniques; on sait, en outre, que ces nerfs contiennent une
proportion plus considérable encore de fibres vaso-constrictives, et que c'est en
raison de la prépondérance de ces dernières que leur excitation, loin d'amener
la turgescence de la muqueuse intestinale, la fait pâlir et l'anémie, tandis que
leur section est suivie d'une hyperémie plus ou moins intense de l'intestin. Si
ces phénomènes vaso-moteurs sont d'une démonstration facile et évidente, il
n'en est pas de même de leurs rapports avec la sécrétion véritable des glandes
de l'intestin, car, dans les expériences qui ont été faites à ce sujet, les résultats
obtenus se sont toujours compliqués d'une véritable transsudation ou diarrhée
séreuse, masquant plus ou moins complétement le produit normal et régulier
d'une sécrétion glandulaire dont on n'a pas pu démontrer la coexistence d'une
façon certaine. Armand Moreau croyait avoir atteint ce but : énervant une anse
intestinale, préalablement liée à ses deux extrémités, par la section de tous les
nerfs qui s'y rendent, il l'avait trouvée, après un certain nombre d'heures, congestionnée et remplie d'une abondante sécrétion liquide, pouvant aller de 100 à
200 et même 300 grammes. Budge avant lui avait observé, ainsi que Cl. Bernard,
Schiff, Brown-Séquard l'ont confirmé ensuite, que l'ablation des ganglions du
plexus solaire est suivie, si l'animal survit de vingt-quatre à quarante-huit
heures, d'une hyperémie évidente de la muqueuse de l'intestin, accompagnée
d'un flux diarrhéique plus ou moins abondant. Malheureusement ces deux expériences ne sont pas aussi démonstratives qu'elles le paraissent à priori, et le
liquide qui se produit ne peut pas être considéré, ainsi que M. A. Moreau l'avait
fait, comme le résultat d'une simple exagération de la sécrétion normale de
l'intestin. Pour M. Vulpian, il est bien clair que le liquide qui s'accumule dans
l'intestin énervé n'est pas du suc intestinal pur, car jamais on n'a fait voir que
ce liquide ait transformé de l'albumine en peptone, de l'amidon en sucre, du
sucre de canne en glycose, ou qu'il ait émulsionné de la graisse. D'ailleurs, dit
encore M. Vulpian, ce liquide s'éloigne du vrai suc intestinal par ses caractères
physiques et histologiques; il est beaucoup plus fluide que lui, et contient d'assez
nombreux leucocytes, souvent même des globules rouges du sang. Faut-il
conclure de tout ceci que, dans les expériences que nous venons de rapporter,
il n'y a eu, en même temps que la dilatation vasculaire, qu'une simple transsudation liquide, sans sécrétion glandulaire proprement dite? M. Vulpian ne le
pense pas, et admet volontiers que, par suite de cette destruction des nerfs ou
ganglions de l'intestin, les petits plexus ganglionnaires des parois intestinales
(plexus d'Auerbach et surtout de Meissner), privés de tout frein modérateur,
entrent en activité plus ou moins exagérée. De là résulterait une excitation
sécrétoire dont le produit est masqué par la quantité de liquide que verse dans
l'intestin l'exsudation séreuse qui s'y produit simultanément; mais ceci n'a pas
encore reçu de démonstration directe et ne doit être considéré par conséquent
que comme une hypothèse.

Rien de plus obscur que l'influence du système nerveux sur la vascularisation
des glandes de l'estomac et sur leur sécrétion. Elle doit être réelle, puisqu'on a
observé sur des chiens porteurs de fistules gastriques que la vue d'aliments

désirés ou le contact de ceux-ci avec l'estomac s'accompagne de rougeur de la muqueuse et d'un suintement liquide. Mais dans leurs expériences les physiologistes n'ont pas réussi jusqu'à présent à en déterminer les caractères. Oehl (de Pavie) dit avoir observé la décoloration de la muqueuse de l'estomac, quand il galvanisait les pneumogastriques près du cardia, et Schiff, pas plus que Vulpian, n'est pas arrivé à reproduire le même phénomène. La section des nerfs splanchniques, ou des nerfs provenant du plexus cœliaque, pas plus que la destruction de ce dernier, pratiquées par Schiff, n'ont fait changer la coloration de la muqueuse gastrique; seule la galvanisation des nerfs splanchniques ou du plexus cœliaque a fait pâlir celle-ci. Voilà le bilan de la physiologie en ce qui concerne l'influence des nerfs sur la circulation de la muqueuse gastrique et de ses glandes; il est encore plus pauvre et plus négatif au sujet de l'influence que les nerfs peuvent avoir sur sa sécrétion. Schiff, ayant sectionné au niveau de l'extrémité inférieure de l'œsophage toutes les branches des nerfs de la dixième paire qui se rendent à l'estomac, vit que l'animal pouvait continuer à vivre et à se nourrir. La sécrétion acide continuait, car l'estomac de cet animal neutralisait facilement une solution de carbonate de potasse introduite dans sa cavité; la formation de la pepsine n'était pas entravée, car des infusions faites avec la muqueuse d'estomacs, provenant d'animaux ainsi opérés quelque temps auparavant, possédaient un pouvoir digestif considérable. Même chose après l'extirpation des ganglions du plexus cœliaque : certains animaux ayant survécu plusieurs semaines à cette opération ont pu digérer et se nourrir régulièrement, et Schiff s'est assuré directement de la continuation de la sécrétion acide et de la formation de la pepsine. Cette sorte d'indépendance de la sécrétion gastrique vis-à-vis du système nerveux, qui semble en désaccord avec la rougeur et le suintement liquide qu'on remarque à la surface de la muqueuse gastrique quand on l'excite directement, ou qu'on provoque le désir vif d'un aliment chez un animal affamé, et qui semble mise en évidence par les expériences de Schiff, a été aussi étudiée par Budge, Eckhard et Adrian, Lamansky, dont les conclusions sont, à peu de chose près, conformes à celles de Schiff.

Quant aux glandes sudoripares, qui ont été pendant ces dernières années l'objet de recherches nombreuses, elles semblent être influencées par le système nerveux, de la même manière que les glandes salivaires. Nous n'en dirons donc rien de plus pour le moment, nous réservant d'en parler plus longuement en étudiant les nerfs glandulaires.

La netteté et la constance des résultats obtenus par l'excitation des nerfs de la glande sous-maxillaire avaient eu pour conséquence de faire supposer primitivement par Stilling, Cl. Bernard, et par d'autres physiologistes, que la dilatation vasculaire et la sécrétion étaient des phénomènes forcément connexes, et que le premier commandait toujours au second. On ne soupçonna donc pas d'abord l'existence de nerfs glandulaires proprement dits, et c'étaient les vaso-moteurs seuls qu'on croyait présider à la sécrétion.

Bien que des faits nombreux, que nous allons bientôt citer, plaident contre cette théorie, elle n'en a pas moins été reprise, il y a quelques années seulement, par deux physiologistes russes, MM. Owsjannikow et Tschiriew. Ils ont remarqué que l'excitation de tous les nerfs sensitifs, en général, est accompagnée d'une hypersécrétion de salive; cette excitation, stimulant le centre vaso-moteur intra-bulbaire, amène le resserrement de la plupart des petits vaisseaux de l'organisme, et par conséquent une augmentation générale de la tension sanguine.

Mais, comme les vaisseaux des glandes salivaires, de même que ceux de l'oreille, ont, d'après ces observateurs, les parois moins résistantes que ceux du reste du corps, ils se dilatent sous l'influence de l'augmentation générale de la tension sanguine, et cette simple dilatation suffit, toujours d'après MM. Owsjannikow et Tschiriew, à produire la formation de salive dans la glande. Pour mieux prouver encore cette prétendue influence de la dilatation des vaisseaux glandulaires, ils ont imaginé l'expérience suivante : mettant à nu les nerfs splanchniques et les sectionnant, ils en électrisent les bouts périphériques, ce qui, faisant contracter les petits vaisseaux de l'intestin, augmente notablement la pression du sang dans le système artériel et amène la dilatation des vaisseaux des glandes salivaires ; dans ce cas encore, ils ont remarqué la suractivité de la sécrétion salivaire coïncidant avec l'augmentation de la tension sanguine, et c'est à cette dernière qu'ils attribuent la mise en activité des éléments glandulaires.

Grutzner et Chtapowsky ont répété ces expériences et en ont trouvé les résultats exacts. Cherchant ensuite à se rendre compte de l'influence supposée par Owsjannikow et Tschiriew à l'augmentation de la tension sanguine, ils les ont modifiées en les reprenant sur des animaux à qui ils avaient pratiqué une injection sous-cutanée de 1 à 5 milligrammes d'atropine. Cette substance ayant, comme nous le dirons plus loin, la propriété de paralyser les fibres nerveuses glandulaires tout en respectant les fibres vaso-motrices, a empêché l'hypersécrétion salivaire de se produire, malgré les excitations répétées de nerfs sensibles. Et cependant, sous l'influence de celles-ci, les vaisseaux de la glande se dilataient et le sang s'écoulait rutilant et par jets intermittents de la veine, comme cela a lieu quand on excite le bout périphérique de la corde du tympan. Les conclusions de Owsjannikow et Tschiriew étaient donc erronées ; l'excitation d'un nerf sensitif amène par action réflexe celle des nerfs glandulaires en même temps que celle des vaso-moteurs ; même quand on excite les bouts périphériques des nerfs splanchniques, on produit encore des phénomènes réflexes du même genre, car le bout périphérique de ces nerfs contient des fibres sensitives récurrentes. La sécrétion, quoique accompagnée de la dilatation vasculaire, n'est donc pas due à celle-ci, mais bien à l'activité réflexe des fibres nerveuses glandulaires.

Du reste, ces phénomènes réflexes consécutifs à l'excitation de nerfs sensibles ne se produisent pas seulement sur les fibres vaso-dilatatrices et glandulaires de la corde du tympan : M. Vulpian a démontré que les filets sympathiques, qui vont à la glande, étaient soumis aussi à leur influence. Coupant le nerf tympanico-lingual et galvanisant ensuite le sciatique, il vit, au bout de quelques instants, se faire par le canal de Wharton un écoulement de quelques gouttes de salive épaisse et filante, se reproduisant chaque fois qu'il renouvelait la galvanisation du nerf sciatique. « Il est clair, dit-il, qu'il s'agit là aussi d'une action réflexe passant, non plus par la corde du tympan, puisque le nerf glandulaire qui en provient ne communiquait plus avec le centre bulbo-spinal, mais par les filets du sympathique qui se distribuent dans la glande. » Aussi, quand il excitait le sciatique, provoquait-il, outre l'écoulement de salive épaisse et visqueuse, la constriction des vaisseaux de la glande.

L'expérience de Grutzner et Chtapowski suffirait déjà à prouver que, dans le phénomène de la sécrétion, il y a d'autres influences nerveuses que les influences vaso-motrices qui soient mises en jeu. Mais bien d'autres expériences, de beaucoup antérieures à celles dont nous venons de parler, avaient montré aux physiologistes que le phénomène de la sécrétion était directement influencé par des fibres nerveuses à lui spécialement destinées, et qu'on connaît maintenant sous le nom de nerfs glandulaires. Ce sont ces fibres que Pflüger prétend avoir vues se terminer dans les éléments épithéliaux des acini.

Ludwig, le premier, eut l'idée d'observer simultanément la pression du liquide sécrété par une glande et celle du sang qui s'y rend, afin de rechercher si les variations dans l'abondance de la sécrétion correspondaient à celles de la pression du sang, et si, par conséquent, celle-ci était la cause directe de la sécrétion. Adaptant un manomètre au canal de Wharton, il trouva qu'après l'excitation du nerf tympanico-lingual la pression y devenait égale à 190 millimètres de mercure, alors que, dans la carotide, elle n'était que de 108 à 112 millimètres, et devait par conséquent se trouver encore notablement inférieure à ce chiffre dans les artérioles, beaucoup plus petites, de la glande elle-même. Un tel écart entre les chiffres obtenus était bien fait pour démontrer que la pression du sang dans les vaisseaux et leur dilatation n'étaient pas, pour le moins, la seule cause de la sécrétion salivaire, et qu'une autre force intervenait ici. Plus tard, Ludwig, prenant comparativement la température du sang de la carotide et celle de la salive du canal de Wharton, constata une différence de 1°,5 au profit de cette dernière. Aussi alla-t-il jusqu'à nier toute relation entre la pression sanguine et la sécrétion, d'autant plus qu'il avait cru remarquer dans certaines expériences que, pendant la sécrétion, il n'y avait pas d'augmentation de la pression du sang dans la veine glandulaire, et que dans les branches artérielles il n'avait pas noté non plus de variations de pressions pouvant expliquer une variation de la circulation glandulaire.

Ce que nous avons dit précédemment de l'état de dilatation des vaisseaux de la glande, pendant la sécrétion, montre tout ce qu'une telle conclusion contenait d'erroné; du reste, Schiff a pu donner la démonstration directe de l'augmentation de la tension niée par Ludwig. Ayant énucléé la glande sous-maxillaire et lié l'une de ses deux veines principales, il plaça l'autre sur un petit support de fer, muni d'un ressort très-mince, et dont on pouvait facilement augmenter ou diminuer la tension; ce ressort comprimait le vaisseau sans le léser, et offrait l'avantage de ne modifier que fort peu les conditions normales de la circulation. Or, Schiff, ayant donné au ressort le degré de tension nécessaire pour arrêter la circulation dans cette veine, provoqua la sécrétion en instillant du vinaigre sur la langue de l'animal, et bientôt il vit le ressort, cédant aux pulsations de la veine, exécuter des mouvements alternatifs d'élévation et d'abaissement, accompagnés du passage d'un jet de sang dans le calibre du vaisseau. Les expériences de Ludwig ne pouvaient donc prouver qu'une chose, c'est que le phénomène intime de la sécrétion n'était pas sous la dépendance directe de la dilatation vasculaire qui l'accompagnait. Ce fait même de la salivation que lui et Rahn provoquèrent sur la tête d'un animal décapité n'a pas une importance aussi grande que celle qu'on lui a trop facilement accordée : ainsi que le fait remarquer Schiff, elle est si peu abondante qu'on pourrait ne la regarder que comme une simple augmentation de l'excrétion. Si donc la sécrétion n'est pas le simple effet de l'afflux du sang dans une glande, il ne faut pas pour cela croire, ainsi que l'a fait Ludwig, qu'il n'y ait aucune relation entre l'état de la circulation, dans l'intimité d'une glande, et son fonctionnement physiologique. Une expérience très-probante de Cl. Bernard montre bien quelle est l'influence de la quantité de sang en circulation dans les glandes sur leur fonctionnement. Ayant fixé une canule dans le canal de Wharton et mis à nu le nerf lingual, il galvanise ce dernier après avoir aspiré avec une canule introduite dans la jugulaire, du côté du cœur, une forte quantité de sang ; dans ces conditions la galvanisation du nerf tympanico-lingual ne produisit pas d'écoulement de salive. Rendant alors à la circulation générale tout le sang que contenait la seringue et qu'il injecta dans la veine jugulaire, il galvanisa de nouveau le nerf, et alors seulement une sécrétion abondante se manifesta.

Ce sont les expériences de von Wittich et surtout de Heidenhain qui ont fixé l'attention des physiologistes sur l'existence des nerfs glandulaires proprement dits. Dès 1866, von Wittich, expérimentant sur des animaux soumis à l'influence d'une forte dose de curare, avait remarqué que chez eux les phénomènes de sécrétion des glandes salivaires disparaissaient bien avant les phénomènes de vaso-motricité dans les mêmes glandes. Ceci déjà montrait que la vaso-dilatation n'était pas la cause du fonctionnement de ces glandes. Peu de temps après, Keuchel, étudiant l'action de l'atropine, au point de vue de la sécheresse de la gorge qui se produit dans les cas d'empoisonnement par cet alcaloïde, appela l'attention sur l'arrêt de sécrétion provoqué par elle, malgré l'excitation du bout périphérique du nerf tympanico-lingual, et malgré la suractivité provoquée dans la circulation de la glande par cette excitation.

Heidenhain reprit et compléta les expériences de Keuchel. Injectant dans la veine jugulaire d'animaux curarisés une dose d'atropine suffisante pour paralyser complétement les filets cardiaques du nerf pneumogastrique, il vit, comme l'avait noté Keuchel, que, dans de telles conditions, l'excitation de la corde du tympan ne pouvait plus déterminer la moindre sécrétion; bien que faisant dilater encore les vaisseaux de la glande. Ceci semble démontrer de deux choses l'une : ou qu'il existe de véritables nerfs glandulaires, influençant directement la sécrétion, et que ces nerfs sont paralysés par l'atropine; ou que les cellules glandulaires sont seulement arrêtées dans leur fonctionnement sous l'influence de cette substance. Heidenhain, par l'expérience suivante, prouva que les cellules glandulaires ne sont aucunement paralysées ; excitant, sur un animal atropinisé, non plus le nerf tympanico-lingual, mais le sympathique, il produisit un écoulement de cette salive épaisse et visqueuse qu'on sait être produite par le sympathique. C'est donc à la paralysie de fibres nerveuses glandulaires qu'il rapporte les phénomènes produits par l'atropine, et comme on aurait pu lui objecter qu'il semble bien surprenant que cette substance, paralysant les fibres sécrétoires de la corde du tympan, ne paralyse pas également celles contenues dans le sympathique, il s'empresse de supposer que le mode de relation des fibres nerveuses de la corde du tympan avec les cellules glandulaires diffère de celui des fibres sympathiques. Une telle explication est fort peu plausible, et si le résultat de la galvanisation du sympathique montre que les cellules glandulaires ne sont pas paralysées dans leur fonctionnement, il permet au moins de concevoir quelques doutes sur l'existence et la paralysie de fibres sécrétoires proprement dites, puisqu'on ne peut guère s'expliquer pourquoi celles qui arrivent à la glande par la voie du sympathique seraient plus épargnées par l'atropine que celles qui y sont conduites par la corde du tympan.

Outre l'atropine, Heidenhain utilisa l'action d'autres substances toxiques à la démonstration des nerfs glandulaires. Après que Arnstein et Sustschinsky eurent démontré que l'extrait de fève de Calabar annihile la paralysie des filets cardiaques de la dixième paire, produite par l'atropine, Heidenhain expérimenta avec ce même extrait, et rendit à la corde du tympan la faculté de provoquer la sécrétion, qu'elle avait perdue sous l'influence de l'atropine. Il remarqua de plus que son action sur les fibres dites sécrétoires est inverse de celle de cette dernière substance, car, en empoisonnant avec l'extrait de fève de Calabar un animal à qui il avait au préalable coupé la corde du tympan d'un seul côté, il occasionna une salivation abondante du côté où le nerf était intact, salivation qui faisait défaut du côté opposé. Expérimentant avec la nicotine, il la vit agir comme l'extrait de fève de Calabar sur les fibres nerveuses glandulaires, pendant la première période de l'empoisonnement qu'elle produit; dans la seconde période, elle paralysa complétement les fibres glandulaires ainsi que les fibres vaso-motrices de la corde du tympan. Par l'injection d'une forte dose de digitaline, Heidenhain ne produisit de salivation abondante de la glande sous-maxillaire que du côté où il avait respecté la corde du tympan. Tels sont, en résumé, les faits qui, d'après cette expérimentation, établissent l'existence et le rôle des nerfs glandulaires ou sécrétoires.

Récemment, il a cherché à démontrer que le mode d'action de ces nerfs n'était pas aussi simple qu'il se l'était d'abord imaginé, et qu'ils doivent être considérés comme constitués par deux ordres de fibres à attributs très-distincts. Les unes, qu'il appelle filets ou fibres sécrétoires, présideraient à la sécrétion des parties aqueuses, et les autres, filets ou fibres trophiques, à la sécrétion des substances organiques. Des fibres de l'une et l'autre espèce existeraient dans la corde du tympan et dans le sympathique, pour la glande sous-maxillaire, dans le nerf pétreux profond externe et dans le sympathique, pour la parotide, mais en proportions inverses : les filets présidant à la sécrétion aqueuse seraient les plus nombreux dans les nerfs d'origine cérébrale, et les filets présidant à la sécrétion organique plus nombreux dans le sympathique. Ces deux sortes de sécrétions, quoique s'accroissant simultanément et séparément dans quelques circonstances, seraient en réalité indépendantes l'une de l'autre, ainsi que le prouvent bien les caractères si différents de la salive due à l'excitation de la corde du tympan et de celle due à l'excitation du sympathique. Heidenhain a vu ces différences également bien accusées sur la salive de la parotide, selon qu'il en provoquait la sécrétion par l'excitation du rameau de Jacobson seul, ou par l'excitation simultanée de ce nerf et du sympathique. Dans le second cas, la composition de la salive parotidienne changeait considérablement, et devenait très-riche en substances organiques. Ce changement ne devait pas être attribué aux modifications survenues dans la vascularisation de l'organe, sous l'influence du sympathique, car Heidenhain ne l'a pas vu se produire quand, pour diminuer l'irrigation sanguine de la parotide, il comprimait ou liait la carotide du côté correspondant. D'autres physiologistes, parmi lesquels M. Vulpian, admettent aussi deux ordres de fibres sécrétoires ; seulement, les unes seraient excitatrices de la sécrétion, et les autres modératrices. C'est l'action si différente de la corde du tympan et du sympathique sur la glande sous-maxillaire, des fibres d'origine médullaire et de celles du sympathique sur la sécrétion sudorale des membres, qui les a conduits à cette distinction.

Nous venons de résumer les principaux travaux entrepris dans le but de démontrer l'existence et le rôle des nerfs dits glandulaires chez les glandes salivaires : leur étude complète et détaillée doit être cherchée nécessairement à l'article GLANDES SALIVAIRES de ce Dictionnaire. Quoique renvoyant aussi le lecteur aux articles spéciaux à chacune des autres glandes de l'organisme, pour ce qui concerne l'étude complète de l'action du système nerveux sur chacune d'elles, nous devons cependant ici passer sommairement en revue ce que la physiologie nous apprend sur l'existence de nerfs glandulaires proprement dits, chez certaines autres glandes.

Afanassiew et Pawlow, en étudiant l'innervation du pancréas, lui ont reconnu, outre des nerfs vaso-moteurs, des nerfs glandulaires proprement dits. En soumettant l'animal en expérience à l'action de l'atropine, ils ont arrêté à peu près complétement l'écoulement du liquide pancréatique par la fistule qu'ils avaient préalablement établie, sans que la circulation dans l'intimité de la glande parût aucunement modifiée. D'après Bernstein, l'excitation de nombreux nerfs sensitifs exercerait une action d'arrêt sur les glandulaires; l'excitation du pneumogastrique est dans ce cas; il suffirait même d'une excitation assez vive de la peau pour produire le même phénomène.

Quant au foie, l'influence directe de nerfs sécréteurs sur sa double sécrétion est loin d'être démontrée. Heidenhain, galvanisant les régions cervicale et dorsale de la moelle, a produit d'abord un écoulement surabondant de bile, bientôt suivi d'un ralentissement de cette sécrétion; quand il cessait l'électrisation, l'écoulement de la bile reprenait son cours normal; mais il a expliqué ces divers phénomènes par la contraction des canaux biliaires, pour l'accélération de l'excrétion, et par la constriction des vaisseaux sanguins, pour le ralentissement de l'écoulement de la bile. M. Vulpian croit que la paralysie des nerfs vagues détermine une suractivité dans la sécrétion de la bile; il a trouvé maintes fois, à l'autopsie d'animaux morts quelques jours après la section des deux nerfs pneumogastriques, le foie assez fortement congestionné et, en même temps, la vésicule biliaire remplie de bile et démesurément gonflée; en même temps l'intestin grêle renfermait de la bile en abondance, ce qui indique qu'il ne s'agissait pas, dans ces cas, d'une paralysie des voies et de la vésicule biliaires. M. Vulpian se demande si de tels résultats ne sont pas dus à une excitation de nerfs sécréteurs hépatiques, ou bien s'il ne faut pas les rapporter à une excitation des nerfs sécréteurs du foie. « Il est impossible, dit-il, de répondre catégoriquement à ces questions. Toutefois, j'incline à croire qu'il y a réellement une excitation de certaines fibres nerveuses jouant le rôle d'éléments nerveux sécréteurs, et représentant, pour le foie, ce que sont les fibres de la corde du tympan pour la glande salivaire sous-maxillaire. Je ne pense pas qu'une simple congestion du foie suffise pour déterminer une exagération de la sécrétion hépatique. Il faut donc, ce me semble, dans ces expériences, considérer les nerfs vaso-moteurs comme ne jouant qu'un rôle secondaire. » Cette conclusion de M. Vulpian nous semble bien hasardée, car, des expériences qui la précèdent, aucune n'établit nettement l'existence de nerfs glandulaires, et ce n'est guère que par analogie qu'on puisse supposer que la sécrétion biliaire soit sous leur dépendance.

L'excitation du sympathique provoquant un écoulement de larmes assez troubles et plus denses que celles qu'on voit se produire pendant la galvanisation du nerf lacrymal, on conçoit que, vu l'analogie qui existe entre ces phénomènes et ceux qu'on observe sur la glande sous-maxillaire après l'excitation du sympathique et de la corde du tympan, on considère les glandes lacrymales, de même que les salivaires, comme douées de nerfs sécréteurs. Cependant, jusqu'à présent, aucun fait n'a démontré directement leur existence chez ces organes.

Röhrig, dont nous avons déjà reproduit en partie les recherches sur la physiologie de la sécrétion lactée, n'admet pas de nerfs glandulaires proprement dits dans les glandes mammaires, et croit que la sécrétion lactée est simplement liée aux variations de la circulation locale. En soumettant des chèvres à l'action de substances qui augmentent la tension sanguine ou la vitesse du courant du sang, comme la caféine, la digitaline, le jaborandi, il a obtenu une hypersécrétion notable; en abaissant la pression du sang par le chloral, il a diminué la sécrétion lactée d'une façon très-remarquable. Quoique les interprétations données par Röhrig à ses expériences ne soient pas à l'abri de tous reproches, on ne peut se défendre de cette idée, qu'il serait assez difficile de s'expliquer que des nerfs sécréteurs puissent régir la sécrétion lactée, et présider aux phénomènes de nutrition interne qui se passent dans chacune des cellules de la glande, pendant leur évolution. On sait, en effet, que ces cellules, comme celles des glandes sébacées, se desquament incessamment et sont remplacées par de jeunes cellules sous-jacentes qui les séparent de plus en plus de la membrane propre; on sait que les modifications intimes de la composition de leur protoplasma s'accentuent d'autant plus qu'elles sont refoulées davantage vers le centre de l'acinus, où elles finissent par se détruire; comment, avec de telles conditions de mobilité, avec une existence aussi éphémère, supposer chaque cellule tenue en laisse, pour ainsi dire, par une fibre nerveuse glandulaire, jusqu'à ce qu'elle se rompe pour laisser échapper son contenu? Cependant, tout récemment M. Laffont a communiqué à la Société de biologie le résultat d'expériences qu'il a faites sur la sécrétion lactée chez la chienne, et desquelles il conclut à l'existence de nerfs vaso-dilatateurs en même temps que sécréteurs dans les glandes mammaires. Excitant le bout périphérique d'un des nerfs mammaires, qui accompagne la veine correspondante et provient du cordon nerveux qui unit la quatrième paire lombaire à la cinquième, il a provoqué, outre une turgescence de la mamelle et une érection du mamelon correspondant au nerf excité, une sécrétion lactée abondante de cette même mamelle : les autres ne laissaient sourdre, quand on les comprimait, que quelques gouttes de lait. Cette expérience ne suffit certainement pas à mettre hors de doute l'existence de nerfs sécréteurs proprement dits.

Des travaux nombreux et très-importants, publiés pendant ces dernières années sur la physiologie des glandes sudoripares, il résulte que celles-ci posséderaient, comme les glandes salivaires, des nerfs glandulaires ou sécrétoires dont l'activité serait indispensable à la production de la sueur, que ni l'élévation de la température ni la suractivité de la circulation cutanée ne suffiraient seules à provoquer.

Cette inaptitude de la vascularisation exagérée de la peau à faire apparaître la sueur, et réciproquement la sécrétion de celle-ci quand les vaisseaux cutanés sont rétrécis, sont des choses dont on a fourni de nombreux exemples. M. Vulpian, en effet, a fait remarquer que souvent chez l'homme, soit à l'état pathologique, soit à l'état normal, une sueur abondante peut se manifester alors que la circulation cutanée est languissante, et que la peau est pâle ou cyanosée; par contre, pendant la congestion cutanée de la deuxième période d'un accès de fièvre intermittente, on voit la peau sèche, tandis que ses vaisseaux sont dilatés. Au moment de la mort, lorsque le cœur est sur le point de s'arrêter, on voit, sur les chats, des gouttelettes de sueur se montrer sur des pulpes digitales pâles et exsangues. Ce défaut de concordance possible entre la vaso-dilatation et la sécrétion cutanée a été également démontré par l'expérimentation sur les animaux. M. Vulpian, galvanisant le nerf sciatique sur un chat, a du même coup fait sourdre des gouttelettes de sueur sur ses pulpes digitales, et arrêté une hémorrhagie légère provoquée sur l'une de celles-ci. Chez certains chats âgés, il n'a pu d'aucune manière provoquer la sudation des orteils qui, cependant, étaient sensibles aux actions vaso-motrices, constrictives ou dilatatrices, directes et réflexes. Chez d'autres, il a produit ces mêmes actions vaso-motrices par l'excitation des nerfs, sans que le moindre phénomène de sudation se manifeste, quand au préalable il avait fait absorber une quantité même assez faible de sulfate d'atropine. Kendall, Luchsinger, ont pu, par l'excitation du nerf, produire de la sueur sur une patte de chat qui vient d'être coupée, pendant les vingt minutes qui suivaient l'amputation.

Les diverses expériences que nous venons de rapporter sont bien suffisantes pour faire supposer les relations des glandes sudoripares avec des nerfs glandulaires ou sécrétoires. En voici d'autres, plus probantes encore. Luchsinger lia l'aorte abdominale d'un chat, puis injecta de la pilocarpine dans une de ses veines ; de la sorte, cette substance, pas plus que le sang, ne pouvait se rendre aux glandes sudorales des pattes de derrière; et cependant les parties glabres de celles-ci ne tardèrent pas à se couvrir de sueur. Il faut bien, pour expliquer ce fait, supposer une excitation de fibres sécrétoires, près de leur extrémité centrale. L'atropine, chez les glandes sudoripares comme chez les glandes salivaires, arrête la sécrétion, sans empêcher pour cela la vaso-dilatation de se produire quand on la provoque. Après la section unilatérale du nerf sciatique, Luchsinger n'est pas arrivé à faire suer la patte du côté correspondant, même en plaçant l'animal dans une étuve à température assez élevée.

D'après M. Vulpian, ces fibres glandulaires seraient de deux sortes, les unes excito-sudorales, et les autres modératrices. En effet, tandis que la galvanisation du bout inférieur du sciatique amène une sueur abondante des pulpes digitales du membre postérieur correspondant, un courant de même intensité, appliqué sur le segment périphérique du sympathique sectionné à la région lombaire, n'a pour effet que de faire pâlir les pulpes digitales, sur lesquelles aucune goutte de sueur ne se montre. Cette seconde partie de l'expérience rappelle celle de Dupuy (d'Alfort) et de Cl. Bernard, qui ont vu la vascularisation et la sudation consécutives à la section du sympathique cervical, chez le cheval, disparaître par l'excitation de son bout supérieur. M. Vulpian croit donc à l'existence de deux ordres de fibres sécrétoires, les unes excito-sécrétoires et les autres modératrices. Les premières prendraient origine dans la moelle et iraient aux nerfs des membres en passant par leurs racines; les secondes, agissant comme des freins sur le fonctionnement des glandes sudoripares, sont contenues dans les cordons abdominaux du sympathique, lesquels renfermeraient aussi un certain nombre de fibres excito-sudorales.

Hermann et Luchsinger ont attiré l'attention sur un phénomène des plus curieux, accompagnant la sécrétion des glandes sudoripares : je veux parler de courants électriques se développant sous l'influence de leur activité. Un chat étant immobilisé sur un appareil de contention, l'émotion suffit à faire apparaître de la sueur sur les parties glabres de ses pattes de derrière ; Hermann et Luchsinger, reliant celles-ci au circuit galvanométrique, n'ont observé aucun courant. Mais, sectionnant le sciatique d'un côté, de manière à y arrêter la sécrétion sudorale, ils ont constaté l'existence d'un courant dirigé de la patte saine à la patte paralysée; sectionnant ensuite l'autre nerf sciatique, ils n'ont plus observé aucun courant. Pour montrer qu'un tel courant est bien dû à la sécrétion des glandes sudoripares, ils empoisonnent l'animal en expérience par du curare, jusqu'à disparition totale de l'excitabilité motrice. Excitant alors tantôt l'un, tantôt l'autre des bouts périphériques des nerfs sciatiques sectionnés, ils produisent chaque fois une sécrétion du côté qui est excité, et constatent que, simultanément, se manifeste un courant électrique allant de la patte qui sécrète à celle qui ne sécrète pas. Ce courant serait si bien dû à l'acte sécrétoire, qu'en faisant cesser la sécrétion par une injection sous-cutanée de sulfate d'atropine Hermann et Luchsinger ont fait cesser en même temps la production du courant électrique.

Pour résumer les faits essentiels contenus dans tout ce qui précède, nous dirons que les glandes en général sont soumises à deux sortes d'influences nerveuses : l'une vaso-motrice, l'autre glandulaire ou sécrétoire proprement dite. La vaso-motricité se manifeste par les alternatives de dilatation et de resserrement des vaisseaux de la glande; leur dilatation coïncide habituellement, dans les conditions normales, avec l'acte sécrétoire, bien que celui-ci puisse se produire en dehors de toute vaso-dilatation, ainsi que de nombreuses expériences le prouvent; leur resserrement accompagne d'ordinaire le repos de la glande. Les nerfs glandulaires, eux, président exclusivement à l'activité des cellules épithéliales des acini; jusqu'à présent leur influence n'a pas pu être démontrée sur les glandes qui forment leur produit de sécrétion par des phénomènes de desquamation épithéliale, telles que les glandes mammaires et sébacées. Leurs fibres, d'après la plupart des physiologistes, agiraient de deux manières différentes : pour M. Vulpian, les unes exciteraient l'activité des cellules glandulaires : ce sont celles qu'il appelle excito-sécrétoires; les autres modéreraient cette même activité; ce sont les fibres modératrices. Pour Heidenhain, certaines de ces fibres glandulaires, et spécialement celles qui proviennent directement des centres nerveux encéphalique et médullaire, présideraient à la formation des parties aqueuses du produit sécrété; les autres, de provenance sympathique, régiraient la formation des parties organiques et plus denses. Ainsi que nous l'avons déjà fait remarquer, on applique généralement ces données à toutes les glandes indistinctement, par suite d'une tendance habituelle des physiologistes à la généralisation; mais leur réalité n'a été démontrée jusqu'à présent que pour un nombre de glandes encore assez restreint.

Dans l'état de nos connaissances actuelles, il est bien difficile de se rendre un compte exact de l'action intime des nerfs glandulaires sur les éléments cellulaires, d'autant plus que, malgré les prétendues découvertes de Pflüger, nous ne savons encore absolument rien de précis sur les rapports qui peuvent unir les nerfs sécréteurs avec les cellules glandulaires et sur leur mode de terminaison dans celles-ci, si toutefois elle s'y fait. M. Vulpian a émis à ce sujet une ingénieuse hypothèse, en comparant le mode d'action des fibres excito-sécrétoires à celui des fibres vaso-dilatatrices des vaso-moteurs, et celui des fibres modératrices à celui que, dans sa théorie sur les vaso-moteurs, il reconnaît aux vaso-constricteurs. « On ne sait rien de bien net, dit-il, sur le mécanisme par lequel les nerfs, dits sécréteurs, tels que la corde du tympan par rapport à la glande sous-maxillaire, provoquent une sécrétion plus abondante dans les glandes auxquelles ils se distribuent. L'excitation de ces nerfs est-elle transmise directement aux éléments propres des glandes, et détermine-t-elle une exaltation de

l'activité fonctionnelle de ces éléments ? S'il en est ainsi, le nom de nerfs excito-
sécréteurs est pleinement justifié. Mais il est possible que le *mécanisme* de l'action
de ces nerfs soit tout à fait différent. Il se peut, en effet, que l'excitation d'un
nerf dit excito-sécréteur, de la corde du tympan, par exemple, soit transmise par
ce nerf à des ganglions nerveux jouant le rôle de centres modérateurs de la sécrétion salivaire, et modifie ces ganglions, de telle sorte que leur action modératrice cesse plus ou moins complétement, et que la sécrétion s'exagère tout
aussitôt. La muscarine et le jaborandi agiraient aussi en affaiblissant ou annulant
le pouvoir des ganglions modérateurs de la sécrétion salivaire. Quant à l'atropine,
elle déterminerait peut-être une augmentation de l'action modératrice de ces
ganglions, et c'est de cette façon qu'elle ferait cesser la sécrétion salivaire, et
qu'elle réduirait à l'impuissance toutes les influences qui, dans l'état normal,
donnent lieu à une exagération de cette sécrétion. »

« Dans cette conception, le mode d'action des nerfs sécréteurs sur les glandes
serait analogue à celui des vaso-dilatateurs sur les vaisseaux de ces mêmes
organes. Dans l'un et l'autre cas, l'effet obtenu serait le résultat de la cessation
de l'action des éléments nerveux modérateurs, soit de la sécrétion, soit de la dilatation des vaisseaux. »

Cette théorie de M. Vulpian soulève plusieurs objections. Ainsi, il attribue un
rôle modérateur et permanent aux cellules nerveuses ganglionnaires comprises
dans l'intimité de la glande : or celles-ci sont en si petit nombre sur le trajet de
la plupart des filets nerveux infra-glandulaires, qu'il semble bien difficile de
leur accorder un rôle aussi important et aussi actif. De plus, si, lorsqu'aucune
incitation contraire, c'est-à-dire excito-sécrétoire, n'est conduite à la glande par
le nerf excitateur (la corde du tympan pour la glande sous-maxillaire), l'action
de ces cellules nerveuses suffit à empêcher tout travail de sécrétion, comment
peut-il donc se faire que, quand on a sectionné tous les nerfs d'une glande salivaire, celle-ci se mette à sécréter abondamment et d'une manière permanente,
jusqu'à ce qu'elle finisse par s'atrophier plus ou moins complétement, ainsi que
l'a vu Cl. Bernard ? Évidemment, si la théorie de M. Vulpian était vraie, les cellules nerveuses intra-glandulaires continuant leur rôle modérateur, malgré la section
des filets du sympathique, d'une part, et aucune incitation excito-sécrétoire ne
pouvant plus être transmise à la glande à cause de la section du nerf tympanico-
lingual, d'autre part, la sécrétion devrait être absolument tarie, et c'est pourtant
le contraire qu'on observe ! Cette sécrétion de salive, consécutive à la section
des nerfs qui se rendent à la glande, est connue en physiologie sous le nom de
sécrétion paralytique, de même que la sécrétion sudorale qui succède à l'ablation du ganglion cervical supérieur, de même que les hypersécrétions urinaire et
intestinale qu'on observe après la section des nerfs splanchniques ou la destruction des nerfs se rendant à une anse intestinale.

Il nous reste, pour terminer ce qui est relatif à l'action du système nerveux
sur les sécrétions en général, à parler de l'influence que peuvent avoir les centres
nerveux sur celles-ci.

D'après ce que nous apprend la physiologie au sujet des glandes dont le fonctionnement est le moins imparfaitement connu, c'est surtout à la suite d'impressions sensitives diverses, conscientes ou inconscientes, que se produit le phé-
monène réflexe qui provoque la mise en activité des cellules glandulaires ; la
salivation consécutive aux impressions gustatives, la formation abondante de
matière glycogène qui succède aux incitations venues des terminaisons du

pneumogastrique dans les poumons, le larmoiement qui accompagne une forte impression olfactive, la sécrétion pancréatique lors de la digestion intestinale, pour ne citer que quelques exemples, sont des preuves évidentes de ce que nous avançons là. En se reportant aux articles spéciaux de ce Dictionnaire, consacrés à chaque glande en particulier, on trouvera les expériences par lesquelles sont prouvés tous ces phénomènes réflexes, ainsi que les voies suivies, dans les nerfs périphériques, par les sensations centripètes et par les incitations centrifuges.

C'est dans les cellules des centres nerveux que se transforme l'impression sensitive en incitation propre à déterminer la sécrétion. Jusqu'à Cl. Bernard, on avait cru que le centre encéphalo-médullaire seul pouvait opérer cette modification. Mais, d'après lui, les ganglions périphériques pourraient partager jusqu'à un certain point ce privilége ; du moins il a cherché à le démontrer pour le ganglion sous-maxillaire, le seul sur lequel des expériences aient été instituées dans un but aussi spécial. Ayant coupé les branches du sympathique qui vont à la glande sous-maxillaire, il sectionna le nerf lingual au-dessus du point où il émet son filet glandulaire ; la glande se trouve ainsi séparée des centres nerveux, et il n'y a plus de communication possible entre les fibres sensitives du lingual, qui viennent de la langue, et les fibres excito-sécrétoires, qui vont à la glande, que par l'intermédiaire des cellules du ganglion sous-maxillaire. Si donc l'excitation de la langue, ou des terminaisons du lingual dans cet organe, est suivie de la sécrétion de la glande sous-maxillaire, c'est que le phénomène réflexe, nécessaire à cette sécrétion, s'est produit dans le ganglion sous-maxillaire. Or Cl. Bernard, ayant obtenu, par l'excitation de la muqueuse linguale ou des branches du lingual destinées à celle-ci, un certain degré de sécrétion de la glande sous-maxillaire, conclut nécessairement à la possibilité, pour les ganglions, de devenir le siége de réflexes sécrétoires. Eckhard n'admit pas ces conclusions, et crut que le courant employé se propageait jusqu'au ganglion et l'excitait directement, alors que, pour cette expérience, on peut même se passer de courants électriques, et exciter simplement la muqueuse linguale en déposant à sa surface quelques gouttes d'éther (Vulpian). Schiff ne croit pas, ici, à un phénomène réflexe, mais à l'excitation directe de fibres provenant de la corde du tympan et à trajet récurrent, qui, accompagnant d'abord les fibres du lingual jusqu'auprès de leur terminaison, prennent une direction inverse pour aller se terminer dans la glande. Je me borne à indiquer ces opinions contradictoires des auteurs, sans entrer dans le détail des expériences qu'ils ont instituées à ce sujet, et qu'on devra chercher à l'article GLANDES SALIVAIRES.

. Si des ganglions périphériques nous passons aux centres nerveux proprement dits, nous voyons que les données de la physiologie sont très-vagues en ce qui touche à l'influence de ceux-ci sur les sécrétions. Tout ce qu'on sait, c'est que l'excitation ou la piqûre de certains points exagère, pervertit ou supprime telle ou telle sécrétion, sans qu'on puisse bien expliquer comment tout cela se produit. Passons en revue certains de ces faits.

Cl. Bernard, en piquant certaines parties de la protubérance annulaire, a produit une sécrétion salivaire très-abondante qui, quelquefois, n'avait lieu que dans la glande sous-maxillaire. En piquant le plancher du quatrième ventricule dans le but d'obtenir un diabète artificiel, il a vu souvent qu'en prolongeant la piqûre un peu trop en avant il se produisait une salivation très-abondante, ne se faisant que par la glande sous-maxillaire. M. Bochefontaine, en faradisant, à la surface du cerveau, le point où la circonvolution frontale, située en avant du

sillon crucial, commence à s'infléchir en arrière pour contourner ce sillon, a pu
faire sécréter abondamment la glande sous-maxillaire, tant que la corde du
tympan était intacte, et lui faire produire une salive épaisse, visqueuse et peu
abondante, quand, après la section de la corde du tympan, elle ne communiquait plus avec les centres nerveux que par le sympathique. Remarquons
que ce coin de l'écorce du cerveau ne semble pas présider exclusivement à cette
sécrétion, car M. Bochefontaine, en l'excitant, a produit aussi des contractions
de la rate, de l'intestin grêle, du gros intestin, de la vessie, la dilatation pupillaire, etc., trop de choses, en un mot, pour qu'une telle expérience soit bien
démonstrative.

Les lésions de certaines parties du bulbe ont une action bien remarquable sur
le fonctionnement des reins. Cl. Bernard a indiqué les points du plancher du quatrième ventricule dont la piqûre est suivie soit de polyurie simple, soit de polyurie
unie à de la glycosurie, soit d'albuminurie. Ainsi, si la piqûre porte immédiatement en arrière de l'origine des nerfs auditifs, elle ne donne que de la polyurie ;
porte-t-elle vers la partie moyenne de l'espace qui sépare l'origine des nerfs
vagues de celle des nerfs acoustiques, elle est suivie de polyurie, accompagnée
de glycosurie ; enfin, quand elle est pratiquée en avant de l'origine des nerfs
auditifs, on voit souvent apparaître l'albuminurie, parfois accompagnée de
polyurie et de glycosurie. En outre, les caractères physiques et chimiques de
l'urine peuvent changer sous l'influence de ces lésions ; chez les lapins, de trouble,
elle peut devenir limpide, et d'alcaline, acide ; la quantité des phosphates peut
y augmenter dans des proportions considérables. Schiff, de son côté, a vu l'albuminurie succéder aux lésions des pédoncules cérébraux, et Longet dit l'avoir
observée dans des circonstances bien différentes, notamment après la section
intra-crânienne de la 5e paire.

La glycosurie, d'après Schiff, se rencontrerait aussi après les lésions de la protubérance annulaire, des pédoncules cérébraux, des faisceaux antérieurs de la
moelle depuis le collet du bulbe jusqu'à la région lombaire, et même des faisceaux
postérieurs. Dans tous ces cas, la glycosurie est moins constante et moins accusée
que celle que faisait apparaître Cl. Bernard par la piqûre du plancher du quatrième ventricule. Des faits pathologiques que nous n'avons pas à relater ici
viennent à l'appui des données de l'expérimentation : citons seulement, à cet
effet, les deux cas de polyurie observés par M. Hayem à la suite d'une altération
pathologique de la surface du plancher du quatrième ventricule, et rapportés
par M. Vulpian, ainsi qu'une observation analogue de M. Liouville. D'autres
lésions des centres nerveux peuvent, d'après Cl. Bernard, suspendre pendant
plusieurs heures la sécrétion urinaire, telles sont : la section des corps restiformes,
la cautérisation du plancher du quatrième ventricule, la section transversale de
la moelle à la partie inférieure de la région cervicale.

Pour l'estomac, Schiff a remarqué l'influence manifeste des couches optiques
et des pédoncules cérébraux, dont la section amène des ramollissements locaux
suivis d'ulcérations de sa muqueuse et même de ses autres tuniques ; mais on n'a
pas étudié l'influence de ces mêmes parties des centres nerveux sur la sécrétion
gastrique en particulier.

M. Vulpian, en pratiquant diverses lésions du plancher du quatrième ventricule, a produit une sécrétion abondante de bile, reconnaissable à la plénitude
extrême de la vésicule, et à la quantité de ce liquide qui se trouvait dans l'intestin grêle. Heidenhain, galvanisant les régions cervicale et dorsale de la moelle,

n'a obtenu qu'une hypersécrétion biliaire momentanée, bientôt suivie d'un ralentissement de la sécrétion.

Les glandes sudoripares, celles du moins des pattes de devant et de derrière du chat, aurait un centre sudorifique commun que Nawrocki localise dans la moelle allongée ; les fibres partant de ce centre quitteraient la moelle entre la troisième et la cinquième vertèbre cervicale. Adamkiewicz les fait émaner de plus haut, de la surface même du cerveau ; de là elles viendraient, traversant le bulbe, aboutir à la moelle épinière, dans des centres sudoripares disséminés à peu près dans toute son étendue, siégeant probablement dans les cornes antérieures de la substance grise, etc.

Nous nous bornons à rapporter ici ces quelques faits dont on pourrait beaucoup augmenter le nombre, et qui prêteraient à d'assez longs développements. Ils suffiront à donner une simple idée de ce que l'on sait de l'action des centres nerveux sur les sécrétions, et c'est aux articles consacrés soit aux diverses parties des centres nerveux, soit à chaque glande en particulier, que l'on devra se reporter pour trouver tous les détails que comporte l'étude d'une telle question.

III. RAPPORTS DES SÉCRÉTIONS AVEC LA COMPOSITION DU SANG ET LA CHALEUR ANIMALE. Nous avons déjà démontré précédemment que le sang fournissait aux glandes tous les matériaux qui, soit en nature, soit modifiés par un travail spécial d'élaboration, vont servir à constituer leur produit de sécrétion. Il est donc bien naturel que le sang, en sortant d'une glande, ait perdu une partie des propriétés physiques ou chimiques qu'il possédait avant d'y entrer. De même, certaines glandes, dépourvues de conduits excréteurs, et versant dans le sang le produit de leur élaboration, doivent, par ce fait même, modifier considérablement la composition du contenu de leurs veines efférentes. Nous n'insisterons pas longuement sur cette question, qui doit être étudiée aux articles spéciaux à chaque glande en particulier ; quelques exemples, empruntés à certaines d'entre elles, suffiront à montrer quelle en est l'importance.

Comme coloration, le sang qui sort d'une glande en activité a conservé ses propriétés de sang artériel ; nous avons déjà signalé ce fait pour les glandes salivaires en particulier, d'après Cl. Bernard, qui a observé un phénomène analogue sur le sang veineux d'autres organes, notamment du rein. Il attribue cette rutilance à ce que le sang artériel, en traversant une glande qui fonctionne, ne perd qu'une quantité peu considérable de son oxygène, ainsi que le lui ont montré les analyses comparatives des gaz du sang de l'artère et de la veine rénales, malgré les assertions contradictoires de Schmidt, et les analyses du sang provenant de la glande sous-maxillaire, selon qu'elle est au repos ou en activité. Ainsi, tandis que le sang artériel donnait, avec le procédé imparfait d'extraction du gaz qu'on employait à cette époque, 9,80 d'oxygène, le sang veineux sortant de la glande sous-maxillaire en activité contenait encore 6,01 d'oxygène, tandis que, sortant de la même glande au repos, il n'en possédait plus que 5,92. On peut ajouter que non-seulement le sang ne perd qu'une faible partie de l'oxygène qu'il contient, mais encore qu'il se débarrasse d'une assez notable quantité d'acide carbonique : en ce qui concerne l'urine, par exemple, M. Morin, cité par M. Robin, a trouvé qu'un litre d'urine de la nuit contenait près de 20 centimètres cubes d'acide carbonique, et pas même 1 centimètre cube d'oxygène.

Dans ces mêmes veines reinales le sang diffère, sous beaucoup d'autres rapports, de celui qui circule dans les artères correspondantes. Simon (de Berlin)

y a reconnu l'absence de fibrine, de celle du moins qu'on peut retirer du sang
par le battage, et Lehmann a signalé le même fait dans le sang des veines
émergeant d'autres organes glanduleux, du foie, par exemple. Quant à l'urée, les
analyses de Picard en ont démontré la proportion moindre dans le sang de la
veine que dans celui de l'artère.

Le sang, analysé avant et après son passage au travers du foie, montre également
ment des changements de composition en rapport avec les phénomènes sécrétoires
qui se sont passés dans cet organe. L'eau que Lehmann a rencontrée dans le sang
de la veine porte, dans la proportion de 76 à 85 pour 100, n'existe plus, dans le
sang des veines sus-hépatiques, que dans la proportion de 68 à 75 parties pour 100.
Le sucre qui, à l'état de jeûne ou pendant la digestion de matières protéiques,
manque dans le sang de la veine porte ou n'y existe parfois qu'en proportion
infinitésimale, se trouve dans le sang des veines sus-hépatiques en quantité
très-variable, suivant les conditions physiologiques; la fibrine obtenue par le
battage y fait défaut, et la proportion d'albumine s'y trouve également diminuée
d'environ un tiers d'après Lehmann. La graisse que peut contenir le sang de la
veine porte disparaît en partie dans celui des veines sus-hépatiques, mais celui-ci,
d'après Cyon, contient environ deux fois plus d'urée que celui-là.

Si du foie nous passons à la rate, nous voyons encore des différences remarquables entre le sang veineux et le sang artériel de l'organe; en le traversant il
a acquis, ainsi que Béclard l'a indiqué, un excès de fibrine que Funke évalue à
5 parties pour 1000 de sang, au lieu de 2 parties seulement que contenait le sang
de l'artère splénique. On sait également combien le nombre et la proportion des
globules blancs et rouges ont changé.

Tenons-nous-en à ces quelques exemples, qui suffiront à donner une idée des
modifications que peut imprimer à la composition intime du sang son passage
au travers des parenchymes glandulaires; en cherchant à les multiplier ou à leur
donner tous les développements qu'ils comportent, nous nous verrions obligé
d'aborder trop spécialement l'étude physiologique de chaque glande en
particulier.

Un dernier changement, et des plus remarquables, à signaler dans le sang qui
sort d'une glande, est celui qui a trait à sa température. Dans la glande sous-
maxillaire, malgré son faible volume, Cl. Bernard a vu le sang qui la traversait,
pendant qu'elle sécrétait, s'échauffer suffisamment pour qu'un petit thermomètre
introduit dans la veine jugulaire, à l'embouchure de la veine glandulaire, accusât
une différence sensible de température. Des expériences plus précises lui ont
montré également que l'accroissement de calorique était bien dû au fonctionnement même de la glande, des éléments anatomiques constitutifs de son tissu
propre, et non pas à l'augmentation de l'activité circulatoire qui accompagne la
sécrétion. Mettant à nu les deux glandes sous-maxillaires, et implantant comparativement deux aiguilles thermo-électriques dans leur tissu, Cl. Bernard constata
qu'il existait entre elles à peu près un équilibre de température; galvanisant
d'un côté la corde du tympan, il vit aussitôt la déviation de l'aiguille du galvano-
mètre indiquer une élévation considérable de température dans le tissu glandulaire de ce côté; galvanisant ensuite le sympathique cervical, il obtint une
déviation de l'aiguille en sens inverse, indiquant un abaissement de température
survenu dans le tissu de la glande, et pouvant aller jusqu'à 2 degrés centigrades.
Mais comme ces expériences, ainsi faites, s'accompagnent de phénomènes de
vaso-motricité dans la glande, il faut arriver à supprimer ces derniers pour

montrer que les variations de température sont bien dues au seul travail sécrétoire des éléments anatomiques. Dans ce but, Cl. Bernard recommença ces mêmes expériences après avoir lié les vaisseaux de la glande, pour la mettre ainsi à l'abri des variations provoquées par la corde du tympan et par le sympathique dans sa circulation intime, et dans ces nouvelles conditions l'excitation de la corde du tympan fut suivie, comme précédemment, d'élévation de température, et celle du sympathique, d'un abaissement.

Ces deux nerfs, par leur action propre sur les éléments sécréteurs seuls de la glande, sont donc bien, ainsi que Cl. Bernard l'a établi, l'un calorifique, et l'autre frigorifique.

Des résultats analogues ont été obtenus sur le sang provenant d'autres glandes. Celui des veines rénales a été trouvé, par Cl. Bernard, plus chaud de 2 à 3 dixièmes de degré que celui des artères correspondantes. Quand, pour une cause quelconque, le fonctionnement du rein était suspendu, et que le sang veineux sortait noir, sa température diminuait.

Même chose pour le sang qui sort du foie et qu'on trouve plus chaud que celui qui y a pénétré par la veine porte; il est même le plus chaud de l'économie, en raison de l'activité fonctionnelle du foie et du volume considérable de cette glande, que Cl. Bernard n'hésite pas à appeler le véritable foyer calorique de l'organisme, si l'on peut donner ce nom au centre organique le plus chaud, dont le calorique paraît rayonner sur toutes les parties voisines. Dans diverses expériences, le sang des veines sus-hépatiques s'est toujours montré plus chaud que celui de la veine porte d'au moins 2 dixièmes de degré, parfois même de 4 dixièmes.

Ce qui précède nous permet de conclure, avec Cl. Bernard, que « le tissu glandulaire est une des sources de la chaleur animale. Source constante, car il y a un certain nombre de sécrétions qui ne tarissent jamais, mais source inégale, car beaucoup de sécrétions sont intermittentes, et parmi celles qui sont continues, beaucoup éprouvent des alternatives de renforcement et d'affaiblissement ».

Les conduits excréteurs des glandes ne se prêtent guère à des considérations générales; les uns sont de véritables tubes inertes, sans éléments contractiles, parfois possédant dans l'épaisseur de leurs parois une certaine quantité de fibres élastiques, et ne jouant dans le phénomène de l'excrétion qu'un rôle purement passif. Les autres, doués de contractilité, possèdent, par ce fait même, une activité propre; ils peuvent, ainsi qu'on le voit pour les voies d'excrétion de la bile, du sperme, de l'urine, aboutir à des réservoirs également contractiles, où le produit de sécrétion peu s'accumuler avant d'être définitivement et complètement rejeté hors de l'appareil préposé à sa formation.

Ces voies d'excrétion ont des parois spéciales qui les isolent dans toute leur longueur des tissus voisins; il faut faire exception pour les glandes sudoripares, dont le conduit excréteur, arrivé dans l'épiderme, n'en est isolé par aucune couche spéciale, ce qui permet à la sueur d'imprégner les cellules épidermiques, et de conserver ainsi plus facilement à la peau sa moiteur normale.

La force qui préside avant tout à l'excrétion est le *vis à tergo*. Nous avons vu pour les glandes salivaires que ce *vis à tergo* pouvait faire monter la pression du contenu du canal de Wharton plus haut que la tension sanguine mesurée à la carotide, lui faire même atteindre 23 centimètres de mercure (Bidder), ce qui est bien plus que suffisant pour assurer le libre écoulement du liquide sécrété.

Dans les voies biliaires, l'écoulement de la bile se fait sous une pression de 1 à 2 centimètres de mercure.

Quand les conduits excréteurs possèdent des fibres musculaires, leur contraction vient aussi en aide à l'issue de leur contenu et l'accélère. La contraction même de muscles voisins peut provoquer un résultat analogue, ainsi que le prouvent ces gouttes de salive projetées souvent avec une certaine force hors de la bouche pendant le bâillement. Enfin rappelons que M. Ranvier a cherché à attribuer aussi un certain degré de contractilité aux cellules cylindriques et striées qui forment le revêtement interne des gros conduits glandulaires salivaires; nous avons déjà dit comment la forme des masses muqueuses trouvées dans la salive sous-maxillaire l'avait conduit à formuler une telle hypothèse.

Bien que les conduits glandulaires paraissent exclusivement destinés à l'excrétion, certains pourraient peut-être servir en même temps à continuer la sécrétion commencée dans les acini; c'est là ce que Langerhans a admis pour ceux des glandules prostatiques; nous avons déjà rapporté cette opinion dans la partie anatomique de cet article, à l'occasion de l'épithélium qui les tapisse.

H. Chrétien.

Bibliographie. — Bœrhaave et Ruysch. *Opusculum anatomicum de fabrica glandularum in corpore humano.* Amsterdam, 1733. — Locher. *Dissertatio de secretione glandularum.* Lugd., 1761. — Jourdan. Art. Glandes, in *Dict. des sc. méd.*, t. XVIII, 1817. — A. Béclard. Art. Glandes, in *Dict. de méd. ou Répertoire général des sc. méd.*, 1836. — Muller. *De glandularum secernentium structura penitiori.* Leipzig, 1830. — Bichat. *Anatomie générale,* t. IV. — Bordeu. *Recherches anatomiques sur la position des glandes,* t. I, 1818. — Robin et Littré. *Dict. de méd.*, articles Glande, Follicule, Parenchyme. — Ch. Robin. *Programme du cours d'histologie.* — Duméril. *De la texture intime des glandes,* 1844. — Chappelle. *De la classification des glandes.* Thèse inaug. Paris, 1853. — Frey. *Traité d'histologie et d'histochimie,* 2ᵉ édit. française. Traduit par P. Spillmann. — Henle. *Allgemeine Anatomie,* p. 889. — Frey. *Das Mikroskop,* 2ᵉ édit. — Giannuzzi. *Recherches sur la structure intime du pancréas.* In *Compt. rend. de l'Acad. des sc.*, t. LXVIII, p. 1280. — Du même. *Von den Folgen des beschleunigten Bindstroms für die Absonderung des Speichels.* In *Sitzungeberich. Sächsisch. Akad.*, 1865. — Boll. *Beiträge zur mikroskop. Anat. der acinös. Drüsen,* 1868. — Kölliker. *Traité d'histol. hum.,* 2ᵉ édit. franç. Trad. Sée. — Th. Laënnec. Art. Tissu glandulaire, in *Nouv. Dict. de méd. et de chir. pratiques,* t. XVI. — Wundt. *Nouv. Élém. de physiol. humaine.* Trad. Bouchard, 1872. — Boll. *Ueber den Bau der Thränendrüse.* In *Arch. für mikroskop. Anat.,* 1868, t. IV. — Langerhans. *Beiträge zur mikroskop. Anat. der Bauspeicheldrüse,* 1868. — Heidenhain. *Beiträge zur Lehre von der Speichelabsonderung. Studien des physiol. Instit. zu Breslau,* 1868. — Pflüger. *Die Endigungen der Absonderungsnerven in den Speicheldrüsen,* etc. In *Arch. für mikroskop. Anat.,* t. V. — Milne-Edwards. *Leçons sur la physiol. et l'anat. comparées de l'homme et des animaux,* t. VII. — G. et E. Weber. *Encyclop. anat.,* t. III. — Sappey. *Traité d'anat. descriptive.* — Ant. Leuwenhœck. *Epist. physic.,* 1710. — Eichorn. *Excrétion de la peau.* In *Journ. du progrès,* 1876, t. IV. — Sappey. *Gl. de la conjonctive.* In *Mém. de la Soc. de biologie,* 1853. — Farabeuf. *De l'Épiderme et des Épithéliums.* Thèse de concours, 1872. — Boldyrew. *Sur l'histologie de la membrane muqueuse des organes respiratoires.* In *Arch. de physiol.,* 1870. — Ebner. *Ueber die Anfänge der Speichelgänge in den Alveolen der Speicheldrüse.* In *Arch. f. mikroskop. Anat.,* 1872, t. VIII. — Martin et Léger. *Recherches sur les appareils sécréteurs des organes génitaux externes de la femme.* In *Arch. gén. de méd.,* 1862. — Meckel. *Mikrograph. einiger Drüsenapparate niederer Thiere.* In *Müller's Archiv,* 1846. — Ch. Robin. *Note sur la constitution des conduits excréteurs en général.* In *Journ. de l'anat. et de la physiol.,* 1875. — Sappey. *Lymphatiques des glandes.* In *Compt. rend. de l'Acad. des sc.,* 1852, t. XXXIV. — Ranvier. *Annotations au Traité d'histologie et d'histochimie de Frey.* 1ʳᵉ édit. française. Trad. Spillmann. — Bernard. *Rech. sur la struct. des gl. salivaires.* In *Mém. de la Soc. de biol.,* t. IV. — Ranvier. *Traité technique d'histologie.* — Bernard. *Rech. sur la struct. des gl. saliv.* In *Mém. de la Soc. de biol.,* t. IV. — Reich. *Disq. micr. de finibus nerv. in gland. saliv.* Vratisl., 1864. — Schluter. *Disq. micr. et phys. de gland. saliv.* Vratisl., 1865. — Pflüger. *Die Endigungen der Absonderungsnerven in den Speicheldrüsen.* In *Med. Centralblatt,* 1865 et 1866. — G. Asp. *Om Nervenas and mingslatt i spottkortlana.* In *Nordiskt. Med. Arch.,* t. V; anal. in *Rev. de Hayem,* t. II, p. 522. — Kupffer. *Das Verhältniss von Drüsen-*

nerven in Drüsenzellen. In Arch. für mikroskop. Anat., t. IX, 1873 ; anal. in Rev. de Hayem,
t. II, p. 7. — Kühn. Note on the Lymphatics of Mucous Glands. In Quart. Journ. of Micr.
Science, octobre 1876. — Bermann. Tubulöse Drüsen in den Speicheldrüsen. In Centralblatt
f. med. Wiss., p. 897, 1877. — Moritz Nussbaum. Ueber den Bau und die Thätigkeit der
Drüsen. In Arch. f. mikrosk. Anat., t. XIII ; anal. in Rev. de Hayem, t. XI, p. 415. — Max
Schultze. Ueber die savischen Bläschen der Zitterrochen in Untersuchungen über den Bau
der Nasenschleimhaut, p. 11. — Langerhans. Ueber die accessorischen Drüsen der Geschlechts-
organe. In Arch. f. pathol. Anat. und Physiol., t. LXI, p. 208; anal. in Rev. de Hayem,
1875. — Ch. Robin et Cadiat. Sur la structure intime de la muqueuse et des glandes uréthrales
de l'homme et de la femme. In Journ. de l'anat. et de la physiol., sept.-oct. 1874. —
Targhetti. Sulla struttura delle glandole mucipare della trachea. In Rivista di medicina,
chirurgia e therapia de Sorezina, décembre 1874. — Mahmoud Sidky. Recherches anatomo-
microscopiques sur la muqueuse olfactive. Thèse de Paris, 1877. — Reisseisen. De fabrica
pulmonum, 1822. — Magendie. Mémoire sur la structure du poumon de l'homme. In Journ.
de physiol., 1821. — Bazin. Recherches sur la structure intime du poumon. In Compt. rend.
de l'Acad. des sc., 1856, t. II. — Lereboullet. Anat. comparée de l'appareil respiratoire
des vertébrés. Strasbourg, 1858. — Rossignol. Recherches sur la structure intime du poumon.
In Mém. du concours publiés par l'Acad. roy. de méd. de Belgique. — Mandl. Recherches
sur la structure intime du poumon. In Gaz. hebdom., 1852. — Léon Le Fort. Recherches sur
l'anatomie du poumon chez l'homme. Thèse de Paris. — Villemin. Recherches sur la structure
de la vésicule pulmonaire et sur l'emphysème. In Journ. de l'anat. et de la physiol., 1866. —
Franz Leydig. Traité d'histologie comparée de l'homme et des animaux. Traduit par Lahil-
lonne. — Ch. Robin. Anatomie et physiologie cellulaires. Paris, 1873. — Du même. Leçons
sur les humeurs normales et morbides du corps de l'homme. Paris, 1867. — Rudolphi. Bemerkungen über den Bau der Brüste. In Abhandl. der Berlin. Akad. im Jahre 1851. —
C. Langer. Ueber den Bau und die Entwickelung der Milchdrüsen. In Denkschr. d. Wiener
Akad., 1851. — A. Donné. Du lait, et en particulier du lait des nourrices, 1856. — A. Cooper.
The Anatomy of the Breast. Londres, 1839. — Ch. Robin. De la corrélation existant entre le
développement de l'utérus et celui de la mamelle. In Gaz. méd. de Paris, 1850. — Coyne et Labbé.
Traité des tumeurs bénignes du sein. Paris. — G. Colasanti. La terminazione dei nervi
nelle glandole sebacee. In Lo Sperimentale, 1873, p. 689 ; analysé in Rev. de Hayem, 1873. —
E. Aufrecht. Ueber das Epithel der Lungenalveolen. In Centralblatt, 1875, p. 341. —
de Sinety. Recherches sur la mamelle des enfants nouveau-nés. In Arch. de physiol.,
1875. — Küttner. Studien über das Lungenepithel. In Arch. für path. Anat. und Physiol.,
t. LXVI, p. 12; analysé in Rev. de Hayem, 1877. — Grancher. Note sur les lymphatiques du
poumon. In Gaz. méd. de Paris, 1877, p. 103. — Arnstein. Die Nerven der behaarten Haut.
In Sitzb. der Akad. d. Wissens. in Wien, t. LXXIV, 1876. — Breschet et Roussel de Vauzème.
Recherches anat. et physiol. sur les appareils tégumentaires des animaux. In Ann. des sc.
nat., 1834. — Gurlt. Vergleichende Untersuchungen über die Haut des Menschen und der
Haussäugethiere, besonders in Bezug auf die Absonderungsorgane des Hauttalges und des
Schweisses. In Müller's Arch., 1835. — Tobien. De glandularum dentibus efferent. Dorpat,
1853. — Morel et Villemin. Traité d'histologie humaine. Paris. — Papienheim. Beiträge zur
Kenntniss der Structur des gesunden Ohres. In Fror. n. Not., 1838. — Valentin. Art. Gé-
webe, in Handw. der Phys., t. I. — L. Boum. De glandularum intestinalium structura penitiori. Berol., 1835. — E. Brücke. Ueber den Bau und die physiologische Bedeutung der
Peyerschen Drüsen. In Denks. der Wiener Akad., 1850. — Debove. Sur la couche endothéliale sous-épithéliale des membranes muqueuses. In Compt. rend. de l'Acad. des sc., 1872. —
Heller. Ueber die Blutgefässe des Dünndarmes. Arbeiten aus der phys. Anstalt zu Leipzig,
1875. — Hubert Sattler. Beitrag zur Kenntniss der modificirten (Mollschen) Schweissdrüsen
des Lidrandes. In Arch. f. mik. Anat., t. XIII, 1877 ; anal. in Rev. de Hayem, t. XI,
p. 415. — P. Coyne. Sur la terminaison des nerfs dans les glandes sudoripares de la patte
du chat. In Compt. rend. de l'Acad. des sc., mai 1878. — Debove. Mémoire sur la couche
endothéliale sous-épithéliale des membranes muqueuses. In Arch. de physiol., 1874. —
G. Leopold. Die Lymphgefässe des normalen, nicht schwangeren Uterus. In Arch. für
Gynäkologie, t. VI, 1873; anal. in Rev. de Hayem, 1874. — E. A. Lauth. Mémoire sur le
testicule humain. In Mém. de la Soc. des sc. de Strasbourg, 1833. — Ludwig et Tomsa. Die
Anfänge der Lymphgefässe im Hoden. In Sitzungsber. d. Wiener Akad., t. XLIII. — Duplay.
Recherches sur le sperme des vieillards. In Arch. gén. de méd., 1852. — A. Mouro. De
testibus et de semine. In Thesaurus medicus, 1778, t. I. — Neumann. Ueber die Entwickelung
der Samenfäden. In Centralblatt, 1872. — Hofmeister. Untersuchungen über die Zwischen-
substanz im Hoden der Säugethiere. In Aus dem physiologischen Institute der Universit. zu
Prag, 1872. — R. Heidenhain. Mikroscopische Beiträge zur Anat. und Physiol. der Nieren.
In Arch. für mikr. Anat. von Schultze, t. X, 1873; anal. in Rev. des sc. méd. de Hayem,
t. III, fasc. 2, 1874. — Loven. Des voies lymphatiques de la muqueuse gastrique. In Rev. des

sc. méd. de Hayem, t. III, fasc. 2, 1874. — V. Michalkovics. Beiträge zur Anat. und Histol. des Hodens. In Bericht der math.-phys. Classe de. k. sächs. Ges. d. Wissensch., 1873. — Fr. Merkel. Erstes Entwickelungstadium der Spermatozoïden. In Centralblatt, 1874. — De la Valette-Sainte-George. Ueber die Genese der Samenkörper. In Arch. für mikros. Anat., 1874. — R. Gersten. Ueber die Lymphgefässe des Hodens. In Zeitschrift für Anat. und Entwickelungsg., t. II. — A. Brunn. Beiträge zur Entwickelungsgeschichte der Samenkörper. In Arch. für mikrosk. Anat., t. XII. — A. Menzel. Ueber Spermatozœen nach Studien an einer Spermatoale. In Arch. für klin. Chirg., 1877. — E. Neumann. Untersuchungen über die Entwickelung der Spermatozoïden. In Arch. für mikrosk. Anat., t. XI; anal. in Rev. de Hayem, t. X, fasc. 2.—L. Stieda. Ueber den Bau des Menschenhoden. In Arch. für mikrosk. Anat., 1877. — Balbiani. La spermatogerèse chez les animaux. In Journ. de micrographie, 1877. — O. Drasch. Ueber das Vorkommen zweierlei verschiedener Gefässknäuel in der Niere. In Wiener akad. Sitzungsb., t. LXXVI. — W. Bowmann. On the Structure and Use of the Malpighian Bodies of the Kidney. In Philos. Trans., 1842. — E. Isaacs. Zur fein. Anat. d. Niere. In Schmidt's Jahrb., 1857. — Virchow. Bemerk. über die Circulationsverh. in den Nieren. In Arch. f. pathol. Anat., t. XII. — J. Schmidt. De renum structura quæstiones. Gottingue, 1860. — L. Beale. On some Points in the Anat. of the Kidney. In Arch. of Med., t. III et IV.— Beer. Die Bindesubstanz der menschlichen Niere im gesunden und kranken Zustande. Berlin, 1859. — Ranvier. Structure du tissu réticulé et des ganglions lymphatiques. In Comptes rendus et mém. de la Soc. de biol., 1871. — Bizzozero. Sulla structura delle ghiandole linfatiche. In Communicaz. letta nell' adunanza del Reale instituto Lombardo, 1872. — Recklinghausen. Das Lymphgefässsystem. In Stricker.— Kölliker. Ueber den feinern Bau und die Functionen der Lymphdrüsen. In Verhandl. der physik-med. Gesellsch. zu Würzburg, 1854. — His. Beiträge zur Kenntniss der zum Lymphsystem gehörigen Drüsen. In Zeitschr. für wissensch. Zool., t. XI. — Du même. Untersuchungen über den Bau der Lymphdrüsen. Leipzig, 1861. — C. Lucæ. Anat. Untersuch. des Thymus im Menschen und in Thieren. Francfort, 1812. — A. Cooper. Anat. of the Thymus Gland. Londres, 1832. — J. Simon. A Physiological Essay on the Thymus Gland. Londres, 1845.— Restelli. De thymo observ. anat. phys. path. Ticini Regii, 1845. — R. Melchior. De structura gland. thymus. Iena, 1859. — E. Jendrassik. Untersuch. über den Bau der Thymusdrüse. In Sitzungsb. der Wiener Akad., 1856. — A. Friedleben. Die Physiol. der Thymusdrüse. Francfort, 1858. — Assolant. Recherches sur la rate. Paris, 1800. — H. Gray. On the Structure and Use of the Spleen. Londres, 1854. — W. Müller. Ueber den feineren Bau der Milz. Leipzig, 1865. — Bardeleben. Obs. micr. de gland. dentu excret. carentium structura. Berol., 1841. — Sanders. On the Structure of the Spleen. In Goodsir's Annals of Anat., 1850. — O. Funke. De sanguine venæ lienalis. Leipzig, 1851. — Stixstra. De funct. lienis. Groningue, 1854. — Fuhrer. Ueber die Milz und eine Besonderheit ihres Capillarsystems. In Arch. f. ph. Heilk., 1854. — Schweigger-Seidel. Disquis. de liene. Halle, 1861. — R. Legendre. De la thyroïde. Thèse inaugurale. Paris, 1852. — Panagiotidès. De gland. thyrcoideæ structura penitiori. Berlin, 1847. — Kohlrausch. Beiträge z. Kennt. a. Schilddrüse. In Müller's Arch., 1853. — Ecker. Versuch einer Anat. der primitiven Formen des Kropfes. In Henle u. Pfeiffer's Zeitschr. für ration. Med., t. VI. — Rokitansky. Zur Anat. des Kropfes. In Denkschrift. der kaiser. Akad. zu Wien, 1849. — Poincaré. Contribution à l'histoire du corps thyroïde. In Journal de l'anatomie et de la physiologie, 1877. — Boëchat. Recherches sur la structure normale du corps thyroïde. Thèse inaugurale. Paris, 1873. — Handfield-Jones. Article Thyroid gland, in Cyclopedia, t. IV. — Coste. Recherches sur la génération des mammifères. Paris, 1834. — Du même. Embryogénie comparée. Paris, 1837. — F. Baer. De ovi mammal. et hominis genes. epistol. Leipzig, 1827. — Coste. Histoire générale et particulière du développement. Paris, 1847. — Barry. Researches in Embryology. In Philos. Trans., 1840. — Pouchet. Théorie positive de l'ovulation. Paris, 1847. — Thomson. Article Ovum, in Cycloped. anat. — C. Périer. Anatomie et physiologie de l'ovaire. Paris, 1866. — Pflüger. Ueber die Eierstöcke der Säugethiere und des Menschen. Leipzig, 1863. — Bergmann. Diss. de gland. supraren. Gottingue, 1839. — Ecker. Article Blutgefässdrüsen, in Wagn. Handw. d. Phys., 1849. — Frey. Art. Suprarenal capsules, in Todd's Cyclop. of Anat., 1849. — Werner. De capsulis supraren. Dorpat. 1837. — C. Harley. The Histology of the Suprarenal Caps. In Lancet, 1858. — E. Kyber. Untersuchungen über den lymphatischen Apparat in der Milz. In Arch. f. mikr. Anat., t. VIII. — Henry Silvester. The Discovery of the Nature of the Spleen. Londres, 1871. — Thaon. Du thymus aux différents âges. In Mouv. méd., 1872. — Olga Stoff et Sophie Hasse. Einige Notizen über die Circulations-Verhältnisse der Milz. In Centralblatt, 1872; anal. in Rev. de Hayem. — Von Brunn. Ein Beitrag zur Kenntniss des feineren Baues und der Entwicklungsgeschichte der Nebennieren. In Arch. für mikrosk. Anat., t. VIII. — H. Kapff. Untersuchungen über das Ovarium und dessen Beziehungen zum Peritoneum. In Arch. de Reichert et du Bois-Reymond, 1873; anal. in Rev. des sc. méd., t. II, 1873. — G. Romiti. Della struttura e sviluppo dell' ovaria. In Rivista clinica, 1873. —

K. Slaviansky. *Recherches sur la régression des follicules de de Graaf chez la femme.* In *Arch. de physiol.*, 1874. — De Sinéty. *Sur le développement des follicules de de Graaf dans l'ovaire des enfants nouveau-nés.* In *Gaz. méd. de Paris*, 1875. — Poincaré. *Note sur l'innervation de la glande thyroïde.* In *Journ. de l'anat. et de la physiol.*, 1875. — Klein. *Observations sur la structure de la rate.* Anal. in *Rev. des sc. méd.*, t. VII, 1876. — Buckel et Exner. *Ueber die Lymphwege des Ovariums.* In *Sitzb. der k. Akad. der Wiss. in Wien*, 1874. — G. Lobi. *Struttura del reticole del parenchima delle glandule linfatiche nell' uomo.* In *Rivista clinica di Bologna*, 1876. — Creswell-Baber. *On the Lymphatics and Parenchyma of the Thyroïd Gland of the Dog.* In *Philos. Transact.*, 1876. — Elischer. *Ueber den Verlauf und Endigungsweise der Nerven im Ovarium.* In *Centralblatt*, 1876. — Afanasiew. *Weitere Untersuchungen über den Bau und die Entwickelung des Thymus und der Winterschlaf-drüse der Säugethiere.* In *Arch. f. mikr. Anat.*, 1877; anal. in *Rev. des sc. méd. de Hayem*, t. XII, 1878. — Pouchet et Tourneux. *Précis d'histologie humaine et d'histogénie.* Paris, 1878. — N. Gréhant. *Recherches physiol. sur l'excrétion de l'urée par les reins.* In *Arch. de physiol.*, 1870, p. 629. — Bochefontaine. *Contribution à l'étude de la physiologie de la rate.* In *Arch. de physiol.*, 1873. — Gaetano Primavera. *Se i reni siano o no dei semplici filtre?* In *Il Morgagni.* Naples, 1872. — Korowin. *Ueber die fermentative Wirkung des pancreatischen Saftes und der Glandulæ Parotis von Neugeborenen und Brustkindern auf Stærke.* In *Centralblatt*, 1875; anal. in *Rev. de Hayem*, t. II. — Landau. *Zur Physiologie der Bauchspeichelabsonderung.* In *Centralblatt*, 1873. — Michael Reich. *Zur Physiologie der Thränensecretion.* In *Arch. f. Ophth.*, t. XIX; anal. in *Rev. des sc. de Hayem*, t. III. — Heidenhain. *Versuche über den Vorgang der Harnabsonderung.* In *Pflüger's Arch.*, 1874. — Du même. *Einige Versuche an den Speicheldrüsen.* In *Pflüger's Arch.*, t. IX; anal. in *Rev. des sc. méd. de Hayem*, t. V. — Tarchanoff et Swæn. *Des globules blancs dans le sang des vaisseaux de la rate.* In *Arch. de physiol.*, 1875. — Bochefontaine. *Sécrétion des glandes sous-maxillaires au moment de la mort, après la section de la corde du tympan.* In *Bull. de la Soc. de biol.*, 1876. — Fr. Franck. *Sur le rôle du nerf facial dans l'innervation des organes glandulaires.* In *Gaz. hebd. de méd. et de chirurg.*, 1875. — Tuctzek. *Ueber die von Menschen während des Kauens abgesonderten Speichelmengen.* In *Zeitschr. f. Biol.*, 1876. — Luchsinger. *Ueber die Innervation der Schweissdrüsen.* Anal. in *Rev. des sc. méd. de Hayem*, 1877. — Vulpian. *Sur l'action du système nerveux sur les glandes sudoripares.* In *Compt. rend. de l'Acad. des sc.*, 1878. — Du même. *Recherches expérimentales sur les fibres nerveuses sudorales du chat.* In *Compt. rend. de l'Acad. des sc.*, 1878. — Du même. *Comparaison entre les glandes salivaires et les glandes sudoripares.* In *Compt. rend. de l'Acad. des sc.*, 1878. — Du même. *Faits expérimentaux montrant que les sécrétions sudorales abondantes ne sont pas en rapport nécessaire avec une suractivité de la circulation cutanée.* In *Compt. rend. de l'Acad. des sc.*, 1878. — Marshall-Hall. *Gulstonian Lectures*, 1842. — Olinger. *Esquisse de la physiologie de la fonction urinaire.* Thèse inaug. Paris, 1873. — Donders. *Physiologie des Menschen.* Leipzig, 1859. — Favre. *Recherches sur la composition chimique de la sueur chez l'homme.* In *Arch. gén. de méd.*, 1853, t. II. — N. Zalesky. *Untersuchungen über den urämischen Prozess und die Function der Nieren.* Tübingue, 1865. — N. Gréhant. *Recherches physiologiques sur l'excrétion de l'urée par les reins.* In *Arch. de physiol.*, 1870. — L. Hermann. *Grundriss der Physiologie des Menschen.* Berlin, 1863. — Gabel. *Etude sur l'anatomie générale comparée des glandes de la muqueuse gastro-intestinale.* Thèse inaug. Lyon, 1879. — J. Renaut. *Note sur la structure des glandes à mucus du duodénum.* In *Progrès médical*, 1879. — Pawlinoff. *Bildungstätte der Harnsäure im Organismus.* In *Centralblatt*, 1873; anal. in *Rev. des sc. méd. de Hayem*, t. II, 1873. — Brouardel. *L'urée et le foie; variations de la quantité de l'urée éliminée dans les maladies.* In *Arch. de physiol.*, 1876. — Von Wittich. *Beiträge zur Physiol. der Nieren.* In *Arch. für mikr. Anat.*, t. XI; anal. in *Rev. des sc. méd. de Hayem*, 1875, t. VI. — N. Nussbaum. *Ueber den Bau und die Thätigkeit der Drüsen.* In *Arch. für mikrosk. Anat.*, 1878; anal. in *Rev. de Hayem*, 1879, t. XIV. — Ranvier. *Art. Épithélium*, in *Nouv. Dict. de méd. et de chir. pratiques.* — Cl. Bernard. *Leçons sur les propriétés physiologiques et les altérations pathologiques des liquides de l'organisme.* Paris, 1859. — M. Schiff. *Leçons sur la physiologie de la digestion, rédigées par le Dr E. Levier.* Paris, 1856. — Cl. Bernard. *Leçons de physiologie expérimentale appliquée à la médecine.* Paris, 1856. — Du même. *Leçons de pathologie expérimentale.* Paris, 1872. — Hering. *Ueber die Ursache des hohen Absonderungsdruckes in der Glandula submaxillaris.* In *Sitzungsb. der Wiener Akad.*, 1872; anal. in *Rev. des sc. méd. de Hayem*, 1875. — Everard Home. *Hints on the Subject of Animal Secretions.* In *Philosoph. Transact.*, 1809. — Wollaston. *On the Agency of Electricity on Animal Secretions.* In *Philosoph. Magazine*, t. XXXIII. — Breschet, Milne-Edwards et Vavasseur. *De l'influence du système nerveux sur la digestion stomacale.* In *Arch. gén. de méd.*, 1823. — Breschet et Milne-Edwards. *Mémoire sur le mode d'action des nerfs pneumo-gastriques dans la production des phéno-*

mènes de la digestion. In *Arch. gén. de méd.*, 1825. — A. Donné. *Recherches sur quelques-unes des propriétés chimiques des sécrétions et sur les courants électriques qui existent dans les corps organisés.* In *Annal. de chimie et de phys.*, 1834. — Cl. Bernard. *Sur le rôle des nerfs des glandes.* In *Compt. rend. de la Soc. de biol.*, 1860. — Wilson Philip. *An experimental Inquiry into the Laws of the Vital Functions.* — Gianuzzi. *Berichte der kgl. sächsischen Gesellschaft der Wiss. zu Leipzig*, 1865. — Nawrocki. *Weitere Untersuchungen über den Einfluss des Nervensystems auf die Schweissabsonderung.* In *Centralbl. f. die medicin. Wissenschaft*, 1878. — L. Hermann. *Ueber die Secretionsströme und die Secretreaction der Haut bei Fröschen.* In *Arch. für die gesammte Physiol.*, t. XVII.— Luchsinger. *Die Schweissfasern für die Vorderpfote der Katze.* In *Arch. für die gesammte Physiol.*, t. XVI; anal. in *Rev. des sc. méd.*, t. XIII. — Adamkiewicz. *Secretion des Schweisses, eine bilateral-symetrische Nervenfunction.* Berlin, 1878. Anal. in *Rev. des sc. méd.*, t. XIII. — Vulpian. *Leçons sur l'appareil vaso-moteur*, rédigées et publiées par H. Carville. Paris, 1875. — Longet. *Traité de physiologie*, 3e édit. Paris, 1869. — Afanassiew et Pawlow. *Beiträge zur Physiologie des Pancreas.* In *Arch. für die gesammte Physiol. von Pflüger*, t. XVI; anal. in *Rev. des sc. méd.*, t. XII, 1878. — Peipers. *De nervorum in secretiones actione.* Berlin, 1854. — J. Muller. *Manuel de physiologie*, traduct. Jourdan. — Bert, Brown-Séquard, Ranvier. In *Compt. rend. de la Soc. de biol.*, 1870. — Vulpian. *Sur les effets des excitations produites directement sur le foie et sur les reins.* In *Compt. rend. de la Soc. de biol.*, 1858. — Du même. *Recherches expérimentales relatives aux effets des lésions du plancher du quatrième ventricule.* In *Mém. de la Soc. de biol.*, 1861. — H. Chrétien. Art. Foie, in *Dict. encyclop. des sc. méd.* — Rœhrig. *Experimentelle Untersuchungen über die Physiologie der Milzabsonderung.* In *Arch. für pathol. Anat. und Physiol.*, t. LXVII; anal. in *Rev. des sc. méd.*, 1876. — R. Wolfery. *Experimentelle Untersuchungen über die Innervationswege der Thränendrüse.* Dissert. inaug. Dorpat, 1871.— Demtschenko. *Zur Innervation der Thränendrüse.* In *Pflüger's Arch.*, 1872; anal. in *Rev. des sc. méd.*, 1873. — Herzenstein. *Beiträge zur Physiologie und Therapie der Thränenorgane.* Berlin, 1868. — Ph. Owsjannikow et Tschiriew. *Influence de l'activité réflexe des centres nerveux vasculaires sur la dilatation des artères périphériques et sur la sécrétion des glandes sous-maxillaires.* In *Bull. de l'Acad. impér. de Saint-Pétersbourg*, mai 1872; anal. in *Arch. de Phys.*, 1875. — Grutzner et Chtapowsky. *Beiträge zur Physiologie der Speichelsecretion.* In *Pflüger's Arch.*, t. VII; anal. in *Rev. des sc. méd.*, 1873. — Von Witticu. *Ueber den Einfluss der Sympathienreizung auf die Function der Parotis.* In *Virchow's Arch.*, 1866. — Heidenhain. *De l'action de quelques poisons sur les nerfs de la glande sous-maxillaire.* Anal. in *Arch. de physiol.*, 1872. — Du même. *Ueber secretorische und trophische Drüsennerven.* In *Arch. für die gesammte Physiol. von Pflüger*, t. XVII; anal. in *Rev. des se. méd.*, 1879. — A. Jœnicke. *Untersuchungen über die Secretion der Glandula Parotis.* In *Arch. für die gesammte Physiol. von Pflüger*, t. XVII. — A. Vulpian. *Recherches expérimentales relatives aux effets des lésions du plancher du quatrième ventricule.* In *Mém. de la Soc. de biol.*, 1861. — A. Röhrig. *Experimentelle Untersuchungen über die Physiologie der Gallenabsonderung.* In *Centralblatt*, 1874. — J. Munk. *Ueber den Einfluss sensibler Reizung auf die Gallenausscheidung.* In *Centralblatt*, 1874.— Heidenhain. *Weitere Beobachtungen betreffend die Gallensecretion.* In *Centralblatt*, 1868. — B. Luchsinger. *Ueber die Innervation der Schweissdrüsen.* In *Correspond.-Blatt für schweizer. Ärzte*, 1876; anal. in *Rev. des sc. méd.*, 1877. — A. Vulpian. *Sur quelques phénomènes d'action vaso-motrice observés dans le cours de recherches sur la physiologie des nerfs excito-sécréteurs.* In *Compt. rend. de l'Acad. des sc.*, 1878. — R. Blanchard. *La sécrétion de la sueur; état de la question.* In *Progrès médical*, 1879. — Kendall et Luchsinger. *Zur Theorie der Secretionen.* In *Pflüger's Arch.*, 1876. — Luchsinger. *Neue Versuche zu einer Lehre von der Schweisssecretion, ein Beitrag zur Physiologie der Nervencentren.* In *Pflüger's Arch.*, 1876. — Du même. *Die Wirkungen von Pilocarpin und Atropin auf die Schweissdrüsen der Katze.* In *Pflüger's Arch.*, 1877. — Nawrocki. *Ueber die Innervation der Schweissdrüsen.* In *Centralbl.*, 1878. — Luchsinger. *Nachträgliche Be- merkungen zur Physiologie der Schweisssecretionen.* In *Centralbl.*, 1878. — Du même. *Zum Verlauf der Schweissnerven der Katze.* In *Pflüger's Arch.*, 1878. — Adamkiewicz. *Zur Physiologie der Schweisssecretion.* In *Virchow's Arch.*, 1879. — Hermann et Luchsinger. *Ueber die Secretionsströme der Haut bei der Katze.* In *Arch. für die gesammte Physiol.*, t. XVII; anal. in *Rev. des sc. méd.*, 1879.— Bochefontaine. *Contribution à l'étude des effets produits par l'excitation électrique du cerveau.* In *Soc. de biol.*, 1875. — Laffont. *Communication à la Soc. de biol.*, 11 oct. 1879. H. C.

GLANDES : *de Bartholin ou de Duverney* (voy. Vagin); — *de Brunner* (voy. Duodénum, Intestin); — *coccygienne de Luschka* (voy. Coccygiennes

[*Glandes*]) ; *de Cowper ou de Méry* (voy. Urèthre) ; — *de Havers* (voy. Synoviales) ; — *de Littre* (voy. Urèthre) ; — *de Meibomius* (voy. Paupières) ; —
de Naboth (voy. Utérus) ; — *de Peyer* (voy. Intestin) ; — *pinéale* (voy. Cerveau ; — *pituitaire* (voy. Cerveau) ; — *salivaires* (voy. Salivaires) ; — *sébacées* (voy . Sébacées) ; — *sudoripares* (voy. Sudoripares).— Voy. aussi au
cours de l'article Glandes.   A. D.

GLANDORP (Les deux).

Glandorp (Mathias-Ludwig).   Né en 1595, à Cologne, était le fils de Ludwig
Glandorp, habile chirurgien, originaire de Brême. Il fit ses études successivement à Cologne, à Brême et à Padoue, où il eut pour maîtres Fabrice d'Aquapendente, Spieghel et Sanctorius, et fut reçu docteur en 1617. Il vint ensuite se fixer
à Brême et acquit en peu de temps une brillante réputation. Il fut nommé premier médecin de l'archevêque et médecin pensionné de la république en 1628
et mourut en 1636.

Glandorp avait exercé avec un égal succès la médecine et la chirurgie; il
prêta même une attention particulière à cette dernière, car tous ses ouvrages
traitent de sujets chirurgicaux. Son *Speculum chirurgicum*, qui est particulièrement remarquable, s'occupe presque exclusivement des plaies ; le chapitre relatif
aux plaies de tête surtout mérite d'être signalé, à cause des importantes
observations qu'il renferme (*voy.* l'analyse rapide qu'en donne Dezeimeris dans
le *Dictionnaire historique de la médecine*).

I. *Speculum chirurgicum, in quo quid in unoquoque vulnere faciendum, quidve omitten-
dum, praemissa partis affectae anatomica explicatione, observationibusque ad unumquodque
vulnus pertinentibus adjunctis, conspicitur ac pertractur.* Bremae, 1619, in-8°. — II. *Tractatus de polypo narium, affectu gravissimo, observationibus illustratus.* Bremae, 1628,
in-4°. — III. *Methodus medendae paronychiae; accessit decas observationum.* Bremae,
1623, in-8° (excellent mémoire sur le panaris et sur son traitement). — IV. *Gazophylacium
polyphisium fonticulorum et setaceorum.* Bremae, 1635, in-4°. — V. *Opera omnia.* Londini,
1729, in-4° (précédé d'une courte notice biographique sur Glandorp).   L. Hn.

Glandorp (Paul).   Fils du précédent, naquit à Brême, le 17 septembre 1626.
A l'âge de vingt et un ans, il alla étudier la médecine à Leyde, d'où il se rendit
à Franeker en 1648. Il revint dans sa ville natale en 1650, pour retourner deux
ans après prendre le bonnet de docteur à Leyde.

Vers 1655, Glandorp fut nommé professeur ordinaire de médecine à Rinteln ;
mais il ne conserva sa chaire qu'une dizaine d'années et revint à Brême prendre
la place plus lucrative de médecin pensionné. Il mourut dans cette ville le
5 novembre 1696, laissant :

I. *Dissert. de lienteria.* Lugduni Batav., 1652, in-4°. — II. *Panegyricus in obitum Wil-
helmi VI. Hass. Land.* 1663. Dans *Fürst. Ehrengedächtniss*, Th. II, p. 533.   L. Hn.

GLANS UNGUENTARIA.   On désigne sous ce nom la noix de Ben (*voy.* ce
mot).   Pl.

GLAS (Olof).   Né le 18 novembre 1813, à Umeaa, fit ses études médicales
à Upsal en 1831, et fut reçu candidat en médecine en juin 1836. Il passa la
licence qui donne le droit de pratique en mai 1837, et fut promu docteur

en médecine et maître en chirurgie le 15 juin 1838. Il se voua au professorat, fut nommé professeur adjoint de médecine théorique et pratique à l'Université d'Upsal en 1839 et professeur ordinaire de médecine pratique en 1850. Il suppléa le professeur Bergstrand dans sa chaire de chirurgie et d'obstétrique et lui succéda en 1851.

Glas avait voyagé en Angleterre et en France aux frais de l'Académie d'Upsal, afin d'y étudier l'organisation de la médecine, et il remplit dans son pays diverses fonctions administratives de l'ordre scientifique. Il est mort à Upsal en 1866. Nous connaissons de lui, outre divers articles de journaux :

I. *Om periodisk Nevralgi i Kjertal.* Upsal, 1857, in-8°. — II. *De tuberculosi pulmonum.* Upsal, 1859, in-8°. A. D.

GLASER (Les).

Glaser (Christoph). Célèbre chimiste du dix-septième siècle, natif de Bâle, que la nature de ses travaux rend intéressant pour les médecins. Il remplaça dans la place de démonstrateur du jardin du Roi, à Paris, Nicolas Lefèvre, qui vers 1664 fut appelé par Charles II, roi d'Angleterre, à diriger le laboratoire de Saint-James. Grâce à la recommandation de Vallot, premier médecin de Louis XIV, il cumula la place de démonstrateur avec celle de pharmacien de la cour ; il fut en outre pharmacien du duc d'Orléans.

Impliqué dans le fameux procès de la marquise de Brinvilliers, l'empoisonneuse, Glaser dut quitter la France. Il avait eu pour élève Nicolas Lémery, qui ne tarda pas à surpasser son maître.

Glaser avait adopté le système de Paracelse pour ses écrits, qui étaient très-estimés en leur temps. Il doit être considéré comme l'inventeur du nitrate d'argent fondu dans les lingotières ; son procédé est encore employé aujourd'hui. C'est à lui aussi que nous devons la connaissance du sulfate de potasse fondu, appelé alors *sel* ou *pierre de prunelle*, à cause de sa prétendue efficacité contre les fièvres prunelles ou ardentes; ce sel fut nommé plus tard *sel polychreste de Glaser*, avant la réforme de la nomenclature chimique. On a de Glaser :

Traité de la chimie, contenant une méthode claire et facile d'obtenir les préparations de cet art les plus nécessaires dans la médecine. Paris, 1663, 1667, in-8°; Lyon, 1670, in-8°; Paris, 1673, in-12; Bruxelles, 1676, in-8°; Paris, 1688, in-8°. Trad. en allem. par Jean Menudier : *Hodegus chymicus oder Chymuscher Wegweiser,* etc. Iéna, 1684, 1696, in-12. Trad. en angl. par G. Harris. Londres, 1677, in-8°. L. Hn.

Glaser (Johann-Heinrich). Médecin allemand, naquit à Bâle le 6 octobre 1629. Il prit le titre de maître ès-arts en 1848, puis étudia la médecine et alla visiter Genève, Heidelberg et Paris, où il fit un séjour prolongé. De retour dans sa patrie, après neuf ans d'absence, il fut reçu docteur en 1661.

En même temps que la médecine, Glaser cultiva les belles-lettres et la philosophie et obtint en 1665 la chaire de langue grecque. Deux ans après il quitta ce poste pour prendre la chaire d'anatomie et de botanique. Il mourut le 5 février 1675, laissant, outre un petit traité sur le cerveau, un certain nombre d'opuscules académiques :

I. *Diss. de rheumatismo.* Basileae, 1661, in-4°. — II. *Diss. de respiratione.* Basileae, 1661, in-4°. — III. *Diss. de similitudine et differentia, quae proli cum parentibus intercedit.* Basileae, 1661, in-4°. — IV. *Theses opticae.* Basileae, 1664, in-4°. — V. *Oratio de studii*

graeci utilitate atque necessitate. Basileae, 1665, in-4°. — VI. *Theses ex artibus instrumen-
talibus desumtae.* Basileae, 1665, in-4°. — VII. *Oratio funebris in obitum Hieronymi Bauhini.*
Basileae, 1667, in-4°. — VIII. *Casus medicus de mensium suppressione earumque per aures
excretione, ut et febre tertiana curata.* Basileae, 1673, in-4°. — IX. *Tractatus de cerebro.*
Basileae, 1680, in-8° (publié après la mort de Glaser par J. J. Stehelin).   **L. Hn.**

Glaser (Gotthard-Johann). Médecin allemand, né à Riga, fit ses études
médicales à Iéna et prit le bonnet de docteur en 1772. Il se fixa aussitôt à Fellin,
où il devint, en 1783, médecin de canton et mourut le 24 février 1813 dans sa
soixante-quatrième année.

On n'a de Glaser que sa dissertation inaugurale :

Diss. inaug. medica de febribus malignis (praes. E. A. Nicolaï). Icnae, 1772, in-4°.
                                                                          L. Hn.

Glaser (Friedrich-Reinhold von). Fils du précédent, naquit à Fellin, le
9 mai 1792. Il étudia la médecine à Dorpat, puis à l'hôpital militaire de Riga,
fut reçu docteur à l'Université de Dorpat en 1816 et alla se fixer dans sa ville
natale.

Glaser promettait d'être un homme distingué, mais la mort l'enleva prématurément à la science le 29 février 1824.

Diss. inaug. med. de virtute et vi medica Lepidii ruderalis Linn. *in morbis tum internis,
tum externis adhibiti.* Dorpat, 1816, in-8°.   **L. Hn.**

Glaser ou mieux **Gläser** (Christian-Gottlob). Né à Voigtsberg dans le Voigtland le 26 juin 1776, fut reçu docteur en médecine à Wittemberg en 1798 et
professeur extraordinaire de médecine à l'Université en 1801 ; il termina sa
carrière le 9 septembre de la même année. Nous connaissons de lui :

I. *Experimenta chemica cum tribus mineris staniferis,* etc. Vitebergae, 1798. — II. *Ueber
die epidemischen Krankheiten, welche im Monat Februar 1801 zu Wittemberg geherrscht
haben.* Wittemberg u. Leipzig, 1801, in-8°.   **L. Hn.**

Glaser (Johann-Friedrich). Médecin et chimiste distingué, naquit le 3 septembre 1707 à Wasungen, dans le comté d'Henneberg, en Franconie, où son père
était exécuteur des hautes-œuvres. Il alla étudier la médecine à Erford en 1725,
puis en 1727 passa à Altdorf et deux ans après à Wittemberg. En 1730, il revint
exercer la médecine dans sa ville natale. Il se rendit en 1736 à l'Université de
Harderwyck pour y prendre le grade de docteur, et à son retour, après avoir
quelque temps encore exercé à Wasungen, demanda et obtint le poste de médecin pensionné à Suhl, dans le duché de Saxe-Meiningen ; il y fut nommé, en
1781, conseiller aux mines par le duc de Saxe-Gotha, et mourut le 7 décembre 1789.

En 1753, un incendie terrible consuma presque entièrement la ville de Suhl
et il vit son propre avoir dévoré par le fléau. Il s'appliqua dès lors à trouver un
moyen de mettre les maisons et les meubles à l'abri du feu. Il conseilla, pour
empêcher l'extension de la flamme, l'emploi d'une espèce d'amidon composé de
trois parties de colle-forte encore tendre et lavée, d'une partie de terre glaise
également tendre et lavée et d'une partie de farine de seigle, le tout mêlé à trois
parties de sable fin ; cette composition devait servir à enduire les toits, les
poutres et les murs des maisons et les rendre incombustibles. Il proposa un autre

moyen comme plus efficace encore, la lessive des cendres; celle-ci était surtout utile pour éteindre le feu une fois allumé. Malgré les expériences qu'il fit par ordre de l'électeur de Hesse et avec un plein succès, le public n'accorda pas une grande attention aux inventions de Glaser.

Ce savant médecin s'est en outre beaucoup occupé de physique, de chimie et d'agriculture, etc. Parmi ses nombreuses publications, nous nous bornerons à citer :

I. *Diss. de myopia.* Hardcrovici, 1736, in-4°. — II. *Nützliche und durch Erfahrung bewährte Vorschläge, bei heftigen und geschwinden Feuersbrünsten Häuser und Mobilien zu retten.* Dresden u. Leipzig, 1756, in-4°; Hildeburghausen, 1764, 1772, in-8°. — III. *Beschreibung seiner neu erfundenen Blutwaage und Blutmessgeschirres, womit man beym Hand- und Fussaderlassen das Blut.... allein auffangen kann.* Dresden u. Leipzig, 1758, 1788, in-8°. — IV. *Nützliches Verhalten bey der jetzo in Teutschland regierenden Fleckfieberseuche.* Dresden u. Leipzig, 1758, in-8°. — V. *Preisschrift wie das Bauholz in den Gebäuden zu Abhaltung grosser Feuersbrünste zuzurichten.* Dresden u. Leipzig, 1762, in-8°. — VI. *Ausführliche Beschreibung der glücklich abgelaufenen grossen Feuerprobe.* Leipzig, 1773, in-8°. — VII. *Beantwortung und Widerlegung verschiedener wider seinen erfundenen... Brand abhaltenden Holzanstrich gemachten ungegründeten Einwendungen und Zweifel.* Leipzig, 1774, in-8°. — VIII. *Physikalische Abhandlung von den Blüten verderbenden auch Laub und Obst abfressenden schädlichen Raupen der Obstbäume.* Frankfurt u. Leipzig, 1774, 1780, in-8°, avec 2 pl. représentant les insectes en question. — IX. *Preisschrift wie die Feuerlöschanstalten in den kleinen Städten und auf den Dörfern zu verbesseren sind.* Leipzig, 1775, in-8° (mém. couronné). — X. *Fernere Erörterung und Aufklärung seiner verbesserten Preisschrift....* Hildburghausen, 1779, in-8°. — XI. *Auf richtige Erfahrung gegründete Abhandlung von der tödtlichen Knotenkrankheit unterm Rindvieh und Rothwildprete in den Wäldern.* Leipzig, 1780, in-8°. — XII. *Gründliche und auf richtige Erfahrung gebauete Abhandlung, wie die meisten Feuersbrünste der Gebäude verhütet.... werden können.* Erfurt, 1782, in-8°. — XIII. *Ohnmassgeblicher Vorschlag was der Jugend in den niedern Schulen für ein nützlicher Unterricht gegeben werden kann, wie mit Feuer und Licht und entzündlichen Dingen umzugehen ist.* Dessau, 1783, in-8°. — XIV. *Beweissgründe dass und warum die von ihr angegebenen Mittel die Feuersbrünste schnell zu löschen.... viel wirksamer und gewisser sind als die bisher gewöhnlichen.* Schleusingen, 1784, in-8°. — XV. *Feuerlöschprobe,* etc. Marburg, 1786, in-8°. — XVI. *Ausführl. und auf Erfahrung gegründete Abhandl. und Vorschläge, wie thunlicher Weise die meisten Feuersbrünste wohl verhütet.... werden können.* Leipzig, 1788, in-8°. — XVII. Nombreux articles dans les *Ephemer. Naturæ Curiosorum, Acta Acad. Mogunt.,* et divers recueils périodiques.

L. Hn.

GLASS (Thomas). Médecin anglais, né vers le début du dix-huitième siècle, reçu docteur à Leyde en 1731, exerçait son art à Exeter. Comme le fait remarquer Dezeimeris, les renseignements biographiques sur son compte font absolument défaut. Il a été bon observateur et a publié un assez grand nombre d'ouvrages, « dont un a été cité quelquefois comme un modèle de la manière hippocratique dans l'observation des faits et la déduction des conséquences. »

I. *De atrophia in genere, phthisi pulmorali, morbisque præcipuis, qui in eam tendunt.* Lugduni Batavorum, 1731, in-4°. — II. *Commentarii duodecim de febribus ad Hippocratis disciplinam accomodati.* Londini, 1742, in-8°; Amstelodami, 1743, in-8°. Editio nova, curante E. G. Baldinger, Jenae et Lipsiae, 1771, in-8°. Trad. en angl. par N. Peters. London, 1752, in-8°. — III. *An Account of the Ancient Baths and their Use in Physic.* London, 1752, in-8°. — IV. *A Letter to D*r *Baker on the Means of Procuring a Distinct and Favourable Kind of Small Pox, and on the Use of Cold Air and Cold Water in Putrid Fevers.* London, 1767, in-8°. — V. *Second Letter to D*r *Baker on Certain Methods of Treating the Small Pox during the Eruptive Stage.* London, 1768, in-8°. — VI. *An Examination of M. Henry's Strictures on Glass' Magnesia.* London, 1774, in-8°. — VII. *Account of the Influenza, as it appeared at Exeter in* 1775. In *Medical Observations and Inquiries,* t. VI, p. 364.

Il n'est pas à confondre avec son contemporain :

Glass (Samuel). Paraît avoir exercé l'art de guérir à Oxford. On a de
lui :

*An Essay on Magnesia Alba, wherein its History is attempted, its Virtues pointed out and
the Use of it recommended. Oxford, 1764, in-8°.*   L. Hn.

GLAUBER (Jean-Rodolphe). On n'hésite pas à dire en tête de cette notice :
« Glauber est l'un des plus grands chimistes du dix-septième siècle. » Non pas
chimiste, répondra-t-on, mais bien alchimiste. Sans doute, Glauber fut un
alchimiste, puisqu'il rechercha la pierre philosophale, la transmutation des
métaux, une panacée universelle destinée à guérir tous les maux et à prolonger
extraordinairement la vie humaine, puisqu'il ne put se détacher complétement
de l'idée que les corps célestes ont une action directe sur les corps terrestres ;
que ce sont comme des dieux dirigeant les actions humaines, que les globes
stellaires, exerçant à distance leur contrôle, prennent sous leur protection les
métaux enfouis dans le sein de la terre, qu'ils les développent, les nourrissent, les
couvent un peu comme la poule, laquelle, en couvant son œuf, en fait surgir
un poulet. Mais il n'en est pas moins vrai que Glauber, courbé sur ses fourneaux, passant sa vie au milieu des cornues, des matras, des pélicans et des
retortes, cherchant toujours la vérité, la découvrant souvent, inaugurant d'admirables expériences, d'ingénieuses combinaisons, rompant avec les traditions
purement métaphysiques, créant une véritable chimie expérimentale, a des droits
incontestables au souvenir et au respect de la postérité (*voy.* l'article Alchimie
de ce Dictionnaire). On l'a comparé, avec quelque raison, à Paracelse, qu'il
surpasse pourtant par le côté moins obscur, moins diffus de son esprit, et par
l'absence, sous sa plume, des nombreuses extravagances qu'a écrites le réformateur. Sans doute, Glauber a promis plus qu'il n'a pu tenir ; il a exagéré
prodigieusement les proportions de son prétendu dissolvant universel, il a
envisagé sous un faux point de vue, soit divers phénomènes chimiques, soit
l'action de certains médicaments ; esclave d'un orgueil immense et d'une intolérance qu'il n'admettait pas chez ses contradicteurs, il n'a pas ménagé ses sarcas-
mes, ses attaques contre la médecine hippocratique et galénique ; mais ses travaux n'en ont pas moins contribué, plus que ceux de tout autre savant de son
siècle, à rappeler l'attention sur des vérités oubliées, et à découvrir plusieurs
points importants qui ont exercé dans la suite une influence marquée sur les
progrès de la chimie. Ainsi, pour indiquer seulement quelques-uns des services
qu'il a rendus à cette science, il a répandu quelques lumières sur plusieurs des
sels de soude, dont un, le sulfate de soude, portait son nom avant la réforme
de la nomenclature ; il a fait connaître le sulfate et le nitrate d'ammoniaque,
décrit plusieurs procédés pour la fabrication du nitrate de potasse en grand, et
reconnu l'utilité de ce sel dans l'art tinctorial ; il savait que l'acide hydrochlo-
rique pouvait être utilisé dans le scorbut, et qu'en le mêlant avec l'alcool, on
pouvait éthériser celui-ci ; il connaissait fort bien les chlorures d'antimoine,
d'étain, d'arsenic et de zinc, et il a donné plusieurs procédés ingénieux pour la
fabrication des pierres gemmes artificielles. Le premier il a décrit le précipité
rouge de Cassius, le caméléon minéral et le tartrate antimonié de potasse. En
lisant attentivement son grand traité de la dissolution, on ne peut s'empêcher
de faire remonter jusqu'à lui l'invention des bains de vapeurs par encaissement,
que les modernes n'ont fait que perfectionner. Il a montré l'analogie qui existe

entre le vinaigre et l'acide obtenu par la distillation du bois, et insisté avec force
sur les avantages industriels de ce dernier. Il a indiqué la manière de préparer
avec les fruits secs ces boissons vineuses devenues aujourd'hui d'un usage populaire, et de faire soit de l'eau-de-vie, soit du vinaigre avec le marc de raisin.
Dans son petit, mais bien curieux ouvrage, *La consolation des marins (Conso-*
latio navigantium), il a conseillé aux marins l'usage de la drèche comme étant
le moyen de conserver leur santé dans les voyages de longs cours. On ne peut
trop recommander la lecture du livre intitulé : *Prosperitas Germaniæ;* on y
verra les idées ingénieuses que Glauber y émet pour faire donner au vin, au
froment et au bois tout ce qu'ils peuvent donner, et les tendances de l'infatigable
chercheur vers le bonheur de ses compatriotes.

Jean-Rodolphe Glauber est mort en 1368, en Hollande, dans un âge très-
avancé, après avoir habité successivement Salzbourg, Kissingen, Francfort-sur-le-
Mein et Cologne. Sa bibliographie est fort considérable. Jourdan l'a donnée
presque tout entière dans un article de la *Biographie médicale*, faisant suite au
Dictionnaire de médecine en 60 volumes. Nous indiquons ici les principaux
ouvrages de l'illustre chimiste :

De Auri tinctura sive auro potabili... Amsterdam, 1650, in-12, mis en français : *La*
teinture de l'or, ou le véritable or potable; sa nature, et sa différence d'avec l'or potable
faux et sophistique, sa préparation spargique, et son usage dans la médecine; mise en
françois par le S^r Du Teil. Paris, 1659, in-12, et in-8°. — II. *Furni novi philosophici oder*
Beschreibung einer new-erfundenen Distillir-Kunst. Amsterdam, 1658, in-12, cinq parties et
un appendice; ibid., 1661-1665, in-12; traduit en français : *La description des nouveaux*
fourneaux philosophiques, ou art distillatoire; mise en françois par Du Teil. Paris, 1659,
in-8°. — III. *Annotationes über den Appendicem welcher zu Ende des fünften Theils Philo-*
sophischer Oefen gesetzet und von underschiedlichen guten, nutzbaren und ungemeinen
Secreten tractiret... Amsterdam, 1650, in-12. — IV. *Opera mineralia oder vieler künstlichen*
und nützlichen metallichen Arbeiten Beschreibung. Amsterdam, 1651, in-12, quatre parties;
mis en français : *Œuvre minérale où est enseignée la séparation de l'or, des pierres à*
feu, sable, argile, et autres fossiles, par l'esprit de sel, ce qui ne se peut faire par autre
voye. Comme aussi une panacée, ou médecine universelle, antimoniale, et son usage...
Mise en françois par le S^r Du Teil. Paris, 1659, in-12 (divisé en trois parties); Paris, 1674,
in-8°. — V. *Miraculum mundi, oder ausführliche Beschreibung der wunderbaren Natur,*
Art, und Eigenschafft des grossmächtigen Suôjects, von den Alten Menstruum universale
oder Mercurius philosophorum genandt. Amsterdam, 1653, in-12. Publié la même année en
latin : *Miraculum mundi, sive plena perfectaque descriptio admirabilis Naturæ, ac Pro-*
prietatis potentissimi Subjecti, ab antiquis menstruum universale, sive Mercurius Philo-
sophorum dicti... Amstelodami, 1653, in-12. — VI. *Johannis Rudolphi Glauberi Apologia*
contra mendaces Christophori calumnias, ex Germanico in Latinum Idioma transfusa.
Amstelodami, 1655, in-12. — VII. *Vera ac perfecta descriptio, qua ratione ex Vini fecibus*
bonum plurimumque tartarum sit extrahendum. Amstelodami, 1655, in-12. — VIII. *Expli-*
catio tractatuli, qui miraculum mundi inscribitur. Amstelodami, 1656, in-12. — IX. *Disser-*
tatio medico hermetica de catholicis magnæ naturæ magisterialis mysteriis. Francof.,
1656, in-8°. — X. *Prosperitatis Germaniæ Pars prima, in quâ de Vini, Frumenti, et Ligni*
concentratione, eorumdemque utiliore, quam hactenus, usu agitur. Amstelodami, 1656,
in-12. — XI. *Prosperitatis Germaniæ Pars secunda, Mineralia per Nitrum condensandi,*
aut concentrandi, et in Metallica, ac meliora corpora mutandi motum et rationem com-
plectens. Amstelodami, 1657, in-12. — XII. *Pharmacopoea Spargyrica, sive exacta descriptio*
quâ ratione ex Vegetabilibus, Animalibus et Mineralibus, modo haud usitato faciliorique,
utilia, efficacia, et penetrantia medicamenta fieri praepararique possunt. Amstelodami,
1656-1657, trois parties. — XIII. *Consolatio navigantium; in quâ docetur, et deducitur,*
quomodo per maria peregrinantes a fame ac siti immo etiam morbis, qui longinquo ab
itinere ipsis contingere possunt, sibi providere ac suppetiari liceat. Amstelodami, 1657,
in-12. Rendu en français : *La consolation des navigants,* trad. en français par le sieur Du
Teil. Paris, 1659, in-12 et in-8°. — XIV. *Miraculi mundi continuatio, in qua tota natura*
denudatur. Amstelodami, 1658, in-12. — XV. *Miraculi mundi pars altera, in quâ jamdudum*
prædicti Eliæ Artistæ magnificus describitur.... Amstelodami, 1660, in-12. — XVI. *Trac-*

tatus de medicina universali, sive auro potabili vero, hoc est accurata descriptio veræ medicinæ universalis, ejusque admirabilis efficaciæ et virtutis, quas in Vegetabilia, Animalia et Mineralia exercet.... Amstelodami, 1658, in-12. Trad. en français : *Traité de la médecine universelle, ou le vray or potable. C'est-à-dire, une exacte description de la vraye médecine universelle, et de l'admirable vertu qu'elle exerce sur les végétaux, animaux et minéraux. Pour servir de clair flambeau au monde aveugle, luy enseignant le moyen de discerner le mensonge d'avec la vérité; et de secourir les pauvres malades abandonnez.* Mis en françois par le Sᴱ Du Teil. Paris, 1659, in-12 et in-8°. — XVII. *Opera mineralia, ubi docetur separatio auri è silicibus, arenâ, argillâ, aliisque fossilibus per Salis Spiritum, quæ alias eliquari nequeunt.* Amstelodami, 1659, in-12, trois parties. — XVIII. *Tractatus de naturâ Salium....* Amstelodami, 1659, in-12. — XIX. *Tractatus de signaturâ salium, metallorum, planctarum.* Amstelodami, 1659, in-12. — XX. *Arca thesauris opulenta, sive Appendix generalis omnium librorum hactenus editorum, quæ non solum cunctatam in Philosophicis et Medicis, quam Chymicis scriptis loca obscura illustrat....* Amstelodami, 1660-1661, in-12, divisé en deux centuries. — XXI. *Libellus dialogorum, sive colloquia nonnullorum Hermeticæ medicinæ, ac Tincturæ universalis studiosorum, in gratiam eorum qui Hermeticam Philosophiam amplectuntur, conscripta et edita.* Amstelodami, 1663, in-12. — XXII. *Novum Lumen Chymicum, hoc est cujusdam recens inventi et mundo nondum unquam patefacti secreti ardui Revelatio.* Amstelodami, 1664, in-12°. — XXIII. *De Elia Artista oder Wass Elias Artista für einen sey und wass Er in der Welt reformiren oder verbessern werde wann Er komme?* Amsterdam, 1667, in-12. — XXIV. *Tractatus de tribus Principiis metallorum, videlicet sulfure, Mercurio, et sale philosophorum...* Amstelodami, 1667, in-12.— XXV. *Pharmacopoeæ spargyricæ siebender Theil...* Amsterdam, 1667, in-12.— XXVI. *Kurtze Erklährung über die höllische Göttin Proserpinam, Plutonis huussfrawen...* Amsterdam, 1667, in-12. — XXVII. *Glauberus concentratus, oder Laboratorium Glauberianum...* Amsterdam, 1668, in-12. — XXVIII. *De tribus Lapidibus Ignium Secretorum...* Amsterdam, 1668, in-12. — XXIX. *De purgatorio philosophorum...* Amsterdam, 1668, in-12. — XXX. *Zweiter Appendix über den siebenten Theil dessen spargyrischen Apotheken.* Amsterdam, 1668, in-12. — XXXI. *De lapide animali, oder von dieser materischen Materi oder subjecto...* Amsterdam, 1669, in-12. — XXXII. *De signe secreto philosophorum...* Amsterdam, 1669, in-12. — XXXIII. *Explicatio verborum Salomonis : in Herbis, Verbis et Lapidibus magna est virtus; Unâ cum adjuncta Tractatiuncula De quinta Essentia Metallorum.* Amstelodami, 1675, in-12.   A. C.

GLAUCIAS. Médecin de la secte des empiriques, et qui vivait dans le deuxième ou le troisième siècle avant J.-C. Il vient après Sérapion d'Alexandrie et avant Héraclide d'Alexandrie. Galien le mentionne plusieurs fois (Galien, *De la méthode;* éd. Kuhn, t. X, p. 142; Galien, *Des humeurs,* éd. Kuhn, t. XVI, p. 197 et 325; Galien, *Des maladies populaires,* éd. Kuhn, t. XVII, p. 792). Il assure qu'il a commenté la plupart des livres d'Hippocrate, entre autres, le sixième livre, *Des maladies épidémiques.* On assure encore que Glaucias écrivit un glossaire alphabétique sur les mots difficiles qui se trouvent dans Hippocrate. De cela il ne reste que quelques passages rapportés par Galien.   A. C.

GLAUCIER. GLAUCIAIRE. Noms français des *Glaucium.*

GLAUCINE. Alcaloïde de composition encore inconnue, découvert en 1839 par Probst dans les feuilles de première année du *Glaucium luteum* Scop. Pour le préparer, on exprime les feuilles, débarrassées des racines et des fleurs, et on précipite le suc clarifié par l'acétate de plomb, on filtre et on se débarrasse de l'excès de plomb par l'hydrogène sulfuré. On ajoute ensuite à la liqueur du tannin ou une décoction d'écorce de chêne, et l'on obtient un précipité qui contient la glaucine. Ce précipité est lavé, exprimé et mélangé encore humide avec de la chaux et de l'alcool. L'extrait alcoolique est ensuite soumis à un courant d'acide carbonique qui enlève la chaux; on filtre, on fait évaporer et on lave

le résidu à l'eau froide. On obtient de la glaucine impure qu'on reprend par
l'eau chaude ; on la fait cristalliser par évaporation.

La glaucine est en croûtes cristallines, formées de petites lames nacrées. La
saveur en est âcre et amère, la réaction nettement alcaline. Elle fond vers 100 degrés en un liquide huileux et rougit au soleil. Une température plus élevée la décompose.

Peu soluble dans l'eau froide, la glaucine se dissout mieux dans l'eau bouillante et très-aisément dans l'alcool et l'éther. Le noir animal la précipite de
ses solutions et ne la cède que difficilement à l'alcool.

La glaucine se sépare de sa solution éthérée sous forme d'une masse poisseuse.

Chauffée avec l'acide sulfurique concentré, elle prend une belle coloration
violette ; par addition d'eau il se forme une solution rouge foncé, que l'ammoniaque précipite en bleu indigo ; ce précipité est insoluble dans l'eau et dans
l'éther. L'action de l'acide chlorhydrique concentré est analogue à celle de
l'acide sulfurique. L'acide nitrique la décompose.

On connaît un chlorhydrate, un sulfate et un phosphate cristallisés. Ces sels
sont solubles dans l'eau et dans l'alcool, insolubles dans l'éther et doués d'une
saveur âcre et brûlante ; en traitant leurs solutions par l'ammoniaque, on obtient
la glaucine sous forme d'un précipité floconneux.   L. HAHN.

GLAUCIQUE (ACIDE).   Nom donné par quelques chimistes à un acide extrait
du *Glaucium luteum;* il est identique avec l'acide fumarique.

On désigne encore par cette dénomination l'*acide verdique* de Runge (*acide
verdeux* de Berzelius), découvert par Runge dans un grand nombre de plantes
appartenant aux familles des Caprifoliacées, des Composées, des Ombellifères, etc., etc. C'est un principe mal défini, qui se présente sous forme d'une
masse jaunâtre, cassante. Il rougit la teinture de tournesol et neutralise les
alcalis. Exposé à l'air, il verdit et donne naissance à un acide plus oxygéné,
l'*acide verdique* de Berzelius.   L. HN.

GLAUCIUM (T.).   Genre de plantes dicotylédones, de la famille des Papa-
véracées, souvent nommées vulgairement *Pavots cornus*, à cause de la forme de
leurs fruits. Leurs fleurs sont construites comme celles des Pavots quant au
périanthe et à l'androcée. Elles ressemblent aussi beaucoup à celles des Chéli-
doines, notamment quant à la structure du gynécée. Mais celui-ci, dont l'ovaire
a deux placentas pariétaux multiovulés, devient un fruit siliquiforme, très-long,
cylindroïde et plus ou moins arqué. Il est surmonté des restes du stigmate qui,
dans la fleur, comporte quatre lobes prononcés, persistants. Deux d'entre eux
sont d'origine placentaire, et deux d'origine carpellaire. Dans l'intérieur du
fruit il y a une grosse masse cylindrique et charnue, qui dépend de la fausse
cloison. Les deux placentas, chargés de semences, sont réunis par cette fausse
cloison, finalement durcie et englobant plus ou moins complétement les graines.
Le tégument séminal, dépourvu d'arille, est scrobiculé ; et quand le fruit s'ouvre
suivant sa longueur en deux valves allongées et étroites, les graines restent
enchâssées dans cette colonne centrale, et les deux panneaux carpellaires s'écartent
de bas en haut. Les graines sont pourvues d'un petit embryon et d'un épais
albumen, riche en huile. Les *Glaucium* sont des herbes à suc coloré en jaune

ou en orangé pâle, à feuilles glauques, alternes, lobées ou disséquées. Leurs fleurs sont solitaires, terminales, ou disposées en cymes lâches, souvent pauci-flores. Il y en a cinq ou six espèces, de la région méditerranéenne; et l'une d'entre elles se trouve à l'ouest de l'Europe, sur les bords de la mer, de même qu'en Asie et dans l'Afrique du nord. Les pétales sont jaunes ou rou-geâtres.

On trouve en France le *G. luteum* Scop., spécifiquement identique pour beaucoup d'auteurs au *G. flavum* Crantz et au *G. fulvum* Loisel. C'est le *Chelidonium Glaucium* de Linné, qui a une tige haute de 20 à 60 centi-mètres, glabre, décombante et rameuse. Les fleurs sont d'un jaune doré, et leurs pédoncules sont glabres. Le *G. commutatum* Coar. est aussi une es-pèce de notre flore; on le trouve dans les champs et les moissons de la région méditerranéenne. Ses tiges sont couvertes de poils, et ses fleurs, à pédoncules hérissés, ont des pétales orangés, avec une tache basilaire d'un pourpre noirâtre. C'est le *G. phœniceum* W. et le *Chelidonium cornicula-tum* H.

Ces plantes ont des semences riches en huile presque dépourvue d'âcreté, et on a proposé de les cultiver en grand pour en extraire cette matière grasse. M. Cloëz a insisté sur ce fait que ces herbes venant sur les bords de la mer dans les endroits les plus arides, les sables et les plaines caillouteuses, pourraient être cultivées dans ces terrains d'ordinaire improductifs (voy. *Ann. chim. et phys.*, sér. 3, LIX, 129). L'huile peut être employée pour les usages domes-tiques et médicaux. Toute la plante exhale une odeur un peu vireuse, et sa saveur est un peu amère et piquante. On en a préparé un extrait qui a été vanté comme médicament calmant et narcotique. Cet extrait ne renferme pas de morphine, mais de la *Chélidonine* (voy. CHÉLIDOINE, p. 653) et de la *Chéléry-thrine* ou *Sanguinarine* (voy. ce mot), plus, au dire de Probst, un alcaloïde particulier, la *Glaucine* (voy. ce mot). On a prétendu qu'aux environs mêmes de Smyrne, cet extrait servait à falsifier l'opium et entrait dans la composition de la thériaque. Ces faits sont au moins douteux ; mais les *Glaucium* sont certainement des poisons narcotiques, comme l'a constaté C. Worth sur lui-même. Garidel a vu leur suc déterger rapidement les ulcères rebelles que les chevaux présentent souvent aux jambes ; et Cazin (*Tr. pl. méd. indig.*, éd. 3, 803), qui dit avoir souvent prescrit ces plantes, s'exprime ainsi qu'il suit à leur sujet : « Les feuilles du Pavot cornu, pilées avec quelques gouttes d'huile d'olive, et appliquées sur la partie malade, sont aussi efficaces que l'opium contre les contusions, les plaies avec déchirures, le panaris commençant, les piqûres de sangsues enflammées, l'irritation phlegmasique des vésicatoires, les brûlures, etc. Comme, dans les campagnes, une décoction d'opium n'est pas à la portée de tout le monde, on peut se servir avantageusement et gratuitement de cette plante. Girard (de Lyon) a rapporté (*Journ. gén. de médec.*, sér. 2, XXV, 354) plusieurs observa-tions qui constatent les bons effets de cette plante dans les cas que nous venons de citer, et je l'ai employée moi-même avec succès sur des plaies contuses avec déchirement, et surtout dans un cas de douleurs hémorrhoïdales atroces contre lesquelles on avait inutilement mis en usage les bains, les sangsues, les émollients. J'ai fait cesser, dans l'espace de quinze jours, une constriction spasmodique de l'anus, sans fissures, qui datait de douze ans, chez une femme de Saint-Pierre-lès-Calais, au moyen d'onctions faites deux fois par jour avec un mélange de 16 grammes de suc de Glaucier jaune, de 12 grammes de suc de Jusquiame et d'un jaune d'œuf. » Peut-être ce remède n'est-il pas à dédaigner.   H. Bn.

Bibliographie. — T., *Inst.*, 254, t. 130. — J., *Gen.*, 236. — Lamk, *Dict.*, Suppl., II, 209, 789. — DC., *Prodr.*, I, 122. — Endl., *Gen.*, n. 4826. — Guib., *Drog. simpl.*, éd. 6,,III, 697. — Benth. et Hook, F., *Gen.*, I, 53, n. 12. — Gren. et Godr., *Fl. de Fr.*, I, 61. — H. Bn, *Hist. des plant.*, III, 117, 137, 142, fig. 137.   H. Bn.

GLAUCOME. Le mot *glaucome* existe dans la science depuis les temps les plus reculés, mais il n'a pas toujours eu la même signification. Sa racine n'a pas un sens absolument précis et exempt de toute contestation; signifie-t-il verdâtre ou bleuâtre? c'est là un point assez difficile à éclaircir.

Sichel, dans son savant mémoire de 1841, consacre de longues pages à la solution de ce problème, et prétend que le vrai sens de γλαυκός est bleuâtre du gris bleuâtre, et que c'est à une fausse interprétation d'Aulu-Gelle, commentant Virgile, que l'on doit l'introduction fâcheuse de la traduction « verdâtre ».

Il est assez difficile, au milieu de textes nombreux, et dont quelques-uns sont dus à des poëtes, toujours disposés à sacrifier l'exactitude à l'effet, de discerner le vrai sens d'une expression destinée plutôt à exprimer une nuance qu'une couleur; néanmoins les raisons développées par Sichel et la série des citations qu'il a choisies nous font incliner à croire que c'est au sens de bleuâtre qu'il faut nous rattacher.

Et d'abord γλαυκός veut dire *hibou*; or le hibou d'Athènes, l'oiseau de Minerve, comme nous avons pu nous en assurer, a les yeux d'un gris bleuâtre, d'une teinte à la fois charmante et douce bien faite pour frapper un poëte comme Homère, dans un pays où les yeux noirs sont la règle; aussi, quand il a voulu doter Pallas, sa déesse favorite, d'une beauté rare et exquise, il en a fait γλαυκῶ-πις Ἀθήνη.

Le même Homère a parlé de la mer glauque; or, qui ne sait de quel beau bleu est la Méditerranée! Enfin des naturalistes, Aristote en tête, ont assigné la teinte glauque à des choses que nous ne saurions voir aujourd'hui que bleues, bleuâtres ou gris-bleuâtres.

C'est à ce sens que paraît s'être rattaché M. Chassang, auteur d'un savant Dictionnaire grec-français en usage à cette heure dans les établissements de l'Université. Nous avons, en effet, relevé dans cet important ouvrage tous les dérivés de γλαυκός, et nous n'avons pas vu qu'un autre sens que bleu bleuâtre ou gris bleuâtre leur ait été assigné. Seul le mot γλαυκός lui-même est traduit par glauque, azuré, bleuâtre, *verdâtre*, mais il est possible que M. Chassang, pour cette dernière signification, ait obéi plutôt à l'usage qu'à une conviction arrêtée.

Cette discussion, qui pourrait paraître oiseuse au premier abord, n'est cependant pas sans importance lorsqu'il s'agit de résoudre un problème qui nous intéresse beaucoup plus directement; celui de savoir si les anciens ont connu et nommé la maladie que nous appelons aujourd'hui le glaucome.

En effet, si pour eux le mot γλαυκός signifie jaune verdâtre, il y a tout lieu de croire qu'en l'appliquant à certains états de la pupille ils ont voulu les distinguer de la cataracte; si, au contraire, c'est gris bleuâtre qu'ils ont entendu dire, on ne peut plus douter qu'ils n'aient voulu désigner la cataracte, qui a cette couleur.

C'est cette opinion que Sichel développe longuement (*loc. cit.*), à grand renfort de citations toutes puisées à des sources sûres et variées. C'est celle que Hugo Magnus émet dans son Histoire de la cataracte, lorsqu'il dit le plus naturellement du monde et sans élever la moindre discussion : « par elle fut complétement chassée de la science grecque l'expression usitée γλαύκωσις ou γλαύκωμα, par laquelle Hippocrate et Aristote, se fondant surtout sur les changements de couleur de la pupille, avaient désigné la cataracte. »

Mais est-ce à dire que les générations médicales qui se sont succédé depuis l'antiquité jusqu'à des temps assez rapprochés de nous, n'aient eu aucune idée de l'affection si grave dont nous écrivons l'histoire; la chose vaut la peine d'être examinée.

Les admirateurs à outrance d'Hippocrate et de Galien, et Dieu sait s'ils ont été nombreux à une certaine époque, ne se seraient jamais permis de supposer que les maîtres ignorassent rien en si grave matière; et ils ont cité et commenté des textes qui, heureusement, peuvent être soumis à une critique moins partiale et ramenés à leur sens juste.

C'est à ce travail ingrat que s'est livré Sichel dans le mémoire que nous ne nous lassons pas de citer, parce que, comme il le dit lui-même, il a passé beaucoup de temps à soulever la poussière des bibliothèques, de manière à rendre désormais superflues toutes recherches semblables.

Or le profond érudit, après avoir cité les textes, après les avoir rétablis et commentés, après les avoir péniblement collationnés sur des manuscrits anciens, après s'être entouré enfin des conseils des hellénistes et des latinistes les plus distingués, est arrivé à cette conclusion, qu'avant Brisseau aucun médecin n'avait songé à attacher au mot *glaucome* le sens d'une opacité profonde et verdâtre siégeant dans le corps vitré, et qu'il ne désignait que la cataracte simple.

Ce n'est pas que, dans cette longue période de l'antiquité et du moyen âge, on n'ait eu l'idée d'une affection à la fois si grave et si frappante ; çà et là il est fait mention de cataractes qui ne guérissent pas, qui sont mauvaises. Rufus d'Éphèse, cité par Oribase et Paul d'Égine, font une distinction entre *glaucome* et *suffusion*, mais elle est sans la moindre valeur. Les Arabes copient plus ou moins servilement Hippocrate et Galien, Paul d'Égine et Rufus. Le moyen âge, plus fantaisiste, obscurcit tout par ses commentaires, mais, en somme, rien nulle part qui puisse avoir la moindre valeur au point de vue historique.

A la vérité, les découvertes de Kepler et de Gassendi sur la valeur optique du cristallin amenèrent Quarré, Lasnier et Rolfin à admettre que la cataracte est une opacité du cristallin, mais cela ne les empêcha pas de voir dans le glaucome une opacité incurable de la lentille.

C'est en 1705 que Brisseau, chirurgien-major et pensionnaire de Tournay, se basant sur des dissections consciencieuses, établit la différence qu'il faut faire entre la cataracte et le glaucome, regardant la première comme un trouble cristallinien et le second comme un trouble de l'humeur vitrée; le passage de Brisseau mérite d'être cité : « C'est donc dans l'humeur vitrée que consiste le vrai glaucome ou cataracte incurable, et non dans le cristallin, qu'on abattra très inutilement, quand la maladie est dans la vitrée. Or, il est très possible que cette humeur se condense et devienne opaque aussi bien que le cristallin, comme je l'ai trouvé dans cet œil qui me fut envoyé de Dunkerque, quoique cela arrive plus rarement » (*Traité de la cataracte et du glaucome*. Paris,

1709, n° 115). Plus loin, il ajoute : « Toutes les fois que l'humeur vitrée se
rencontrera épaissie, de quelque couleur qu'elle puisse être, ce sera toujours un
vrai glaucome » (p. 210); et plus loin encore : « Le glaucome peut être produit
par différentes causes tant internes qu'externes, et les mêmes à peu près que
celles de la cataracte, que je n'examinerai pas ici à fond. Je me contenterai de
dire qu'une humeur fort acide, et d'un certain caractère, pourra figer l'humeur
vitrée et en même temps détremper l'humeur noire qui enduit l'uvée ou choroïde;
laquelle humeur se mêlant avec la vitrée lui fait perdre la diaphanéité et la
teint quelquefois en vert, ou d'une autre couleur, selon la différente nature du
sel acide. Qui ne voit que cette maladie, de quelque manière qu'elle soit engendrée, est incurable : étant absolument impossible de remédier au corps vitré,
qui est placé au fond de l'œil et où l'instrument n'a du tout point lieu d'agir. »
(P. 211.)

Voilà donc une ébauche de description du glaucome, elle porte à la fois sur
le siége anatomique, l'étiologie et la thérapeutique; c'est la première et elle est
encore bien incomplète, comme le reconnaît Brisseau lui-même avec cette
modestie inséparable du mérite : « J'aurais pu ajouter bien des choses à ce que
je viens de dire touchant le glaucôme; mais il me manque des expériences que
je n'ai encore pu faire jusqu'à présent. » (P. 212.)

Laurent Heister, d'abord professeur de chirurgie à Altorf (Bavière), puis à
Helmstadt (Brunswick), guidé par l'observation clinique, adopta dans toute leur
étendue les idées de Brisseau et s'en fit le défenseur dans son ouvrage *De
Cataracte, glaucomate et amaurosi Tractatus*. Altorfii 1720. Pour lui le
glaucome est une maladie incurable, une opacité du corps vitré, le plus souvent
de couleur glauque. Cette opacité du corps vitré apparaît à travers le cristallin.
Aussi un observateur attentif remarquera-t-il que, dans le glaucome, l'opacité
siége plus profondément derrière la pupille. Cette symptomatologie exacte, bien
que très restreinte, prouve au moins que Heister l'avait établie sur l'observation
rigoureuse des faits.

Il est dans l'ordre naturel des choses qu'une idée juste ne saurait se produire
dans le monde sans soulever aussitôt la contradiction; c'est ce qui ne manqua
pas d'arriver à l'opinion de Brisseau, dès que sa communication à l'Académie l'eut
fait connaître du monde savant.

Woolhouse, oculiste anglais, venu en France à la suite de Jacques II, que
Sichel nous montre « comme un homme de beaucoup d'expérience, d'un savoir
étendu mais superficiel et de manières charlatanesques, » commence, en 1707,
avec le chirurgien de Tournay, une polémique qu'il mène à grand bruit dans les
gazettes du temps, le *Mercure galant*, la *Bibliothèque choisie de Leclerc*, le
Journal des savants, etc., etc. Plus tard, en 1715, il s'attaqua à Heister et le
poursuivit de ses observations sur les animaux et de ses *centaines de dissections*
plus ou moins réelles et à coup sûr mal faites.

Néanmoins, ces discussions ne furent pas inutiles, et au milieu du fatras des
opinions de Woolhouse on peut déjà reconnaître plusieurs remarques précieuses
sur des faits qui avaient échappé à Brisseau et à Heister : telles sont la *rétraction de l'iris, la dilatation et l'irrégularité de la pupille, les varicosités des
vaisseaux de la conjonctive*, etc., etc., qui vinrent peu à peu s'ajouter au tableau symptomatique du glaucome. Il montra aussi l'insuffisance des dissections de Brisseau pour établir la véritable nature de la maladie, et il signala la
vision des objets en rouge dont on devait faire plus tard un signe de choroïdite.

A côté des hommes à visées spéculatives, qui cherchaient à éclairer la nature
de l'affection, il y avait des hommes pratiques qui se préoccupaient particulièrement de ses caractères cliniques et de ses conséquences. Maître-Jean, Méry et
Saint-Yves furent de ce nombre, le dernier surtout qui, dans son *Traité des maladies des yeux* (Paris, 1722), décrivit sous le nom de glaucome « une espèce
d'altération dans le cristallin survenue après une paralysie des nerfs de la vision,
laquelle paraît d'abord par une dilatation de la prunelle..... Peu à peu, ajoute-
t-il, la vue se perd et les malades ne voient plus que la clarté du jour, pour lors
le cristallin vient à s'altérer et à perdre sa transparence, prenant d'abord la
couleur de mer..... »; et plus loin : « Le glaucome commence quelquefois après
une fièvre, dans la crise par laquelle il se fait un transport dans l'œil de
'humeur qui la causait, d'où toutes les membranes de cet organe souffrent
inflammation sans que la conjonctive soit beaucoup intéressée. Les malades
ressentent une douleur vive dans le *fond de l'œil et dans la tempe*. La goutte
sereine suit cette fluxion, après laquelle il succède un glaucome. Quelquefois
un coup de soleil produit le même effet..... » Ou nous nous trompons fort, ou
tout le monde trouvera comme nous, dans les lignes qui précèdent, une esquisse
plus qu'ébauchée du glaucome chronique et du glaucome aigu au point de vue
clinique.

Taylor et Palfyn désignent la maladie du cristallin comme pathognomonique
du glaucome.

Plattner distingue deux formes de glaucome; dans l'une, le cristallin augmente
tellement de volume qu'il comprime les autres parties de l'œil, d'où sa dureté;
dans l'autre, c'est le corps vitré qui gonfle et se trouble, et le globe devient alors
flasque (irido-choroïdite, Reeb, Thèse de Paris, 1876).

Au point où nous en sommes, il est intéressant de connaître l'opinion d'un
homme illustre, accoutumé, comme le dit Sichel, à ne se prononcer positivement que lorsque le scalpel lui avait fourni des preuves irrécusables : l'opinion
de Morgagni, en un mot. Elle est exprimée dans sa lettre XVIII, § 36, p. 354,
en ces termes : « Je crois préférable d'appeler cataracte ou suffusion la concrétion
de l'humeur aqueuse, glaucome au contraire l'opacité de l'humeur vitrée ou du
cristallin. *Car je n'ai point d'idée arrêtée;* si je dois assigner le nom de glaucome à l'opacité du cristallin ou à celle de l'humeur vitrée, les symptômes de
cette maladie *étant fort peu* sûrs, comme nous l'avons vu, et les auteurs différant
beaucoup sur ce point. » Et plus loin, § 41, p. 35, il ajoute que le nombre des
dissections faites jusqu'à son temps ne suffit point pour porter un diagnostic
sur les opacités du corps vitré..... « C'est à cause de l'obscurité qui règne encore
sur le diagnostic des maladies du corps vitré, qu'on nous pardonnera, à Valsalva
et à moi, de ne point encore adopter le nom de glaucome pour l'opacité de cette
humeur, § 42, p. 358.

Telle était en 1740, époque où écrivait Morgagni, l'attitude réservée de la
science vis-à-vis de cette notion du glaucome, qui néanmoins se dégageait peu à
peu de ses obscurités premières.

Jusqu'à la fin du dix-huitième siècle et malgré le nombre assez grand de
traités des maladies des yeux qui furent publiés à cette époque, nous ne trouvons
à signaler que trois documents qui aient pour nous une certaine valeur historique.

C'est, en premier lieu, un écrit anonyme traduit de l'anglais en allemand par
Thomas Arnold en 1760, et qui dénote chez son auteur, quel qu'il soit, une connaissance nette de la maladie. Dans cet écrit se trouvent énumérés pour la pre-

mière fois les symptômes précurseurs que l'on a, depuis Weller, attribués au glaucome, mais à tort, suivant Sichel.

« Le premier symptôme de cette affection, dit notre anonyme, est *un brouillard devant les yeux*. Cela s'observe surtout le matin au moment du lever, et le soir lorsque la lumière est apportée dans la chambre. Il n'est pas de la nature des taches ou pellicules qui, lors du début d'une cataracte, semblent suspendues devant les yeux, ni de celles des poussières obscures qui gênent la vision par des causes moins importantes ; mais c'est au contraire une espèce de vapeur permanente qui fait que l'œil paraît faible et la vision trouble. À mesure que l'affection augmente, cette vapeur devient plus épaisse, et la vision par le milieu de la pupille se perd, tandis que près des parties latérales il reste encore quelque faculté de voir, quoique imparfaitement. *Ceci est le second degré du glaucome.* Pendant le premier degré, l'examen de l'œil ne découvre rien ; pendant le second, l'humeur cristalline commence à changer de couleur. Plus tard, au troisième degré, dans lequel la maladie doit être regardée comme confirmée, le malade distingue le jour des ténèbres, sans pouvoir reconnaître aucun objet ; et l'humeur cristalline prend une couleur vert bleuâtre. Le globe oculaire est, dès le commencement, *distendu*, et le malade ressent des *douleurs violentes, non-seulement dans le globe oculaire, mais aussi dans les tempes.*

« Les causes de cette maladie sont multiples..... Lorsque la maladie se forme successivement et plus lentement, d'ordinaire un œil se prend le premier. Mais lorsque le mal s'est fixé dans l'un des deux yeux, le plus souvent elle attaque aussi l'*autre*, et d'après le cours ordinaire de la nature, tous *les deux se perdent*.

« Dans ce dernier degré de la maladie, il n'y a rien à espérer des médicaments, et en effet presque aussi peu de la main de l'opérateur. »

Le second document se trouve dans le curieux livre de l'abbé Desmonceaux (*Traité des maladies des yeux et des oreilles*. Paris, 1776), où nous lisons : « La section transversale faite de l'œil, j'ai employé la longitudinale pour reconnaître les parties en place ; c'est alors que j'ai trouvé que *la choroïde avait perdu de sa couleur naturelle*, que le tissu de la rétine était comme enveloppé d'une humeur gélatineuse, qui paraissait faire corps avec la capsule membraneuse de l'humeur vitrée ; que le cristallin, qui est dans sa partie antérieure, était comme collé avec sa capsule à cette même humeur qui, de même que ce corps lenticulaire, avait perdu sa transparence. La section faite de la capsule de l'humeur vitrée, j'ai reconnu que cette liqueur était plus épaisse que dans l'état de santé, mais que sa capsule y formait une espèce d'opacité qui avait une teinte de vert de mer azurée, d'où l'on peut conclure que le glaucome n'est autre chose que l'obstruction de la capsule membraneuse de l'humeur vitrée, qui communique les mêmes effets à toutes les parties internes. »

Cet exposé devait plaire à Sichel, car il signalait pour la première fois le changement de couleur de la choroïde. Enfin la troisième pièce dont nous ayons à tenir compte est un traité inédit d'Arrachart sur les maladies des yeux, dans lequel il est fait mention, pour la première fois, d'un symptôme clinique important, celui de la décoloration de l'iris. « Les couleurs de l'iris, dit l'auteur, se perdent ; quelquefois cette partie se trouve tellement dilatée, qu'à peine son grand cercle peut-il s'apercevoir. »

Il est assez curieux de constater que dans cette période de soixante années environ l'histoire du glaucome se dessine par les efforts de quelques médecins bien obscurs aujourd'hui, tandis que les hommes éminents qui ont nom Morgagni, Richter, Beer, etc., restent à peu près étrangers à son développement.

En 1807, Autenrieth, professeur à l'université de Tubingue, émet une idée toute nouvelle : c'est que le glaucome pourrait bien n'être qu'une affection de la choroïde. Il étaya cette manière de voir sur une bizarre observation de *gale rentrée* qui l'amena, de déduction en déduction, à se demander si une pustule choroïdienne, vue à travers la sphère réfringente des milieux, n'était pas capable de donner lieu à des apparences glaucomateuses.

Je doute que s'il n'eût pas professé pour son maître une vénération toute particulière, Sichel eût voulu lui donner une place d'honneur parmi les fondateurs de nos connaissances sur le glaucome ; il a en vérité trop peu fait pour la mériter. Mais les vues anatomo-pathologiques du professeur de Tubingue devant être plus tard adoptées par l'oculiste de Paris, il n'est pas étonnant qu'il les ait fait connaître. Il les préfère à celles de Beer et de Benedict son élève, qui, restés fidèle à la doctrine de Brisseau, eurent pourtant le mérite de parler de la maladie en praticiens éminents.

Le premier, dans son *Traité d'ophthalmie pratique* (Leipzig, 1825), nous dit que le glaucome aigu peut se développer en *quelques heures;* et c'est à ce cas que peut être appliquée l'expression d'apoplexie oculaire employée par Demours. C'est le même aussi qui prétend que le glaucome est extrêmement fréquent chez les juifs à cause de leur malpropreté, observation qui n'est acceptée ni par Sichel, ni par Jäger, qui ont pourtant pratiqué en pays allemand. Quant à Beer, que nous avons vu pendant la fin du dix-huitième siècle se tenir en dehors de la question, dans son traité intitulé : *Doctrine des maladies des yeux* (Vienne, 1813), il insiste sur la valeur de la goutte dans le développement du glaucome.

L'article de Jourdan dans le *Dictionnaire en 60 volumes* publié en 1817, le traité de Demours qui parut en 1818, et le cours de Delarue imprimé en 1820, montrent combien l'idée de glaucome avait fait peu de progrès dans le pays même où elle était née. Elle était même singulièrement obscurcie par les vieilles doctrines, si l'on en juge par les influences attribuées soit au périoste orbitaire, soit à la muqueuse des sinus frontaux dans le développement de la maladie ; il est vrai qu'il faut pardonner à Demours ces erreurs qui faisaient partie de l'héritage paternel.

Himly croit que dans un certain nombre de glaucomes il y a inflammation de l'hyaloïde et que la plupart d'entre eux ne sont pas une maladie du corps vitré, mais bien des parties situées derrière lui.

Caron du Villard appelle également l'attention sur les altérations de la membrane hyaloïde et de la choroïde, dont les vaisseaux sont toujours plus ou moins variqueux (Reeb, thèse de Paris, 1876).

En 1825, Weller inséra dans ses *Icones ophthalmologicæ*, ouvrage incomplet et aujourd'hui peu connu, un mémoire sur le glaucome ; il y parle des *symptômes précurseurs* de la maladie, et pendant un certain temps on n'a fait que le copier sur ce point.

Il signale encore du trouble de la cornée et de l'humeur aqueuse ; le corps vitré plus ou moins obscurci et d'une couleur vert brunâtre et non pas vert de mer : « cependant, ajoute-t-il ailleurs, l'obscurcissement du corps vitré n'est point la chose principale ; il y a tous les symptômes de l'amaurose. L'affection du vitré n'est que secondaire. »

En 1851 se place un mémoire de Canstatt, suivi d'une lettre de Sichel, dans laquelle ce dernier dit : « Sans connaître les opinions d'Autenrieth, nous regardions la choroïde comme l'organe primitivement et principalement malade par suite de sa phlegmasie, et nous cherchions dans sa couleur, plus ou moins bleuâtre, l'élément essentiel de l'opacité verdâtre du fond de l'œil. »

La même année, Fabini, dans sa *Doctrina de morbis oculorum*, insiste sur la *dureté pierreuse du globe* et fait la remarque très-juste que la maladie se développe quelquefois chez des personnes bien portantes et sans aucune cause connue. »

Jungken (*Traité des maladies des yeux*. Berlin, 1852 et 1856, p. 565) revient à l'opinion ancienne : le glaucome est une opacité du corps vitré produite par exsudation ; cette opacité est la terminaison d'une hyalite chronique. La rétine souffrant toujours sympathiquement pendant l'inflammation du corps vitré, l'invasion simultanée de l'amaurose s'explique par cela.

Dans le *Dictionnaire de chirurgie* de Rush, vol. VII, le même auteur distingue trois espèces de glaucomes, l'arthritique, le rhumatismal et le syphilitique, dont il s'évertue à donner les signes différentiels dans un long passage qui n'a plus beaucoup d'intérêt pour nous.

Avec Fischer (*Cours clinique d'ophthalmologie*. Prague, 1852), une idée nouvelle se fait jour. Pour l'auteur, le glaucome présente bien tous les caractères d'une choroïdite chronique, mais le système veineux oculaire lui paraît principalement enflammé, parce que tout ce système, et surtout celui des organes abdominaux, est presque constamment affecté chez les malades glaucomateux. Cette relation entre l'état du système vasculaire de l'œil et celui des organes abdominaux était d'une grande importance aux yeux de l'école allemande, et Sichel lui-même la faisait ressortir dans ses écrits.

A l'époque où nous sommes, les Anglais ne paraissent pas avoir eu sur le glaucome des idées très-arrêtées ; tandis que Lawrence croyait à la choroïdite, Mackenzie confondait la cataracte verte, qu'il appelle glaucome lenticulaire, avec le vrai glaucome, et Middlemore faisait des distinctions entre le vrai glaucome, l'*aigu*, qu'il attribuait à une phlegmasie de l'hyaloïde, et le glaucome sénile, qui se rapproche plus ou moins de la cataracte verte de Mackenzie.

L'article GLAUCOME du *Dictionnaire en 30 volumes*, dû à la plume de Cloquet et A. Bérard en 1835, est juste de 5 pages et n'a rien de compromettant pour ses auteurs. Ils rapportent les opinions de Beer, de Lawrence et S. Cooper, surtout celles de Weller.

Pour Guthrie, la maladie tient à une altération des parties constituantes de l'humeur vitrée, accompagnée d'un changement de texture de l'hyaloïde, de la rétine et de la choroïde, dont les vaisseaux sont toujours variqueux.

Pour Wenzel, c'est une véritable affection du nerf optique qui s'étend à la rétine.

En 1837, Aug. Andrœ, revenant à la théorie du trouble vitré, signale la presbytie comme très-frappante, et il s'attache à donner une description minutieuse de l'apparence du trouble vitré et des moyens de le bien connaître.

En 1841, Schrœder van der Kolk, anatomiste distingué, à la suite de recherches très-intéressantes et très-précises sur l'anatomie des vaisseaux du globe, s'occupe de l'ophthalmie interne et de la choroïdite ; il regarde cette dernière comme la *cause du glaucome*, mais par un procédé différent de celui admis par les autres auteurs. « Pour lui, il se fait un exsudat entre la choroïde et la rétine, un épanchement d'un liquide fibro-albumineux blanchâtre ou jaunâtre, sécrété à la surface antérieure de la première de ces deux membranes par suite de son inflammation. »

Tant que cette humeur reste claire, la pupille reste noire, mais dès qu'elle s'épaissit et devient opaque, alors l'aspect du fond de l'œil doit changer.

Ici s'arrêtent les recherches de Sichel, et il va lui-même prendre place parmi tous ceux qu'il nous a si laborieusement et si complétement fait connaître ; il va nous exposer ses idées dans un mémoire important paru dans les *Annales d'oculistique*, année 1841, ou plutôt il nous les a déjà exposées, puisque ses immenses recherches historiques ont succédé à la publication de ses opinions et ne paraissent avoir été entreprises que pour les mettre en valeur. Si nous avons bien compris le sens, nous pourrons les résumer ainsi :

Les anciens avaient confondu le glaucome avec la cataracte et ne lui avaient fait aucune place dans leur nosologie ; tout au plus avaient-ils reconnu parmi les cataractes une espèce incurable que nous pouvons soupçonner être le glaucome. Le même silence règne dans toute la longue période qui s'étend depuis l'antiquité jusqu'au commencement du dix-huitième siècle.

A cette époque, Brisseau sépare nettement le glaucome, le déclare une entité morbide et lui donne même un siége anatomique, dans le corps vitré. Tout le dix-huitième siècle et les quatre premières décades du dix-neuvième sont employés, d'abord à affirmer l'existence de la maladie, à en discuter le véritable siége, enfin à en décrire, un à un, tous les symptômes. Au point de vue anatomique, le débat, qui semble pourtant assez facile à vider, se restreint sur deux ou trois points : pour les uns, le glaucome est une altération inflammatoire de l'humeur vitrée ou de la membrane hyaloïde ; pour les autres, une choroïdite ou chorio-rétinite ; pour un troisième, le cristallin est toujours intéressé, tandis que pour le quatrième il ne saurait en être question.

L'anatomie paraît en somme si impuissante à résoudre ce problème, que nous voyons les plus grands savants dans cet ordre non-seulement refuser leur opinion, mais se garder d'en avoir une ; tel est Morgagni.

En clinique c'est autre chose : le portrait du glaucome, à peine ébauché par Brisseau, va s'accentuant de plus en plus. Chacun y apporte son trait et la ressemblance se perfectionne.

En 1841 il n'y a plus grand'chose à y ajouter ; il y aurait plutôt à faire quelques retouches en sens contraire, parce qu'on a encombré le tableau de quelques signes douteux ou positivement étrangers.

Dans son mémoire paru dans les *Annales d'oculistique* (1841, page 177), Sichel donne comme pathognomoniques les symptômes suivants : 1° Derrière la pupille une teinte glauque, c'est-à-dire verdâtre, se rapprochant du vert de mer ou du vert de bouteille, située à une plus grande profondeur que l'opacité dans la cataracte et accompagnée d'une abolition plus ou moins notable de la vision ; 2° forme presque toujours ovalaire, et dilatation souvent transversale de la pupille, dont le bord est frangé et renversé ; 3° cercle bleuâtre autour de la cornée ; 4° varicosités de la conjonctive et de la sclérotique ; 5° teinte plombée et quelquefois staphylome de cette dernière.

Dans l'étude de la symptomatologie sont signalés les phénomènes précurseurs de Weller, comme les troubles de la vision, surtout le matin ; les douleurs gravatives, les tiraillements dans la région sourcilière. Mais déjà l'idée théorique que notre auteur se faisait du glaucome s'impose à son jugement et le dispose à n'accueillir que ce qui s'y rapporte. Pour lui, le glaucome est une phlegmasie choroïdienne, et toute manifestation qui n'aboutit pas là est laissée dans l'ombre. Si l'iris se dilate transversalement, c'est parce que la phlegmasie porte surtout sur les parties latérales de l'uvée. Si l'opacité est verdâtre, c'est qu'elle est due à une altération de couleur de la membrane, vue à travers l'humeur vitrée. Les inflammations de l'iris sont rares et partielles ; cependant il peut changer de couleur, devenir terne, se décolorer. Le *cristallin peut se gonfler* et diminuer ainsi la capacité de la chambre antérieure. Mais ni le trouble de la cornée constaté par Beer, ni son aplatissement signalé par Rosas, ne sont admis, parce qu'ils ne sauraient s'expliquer par la choroïdite. La stase veineuse de cette tunique explique très-bien au contraire l'injection conjonctivale et les varices de l'épisclère. Quand il s'agit de justifier son opinion par l'anatomie pathologique, Sichel s'évertue longuement à expliquer comme quoi la teinte glauque n'appartient pas au corps vitré, mais qu'elle résulte de l'aspect bleuâtre de la choroïde malade, vue par transparence à travers un cristallin jaunâtre, comme il l'est toujours après quarante ans. « Parmi les caractères anatomiques du glaucome, ajoute-t-il plus loin, j'attache surtout une grande importance à une altération toute particulière de la structure et de la couleur de l'iris. » Et cette altération, dont la description est très-exacte, se rapporte bien plus à une atrophie de l'iris qu'à un état phlegmasique de cette membrane.

Enfin le tableau des altérations visuelles est tronqué, incomplet, soit parce que notre auteur manquait de moyens d'investigation, soit parce que ses préoccupations l'empêchaient de tenir compte de tous les faits.

Les douleurs névralgiques si caractéristiques de la maladie, bien que signalées par lui, ne prennent encore sous sa plume ni leur véritable place, ni leur entière signification.

C'est avec une véritable curiosité que nous avons analysé la portion du mémoire destinée à nous faire connaître les idées de Sichel sur la marche de la maladie ; mais là encore le pathologiste a gêné le clinicien et l'a obligé à ne donner qu'une ébauche, tandis que, plus à son aise, il nous eût donné un portrait.

La distinction capitale entre la forme chronique et la forme aiguë du glaucome est à coup sûr indiquée ; mais elle n'est pas tracée avec le relief qui lui convient. La variété foudroyante est un *glaucome nerveux*. « Il y a probablement aussi une congestion soudaine, une subinflammation, dit textuellement notre auteur, mais moins violente cependant », et cette manière de s'exprimer montre bien qu'il ne se faisait pas une idée juste d'une attaque de glaucome aigu.

La même indécision règne dans la nomenclature et la description des formes bâtardes ; et lorsqu'il s'agit des terminaisons de la maladie, on voit un grand embarras pour lier les symptômes de la fin à ceux du commencement ; et les ulcérations de la cornée, les dégénérescences fongueuses apparaissent plutôt comme un hors-d'œuvre chargé d'expliquer la phthisie finale du globe, que comme une phase possible de l'affection.

A propos du traitement et par conséquent du pronostic, Sichel montre toutes les qualités du clinicien et aussi tous ses découragements. Impuissant contre le mal, il faut s'adresser à ce qui paraît accessoire, calmer les névralgies, parer aux accidents de ménopause, d'arthritisme, aux engorgements abdominaux, etc.; et encore avec cela ne guérira-t-on pas le véritable glaucome ; et si Mackenzie croit y être parvenu, cela tient, de sa part, à une confusion.

Sur le chapitre des causes, les idées doctrinales marquent encore leur empreintes; mais comme il n'y a là que des faits d'observation à établir, nous trouvons bon nombre de remarques dont nous pourrons faire notre profit. L'âge au-dessus de quarante ans, le sexe, la couleur des yeux, la race juive, la suppression brusque des ulcères, sont établis ou discutés au point de vue étiologique ainsi que le rôle des diathèses.

Je terminerai cette analyse par la mention du diagnostic différentiel, qui plus que tous les autres paragraphes est difficile à lire, parce que l'idée du glaucome n'étant pas nette, moins nettes encore peuvent être les distinctions à établir entre lui et les affections qui peuvent lui ressembler.

La forme du mémoire de Sichel atteste qu'il a été écrit pour les besoins d'une polémique, sous l'empire de discussions théoriques, au milieu des réflexions et des doutes soulevés dans son esprit par des recherches sans cesse renouvelées et souvent contradictoires; et il en résulte quelque chose d'obscur et de diffus.

C'est pourquoi, en 1842, notre auteur crut devoir résumer son œuvre, sous le titre de *Propositions sur le glaucome*, insérées in *Annales d'oculistique*, t. VIII, p. 59.

Je vais citer les principales de ces propositions qui fixent l'état de la science à cette époque :

« 1. Le glaucome est une désorganisation de la choroïde consécutive à son inflammation aiguë ou chronique.

« 2. Une simple congestion choroïdienne peut quelquefois être cause occasionnelle de glaucome. Alors, ou la choroïdite a existé auparavant à l'état chronique et a passé inaperçue, ou elle se forme plus tard et les mêmes altérations organiques ont lieu.

« Le glaucome nerveux n'est rien autre chose qu'une congestion de cette espèce, survenant d'une manière soudaine, sur des individus d'une constitution nerveuse.

« 5. La rétine et les autres membranes oculaires internes participent toujours plus ou moins à la phlegmasie et à la désorganisation consécutive.

« 4. Par cette raison, des symptômes de cécité amaurotique et de désorganisation plus ou moins avancée des membranes oculaires internes accompagnent toujours le vrai glaucome..... »

La teinte verdâtre du glaucome et sa forme concave profonde tiennent à la combinaison de la teinte violacée de la choroïde altérée avec la couleur jaunâtre du cristallin et peut-être du corps vitré.....

« 15. La forme de la pupille n'a rien de constant ni d'essentiel dans cette maladie.

« 14. La dénomination d'amaurose glaucomateuse désigne seule le glaucome. On devrait la restreindre, si l'on voulait la conserver, aux amauroses qui commencent à se transformer en glaucomes.

« 15. Le glaucome, en général, peut s'accompagner de douleurs névralgiques, non-seulement quand la maladie débute par une choroïdite manifeste, mais encore lorsqu'il ne s'y joint aucun symptôme de phlegmasie ou longtemps avant leur apparition. Cette névralgie, dont le siége est dans la branche ophthalmique du nerf trifacial, précède quelquefois de loin le glaucome, accompagné seulement d'une ou de plusieurs des taches ardoisées de l'iris, ou de plus ou moins de dilatation et d'irrégularité de la pupille.....

« 17. L'état anatomique de l'artère ophthalmique des nerfs de l'œil, du cerveau et de ses artères, sur les individus glaucomateux, n'a pas encore été suffisamment examiné et mérite une *attention toute particulière*.....

« 20. Les causes du glaucome sont celles de la choroïdite; la goutte ou arthritis en est une fréquente, mais non pas la seule, la ménopause en est une bien plus ordinaire.....

« 22. Il n'existe point d'exemple avéré de guérison du glaucome.

« 25. Les observations de guérison ou d'amélioration du glaucome, par des opérations, doivent avoir pour base des erreurs de diagnostic ou la confusion dans la terminologie..... »

Telle est, autant du moins que nous pouvons en donner une idée par une brève analyse, l'œuvre de Sichel; si on la considère au point de vue purement historique, elle est considérable, et ne laisse à peu près plus rien à faire.

Au point de vue pathologique, c'est autre chose, et nous lui reprocherons une confusion évidente entre le glaucome vrai et certaines affections atrophiques de l'uvée, que sa conception théorique l'avait conduit à faire. Nous lui reprocherons bien plus encore d'avoir, dans son désaccord avec l'école anglaise, perdu les notions importantes que celle-ci avait recueillies.

Nous ne savons pas au juste les idées que professait Mackenzie, dans les trois premières éditions de son excellent ouvrage, nous ne voulons pas nous faire juges dans la petite polémique qui s'éleva entre lui et Sichel, à propos des idées qui tenaient le plus au cœur de celui-ci, à savoir : le siége du glaucome dans la choroïde, et la teinte glaucomateuse comme résultant de la combinaison de la teinte violacée de la choroïde avec le jaune ambré du cristallin; nous voulons seulement déclarer que la description de Middlemore, écrite en 1835, dans son *Traité des maladies de l'œil*, est bien plus conforme à la réalité que les pages que nous venons d'analyser.

La notion de la tension oculaire y est mise en relief avec tout le soin qu'elle mérite, les causes en sont recherchées, et de telle manière que nous y avons peu ajouté depuis. Par quelle préoccupation Sichel a-t-il pu laisser dans l'ombre un pareil symptôme? Pourquoi ne s'est-il pas expliqué sur les altérations de l'humeur vitrée, qui sont pourtant certaines? Involontairement, nous ne pouvons échapper à cette pensée, que l'érudit avait un peu étouffé l'anatomiste, et que le désir d'établir une doctrine lui avait fait négliger les faits établis par d'autres.

Somme toute, on ne peut pas dire que les mémoires de Sichel aient révolutionné la science et fait faire un grand pas à la question.

Il paraît, du reste, que ses opinions ne reçurent pas, au moment où il les exprima, un bien grand accueil, car nous trouvons dans le livre de Rognetta une appréciation assez dédaigneuse de la manière de voir du « jeune oculiste », incapable de porter une véritable atteinte aux opinions de l'école anglaise et de Mackenzie en particulier.

Mais Sichel n'était pas, en 1841, le seul qui s'occupât du glaucome, et nous avons même quelque raison de croire que ses mémoires, si singulièrement ordonnés, avaient été ainsi publiés pour assurer à leur auteur une priorité. En effet, la rédaction des *Annales d'oculistique* avait eu, en l'année 1840-41, l'heureuse idée de mettre au concours la question du glaucome; elle avait reçu, dès le mois d'août 1841, c'est-à-dire avant l'époque où parut la première partie du travail de Sichel, ou tout au moins en même temps, trois mémoires qu'elle renvoyait à une commission d'examen. De ces trois mémoires, l'un fut jugé digne d'un prix, l'autre d'une mention honorable. Tous les deux étaient écrits en allemand et furent traduits plus tard en français pour les lecteurs des *Annales*. Le premier, celui de Warnatz, en 1844, le second, celui de Rigler, en 1845. Malgré ces dates tardives, ils appartiennent à l'époque qui nous occupe et sont contemporains, sinon antérieurs à ceux de Sichel.

Le travail de Warnatz mérite toute notre attention, parce qu'il résume d'une façon très-nette et très-scientifique les connaissances acquises sur le glaucome. Il débute par un portrait d'une exactitude saisissante, distingue une forme chronique et une forme aiguë, décrit les symptômes de l'une et de l'autre avec une admirable précision et une fidélité non moins admirable, particulièrement ce qui a trait aux troubles fonctionnels. Les stades du glaucome chronique se dessinent sous sa plume avec tous leurs caractères physiques et fonctionnels ; ceux du glaucome aigu sont presque aussi bien étudiés et rapportés à une irido-choroïdite ou à une hyalo-choroïdite. Enfin la discussion de quelques symptômes amène l'auteur à apprécier certaines opinions émises avant lui. La tension de l'œil et l'état variqueux des vaisseaux comme conséquence l'un de l'autre, sont mis en lumière comme il convient. La durée et les terminaisons du glaucome sont indiquées à la fin avec exactitude. Quant au traitement, néant; à cette époque, on n'y croyait guère.

Tel est ce court mémoire, mais si substantiel, que je n'hésite pas à le considérer comme l'expression la plus exacte et la plus scientifique des idées justes d'alors. Travail bien supérieur, par certains côtés, aux notions plus ou moins confuses de Sichel.

Tout autre, dans son esprit et dans sa forme, est le mémoire de Rigler, médecin en chef de la garde du Sultan, dont la traduction commença aux *Annales* en septembre 1845. Nous y retrouvons toutes les idées surannées appuyées sur les autorités que nous connaissons déjà. Trois autopsies, dont une sur un œil observé par l'auteur, donnent des renseignements tels que ceux-ci : « la membrane du pigment (?) ainsi que la choroïde étaient très-variqueuses dans toute leur étendue »; et plus loin : « Il ne fut pas possible de noter des corps en forme de bâton, en séparant la rétine de la choroïde, dont on a tant parlé récemment. »

Lorsqu'il s'agit du siége du glaucome : « Il suffit de jeter un coup d'œil sur l'ensemble des symptômes..... pour reconnaître qu'un tissu *noble* et doué d'une grande vitalité doit être en jeu. »

« La nature du processus qui amène le glaucome est manifestement arthritique..... se trouve en rapport étroit avec cette maladie du système de la veine-porte..... qui attaque le système veineux, comme hémorrhoïdes, le système artériel, comme goutte ».

Tout ce qui excite violemment les organes digestifs, la suppression de la respiration cutanée, les fréquentes atteintes de rhumatisme, voilà les causes occasionnelles du glaucome.

La violence de la douleur qui accompagne la maladie, trouve son explication dans l'état de souffrance du système nerveux.

« La diminution, l'abolition complète même de la fonction visuelle, s'explique nécessairement par la nature de la maladie, puisque l'altération primitive et secondaire des parties détermine un dérangement tel du mécanisme de l'œil qu'on doit considérer la mort du sensorium comme une suite inévitable. »

Rigler, on le voit, appartenait à cette école qui résout tous les problèmes avec la plus extrême simplicité.

Le diagnostic différentiel est à peu près de même force, il distingue le glaucome,

De l'absence partielle ou totale du pigment;

Des épanchements de lymphe dans la rétine;

De l'œil-de-chat amaurotique;

De l'hydropisie aiguë du corps vitré; de la cataracte capsulaire postérieure; de la cataracte lenticulaire avec ou sans obscurcissement de la capsule antérieure; de l'amaurose; des obscurcissements centraux de la cornée.

Viennent enfin la prophylaxie et le traitement, qui se présentent avec ce tour à la fois naïf et pompeux si caractéristique de notre vieille médecine. On conseille « de porter des vêtements en rapport avec le froid existant », le régime végétal, l'eau et les gilets de flanelle.

On peut compter parmi les méthodes curatives l'inonction, avec la cure par la faim.

Il faut se garder de supprimer trop violemment la réaction locale, ainsi que l'éréthisme fébrile, absolument comme si l'on en était les maîtres, et enfin on termine par ces derniers mots :

« Si l'on envisage le processus au point de vue de l'anatomie pathologique, il résulte manifestement qu'une opération chirurgicale faite dans le but d'extraire la lentille opaque, ou la ponction de la sclérotique et de la choroïde, dans le but de diminuer la pression sur la rétine, ne sont que des propositions injustifiables. »

Ne pas ponctionner l'œil et porter de la flanelle, voilà donc deux points importants de cette thérapeutique.

En résumé, les connaissances acquises sur le glaucome à cette époque sont à peu près exposées tout entières dans les trois mémoires que nous venons d'analyser brièvement; Rigler et Sichel sont encore enserrés dans les nuages des anciennes théories, précisément parce qu'ils ont voulu être trop théoriciens sans posséder les moyens de l'être. Warnatz au contraire, clinicien précis, nous retrace de main de maître un tableau que nous avons bien pu compléter, mais qui restera fidèle dans tous les temps.

A part quelques nouvelles études de Sichel sur la névralgie dans le glaucome qui ne prouvent qu'une chose, c'est que sa négligence systématique de la tension de l'œil lui avait obscurci l'intelligence d'un bon nombre de phénomènes; à part quelques nouvelles recherches anatomiques de Schröder van der Kolk, sans importance aujourd'hui, nous ne trouvons rien qui puisse nous intéresser jusqu'en 1846.

Le 23 février de cette année, Tavignot présenta à l'Académie des sciences des propositions qu'il se promettait d'appuyer plus tard par un mémoire, et qui méritent d'être reproduites, parce que nous y trouvons une idée nouvelle :

« 1° C'est à tort qu'on a voulu considérer le glaucome comme une maladie de la choroïde, de la rétine, du corps vitré.

« 2° Le glaucome est une affection générale de l'organe de la vue, ayant pour caractère invariable sa désorganisation successive, lente ou rapide, selon les différents tissus.

« 3° L'*origine du glaucome n'est autre* qu'une perturbation fonctionnelle du système nerveux ciliaire.

« 5" Le glaucome est-il accompagné dans sa marche de douleurs excessivement vives, il est alors sous l'influence d'un état névralgique des nerfs ciliaires.

« 5° Le glaucome parcourt-il ses périodes sans présenter les phénomènes névralgiques, il est le résultat d'une paralysie complète ou incomplète de ces mêmes nerfs ciliaires.

« 6° Le glaucome n'est donc autre chose, en définitive, qu'une désorganisation chronique de l'œil, analogue sous tous les rapports à la désorganisation aiguë qui survient après la section de la cinquième paire pratiquée sur les animaux.

« 7° Le traitement du glaucome se déduit logiquement de sa nature : traitement de la névralgie, quand il existe des douleurs concomitantes; traitement de la paralysie, lorsqu'il n'existe pas de douleurs névralgiques. »

La troisième proposition contient une idée originale, et dans la quatrième et la cinquième nous voyons exprimées des opinions qui seront plus tard ardemment discutées. Nous aurions aimé à savoir sur quoi les appuyait leur auteur, malheureusement nous n'avons pu trouver aucune trace du travail annoncé par lui.

Pendant dix ans, le silence se fait de nouveau autour du glaucome, et à part un mémoire italien de Furio, nous n'avons rien à citer.

Arrive 1851, année pendant laquelle Helmholtz publia la fameuse découverte de l'ophthalmoscopie, malheureusement un peu inaperçue chez nous, et dont profita la jeune école allemande pour faire les belles découvertes qui l'ont tant illustrée.

Le premier travail sur le glaucome dans lequel il soit fait mention d'ophthalmoscopie, est la thèse inaugurale de Jacobson, en 1853; mais les changements visibles au miroir oculaire échappèrent à l'auteur, qui en conclut « que le glaucome ne peut être rangé dans la catégorie des processus morbides bien déterminés et circonscrits ».

Jäger, plus heureux, découvrit une altération de la papille optique chez un malade atteint d'amaurose arthritique glaucomateuse : « Le nerf optique, dit-il, a subi des altérations pathologiques : il présente des couleurs d'un jaune verdâtre *et fait saillie*. Les vaisseaux à ce niveau sont peu visibles, mais ceux de la rétine sont fortement dilatés (surtout les veines) et d'une couleur rouge-bleue. La rétine, plus sombre, montre en certains endroits des taches grises, plus ou moins grandes, qui sont le résidu des extravasas sanguins à la périphérie; elle est cependant assez fortement colorée en jaune à la périphérie. »

Cette description, si courte qu'elle soit, contient sur le point le plus important une grosse erreur; erreur partagée du reste par l'homme qui, bien jeune encore, allait se mettre sans conteste à la tête de l'ophthalmologie allemande; je veux parler de von Graefe.

Reprenant la question du glaucome, en apparence assoupie depuis quelque temps, le maître de Berlin fit paraître, en novembre 1854, dans les *Archiv. für Ophth.*, un article intitulé *Notice provisoire sur l'essence du glaucome*, où, sans s'attarder à de vaines discussions, il énonçait les symptômes récemment révélés par l'ophthalmoscopie. C'étaient : 1° une *modification déterminée dans l'insertion des nerfs optiques;* 2° l'existence d'une pulsation spontanée dans *l'artère centrale de la rétine,* ou bien produite par la plus légère compression du doigt.

La nature de la modification parut à de Graefe comme à Jäger être la formation d'une saillie, dont il décrivit soigneusement les détails, surtout en ce qui concerne la disparition des vaisseaux en certains points de leur trajet. L'erreur du brillant ophthalmologiste ne dura pas longtemps, et bien avant 1856, où Henry Muller, dans une communication à la Société médico-physique de Marburg, établit l'existence de l'excavation, sur des préparations microscopiques, la vérité était rétablie. Le fait n'en reste pas moins curieux pour nous, et nous comprenons à peine aujourd'hui l'illusion à laquelle l'ophthalmoscopie conduisit ceux qui s'en servirent les premiers.

Quoi qu'il en soit, l'excavation de la pupille et la pulsation artérielle prirent aux yeux de von Graefe une importance capitale, et dès ce moment, par une fortune singulière, toutes les modifications des membranes internes ou externes, toutes les altérations des milieux sur lesquelles on avait tant disserté, furent reléguées au second plan. Après de mûres réflexions et des recherches cliniques prolongées, il les fit passer du rôle important de causes à celui plus modeste d'effets, et la tension oculaire révélée par les deux grands symptômes qu'il avait mis en relief vint occuper le premier rang.

L'observation de Donders sur les effets de la pression du doigt qui amène à la fois l'abolition de la vision et les battements de l'artère centrale, fut le point d'appui de la théorie nouvelle, et tout en reconnaissant que l'obscuration visuelle n'est pas indispensable, de Graefe admit la tension comme certaine.

Cette manière de voir le conduisit aussitôt à pratiquer la ponction de la chambre antérieure, ce qu'il fit avec quelque succès ; et tout en admettant que l'expulsion d'une humeur aqueuse, légèrement trouble, peut jouer son rôle dans l'amélioration obtenue, il en attribuait la plus grande part à la dépression oculaire.

C'est ici le moment de discuter un point d'histoire assez délicat, celui de savoir si le chirurgien de Berlin a eu tout l'honneur de cette invention, ou bien s'il mérite le reproche qui lui a été adressé d'avoir trop oublié des enseignements antérieurement reçus.

Il est certain que bien avant l'époque à laquelle nous sommes arrivés, l'idée de tension oculaire et celle de la paracentèse qui en est la conséquence avaient fait leur apparition dans le monde scientifique. Dès 1835, Middlemore les avait mises en avant, et Desmarres en avait fait l'objet de ses préoccupations cliniques.

Mais, on peut l'affirmer, théorie et manœuvre opératoire flottaient indécises, sans certitude, sans règle et encore infécondes. Elles n'étaient, à vrai dire, la propriété de personne, et celui-là aurait le droit de les revendiquer comme siennes qui allait les illuminer au jour de la clinique.

Ce fut là l'œuvre de von Graefe ; il la poursuivit avec une ténacité et une lucidité admirables, et lorsqu'en 1856 il publia sa note à l'Institut de France, il eut la gloire d'avoir fait faire un pas énorme à la théorie du glaucome et la satisfaction plus grande encore d'en avoir trouvé le remède. Ne lui envions donc ni l'une ni l'autre, et n'allons pas, à la faveur de la lumière qu'il a répandue, lui disputer des découvertes que sans lui nous ignorerions peut-être encore.

La note en question, ainsi que le travail qui parut bientôt après dans le tome III de l'*Archiv. für Ophthalm.*, firent époque dans la science et nous devons nous y arrêter un peu.

L'auteur y fait d'abord remarquer que l'ophthalmoscopie, loin de circonscrire le champ de la maladie, l'a étendu. En effet, l'instrument ayant fait reconnaître certaines modifications de la pupille optique comme propres au glaucome, on regarde comme tel toutes les affections qui les présentent. De là la nécessité pour s'entendre de bien séparer les catégories suivantes :

1° Le glaucome inflammatoire ou aigu (choroïdite glaucomateuse, ophthalmie arthritique), dont suit un portrait tracé de main de maître ;

2° Le glaucome chronique, qui ne présenterait avec le premier qu'une différence de degré ;

3° Enfin les amauroses qui s'accompagnent d'une excavation du nerf optique.

Celles-là, de Graefe éprouve un véritable embarras pour trouver leur exacte signification, et finalement il croit pouvoir proposer, pour désigner la cavité qui se forme dans la pupille, le mot de *rétraction* au lieu de celui d'*excavation*.

C'est en effet le nœud du problème qui nous est encore aujourd'hui posé, et l'apparition, au cours des affections les plus diverses, de l'élément tension, jettera toujours une certaine confusion dans l'étude du glaucome proprement dit, jusqu'au jour, bien entendu, où nous connaîtrons la cause et les modes de la tension oculaire.

Les chapitres II et III du *Mémoire* sont consacrés à l'iridectomie et à la façon dont l'auteur a été conduit à la mettre en usage. On y trouve l'exemple, peut-être unique dans la science, d'un empirisme éclairé, conduisant à la découverte d'un procédé thérapeutique sûr et brillant, sans que son auteur, malgré toute sa sagacité, ait pu deviner les rapports exacts qui existent entre sa manœuvre opératoire et les accidents qu'elle arrive à conjurer.

La tension oculaire comme élément générateur et prépondérant dans le glaucome, l'iridectomie comme moyen de faire cesser cette tension d'une manière durable, voilà les deux pôles de l'œuvre de von Graefe ; quant aux explications, il avoue lui-même n'en pouvoir donner que d'hypothétiques.

La recherche de la valeur de l'iridectomie dans les différentes espèces de glaucome couronne dignement cette brillante étude.

Les travaux de la clinique de Berlin firent dans le public scientifique la plus grande sensation et provoquèrent des applications multipliées et plus ou moins heureuses de la nouvelle méthode thérapeutique. Elles furent publiées par leurs auteurs dans divers recueils. Les *Annales d'oculistique* en reçurent plusieurs communications, qu'elles ne crurent pas devoir livrer à la publicité avant que de Graefe eût fait connaître, avec une expérience plus approfondie, son opinion définitive. Elles se départirent pourtant de cette réserve en faveur de Critchett, dont elles analysèrent un mémoire qui avait vu le jour dans *Ophthalmic Medical Reports*.

Le chirurgien anglais, après avoir décrit le glaucome aigu et lui avoir attribué pour cause la tension qui provient de l'inégale distribution entre le contenant et le contenu, se demande comment il pourra la faire cesser. Pour cela il propose une grande incision au niveau du limbe cornéen et l'enclavement dans cette incision d'une large portion de l'iris amené au dehors avec un crochet. Il laisse intact ou il résèque, suivant que la portion de membrane est plus ou moins considérable.

Nous ne pouvons nous empêcher de dire que cette idée de l'enclavement a été une idée malheureuse, et il est probable que malgré le conseil de Bowman d'en dissimuler la difformité sous la paupière supérieure, elle a été abandonnée par son auteur et son apparition n'a été à cette époque qu'un accident.

Pendant ce temps-là, de Graefe ne perdait pas de vue son sujet et, reprenant ses recherches, il publiait dans le tome III de l'*Arch. für Ophthalm.* un mémoire

qui fut traduit par le docteur Van Bervliet de Bruges, et qui n'est que la confirmation de ce qu'il avait pensé et écrit.

C'est un plaidoyer avec preuves à l'appui pour l'iridectomie appliquée au
glaucome et une analyse des cas dans lesquels cette opération doit être suivie
de succès, ainsi que de ceux dans lesquels il n'y faut pas compter.

Un court historique nous montre ce que nous savions déjà : combien ont été
vaines et confuses les opinions des anciens et des modernes sur les altérations
pathologiques du glaucome et sur leur siége.

L'introduction de l'ophthalmoscopie fit naître de grandes espérances, qui ne
furent pas justifiées. Ses premiers résultats furent négatifs, car on n'aperçut pas
les exsudats sous-rétiniens que l'on avait admis de confiance, ni les altérations
chorio-rétiniennes comparables à celles de beaucoup d'autres maladies.

En revanche, la papille optique se montre toujours le siége de désordres qui
attirèrent fortement l'attention ; je veux parler de l'excavation, du déplacement
des vaisseaux et du pouls rétinien.

Après quelques tâtonnements et une fois les phénomènes en question bien
interprétés, on voulut savoir par quel enchaînement ils se produisaient et l'on
fut conduit à donner à la pression intra-oculaire toute sa valeur.

Deux voies s'étaient présentées pour arriver à ce résultat, celle de l'anatomie
pathologique et celle de l'appréciation clinique des faits.

La difficulté de suivre la première, vu la rareté des énucléations à cette époque,
engagea notre auteur à s'attacher à l'observation clinique, et la lecture de son
mémoire nous fournit la preuve de la sagacité et de la profondeur qu'il mit à
cette étude.

On n'ajoutera rien au portrait admirable qu'il nous a donné du glaucome
chronique, et si l'on repousse avec juste raison le rapprochement établi par lui
entre ces maladies et les excavations atrophiques du nerf optique, on conviendra
que la préoccupation de la lésion papillaire qui dominait son époque, le justifie
en partie.

De Graefe poursuit avec une grande vigueur toutes les preuves de la pression
intra-oculaire. Dans ce but tout lui sert, et les symptômes, et les effets de
certaines manœuvres, et la dureté du globe, et la gêne de la circulation interne
trahie par le gonflement des veines épisclérales, et la paracentèse cornéenne
*suivie d'ecchymoses rétiniennes, péripapillaires, mais plus souvent équato-
riales.*

Les preuves directes de la choroïdite sont fournies : par l'ectasie finale simple
ou multiple de beaucoup de glaucomes, accompagnée, selon Arlt, d'amincissement et d'inflammation ; par les hémorrhagies choroïdiennes, bien moins faciles
à observer que celles de la rétine ; enfin par des altérations pigmentaires plus
ou moins variées.

L'iris, que des rapports intimes unissent à la choroïde, est pris à son tour ; on
le trouve rigide et infiltré, et enfin le corps vitré et l'humeur aqueuse, tous deux
sous la dépendance de l'uvée, se troublent et la dernière augmente de quantité.
Ce serait donc une hydro-iritis ou ce qu'on appelle une iritis séreuse.

« En résumé, ajoute de Graefe, je considère le glaucome aigu comme une
choroïdite (ou une irido-choroïdite) avec infiltration diffuse du corps vitré (et
de l'humeur aqueuse), qui, le faisant augmenter de volume, augmente rapidement la pression intra-oculaire, comprime la rétine et détermine toute la série
des phénomènes déjà connus. »

Le glaucome chronique se distingue de l'aigu par l'absence d'inflammations étendues et périodiques. Il pourrait être méconnu, si là encore les phénomènes, quoique avec moins de violence et une lenteur plus insidieuse, ne pouvaient tous se rapporter à la pression intra-oculaire. Du reste le passage fréquent de l'état aigu à l'état chronique et réciproquement est une preuve irrécusable de la parenté intime des deux affections.

La conclusion qui résulte pour de Graefe de l'analyse à laquelle il se livre à propos de l'excavation atrophique du nerf optique, est que : « dans l'état actuel des choses, on ne peut plus considérer l'altération du nerf optique comme constituant l'essence du glaucome, puisque dans une série considérable de faits, elle reconnaît une tout autre pathogénie. »

L'incurabilité du glaucome était alors chose parfaitement établie. Le traitement médical échouait toujours. L'idée de diminuer la pression du bulbe conduisit le maître de Berlin à la paracentèse, qui lui donna des résultats importants, mais peu sûrs et surtout peu durables.

Ce sont les heureux effets de l'iridectomie dans les ulcérations avec infiltrats de la cornée, joints à ceux que l'on obtient dans les cas de staphylome, qui provoquèrent l'application au glaucome de la même manœuvre opératoire.

C'est au mois de juin 1856 que fut faite la première tentative, et l'on en sait aujourd'hui les résultats.

Ils furent étudiés par l'auteur :

« 1° Dans la période prodromique du glaucome ;

« 2° Dans la période aiguë du glaucome inflammatoire ;

« 3° Dans les périodes plus avancées du glaucome inflammatoire ;

« 4° Dans le glaucome chronique ;

« 5° Dans l'amaurose avec excavation du nerf optique. »

1° L'iridectomie dans la période prodromique a les plus grandes chances de beau succès. Néanmoins il faut attendre que les signes du mal soient certains et d'une signification réelle.

L'opération à cette époque entraîne la formation d'ecchymoses rétiniennes, mais peu étendues et facilement résorbables; pas d'hémorrhagie du corps vitré, ni de l'humeur aqueuse ;

2° Dans la période aiguë.

L'opération est indiquée d'abord parce que rien autre ne guérit; en second lieu, parce que ses effets sont admirables de rapidité, et qu'en éclaircissant les milieux, elle permet de constater :

a. L'intégrité du nerf optique après une première attaque, pourvu que celle-ci n'ait point fait invasion dans un glaucome chronique;

b. La cessation du pouls artériel ;

c. Des ecchymoses arrondies de la rétine, probablement *post operationem*, disparaissant au quatrième ou cinquième septénaire, et des ecchymoses choroïdiennes plus difficiles à voir disparaissant en quelques jours.

L'amélioration rapide de la vue est due au rétablissement de la transparence des milieux, mais pas tout entière; il y a même disproportion entre les deux phénomènes. « Toutes les fois, ajoute de Graefe, que les malades furent opérés dès la première quinzaine après le début de l'inflammation, la vue se rétablit complétement.

L'iridectomie n'a pas d'influence réelle sur l'autre œil.

3° L'iridectomie dans les périodes plus avancées du glaucome inflammatoire est souvent utile. Une période de plusieurs semaines et même de plusieurs mois n'exclut pas la guérison. Tout dépend de la violence des attaques, de leur fréquence, de leur rémittence, etc.

La diminution du champ visuel, l'excavation profonde de la pupille, sont de fâcheuses conditions, mais il y a encore du bien à faire.

La dureté du bulbe, l'iridoplégie, le trouble de la cornée et l'aplatissement de la chambre antérieure, ne sont pas de mauvais signes.

Lorsqu'après quelque temps les symptômes d'amélioration ne persistent pas, cela tient au développement d'une amaurose et non à un retour du glaucome (ceci est trop absolu, quoique vrai en partie).

L'iridectomie a toujours l'avantage de calmer les douleurs, de prévenir le ramollissement de la cornée, etc., etc.

4° Dans le glaucome chronique, l'effet de l'opération est plus que douteux.

5° Iridectomie dans l'amaurose avec excavation.

Rien de bon à en attendre, mais elle peut être pratiquée à titre expérimental.

Procédé. Incision aussi excentrique que possible. Lambeau large.

Laisser l'humeur aqueuse s'écouler lentement, pour empêcher autant que possible les hémorrhagies de la rétine; établir ensuite une légère compression.

Conclusions. 1° Le meilleur résultat s'obtient dans le cas où un œil est menacé de glaucome, l'autre étant perdu.

2° Le glaucome étant en voie de développement, les résultats de l'opération sont d'autant plus prononcés et plus durables que l'on opère plus tôt.

3° L'iridectomie n'a pas la même efficacité dans toutes les périodes de la maladie; dans les derniers stades, le résultat est incertain, le succès rare.

Le mémoire dont je viens de donner une brève analyse était à peine livré à la publicité, que l'opération qu'il préconisait fut, comme il fallait s'y attendre, l'objet d'études, d'expériences et de critiques. Jæger à Vienne, Rothmund à Munich, Pagenstecher à Wiesbaden, publièrent tour à tour des travaux sur ce sujet, et étendirent encore, le dernier surtout, le cercle de l'iridectomie, puis on passa à la théorie et on essaya d'expliquer les effets de l'opération. C'est encore à Hermann Pagenstecher que nous devons l'exposé suivant des effets de l'incision de l'iris.

« Par elle on obtient : 1° l'écoulement de l'humeur aqueuse; 2° la diminution de la surface sécrétante de l'iris; 3ᶜ une hémorrhagie légère provenant de l'excision des vaisseaux iridiens; 4° le rétablissement de la communication entre les deux chambres; 5° l'écoulement de l'épanchement le plus souvent liquide qui se trouve dans la chambre postérieure, lequel, par sa pression en avant dès le principe de son accumulation, a été la première cause de l'irritation, et est devenue plus tard celle de la compression de l'iris.

« On obtient en second lieu, ajoute Pagenstecher, la suppression de cette énorme compression qu'éprouvaient toutes les membranes du globe et ses milieux. »

Plus loin : « La véritable propriété antiphlogistique de l'iridectomie s'explique par l'étude de la circulation de l'iris et de la choroïde. »

La choroïde est plus riche en sang veineux qu'en sang artériel. En excisant l'iris, on empêche l'arrivée d'une quantité de sang veineux d'autant plus considérable que la portion excisée est plus étendue.

L'iridectomie fut introduite en Russie par Fræbelius et Blessing, puis elle passa d'Allemagne en Italie, où elle fut pratiquée par Sperino et Quaglino, qui devait plus tard la battre en brèche.

En France, on fut un peu plus réfractaire, et en 1860 un auteur, dont l'autorité, il est vrai, n'est pas incontestée, pouvait écrire dans un article du *Moniteur des sciences médicales et pharmaceutiques*, cette phrase significative : « Pour remplacer par la ponction de l'iris la pratique de l'excision, qui fait, paraît-il, *quelque bruit en Allemagne.* »

J'ai déjà dit qu'en Angleterre les chirurgiens de l'hôpital de Moorfield, tout en admettant le principe de l'opération, avaient essayé de la modifier; mais on ne s'en tint pas là de l'autre côté de la Manche, et un praticien de Westminster Hospital, Hancock, croyant que la maladie avait pour cause une contracture spasmodique du muscle ciliaire, et particulièrement de ses fibres circulaires, proposa de substituer à l'iridectomie la section des fibres en spasmes.

La théorie et l'opération d'Hancock firent quelque bruit dans leur temps, et dans notre pays elles furent préconisées par un oculiste de mérite, M. Serre d'Alais, qui s'en fit le champion avec quelques modifications toutefois. Je me souviens moi-même d'avoir écrit quelques pages en leur faveur, dans un mémoire présenté à la Société de médecine de Lyon.

La période dans laquelle nous entrons fut dans l'histoire du glaucome une des plus agitées et des plus fécondes.

Déjà fixée sur la physionomie clinique de la maladie, sur sa marche et même sur son traitement, l'ophthalmologie se mit avec une ardeur nouvelle à en rechercher la nature. Elle reprit de plus belle les dissections, qui jusque-là ne lui avaient fourni que des renseignements insuffisants; elle se tourna aussi vers la physiologie, dont les découvertes récentes lui promettaient des éclaircissements.

Qu'était-ce, en dernière analyse, que la tension oculaire, que de Graefe venait de faire passer au rang de symptôme dominant? Quelle en était la cause? Comment, une fois établie, était-elle capable de s'entretenir elle-même? Tout autant de problèmes bien faits pour exciter à la fois la curiosité et la sagacité des savants.

Chose digne de remarque, l'illustre maître de Berlin ne prit qu'une part très-réservée aux discussions sur ces divers points; ses préoccupations n'étaient pas là, et jusqu'à sa mort il ne se laissa pas distraire du côté clinique de son sujet. Dès les premiers pas que l'on fit dans l'étude de la tension, on fut arrêté par une difficulté inattendue : comment la mesurer avec précision?

A coup sûr, il est facile de se faire une idée sommaire de la consistance normale du globe; pour peu que nous touchions notre œil ou celui de nos semblables, nous acquérons bien vite une notion sur ce point. Mais s'agit-il de serrer de plus près le sujet, de le prendre par son côté scientifique, de l'analyser, en un mot, en vue des démonstrations auxquelles il doit servir de base, on trouve alors bien primitif le doigt explorateur et l'on sent le besoin d'avoir recours à des appareils mensurateurs plus précis.

C'est de ce besoin que sont nées les tentatives de de Graefe, celles de Donders, de Hammer, de Dor, de Monnich et de tant d'autres tentatives dont il sera fait mention à l'article TONOMÉTRIE.

Malheureusement l'œil est un organe d'une sensibilité si particulière et d'une telle réaction, que l'on comprit bien vite que l'influence même des tonomètres était capable d'apporter des troubles dans le phénomène que l'on recherchait avec eux; et jamais, quelle que fût l'ingéniosité des appareils ou leur perfection mécanique, on ne leur a accordé grande confiance ni osé faire, sur leurs indications, des courbes tonométriques, par exemple.

Bowman, avec cet esprit pratique qui caractérise les hommes de son pays, comprit que le doigt d'un praticien exercé était encore le meilleur appréciateur de la tension oculaire, et que pour les nécessités habituelles il suffisait d'établir une échelle : de là sa division en tension + et tension —, placées de chaque côté de la tension normale, et comptant chacune 3 degrés, chose que l'on peut écrire sous cette forme :

$$- T^3 - T^2 - T^1 - Tn + T^1 + T^2 + T^3.$$

Depuis l'époque où parut cette échelle, c'est-à-dire depuis plus de vingt ans, nous n'avons rien trouvé de mieux, et l'on peut dire que les recherches sur la consistance de l'œil sommeillent encore en attendant une méthode nouvelle qui, sans toucher au globe, nous révèlera les variations pathologiques de sa tension.

Je n'hésite pas à considérer la construction des courbes tonométriques comme le moyen le plus sûr d'arracher son secret au glaucome, et j'appelle de tous mes vœux le moment où nous serons en possession de ce précieux document.

Mais, si la tension était en elle-même mal connue, ne pouvait-on du moins savoir d'où elle provenait?

De Graefe, en en reconnaissant la valeur, n'avait pas manqué de se poser la question, et il s'était arrêté à l'idée que le glaucome était une phlegmasie de la choroïde, dans laquelle la circulation veineuse s'entravait : d'où filtration dans les humeurs de l'œil des éléments les plus liquides du sang, et accroissement de volume de ces milieux. Mais cette théorie était passible de bien des objections, et Donders comprit que la difficulté n'était que reculée, lorsqu'il émit son idée de névrose ciliaire comme origine de la tension. S'appuyant sur les découvertes de Budge, qui venait de trouver dans la moelle, entre la deuxième et la sixième dorsale, un centre irien, de celle de Wegner, qui venait de signaler l'influence du grand sympathique sur la vascularisation de l'œil, sur celle de Claude Bernard, qui avait démontré l'existence de nerfs vaso-moteurs, Donders supposa que les nerfs exerçaient sur l'œil comme sur tous les organes une action dont l'effet était d'activer le courant excrétoire des vaisseaux, en les amenant à verser dans la coque plus de liquides qu'elle n'a l'habitude d'en contenir. Pour lui, le glaucome était donc le résultat d'une névrose ciliaire, et il n'y voyait pas, comme de Graefe, une maladie d'ordre inflammatoire.

Malgré l'autorité scientifique de son auteur, cette doctrine fut reçue avec défiance et ne satisfit surtout pas le clinicien de Berlin.

Pour lui donner plus de vigueur et lui fournir le point d'appui expérimental dont elle avait besoin, Hippel et Grünhagen entreprirent à Utrecht même des recherches destinées à savoir : 1° quels nerfs, parmi ceux qui arrivent au ganglion ophthalmique, sont susceptibles d'influencer la pression intra-oculaire ; 2° comment s'effectuait le phénomène.

Les vivisections décidèrent en faveur du phénomène, et dès ce moment fut posée la question de savoir si les névralgies ciliaires ne pouvaient pas être causes aussi bien qu'effet.

A côté des opinions que nous venons d'énoncer et qui firent le plus de bruit, nous devons encore énumérer celles de Magni, qui crut à une atrophie des nerfs ciliaires suivie de leur paralysie; d'Hancock, qui admit que la goutte et le rhumatisme se propageaient au tissu musculaire et aux vaisseaux de l'uvée; de

Warton Jones, qui vit dans le glaucome une forte congestion veineuse de la choroïde et de la rétine; enfin, de Desmarres fils, qui, sur une notion inexacte de la circulation de l'œil et la séparation, à ce point de vue, de l'iris et de la choroïde, admit un glaucome antérieur et un glaucome postérieur.

Ces opinions, à la fois hypothétiques et vagues, appuyées sur quelques observations rares et équivoques, faisaient remonter la question vers son passé au lieu de la pousser du côté du progrès : aussi les laisserons-nous dormir dans l'oubli où elles sont tombées, pour nous appesantir un instant sur ce qu'on a appelé la théorie sclérale, qui fit aussi vers cette époque son apparition.

Chercher la cause de la tension dans l'augmentation des milieux était bien, mais ne fallait-il pas comme corollaire admettre la réaction de l'enveloppe?

C'est cette préoccupation qui amena les oculistes, à examiner attentivement la sclérotique et engendra les prétendues découvertes pathologiques qu'on devait y faire.

Cusco crut remarquer que les yeux glaucomateux étaient réduits de volume et avaient la fibreuse plus épaisse qu'à l'état normal : de là à supposer que la tension venait de la *réduction* du contenant oculaire il n'y avait qu'un pas qui fut vite franchi par le chirurgien de Lariboisière. Et comme le nouvel état de la membrane était, pour lui, le résultat d'une inflammation entraînant à sa suite une dégénérescence graisseuse, la théorie du glaucome par sclérite fut créée. De l'autre côté du Rhin, Coccius se fit le défenseur de la même théorie, qui plus récemment encore a trouvé dans Stellwag de Carion un partisan convaincu.

C'est en 1861, dans la thèse inaugurale de Pamard (d'Avignon), que la théorie sclérale se trouve développée tout au long. Elle y est habilement étayée sur les remarques de Gerdy, à propos de la sénescence des fibreuses, sur les recherches de Pilz à propos de l'inflammation scléroticale; mais l'interprétation à coup sûr erronée de l'excavation papillaire met avec justice l'ensemble de la théorie en suspicion légitime.

Giraldès l'attaqua à la Société de chirurgie le 7 septembre 1864, disant que, si elle est admissible pour le glaucome chronique, elle ne saurait l'être pour le glaucome aigu, comme en font foi les pièces qu'il a observées à Moorfield.

Magni, à son tour, présenta les arguments suivants pour la combattre :

1° Il n'existe aucune trace de phlogose scléroticale dans le glaucome;

2° La sclérotite franche et aiguë ne produit pas cette lésion;

3° La sclérotite chronique détermine de préférence un ramollissement : d'où l'ectasie;

4° La sclérotite est toujours partielle (Belloc, *De l'ophthalmie glaucomateuse,* thèse de Paris, 1817).

Quelques années plus tard, en 1867, Adamiük, assistant à la clinique ophthalmologique de Kazan, vint remettre en cause la fibreuse oculaire, mais en invoquant un tout autre mécanisme.

Frappé de voir dans le glaucome l'état des vaisseaux tout autre que ce qu'il devrait être, en vertu de la simple tension, Adamiük se demande si cette cause est bien celle à laquelle il faut attribuer la paternité de l'affection. Or l'irritation de la moelle au centre de Budge amène précisément une circulation semblable à celle que l'on voit dans l'œil glaucomateux, seulement elle ne produit pas immédiatement un accroissement de tension; ce n'est qu'une ou deux minutes après que cet effet se produit par l'intermédiaire d'un arrêt dans la circulation veineuse, encore faut-il que cet arrêt agisse sur les *vasa vorticosa,* car la stase veineuse rétinienne n'est pas capable, vu son exiguïté, d'amener à elle seule de l'hypertonie.

En examinant les veines d'un œil glaucomateux, on les trouve gonflées d'un côté de la sclérotique, et au contraire rétrécies de l'autre. Il faut donc que ce soit dans l'épaisseur de la membrane que se trouve la raison de cette différence; elle peut être, soit son amincissement avec perte de son élasticité, soit, comme l'ont vu Cusco et Coccius, son épaississement. Et c'est ainsi que la théorie sclérale reparaît, la fibreuse ne jouant plus qu'un rôle indirect.

Telles sont brièvement les idées qui s'agitèrent à cette époque sur les différents points du monde savant. Leurs auteurs essayèrent avec plus ou moins de bonheur d'y rattacher les faits acquis, soit au point de vue symptomatologique, soit au point de vue thérapeutique lui-même. Quelques-uns adoptèrent résolûment une doctrine exclusive, d'autres se montrèrent éclectiques et admirent différentes espèces de glaucomes, les uns d'origine scléroticale, les autres d'origine choroïdienne, rétinienne ou vitrée.

En France, on trouve le reflet de ces différentes théories dans les thèses de Jaumes, de Pamard, de Conche, dans les articles publiés par Follin dans les *Archives générales de médecine*, enfin dans les *Comptes rendus des discussions de la Société de chirurgie*, auxquelles prirent part Giraud-Teulon, Panas et Maurice Perrin, Foucher, Le Fort, Dolbeau, Giraldès, etc.

J'ai déjà dit que de Graefe n'essaya point de s'engager à fond dans le conflit, préférant poursuivre ses études cliniques et débrouiller le chaos des formes bâtardes du glaucome, restées aujourd'hui encore la pierre d'achoppement des théories. C'est à des préoccupations de cet ordre que nous devons le mémoire de 1869, qui fut, on l'a dit avec justice, le « chant du cygne. »

Avant d'en parler plus longuement, mentionnons deux travaux d'une véritable importance, dus l'un à Testelin et Warlomont et insérés par eux dans leur traduction de Mackenzie (1867), l'autre à Laqueur, qui l'a publié dans les *Annales d'oculistique*.

On peut voir dans ces deux mémoires de forme didactique le chemin qui a été parcouru depuis Sichel, car ils sont comme l'inventaire scientifique de l'époque où ils ont paru.

Ils fixent les formes incontestables du glaucome, ils en donnent la symptomatologie fidèle, l'étiologie même. Ils en discutent la nature et le traitement. En possession de certaines méthodes relativement modernes et particulièrement de la statistique, ils les appliquent avec bonheur à la solution de bon nombre de questions que leurs devanciers ne s'étaient pas même posées. Par eux sont définitivement fixés les résultats relatifs à la fréquence du glaucome, à l'âge et au sexe des patients, ainsi qu'à certaines conditions prédisposantes, comme l'hypermétropie et la presbyopie. Laqueur surtout, venu le dernier, remplit son travail de faits intéressants qui le rendront toujours utile à consulter.

Ajoutons que dès cette année 1869 les idées de de Graefe étaient partout en honneur, que presque tous les auteurs n'écrivaient que pour les confirmer et les compléter, et que ce n'était en Europe qu'un concert unanime en faveur du jeune maître de Berlin et de son œuvre. En France, où nous avons dit qu'on se montrait un peu réfractaire, elles faisaient leur chemin par lui ou par cette pléiade de brillants élèves venue à Paris pour y exercer l'oculistique.

La seule note discordante qui trouble cette harmonie générale, c'est un mémoire de Mazzei destiné à faire triompher la doctrine de Magni (de Bologne),

basée sur l'atrophie des nerfs ciliaires comme cause du glaucome; aujourd'hui
on ne se souvient guère ni du mémoire ni de la théorie.

Le dernier travail de de Graefe est intitulé : *Contributions à la pathologie et
à la thérapie du glaucome.*

Bien des questions y sont reprises à nouveau, étudiées avec une conscience
admirable, et le doute éminemment scientifique qui n'appartient qu'aux grands
observateurs.

Ainsi le glaucome primaire lui paraît toujours une affection inflammatoire,
une irido-choroïdite séreuse, mais il faut lui admettre des prédispositions accessoires, soit dans les *nerfs*, soit dans les vaisseaux. Doit-on voir dans cet aveu
un reflet des opinions de Donders?

Plus loin, l'influence de la pression sur la rétine est analysée avec soin et
aussi certaines prédispositions requises pour la suppression de ses fonctions.

L'iridectomie est revue à son tour; ses avantages sont maintenus, ses indications raffermies, son manuel opératoire confirmé. Son influence sur l'autre œil
est admise, quoique à un degré moindre que celui fixé par Laqueur.

Mais de Graefe a hâte d'arriver au cœur de ses préoccupations, au glaucome
secondaire, à propos duquel il débute en ces termes :

« La doctrine du glaucome secondaire est bien plus complexe que la pathologie
du glaucome primaire inflammatoire. En effet, la diversité de l'affection primitive, les différences de degré, la modalité de l'état consécutif et leur réaction
mutuelle, donnent au glaucome secondaire une infinité de physionomies différentes qui ne sont pas toujours faciles à débrouiller. »

N'ajoutons rien à ces phrases qui ont encore aujourd'hui tout leur à-propos.
Le sphynx avec lequel de Graefe a été aux prises garde toujours son secret, et
peut-être n'est-ce pas notre génération qui le lui arrachera. Nous aurons aussi
trop souvent à revenir sur ce mémoire pour en poursuivre l'analyse : qu'il nous
suffise de dire, dans cet aperçu historique, que l'auteur y a examiné successivement toutes les affections capables de se compliquer du glaucome ou de
l'engendrer; qu'il a étudié pour chacun le mécanisme possible de cette génération, et la physionomie nouvelle que donne à la marche des symptômes la
tension oculaire intervenue. Puis, avec le coup d'œil inflexible de l'observateur,
et sans aucune indulgence d'inventeur, il a dit ce que pouvait l'iridotomie
pour chacun de ces cas.

L'œuvre du maître était finie, moins d'un an après il mourait, et nous devons
clore ici ce que nous pourrions appeler la seconde période historique du glaucome.

Si nous essayons de la résumer, comme nous l'avons fait pour celle qui a
fini avec Sichel, nous dirons que pendant son cours le glaucome s'est définitivement fixé, en tant qu'entité nosologique, qu'il s'est convenablement divisé
suivant ses formes naturelles, que ses symptômes se sont complétés.

L'anatomie, que, pendant un certain temps, on avait torturée pour lui arracher des réponses voulues, a parlé en maîtresse et dit qu'elle ne donnait pas la
caractéristique de la maladie, sauf l'excavation de la papille.

L'ophthalmoscope, interrogé à son tour, n'a pas révélé ce que les théories
toutes faites attendaient de lui, mais seulement l'excavation et le pouls
artériel.

Le fait de la tension intra-oculaire, que certaines écoles avaient conservé sans
le comprendre, s'est illuminé soudain de vives lueurs, et a pris une place si

prépondérante, que nous en sommes à nous demander s'il n'est pas à lui seul tout le glaucome.

Enfin, l'iridectomie est venue, à la fois empirique et raisonnée, guérir la maladie et remuer de nouveaux problèmes.

Est-il une seule de ces méthodes scientifiques qui n'ait fructifié entre les mains de de Graefe? un seul de ces progrès auquel il n'ait été associé? Ajoutons que sa découverte thérapeutique en a fait un des grands et vrais bienfaiteurs de l'humanité. Il est même possible que l'avenir ne lui réserve aucun démenti, tant sa prudence aura été grande et tant son honnêteté scientifique l'aura bien garanti des assertions hasardées et des *questions personnelles*.

Ce qui caractérise la troisième période de l'histoire du glaucome, dans laquelle nous allons entrer, c'est la multitude des travaux de toutes provenances et de toute nature qui s'y rapportent, ainsi que la mise en œuvre de la physiologie avec tous ses moyens d'action pour la solution du problème de la tension oculaire.

Nous ne gagnerions rien, pour la clarté de notre sujet, à analyser dans leur ordre chronologique les innombrables observations, les thèses et les mémoires qui s'y rapportent : aussi nous contenterons-nous de mettre en relief les travaux qui ont touché aux problèmes les plus importants, ou résolu quelques points obscurs. Nous citerons un travail de Schweigger, qui établit une bonne division de différentes espèces de glaucome, et attribue l'excavation à une disposition particulière de la lamina cribrosa; un autre, d'Hermann Schmidt, appelant l'attention sur l'existence simultanée de l'excavation du disque optique avec une atrophie du nerf s'étendant jusqu'au chiasma. Cette coïncidence soulève une question de diagnostic différentiel des plus délicates, et il est permis de croire que, sans augmentation préalable de la pression, la simple disparition des faisceaux nerveux amène une dépression semblable à celle qui se développe à la suite de l'hypertonie. Ce serait même là l'explication de l'insuccès de l'iridectomie dans ces cas-là.

Nous mentionnerons aussi une discussion intéressante qui eut lieu en 1875, à la Société des médecins de Vienne, entre Schnabel et Arlt, le premier soutenant que Donders n'a pas apprécié à sa juste valeur l'inflammation dans le glaucome, tandis que le second l'aurait prisée trop haut, déclarant en outre que les troubles des milieux siégent non dans le corps vitré, mais bien dans la cornée, où ils sont les signes évidents d'une névrose, affirmant enfin que tous les symptômes, sauf le pouls artériel, pouvaient s'expliquer plutôt par l'action nerveuse que par la tension, opinion par laquelle il se ralliait aux idées du maître d'Utrecht qu'il avait paru combattre en débutant.

A ces arguments Arlt répondit en invoquant les recherches de Sattler, qui ont démontré le trouble du corps vitré et celui de l'humeur aqueuse, et il ajouta que la pression dans le glaucome joue le principal rôle et qu'elle est engendrée par l'obstruction du courant d'écoulement des *vasa vorticosa* et par une rigidité spéciale de la sclérotique.

Mais pendant que s'agitaient ces questions théoriques, soit au sein des sociétés savantes, soit dans les publications périodiques ou autres, les nécessités de la thérapeutique journalière ramenaient incessamment les ophthalmologues à la recherche d'une raison scientifique de leur conduite. L'empirisme leur pesait et les poussait à demander à tous les échos de la science une explication de leurs revers et plus encore de leurs succès. Restée jusque-là inexplicable, l'iridectomie semblait appeler une critique incessante, et c'est précisément à cette heure là que la découverte anatomique des voies de filtration de l'œil vint ouvrir de nouveaux horizons.

Avant même la publication du dernier mémoire de de Graefe, de sérieuses tentatives avaient été faites pour substituer à l'iridectomie une opération nouvelle, ayant pour but de décharger l'œil par l'évacuation pure et simple de son trop-plein : j'ai nommé la sclérotomie. C'est incontestablement à de Wecker qu'en est due la première idée. D'après une note sortie de la plume de Mauthner, et insérée à la page 207 de sa chirurgie oculaire, cet oculiste aurait dit, en 1867, que, « s'il était possible de faire près du bord cornéen une large plaie scléroticale sans qu'il en résultât un enclavement de l'iris, il abandonnerait tout à fait l'excision d'une partie de cette membrane. » En 1868, Stellwag rendit compte de deux sclérotomies pratiquées avec succès, dans des cas de glaucomes chroniques inflammatoires anciens, avec notable augmentation de la pression intraoculaire. Enfin, en 1869 et en 1871, la question fut portée au Congrès de Heidelberg par de Wecker lui-même et discutée théoriquement.

C'est alors que Quaglino publia le mémoire dans lequel il se proposait de rechercher si l'iridectomie est indispensable à la guérison du glaucome, question à laquelle il répondit par la négative, avec 5 sclérotomies à l'appui. Au dire des partisans de ce nouveau mode de thérapeutique, l'anatomie vint apporter bien vite la base rationnelle sur laquelle elle devait s'appuyer.

La découverte de Schwalbe sur les voies lymphatiques de l'œil, publiée dans les *Archives d'anatomie* de Max Schültze, bientôt complétée par celles de Leber sur l'action filtrante de la cornée et la signification réelle du canal de Schlemm et des lacunes de Fontana, en ouvrant une voie nouvelle à la théorie de la pression intra-oculaire, sembla fournir une explication très-naturelle de la sclérotomie.

Mais les partisans de cette opération ne furent pas les seuls à vouloir en profiter. Sichel fils la revendiqua en faveur des doctrines de de Graefe, et dans un mémoire écrit d'enthousiasme déclara que, depuis qu'il avait compris la circulation des liquides dans l'œil, l'accumulation de ces liquides n'avait plus rien d'obscur pour lui. A la vérité, le maître s'était trompé, quant au siége de cette accumulation, mais il ne connaissait pas l'espace lymphatique de Schwalbe. A présent tout s'expliquait. Chaque symptôme pris à part devenait d'une clarté limpide; les diverses formes du glaucome se rangeaient d'elles-mêmes dans les différentes variétés d'épanchement. Il n'était pas jusqu'à l'iridectomie qui ne s'expliquât sans peine : c'était une paracentèse!

Je ne sais ce qu'eût pensé de Graefe des idées de Sichel fils, mais il est permis de croire que cette manière de le défendre l'eût laissé peu satisfait.

Il eût certainement défendu son opération favorite de l'assimilation à une paracentèse, lui qui avait autrefois rompu des lances à ce propos. En tous cas, il eût demandé des raisons plus solides.

Ces raisons, Quaglino essaya de les fournir dans le mémoire dont j'ai fait mention, et où il défendit la sclérotomie, mais en s'appuyant sur de tout autres motifs.

C'est au nom de la théorie sclérale que le professeur de Pavie plaida pour la ponction de la fibreuse. Soit qu'il ignorât la découverte de Schwalbe, soit qu'il en eût été peu touché, il ne croyait pas possible de mettre en cause l'accumulation du liquide, mais bien le retrait de la sclérotique.

Quant à l'iridectomie, est-il bien sûr que ses effets soient dus plutôt à l'excision de la membrane qu'à la paracentèse si large préalablement nécessaire?

Voos, Salomon, Hancock et Heiberg ne guérissent-ils pas par la ponction? Stelwag von Carion ne l'a-t-il pas pratiquée lui-même avec succès en 1868?

Le branle semblait donné contre l'iridectomie, et c'est alors qu'à Heidelberg de Wecker insista sur ce sujet en préconisant sa propre manière de ponctionner.

Rosmini à Milan, Vincenzo Chislet à Séville, marchèrent sur les mêmes traces, et l'on peut dire que le moment fut brillant pour la sclérotomie.

Ce n'est pas cependant la seule préoccupation qui se fit jour pendant cette période. Chacun, de son côté, cherchait à apporter sa pierre à l'édifice, et de toutes parts affluaient des travaux d'observation ou de critique. Pagenstecher publiait un important mémoire sur le glaucome hémorrhagique, dont il essayait de faire une entité nosologique, en s'appuyant sur la base de l'anatomie. Thomas, de Tours, frappé du fait que de Graefe avait signalé, à propos de l'influence de l'iridectomie de l'œil glaucomateux, pour amener sur l'œil sain une attaque du même mal, proposait sans hésiter de pratiquer l'opération sur les deux yeux à la fois. Cette proposition hardie, reprise plus tard au Congrès de Genève, 1879, par Ficuzal, devait y être appuyée par Meyer, Dor et Martin.

De leur côté, Rydel, de Cracovie, cherchait à expliquer par l'ischémie rétinienne les troubles glaucomateux de la vision, tandis qu'Hermann (de Marburg) faisait ses efforts pour concilier la théorie de Conheim avec celle de l'hypertonie oculaire.

Dans un autre ordre d'idées, Higgens et Argyl Robertson, revenant à la question thérapeutique et à la sclérotomie, nous montraient, le premier, qu'elle peut engendrer l'ophthalmie sympathique; le second, que pour la rendre plus efficace il faut la pratiquer avec un trépan.

Ces visées thérapeutiques n'étaient en somme que la conséquence du chemin que faisait dans les esprits la théorie de l'arrêt des filtrations. Elles ne sauraient, en effet, avoir d'autre justification que l'idée de fournir une voie artificielle aux liquides retenus et de débrider l'enveloppe fibreuse.

Du reste, les recherches de Schwalbe et celles de Leber sur l'espace lacunaire de Fontana, en nous faisant connaître les voies lymphatiques de l'œil, avaient fourni à la discussion un terrain nouveau dont elle s'empara sur-le-champ.

Deux mémoires d'une grande importance parurent presque en même temps dans l'*Archiv für Ophthalmologie* : celui de Max Knies et celui de Ad. Weber, de Darmstadt. Tous les deux mirent en lumière des faits considérables et engagèrent l'étude du glaucome dans une voie encore inexplorée.

Quoique Weber nous dise, en débutant, que son travail était prêt depuis dix ans, et que, s'il en avait retardé la publication, c'était pour s'assurer de l'exactitude de ses assertions, nous devons reconnaître que la priorité appartient à Max Knies, si toutefois il y a priorité en des matières où ni l'un ni l'autre des deux émules ne soutiennent des opinions semblables. Il en résulte que cette petite question d'historique, à laquelle nous verrons bientôt se mêler le nom de Wecker, est en réalité de peu de valeur, et prouve que bon nombre d'excellents esprits se préoccupaient pareillement de ce sujet et allaient concourir ensemble à l'éclairer.

Commençons par Max Knies dans l'analyse de ces travaux.

Celui-ci avait fait la remarque importante que l'examen de 14 yeux glaucomateux lui avait toujours révélé une soudure périphérique de l'iris à la cornée, soudure plus ou moins large, accompagnée de tiraillement sur les procès ciliaires et d'inflammation des lacunes de Fontana, ainsi que du canal de Schlemm. C'est à l'obstruction de ces voies de filtration que serait dû le glaucome.

A la fin de 1878, Knies revient encore sur ce sujet et le confirme par cinq autopsies nouvelles : d'où la preuve pour lui que la pratique de la sclérotomie simple au lieu de l'iridotomie a une base rationnelle et doit tôt ou tard s'imposer.

Dans son important mémoire, Ad. Weber, après avoir passé en revue toutes les causes capables d'augmenter la tension oculaire, augmentation de sécrétion d'une part, diminution d'excrétion de l'autre, arrive à cette conviction qu'il existe un *moment mécanique* fait pour s'accroître lui-même par ses propres effets et pour augmenter d'une façon permanente la tension du globe. Ce *moment* est la résultante de certaines altérations anatomiques qui doivent être recherchées avec soin. Pour lui, il le place dans le rétrécissement successif des voies d'excrétion qui, d'après les expériences de Leber, résident dans les trabécules de Fontana.

Une injection d'huile dans la chambre antérieure de l'œil d'un lapin, en provoquant une oblitération lente des voies d'excrétion, détermine des symptômes en tout semblables à ceux du glaucome aigu, tels qu'on les observe sur un œil humain énucléé après une poussée de cette maladie.

L'iris, projeté en avant par les procès ciliaires énormément distendus, adhère à la périphérie de la cornée transparente; le canal de Fontana est oblitéré, les procès démésurément gonflés occupent tout l'espace compris entre le ligament suspenseur du cristallin et la face postérieure de l'iris, et ils paraissent s'étrangler sur l'angle intéro-interne du muscle ciliaire; enfin, ce gonflement cesse juste à leur origine, au point où la zonule se soude à la choroïde. Celle-ci n'étant pas du tout gonflée, il y a donc comme un étranglement à ce niveau. Le muscle ciliaire, de son côté, est atrophié et tiré en avant comme chez les myopes.

Dans les glaucomes secondaires et complets on trouve la même disposition des parties, seulement les procès et le muscle ciliaires sont plus atrophiés. Ici les opinions de Knies et de Weber se rencontrent; seulement le premier admet comme *accident initial la soudure inflammatoire de l'iris à la cornée*, le second nie l'inflammation et *croit au gonflement des procès*.

Les voies d'excrétion étant bouchées, les symptômes du glaucome doivent se développer dès qu'arrive le gonflement du corps ciliaire. Weber explique comment une hyperémie passive donne lieu au glaucome simple, et comment on touche au glaucome inflammatoire, si on a affaire à une véritable stase amenant l'œdème.

Dans la production du glaucome inflammatoire, le grand cercle irien jouerait un rôle important lorsque, tiraillé d'un côté par la poussée de l'iris en avant et par celle des procès en dehors, il vient à s'oblitérer.

Quant à l'étranglement des procès, Weber l'attribue à ce que, la zonule soutenant tout l'effort de la tension de la chambre postérieure, celle-ci vient à être plus forte dans cette chambre que dans l'antérieure. Dans ce cas, le développement des capillaires des procès est arrêté juste au point qui a été désigné, ce qui est parfaitement réel. On ne saurait placer le point de départ du gonflement dans la stase des *vasa vorticosa*, puisque ces vaisseaux sont atrophiés dans tous les yeux glaucomateux.

Donc, étant donné une certaine prédisposition au mal qui nous occupe telle que peuvent la créer la rigidité scléroticale, l'hypermétropie, etc., toutes les causes capables de fermer passagèrement les voies à l'excrétion sont en même temps susceptibles d'engendrer le glaucome.

La fermeture du canal de Fontana peut constituer ce moment mécanique cherché, celui qui s'augmente par lui-même et ouvre le cercle vicieux.

Weber cite parmi les causes du glaucome les irritations du trijumeau, les tumeurs intra-oculaires ou post-oculaires et tous les troubles circulatoires.

Il a observé un œil énucléé pour un glaucome malin où l'iridectomie n'avait eu aucun succès, et il a constaté que le cristallin porté en avant s'était engagé entre la cornée et les procès. Il donne le conseil, en cas pareil, de ponctionner la chambre postérieure et de réduire la lentille par des pressions méthodiques exercées en avant.

Ce fait nous frappe d'autant plus, que nous en avons observé le pendant chez une femme Brûlard, dont l'œil a été photographié et se trouve dans notre collection.

Ici se place dans l'ordre chronologique le chapitre que de Wecker a consacré à cette question dans sa Thérapeutique oculaire. Le livre était encore sous presse lorsqu'il fut publié dans les *Annales d'oculistique* (mars et avril 1878). L'auteur y réclame la priorité de l'opinion que l'hypertonie est le résultat non d'un excès de sécrétion, mais d'une entrave à l'excrétion des liquides de l'œil; suivant lui, Ad. Weber n'aurait fait que substituer le mot de filtration à celui d'excrétion, alors que l'encombrement des voies lymphatiques de Leber par des produits véruqueux avait été depuis longtemps mis en lumière par ses soins.

A la vérité, l'exclusion du canal de Fontana n'est pas chose nécessaire à la production du glaucome, et on a eu raison, en 1877, au Congrès d'Heidelberg, d'appuyer sur ce fait, mais dans les glaucomes consécutifs on trouve beaucoup de cas favorables à cette manière de voir, quoiqu'elle ne puisse pas expliquer le développement de tous les types.

Comment s'établit le glaucome? et d'abord le glaucome simple, celui qui est dépourvu de tout signe irritatif et qui se borne à creuser la papille optique. Peut-être faut-il en chercher la cause dans une obstruction de la voie de filtration postérieure, de celle qui se fait à travers la papille optique. Si cette idée était exacte, nous serions ramenés d'une façon détournée, il est vrai, à l'opinion de Desmarres fils, qui a soutenu, ainsi que nous l'avons constaté plus haut, l'existence d'un glaucome postérieur.

Voyons maintenant comment se développe celui qui est accompagné de symptômes aigus ou irritatifs.

La rigidité de la sclérotique y doit jouer un rôle important; si elle cède, pas de glaucome. Aussi voyons-nous la maladie ne devenir fréquente que dans un âge avancé, au moment où des dégénérescences graisseuses des dépôts calcaires se montrent dans la tunique fibreuse, où des masses vitreuses encombrent les voies de filtration. Il n'est pas surprenant alors que les causes les plus légères provoquent des accidents. Ainsi agissent les athéromes dans les vaisseaux pour amener leurs varices, leurs avévrysmes et les hémorrhagies.

C'est là, en somme, la théorie de l'équilibre instable rompu au profit de la rétention et amenant de redoutables hypertonies. C'est encore dans l'état de la sclérotique qu'il faudrait chercher la cause des prédispositions au glaucome, *race juive?* ou des immunités, *race arabe?*

La prédilection du mal pour les hypermétropes tient sans doute aux mêmes dispositions. Mais, ajoute de Wecker, il ne suffit pas de prouver que l'on est dans le vrai, il faut encore démontrer que ceux qui soutiennent des opinions contraires aux nôtres ont tort. Ainsi la théorie de Donders sur l'hypersécrétion par névrose ciliaire n'est pas soutenable.

Hippel et Grünhagen, sur les expériences de qui elle s'appuie, ont bien admis que le trijumeau dilate et que le grand sympathique fait contracter les vaisseaux oculaires. Mais ils se sont trouvés dans un grand embarras lorsqu'il s'est agi de prouver que seule la dilatation active provoquée par l'irritation de la cinquième paire pouvait engendrer le glaucome, tandis que la dilatation passive provenant de la paralysie du grand sympathique était hors d'état de le faire naître, alors surtout que l'action de l'atropine semblerait le faire croire. Ils furent alors obligés d'admettre que l'unique dilatation ne suffisait pas et que l'action nerveuse du trijumeau au moment de la stase diminuait aussi la résistance des parois à la filtration, effet que ne pouvait produire la paralysie du grand sympathique.

Par les expériences, on n'amenait qu'une stase temporaire, et on ne pouvait pas produire une tension capable de se soutenir elle-même, en un mot, le glaucome.

A cela on répondait qu'à la vérité on ne pouvait pas, sans l'épuiser, maintenir assez longtemps l'irritation du trijumeau, mais que l'action des névralgies de la cinquième paire sur le développement de la maladie n'était pas à démontrer. Ainsi se trahissait la préoccupation évidente de vérifier une théorie et non pas de découvrir la vérité.

Quant aux influences produites sur les nerfs par un corps étranger, elles seront très-différentes, toutes choses égales d'ailleurs, dans l'œil d'un adolescent et dans celui d'un vieillard ; chez ce dernier seul elle aboutira au glaucome.

Il importe de discuter tout cela pour arriver à la thérapeutique.

De Graefe avait été frappé à la clinique de Desmarres, des étonnants effets des ponctions sur le glaucome, et surtout des vastes ponctions exécutées dans le but de l'iridectomie.

Il ne put expliquer les effets de celle-ci, mais il est probable qu'elle n'en a pas d'autres que d'assurer le nettoyage de la plaie de filtration, et de ne pas l'embarrasser d'un lambeau de la membrane.

C'est par l'excision de la coque oculaire qu'agit surtout l'iridectomie ; les opérations de Quaglino et Ch. Mauthner l'ont bien montré. Ces faits prouvent qu'il ne faut pas faire fond sur l'idée de Weber, que le tiraillement que l'on exerce sur l'iris pour l'exciser dégage le canal de Fontana. Et dans tous les cas qu'aurait à faire cela avec le glaucome chronique simple ?

Outre le rétablissement de la filtration à travers la cicatrice, peut-on admettre que la section remet en communication le canal de Schlemm avec les veines ?

La théorie d'Enner, qui suppose que l'ouverture des artères et des veines dans l'espace lymphatique de la chambre antérieure produite par l'iridectomie facilite le passage des unes dans les autres n'a rien de contradictoire avec les faits anatomiques, mais elle n'est pas non plus démontrée. Ce qui paraît certain, c'est qu'il faut ouvrir à la filtration une voie à travers la région de Leber et que c'est par là, comme certains malades l'ont observé eux-mêmes, que s'effectue la détente : témoin l'officier d'artillerie cité par l'auteur.

L'opération de de Graefe sera pour lui un immortel titre de gloire, mais n'est-il pas possible de la perfectionner et de supprimer ce qu'elle a de superflu ?

De Wecker décrit ensuite son opération. Avec le couteau lancéolaire de 2 millimètres, il obtient une section de 10 millimètres.

Le couteau étroit est préférable aux ˙ances de Quaglino, Watson et Bader, il faut ensuite employer l'ésérine.

La sclérotomie doit être appliquée dans le glaucome hémorrhagique et dans le glaucome absolu.

L'ésérine, préconisée empiriquement par Laqueur parce‧que l'atropine fait quelquefois éclater le glaucome, est surtout recommandable dans les circonstances suivantes :

1° Quand la sclérotomie a mis le malade en état de subir l'effet de l'alcaloïde.

Malheureusement, son action continue irritant la conjonctive, on doit la remplacer par une solution de 0^{gr},10 de chlorhydrate de pilocarpine sur 10 grammes d'eau.

2° Au moment des prodromes glaucomateux, il faut aussi en mettre dans l'œil sain, plusieurs jours après l'opération de l'organe malade.

3° Quand on veut préserver un œil malade d'un glaucome consécutif.

Un nombre considérable d'yeux peuvent être sauvés par la substitution de l'ésérine à l'atropine.

En même temps que ce chapitre dans les *Annales*, paraissait dans l'*Arch. für Ophth.* un article du même auteur où étaient reproduites les mêmes idées sur l'essence du glaucome et où était préconisé le drainage oculaire dans certaines de ses espèces, le glaucome hémorrhagique et tous les cas où l'iridectomie se montrerait insuffisante.

La même année, la question du glaucome fut soulevée à Heidelberg par Hermann Pagenstecher, qui soutient :

1° Qu'il y a des glaucomes dans lesquels le canal de Fontana n'est pas oblitéré.

Exemples. Un œil devenu glaucomateux à la suite d'un coup de feu, et un autre atteint d'iritis séreuse. Les pièces montrent le canal libre et même en communication avec la chambre antérieure ;

2° Que le canal de Fontana peut être oblitéré sans glaucome, ainsi que le prouvent deux observations ;

3° Que dans la grande majorité des glaucomes l'iris et le corps ciliaire subissent des altérations étendues. L'iris à sa périphérie s'adosse à la cornée et les procès ciliaires sont déplacés en avant ou en arrière. Trois glaucomes hémorrhagiques et un inflammatoire chronique montrent ces changements qui peuvent être effets aussi bien que causes.

Il y a donc lieu de se demander si l'occlusion du canal a sur le développement du glaucome l'influence qu'on lui a prêtée? Il y a bien quelques raisons de croire au bien fondé de l'opinion de Kniess, mais souvent l'adossement de l'iris à la cornée résulte d'une tension préalable.

Ad. Weber pense que les voies d'écoulement peuvent être diminuées, sans oblitération complète du canal de Fontana. Dans certains yeux atrophiques l'apport peut être diminué : de là moins de facilité dans la production du glaucome.

Laqueur fait remarquer qu'une myopie *très-forte* et le décollement rétinien sont en antagonisme avec le glaucome : il n'est donc pas étonnant que celui-ci ne se produise pas en pareil cas.

Stilling pense qu'il y a deux groupes de glaucome : celui où l'obstacle est antérieur, et celui où il est postérieur.

Quant aux glaucomes qui résistent à l'iridectomie, il a de la peine à croire que ce soit à cause du déplacement du cristallin.

Le mémoire de Wecker attira, comme le méritait son importance, l'attention des savants, et parmi eux le docteur Chibret (de Clermont-Ferrand) ne crut pas devoir en adopter toutes les conclusions.

Si la théorie de Wecker est vraie, s'était dit M. Chibret, il doit y avoir, en raison de la filtration ou de l'ectasie, dont la cicatrice scléroticale est le siège, une déformation de la cornée qui se traduira par un astigmatisme régulier.

Pour vérifier ce fait, il a mesuré avec un soin extrême et à plusieurs reprises les cornées de deux de ses opérés.

Chez l'un d'eux, l'intégrité du nerf optique fut sauvée par l'iridectomie, mais il se développa un astigmatisme qui diminua l'acuïté en déformant la membrane transparente. La même chose se produisit sur les deux yeux d'une demoiselle qui fut en outre privée de l'accommodation. Ici l'action de l'acte opératoire fut si évidente, que les axes de l'astigmatisme s'inclinèrent mathématiquement avec ceux de l'iridectomie.

Si la théorie de Wecker est exacte, l'astigmatisme qui se produira devra être hypermétropique dans le méridien vertical : or ce n'est pas le cas, et nous avons un astigmatisme myopique dans le méridien horizontal, lequel est susceptible de devenir mixte ou composé myopique, sous l'influence des variations de pression intra-oculaire, avec permanence d'un excès de réfraction dans le méridien horizontal.

La cicatrice scléroticale et la pression invoquée par de Wecker ne paraissent pas expliquer suffisamment les faits pour M. Chibret, et il invoque la cicatrice irienne comme capable de détendre la chambre postérieure aux dépens de la chambre antérieure, de sauver la rétine aux dépens de la cornée : de là sa véritable utilité.

La membrane transparente cède à son centre : de là augmentation de courbure et partant myopie du méridien horizontal. Si le méridien vertical ne suit pas, c'est que l'ectasie scléroticale permet son redressement : ainsi sera-t-il plus hypermétrope dans les fortes tensions, plus myope dans les faibles.

C'est dans les cas où l'on trouvera l'astigmatisme sans diminution de l'acuïté qu'il importera de recourir à la sclérotomie ou aux paracentèses.

J'avoue que les arguments du chirurgien distingué de Clermont me paraissent d'une extrême subtilité. Je ne trouve pas que ses deux malades aient été examinés, au point de vue de leur astigmatisme, avant d'être opérés, ce qui eût été bien nécessaire en vue de la comparaison à établir; enfin, je ne comprends pas du tout en quoi une cicatrice irienne peut favoriser une déséquilibration entre les pressions des deux chambres, et j'ai peine à croire que de tels arguments puissent porter un coup bien sérieux à la théorie de la filtration.

Quoi qu'il en soit, les travaux de Kniess, de Weber et de Wecker, ne pouvaient pas rester sans influence sur la thérapeutique, c'est ce que l'on reconnaît bien vite aux discussions, qui se raniment de plus belle. L'iridectomie, qui semblait en paisible possession de la confiance publique, fut soumise à de nouvelles controverses. Elle était restée inexplicable, on lui chercha des imperfections, des défauts et des dangers.

L. Mauthner, dans le tome VIII de l'*Archiv für Augenheilkunde*, se demanda s'il est permis de pratiquer l'excision de l'iris sur des yeux qui fonctionnent encore, car, dit-il, cette opération peut conduire très-vite à la perte de la vision, et la sclérotomie par le procédé de Wecker me semble moins grave.

Hirschberg, se faisant alors le défenseur de l'opération, avoua néanmoins que, pour répondre à la question de Mauthner, il faudrait pouvoir s'appuyer sur une vaste statistique. Quant à lui, se basant sur 77 cas de sa pratique, il croit devoir prendre la défense de l'iridectomie dans la mesure où de Graefe lui-même l'a préconisée.

De son côté, à Innsprück, Schnabel s'élevait contre l'interprétation donnée à la sclérotomie et à la filtration cicatricielle des humeurs après cette manœuvre.

En France, Abadie fut conduit à son tour à examiner les nouvelles méthodes opératoires et les nouvelles théories qui les justifiaient; son mémoire mérite notre attention, nous essayerons d'en donner une brève et fidèle analyse.

De Graefe avait dit que la caractéristique du glaucome consistait dans l'élévation de la tension oculaire au-dessus de la normale; que cette élévation de tension était produite par une *hypersécrétion des liquides intra-oculaires*.

Les partisans de l'autre théorie ont un point de départ tout opposé. Pour eux, il n'y a pas d'hypersécrétion et la tension s'élève parce que l'*écoulement des liquides devient moins facile, les voies de filtration étant plus ou moins oblitérées*.

Les preuves de ce fait sont :

1° La formation de cicatrices cystoïdes après l'iridectomie;

2° La découverte des voies de filtration de l'œil;

3° L'examen des yeux glaucomateux énucléés;

4° L'observation des faits cliniques.

Quelle est la valeur de ces preuves?

1° La cicatrice prend la forme cystoïde lorsque quelque chose s'oppose à la réunion immédiate, un lambeau d'iris, par exemple.

Chez les veillards opérés de la cataracte, lorsque les lèvres de la plaie pour une cause quelconque se seront trouvées écartées.

Dans le glaucome, lorsque la tension persiste et maintient les lèvres séparées.

Du reste, la cicatrice cystoïde n'est pas de règle, et, quand elle existe, elle n'assure pas la guérison.

2° Rien n'est plus exact et plus beau que la découverte des voies de filtration, mais il ne faut pas en forcer les conséquences.

Les expériences de Leber et de Schwalbe prouvent bien le passage par les espaces de Fontana et le canal de Schlemn, mais elles ne prouvent pas que l'humeur aqueuse ne filtre pas à travers la cornée, et que les liquides ne sortent pas de l'œil par diffusion. L'humeur aqueuse ne peut être considérée comme une pure excrétion.

3° L'examen anatomique des yeux énucléés étant fait sur des yeux arrivés au dernier stade de la maladie, il n'est pas sûr qu'on ait examiné des lésions initiales, peut-être n'a-t-on vu que les lésions terminales : de là les divergences de vues entre Max Knies, Brailey, Weber et Pagenstecher. Ce dernier a montré la soudure de l'iris à la cornée avec *tension moins*.

En ce qui regarde les faits cliniques, le glaucome aigu s'expliquerait par une gêne préalable des voies de filtration et un afflux brusque du sang : il y aurait donc une lésion préétablie sans trouble fonctionnel et un afflux sanguin considérable. Enfin comment expliquer le glaucome subaigu avec ses rémittences? Comment comprendre l'intégrité de la chambre antérieure ou sa diminution, si l'humeur aqueuse s'écoulait difficilement et s'y accumulait, n'y aurait-il pas plutôt agrandissement excentrique de la chambre aqueuse ? A tout prendre, ajoute Abadie, la névrose ciliaire de Donders me paraît encore l'idée la plus rationnelle : une luxation du cristallin, une adhérence de l'iris, irritent les nerfs, et on ne saurait nier que les attaques soient généralement précédées de névralgie de la cinquième paire.

Les expériences de Hippel et Grünhagen laissent peu de prise à la critique. L'irritation du trijumeau dans l'intérieur du crâne donnait toujours lieu à un excès de tension. Avec elle, l'attaque brusque et le glaucome intermittent s'expliquent très-bien, et dans ces cas la rigidité sclérale joue un rôle secondaire, mais important.

La sclérotomie à laquelle on est conduit par des vues théoriques a des effets qu'on ne s'explique guère.

Ne peut-on pas chercher la raison des succès de l'iridectomie dans les sections nerveuses qui en sont la conséquence nécessaire ? En coupant la cornée, en emportant un lambeau d'iris, on sectionne une multitude de filets nerveux, et l'on a par conséquent beaucoup de chances d'emporter ceux qui causent l'irritation.

Ces objections d'Abadie aux doctrines nouvelles ont gardé toute leur valeur, et nous les retrouvons encore debout aujourd'hui. Nous devons cependant à la vérité d'ajouter que le savant oculiste ne paraît pas en avoir subi l'influence définitive, puisque dans ses leçons, publiées en 1881 par le docteur Parenteau, il exprime une opinion favorable à la sclérotomie et il en recherche avec soin les indications. De son aveu, elle doit même se substituer à l'iridectomie dans bon nombre de circonstances, et Wecker doit être loué de la persévérance qu'il a mise à soutenir ses idées sur ce point.

Mais avant cette conversion et au moment où ces objections étaient formulées on avait essayé d'y répondre d'une façon détournée, en mettant à profit les effets d'un agent thérapeutique dont l'influence sur le glaucome a été très-vantée par quelques-uns, niée par d'autres, discutée par tous : je veux parler de l'ésérine.

Dans le mémoire auquel j'ai fait allusion plus haut, Laqueur avait conseillé dans le glaucome l'usage de l'extrait de Calabar parce qu'il lui avait reconnu des effets antagonistes à ceux de l'atropine, et qu'il avait vu l'emploi de ce dernier agent provoquer des accidents formidables.

Quelques médecins avaient suivi son exemple et s'en étaient bien trouvés. Wecker entre autres, qui n'hésita pas à écrire que l'effet utile de l'ésérine tenait à sa propriété de contracter la pupille et de tirer sur le limbe irien en l'écartant de la cornée et en agrandissant ainsi l'angle de la chambre antérieure, si essentiel à la filtration.

Weber, de son côté, avait fait faire sous ses yeux, à son assistant Ad. Moler, des études sur ce précieux agent, et en était arrivé, en ce qui concerne le glaucome, à penser qu'il avait été utile dans quelques cas, nuisibles dans d'autres, et que c'était à l'analyse clinique d'en faire une détermination convenable.

De même nature sont les conclusions que Knapp a consignées dans le volume VII de l'*Archiv für Augen- und Ohren-Heilkunde*, p. 257.

Depuis 1877, il a essayé l'ésérine dans des cas variés, il a eu parfois de beaux succès dans le glaucome aigu, mais parfois aussi des insuccès et même des inconvénients.

Dans le glaucome chronique, l'ésérine reste sans valeur; elle est même nuisible. Dans un cas de glaucome absolu, elle est restée inactive. Bien que généralement utile pour préparer l'iridectomie, elle a une fois provoqué l'iritis.

Ses effets sont médiocres sur les ulcères cornéens pour lesquels on l'a vantée.

Exceptionnellement, elle guérit le glaucome aigu, soulage et prépare l'iridectomie.

Elle est utile dans le glaucome subaigu; inutile ou nuisible dans le glaucome chronique, avec ou sans accidents inflammatoires; elle n'a pas d'effets curateurs sur le glaucome qui frappe l'œil sain après une iridectomie sur le malade.

Il est facile de voir, d'après les opinions si diverses de ces hommes expérimentés, que la question de tension oculaire n'est pas près d'être vidée sur ce terrain, et que l'introduction de la fève de Calabar dans la thérapeutique a soulevé plus de problèmes qu'elle n'en a résolu. Le glaucome continue donc à préoccuper tous les esprits et à chaque instant nous voyons éclore de nouveaux travaux sur ce sujet. Nous mentionnerons seulement ceux qui présentent quelque chose d'original.

Ainsi, dans le *New-York Medical Record*, juin 1879, Webster se demande si le glaucome peut être sympathique. Stellwag et Horner l'affirment; Alf. de Graefe, Mooren, Coccius, Carter, H. Muller, Pommeroy, en ont fourni des preuves; Mauthner, Schweiger, Schmidt (de Marbourg), le nient; l'auteur, à son tour, donne deux observations de blessures ayant amené la perte d'un œil avec développement bien postérieur de glaucome sur l'autre.

L'énucléation de l'œil blessé et l'iridectomie sur le second ont donné de bons résultats.

A son tour, le docteur Fr. Gosseti cite le cas d'un glaucome chronique simple, rebelle à l'iridectomie, qui guérit par l'énucléation de l'autre œil atteint depuis plusieurs années d'un glaucome absolu.

En ce qui me concerne, depuis plusieurs années je n'hésite jamais, lorsqu'un malade se présente pour un second glaucome, à faire, avant tout traitement, le sacrifice du premier œil, et j'ai toujours à me louer des résultats de cette pratique. Il me sera facile, lorsque je traiterai ce sujet, de fournir les pièces justificatives.

Pendant que toutes ces questions se discutaient en Allemagne et en France, les Anglais ne restaient pas inactifs et l'école de Moorfield poursuivait la voie des recherches qui lui avait été si largement ouverte par ses chefs.

Nous devons signaler parmi les travaux les plus importants ceux de M. Brailey, qui portent le cachet d'une consciencieuse recherche et d'un esprit éminemment pratique.

Dans un premier travail, le chirurgien anglais donne les résultats de nombreuses autopsies, faites sur des bulbes ayant tous présenté la tension glaucomateuse. Il partage ses 55 pièces en deux groupes : l'un dans lequel l'iris a été le siége unique ou le point de départ de la maladie, l'autre dans lequel il range toutes les lésions ayant débuté par les régions postérieures du tractus uvéal.

Ce mémoire rempli de faits, semé d'aperçus intéressants, échappe à toute analyse; c'est une mine où il faut puiser sans demander à son auteur l'expression d'une opinion personnelle bien arrêtée.

Cette opinion, on ne la trouve même pas dans un second travail intitulé :

Sur une théorie du glaucome, où Brailey semble essayer les diverses théories à la pierre de touche de ses observations personnelles.

Le tableau qui résume tout est des plus intéressants, en ce sens qu'on y voit clairement qu'aucune opinion, pas plus celle de Cusco que celle de Donders, pas plus celle de Knies que celle de Weber, ne saurait être reconnue comme absolument vraie, puisque toujours quelque fait lui échappe.

L'accumulation des fluides, qu'elle soit due à un apport augmenté ou à un départ insuffisant, constitue le glaucome. Quelle part prennent dans cette accumulation les diverses portions de l'œil? Dans quelle direction se font les courants? Quelles causes peuvent les activer ou y mettre obstacle? Enfin quelles membranes et quels systèmes vasculaires entrent en jeu? Telles sont les questions que Brailey essaye de résoudre, et il résulte de son étude qu'il serait téméraire de vouloir restreindre le système des causes et qu'on risquerait fort de laisser de côté des agents importants. On voit poindre là un éclectisme sage et prudent qui pourrait bien être plus près de la vérité que certaines idées trop absolues.

Au mois d'octobre précédent, un autre Anglais, Priestley Smith (de Manchester), avait mis en avant une théorie qu'il croyait nouvelle, mais qui, comme nous l'avons vu, remonte à Plattner; elle consistait à attribuer le glaucome au grossissement croissant du cristallin à mesure que l'on avance en âge.

Grâce à cet accroissement de la lentille, l'espace compris entre son équateur et les extrémités des procès va en diminuant, et comme cet espace est la seule voie pour l'échange des fluides du vitré, il en résulte qu'avec les années cet échange devient de plus en plus difficile. De là, la prédisposition des vieilles gens pour le glaucome.

Lorsque cette prédisposition est ainsi établie, qu'il survienne une cause de turgescence de la collerette ciliaire, et voilà le glaucome déclaré.

Telle est en peu de mots la théorie de Priestley Smith, qu'un an de méditation n'a fait que confirmer dans son esprit, puisqu'il vient de l'affirmer encore devant la section ophthalmologique du Congrès de Londres, et qu'il a essayé de l'appuyer de preuves anatomiques et physiologiques, sans songer au glaucome des jeunes sujets et à celui des aphakes.

Cette théorie ne sera sans doute pas la dernière, et nous verrons encore le glaucome inspirer de nouveaux travaux ou provoquer des discussions au sein des sociétés savantes, jusqu'au jour où la science définitivement fixée jouira paisiblement d'une thérapeutique sûre et rationnelle basée sur une connaissance complète des conditions de la maladie.

Il ressort de ce long historique que les Anciens ne paraissent point avoir connu le glaucome : tout au plus avaient-ils une notion très-imparfaite d'une espèce de cataracte incurable qui ne devait être autre chose que cette maladie. Peu à peu cette notion s'est perfectionnée, et au commencement du dix-huitième siècle il était réservé à un homme éminemment observateur, à Brisseau, d'établir une distinction nette et définitive entre la cataracte et le glaucome, qui selon lui siége dans l'humeur vitrée.

Près de cent cinquante ans furent consacrés à disputer sur l'opinion de Brisseau et la nature du glaucome, et l'on comprendra sans peine la stérilité de ces discussions, si l'on veut bien réfléchir qu'on n'était en possession d'aucune des notions anatomiques et physiologiques indispensables à l'éclaircissement de cette obscure question.

Mais, comme la discussion n'est jamais inutile, il est arrivé que le côté clinique du glaucome s'est dégagé peu à peu et que le moment est venu où ses traits véritables ont été assez bien tracés.

Les mémoires de Sichel ont marqué une ère dans cette histoire, non pas une ère de découvertes ni de progrès, mais une de ces époques d'inventaire où la science semble vouloir établir le bilan de ses richesses, pour, de ce point de départ, s'élancer vers de nouvelles spéculations.

Dans ce travail de laborieuse compilation, Sichel, et nous lui en avons fait le reproche, aveuglé par certaines idées théoriques, a négligé quelques points des plus importants, et au mérite d'avoir compris mieux que personne la valeur du sujet il n'a pas joint celui d'y avoir jeté quelque lumière.

Les phénomènes de tension si bien notés par l'école anglaise sont négligés par lui, et il faut attendre plus de vingt ans encore pour que de Graefe les remette à leur place véritable et, en leur donnant leur juste interprétation, fasse faire à la science son second grand pas depuis Brisseau.

L'ophthalmoscope, venu juste à propos pour mettre en relief certains symptômes, révéla aussi ce fait inattendu, que le glaucome ne laisse pas voir de lésions pathognomoniques, et qu'il ne faut pas chercher dans telle ou telle membrane sa première origine.

Le voilà donc de nouveau livré aux discussions, et ces discussions durent encore aujourd'hui, à ce point qu'il est permis d'affirmer qu'au moment où j'écris ces lignes la question du glaucome n'est ni épuisée ni résolue.

Chaque fois que l'anatomie et la physiologie font quelque découverte relative à l'œil, tous aussitôt de se demander si on ne va pas enfin avoir la clef du grand problème de la tension oculaire. C'est ainsi que les études de Schwalbe et de Leber sur les voies lymphatiques, les expériences de Wegner sur les centres excitateurs de la moelle, celles de Claude Bernard sur les vaso-moteurs, celles de Knies sur les adhérences iriennes, ont toujours à leur apparition soulevé un regain de travaux et de discussions.

Il faut pourtant reconnaître qu'au point de vue clinique un fait incontestable se dégage, à savoir que tout le monde admet au glaucome deux formes au-dessus de toute contestation : 1° la forme aiguë, nommée indifféremment glaucome aigu, glaucome foudroyant; 2° la forme chronique, qui s'appelle glaucome chronique, excavation glaucomateuse progressive de la papille, et qui ne serait en somme que la monnaie du glaucome aigu lentement dépensée.

A ces deux formes s'appliquent deux descriptions cliniques auxquelles il n'y a presque rien à ajouter et que tout le monde reconnaît.

A ces deux formes s'applique surtout le moyen curateur et encore empirique de l'iridectomie.

Mais ce qui est non moins incontestable, c'est qu'à côté de ces deux formes s'ouvre un véritable champ de bataille obscur et disputé, sur lequel se rencontrent pêle-mêle une foule d'états pathologiques d'origines diverses et de marche variable, qui n'ont de lien commun que le phénomène tension.

Pour eux, plus de tableaux cliniques communs, plus de descriptions précises, et surtout plus de thérapeutique sûre. Les esprits les plus sagaces, lorsqu'ils veulent s'engager dans ce dédale, deviennent incertains et obscurs; la sûreté même de leur observation les conduit à des divisions et subdivisions sans fin, à des distinctions de plus en plus subtiles, et leurs efforts pour verser la lumière n'aboutissent souvent qu'à augmenter l'obscurité.

Pour moi, je ne fais aucune difficulté à avouer que, tout en admirant dans le dernier mémoire de de Graefe une foule de remarques qui dénotent le clinicien profond, je ne sors de sa lecture, que j'ai répétée trois ou quatre fois, que plus perplexe et plus embarrassé que jamais.

Je ne puis m'empêcher de me demander alors si cette tension oculaire, à laquelle on a donné une importance si complète que, partout où elle paraît, tout semble s'effacer devant elle, est bien en réalité la caractéristique de tout glaucome, et si, parce qu'elle se montre dans un œil atteint primitivement d'ulcère perforant de la cornée, de synéchie irienne, de sclérose des vaisseaux rétiniens, etc., ces lésions doivent perdre leur nom et tomber dans le domaine des glaucomes. Après y avoir mûrement réfléchi, je déclare que je me sens de plus en plus de défiance contre cette manière de voir, parce que j'y reconnais une des grandes causes de l'obscurité qui plane encore sur cette question.

Oui, certainement, l'augmentation de tension donne aux glaucomes chronique et aigu toute leur physionomie; oui, l'augmentation de tension intervenant dans le cours d'une affection de l'œil lui imprime un caractère tout *nouveau* : mais est-elle bien dans l'un et l'autre cas le phénomène primordial, l'essence de la maladie? n'est-elle pas plutôt un symptôme, un effet de causes plus profondes et préparées de longue main? Que dans le glaucome aigu et dans le glaucome chronique il n'y ait de maladie proprement dite que lorsque la tension a paru, je l'admets pleinement et, tout en me réservant le droit d'en chercher l'origine et d'étudier le mécanisme en vertu duquel elle s'entretient elle-même, je pense qu'elle suffit à engendrer un état morbide très-net, très-fidèle à lui-même, tout à fait digne, en un mot, de figurer dans un cadre nosologique.

Mais qu'il me soit permis aussi de ne voir en elle qu'un symptôme intercurrent, une complication, quand elle se déclare au cours d'une maladie; et, si elle s'impose à la raison sociale, qu'elle n'ait pas la prétention d'en changer l'enseigne. La tension est comme l'étranglement, elle peut survenir brusquement et créer des états dans lesquels elle est tout et qui semblent disparaître avec elle; elle peut aussi s'introduire dans des situations qu'elle complique sans les avoir faites, et qui subsistent après sa disparition.

Ces prémisses posées, je diviserai donc l'étude du glaucome en trois parties et j'étudierai dans trois chapitres séparés :

1° Le glaucome aigu, chronico-aigu, foudroyant, etc., c'est-à-dire cet ensemble de formes dans lesquelles la maladie se montre *avec des crises;*

2° Le glaucome chronique, c'est-à-dire la forme dans laquelle *il n'y en a pas;*

3° Les glaucomes secondaires, c'est-à-dire ces affections si diverses d'origine au cours desquelles vient à se produire l'hypertonie.

CHAPITRE I. **Glaucome aigu** [1]. Le glaucome aigu débute d'ordinaire d'une façon brusque, au milieu de la nuit, et sous forme d'une crise névralgique qui, ayant le globe pour siége principal, s'irradie vers le front, la tempe, le nez et jusque sur le sommet du crâne, en suivant le trajet des rameaux de la branche ophthalmique.

Cette douleur est sourde, constante, avec des lancées, qui arrachent aux

---

[1] J'ai décrit au long dans ce chapitre des détails qui auraient été mieux à leur place dans celui du glaucome chronique, ceux qui regardent l'excavation de la papille, par exemple. Mais il m'a semblé utile pour le lecteur de ne pas disperser des choses plus faciles à comprendre lorsqu'elles sont rapprochées les unes des autres.

malades les plus courageux de véritables cris, ou les font se livrer aux mouvements les plus désordonnés.

J'ai gardé le souvenir d'un homme vigoureux, de cinquante ans environ, qui me demandait d'un air égaré un soulagement, faute duquel il allait se jeter par la fenêtre. Peu à peu et plus généralement vers le matin les douleurs se calment, et le malade ne ressent plus qu'une espèce d'engourdissement pénible, jusqu'à la crise suivante dont l'apparition peut revenir après quelques heures, quelques jours et même quelques semaines.

Pendant cette attaque douloureuse, l'œil prend un aspect très-caractéristique. La paupière se gonfle et rougit légèrement le long du bord d'implantation des cils, elle tombe et paraît se mouvoir difficilement. La conjonctive palpébrale est rouge et injectée surtout dans la région méibomienne.

La conjonctive bulbaire est luisante, rosée, et soulevée d'ordinaire par un bourrelet chémositique, elle n'a pas de tendance à sécréter et d'une façon générale tous les appareils glandulaires sont peu disposés à le faire.

La cornée est terne, dépolie, et on l'a comparée avec juste raison à un miroir sur lequel on aurait soufflé; examinée à la loupe et à l'éclairage oblique, sa surface est comme rugueuse et molle. Souvent sa forme générale est un peu modifiée par l'avancement en haut et en bas de l'épisclère injecté. Un point curieux de son histoire, c'est son insensibilité qui peut être complète ou seulement émoussée à des degrés divers; et ce n'est pas un des points les moins étranges de ce mal que de pouvoir promener sur cette membrane d'ordinaire si sensible, et sans l'émouvoir, soit un stylet, soit la pulpe du doigt.

Souvent l'humeur aqueuse est transparente, souvent aussi elle est louche; ce qui ne contribue pas peu à donner à l'œil un aspect terne et morne. L'iris que l'on aperçoit à travers les premiers milieux est légèrement décoloré, mais ce qui est surtout caractéristique, c'est sa projection en avant, et, chose à remarquer, son avancement ne se fait pas en dôme, mais comme si *ses insertions périphériques avaient été avancées.*

La pupille est dilatée, surtout dans le sens transversal. Elle est immobile et indifférente à la lumière comme à l'obscurité. L'atropine n'agit pas sur elle. Derrière, apparaissent les milieux avec cette teinte verdâtre, vert glauque, vert bouteille, qui avait si fort frappé les Anciens, et qui s'accuse sous forme de reflets bronzés et chatoyants quand on y promène le pinceau de l'éclairage oblique.

C'est à ce niveau que s'arrête l'examen de l'observateur à l'aide de ses yeux et pendant la crise, car les milieux ne sont pas alors assez transparents pour que la lumière ophthalmoscopique puisse les traverser. Plus tard, lorsque tout sera rentré dans l'ordre, il se pourra que le miroir révèle une altération de la papille, si le mal n'est pas à son début, mais il pourra bien arriver aussi que rien ne semble modifié.

Si après ces observations on porte le doigt sur le globe, on est tout de suite frappé de sa dureté, et l'on éprouve cette sensation de bille de marbre si caractéristique.

Pendant la crise, la vision est toujours plus ou moins troublée, les objets apparaissent confus, comme au milieu d'un nuage, d'une fumée, et chaque crise amène une diminution plus marquée de la sensibilité de la rétine. Chaque marche descendue dans cette échelle fatale ne se remonte plus, ce dont le patient s'aperçoit très-bien dans l'intervalle de ses douleurs.

Deux phénomènes que révèlent encore les recherches exactes faites sur la vision, c'est une presbytie en général très-augmentée et un rétrécissement concentrique du champ visuel, mais, il faut bien le dire, ce genre d'exploration ne peut se faire que dans les intervalles des crises, celles-ci ne laissant guère au malade la possibilité de les supporter.

Il faut d'ordinaire plusieurs attaques glaucomateuses pour abolir la vision, d'autres fois, mais rarement, une seule suffit. En tout cas, on peut voir le mal tantôt frapper à coups rapides et redoublés, tantôt au contraire faire des apparitions plus rares, mais non moins dangereuses.

Dans le début les rémittences permettent aux parties de se réparer, à l'injection épisclérale et conjonctivale de disparaître, à la cornée de reprendre sa transparence, à l'iris de revenir à sa place et à la pupille de recouvrer sa mobilité. Mais à mesure que le mal reparaît, ou lorsqu'il agit vite, on voit la cornée s'altérer, se perforer, donner issue au cristallin, puis le globe marcher à la phthisie, sans souffrances désormais, puisque la tension n'est plus capable de s'élever.

Dans d'autres cas moins sévères, les altérations se produisent plus lentement, mais s'additionnent peu à peu et acheminent l'organe vers la seule solution thérapeutique possible alors : l'énucléation.

Telle est, rendue aussi fidèlement que possible, la marche d'un glaucome aigu déclaré; telle est la physionomie de la crise; tel est ce tableau que tout praticien a vu ou verra se dérouler sous ses yeux et qui fait de cette maladie une des plus nettes du cadre nosologique. Nous devons cependant y ajouter un trait.

Quelque soudaine que soit une attaque de glaucome aigu, elle ne vient jamais sans phénomènes précurseurs, sans qu'elle ait été annoncée par ce qu'on a appelé une période prodromique. Selon Soelberg-Wells, il y a prodrome dans 72 cas pour 100.

Quelques semaines et même quelques mois avant l'attaque, les malades ont souvent été frappés de voir leur presbytie augmenter brusquement et fortement; d'autres sont devenus tout à coup hypermétropes, ou atteints de micropsie; la fatigue des travaux appliquants se faisait aussi plus vite sentir.

Bon nombre accusent encore la formation de rayons irisés autour des lumières, l'apparition de bluettes ou de phantasmes lumineux, dans leur champ visuel, surtout lorsqu'ils se relèvent après s'être baissés. Quelques-uns encore se plaignent d'obnubilations passagères plus ou moins prolongées, et presque tous de douleurs sourdes du globe accompagnées de lancées dans la tête, qu'ils reconnaissent bien lorsqu'après cette avant-garde arrive le gros de la crise : signes prémonitoires précieux parce qu'ils avertissent tous les médecins instruits du danger qui menace.

Livré à lui-même, le glaucome aigu paraît absolument incurable et il est d'autant plus terrible qu'il frappe souvent les deux yeux à des intervalles plus ou moins longs, 161 fois sur 234 cas, suivant Laqueur.

Quelle est la nature du glaucome? C'est ce que nous devrions peut-être rechercher dès à présent, mais, comme c'est encore là le point du litige, je préfère poursuivre mon étude clinique et accumuler le plus de matériaux possibles pour le moment où il faudra prononcer son jugement. Je passe donc à l'étiologie.

Étiologie. — Herrmann Schmidt a réuni plusieurs statistiques pour montrer quelle est la fréquence relative du glaucome par rapport aux autres affections oculaires. Elles ont donné le résultat suivant :

Sur 21076 patients de la clinique de de Graefe, de 1859 à 1863, sur lesquels on a fait un relevé dans ce but, se trouvent 269 affections glaucomateuses, soit 1,27 pour 100 ; les glaucomes secondaires n'y figurent pas. Dans l'établissement ophtalmologique de Wiesbaden, sur 14619 malades pendant les années de 1860 à 1865 se trouvent 217 glaucomes, soit 1,48 pour 100. Dans le compte rendu des cliniques ophthalmologiques de l'Université de Vienne, 1867, sur 8451 malades en traitement de 1863 à 1865 nous trouvons 107 glaucomes ou 1,26 pour 100. Förster sur 11 000 malades a observé 93 glaucomes, soit 0,84 pour 100. H. Cohn sur un total de 111 691 maladies d'yeux donne comme chiffre moyen 9 glaucomes sur 1000 malades ou 0,90 pour 100.

Les documents capables de nous éclairer sur la fréquence du glaucome dans les divers pays ne sont ni bien nombreux, ni bien importants, cependant ils mettent en lumière quelques faits intéressants.

D'après Falk, à Costa-Rica les habitants des plateaux supérieurs où règne un climat tempéré et ceux de la côte où domine une chaleur humide y sont également prédisposés. Il n'y a même pas de différence entre les nègres et les créoles. Derby nous dit que, tandis que la proportion des glaucomes aux autres maladies est en Europe de 12,4 pour 1000, en Amérique elle n'est que de 5,1, et dans le Massachusetts elle n'est que de 2,8. Lui-même sur 8719 maladies d'yeux n'a observé que 67 cas de glaucome, dont 4 aigus.

Bonvetsch, dans un travail publié à Saint-Pétersbourg, nous apprend qu'à Saratow la proportion est de 25,9 pour 1000 ; qu'à Moscou, d'après Woïnow, elle est de 29,8, et à Riga, d'après Waldhauer, de 22,9. Dans 17 cliniques non Slaves elle s'abaisse à 8,4. Ces chiffres marquent une prédisposition toute spéciale des races Slaves pour la maladie qui nous occupe. Cette prédisposition se retrouve en Espagne où Carrera y Arago a trouvé une proportion de 22,9 pour 1000.

Gayat, dans une note à l'Académie des sciences, dit que le glaucome n'est ni plus ni moins fréquent dans le nord de l'Afrique qu'en Europe.

Le mal, suivant H. Schmidt, frapperait presque également les deux sexes ; cette notion n'est pourtant pas justifiée par la statistique suivante :

	Hommes.		Femmes.		
Rydel, sur	46	donne	33	=	79
Schmidt	154	—	237	=	291
Cl. Wienn	32	—	27	=	59
Wecher	50	—	42	=	92
Arlt	45	—	65	=	110
Donders	39	—	56	=	95
Forster	39	—	54	=	93
Laqueur	112	—	156	=	268
	517	—	570	=	1087

et comme mes propres observations me donnent 20 femmes contre 7 hommes pour le glaucome aigu et 59 femmes contre 36 hommes pour le glaucome chronique, je reste convaincu de la vérité de l'assertion mise en avant par Laqueur et d'autres auteurs également recommandables.

Dans la grande majorité des cas, le glaucome frappe un œil après l'autre. Le temps qui s'écoule entre les deux prises est très-variable. Laqueur, qui a examiné 45 cas à ce point de vue, a trouvé depuis quelques semaines jusqu'à vingt ans.

Schmidt, sur.	270 cas donne	169 doubles	et	101 uniques.
Laqueur.	234 —	— 161	—	73 —
Rydel.	79 —	— 64	—	15 —

Rosas et Sichel ont dit que l'œil gauche était plus souvent pris que le droit.
Voici des chiffres qui ne sont pas d'accord avec cette manière de voir :

	Cas.	Yeux droits.	Yeux gauches.
Schmidt.	214	116	98
Rydel.	74	41	38
Forster.	79	23	11
	327	182	145

Un fait qui, par exemple, est hors de doute, c'est la préférence du glaucome
pour la vieillesse et l'âge mûr et la presque immunité de l'enfance et de la
jeunesse à son endroit.

Les statistiques ci-dessous en font foi.

Laqueur :

	Glaucomes.
De 10 à 20 ans.	5
20 à 30 ans.	9
30 à 40 ans.	8
40 à 50 ans.	41
50 à 60 ans.	68
60 à 70 ans.	19
70 à 80 ans.	22

Le plus jeune malade cité par le même auteur avait douze ans.
Magawly cité par Warlomont et Testelin donne les chiffres suivants :

	Glaucomes.
De 10 à 20 ans.	1
20 à 30 ans.	1
30 à 40 ans.	5
40 à 50 ans.	18
50 à 60 ans.	35
60 à 70 ans.	28
70 à 80 ans.	8
80 à 90 ans.	1

Moi-même, pendant les années 1878, 1879, 1880 et 1881, j'ai observé 122 glaucomes ainsi répartis suivant les âges :

	Glaucomes.
De 20 à 30 ans.	4
30 à 40 ans.	6
40 à 50 ans.	21
50 à 60 ans.	43
60 à 70 ans.	28
70 à 80 ans.	20

Enfin, en réunissant les statistiques produites par Rydel, Quady, Desmarres,
Magawly, Laqueur et Gayet, qui forment un total de 605 malades, je trouve de
dix à vingt ans huit sujets; de vingt à trente ans, 14 sujets, et c'est de quarante-
cinq à cinquante ans que le chiffre de la maladie atteint son maximum.

Sur 31 malades de Galezowski, les trois plus jeunes avaient de vingt-six à
quarante-cinq ans.

Ces chiffres une fois admis, il s'agit de les interpréter au point de vue étiologique et de nous rendre compte de leur signification.

En ce qui concerne l'aptitude prédominante des femmes, que je considère encore une fois comme non douteuse, faut-il l'attribuer à ce que chez elles la ménaupause, survenant juste à l'âge où la maladie est la plus fréquente, les y prédispose davantage, ou faut-il chercher un autre motif? Or je remarque dans le tableau qui m'est personnel que si, pour le glaucome chronique, l'égalité s'accuse de soixante à quatre-vingts ans, de quarante à soixante ans, c'est-à-dire à l'époque où la suppression du flux menstruel doit exercer son influence, l'inégalité est flagrante. En ce qui concerne le glaucome aigu, elle est constante depuis l'âge moyen jusqu'à la vieillesse.

J'ai cherché des preuves plus directes et j'ai trouvé à ce propos ce qui suit :

« L'invasion de la maladie coïncide fréquemment chez les femmes avec la cessation des règles, ou une irrégularité du flux menstruel, et chez les hommes avec un trouble des fonctions digestives et la suppression d'un flux hémorrhoïdal. Le glaucome n'a qu'un rapport médiat avec ces désordres (pas de preuves à l'appui, Wecker).

« La suppression ou l'irrégularité du flux cataménial et l'établissement de la ménopause ont aussi une grande importance ; sur les 17 malades de M. Galezowski, 12 ont été atteintes au moment de la ménopause et 2 autres après un trouble dans les fonctions menstruelles. La suppression d'un flux habituel chez l'homme a moins d'influence ; cependant, sur 14 malades, M. Galezowski en cite 4 chez lesquels la maladie s'est déclarée à la suite de la suppression d'un flux hémorrhoïdal » (Dejardin, Thèse de Paris, 1867, p. 45).

Chose curieuse, dans son *Traité des maladies des yeux*, 2ᵉ édit., 1875, M. Galezowski ne fait pas même mention de cette cause.

Dans cette même année 1867, un autre élève de Paris, Reeb, écrit ceci dans sa Thèse, p. 17 :

« Rien n'est plus exact que d'envisager la dysménorrhée, l'aménorrhée, la constipation, les hémorrhoïdes et certaines affections de la peau, comme existant ou alternant fréquemment avec certaines ophthalmies, et en particulier l'ophthalmie glaucomateuse, mais à la condition de rattacher tous ces phénomènes pathologiques et le glaucome lui-même à l'affection générale que rappelle un tel groupe de maladies locales. »

Au fond c'est l'opinion de Wecker. Deux lignes plus bas le même auteur reprend :

« De tout temps on a regardé cette maladie comme fréquente dans le rhumatisme et la goutte irrégulière..... Ces deux affections, bien que séparées dans leurs degrés extrêmes, n'en restent pas moins confondues dans leurs degrés intermédiaires sous le nom d'état arthritique. Or c'est à cet état que paraît se rattacher le glaucome. »

Cette petite excursion dans la pathologie sert à faire comprendre comment la ménopause peut agir dans la production du glaucome, c'est la cessation d'une émonction naturelle, et la compensation qui s'établit par des poussées vers les organes supérieurs.

Mais au lieu de raisonnements et d'explications j'aimerais à trouver des preuves directes analogues à celles invoquées par Dejardin ; malheureusement je n'en ai pas trouvé d'autres et je considère la question comme ouverte.

Dans ma propre pratique, je n'ai trouvé que 7 cas qui puissent sur 45 être justiciables de cette cause, tous les autres étant survenus trop loin de la ménopause pour qu'on puisse l'invoquer.

D'un autre côté il est bien sûr que certaines affections oculaires chez les femmes éclatent précisément au moment des règles, et j'en ai observé plusieurs exemples, mais c'était une coïncidence et non pas une question de suppression.

On peut donc le dire, si l'influence de la ménopause peut être invoquée, ce n'est que comme influence détournée, et personne ne pourrait dire, à l'heure qu'il est, par quel mécanisme l'arrêt du flux cataménial est capable de produire le glaucome.

A plus forte raison serons-nous réservé en ce qui concerne chez les hommes la cessation des flux hémorrhoïdaires, d'abord parce que les preuves nous manquent, ensuite parce que les mêmes raisonnements doivent s'y appliquer.

Mais, si nous faisons un retour sur les prédispositions créées par l'état général et que nous n'avons fait qu'effleurer, peut-être y trouverons-nous des considérations capables de jeter quelques lueurs sur ces obscures questions.

Depuis Beer et les travaux de l'école allemande de son époque, l'opinion s'est accréditée qu'il existait tout un ordre d'ophthalmies, lié à l'état de la circulation veineuse et surtout de la circulation abdominale,' lié aussi à une disposition aux diverses suffusions séreuses soit des grandes cavités, soit des synoviales articulaires, lié, en un mot, à l'ensemble des dispositions organiques qui constituent ce que Bazin a désigné, dans ces derniers temps, sous le nom d'arthritisme.

Sans aller jusqu'à l'ophthalmie abdominale des Allemands, nous ne saurions méconnaître qu'on rencontre sur les yeux de véritables jetées rhumatismales ou goutteuses, dont le caractère est révélé par leur alternance avec d'autres poussées sur les lieux d'élection.

Qui n'a vu chez des rhumatisants des irido-capsulites alterner ou coïncider avec des hydarthroses, des choroïdites séreuses compliquées, des affections goutteuses? ainsi que le fait remarquer Sichel.

Nous pouvons donc acquiescer à cette opinion communément répandue, qu'il y a réellement dans l'organisme un état qui prédispose aux affections glaucomateuses et que cet état, c'est l'arthritisme tel que l'a défini Bazin. Or, quelle est l'œuvre de l'arthritisme au point de vue anatomo-pathologique?

C'est : 1° la sclérotisation des tissus fibreux; 2° celle des vaissseaux; 3° la dilatation des veines avec difficulté de la circulation qui s'y accomplit.

Si on veut bien examiner de près ces effets, on ne tarde pas à reconnaître leur ressemblance, sinon leur identité, avec ceux produits par l'âge; et l'on pourrait dire que le vice arthritique n'est qu'une vieillesse anticipée : n'est-ce pas en effet le sceau dont il frappe les sujets qui en sont atteints? Ne paraissent-ils pas vieillis avant l'âge avec leurs cheveux prématurément blanchis, leurs dents cariées de bonne heure, leurs digestions laborieuses et leurs articulations encombrées?

La vieillesse et l'arthritisme préparent tout pour le glaucome et y prédisposent au même titre.

Le glaucome est-il aussi une question de race et faut-il admettre que la race juive y soit plus particulièrement prédisposée?

Benedict (*Traité d'Ophthalmologie pratique*, 1825) et Rosas plus tard insistent sur la fréquence du glaucome chez les israélites (consanguinité). Wecker croit ne pas devoir traiter cette proposition avec mépris et appelle une statistique. Rydel l'aurait fournie et suivant Reeb aurait observé 13 pour 100 chez les premiers et seulement 8 pour 100 chez les autres.

D'après Sichel, ce n'est pas la consanguinité des juifs, mais leur *malpropreté*, qui serait invoquée. Ni Sichel, ni Jäger, qui ont pratiqué en pays allemand, n'ont fait cette observation. Rognoli, cité par Fano, dit qu'il est plus fréquent en Italie qu'en France.

Serait-il à propos de rapporter cette observation de Forster, que la cataracte est particulièrement difficile à opérer chez les Indous, parce qu'ils ont les yeux petits et la sclérotique épaisse; et cette épaisseur de la fibreuse chez les races asiatiques serait-elle la cause de la fréquence du glaucome chez les juifs qui en proviennent?

Telle serait aussi la valeur étiologique de la teinte et de l'abondance du pigment, qui ont été invoquées comme cause du glaucome.

L'hérédité à son tour a été appelée à jouer son rôle par une foule d'auteurs, et des plus importants. Kummer (*Glaucom familie, in Corresp. Bl.*, p. 280) fait mention d'une famille dans laquelle six membres d'une première génération et 16 membres d'une deuxième auraient été frappés de ce mal.

Sur les 6 premiers, il y aurait eu 2 frères et 2 sœurs. Sur les 16 autres dont le sexe a été noté il y aurait eu 5 hommes et 4 femmes. Chez l'un des patients le glaucome apparut à dix-neuf ans, chez la plupart de vingt à trente ans, dans deux cas de quarante à cinquante ans, et enfin un seul aurait été frappé après cet âge. Galezowski a écrit à ce propos une phrase qui au point de vue scientifique n'est peut-être pas irréprochable, mais qui exprime nettement son opinion : « Nous connaissons, dit-il, plusieurs *familles opérées de glaucome*, et dont les parents perdirent les yeux par suite de la même maladie. »

Selon de Graefe, le glaucome inflammatoire serait le plus transmissible; et tandis que les parents seraient frappés vers la soixantaine, les enfants le seraient vers la trentaine. Pflüger de son côté a raconté l'histoire de deux frères ayant été pris de glaucome avant vingt ans.

Le même auteur a signalé le froid au point de vue étiologique, ayant remarqué que la gelée augmente la tension de l'œil. Deux auteurs anglais ont prétendu que les cas de glaucome sont plus fréquents en hiver.

Que faut-il penser au même point de vue des excès de toute nature, des veilles, du travail, des boissons alcooliques, etc., etc.?

Bien plus nets sont les effets de l'instillation de l'atropine, et les observations de de Graefe, Mooren, Hirschberg, Laqueur, et plus récemment celles de Fieuzal, Meyer, Martin, Dor, et les miennes propres, ont mis ce fait absolument hors de doute. Le cas le plus curieux est sans contredit celui de Hirschberg, qui nous montre un glaucome double se développant dans les yeux d'une personne de soixante quatre ans qui avait par inadvertance laissé tomber dans un de ses yeux une goutte d'une solution de l'alcaloïde de la belladone.

Je terminerai en parlant de l'influence sur le glaucome des vices de réfraction. On a admis les deux principaux comme cause de l'affection, mais depuis le mémoire de Laqueur, c'est l'hypermétropie qui paraît garder le premier rang.

Sur 75 cas dont la réfraction a été examinée, notre auteur signale :

	Emmétropie ou myopie légère.	Hypermétropie.	Myopie.
Hommes	8	16	11
Femmes	10	21	4
	18	37	18

Une chose curieuse dans ce tableau, c'est de voir la myopie renverser pour le sexe masculin la proportion ordinaire du glaucome. Dans l'esprit de Laqueur, l'hypermétropie paraît suivre l'attaque et non pas l'engendrer; bien plus, il semble qu'elle augmente la réfraction, si on en juge par deux faits, l'un d'un emmétrope devenant brusquement myope, l'autre d'un hypérope devenant emmétrope.

Mackenzie avait écrit que les sujets prédisposés sont souvent affectés de myopie, t. II, p. 610.

Les scrofules de l'enfance, les longues applications sur des objets petits et fortement éclairés semblent aussi mériter leur place dans ce cadre étiologique. Je citerai encore, mais à titre de coïncidence, l'observation d'Adler sur un glaucome développé et opéré dans le cours d'une variole, et celle de Galezowski, sur un autre qui survint après un érisypèle de la face.

SYMPTOMATOLOGIE. — Nous allons dans cette partie de notre étude reprendre un à un les symptômes du glaucome et les étudier en détail, en essayant autant que possible de les rattacher à leur cause, ce qui nous permettra de pénétrer plus avant dans la nature intime de la maladie, ce qui est le but de nos recherches.

Nous étudierons successivement :

1° La douleur;

2° L'état des paupières;

3° L'injection de la conjonctive et de la région antérieure du globe;

4° Les troubles et anesthésie de la cornée;

5° Le rétrécissement de la chambre antérieure;

6° L'état de l'iris ou mydriase;

7° La teinte verdâtre du cristallin;

8° Les troubles de l'humeur vitrée;

9° L'excavation de la papille optique;

10° Les pulsations de l'artère centrale de la rétine;

11° La dureté du globe.

1° *La douleur.* Il est peu de symptôme du glaucome qui soit plus fréquent et plus semblable à lui-même que le symptôme douleur : aussi la plupart des auteurs l'ont-ils décrit avec exactitude.

Tous le considèrent comme inhérent à l'attaque du glaucome aigu, où il se montre au plus haut degré, et comme variable, soit dans la période prémonitoire de la maladie, soit dans sa forme chronique. Meyer presque seul dans son *Traité pratique des maladies des yeux*, 1880, dit, p. 284, que les malades quelquefois se plaignent pendant la période prodromique de douleurs vives dans les os qui entourent l'orbite.

C'est à Weller que nous devons la description à la fois la plus développée et la plus fidèle de ce symptôme, nous ne saurions mieux faire que de le citer textuellement : « Peu à peu, dit-il, il survient des indices de légères douleurs gravatives qui font éprouver une sensation de tiraillement au-dessus des sourcils, et ne tardent pas à devenir plus violentes, lorsque la maladie à son origine est accompagnée de congestion visible ou même de symptômes inflammatoires. Ces douleurs peuvent être suspendues pendant plusieurs jours, ou même plusieurs semaines, si la température est favorable. Elles redoublent ordinairement vers le soir, éprouvent une rémission le matin et s'exaspèrent communément lorsque le temps devient mauvais, ou que le malade couche sur la plume..... A mesure que l'affection fait des progrès les douleurs au-dessus des sourcils aug-

mentent et s'étendent plus loin, le globe oculaire devient le siége d'un sentiment de tension qui s'accroît d'une manière insensible et acquiert bientôt un
degré d'intensité que les malades ont coutume de comparer à la douleur des
efforts que l'on pourrait faire pour fendre le globe de l'œil....; la pupille se
dilate de plus en plus, sous l'influence de douleurs violentes qui vont toujours
croissant et qui se font sentir dans les os frontaux..... La vue s'affaiblit graduellement à mesure que les douleurs augmentent d'intensité (Weller, *maladies des
yeux*, t. I, p. 347).

Ni Middlemore ni Mackenzie n'ont attribué à ce signe sa juste valeur et n'en
ont donné d'exactes descriptions, parce que, imbus de leurs idées sur l'inflammation, ils ont rejeté le glaucome aigu dans les choroïdites, s'attachant à nous
dépeindre surtout le glaucome chronique.

Desmarres, à son tour, a fait la même chose; néanmoins sa peinture est plus
saisissante. Les névralgies légères, intermittentes, à court ou long terme, ne lui
ont pas échappé, et même il fait remarquer leur coïncidence avec des poussées
staphylomateuses. Plus loin, sans en bien comprendre la valeur, il nous parle de
névralgie atroce, de retour de la douleur attendue par les malades avec désespoir, de ces crises que ne peuvent calmer ni les narcotiques, ni les antiphlogisti-
ques ordinaires, ni les saignées; enfin de cette douleur qui survient, dure douze
ou quinze heures et disparaît pour revenir plus tard.

Bientôt cette névralgie prend son véritable nom, et tous les auteurs modernes
la rangent dans un paragraphe à part sous le nom de névralgie ciliaire.

On nous la montre occupant d'abord l'œil, puis le front et la tempe, ensuite
la joue et les parties latérales du nez, enfin les dents et toute la moitié de la tête,
en un mot, envahissant successivement tous les filets de la 5e paire.

Selon une remarque générale, elle éclate le plus souvent la nuit brusquement
ou après de légers avertissements, dure plus ou moins de temps, entre quelques
heures ou quelques jours, puis disparaît pour revenir.

Elle affecte fréquemment le type intermittent, si bien qu'on a pu lui attribuer
une origine paludéenne et la traiter par la quinine (Jary, Thèse de Paris, 1869,
p. 10).

La description de Weller nous a montré sa violence ; en effet, en parlant d'elle,
les mots *intolérable*, *atroce*, *insupportable*, reviennent incessamment sous la
plume de tous les auteurs.

Un malade nous exprimait d'une façon pittoresque sa soudaineté et sa violence
en nous disant que c'était comme un coup d'électricité.

La signification de cette névralgie se rapporte pour le plus grand nombre à la
tension oculaire, néanmoins Herm. Schmidt suppose que dans bon nombre de
cas elle préexisterait à cette tension; c'est soulever une grosse question de
doctrine que nous traiterons plus loin ; cette opinion a conduit Abadie à rechercher un diagnostic différentiel entre la névralgie glaucomateuse et la névralgie
essentielle du trijumeau.

Angel, dans son Traité récent des maladies des yeux, a signalé que la névralgie ciliaire s'accompagne souvent dans le glaucome de symptômes graves comme
la fièvre, les nausées et même les vomissements, simulant ainsi, soit une
violente migraine, soit une fièvre bilieuse; il cite même un cas de sa pratique
où le glaucome fut pris pour une attaque de fièvre cérébrale.

En ce qui me concerne, je n'aurais rien à ajouter à ce chapitre, si je ne pouvais
citer un cas de glaucome aigu rigoureusement observé chez une vieille femme

et guéri par l'iridectomie, qui ne fut accompagné d'aucune douleur; je n'ai, du reste, jamais vu que celui-là, et je ne me le suis pas expliqué.

J'ai lu depuis qu'Hutchinson avait rencontré deux cas semblables.

2° *État des paupières.* Une attaque de glaucome ne saurait être ni violente ni durer un certain temps sans provoquer un gonflement du bord libre des paupières. Ce gonflement a l'apparence d'un léger bourrelet œdémateux occupant la région des cils. Il n'est pas propre à l'affection qui nous occupe, car on le rencontre dans toutes les maladies un peu profondes de l'œil, portant sur l'iris et la région ciliaire. Quel opérateur ne l'a pas observé lorsque, levant le premier pansement chez un de ses malades, il reconnaît les signes d'une réaction dangereuse du côté du tractus uvéal? Il y a, à coup sûr, entre cette région accommodative et l'appareil protecteur du globe, une relation nerveuse synergique, qui met en jeu des réflexes, soit moteurs soit sécréteurs, et qui explique leseffets sympathiques que je signale dans les paupières.

3° *Injection de la conjonctive et de la région antérieure du globe.* Tous les auteurs ont observé ce phénomène vasculaire et y ont attaché une grande importance. La preuve en est dans le soin méticuleux que la plupart ont pris de le décrire. Desmarres (t. III, p. 730); Sichel (*Iconographie*, p. 346); Herrmann Schmidt (*Handbuch der Augenheilk.*, t. V, p. 27), nous en ont fait, avec beaucoup d'autres qu'il serait trop long de citer, un tableau à peu près identique; celui de Desmarres se rapporte cependant bien davantage au glaucome chronique.

C'est d'abord un réseau vasculaire très-fin, enveloppant la cornée de toutes parts, mais laissant entre lui et cette membrane un cercle grisâtre très-étroit, dit cercle irien. Les éléments de ce réseau en allant vers l'équateur semblent se perdre dans sept à huit gros vaisseaux qui rampent sous la conjonctive, et forment comme les pointes des espèces de folioles rouges du réseau : de là une disposition radiée de la vascularisation qui a été signalée à propos de l'iritis. Les gros vaisseaux épiscléraux en question appartiennent au système ciliaire antérieur.

Après cela, dit Schmidt, si le chémosis ou l'infiltration séreuse de la conjonctive ne les masque pas, on aperçoit sous la muqueuse du globe de gros vaisseaux tortueux d'un bleu foncé qui se ramifient vers la cornée et s'unissent aux systèmes antérieurs de la conjonctive et de l'épisclère.

Chose importante, les veines ciliaires antérieures qui rampent sur la sclérotique sont devenues énormes et tortueuses, chargées, comme nous le verrons, d'une importante suppléance circulatoire. J'ai constaté bien souvent l'exactitude de cette description, mais il est un point qui mérite toute notre attention, c'est l'envahissement de la cornée par un réseau vasculaire émané de la conjonctive.

Il se produit généralement en haut et en bas, de façon qu'en diminuant l'étendue de la membrane il change aussi sa forme qui devient elliptique; et je ne saurais trop attirer l'attention sur ces modifications.

En examinant à la loupe la région envahie, on y reconnaît un réseau terminé du côté du centre par des anses fines et élégantes, serrées les unes contre les autres et gardant une sorte d'alignement. Leur front est précédé par un cercle blanc et étroit qui n'est autre que ce qu'on a désigné sous le nom de cercle irien et qui, au lieu de résulter de la manière dont les vaisseaux ciliaires pénètrent la sclérotique, à environ un demi-millimètre du limbe cornéen, ne serait que le signe d'un léger infiltrat cornéen, préparatoire à la formation des vaisseaux épiscléraux.

On verra plus loin que l'analyse anatomique donne à cette manière de voir un grand poids, et que l'observation attentive de cet envahissement vasculaire peut jeter une vive lumière sur le développement de lésions profondes dont l'intérêt est capital.

J'ai vainement cherché par des pressions méthodiques à me rendre compte si les vaisseaux ainsi vidés se remplissent plutôt par un côté que par un autre. Cela aurait été un indice précieux sur la direction de la circulation. Malheureusement j'ai toujours vu que l'endroit blanchi par la pression s'emplissait par tous les points de sa circonférence à la fois, le sang y refluant de toutes parts. En dépit de ce défaut de direction visible, il nous est permis de penser que la vascularisation compliquée dont nous venons de donner le détail correspond à deux systèmes : l'un que j'appellerai de refoulement et qui est le résultat d'une gêne ou obstruction dans la circulation de retour des *vasa vorticosa*, et l'autre qui correspond à un processus inflammatoire du tractus uvéal au niveau du limbe cornéen.

Ce serait sortir de mon sujet que de trop insister sur la circulation intra-oculaire que Leber a si bien étudiée, mais il est bon de rappeler que les veines ciliaires antérieures deviennent un important débouché toutes les fois qu'une cause quelconque a rétréci ou entravé le déversoir naturel des *vasa vorticosa*.

Mais cette stase, à elle seule, ne rendrait pas compte des phénomènes vasculaires périkératiques, qui du reste n'existent pas dans le glaucome chronique.

Il faut pour en donner la raison invoquer un processus local.

Or, si l'on veut bien réfléchir qu'il n'y a pas de différence essentielle entre la vascularisation du glaucome aigu et celle de l'iritis, que l'une et l'autre ont la même teinte carminée et la même forme radiée, on ne refusera pas d'admettre que le phénomène que nous décrivons est le reflet d'un travail sur lequel nous aurons à revenir.

4° *Trouble et anesthésie de la cornée.* La membrane transparente a perdu son poli et, comme je l'ai dit plus haut, on l'a justement comparée à un miroir sur lequel on aurait soufflé. Les images catoptriques ont perdu leur netteté, et si on observe à l'éclairage oblique, on voit que l'épithélium est irrégulier, semé de petites excoriations microscopiques, de petites rugosités et çà et là de légers exsudats grisâtres. A la face profonde, se trouvent aussi de petits points blancs ou grisâtres qui appartiennent sans contredit à la membrane de Demour et qui rappellent plus ou moins ceux que l'on observe dans l'irido-kératite ponctuée, avec cette différence qu'au lieu d'occuper une région ordinairement limitée ils sont répandus sur toute la face postérieure.

Il est presque certain que ces altérations de la cornée sont la conséquence d'une gêne fonctionnelle des nerfs présidant à sa nutrition, gêne due, sans aucun doute, à la compression à laquelle ils sont soumis. On ne saurait en effet trouver aucune explication plus plausible, et l'idée de rapprocher ce trouble de celui que l'on obtient en serrant fortement l'œil d'un animal ne saurait être soutenue, à cause de la différence qui existe entre les deux phénomènes.

L'anesthésie de la cornée doit aussi être rattachée à la même cause, et elle n'est pas un des phénomènes les moins curieux du glaucome. On peut en effet, promener soit un stylet, soit un tortillon de papier, soit le doigt, à la surface de la membrane, sans que le patient en ait la moindre notion.

Il ne faudrait pas cependant, comme le fait judicieusement observer Herrmann Schmidt, donner à ce fait une importance exagérée et le calculer d'après une sensibilité trop exquise de l'organe. Chez les vieillards, il n'est pas rare de rencontrer cette sensibilité émoussée, et j'ai pu moi-même me convaincre de la justesse de l'observation du 'professeur de Marbourg en me plaçant dans les mêmes conditions que lui, c'est-à-dire en m'adressant à des amaurotiques ou à des cataractés.

L'anesthésie en question peut, du reste, se présenter à des degrés divers, occuper une région plus ou moins étendue. Tous ces phénomènes sont explicables par la compression des nerfs, et l'observation de de Graefe, que la sensibilité se rétablit aussitôt après la paracentèse, en est une preuve manifeste. Dans les cas où l'arrêt de l'action nerveuse est entretenu par une pression forte et prolongée, on voit les symptômes s'aggraver et la cornée se désorganiser profondément; nous reviendrons sur ces faits à propos de la marche du glaucome.

Les troubles cornéens sont probablement l'origine des phénomènes fonctionnels si curieux accusés par les malades. En brisant les faisceaux lumineux sur leurs innombrables facettes, ils donnent lieu à la formation de ces brouillards lumineux, de ces cercles irisés si frappants pour les malades. Ceux-ci se formeraient sur la membrane antérieure de l'œil, comme ils se forment sur les glaces couvertes de buée. C'est encore à de Graefe que l'on doit cette explication et, d'après le récit de Sichel fils, il en aurait eu l'idée en regardant les réverbères de Berlin à travers les glaces de sa voiture ternies par sa propre respiration.

Somme toute, ce symptôme concourrait avec beaucoup d'autres à corroborer l'idée de la tension oculaire dans le glaucome, et s'expliquerait très-bien par elle.

Nous ne saurions quitter ce sujet sans nous demander si réellement la cornée s'aplatit par augmentation de son rayon de courbure et si cet aplatissement, qu'Helmholtz et de Graefe après lui considéraient comme le résultat d'un retour de l'œil à l'état sphérique causé par la pression interne, ne serait pas lui-même la cause de l'hypermétropie.

Schelske et Jungen ont mis en doute cette interprétation et Laqueur de son côté fait remarquer que les strabiques qui sont en si grand nombre hypermétropes ne sont pas plus que les autres sujets au glaucome. Toutefois dans sa pensée l'aplatissement de la cornée est réel dans cette maladie.

Gosselin, pour s'en assurer, conseillait d'examiner de profil et comparativement les deux membranes, et Emin (thèse de Paris, 1870) de comparer les images d'une bougie à leur surface.

Donders, qui a entrepris quelques recherches dans ce sens avec son ophthalmomètre, ne leur accorde qu'une valeur très-médiocre à cause de leur grande difficulté.

D'où la conclusion que non-seulement l'interprétation du phénomène n'est pas certaine, mais que le fait lui-même n'est rien moins que positif.

5° *Rétrécissement de la chambre antérieure.* Ce symptôme est un des plus nets et se montre toujours dans le glaucome. L'iris, poussé par l'appareil cristallinien tout en entier, bombe vers la face postérieure de la cornée, et rien n'est plus facile à constater. L'examen de l'œil en profil est très-caractéristique et, dans les cas d'adhérences capsulaires, permet de reconnaître si la surface irienne est régulièrement soulevée ou non.

J'ai souvent fait mes efforts pour me rendre compte de la possibilité de reconnaître l'existence des adhérences périphériques de l'iris, pour savoir si l'existence d'un méplat péripupillaire devrait être considérée comme un signe de la poussée plutôt que l'avancement en dôme; je ne suis arrivé à rien de positif encore; tout ce que je puis dire, avec les auteurs qui ont écrit avant moi, c'est que la chambre antérieure peut être infiniment rapetissée, qu'elle peut même être réduite à néant et que le cristallin lui-même, ainsi que je l'ai observé une fois, peut déborder à travers la pupille, pour venir se mettre en contact avec la cornée.

Cette diminution progressive de la chambre aqueuse au profit de la chambre vitrée est un fait d'une haute importance, en ce sens qu'il trahit une poussée centrifuge dans la seconde sans réaction de la part de la première. Ce n'est pas que la cavité tapissée par la membrane de Descemet ne soit susceptible de s'agrandir ; son hydropisie est chose connue, mais coïncide d'ordinaire avec une hypotonie.

L'explication du fait qui nous occupe touche de bien près à celle du glaucome, c'est ce qui fait comprendre que nous ne puissions pas la donner absolue et irréfutable, et que nous soyons obligé de nous contenter d'hypothèses.

Faut-il croire à une suppression de l'excrétion de l'humeur aqueuse par l'iris ? La chose serait possible, si la tension générale de l'œil était abaissée, mais dans le cas contraire, avec ce qu'Hippel et Grünhagen nous ont appris sur l'influence nerveuse productrice de la tension, nous serions porté à croire à un effet opposé, mais, s'il existe, il ne doit pas être durable, sans cela l'iris finirait par être refoulé.

Je préfère supposer que les deux chambres séparées l'une de l'autre par le diaphragme irido-cristallinien sont dans une certaine mesure indépendantes l'une de l'autre; que celle de l'humeur vitrée s'emplit outre mesure pendant que l'autre se vide, soit du sang irien par les anastomoses conjonctivales, soit de l'humeur aqueuse par les voies normales de filtration tant qu'elles persistent. Enfin cette dernière humeur peut encore trouver une issue à travers le tissu même de la cornée plus ou moins dépouillée de son endothélium protecteur. Cette opinion de Schmidt appuyée sur une remarque de Leber me semble plausible, et il est permis de s'y arrêter, tant que de nouvelles observations ne l'auront pas démontrée fausse.

Quoi qu'il en soit, cette disposition de la chambre antérieure est importante à noter soit au point de vue symptomatique, soit au point de vue de la thérapeutique à laquelle elle prépare souvent de très-sérieuses difficultés.

Tous les auteurs ont signalé que dans cette chambre rétrécie, alors surtout que l'accès est aigu, on trouve l'humeur aqueuse troublée par des produits de diverses natures. Testelin y a vu des globules purulents. Abadie y a signalé des flocons fibrineux et des débris d'endothélium qui vont se loger dans les parties les plus déclives ; tout cela avec l'état de la cornée ne contribue pas peu à empêcher la pénétration de la lumière.

6° *État de l'iris et dilatation pupillaire.* Dans le glaucome la pupille est dilatée, souvent irrégulière, et en général agrandie surtout transversalement. Lorsqu'elle contracte des adhérences avec le cristallin, sa forme est modifiée et immobilisée. Dans sa thèse de 1867, Dejardin dit que la mydriase peut être énorme et réduire l'iris à un simple liséré. Je crois plus conforme à la vérité l'opinion de Belloc, d'Herrmann Schmidt, qui la disent médiocrement dilatée et ne dépassant guère les limites que lui donne la paralysie de la troisième paire.

En tous cas il lui faut quelquefois plusieurs attaques pour atteindre ses plus larges dimensions.

Elle est surtout paresseuse, et la lumière en vient bientôt à ne plus agir sur elle, même sur des yeux qui en gardent l'impression.

L'influence des mouvements de la pupille restée saine ne se fait bientôt plus sentir sur la pupille malade. Suivant de Graefe, Follin et plus tard Warlomont et Testelin, la dilatation pupillaire est due à une iridoplégie résultant de la compression des filets nerveux émanés du moteur commun, et Herrm. Schmidt élimine toute action du grand sympathique, parce que, dit-il, chez les gens âgés qui seraient plus susceptibles d'en ressentir les effets, l'atropine, qui agit sur le nerf sensitif, ne produit aucun élargissement plus grand.

Suivant encore le maître de Berlin, il se montre fréquemment une iritis concomittante, et, d'après Desmarres, la membrane a un aspect terne et louche.

On se souvient quelle insistance avait mise Sichel à signaler ce qu'il appelait les plaques ardoisées débutant d'ordinaire sur le grand cercle pour s'étendre sur le petit. Mais cette altération ainsi que celle du mouvement du bord pupillaire en dehors, signalée par le même auteur, appartiennent spécialement au glaucome chronique et seront étudiées à son propos.

Je n'ajoute rien sur les rapports de l'iris avec le limbe cornéen, parce que sur le vivant cette disposition ne se révèle pas d'une façon assez sûre pour en faire un symptôme et parce que j'aurai l'occasion de revenir sur ce sujet, soit à propos de l'anatomie pathologique, soit lorsqu'il sera question de la nature du glaucome.

7° *Teinte verdâtre du cristallin.* Dans le glaucome aigu le phénomène n'est pas à beaucoup près intéressant comme dans le chronique. Les troubles antérieurs de la cornée, de l'humeur aqueuse, souvent même de la capsule, lui ôtent une grande partie de sa valeur. Je doute même que jamais, dans les débuts, et alors que les conséquences du glaucome ne se sont pas affirmées d'une façon définitive, le trouble cristallinien soit bien réel. S'il manifeste sa teinte verdâtre, il l'emprunte plus tôt à ces troubles que le corps vitré accumule souvent derrière la face profonde de la lentille. Il va sans dire que nous ne saurions regarder comme propres au glaucome les troubles si fréquemment visibles chez les vieillards les stries, les taches, appartenant aux fibres ou à la capsule et qui constituent des commencements de cataracte. Desmarres désigne sous le nom de glaucomateuse une cataracte molle, volumineuse, d'un blanc laiteux, qu'il regarde comme l'effet ultime de la maladie sur la lentille.

8° *Humeur vitrée troublée.* Cette lésion ne se révèle plus qu'à l'ophthalmoscope, et d'une façon très-variable, suivant qu'elle est plus ou moins masquée par les opacités antérieures. C'est elle cependant qui donne à la pupille son aspect glauque sur lequel les Anciens ont tellement discuté. Elle résulte de la présence dans la vitrine de flocons légers, d'infiltrats qui y sont intimement mêlés et lui donnent ce qu'on a désigné sous le nom d'aspect jumenteux. Souvent aussi des couleurs provenant, soit de la matière colorante du sang, soit des éléments pigmentés mis en liberté, donnent une teinte bronzée aux reflets qui résultent de la réflexion des faisceaux lumineux de l'éclairage oblique.

D'autres fois c'est un reflet opalin qui domine. C'est après les crises qu'il faut examiner l'humeur vitrée et au moment où elle reprend sa transparence. Il semble alors qu'on voit se déchirer un nuage épais dont les flocons se dispersent et fondent peu à peu. Dans quelques cas la restitution de la transparence se fait *ad integrum*, dans d'autres il reste soit des opacités cristalliniennes, soit des corps flottants.

La cause de ces transformations est évidemment le trouble si profond apporté dans le corps vitré par les phénomènes vasculaires de la choroïde et de la rétine et par la compression qu'il subit. C'est un phénomène secondaire très en rapport avec ce que nous savons de sa nutrition et de ses échanges.

9° *Excavation de la papille optique.* Notre étude historique nous a montré ce symptôme totalement inconnu aux Anciens, incompris de Jacobson, mal interprété d'abord par Jäger et de Graefe, rétabli par ce dernier, et enfin anatomiquement démontré en 1856 par H. Müller.

On le rencontre dans tout glaucome qui a duré quelque temps, et il paraît certain aujourd'hui qu'une seule attaque de glaucome aigu sur un œil non préparé n'est pas capable de le produire, si bien que, regardé avec juste raison comme pathognomonique, son absence n'implique pas cependant l'absence du glaucome.

L'excavation de la papille a un aspect tout à fait caractéristique et bien connu de tout le monde, parce que tous les dessins, tous les atlas l'ont reproduit à l'envi. Elle se voit admirablement avec l'ophthalmoscope binoculaire de Giraud-Teulon. Au lieu de présenter ses détails ordinaires, la papille est entourée d'un étroit anneau d'un blanc mat en dedans duquel se dessine une ombre portée qui se meut suivant le déplacement parallactique du faisceau ophthalmoscopique. Rien que cela, sans recourir aux raisonnements et aux figures géométriques que l'on a multipliées lorsque ces questions étaient à l'étude, donne l'idée d'une excavation qui s'ouvre devant l'observateur et dont le fond est plus large que l'ouverture. L'aspect des vaisseaux non moins caractéristique est bien fait pour corroborer cette opinion. D'abord on les voit accumulés sur le bord interne de l'excavation, abandonnant presque complétement sa région externe. En second lieu, l'épanouissement du bouquet vasculaire peut échapper ou apparaître suivant que les mouvements de l'œil observé écartent plus ou moins son axe de celui du faisceau ophthalmoscopique. Enfin les vaisseaux que l'on voit ramper sur le fond de l'excavation, arrivés au-dessous du surplomb de son bord, disparaissent brusquement, et ceux qui les prolongent au moment où ils reparaissent, en se coudant sur le goulot, ayant fait du chemin hors de leur plan primitif, ne semblent plus être en continuité avec eux. Toutes les fois que l'ophthalmoscope révèle : 1° un anneau embrassant une ombre portée qui a toute la largeur de la papille ; 2° un déplacement inverse des bords et du centre ; 3° une interruption brusque des vaisseaux, on peut diagnostiquer à coup sûr une excavation glaucomateuse de la papille. Jamais une fossette normale, si large et si irrégulière qu'on la suppose, jamais une atrophie des fibres du nerf optique ne saurait prendre de semblables apparences. Quand nous reprendrons la question au point de vue anatomique, nous signalerons les formes plus ou moins variées des excavations, leurs contenus, la situation des vaisseaux, les rapports de la lame criblée, l'état des membranes et de la gaîne, et l'on comprendra pleinement alors les apparences un peu différentes que peuvent avoir, sur chaque malade, les excavations papillaires.

Il va sans dire que la transparence des milieux est indispensable à la découverte de ce symptôme. Cependant ses traits sont si caractéristiques qu'on peut les reconnaître à travers des opacités relativement assez fortes.

C'est encore l'exagération de la pression intra-oculaire qui explique le refoulement de la papille ; néanmoins je suis disposé à penser qu'il ne suffirait pas à la tâche, si la région papillaire n'avait préalablement subi un travail préparatoire.

C'est la même opinion que soutient Klein (*Arch. für Ophtalm.*, XII, p. 157, 208) dans un travail où il publie deux observations, dans le cours desquelles on a pu suivre pas à pas la formation de l'excavation dont il n'existait pas de trace tout d'abord.

Dans ces deux cas, la dépression glaucomateuse commença sur les parties périphériques du disque optique, pour l'envahir plus tard tout entier. Ceci prouverait qu'il y a plusieurs modes de formation, et que la pression intraoculaire ne saurait à elle seule les expliquer.

Haynes Walton, dans son *Traité*, au chapitre du Glaucome secondaire, défend l'opinion que je me suis faite moi-même, en disant que, « pour lui, après mûre réflexion, la papille est d'abord frappée de névrite et d'atrophie, et que la pression augmentée ne fait que jouer un rôle secondaire et subordonné. »

Les recherches modernes sur les voies de filtration nous portent à penser qu'un courant lymphatique doit probablement être établi à travers la lame criblée et le nerf et que par conséquent tout travail pathologique qui s'établit sur ce point, s'il est de nature sclérotique, contribue à l'affaiblir.

Schweiger explique les différences individuelles dans la forme des excavations, par ce fait que le nerf optique ne perce pas, chez tout le monde, la sclérotique sous la forme d'un cylindre, mais que souvent sa circonférence est échancrée en étoile ou bien aplatie. S'il existait préalablement un refoulement, une excavation physiologique, il se forme deux étages dans le creux. Il peut y avoir encore double excavation dans le même plan, si un vaisseau, comme cela se voit souvent, résistant à la pression, traverse la cavité principale en faisant une saillie dans son intérieur.

La profondeur de l'excavation va de 0,6 de millimètre à 1^{mm},5, sa largeur est assez variable. Henry Müller l'a trouvée une fois de 0,7 millimètres, une autre fois de 1^{mm},25.

L'examen direct ne permet pas de reconnaître si les fibres radiées du nerf optique sont plus ou moins rares, dissociées ou atrophiées, c'est la dissection qui seule peut éclairer sur ce point, mais l'ophthalmoscope permet très-bien de reconnaître ce qu'il y a dans l'excavation. Les hémorrhagies y apparaissent nettement et de légères nébulosités y trahissent la présence des couches du tissu fibreux de nouvelle formation.

10° *Pulsations de l'artère centrale de la rétine.* Un phénomène qui est inséparable de l'observation de la papille dans le glaucome, c'est le battement de l'artère centrale. On l'aperçoit bien en faisant l'examen à l'image renversée avec une lentille assez faible, 10 dioptr., par exemple. La papille se présente alors avec le diamètre d'une pièce de 10 sous et les vaisseaux volumineux offrent des alternatives de contraction et de dilatation très-frappantes. Le battement existe, non-seulement sur les veines, où chacun sait qu'il est facile de le provoquer par une légère pression du doigt même sur un œil sain, mais sur l'artère centrale que l'on voit tour à tour pâlir et rougir. Donders a fait remarquer que dans les cas où il ne se montre pas il est toujours facile de le faire naître, avec une très-faible pression artificielle.

Le battement est isochrone au pouls et à la systole cardiaque, et s'il est un peu en retard sur elle, il ne nous est pas possible de le mettre en évidence. Signalons en passant que les veines de la rétine sont turgescentes et plus ou moins tortueuses.

Ce pouls de l'artère centrale a longtemps exercé la sagacité des cliniciens, et de Graefe a fini par l'interpréter comme une preuve de la forte pression intra-oculaire. Selon lui, la pression centrifuge étant très-augmentée dans la coque oculaire, le sang n'y pénètre plus comme à l'ordinaire, sous l'influence régulatrice des petites artères, il faut que le coup de piston du cœur se fasse sentir, et que le sang s'insinue à chaque systole; et c'est ainsi que ce symptôme saisissant vient avec tant d'autres trahir dans le globe un état statique tout particulier.

11° *Dureté du globe.* J'ai laissé ce caractère pour le dernier, parce que pour être mis en évidence il exige le sens du toucher et aussi parce qu'il est l'expression la plus nette du phénomène que tous les autres signes tendent à mettre en lumière. Il n'avait pas échappé à nos devanciers, bon nombre l'avaient signalé, les Anglais lui avaient donné toute sa valeur et en avaient fait un point de départ de leur thérapeutique. Desmarres l'avait pittoresquement décrit en disant que celui qui touche un œil glaucomateux, à travers la paupière, croit toucher une bille de marbre à travers une peau de gant. De Graefe l'a remis en valeur et il a immédiatement senti le besoin de le mesurer exactement. Malheureusement et pour les raisons que j'ai développées ailleurs, ni ses efforts, ni ceux de ses successeurs, Hammer, Dor, Monnick, etc., n'ont abouti, et aujourd'hui encore nous en sommes réduits à nous servir de nos doigts, et à employer l'échelle un peu arbitraire et vague de Bowman.

Je dois pourtant citer avec éloge les tentatives nombreuses qu'a faites dans cette direction le professeur Pflüger (de Berne), tentatives dont il a consigné les résultats dans sa thèse inaugurale en 1871, mais il faut bien que ces expériences aient laissé du doute dans son esprit, puisque dans des recherches récentes sur l'effet des courants il a introduit un manomètre dans l'œil des animaux au lieu de leur appliquer le tonomètre de Dor dont il s'était déjà servi.

Notre tableau symptomatologique sera bien complet, lorsque nous aurons parlé des troubles fonctionnels; seulement je dois dire que dans le glaucome aigu ils perdent beaucoup de leur importance clinique à cause de leur gravité même et de la rapidité avec laquelle ils se développent.

Ce n'est guère que dans la période prodromique que les cercles irisés, la brusque hypermétropie, la micropsie, les obnubilations, les photopsies, ont de l'importance, et chacune de ces manifestations fonctionnelles est bien connue; au moment de la crise aiguë elles sont remplacées par une énorme baisse de l'acuité visuelle et quelquefois par une cécité dans laquelle s'évanouissent tous les autres phénomènes.

Dans le mémoire de Laqueur, les altérations de la vue et du champ visuel ne sont pas traitées au point de vue de la forme du glaucome. Dans le travail d'H. Schmidt, nous trouvons un tableau où, à propos de la forme aiguë de la maladie, on a noté deux fois l'intégrité du champ visuel, quatre fois son rétrécissement en dedans, une fois en haut, une fois en bas, une fois en dedans et en bas, deux fois en dedans et en haut, une fois en dedans et en dehors.

Toutes ces données ne pouvaient être que très-vagues, nous les reprendrons à propos du glaucome chronique, dans lequel seul elles acquièrent toute leur importance.

ANATOMIE PATHOLOGIQUE. Le glaucome a-t-il des lésions pathognomoniques? Telle est la première question que nous devons nous poser. Tout ce que nous avons écrit sur ce sujet nous autorise à répondre oui et à signaler : 1° l'excavation de la pupille; 2° la soudure du limbe irien à la face postérieure de la cornée.

Toutes les autres modifications de tissu peuvent être considérées comme pouvant y conduire, mais comme ne lui appartenant pas en propre. Nous allons donc commencer par la description de ces deux altérations.

Excavation de la papille. Lorsqu'on l'examine sur le vivant avec l'ophthalmoscope, elle présente les caractères que j'ai signalés à propos de symptomatologie. Sur l'hémisphère postérieur d'un œil durci et convenablement préparé on la voit comme une petite fossette, ayant la *forme en chaudron*, c'est-à-dire présentant un goulot plus rétréci que le fond. L'axe du goulot et celui du corps de l'excavation ne se correspondent pas toujours, si bien que le premier semble s'ouvrir latéralement par rapport au second. Les vaisseaux venus du fond forment un coude sur le bord et paraissent s'être tassés du côté interne. Il est rare qu'ils suivent exactement les contours de la fossette, et souvent ils font des reliefs à sa surface, soit simplement par leur calibre, soit parce que, pour abréger leur trajet, ils échappent à un contour et le sous-tendent comme la corde le fait pour un arc.

Il est habituel que l'écoulement de l'humeur vitrée, ramollie, laisse la cavité absolument vide et ses parois lisses, mais il arrive souvent aussi que la vitrine simplement altérée adhère au fond, ou laisse des produits qui flottent à la surface, lorsque la pièce est vue dans l'eau.

Les coupes méridiennes montrent très-nettement la forme en bouteille de l'excavation. L'aspect de ces coupes varie, suivant qu'elles sont plus ou moins rapprochées de l'axe, et leurs différences mêmes fournissent le moyen de reconstituer l'ensemble de la cavité.

Sur ces coupes, l'œil permet de reconnaître que le tissu de la papille est tout à fait changé, et que l'excavation est creusée dans un nerf optique profondément modifié. Déjà à la loupe il est facile de voir que l'interprétation fournie par Cusco et Pamard est absolument erronée.

Dans quelques circonstances on trouve dans l'excavation des globules sanguins provenant d'une hémorrhagie locale.

L'excavation papillaire vue à un grossissement de 50 à 55 diamètres révèle déjà une foule de détails intéressants : en premier lieu, l'intégrité de l'anneau choroïdien, fait important, parce que c'est cet anneau qui constitue le goulot de l'excavation, goulot rigide, fixe dans son plan et sur lequel la pression centrifuge ne paraît exercer aucune action : aussi la fossette papillaire n'a-t-elle aucun rapport avec les autres extasies dont les bords s'en vont mourir dans la courbure générale.

Ce que je viens d'exposer à ce propos indique l'impossibilité où je suis de souscrire à l'opinion de Schweiger sur l'atrophie de l'anneau choroïdien. C'est par une altération de cette nature, que cet auteur si recommandable explique le petit cercle blanc que l'on rencontre si souvent autour de l'excavation. Pour moi, je n'ai pas observé cette atrophie dans les pièces que j'ai examinées, et il m'a paru toujours évident que c'est à la persistance de l'anneau choroïdien qu'est dû le rétrécissement relatif de l'entrée de l'excavation.

Derrière la choroïde, la sclérotique conserve sa position, mais la lame criblée
s'incurve en arrière, sous l'influence d'un réel refoulement; et une fois que la
fossette a atteint la limite des couches externes de la fibreuse, elle s'élargit par
son fond et semble creuser en sous-œuvre derrière l'anneau choroïdien; il lui
arrive même de développer le nerf en massue, juste au niveau du fond de sa
gaîne. Tantôt sur la coupe l'excavation est assez régulière, tantôt elle se montre
avec un abrupt d'un côté, un plan incliné de l'autre, ce qui la fait paraître de
travers.

. Déjà avec le faible grossissement que nous supposons on reconnaît que la
constitution du nerf optique à son entrée s'est modifiée, et que c'est à un travail
de sclérose portant à la fois sur la lame criblée, et sur les cloisons conjonctives,
qui séparent les faisceaux nerveux, qu'est dû ce changement. Son effet général
sur les pièces colorées à l'hématoxyline est celui d'une grande accumulation
de noyaux dans toute la zone de la lame criblée, d'une hypertrophie irrégulière
du tissu conjonctif interfasciculaire, qui donne à l'ensemble un aspect de désordre ne rappelant en rien l'élégante disposition du nerf à l'état normal. Si
l'on joint à cela un développement insolite des capillaires, un épaississement
souvent considérable de leurs parois, une augmentation de volume des vaisseaux papillaires, et enfin l'infiltration fréquente, par des lymphoïdes de l'épanouissement du nerf dans la fossette, on aura une idée des changements survenus et de leur nature. Les atlas d'Otto Becker, de Pagenstecher, de Poncet,
donnent des figures très-exactes de ces altérations.

Comme on le voit, il n'y est pas question d'épaississement sclérotical, de
dénivellement de la partie interne au pourtour de l'excavation. Mais ce qu'il
faut ajouter, c'est que la gaîne du nerf optique nous a paru presque toujours
entreprise; elle contient souvent du sang qui à la rigueur pourrait s'y être
logé au moment de la section, mais aussi elle est le siége d'une prolifération
abondante des éléments figurés, adossés à ses parois et à celles des cordages
élastiques qui fixent et soutiennent le nerf proprement dit dans sa gaîne.

Avec de forts grossissements les détails s'accentuent. Il est évident que dans
toute la région de la lame criblée l'épaisseur soit des faisceaux propres de cette
lame, soit des faisceaux interfasciculaires qui les croisent à angle droit, s'est
accrue. On les distingue très-bien les uns des autres à leur striation et au sens
du grand axe de leur noyau.

Cet épaississement a pour effet d'augmenter le volume du nerf et de dissocier
les faisceaux nerveux qui ont de la tendance à s'écarter les uns des autres,
comme les épis dans une gerbe mal liée : de là cette conséquence que le rasoir
rencontrant ces faisceaux sous des angles très-variés donne à leur coupe des
formes non moins complexes : ainsi s'explique l'aspect général de la préparation.

A côté des cellules fixes, on trouve quantité innombrable de cellules errantes
disséminées çà et là, ou accumulées par places au caprice de leur migration. On
les trouve partout, soit dans l'épaisseur des faisceaux, soit dans celle du névri-
lème qui est lui-même épaissi.

Mettez au milieu de tout cela des lumières de vaisseaux capillaires à parois
épaissies, de veines et d'artères remplies de globules sanguins et de leucocytes,
semez-y des globules rouges égarés, ou en petites nappes hémorrhagiques, et
vous aurez une idée de l'altération qui accompagne toujours l'excavation, ou
plutôt qui la précède et la rend possible.

Il me reste à parler des fibres nerveuses dans l'excavation et sur ses bords. Depuis que l'on connaît bien la forme de la lésion, on a signalé l'espèce d'éperon qui forme le goulot, et la nécessité où étaient les cylindres-axes qui constituent la couche fibreuse de la rétine de se recourber brusquement sur lui. C'est en effet ce qui arrive, et sur les coupes méridiennes on voit la couche en question se tasser sur l'éperon choroïdien et, celui-ci n'ayant pas changé de dimension, on est conduit à penser que les faisceaux nerveux ont perdu toute la place occupée par le goulot de l'excavation, place qu'ils occupaient autrefois, moins peut-être l'espace de la fossette normale : de là l'idée naturelle d'un étranglement qui existe en effet.

Il est assez difficile de dire quels sont les effets de cet étranglement : détruit-il un certain nombre de fibres-axes, en altère-t-il la structure et le volume, je ne voudrais rien affirmer de trop général, mais ce que je puis dire, c'est que sur un œil où la pression avait été énorme j'ai pu observer un point de l'anneau où les cylindres nerveux semblent avoir disparu par atrophie. Cette observation a besoin d'être contrôlée, parce qu'à la rigueur une cassure artificielle aurait pu donner le même aspect, mais elle n'est pas en désaccord avec l'apparence des faits. Dans tous les cas, le point même où les fibres nerveuses passent sans solution de continuité sur l'anneau les montre en si petit nombre, qu'on ne saurait douter des pertes qu'elles ont subies.

Ceci est d'accord avec l'observation de Roth qui, en 1870, a signalé dans la rétine la disparition de la couche optique.

Une seconde lésion, mais qui ne se révèle bien qu'à l'autopsie et qui a pris dans ces derniers temps l'importance d'une altération pathognomonique, c'est la soudure entraînant nécessairement l'obstruction des lacunes de Fontana et du canal de Schlemm. De fait, cette adhérence a été trouvée par Knies dans 15 cas, elle a été confirmée par de Wecker, Brailey, et nous-même l'avons toujours rencontrée dans toutes les pièces que nous avons eues entre les mains. Hocquard, qui a examiné dans notre laboratoire une très-grande quantité d'yeux, ne l'a vue manquer qu'une fois, et dans ce cas une épisclérítis annulaire avait dû entraver les voies extérieures de la filtration [1].

Sur une coupe méridienne, la seule qui montre très-exactement la lésion, l'angle de la chambre antérieure est profondément modifié. Au lieu de cette excavation arrondie se perdant dans les vacuoles que laissent entre eux les faisceaux du ligament pectiné, se montre un angle plus ou moins aigu et surtout rapproché du centre de la chambre. L'iris s'est porté en avant et sa face antérieure venant à rencontrer la face postérieure de la cornée s'y est soudée plus ou moins exactement et plus ou moins solidement. Tantôt l'adhérence est extrêmement large, tantôt elle est étroite ; elle peut aussi être multiple en ce sens que, outre l'adhérence périphérique, il peut en exister une ou plusieurs autres laissant entre elles des espaces non soudés. Si l'iris est indemne de toute autre adhérence, on le voit, à partir du point où il se détache de la membrane transparente, se diriger droit vers le bord pupillaire, mais s'il est soumis à d'autres tiraillements soit en vertu d'une adhérence au cristallin, soit à cause de tractions centripètes d'origine quelconque, on le voit se dévier et aussi se déformer.

Dans une pièce qui figure dans mes collections photographiques, le tissu irien

---

[1] Poncet l'a également figurée dans son atlas.

a été raréfié, ses éléments laissant entre eux de grandes mailles vides. On conçoit
que ces variations de formes en entraînent de correspondantes dans les rapports
de l'iris et des procès aussi l'angle : formé à ce niveau est-il tantôt très-ouvert,
tantôt moins, ce qui dépend du degré d'atrophie du corps ciliaire. Pour donner
à l'état de cette région si importante tout son intérêt, il est indispensable de
l'examiner dans son ensemble, c'est-à-dire de passer successivement en revue :
1° la soudure ; 2° la cornée et la sclérotique dans toute la partie correspondante;
3° l'iris ; 4° le corps ciliaire.

1° *La soudure.* Elle est quelquefois très-légère et semble se faire par une
simple adhérence des éléments endothéliaux de la cornée et de l'iris amenés au
contact. Dans ce cas, cette adhérence se détruit facilement sur les coupes et l'on
voit alors des lambeaux cellulaires saillir alternativement sur les deux faces, une
de nos pièces en offre un bel exemple. Elle montre aussi une particularité
intéressante, c'est une irrégularité de la surface profonde de la cornée, correspondante aux irrégularités d'épaisseur de l'iris, ce qui produit une sorte d'engré-
nement réciproque.

Lorsque l'adhérence est légère, la tunique de Demours garde son intégrité,
ainsi que les éléments du ligament pectiné, et l'on peut, en séparant artificiellement les deux membranes, retrouver une apparence si normale, qu'on est à se
demander si la soudure a réellement existé. La pièce à laquelle je faisais
allusion plus haut en est encore un exemple.

Mais bien souvent l'union entre l'iris et la cornée est beaucoup plus intime,
et faite aux dépens d'un néo-tissu fibreux. Celui-ci est tantôt alors limité au lieu
même de la soudure, tantôt il s'étend en nappe au devant de l'iris, et va se fixer
à la face antérieure de la capsule, comme j'en ai eu un exemple sous les yeux.

Même dans le cas où la soudure est très-ferme, on peut avec des tractions
détacher l'iris, mais alors sa surface d'adhérence reste visible sous la forme d'un
plan séparé du reste de l'iris par un angle. A ce niveau, la membrane de
Demours cesse d'être visible, tantôt elle semble se terminer par une cassure
plus ou moins nette, tantôt elle s'effile et se transforme en un tissu finement
fibrillé qui ne se colore pas bien au picro-carmin et qui renferme des éléments
figurés, cellules migratrices, cellules fusiformes, corpuscules sanguins, et surtout
granulations pigmentaires, disséminées ou accumulées dans les espaces lymphatiques de la cornée.

La soudure irido-cornéenne forme en définitive une atmosphère dans laquelle
les deux tissus composants se fusionnent en un appareil nouveau fibro-cicatriciel,
semé d'éléments divers ; quelquefois des hémorrhagies en nappe viennent s'y
mêler.

Le néo-tissu se prolonge jusqu'au canal de Schlemm d'ordinaire oblitéré, et
à la place duquel on trouve un espace rempli de débris de corpuscules sanguins
et de fines granulations. Toute la région est sillonnée par des vaisseaux anciens
plus développés qu'à l'ordinaire, ou nouvellement formés.

Il est à noter qu'au nouvel angle de la chambre antérieure le tissu cicatriciel
tiraillé par le jeu de la portion restée libre de l'iris a une apparence celluleuse
toute particulière. Il faut pour qu'on la rencontre que l'adhérence soit ancienne
et l'iris suffisamment intact.

En résumé, il paraît évident que l'union pathologique s'établit entre l'iris et
la cornée au moyen d'un exsudat qui s'organise, mais que ce travail ne se passe
pas sans que la membrane de Demours, le ligament pectiné et les parties

voisines des deux membranes soudées ne se modifient par voisinage en donnant
à l'ensemble un aspect spécial.

2° *La cornée et la sclérotique.* Lorsqu'on examine la région correspondante
au mal avec un faible grossissement, ce qui frappe tout d'abord, c'est de la voir
semée dans toute son épaisseur de vaisseaux plus ou moins volumineux, dont
les coupes, sous des incidences diverses, se dessinent nettement toutes remplies
qu'elles sont de globules rouges.

Ce qui est particulièrement remarquable, c'est l'envahissement de la surface
externe par du tissu de nouvelle formation, qui s'avance plus ou moins vers le
centre de la cornée. Sur la coupe, ce tissu a la forme d'un triangle allongé
dont la base est tournée en arrière et la pointe en avant. Profondément, il se
perd par une dégradation insensible dans le tissu scléro-cornéen ; en avant, il
est bordé par l'épithélium qui se dessine nettement à sa surface. De ce côté, on
voit souvent apparaître des papilles plus ou moins bien formées. Ce tissu est
également très-riche en vaisseaux, comme le démontrent les sections nombreuses
de ceux-ci. A un fort grossissement, et en procédant du centre vers la périphérie de la cornée pour étudier la nature de ce tissu, on reconnaît qu'il est
formé au niveau et aux dépens de la membrane de Bowman. Souvent à sa
limite avec les parties saines on voit l'épithélium soulevé par une petite nappe
hémorrhagique composée de globules. Plus loin la membrane vitreuse antérieure commence à se fendiller, et dans les interstices des vaisseaux se montrent
des traînées de cellules lymphoïdes. Peu à peu la région de ces dépôts s'élargit,
et l'on arrive à un point où le tissu cornéen ne montre plus que de rares faisceaux plus ou moins dissociés par les éléments jeunes qui tendent de leur côté
à devenir fusiformes et à se transformer en tissu fibreux. Puis les vaisseaux s'y
montrent, d'abord à parois minces, puis plus complets, et enfin avec une épaisse
adventice. Ces vaisseaux sont remplis de globules rouges et de globules lymphoïdes colorés par le carmin ; les uns cheminent seuls entre deux anciens faisceaux cornéens, les autres forment un système autour duquel tourbillonnent les
éléments fibreux de nouvelle formation.

L'épithélium a gardé sa structure normale, seulement les cellules profondes
se sont habituellement inclinées comme si elles avaient été poussées par le travail
souterrain qui s'est fait au-dessous d'elles.

Cette zone cornéenne que je viens de décrire correspond au cercle limbaire
sur lequel pendant la vie on voyait se former les petites anses vasculaires qui
peu à peu rétrécissaient la membrane transparente en lui donnant cet aspect
elliptique qu'on lui connaît dans le glaucome. Elle correspond à la soudure
irienne, dont elle est comme le reflet extérieur, et elle est d'un haut intérêt,
parce qu'elle nous permet de juger dans quelle mesure cette soudure s'établit.
Nous l'avons toujours rencontrée dans les glaucomes que nous avons disséqués,
et il nous a semblé que toujours elle s'avance plus près du centre que l'adhérence irienne.

3° *L'iris* présente des altérations générales et des altérations locales, c'est-à-
dire particulières à la région adhérente.

Les altérations générales sont : la disparition plus ou moins complète des
cellules étoilées anastomotiques et pigmentées, et leur remplacement par des
cellules embryonnaires, ou dans un état plus avancé par des éléments fasciculés
fibreux ; la formation à la face postérieure de la membrane de végétations verruqueuses doublées de pigment qui donnent lieu à une série de mamelons plus

ou moins développés ; enfin l'hypertrophie énorme des vaisseaux et souvent la dégénérescence colloïde de leurs parois ; les éléments musculaires résistent longtemps.

Au niveau de l'adhérence, l'iris est toujours atrophié, et cette dégénérescence atrophique est toujours en avance sur celle du reste de la membrane. Sur les pièces énucléées un peu tardivement, c'est à peine si en ce point la membrane colorée est représentée par son épithélium qui, lui, produit là comme ailleurs les végétations verruqueuses dont nous avons parlé. Le doublement de la cornée par l'iris, bien loin d'apporter plus de solidité à la coque oculaire, semble lui faciliter cette transformation, ce retour à l'état embryonnaire, étudiés ci-dessus, et il y a là tendance à la formation du staphylome intercalaire.

4° Les tendons des muscles ciliaires qui viennent s'insérer à la paroi interne du canal de Schlemm sont infiltrés de leucocytes; ceux-ci se montrent dans les mailles des muscles et tendent à former, là comme ailleurs, un tissu fasciculé qui se substitue peu à peu aux éléments normaux. Les vaisseaux se multiplient et versent souvent des hémorrhagies plus ou moins considérables qui compliquent à leur façon l'aspect des coupes. Le tissu du corps ciliaire proprement dit participe aux altérations de l'iris.

Je n'ai pas trouvé de forme des procès particulière au glaucome, et tantôt ils m'ont paru amincis, tantôt arrondis ; dans quelques cas ils semblaient se porter vers l'iris, dans d'autres ils s'en écartaient. En un mot, l'anatomie ne m'a rien montré là qui puisse appuyer ou contredire les opinions diverses que l'on s'est faites du rôle des procès dans la production de la maladie qui nous occupe.

Quand j'aurai dit que jamais je n'ai vu le muscle ciliaire soudé à la sclérotique, dans les cas de glaucome pur, j'aurai exprimé un fait que je crois général, et qui n'est pas sans importance lorsqu'il s'agit d'interpréter le rôle que doit jouer dans cette maladie l'espace lymphatique de Schwalbe.

Telles sont, dans leur détail, les altérations que l'on rencontre sur presque tous les yeux que l'on a été obligé d'extirper pour cause de glaucome, altérations que l'on peut appeler pathognomoniques.

Il y a loin, comme on le voit, de ce tableau aux descriptions plus ou moins fantaisistes de nos devanciers. Nous devons cependant nous demander s'il est complet, et dans tous les cas rechercher si la tension morbide exerce sur les autres membranes des ravages bien caractérisés.

Nous allons successivement examiner à ce point de vue la rétine, la choroïde et la sclérotique, ainsi que les différents milieux.

1° *Rétine.* Les lésions de cette tunique nerveuse sont variables, suivant qu'on l'examine près ou loin de la papille, et aussi dans ses différentes couches.

Près de l'épanouissement du nerf optique, il existe un désordre dans l'arrangement des parties qui tient évidemment à leur tiraillement : ainsi les bâtonnets et les cônes sont généralement inclinés vers la papille, et cette inclinaison est encore plus marquée sur les fibres de Müller, qui ont véritablement l'air d'être tiraillées par une forte traction. Cette déviation des éléments rayonnés de la rétine est très-caractéristique, et elle s'étend très-loin vers la périphérie. Voici maintenant un à un les troubles que j'ai pu constater moi-même.

La couche de l'épithélium pigmenté est altérée par appauvrissement en pigment des cellules, par leur tendance à se détruire, à abandonner leurs granulations colorées et à laisser apparaître leurs noyaux.

Les bâtonnets et les cônes sont assez résistants, et je les ai trouvés en apparence intacts dans des yeux qui avaient subi de très-fortes tensions et dont la vue était restée très-longtemps abolie. Néanmoins, il est une altération que j'ai souvent rencontrée dans cette couche : elle consiste dans la présence d'espaces ronds et vides en apparence, qui se trouvent juste au-dessous de la couche pigmentée et qui séparent les bâtonnets à leur extrémité externe. Souvent ces espaces sont rangés en séries près les uns des autres et donnent à la préparation un aspect très-élégant. Lorsqu'on est assez heureux pour surprendre leur formation, comme j'ai pu le faire sur une préparation, on voit qu'ils proviennent de la dégénérescence vésiculaire de cellules pigmentées, qui d'abord grandissent en empiétant sur la région des bâtonnets, accumulent sur leurs bords leurs granulations noires, puis finissent sans doute par se détruire en laissant un vide à la place qu'elles ont occupée. Il y aurait donc encore là une altération de la couche polygonale et non pas de celle des bâtonnets et des cônes.

J'ai observé sur une autre rétine une lésion analogue à la précédente avec cette différence que les lacunes rondes occupent la région profonde des bâtonnets, tout contre la limitante externe. Elle paraît être le résultat de la transformation vésiculeuse de quelques-uns de ces éléments, qui en se développant outre mesure repoussent leurs voisins à droite et à gauche. L'intégrité de la limitante à leur niveau prouve bien que ces vésicules ne se forment pas aux dépens d'éléments venus d'ailleurs, et cette altération est bien propre aux bâtonnets et aux cônes, tandis que la précédente leur était en réalité étrangère.

Dans toutes les préparations, la couche externe des grains garde à peu près sa régularité et son épaisseur ; on la retrouve avec ce double caractère même très-près de la papille excavée. Il n'en est plus de même en ce qui concerne la couche intermédiaire et la couche interne des grains. Cette dernière semble comme dispersée dans ses éléments qui paraissent avoir émigré du côté interne de la rétine. En outre, le parallélisme des couches internes semble avoir été bouleversé en même temps par le développement énorme de quelques vaisseaux qui se sont fait place en refoulant les parties vers la région externe.

Ces vaisseaux montrent en effet une altération des plus importantes, c'est la dégénérescence colloïde ou l'hypertrophie de leurs parois. Sur les uns, en effet, on voit se multiplier les couches de cellules adventices au point que la paroi double ou triple d'épaisseur. Sur les autres, ces cellules devenant vésiculeuses par dégénérescence colloïde, les parois décuplent peut-être. Dans les deux cas, la lumière se rétrécit, et ce n'est donc pas au profit de la circulation que se fait le développement apparent des vaisseaux. Quelquefois enfin la lumière du vaisseau est oblitérée complétement, et l'ensemble de la coupe se montre comme un bloc colloïde sans forme ni détail. C'est surtout dans le glaucome hémorrhagique que cette disposition se manifeste. C'est ici l'occasion de parler des hémorrhagies et de dire comment elles se comportent. J'ai cru en observer de deux sortes : d'abord des hémorrhagies considérables, de véritables raptus qui versent brusquement le contenu des vaisseaux au sein des tissus délicats en les dissociant brutalement.

On voit alors de vrais caillots dans les graines lymphatiques périvasculaires et la limitante interne est soulevée et même détachée des parties sous-jacentes. Sur les frontières des épanchements on trouve aussi des infiltrations de globules sanguins qui naturellement vont nous conduire à examiner ce second mode. Il n'est pas habituellement facile de fixer le point de départ de ces hémorrhagies qui sont plus discrètes, plus lentes, et se produisent sous des pressions moins fortes dans des vaisseaux plus petits. Les globules rouges se répandent en nappes au milieu des éléments normaux, sans les détruire ou les déchirer, et l'on peut même reconnaître que souvent ils sont guidés dans la position qu'ils prennent par ces éléments eux-mêmes. Ils sont logés sous la limitante interne qu'ils soulèvent quelquefois, au milieu des fibres, dans la couche des cellules ganglionnaires, dans la couche finement granulée, et enfin on les voit remonter en série le long des fibres de Müller jusqu'à la couche externe des grains qu'elles atteignent à peine et dans laquelle ils ne pénètrent que très-rarement.

La forme générale de cette hémorrhagie est donc celle d'une couche occupant la partie interne de la rétine et émettant vers sa périphérie des prolongements rayonnés qui vont jusqu'à la granuleuse externe. Çà et là au milieu des hématies plus ou moins déformées, on voit la coupe des vaisseaux à parois épaisses soulevant la limitante interne. C'est aussi au niveau de ces vaisseaux que l'on aperçoit les plus fortes poussées hématiques vers l'extérieur, car dans la plupart des points la granuleuse interne semble former une barrière à la nappe hémorrhagique, qui occupe ainsi les deux couches les plus internes des fibres et des cellules ganglionnaires.

Les deux formes que nous venons de décrire semblent appartenir, la première à ces raptus qui surviennent après la détente brusque de l'œil, les autres au vrai glaucome hémorrhagique.

Mes recherches personnelles ne me permettent pas d'en dire plus long sur ce sujet, et je pense que personne n'en sait beaucoup plus sur l'état dans lequel le glaucome peut mettre les autres éléments de la rétine... Je passe donc à la choroïde.

2° *Choroïde.* J'ai dit que presque toujours, dans les formes aiguës et rapides, cette membrane présentait peu d'altérations.

J'ai eu entre les mains deux pièces provenant de glaucomes aigus bien confirmés, mais de durée assez courte, et quoique j'aie recherché l'état de la choroïde en plusieurs points, je n'y ai pas trouvé d'altération bien caractérisée. Les vaisseaux y avaient gardé leur nombre, leur volume et leurs rapports habituels; les parois de ces vaisseaux n'étaient ni hypertrophiées ni sclérosées; les cellules anastomotiques n'étaient ni moins nombreuses ni altérées dans leur forme. Il n'y avait plus de leucocytes et la lamina fusca avait conservé sa laxité et sa liberté ordinaires.

Ce n'est que dans des cas de glaucomes secondaires que j'ai trouvé, soit des transformations fibreuses, soit des atrophies complètes de la membrane Ruyshienne, et je suis convaincu que ces altérations étaient dues à des processus antérieurs à celui du glaucome.

J'en dirai autant de la sclérotique, dont j'ai examiné beaucoup de préparations, sans jamais y découvrir autre chose que ce que j'ai signalé au niveau de son union avec la cornée et peut-être dans la région postérieure, autour de l'entrée du nerf optique, quelques modifications périvasculaires incapables toutefois de modifier son épaisseur ou sa capacité.

J'ai des coupes sur lesquelles les trois membranes de l'œil sont conservées dans l'intégrité de leurs rapports, or la choroïde et la sclérotique s'y montrent saines alors que la rétine y présente une grosse hémorrhagie autour d'un vaisseau en dégénérescence colloïde.

3° *Corps vitré.* Ce n'est qu'avec une grande circonspection que j'aborde l'examen du corps vitré, parce que nos connaissances ne sont pas très-sûres encore à son propos, et que nous ne savons même pas très-bien la part qu'il faut faire aux réactifs conservateurs dans les apparences qu'il nous offre.

Après conservation de quelques jours dans le liquide de Müller, il se présente plus ou moins fluide, laissant échapper quelquefois la plus grande part de lui-même sous la forme d'un liquide jaune, d'autres fois se coagulant plus ou moins imparfaitement. Dans certains cas il s'est ramassé vers la face postérieure du cristallin, d'autres fois il plonge encore dans le fond de l'excavation de la papille.

Sur les coupes obtenues, sur ces pièces, après leur durcissement dans la gomme et l'alcool, le corps vitré se présente sous la forme d'un coagulum homogène dans lequel le rasoir peut couper des lames excessivement minces. Ces lames une fois colorées par l'hématoxyline, le picro-carmin, etc., se montrent sous l'objectif très finement grenues, et çà et là on y voit des cellules rondes à noyaux multiples, quelquefois du sang épanché sous forme de gros coagulum, de nappes d'ordinaire concentriques. Ces éléments figurés sont là, plongés dans la masse, sans que rien puisse laisser deviner par où ils sont venus ; s'ils ont fait un chemin, celui-ci s'est refermé derrière eux.

Il arrive aussi qu'on trouve l'hémorrhagie étalée entre la limitante interne et l'hyaloïde, et dans ce cas le décollement peut affecter, à la coupe, la forme d'une lentille, ou révéler une série de plicatures, au fond desquelles se logent les hématies.

Souvent le corps vitré se montre infiltré de sang ou d'éléments d'un néo-tissu fibreux dans le fond de l'excavation.

Je n'ai rien à ajouter en ce qui concerne la région du corps vitré qui borde la face postérieure du cristallin. L'examen pendant la vie nous montre que là se présentent fréquemment des opacités; je n'ai pas eu l'occasion d'en disséquer.

J'en dirai autant du cristallin et de l'humeur aqueuse.

Somme toute, les altérations des milieux ne sont que le reflet des phénomènes qui se passent sur les membranes, elles peuvent être passagères, si les attaques glaucomateuses sont suivies de rémittence ou de guérison par l'emploi d'une bonne thérapeutique ; elles deviennent durables, si le mal persiste.

La seule, la vraie difficulté dans cette étude consiste à démêler ce qui dépend du glaucome de ce qui l'engendre, et c'est pour cela que les Anciens, malgré leurs nombreuses dissections, étaient restés si peu avancés, voilà pourquoi nous-mêmes, en possession d'excellentes méthodes, nous sommes encore si peu maîtres de la question.

Marche du glaucome aigu. En faisant dans le premier paragraphe le tableau du glaucome aigu, j'en ai par là même indiqué la marche. Je l'ai montré avec ses prodromes et avec ses crises, et l'on a pu voir que celles-ci sont particulièrement irrégulières : irrégulières dans leur apparition, dans leur durée et dans leur violence. Malgré cela, la maladie reste toujours semblable à elle-même, et pour se faire plus ou moins attendre le résultat définitif n'en est pas moins certain.

Peu à peu, sous les attaques répétées, les divers tissus de l'œil s'altèrent et se désorganisent d'une façon de plus en plus irrémédiable, et le mal arrive à cet état compliqué, dans lequel on aurait bien de la peine à reconnaître les symptômes caractéristiques que nous avons signalé, y compris la tension elle-même,

L'irrégularité dans la marche du mal lui donne des physionomies assez différentes, qui ont engagé bon nombre d'auteurs à en faire des types, et à leur donner des noms distincts. C'est ainsi qu'ils ont appelé celui qui, en une crise, abolit les fonctions visuelles, glaucome foudroyant; celui dont les crises sont fortes et se répètent à de courts intervalles, glaucome aigu; celui qui, au contraire, n'éteint la vision qu'en plusieurs mois, avec de moyennes exacerbations, glaucome subaigu ou chronique inflammatoire.

Il n'est pas mauvais dans la pratique de tenir compte de ces distinctions, et dans le cours de ce travail j'ai souvent employé ces expressions, mais sans jamais y attacher l'idée d'une différence radicale entre les choses qu'elles désignaient.

Ce qui pour moi caractérise le glaucome aigu, c'est la crise. Dès qu'elle a paru, ne fût-ce qu'une fois, et d'une façon fugitive, la maladie à mes yeux est classée, et les combinaisons en peuvent varier sans en changer la nature.

Il en est de même des complications qui peuvent être les conséquences de la violence des accidents, comme aussi des phénomènes inflammatoires qui apparaissent tantôt dès le début, tantôt dans le cours de la scène pathologique; ils ne changent rien au fond des choses, et je ne vois pas la nécessité d'accepter un glaucome inflammatoire irritatif ou malin.

Le glaucome chronique inflammatoire de Wecker ne me semble pas non plus une entité bien nette et incontestable; il ne se différencie bien, ni du glaucome aigu, ni du glaucome chronique, et je n'y aperçois qu'une question de degré.

La lecture des pages qu'Abadie dans son Traité a consacrées à cette même forme ne m'a pas fait changer d'opinion. J'ai, du reste, la satisfaction de constater que des ophthalmologistes très-distingués, tels que Desmarres père, Fano, ont pensé comme moi.

Ceci bien compris, et étant admis que le glaucome peut présenter d'innombrables variétés, au point de vue de l'intensité et de la succession de ses symptômes, nous n'avons plus qu'à étudier la marche générale de la maladie.

Cette marche est très-bien indiquée par les quatre degrés que de Graefe avait décrits avec son sens clinique si sûr sous le nom de : 1° glaucome imminent, glaucome dans le stade des prodromes; 2° glaucome évolué ou confirmé; 3° glaucome absolu; 4° dégénérescence glaucomateuse.

Je suis persuadé que tout praticien qui aura ce tableau présent à la mémoire ne manquera pas de reconnaître l'affection, quelle que soit la période pendant laquelle elle se présentera sous ses yeux. La seule forme qui pourra lui offrir quelque difficulté, c'est la dernière, celle de dégénérescence, pendant laquelle les troubles peuvent avoir revêtu des caractères si compliqués, qu'il est presque impossible de les rattacher à leur cause première, sans le secours des anamnestiques.

Diagnostic. Il résulte naturellement de la constatation de tous les symptômes que nous avons décrits, de l'étude des causes et de la marche. Précisément parce que la maladie est très-nette, elle laisse peu de place à l'erreur, et le chapitre du diagnostic différentiel est naturellement très-court. Nous ne voyons guère qu'une maladie avec laquelle le glaucome aigu pourrait être confondu, c'est l'iritis séreuse, qui, comme lui, développe souvent des névralgies ciliaires intermittentes, et affecte certaines apparences qui pourraient donner le change. Cette ressemblance a frappé plusieurs auteurs, entre autres M. A. Martin, et un grand nombre, comme de Grafe, Duplay, Panas, etc., ayant reconnu le passage facile d'une iritis séreuse à un véritable état glaucomateux, un chirurgien de la marine, M. Léon Alix, a cru devoir consacrer à ce sujet sa thèse inaugurale intitulée *De l'iritis séreuse et des phénomènes glaucomateux.* Paris, 1881. On lira avec fruit à la fin de son travail un tableau synoptique destiné à mettre en relief les points de contact, et les différences des deux affections.

Il est un autre diagnostic différentiel plus difficile peut-être à établir, c'est celui des tumeurs commençantes de la choroïde au moment où, enfermées encore dans l'intérieur de l'œil, elles y développent des phénomènes de tension dus à leur présence et à leur grossissement.

Quand par bonheur on est consulté dès le début, quand les milieux sont encore transparents, il est possible de reconnaître à l'ophthalmoscope la présence du néoplasme; mais, si le mal a déjà évolué, s'il a provoqué des décollements rétiniens, des troubles du cristallin ou de la cornée, il ne reste absolument rien pour établir la distinction. Les anamnestiques eux-mêmes ne sont pas capables de nous éclairer, parce qu'il est rare, dans les cas que nous nous figurons, que les malades, à supposer qu'ils aient bien analysé leurs symptômes fonctionnels, nous les répètent bien fidèlement.

On se trouve, en définitive, en présence d'accidents glaucomateux, et dans l'obscurité de leurs origines, il est bien permis de n'y pas voir clair. Ce n'est que plus tard, lorsque la tumeur fait éruption à travers les membranes, que le diagnostic s'illumine.

En réalité, la différence n'est pas précisément à établir entre un glaucome aigu simple et une autre maladie, mais bien entre le premier et un glaucome secondaire. Combien de chirurgiens n'ont-ils pas énucléé des globes prétendus glaucomateux dans lesquels ils ont trouvé des tumeurs? Cela m'est arrivé plusieurs fois, je l'avoue sans honte, et, chose peu commune dans la pratique de notre art, les malades n'ont pas à se plaindre de semblables méprises.

Complications du glaucome aigu. Il est difficile, au milieu des accidents si graves que développe le glaucome, de se faire une idée de ce que pourrait être une complication, et nous ne songerions peut-être pas à aborder ce sujet, si nous n'y voyions une occasion de nous expliquer de nouveau sur une apparente omission de notre part.

Le lecteur a pu remarquer que dans notre division générale nous n'avons pas fait mention du glaucome inflammatoire qui se trouve classé par bon nombre d'auteurs des plus importants. De Wecker, en effet, dès 1867, dans son *Traité classique*, admettait cette forme de la maladie comme constituant une classe à part, et de Graefe, en 1870, écrivait que le glaucome primaire inflammatoire constituait un groupe très-naturel; leur exemple a été suivi en 1875 par Herrmann Schmidt et en 1878 par Prouff. D'un autre côté, je puis citer comme n'ayant pas admis l'espèce en question Fano, Dujardin, Jarry, Cusco, Abadie, qui n'ont pas même fait mention du glaucome inflammatoire, et encore Belloc et Donders, qui ont admis une division en quelque sorte mixte, l'un décrivant le glaucome inflammatoire sous le nom de glaucome aigu, et l'autre, le maître hollandais, admettant l'affection avec ou sans ophthalmie.

Il est donc évident que la question n'est pas tellement claire, qu'on ne puisse sans témérité se ranger dans le parti de ceux qui repoussent comme inutile la division en glaucome inflammatoire et non inflammatoire.

J'ai lu attentivement les lignes consacrées à ce sujet par les uns et les autres et j'ai vu qu'elles étaient inspirées par des vues théoriques ou bien qu'elles étaient incapables d'établir des distinctions d'une suffisante netteté.

Si de Graefe n'avait pas eu la pensée que le glaucome était une irido-choroïdite séreuse, il n'aurait pas tenu beaucoup à l'idée de l'inflammation. Quant à nous, qui ne voyons dans l'affection qu'une déséquilibration dans la tension oculaire, nous ne saurions admettre comme caractéristique les phénomènes accessoires d'un processus plus ou moins problématique.

Le glaucome éclate, il a une marche plus ou moins rapide, *il provoque des crises,* il aboutit à la cécité et à la dégénération des tissus oculaires : voilà la forme aiguë.

Le glaucome marche avec lenteur, *il ne provoque pas de crise,* mais en excavant la papille, en augmentant la tension, il mène à la cécité : voilà la forme chronique. Peu importe dans le premier cas qu'il se développe des phénomènes inflammatoires ; peu importe que telle ou telle membrane soit rouge, qu'il y ait ou non des produits plastiques ; cela fera tout au plus des variétés, si tant est que ces variétés puissent réunir dans des groupes distincts des cas assez semblables les uns aux autres.

Disons donc que les accidents inflammatoires qui peuvent se développer constituent des complications dont il sera bon de tenir compte, mais n'établissons pas des divisions qui pourraient faire croire à des espèces qui n'existent pas. Le sujet est déjà assez obscur et assez compliqué par lui-même pour n'y rien ajouter de notre propre fait.

Pronostic. Jusqu'en 1856 il était désolant, depuis la découverte de de Graefe il a changé du tout au tout, et nous ne saurions nous lasser de répéter, parce que les occasions en sont rares, que sur ce chapitre nous pouvons enregistrer un des plus grands triomphes de l'art sur la maladie.

Thérapeutique. Tant que les ophthalmologues n'ont été guidés que par des idées fausses et incomplètes sur la nature du mal, leur thérapeutique s'est traînée dans la plus triste ornière et, suivant le caractère de ceux qui en traçaient les règles, elle se montrait ou absolument découragée ou pompeusement vide. Il y avait pourtant deux points autour desquels on tournait sans cesse, à savoir les prédispositions générales que l'on prétendait combattre par un traitement médical, et cette tension de l'œil que l'on entrevoyait bien et que l'on voulait faire cesser par la ponction.

Malheureusement, l'impuissance des remèdes et l'insuffisance des simples parencentèses étaient si bien démontrées que le plus noir pronostic ne faisait aucun doute, et que partout nous trouvons admise comme un dogme l'incurabilité du glaucome. Mais, lorsque de Graefe, guidé par une observation sagace et par certaines analogies, eut trouvé l'iridectomie, les choses changèrent de face, et l'on peut dire qu'à partir de 1856 la thérapeutique de la maladie était fondée. Est-ce à dire qu'il n'y ait pas d'autre moyen curateur que l'excision de l'iris, que le médecin consulté pour une crise glaucomateuse n'ait plus autre chose à faire qu'à coucher son patient sur le lit d'opération ? Enfin l'iridectomie est-elle le seul et le dernier mot de la thérapeutique ? La question vaut la peine d'être examinée à fond et, bien qu'elle ait été touchée déjà dans l'historique qui ouvre ce travail, le lecteur me pardonnera de vouloir l'approfondir ici.

Si réellement le glaucome atteint de préférence les arthritiques, s'il a une certaine prédilection pour les femmes, au moment de la ménopause, pour les hémorrhoïdaires, s'il est vrai que certaines races et certaines professions y soient plus exposées, immédiatement l'idée d'une prophylaxie s'impose à l'esprit, et aussi la nécessité de l'emploi d'un traitement qui puisse prévenir le retour du mal. C'est là une manière de voir qui est très-bien exposée dans la thèse de Belloc : aussi lui ferons-nous de larges emprunts.

Nous recommanderons donc aux personnes disposées au vice arthritique de prendre les mesures nécessaires pour en empêcher le développement. Nous leur conseillerons une vie active, une table frugale et l'abstention de toutes les choses qui sont capables d'augmenter la surcharge organique ou les scléroses vasculaires. Nous les inviterons encore, avec tous ceux qui sont comme eux menacés du mal, d'observer une sage hygiène oculaire et intellectuelle, d'éviter les travaux prolongés et appliquants, de soulager leur accommodation fatiguée, et de se soustraire autant que faire se peut à l'action de toutes les causes capables de déprimer leur système nerveux. Si l'arthritisme est déclaré, il faut le combattre par le régime et la diethétique, et puisque nous ne possédons pas de spécifique contre lui, administrer les médications qui sont le plus à même d'en diminuer les effets : les bains de vapeur, les douches minérales, l'hydrothérapie sous toutes ses formes.

Les eaux alcalines de Vichy, Vals, Vittel, Contrexéville, Ems, Carlsbad, pourront rendre des services, et on en aidera l'effet avec les sudorifiques, les diurétiques, tels que le colchique, le nitrate de potasse, l'antimoine, etc. La pilocarpine, le salicylate de soude, peuvent ainsi trouver leurs indications.

Si les patients sont très-débilités, et c'est surtout le cas des femmes à l'âge critique et des vieillards très-avancés en âge, on devra faire usage des toniques, des reconstituants, des vins amers, du quina, etc.

Pendant la période d'état, on a toujours été conduit à administrer les calmants sous toutes les formes, l'opium en extrait et en frictions *loco dolenti*, la morphine à l'intérieur et en injections hypodermiques. Malheureusement c'est toujours sans beaucoup d'effet, car les affres du glaucome sont de celles qu'une seule chose peut calmer : l'ablation de *l'épine* qui les met en jeu.

J'en dirai autant de la quinine qu'on a voulu opposer aux douleurs intermittentes, autant du mercure et des altérants, avec lesquels on a prétendu atténuer l'élément inflammatoire du mal.

Somme toute, je regarde comme très-rationnel tout essai d'améliorer une constitution atteinte ou visée par le mal, mais je répudie une médication qui, tout en restant au-dessous de sa tâche vis-à-vis du glaucome, ne laisse pas que d'affaiblir et détériorer l'organisme. La maladie une fois déclarée, la chirurgie reprend tous ses droits. Voyons quelles sont ses ressources, mais auparavant disons quelques mots d'un agent thérapeutique qui a fait un certain bruit et qui, s'administrant localement, peut être regardé comme faisant partie des ressources médicales. Il s'agit de l'ésérine.

L'influence fâcheuse dans bon nombre de cas de l'atropine sur le glaucome ayant été démontrée, Laqueur eut l'idée empirique d'employer son antagoniste l'ésérine, et il lui reconnut d'assez heureux effets pour en conseiller l'emploi général. L'attention des ophthalmologistes, éveillée sur tout ce qui regarde cette question, s'empara bien vite de ce sujet, et l'examina sous toutes ses faces. J'ai dit dans l'historique quel fut le résultat de ces investigations; il ne fut pas, en somme, favorable à l'emploi du nouvel agent, pas plus qu'à celui de la pilocarpine, et si les effets satisfaisants des deux alcaloïdes sont restés acquis, ce n'est qu'à titre d'adjuvants que leurs plus chauds partisans les ont conseillés.

Arrivons donc aux opérations chirurgicales.

Extraction du cristallin. Autrefois, alors qu'on avait de fausses idées sur la cataracte glaucomateuse, on avait songé à extraire le cristallin et Mackenzie avait cru voir que cette opération pouvait donner des résultats favorables; seulement, comme il en connaissait tous les dangers, jamais il n'avait osé la conseiller comme méthode générale. Dans le glaucome aigu elle entraînerait infailliblement la perte de l'œil qui se viderait pendant son exécution.

Paracentèse de l'œil. Elle a été préconisée depuis longtemps par l'école anglaise dans la personne de Wardrop, Mackenzie et Middlemore. Desmarres l'expérimenta avec des succès presque constants, mais non durables; il la pratiquait, tantôt sur la cornée, tantôt sur la sclérotique entre le droit supérieur et les droits interne ou externe.

Pour l'exécuter il avait fait construire une petite lance à arrêt et à gouttière qui est restée dans la pratique, et une sorte de petite lancette à bords tranchants qu'il a fait dessiner. Il regarde la ponction scléroticale comme plus efficace que la cornéenne; cependant on peut donner à cette dernière une valeur égale en rouvrant de temps en temps la plaie avec un fin stylet d'argent. Dans les cas d'inflammation violente la manœuvre est répétée plusieurs fois en quelques minutes.

Mackenzie conseille la ponction scléroticale avec une large lancette qu'il introduit profondément au lieu même de la ponction pour la scléroticonyxis, après quoi il tourne l'instrument de façon à entr'ouvrir la plaie et à faire écouler le liquide.

C'est au même ordre d'idées qu'il faut rattacher la ponction scléroticale conseillée par Le Fort et pratiquée par lui, dans un cas où elle fut suivie d'un succès immédiat et définitif. L'éminent chirurgien explique l'heureux résultat de son intervention en disant qu'il avait donné un écoulement au liquide accumulé dans l'espace de Schwalbe. Nous avons vu à propos de l'anatomie pathologique que cette accumulation est plus que problématique, et pour ma part je ne crois pas que dans le glaucome la *lamina fusca* soit jamais très-sérieusement intéressée.

La paracentèse de l'œil a trouvé dans Sperino (de Turin) un partisan convaincu, et, l'appliquant à une foule de maladies oculaires, ce professeur n'a pas pu la négliger dans le glaucome.

Nous trouvons les détails de sa pratique dans un livre qu'il a publié en 1862 en collaboration avec C. Reymond sous le titre de *Étude clinique sur l'évacuation répétée de l'humeur aqueuse dans les maladies de l'œil.*

Il se sert d'un petit couteau à double tranchant légèrement coudé sur le plat et présentant sur chaque face une légère saillie longitudinale; sa largeur est de 5 millimètres. Ce couteau est introduit à l'extrémité externe du diamètre horizontal de la cornée, tout près de sa circonférence et même en empiétant un peu sur la sclérotique. La ponction doit avoir des dimensions capables de la faire ensuite facilement découvrir, et de permettre de la rouvrir autant de fois qu'il sera nécessaire à l'aide d'un stylet boutonné d'argent ou de baleine. Des compresses froides appliquées sur l'œil et le soin d'éviter la lumière, telles sont les seules précautions à prendre pour échapper à l'inflammation.

Les effets de cette méthode appliquée au glaucome sont les suivants d'après l'expérience de Sperino.

La ponction suivie d'une seule évacuation ne procure qu'une amélioration passagère; ce n'est qu'au bout d'un certain nombre de ces manœuvres que le mieux finit par persister. L'iris reprend son jeu, l'injection des vaisseaux devient moins apparente et la dureté du bulbe diminue.

Un phénomène curieux, c'est l'accroissement de l'humeur aqueuse à mesure que l'on répète les évacuations. Cette surabondance est de bon augure, elle annonce l'amélioration de la vision, ou tout au moins une modification dans la circulation intérieure du globe.

Il est impossible d'annoncer la durée du traitement, bien qu'une seule ponction ait suffi dans quelques cas. Tant qu'on observe une amélioration, il faut agir et ne s'arrêter que lorsque celle-ci semble suspendue. En cas de recrudescence il faut recommencer, et ne pas se lasser, c'est là le seul moyen d'obtenir la guérison définitive.

Quand la vue est assez conservée pour permettre aux malades de distinguer les gros objets, cette méthode est applicable, et cinq ou six évacuations peuvent suffire. Dans une période plus avancée du glaucome, Sperino la combine avec l'iridectomie et pense avoir des succès plus prompts qu'avec cette dernière toute seule.

Belloc, après s'être étendu sur ces détails, ajoute que dans sa pensée la paracentèse répétée de Sperino présente d'incontestables avantages sur la paracentèse une fois faite, mais il ajoute qu'un grave reproche à lui adresser, c'est qu'elle ne met pas à l'abri des récidives.

Le résumé des dix-huit observations de glaucome publiées dans le livre cité plus haut ne nous paraît pas destiné à donner une bien haute idée des effets obtenus par les évacuations répétées. Un bien relatif dans quelques cas, l'intervention de l'iridectomie dans un bon nombre et des récidives dans la plupart, tel est le bilan ; et l'intervention de l'opération de de Graefe au cours de la méthode prouve bien que son auteur n'y avait pas une confiance absolue.

La nécessité de rouvrir souvent la ponction et de soumettre sans cesse le malade à de nouvelles manœuvres avait inspiré à Fano l'idée de créer une fois pour toute une fistule cornéenne qui permît l'écoulement incessant de l'humeur aqueuse. Il prétend que dans quelques cas exceptionnels ce procédé a des avantages sur l'iridectomie parce qu'il est moins dangereux qu'elle.

Pour atteindre son but, Fano commence par ponctionner la cornée au moyen d'un couteau lancéolaire et laisser écouler l'humeur aqueuse. Cela fait, au moyen de ciseaux courbés, il fait éprouver à la membrane une petite perte de substance.

Je ne sais où l'auteur que j'ai sous les yeux a puisé les renseignements qui précèdent, mais je n'ai trouvé dans l'ouvrage de Fano, ni dans aucune de ses publications antérieures à 1867, de trace de ce procédé opératoire : il a donc fait peu de bruit et je doute que, si les résultats en eussent été heureux, leur auteur les eût laissés dans l'ombre.

Il faut rattacher à ce procédé celui d'Argyll Robertson, qui a pour but d'emporter au moyen d'un trépan assez semblable à celui dont Bowman fait usage pour la cornée une rondelle de sclérotique. Le chirurgien américain se propose aussi de créer une fistule permanente qui permette l'écoulement des liquides oculaires et surtout la détente de la poche fibreuse. Je ne sache pas qu'il ait eu beaucoup d'imitateurs.

Comme transition à l'iridectomie, nous trouvons le procédé que Tavignot a préconisé dans le *Moniteur des sciences* de 1860, p. 244, et qu'il propose comme un *adoucissement* à la méthode de de Graefe *tout aussi efficace* que cette méthode elle-même. Il consiste à traverser la cornée avec une aiguille, puis à aller ponctionner l'iris avec sa pointe. Une semblable manœuvre ne me paraît justifiable que lorsque, la pupille étant adhérente à tout son pourtour, la membrane contractile se soulève sous l'influence de l'humeur aqueuse accumulée ; dans toute autre circonstance il me semble bien téméraire de s'exposer à perforer la capsule et à blesser le cristallin.

J'ai hâte d'arriver à la méthode thérapeutique qui seule et la première a heureusement renversé le dogme scientifique de l'incurabilité du glaucome. Pour comprendre sa valeur, il faut se rappeler, comme je puis le faire, la profonde sensation que produisit dans le monde scientifique la nouvelle qu'un moyen certain venait d'être trouvé pour la cure d'une maladie regardée jusque-là comme au-dessus des ressources de l'art.

Il ne s'agissait pas cependant d'une opération neuve, mais bien de l'application au glaucome de l'iridectomie ou excision de l'iris à l'invention de laquelle un chirurgien de Lyon, Guérin, a eu une grande part.

De Graefe, nous l'avons dit dans l'historique, n'a pas été amené là par le hasard, mais bien par l'analogie, et en réfléchissant sur les avantages de l'opération, dans beaucoup d'affections ayant des symptômes communs avec celle qu'il voulait guérir.

Le but qu'il se proposait l'a engagé à tracer quelques règles dont l'observation est de la plus haute importance et que nous le laisserons exposer lui-même

« 1° La ponction doit être aussi excentrique que possible, de manière que la plaie externe tombe sur la sclérotique à une demi-ligne de la cornée, et la plaie interne à la jonction de la cornée et de la sclérotique. Il est possible, de cette manière, d'exciser l'iris jusqu'à sa portion ciliaire. Cette condition paraît nécessaire pour achever le résultat de l'opération, ou tout au moins elle le rend plus certain ; comme de plus l'iris est ordinairement très-rétrici, par suite de la dilatation de la pupille, le lambeau excisé serait trop petit, si l'ouverture interne de la plaie dépassait le bord de la cornée.

« 2° Le lambeau excisé doit être aussi large que possible ; c'est pourquoi il faut faire usage d'une lance large et l'enfoncer assez profondément ; c'est en cela que l'opération diffère de celle de la pupille artificielle, que l'on pratiquerait, par exemple, dans un cas de leucome adhérent, et pour laquelle on préfère les excisions moyennes aux excisions larges.

« Plus la maladie est intense, plus l'excision devra être considérable. Quant à l'endroit où l'excision doit être faite, le choix est assez indifférent. J'ai l'habitude de la faire en dedans. Si l'on voulait éviter de défigurer les malades, considération que leur âge rend ordinairement assez peu importante, on pourrait pratiquer l'excision en haut ; cependant l'altération causée par un coloboma en dedans est peu sensible et passe presque inaperçue pour des yeux de couleur foncée. L'excision supérieure est plus difficile, mais elle exige une plus forte rotation du bulbe, avec l'ophthalmostat, ce qui peut nuire lorsqu'il y a inflammation vive.

« 3° Il faut laisser écouler l'humeur aqueuse lentement et avec précaution, car un changement trop subit de pression pourrait donner lieu à des hémorrhagies considérables soit des membranes internes, soit des chambres de l'œil ; la tendance aux hémorrhagies est moindre dans ce cas, il est vrai, que dans l'irido-choroïdite ordinaire avec atrophie du bulbe ; la raison en est qu'une pression assez forte subsiste encore à l'intérieur du bulbe, après l'écoulement de l'humeur aqueuse, ce qui n'est pas le cas dans l'irido-choroïdite.

« Aussi dans le glaucome les hémorrhagies sont moins abondantes, le sang épanché ne forme pas de caillot étendu, difficile à être résorbé.

« Mais il y a par contre dans les affections glaucomateuses une grande tendance aux ruptures des vaisseaux, peu importe qu'elle provienne de l'altération des parois vasculaires ou de l'engorgement veineux qui précède celle-ci.

« J'ai déjà parlé plusieurs fois de la formation d'ecchymoses rétiniennes ; ce fait seul doit engager à être prudent.

« J'ai l'habitude d'exercer une légère pression avec le doigt sur le globe de l'œil, pendant l'écoulement de l'humeur aqueuse, et peu de temps après l'opération j'applique un léger bandage compressif qu'on enlève avec précaution quelques heures après.

« Je n'ai point trouvé qu'il fût nécessaire d'employer de traitement consécutif, même dans les cas où l'opération fut faite lorsque l'inflammation était des plus intenses ; les symptômes inflammatoires disparurent toujours spontanément.

« Cependant un traitement antiphlogistique pourrait être indiqué dans des cas de ce genre pour accélérer la terminaison de l'inflammation.

« Il est aisé de comprendre qu'il faut protéger plus longtemps les yeux contre la lumière et qu'il faut en général plus de précautions que pour une opération de pupille artificielle » (*Arch. für Opht.*, t. III, 2ᵉ part., trad. des *Annales d'oculistique*, t. XXXIX et XL, p. 227, 2ᵉ part.).

Les préceptes si judicieux posés par le maître de Berlin ont été consacrés par le temps et par la discussion. En 1861 Foucher et Follin en proclamaient l'importance devant la Société de chirurgie, et peu à peu tous les praticiens en ont fait leur catéchisme. Les seules choses qui ont varié, ce sont les moyens d'y satisfaire.

Ainsi nous aimons mieux aujourd'hui pratiquer en haut la pupille artificielle : bon nombre préfèrent à l'usage de la lance celui du couteau à extraction linéaire, dont le maniement est plus habituel, et qui ne mérite pas le reproche assez hypothétique d'une plaie interne plus large que l'externe, et favorisant l'enclavement irien.

Telle est la véritable thérapeutique du glaucome aigu, près de trente ans de pratique sur toute la surface du monde l'ont jugée, et elle ne cèdera la place à une autre méthode que lorsque celle-ci fera preuve d'une incontestable supériorité.

Appliquée à cette forme de la maladie, elle a été acceptée par tous dès son apparition. Elle a supporté l'épreuve des discussions publiques et des comparaisons, et elle a triomphé sans conteste. Les légères oppositions qui lui ont été faites n'ont abouti qu'à l'assurer davantage, et à l'heure où j'écris nul n'oserait déconseiller l'iridectomie en présence d'une crise aiguë de l'affection.

Il est important que non-seulement les ophthalmologues, mais encore tous les médecins, soient au courant de cette vérité, pour qu'on ne voie plus se produire ces déplorables accidents dus à une temporisation ignorante, et qui sont pour notre art un véritable opprobre.

L'opération doit être pratiquée le plus tôt possible, et sous ce rapport je la comparerais volontiers au débridement dans la hernie étranglée ; plus on attend, plus on diminue ses chances. D'abord elle a pour avantage de faire disparaître tous les symptômes les plus pénibles pour le malade, tels que névralgie, tension, vomissements, etc., ensuite elle sauve la vision, ce qui est le but suprême de l'intervention.

A ce point de vue, le succès est certain, si on fait l'iridectomie avant toute crise aiguë et au moment où les phénomènes prodromiques, d'intermittents qu'ils étaient, deviennent continus.

Il est encore certain, si l'on opère pendant la première crise et avant que le champ visuel soit rétréci.

Si la vision a sombré au milieu de grandes crises, ou si l'on a laissé passer deux septénaires après l'apparition du mal, les chances sont alors énormément diminuées. Cependant il ne faut pas hésiter à intervenir encore pour laisser aux patients toutes celles qui leur restent et dans tous les cas pour calmer leurs douleurs.

On ne doit renoncer à intervenir que lorsque le temps qui s'est écoulé depuis que la cécité est complète est trop long pour qu'on puisse espérer le retour de la vision et lorsqu'on n'y est sollicité par aucun phénomène douloureux. L'effet utile de l'opération se fait sentir immédiatement en ce qui concerne les douleurs, il est un peu moins prompt dès qu'il s'agit des fonctions visuelles. Quant à la tension, elle peut céder très-vite, mais d'après Secondi elle doit disparaître au bout de trois semaines à un mois, sous peine de faire déclarer la première opération inefficace, et d'obliger le chirurgien à en recommencer une autre à un point opposé, ce que de Graefe avait du reste déjà conseillé.

Dès le début, les statistiques de l'inventeur lui-même, celles de Bader et de Froebelius, ont démontré l'exactitude de nos assertions. Depuis, les guérisons s'ajoutant aux guérisons ont changé complétement le pronostic du glaucome aigu et l'ont rendu bien préférable, comme nous le verrons plus loin, à celui du glaucome chronique.

Il n'y a pas au monde d'opération qui soit tellement sûre, qu'elle ne puisse avoir ses insuccès ou ses accidents; l'iridectomie dans le glaucome aigu n'échappe pas à cette loi. Dans deux circonstances nous avons vu échouer une opération faite à temps et correcte comme exécution; nous nous expliquerons plus tard sur la nature de ces accidents.

Ceux qui peuvent accompagner l'opération sont:

1° L'*hémorrhagie*. Elle peut se produire immédiatement et provenir soit des vaisseaux du limbe cornéen, soit de ceux de l'iris. Quand elle provient de la première source, elle est d'ordinaire peu inquiétante, et il est assez facile d'en avoir raison avec les lotions froides. Quand elle provient de l'iris, elle est plus ennuyeuse parce qu'elle se verse dans la chambre antérieure, et qu'elle y forme un caillot qu'il est ensuite presque impossible d'expulser. Or l'avenir de ce caillot dépend de l'état de l'œil. Si celui-ci est compromis par des accidents morbides compliqués ou par ce que nous étudierons plus tard sous le nom de glaucome secondaire, on le voit persister et devenir dans la chambre antérieure le point de départ d'une organisation nouvelle et de phénomènes plastiques interminables. Dans le cas contraire le caillot se résorbe avec une surprenante facilité, et disparaît en quelques heures. Il faut donc bien distinguer entre les hémorrhagies provenant d'organes momentanément altérés par un glaucome aigu simple ou de vaisseaux plus anciennement malades.

C'est ce qu'avait fait M. Richet à la Société de chirurgie le 7 septembre 1864 lorsqu'il avait distingué entre les hémorrhagies qui se compliquent de sécrétion inflammatoire et celles qui ne le font pas, sans cependant en dire le motif. Il faut surtout bien se garder, dans la crainte de provoquer l'écoulement du sang, de ne pas porter la section de l'iris assez près de son limbe, manquant ainsi à un des préceptes les plus chers à l'inventeur de l'iridectomie.

Si le chirurgien se fait une idée bien nette de la valeur de l'hémorrhagie, il ne s'en mettra guère en peine, ou bien il y verra une raison de redouter les accidents ultérieurs en rapport avec des altérations que révèle l'hémorrhagie elle-même. Dans tous les cas, au moment où elle se produit, il pourra essayer d'éliminer le sang au moyen de douces pressions exercées sur la cornée, soit en y promenant son doigt, ou mieux encore les paupières.

M. Le Fort nous raconte qu'à Moorfield on prend le plus grand soin d'extraire le caillot, et qu'une fois même on est allé jusqu'à pratiquer dans ce but une contre-ponction de la cornée.

Il est une autre espèce d'hémorrhagie inhérente en quelque sorte à l'iridectomie, c'est celle qui provient des vaisseaux rétiniens et se répand dans le tissu de la membrane nerveuse. Elle n'avait pas échappé à de Graefe, et c'est à elle qu'il attribuait avec raison la baisse d'acuité visuelle souvent très-considérable qui suit l'opération. Elle se développe au fond de l'œil sous forme de taches plus ou moins étendues, de véritables nappes siégant à la bifurcation des vaisseaux autour de la papille et de la *macula*, et rarement sur le disque optique. Elle est due à la détente brusque qu'accompagne l'ouverture de la coque oculaire, et c'est pour l'éviter que le chirurgien de Berlin conseille de laisser écouler le plus lentement possible l'humeur aqueuse.

D'ordinaire, elle se résorbe assez rapidement dans les trois semaines qui suivent l'intervention, et, à travers les milieux dont la transparence est revenue, l'ophthalmoscope peut suivre les phases de la résorption, qui coïncident du reste avec la réintégration graduelle de l'acuité.

Cette hémorrhagie peut cependant être assez considérable pour envahir le corps vitré et constituer une complication des plus redoutables et définitivement funeste; Abadie dans ses *Leçons* en publie un exemple bien frappant, chez une malade qui, après une opération des plus correctes, perdit d'une façon irrémédiable la vision qu'elle possédait avant l'opération.

Il faut la distinguer soigneusement d'une espèce d'ecchymose d'apparence bien moins grave, plus diffuse, qui occupe ordinairement l'équateur de l'œil où elle est l'expression d'un état très-grave des vaisseaux dans une espèce maligne de glaucome secondaire.

A part les précautions opératoires si souvent recommandées, les hémorrhagies de la rétine *post operationem* n'exigent aucun traitement spécial.

Décollement de la rétine. Cette complication est rare, et il est toujours permis de se demander si elle est antérieure ou postérieure à l'acte opératoire. Belloc la cite dans sa thèse, mais sans commentaire et sans observations à l'appui.

Blessure de l'iris. Le rétrécissement de la chambre antérieure est souvent tel, qu'il faut les plus grandes précautions pour faire glisser dans cet espace étroit la pointe d'un couteau ou d'une lance. Il arrive donc qu'on peut piquer soit l'iris, soit la face postérieure de la cornée. Dans l'un et l'autre cas, il faut retirer l'instrument très-légèrement, et avec le soin de ne pas laisser échapper d'humeur aqueuse dont la présence est indispensable pour le maintien de la chambre. Si l'on venait à blesser l'iris, il faudrait tâcher plus tard de comprendre la partie lésée dans le lambeau que l'on excisera.

Blessure de la capsule du cristallin. Bien plus grave est la blessure de la cristalloïde antérieure, et il faut l'éviter à tous prix par la bonne tenue du couteau. Si pareil malheur arrivait, je conseillerais d'achever l'opération comme si rien n'était survenu, plutôt que de songer à extraire la lentille, opération de tout temps reconnue si dangereuse et si inefficace.

Engagement de l'équateur du cristallin dans la plaie. J'ai vu dans des cas de tension très-forte le cristallin tendre à s'engager dans la plaie, une fois l'opération finie ; dans le cas de Marie Brulard il y est resté, et c'est par-dessus son équateur que s'est fait un commencement de cicatrice cystoïde. Ad. Weber a cité un cas semblable, et proposé une manœuvre pour y remédier. Il suffit d'observer un de ces faits, et ceux dans lesquels on voit la lentille violemment expulsée de l'œil, pour reconnaître qu'ils sont le résultat d'une tension violente et momentanée du globe, d'une pression exercée, soit par les muscles droits puissamment contractés, soit par le jeu des forces musculaires internes du globe entrées en véritable tétanos.

Cette manière de voir conduit aussitôt à l'idée que l'accident dont nous nous occupons pourrait être évité par l'emploi des anesthésiques, et nous engage à étudier cette question. Ni de Graefe ni la plupart de ses élèves ne conseillent l'anesthésie, la jugeant inutile ; d'un autre côté, il n'est pas toujours indifférent de l'employer chez des malades âgés, souffrants, catarrheux ou cardiaques. Néanmoins je suis pour ma part très-partisan du sommeil préalable, précisément parce qu'il met les patients dans un état de résolution tel, qu'il évite les seuls accidents vraiment irrémédiables de l'opération ; et à part des contre-indications formelles ou des impossibilités qui se rencontrent quelquefois, je conseille d'y recourir. On doit seulement prendre la précaution de faire strictement contenir le malade, sa tête surtout, par des aides vigoureux, et ne commencer l'opération que si la résolution est bien complète.

Avant de terminer la série des accidents opératoires dois-je dire un mot de l'incision trop rapprochée du centre cornéen : c'est là une faute qui conduit à l'inconvénient assez sérieux de ne pas emporter la totalité d'un segment de l'iris, et de ne pas faire une excision correcte. Pour éviter cet écueil le chirurgien doit se souvenir que, le limbe cornéen étant toujours envahi par un réseau vasculaire qui rapproche du centre ses limites antérieures, il n'a rien à craindre, en plongeant son couteau dans la région occupée par ce réseau.

Arrivons maintenant aux accidents consécutifs à l'iridectomie.

Dans les cas franchement aigus et simples, ils sont fort rares, et je ne signalerai que pour mention l'inflammation plastique ou purulente, la panophthalmie, qui sont des accidents possibles dans toutes les opérations pratiquées sur l'œil.

L'opacité du cristallin, surtout si elle est la conséquence d'une faute opératoire, est dans le même cas. Mais il est une complication cicatricielle qui est bien le propre du glaucome et sur laquelle je dois m'étendre un peu : c'est ce soulèvement particulier, cette espèce de staphylome que de Graefe avait lui-même désigné sous le nom de *cicatrice cystoïde ;* voici comment il se produit d'après Stellwag von Carion.

Sous l'influence de la pression interne persistante, les lèvres de la plaie scléro-cornéale ne restent pas exactement affrontées et l'humeur aqueuse filtre entre elles tout d'abord ; plus tard, le tissu épiscléral pousse une espèce d'avancée vers la lèvre cornéenne, se soude avec sa surface, et bientôt l'orifice de la plaie est fermé par une espèce de couverture mince extensible qui va comme un pont d'un bord de la plaie sclérale à l'autre. Si le phénomène s'est produit dans toute l'étendue de la plaie, la cicatrice est tout entière cystoïde ; s'il s'est réduit à un point, elle l'est partiellement, et c'est surtout vers les extrémités que ce point se rencontre.

Le plus souvent cette cicatrisation vicieuse est le résultat d'une section incomplète de l'iris. Le liséré qui reste alors, entre l'excision et le limbe, vient se jeter dans la plaie, commence par empêcher ses lèvres de s'affronter, puis, se doublant du tissu cicatriciel épiscléral, forme le revêtement interne du pont susmentionné. Dans ce cas, il y a un vrai staphylome, et la cicatrice a un aspect noirâtre; elle est très-limitée à sa base, et la conjonctive qui la double reste normale.

Mais il arrive aussi que l'iris a été bien coupé et n'est pour rien dans le développement de la cicatrice cystoïde. On voit alors celle-ci former une petite tumeur irrégulière, plus ou moins en rapport avec l'étendue de la plaie, et si on l'examine à la loupe, on reconnaît qu'elle est constituée par une enveloppe lisse, fibroïde, transparente, quelquefois trabéculaire, à travers les mailles de laquelle l'œil peut plonger profondément dans la chambre antérieure. Tout autour d'elle la conjonctive est comme infiltrée, et on ne doute pas en effet qu'elle soit imprégnée par l'humeur aqueuse.

Cette forme de cicatrice ne saurait, à mon avis, être considérée comme un avantage. Les plus beaux succès que j'aie vus après l'iridectomie se sont produits sans elle, néanmoins on comprend que les auteurs qui ont vu la cause du glaucome dans l'arrêt de la filtration intra-oculaire aient considéré ces cicatrices comme une soupape de sûreté et un moyen de cure radicale.

L'école anglaise dès l'origine a paru s'engager dans cette voie, et l'année dernière, au Congrès de Londres, Bader nous a montré plusieurs malades chez lesquels il avait intentionnellement cherché à atteindre ce résultat.

J'ajoute que cette cicatrice n'est pas sans inconvénients : d'abord elle gêne un peu le patient en lui donnant des sensations de corps étranger; en second lieu elle peut devenir, comme je l'ai vu, le point de départ d'accidents inflammatoires fort graves et de la perte de l'œil.

Développement prompt du glaucome sur l'autre œil. De Graefe, qui ne nous a presque rien laissé à apprendre, avait mis ce fait hors de doute par la statistique suivante : sur 400 cas laissés sans opération, cinq fois seulement le second œil s'est pris dans le courant du premier mois. D'une autre part 9 fois sur 49 opérés le second œil s'est pris dans la quinzaine. Les doutes émis par Schweigger en 1872 ne sauraient donc subsister en présence de ces chiffres. D'ailleurs les mêmes faits ont été observés par une foule d'auteurs.

Dès 1871, Richard Derby de Bristol en cite 1 cas; après lui Koller et Arcoleo en mentionnent 3; l'observateur italien croit même pouvoir attribuer cette complication au tourment que se font les malades au moment de la première opération. Enfin il n'est pas d'année où on ne produise des observations du même genre, et moi-même, depuis quelques mois, j'en pourrais fournir deux tirées de ma pratique.

Aussi au Congrès de Genève Fucizal n'a-t-il pas hésité à proposer d'opérer à la fois l'œil sain et l'œil malade, et il a été appuyé par Meyer, Dor, Martin, etc.

Cette opinion est parfaitement soutenable et la décision à prendre peut être laissée au choix du malade. C'est à lui de décider s'il préfère les chances qu'il a à courir aux appréhensions que soulève toujours une double opération. Il est aussi des circonstances étrangères à l'art qui peuvent être invoquées.

Ainsi je n'hésiterais pas à faire la double iridectomie, si le malade devait ensuite s'éloigner de tout secours médical, avec la chance de ne pas en retrouver à temps, le cas échéant. Il faut encore songer qu'une opération préalable a l'avantage d'être d'une exécution facile et de n'avoir rien à sauver du naufrage, puisque rien n'a encore été compromis.

Quelle est la manière d'agir de l'iridectomie? Telle est la question qu'il faut résoudre à présent que nous connaissons l'opération, ses effets et ses suites. Cette question, nous l'avons vu, de Graefe se l'était posée sans pouvoir y répondre et nous-même nous en attendons encore la solution. Si nous en sommes là, c'est que le mode d'action de l'excision irienne est essentiellement lié au mode de production du glaucome qui reste à connaître. Cette obscurité fait encore que les discussions sont ouvertes et que ce que j'appelle les pétitions de principe vont leur train, les uns invoquant leur manière de voir sur le glaucome pour expliquer l'iridectomie, les autres appuyant leurs idées nosologiques sur celles qu'ils se font de la thérapeutique. Nous allons essayer de résumer nos connaissances sur ce point et de chercher quel parti on peut en tirer.

L'iridectomie exigeant d'abord une large ponction présente les avantages immédiats de cette opération, et amène une détente par suite de l'évacuation de l'humeur aqueuse. La filtration habituelle à travers la plaie pendant les premiers jours maintient cet avantage.

L'hémorrhagie qui l'accompagne d'ordinaire peut aussi être considérée comme donnant lieu à une déplétion avantageuse des vaisseaux. Je ne pense pas que cet effet soit bien important, parce que les opérations qui réussissent le mieux ne sont pas ordinairement celles qui s'accompagnent des plus fortes hémorrhagies. Mais ce sont là, je le répète, des effets accessoires; ceux qui résultent de l'excision même de l'iris sont : 1° l'enlèvement d'une partie de la membrane qui semble particulièrement souffrir de la pression, et par suite la diminution du champ d'attaque de la maladie. Pour de Graefe et Foucher ce serait aussi la diminution du champ sécréteur et pour de Wecker celle d'une certaine quantité de filets nerveux que, faute d'un mot meilleur, il appelle filets sécréteurs.

1° Pour Martin l'explication serait un peu différente: à son avis, les nerfs de l'iris présideraient aux actes en vertu desquels se déclarent les accidents glaucomateux, comme chez un épileptique certains nerfs de la périphérie président au développement de la crise, fait qui est mis hors de doute par les phénomènes de l'aura. Or, en enlevant du même coup une grande quantité de nerfs, on se donne la chance de supprimer l'origine du mal, absolument comme chez un malade atteint de l'affection sacrée on a la chance de la guérir en emportant tous les tissus point de départ de l'aura. Ce sont là des formes variées de la théorie nerveuse ; 2° suivant Pagenstecher, en supprimant un certain nombre de vaisseaux d'apport au corps ciliaire ainsi que quelques veines ciliaires courtes, on déchargerait d'autant la circulation de la région choroïdienne. C'est là une théorie vasculaire ; 3° de Graefe encore, en s'appuyant sur des idées théoriques relativement au jeu des muscles ciliaires, suppose que la suppression d'une partie de l'iris l'empêche de trouver un point d'appui à sa contraction spasmodique, et de presser trop fortement sur la lentille. Et même celle-ci ne rencontrant plus devant elle un diaphragme trop tendu peut s'incliner en avant et décharger d'autant la pression qui s'exerce derrière elle. C'est là une théorie musculaire ; 4° enfin on a supposé que tous les avantages de l'opération reposaient sur ce qu'elle rétablissait la communication entre les deux chambres, communication interrompue dans le glaucome.

Ed. Meyer, un des premiers, développe cette manière de voir dans un travail soumis à la Société de chirurgie et dont Le Fort fut rapporteur. D'après lui, l'iris et la zonule étant poussés contre la cornée par la pression *à tergo*, le courant qui décharge la chambre vitrée à travers ces membranes ne peut plus s'établir, et la tension devient permanente ; en rouvrant la communication interrompue on lève la cause même du mal. C'est là une des premières fois que l'influence de l'iridectomie est expliquée par la théorie des courants de filtration ; et cette explication a un peu varié suivant la façon dont on a compris cette interruption.

Ainsi Weber a supposé qu'en détachant l'iris de son accolement aux lacunes de Fontana on rendait à ses fonctions toute la partie de ces voies si importantes ainsi dégagée. Pour Knies comme pour de Wecker, qui admettent une soudure pathologique et l'impossibilité de la rompre, l'iridectomie perd une grande partie de son importance et la ponction prime tout. Aussi voyons-nous ces auteurs avoir la tendance de substituer à l'opération de de Graefe la pratique de la sclérotomie.

Il est possible que tous ces effets soient réels, et je ne m'étonne pas de l'éclectisme vers lequel incline Belloc dans son excellente thèse, à laquelle je fais sur ce sujet de larges emprunts.

Modifications à l'opération de de Graefe. J'ai déjà dit dans mon historique que Critchett avait proposé de modifier l'iridectomie et j'ai même fait la critique de son procédé ; je veux ici le faire exactement connaître pour que le lecteur n'ignore rien de ce sujet.

Le chirurgien anglais se propose : 1° de faire cesser la pression intra-oculaire et de rétablir l'équilibre entre le contenant et le contenu ; 2° de laisser pendant un certain temps une sorte de soupape de sûreté qui puisse empêcher cet équilibre d'être rompu de nouveau.

Après avoir enfoncé une large aiguille sur les limites de la cornée et permis à l'humeur aqueuse de s'écouler librement, il introduit dans la chambre antérieure un crochet mousse au moyen duquel *il attire au dehors une portion de l'iris. Si la saillie de cette membrane à l'extérieur est très-considérable, il en excise une partie au ras du globe, laissant dans la plaie la partie qui s'y trouve engagée.*

Du moment que nous aurons signalé le danger des synéchies iriennes, et leur influence sur le développement des accidents à longue portée, nous aurons fait le procès du procédé de Critchett, et nous aurons expliqué pourquoi il a été abandonné par son auteur lui-même.

Procédé d'Hancock. Nous en dirons autant du procédé d'Hancock désigné par son auteur comme une myotomie oculaire. Le chirurgien de *Westminster's Ophthalmic Hospital* décrit ainsi lui-même son opération dans *the Lancet* du 25 février 1860 :

« J'introduis un couteau à cataracte (couteau triangulaire) à la partie intérieure et externe du bord de la cornée, à l'union de cette membrane avec la sclérotique ; la pointe du couteau est poussée obliquement d'avant en arrière et de haut en bas, jusqu'à ce que les fibres de la sclérotique soient divisées obliquement dans l'étendue d'un huitième de pouce, on divise ainsi le muscle ciliaire, et le sang s'écoule le long de la lame du couteau. Cette opération est rarement suivie de symptômes fâcheux. Dans un seul cas j'ai vu survenir un peu d'inflammation, mais qui a promptement disparu.

« Cette opération semble présenter les avantages suivants : 1° elle n'a aucun des inconvénients de l'iridectomie (difformité, impossibilité de l'adaptation à la vision des objets rapprochés); 2° elle fait disparaître la douleur en supprimant la tension dont l'œil était le siége et la pression que subissaient les nerfs par l'effet de la contraction exagérée du muscle ciliaire; 3° elle donne issue au sang accumulé dans l'œil et, supprimant l'obstacle qui s'opposait à la circulation régulière dans les vaisseaux chroroïdiens, place ceux-ci dans des conditions favorables pour leur retour à l'état normal; elle écarte en même temps les chances de la formation nouvelle d'épanchements intra-oculaires; 4° le siége et la direction oblique de cette incision des membranes de l'œil assurent l'écoulement du sang au dehors; 5° l'iris n'étant que légèrement intéressé, la pupille conserve sa position, sa forme et ses dimensions normales; 6° enfin cette opération n'expose pas à la blessure du cristallin. »

L'opération d'Hancock ne réussit à s'implanter ni en Angleterre ni ailleurs. Elle fut considérée par beaucoup comme une simple paracentèse, et la section des muscles ciliaires parut assez illusoire. Rejetée au sein de la Société de chirurgie par Foucher et Giraldès, elle fut pourtant défendue par Richet et Dolbeau.

Le Fort se fit aussi son défenseur et annonça, sans rien ôter au mérite de l'iridectomie, qu'un jour elle céderait le pas à l'opération nouvelle.

On trouve même dans la *Gazette des hôpitaux*, 1864, p. 475, un examen comparatif des résultats obtenus par les deux méthodes et qui est en faveur du chirurgien anglais, si on en juge par le tableau suivant :

	Iridectomie.	Procédé Hancock.
Aggravation par l'opération	2	»
Sans amélioration pour la vue.	70	51
Vision des objets rendue.	15	16
Faculté de lire rendue.	12	32

Néanmoins, en terminant, Le Fort se plaint de ce que la non-publication *in extenso* de toutes les opérations de Westminster l'ait empêché de faire cet examen comparatif dans des conditions rigoureuses.

De son côté Giraldès affirme que dans l'année 1863-64 dix-huit malades ayant subi l'opération d'Hancock ont dû se soumettre à l'iridectomie à l'hôpital de Moorfield. Il tient en outre de source certaine que cette *cystitomie intra-oculaire* a engendré des accidents entre les mains d'Hancock lui-même.

Mais sans s'en tenir à ces reproches pratiques n'y a-t-il pas encore à adresser la méthode des reproches théoriques? La section du muscle de Müller n'est-elle pas illusoire, d'abord en ce qui concerne les fibres radiées, puisque le couteau suit précisément leur direction, et risque de passer entre elles sans les diviser; ensuite en ce qui concerne les fibres circulaires, celles-ci ne sont-elles pas situées trop profondément pour être atteintes par le tranchant du couteau?

C'est même pour parer à ces défauts que Serre d'Alais avait conseillé de porter l'incision jusqu'à un demi-centimètre en dehors de la cornée, et que Heiberg de Christiania avait recommandé de faire la ponction avec une fine aiguille bien tranchante, qu'on devait retirer en l'inclinant de façon à l'obliger de couper tout ce qui se présentait devant elle, jusqu'à la face interne de la sclérotique.

C'est au même ordre d'idées qu'il faut rattacher le procédé proposé en 1871 par Richard, qui consiste à ponctionner la cornée à une ligne de son limbe avec un couteau dont le dos est tourné vers le centre de l'organe; à faire ensuite une contre-ponction à travers la sclérotique pour trancher finalement tous les tissus, y compris la zone ciliaire. Nous ne connaissons pas les conséquences optiques de cette opération, nous savons seulement qu'une fois elle a amené la fonte du globe.

Le temps a effacé jusqu'au souvenir de toutes ces tentatives, et le procédé d'Hancock, après avoir fait quelque bruit dans la pratique, en a disparu tout doucement pour laisser place à l'iridectomie qui règne encore aujourd'hui.

Elle règne, mais non pas sans contestation et sans que la place lui soit disputée par une rivale, la sclérotomie.

L'iridectomie étant incapable de montrer ses titres, c'est-à-dire de laisser expliquer ses effets, a été discutée dès son apparition, et depuis Quaglino jusqu'à Ch. de Wecker il s'est trouvé des praticiens qui se sont demandé si la mutilation de l'iris était bien nécessaire pour la guérison du glaucome.

Cette mutilation était surtout la chose qu'on ne s'expliquait pas et qu'aucune théorie ne justifiait pleinement, aussi, lorsque l'obstruction des voies de filtration fut mise en avant comme cause originelle du glaucome, on ne vit plus qu'une chose à faire : ouvrir une voie artificielle aux liquides accumulés, et maintenir cette voie. Qu'avait à faire pour cela la résection d'un lambeau d'iris? la sclérotomie devait suffire.

Quaglino, dans un mémoire écrit en 1870, fait la remarque que le glaucome peut être guéri par plusieurs opérations assez différentes et qui n'ont de commun entre elles que la sclérotomie : donc celle-ci est la partie réellement efficace. De Wecker, ajoute-t-il, l'avait déjà reconnu et pensait que l'iridectomie n'avait d'autre avantage que de soustraire à l'enclavement l'iris nécessairement prolapsé.

Voici comment le chirurgien de Pavie décrit son opération.

Il fait avec un couteau lancéolaire à 2 millimètres et demi environ de la limite cornéenne une incision d'une largeur convenable et d'une direction plus oblique que pour l'iridectomie. Il retire ensuite le couteau bien lentement et en appuyant sur l'iris avec une pression modérée. Pour éviter le prolapsus, il faut avoir préalablement contracté la pupille avec le calabar. Si malgré ces précautions l'iris s'avance dans la plaie, il suffit le plus souvent, pour en amener la rétraction, d'inciser le sommet du prolapsus dans la direction des fibres radiaires, après que l'humeur aqueuse s'est reproduite. On peut aussi donner issue à ce liquide en élargissant légèrement l'un des angles de la plaie.

Parfois la hernie se forme quelques jours après l'opération; elle est alors toujours petite et cède aux moyens indiqués.

Quaglino pense que suivant les idées de Stellwag l'incision, en diminuant la rigidité des couches externes de la sclérotique, permet aux internes de s'étendre et de se prêter à l'augmentation des milieux; ce serait un peu le mécanisme par lequel une ectasie empêche la trop grande élévation de la tension.

De Wecker est sans contredit le défenseur le plus important de la sclérotomie, celui dont l'influence pourra être la plus grande sur le sort de cette opération. Après s'être, soit à Heidelberg, soit dans ses leçons particulières, prononcé pour les avantages de cette manière de procéder, il a publié en 1878, dans sa *Thérapeutique oculaire*, ses idées et son opération.

Il débute par loyalement citer, dans son exposé, les paroles par lesquelles Knies terminait son important mémoire : « On pourrait aussi songer à pratiquer l'ouverture de la limite cornéenne du côté de la chambre antérieure, d'une manière en quelque sorte sous-cutanée, ainsi que Wecker a déjà commencé à le faire en laissant la section périphérique inachevée. C'est dans cette voie que l'oculiste de Paris s'est précisément engagé sans connaître encore la réflexion de son savant confrère. »

Il a fait exécuter des sclérotomes de diverses largeurs depuis 2 jusqu'à 4 millimètres, dont la pointe représente une lance. Avec son instrument il traverse la chambre antérieure de part en part en se tenant à 1 millimètre du bord cornéen, mais de telle manière que le tranchant du sclérotome soit conduit tangentiellement à l'extrémité supérieure ou inférieure du diamètre vertical de la cornée, et que l'instrument incise en traversant la chambre antérieure l'angle iridien dans tout son parcours. La section que Knies appelle sous-cutanée circonscrit, avec un sclérotome de 2 millimètres, un arc qui, sur une cornée de 12 millimètres de diamètre, atteint 10^{mm},09. Si, sur une semblable cornée, on exécute l'opération avec un sclérotome de 3 millimètres, cette même section atteint 12^{mm},56.

L'emploi d'un couteau ordinaire de de Graefe pour la sclérotomie présente des inconvénients à cause des mouvements de scie qu'il faut exécuter et à cause de l'inégalité des deux plaies. Les sclérotomes *ad hoc* que de Wecker a fait construire lui permettent d'éviter ces inconvénients et de calculer d'avance l'étendue des plaies qu'ils sont susceptibles de faire. La sclérotomie a encore été pratiquée par Spencer Watson avec le couteau de de Graefe et par Bader avec des lances tranchantes sur les côtés que ce chirurgien a fait construire exprès. De Wecker leur reproche avec raison d'exposer par une trop large incision à l'enclavement inévitable de l'iris.

Évidemment, la simple incision scléroticale a produit de bons effets dans la cure du glaucome, puisque des chirurgiens recommandables l'ont préconisée, mais elle n'est pas, comme l'iridectomie, en possession d'une autorité incontestée. Son plus grand partisan reconnaît lui-même qu'elle est particulièrement difficile à expérimenter, alors qu'on est en possession d'un moyen curatif puissant, et ce n'est, ajoute-t-il, que lorsqu'un opérateur courageux se sera voué à la tâche périlleuse de prouver qu'on obtient par la sclérotomie ou l'iridectomie des effets semblables que « je conseillerai d'essayer la première opération ». L'initiative de Wecker a porté ses fruits et il est incontestable qu'il y a de notre temps une tendance à multiplier les essais d'incision scléroticale. Des chirurgiens d'abord peu favorables se montrent aujourd'hui disposés à l'essayer et parmi eux nous citerons Abadie, et moi-même qui, dans trois cas récents, viens d'obtenir avec elle des résultats vraiment heureux. Pour quelques-uns même, les accidents opératoires possibles ont été une occasion de chercher des modifications utiles au procédé primitif.

C'est ainsi que Martin (de Cognac), pour éviter l'expulsion de l'iris, engage l'opérateur à faire d'abord par ponction et contre-ponction deux très-petites incisions, à laisser écouler lentement l'humeur aqueuse, puis à les agrandir avec des ciseaux.

Pour moi, je veux citer un accident opératoire qui peut devenir un enseignement. Chez un vieillard atteint de glaucome absolu et tourmenté par des douleurs violentes, j'ai cru l'occasion favorable de pratiquer la sclérotomie. Je me servais d'un mince couteau de de Graefe et voulais opérer en haut. Lorsque la sclérotique fut percée de part en part, je m'aperçus que le tranchant de mon instrument regardait en bas ; au lieu de m'arrêter, je crus pouvoir faire deux incisions scléroticales en face l'une de l'autre suivant le conseil de Quaglino, si je ne me trompe. Je fis donc exécuter à mon couteau des mouvements de scie : malheureusement le sommet de courbure de la face antérieure du cristallin poussé en avant par la pression *à tergo* se porta dans le plan où passait l'instrument et fut comme rasé par lui. Il en résulta une ouverture de la capsule. Malgré cela les suites de mon opération ont été très-heureuses, en ce sens que les douleurs ont complétement cessé et que la pupille s'est rétrécie pendant que l'iris devenait vertical. Un très-petit nuage de masse corticale s'échappe par la plaie capsulaire, mais j'ai tout lieu d'espérer que tout se passera sans orage. Il est bon de dire que la lentille était déjà cataractée.

Cette observation peut servir d'enseignement à tous ceux qui, par système, voudraient opérer comme je l'ai fait malgré moi.

Si maintenant de la pratique on passe à la théorie, et si on veut se rendre compte du mode d'action de la sclérotomie, on n'est guère moins embarrassé que pour l'iridectomie elle-même. Il y a dans l'exécution de la première un point qui me paraît obscur et sur lequel je veux insister.

Pour la faire correctement, le couteau doit passer au devant de l'iris et aller ouvrir largement l'espace lacunaire de Fontana.

Or, de l'aveu de tous ceux qui préconisent la sclérotomie, ces lacunes sont obstruées par l'adossement et l'adhérence de l'iris contre la face postérieure de la cornée ; l'anatomie pathologique nous a même démontré que l'adhérence peut atteindre de 1 à 3 ou 4 millimètres de largeur. Il en résulte que l'instrument tranchant ne saurait passer là où on veut le conduire, sans couper l'iris, et y faire non plus une brèche, mais une large fente qui met en rapport avec l'extérieur l'espace post-irien. L'opération serait donc peut-être moins simple qu'elle n'en a l'air et se rapprocherait davantage qu'on ne le croit de l'iridectomie.

Quoi qu'il en soit, nous devons être reconnaissants aux chirurgiens courageux et habiles qui ne craignent pas de s'éloigner des sentiers battus et d'ouvrir à la thérapeutique de nouvelles voies, surtout lorsque leurs tentatives s'appuient sur des méditations profondes et une connaissance aussi complète que possible, des conditions pathologiques auxquelles il s'agit de parer.

Après tout, en nous dotant de la sclérotomie, ils ne nous ont pas privés de l'iridectomie, et nous les voyons eux-mêmes avec une sage réserve se garder de la prétention de substituer l'une des opérations à l'autre.

De leur avis, et c'est aussi le mien, il faut encore réserver l'opération de de Graefe aux cas où sa réussite est à peu près certaine, au glaucome aigu et simple, mais il faut mettre en usage la sclérotomie dans les cas de glaucomes secondaires, de glaucomes chroniques où elle est susceptible d'aussi bons effets et où elle expose à moins de dangers.

Le temps seul pourra résoudre la plus grave de toutes les objections, celle de savoir si les effets de la sclérotomie seront durables, autant que ceux de l'iridectomie. En tous cas la perspective d'une nouvelle intervention de même espèce n'aurait rien pour effrayer.

Les effets immédiats de la sclérotomie sont l'effusion sous la conjonctive de l'humeur aqueuse, et celle-ci se continue pendant les jours qui suivent, puis plus tard se forme cette cicatrice que j'ai décrite plus haut d'après de Wecker et qui continue l'œuvre de salut de la filtration.

Je n'ai pas assez d'expérience de l'opération pour en connaître tous les accidents immédiats ou éloignés. D'un autre côté, les observations ne sont pas encore assez nombreuses pour qu'on puisse les connaître tous, et nous ne sommes pas non plus à la période où on les fait connaître volontiers.

La nécessité de transformer la sclérotomie en iridectomie, qui doit être fréquente, et la blessure de l'iris ou de la capsule, sont les plus importants que je connaisse et que je puisse citer.

Ceux que ces questions intéressent peuvent se renseigner mieux encore en lisant le mémoire publié récemment sur ce sujet par un des élèves de Wecker, Manolescu (de Bucharest), qui relate 41 observations de sclérotomie analysées dans un tableau final. Ils y verront que le chirurgien inventeur de la sclérotomie a abandonné ses couteaux spéciaux pour reprendre l'usage de celui de de Graefe, et ils y trouveront une étude comparée fort bien faite des avantages et des inconvénients des deux méthodes.

Nature du glaucome. Avant d'essayer de résoudre cette question délicate, il faut absolument circonscrire notre sujet et bien nous entendre sur le mot et sur le sens qu'il faut lui donner. Or le glaucome peut être envisagé sous un triple point de vue : celui de la nosologie pure, celui de l'anatomie et celui de la physiologie.

Au point de vue de la nosologie pure, il y a peu d'affections qui soient plus nettement caractérisées que lui et qui méritent mieux leur place dans le cadre des maladies oculaires. Ses causes, ses symptômes prodromiques et actuels, sa marche, sa terminaison, sa thérapeutique, sont des mieux réglés, et je me sens disposé à repousser toutes les vues théoriques en vertu desquelles on voudrait le reléguer au rang d'accessoire, comme quelques-uns ont prétendu le faire. Le glaucome, qu'il se déroule lentement comme dans l'espèce chronique, ou d'une manière foudroyante comme dans les cas aigus, reste toujours semblable à lui-même, et ce serait reculer en arrière que de le méconnaître.

Au point de vue anatomique, la chose est moins simple, parce que nous ne pouvons plus invoquer sur ce terrain, ni l'unité ni la fixité des lésions. Si nous cherchons à interroger leur siége ou leur nature, nous les trouvons si divers et si multiples que nous serions tenté de repousser l'entité que nous venons d'accepter. Le glaucome est partout dans l'œil et il n'est nulle part, et c'est même ce qui explique l'inanité des efforts de nos devanciers, lorsqu'ils ont essayé de résoudre le problème par l'anatomie.

Au point de vue physiologique, nous retrouvons un point d'appui plus solide et le phénomène de la tension oculaire comme élément nécessaire du glaucome nous fournit un lieu commun à toutes les manifestations morbides. Les études auxquelles nous nous sommes livré à propos de cette tension, en la mettant hors de doute, nous mènent donc à penser que toute tentative d'expliquer sans elle la maladie serait d'avance frappée de stérilité.

Ces préliminaires étaient indispensables pour bien faire comprendre quelle marche nous allons suivre, et sur quelles bases nous prétendons appuyer notre démonstration.

Si l'œil qui reçoit du sang par les artères et qui se trouve en rapport avec le cœur par l'intermédiaire de ces vaisseaux ne monte jamais à la pression du cœur, ni même à celle de la carotide interne, par exemple, il le doit à un système régulateur très-compliqué soit dans ses organes, soit dans ses fonctions. Bien que nous ayons de bonnes raisons de croire que les courbures des artères ciliaires, leur trajet oblique dans la sclérotique, leur résolution rapide dans le réseau choroïdien, la forme et le volume des *vasa vorticosa*, l'action des fibres musculaires des vaisseaux, celle de l'appareil accommodateur, soient pour beaucoup dans cette action régulatrice, nous n'avons pas l'outrecuidance de supposer que tout nous soit dévoilé sur ce point. Tout ce que nous pouvons affirmer, c'est que l'égalité de la tension normale si nécessaire au bon fonctionnement dioptrique et visuel exige le concours d'une multitude de moyens : de là la conclusion toute naturelle que l'équilibre de pression est, en effet, de la plus haute importance, et en second lieu qu'il peut y être porté atteinte de bien des façons.

Or la clinique nous révèle que cet équilibre peut être rompu dans deux sens opposés ; tantôt la pression peut descendre au-dessous de la normale, ce dont nous n'avons pas à nous occuper ici, tantôt elle peut monter au-dessus, et nous donner le glaucome.

Nous définirons donc le glaucome par cette phrase qui en indique la nature : *Le glaucome est une maladie qui déséquilibre la pression normale de l'œil dans le sens de la tension.* Je me suis un instant demandé si l'expression d'étranglement oculaire ne conviendrait pas mieux que celui de glaucome, mais après avoir réfléchi que ce terme, en apparence plus précis, aurait l'inconvénient de rétrécir la scène pathologique, de la borner à un seul de ses actes, et de ne tenir aucun compte du point de vue nosologique, que dès mon entrée en matière j'ai déclaré indispensable, je suis bien vite revenu au terme consacré par l'habitude. Grâce à son manque de signification précise, il ne heurte ni ne satisfait aucune vue théorique, il est comme un nom patronymique et banal ne marquant aucune qualité de celui qui le porte, et qui pourtant suffit à le désigner.

Ainsi comprise, la notion du glaucome va se prêter à une classification naturelle des faits cliniques, ainsi que des altérations anatomiques ; nous comprendrons même avec facilité ses combinaisons possibles et plus ou moins transitoires avec d'autres états pathologiques de l'œil. Ceci dit, entrons dans le cœur de notre sujet, et essayons de prouver ce que nous venons d'écrire sous la forme d'un axiome.

J'ai dit plus haut que la pression intra-oculaire était probablement fixe à l'état physiologique, et qu'elle était différente de celle du sang dans le cœur et les artères ; je puis ajouter qu'elle est la résultante de l'action et de la réaction réciproque de l'enveloppe sur les milieux et des milieux sur l'enveloppe. Ceci n'a pas besoin de démonstration, et il en résulte que la déséquilibration peut se faire dans le sens + soit par le rétrécissement de la coque, soit par l'augmentation des milieux. Il n'y a même pas d'autre façon possible de concevoir le phénomène, et nous voyons toutes les théories reposer sur ces bases. Cusco, Coccius, Stellwag de Carion, Adamück, Pamard, ont plaidé pour l'action génératrice de la sclérotique ; de Graefe, Donders et son école, Max Knies, Weber, de Wecker, Brailey, Priestley Smith se sont montrés partisans de l'accroissement des milieux. De cette façon, le glaucome recevait de l'anatomie une double marque, la marque sclérale et la marque des milieux. C'était un pas de plus fait vers la découverte de sa nature.

La simplicité de la structure et de la physiologie de la sclérotique, le nombre restreint des phénomènes pathologiques dont elle est le théâtre, ne permettent guère de différencier ses interventions : aussi se borne-t-on à invoquer son rétrécissement ou son épaississement par inflammation. L'histologie moderne étudiée avec plus de soin et de plus grandes ressources n'a pas même laissé subsister cette notion ; elle n'a consacré que les altérations séniles, qui augmentent sa résistance et sa rigidité, si bien qu'aujourd'hui le rôle actif de la fibreuse n'est plus admis par personne, et que le glaucome de nature sclérale est rayé de la nosologie.

Il n'en est pas de même du côté des milieux. Ils sont nombreux, variés, compliqués dans leur structure et leurs actes : aussi faut-il pour comprendre la part qu'ils prennent au glaucome les analyser avec le plus grand soin.

En ce qui concerne les milieux transparents, leur mode de vitalité les rend peu propres par eux-mêmes au rôle déséquilibrateur ; il faut, pour qu'ils puissent le jouer, que leurs appareils de nutrition entrent en jeu, et c'est à ceux-ci qu'il faudra remonter lorsqu'on invoquera l'augmentation de l'humeur vitrée, celle du cristallin ou celle de l'humeur aqueuse. Je dois pourtant faire une exception à propos de la lentille qui, d'après Priestley Smith, accroîtrait constamment de volume avec les années, et vouerait ainsi fatalement au glaucome l'œil sénile. Malgré cette exception, je refuserai au glaucome toute origine vitreuse, aqueuse ou cristallinienne.

Mais entre les milieux transparents et la sclérotique il y a deux membranes : la rétine et le tractus uvéal : quelle responsabilité peuvent-elles avoir dans l'acte glaucomateux ?

D'après l'étude anatomique à laquelle nous nous sommes livré, il est certain que la membrane nerveuse est le signe fréquent, pour ne pas dire habituel, des lésions. Celles-ci portent surtout sur les vaisseaux et leurs gaînes qu'elles épaississent et transforment par la dégénérescence colloïde de leurs éléments ; elles portent surtout sur le nœud même de la circulation et de l'innervation rétinienne, sur la papille qu'elles sclérosent avant de lui permettre de s'excaver.

Faut-il, comme Adamück, considérer ces altérations comme incapables d'amener le glaucome ? Tel n'est pas mon avis. Je crois qu'une action, si légère soit-elle, peut amener des effets considérables, si elle se prolonge indéfiniment, et je suis convaincu que le trouble progressif de la circulation rétinienne est capable d'engendrer la rupture de l'équilibre de tension. J'admets donc un glaucome de nature rétinienne, et j'ajoute que c'est le glaucome chronique par excellence, l'excavation glaucomateuse de la papille optique.

On m'objectera peut-être qu'une sage nomenclature voudrait que l'on classât cette affection parmi les maladies rétiniennes, mais je répondrai que le glaucome, étant un phénomène de physiologie pathologique, ne peut se passer d'un support anatomique, que, si on prend l'anatomie pour base, on est conduit à négliger le phénomène tension, qui donne au mal sa physionomie et sa marche. Une fois pour toutes, ou il faut reléguer le glaucome au second plan, ou il faut l'accepter comme une caractéristique nosologique, ce qui est juste.

Une objection plus grave est celle qui repose sur ce fait, que beaucoup d'affections rétiniennes, de nature hémorrhagique, la rétinite albuminurique, n'entraînent pas le glaucome. Mais on voudra bien reconnaître que dans ce cas les lésions sont bien différentes. Les vaisseaux ne subissent pas la dégénérescence colloïde de leurs parois. On les voit au milieu des exsudats et des taches sanguines conserver leur calibre et fournir à la circulation de larges voies. Il en est de même dans les œdèmes papillaires et les névrites descendantes. Mais il n'est pas dit que, si les accidents rétiniens devenaient très-intenses, les effets glaucomateux ne pourraient pas se produire, et nous devons à Hirschberg une remarquable observation de rétinite albuminurique dans laquelle la tension du globe s'élève à + 3.

Arrivons au tractus uvéal et à son intervention dans la production du glaucome. On peut dire, d'ores et déjà, qu'il en est le plus important et le plus fréquent agent, que c'est lui surtout qui joue le grand rôle dans ces formes aiguës et terribles qui ont une physionomie tellement caractéristique que rien ne saurait les faire méconnaître.

Des détails historiques dans lesquels nous sommes entrés vont singulièrement faciliter notre tâche. Le lecteur sait en effet que toutes les doctrines qui donnent la choroïde pour base à l'hypertonie supposent dans celle-ci des lésions préalables.

Pour les uns, ce sont des altérations de tissu par atrophie ou autrement; pour les autres, ce sont des excrétions actives ou passives; pour d'autres encore, ce sont des changements soudains d'état, enfin pour une dernière catégorie, ce sont des coaptations morbides, dans des régions dont l'intégrité est essentielle à la bonne circulation des liquides nourriciers à travers l'œil. Il est facile de voir d'ici que, étant admis un glaucome d'origine et de nature choroïdienne, les espèces devront varier beaucoup.

Les idées de de Graefe sur l'hypersécrétion séreuse à travers les parois des vaisseaux choroïdiens atrophiés ne sont pas faites pour entraîner la conviction, et la corrélation entre les phénomènes ne se voit pas très-bien. Ce que nous avions constaté dans la rétine et ce que nous avions admis comme cause de tension, ce n'était point une atrophie, mais bien une hypertrophie des parois vasculaires et une diminution de leur lumière.

D'un autre côté, l'étude anatomique n'est pas favorable à cette manière de voir. Nous avons été frappés en effet, dans les dissections auxquelles nous nous sommes livré et qui sont assez nombreuses, de constater fréquemment l'intégrité presque complète de la choroïde. C'est surtout dans les cas aigus à marche rapide, ceux dans lesquels la tension a eu des proportions énormes, que la membrane de Ruysch s'est montrée le moins altérée, ce qui prouve que ces lésions ne sont pas liées à l'existence de l'étranglement.

Les formes d'étranglement dans lesquelles nous avons vu l'atrophie sont au contraire celles à marche prolongée et dans lesquelles le glaucome n'est apparu que comme un hors-d'œuvre et tardivement.

Ainsi chez une dame F., qui avait perdu depuis quatorze ans son œil droit, un glaucome aigu durant quarante jours environ nous obligea à l'énucléation et nous permit de reconnaître une atrophie très-avancée du tractus uvéal; mais n'était-elle pas plutôt la conséquence de la longue maladie silencieuse que de l'éclat glaucomateux?

Il n'en est pas de même de la soudure de l'iris à la surface postérieure du limbe cornéen. Cette lésion, je l'ai retrouvée comme Van Knies dans toutes mes pièces pathologiques et je suis très-disposé à lui accorder toute l'importance qu'elle mérite. Je crois avec les auteurs les plus recommandables qu'en enrayant la circulation des liquides nourriciers de l'œil elle ne peut pas moins faire que de déséquilibrer la tension dans le sens *plus* et qu'elle amène nécessairement le glaucome. Je crois même que tous les signes prodromiques sont son œuvre et qu'elle est un des agents les plus actifs parmi ceux qui concourrent à amener le *moment mécanique* de Weber. Je ne lui refuse donc pas le pouvoir de déterminer le glaucome et j'admets volontiers l'arrêt de filtration comme caractéristique de sa nature. Mais je pense qu'il ne faut pas s'arrêter là, sous peine de laisser en dehors de son cadre l'étranglement aigu de l'œil, le vrai glaucome type.

De Wecker, qui nous a donné une des meilleures descriptions de la soudure de l'iris contre les lacunes de Fontana, et les accidents qu'elle prépare, nous montre les malades ainsi disposés éprouvant tout à coup une impression morale vive et devenant brusquement la proie d'une attaque aiguë, d'un glaucome foudroyant, le vrai type de ces étranglements qui éteignent rapidement les fonctions visuelles. En outre de cet état préparatoire qu'on peut affirmer existant, aussi bien la veille que le jour de l'attaque et de la grande crise, qu'est-il donc survenu? On nous parle d'une émotion morale vive, d'un abus de travail, etc. Qu'est-ce à dire, et quel élément cet ordre de cause a-t-il donc pu mettre en jeu? Je n'hésite pas à répondre que cet élément est le système nerveux.

Cette manière de voir ne saurait surprendre personne, d'abord parce qu'elle n'est pas nouvelle et en second lieu parce que nous savons d'une manière positive par les travaux de Budge, de Wegner, d'Hippel et Grünhagen, de Claude Bernard, de Pflüger, que la tension oculaire peut être influencée en plus ou en moins par le système nerveux. Cependant, comme nous la présentons, non plus comme Donders, en faisant de cette action nerveuse l'agent primitif du glaucome, mais en l'introduisant au milieu d'une action pathologique déjà commencée, nous voulons la justifier le plus possible. Nous disons alors que, tout étant prêt pour le glaucome, grâce à la rigidité de la sclérotique, grâce à la pénible circulation des liquides nourriciers, tout à coup une influence capable de mettre en mouvement les vaso-moteurs surgit et touche à l'appareil régulateur de la tension par son grand ressort. Or le système nerveux peut agir de deux façons, soit en paralysant, soit en tétanisant les vaisseaux.

Je suis peu disposé à admettre la première action, parce qu'il me paraît que paralysie et glaucome ne vont guère ensemble, et parce que les expériences physiologiques ont montré qu'on élève la tension en excitant non pas le sympathique qui est vaso-dilatateur, mais le trijumeau son antagoniste. Je me rattache donc à l'idée d'une tétanisation ou d'une mise en spasmes de l'appareil vasculaire.

Cette hypothèse a pour se défendre l'observation minutieuse des faits; le glaucome ne développe aucun symptôme qui ne puisse convenir au spasme. Il éclate brusquement, il est intermittent, il est capricieux et tenace; une excitation l'exaspère, le calme profond l'assoupit, et si on m'objectait la durée, je rappellerais ces contractures interminables des muscles orbiculaires chez certains enfants atteints d'ulcères cornéens.

Je ne me hasarderai pas à dire en vertu de quel mécanisme le système nerveux agit sur l'œil, ni comment les vaisseaux tétanisés amènent une brusque et forte élévation de la tension, j'attendrai pour donner cette explication qu'on m'ait fait comprendre le jeu de l'appareil ciliaire et choroïdien, mais je ne saurais voir dans mon ignorance une raison de croire que la vérité n'est pas de ce côté.

Un physiologiste des plus distingués, Rouget, a fait de l'appareil ciliaire un appareil érectile. On a peut-être trop oublié cette manière de voir, et il n'est pas impossible qu'on ait de nouveau à compter avec elle. Or dans sa thèse sur les vaso-moteurs, Legros a montré que l'érectilité n'était point un phénomène passif, mais le résultat d'une irritation prolongée, partie des nerfs vaso-moteurs, fait qui jetterait une vive lumière sur le problème du glaucome.

Pour résumer notre pensée sur ce point ardu, nous dirons donc que l'augmentation de tension dans l'œil trouve dans le tractus uvéal une origine fréquente, soit que celui-ci, altéré dans sa structure, ne puisse plus remplir convenablement ses fonctions circulatoires, soit qu'une de ses parties, l'iris, vienne mettre obstacle au libre cours des liquides nourriciers, soit enfin que le système nerveux mette en jeu dans la membrane son appareil musculaire, et en le tétanisant amène des congestions actives et persistantes, qui s'ajoutent brusquement à la tension acquise et jusque-là supportée, pour la transformer en une insupportable compression.

Il y aurait donc un glaucome de nature uvéale avec trois modes : 1° par altération de tissu; 2° par arrêt de filtration; 5° par tétanisation musculaire et vaso-motrice.

Est-ce là tout?

Non, car il faut encore tenir compte de ces faits dans lesquels on n'a pu découvrir aucune lésion préalable au développement de la crise glaucomateuse aiguë. On en a signalé à Heidelberg plusieurs cas, et peut-être pourrait-on rappeler ici les observations d'accès éclatant brusquement dans un œil après l'opération faite sur son congénère quelques heures ou quelques jours auparavant.

Il suffit d'une seule de ces observations pour renverser toute théorie qui voudrait s'appuyer exclusivement sur la lésion anatomique et, s'il fallait opter entre les opinions de Max Knies, Weber, de Graefe, et celle de la névrose de Donders, c'est encore cette dernière qui se montrerait la plus satisfaisante. Heureusement qu'il n'en est rien et qu'en pareille matière l'éclectisme est permis. Les savantes recherches faites par tant d'auteurs illustres ont chacune leur côté vrai; au lieu de les exclure les unes par les autres, il faut savoir les grouper et les éclairer.

Nous ajouterons donc aux variétés de glaucome que nous avons admises un glaucome de nature névropathique, et nous dirons même que celui-là est peut-être le type le plus parfait de la maladie.

CHAPITRE II. **Glaucome chronique.** Si le glaucome aigu a une physionomie très-nette, le glaucome chronique en a une non moins évidente, et si dans le début l'école de de Graefe a eu quelque peine à le classer, cela tient à ce qu'elle n'avait pas encore suffisamment établi le diagnostic différentiel entre lui et l'atrophie de la papille avec excavation. Donders de son côté regardait le glaucome chronique comme type, parce que les accidents de la tension oculaire s'y déroulent sans complications et qu'il répond mieux que la forme aiguë à l'idée de la névrose ciliaire.

Les malades qui en sont atteints le sont d'ordinaire vers l'âge moyen ou avancé de la vie. Chez eux, la vue sans douleur, sans phénomènes réactionnels, sans hyperesthésie de la rétine, s'amoindrit peu à peu, soit par la restriction du champ visuel, soit par la diminution de l'acuité centrale. L'application d'abord leur devient difficile, ensuite la vue des objets éloignés ou mal éclairés, enfin ils arrivent à se conduire avec peine, et la vision quantitative seule leur reste, pour faire bientôt place à la cécité.

Quelquefois, pendant cette longue période, ils se plaignent d'un peu de céphalalgie frontale et sus-orbitaire, mais jamais il ne survient chez eux de grandes crises névralgiques, à moins que n'éclate un accès aigu qui transforme leur état et les fait de suite ranger parmi les malades de la catégorie précédente.

Cette absence de souffrance est souvent un grand et véritable malheur parce qu'elle entretient les patients dans une dangereuse inertie et les éloigne des soins intelligents qui seuls pourraient les sauver.

A mesure que la vue baisse, l'œil subit des modifications de la plus haute importance. Le globe devient légèrement tendu et dur, mais sans atteindre la consistance significative que nous avons signalée. La teinte de la sclérotique se modifie, elle tourne peu à peu au jaunâtre un peu terne, qui rappelle la couleur du suif ou de l'ivoire vieilli. Sur sa surface courent quelques gros vaisseaux carminés et tortueux, les uns formant de grands coudes près du bord cornéen, les autres s'enfonçant brusquement dans la sclérotique à travers des orifices souvent agrandis.

Le limbe cornéen est toujours un peu sclérosé, surtout en haut et en bas, mais jamais il ne présente de réseau vasculaire en pleine activité circulatoire. Le reste de la membrane transparente est souvent normal.

Quelquefois cependant, et à son centre surtout, elle peut être un peu ternie par suite du dépoli épithélial. La sensibilité peut y être un peu engourdie, mais elle n'est jamais détruite comme dans le glaucome aigu.

La sclérotique présente souvent au pourtour de la cornée un changement de sa succulence qui, par le mélange de la couleur de son injection avec celui de la teinte foncée de la choroïde, donne un effet général bleuâtre qui ferait croire à un véritable appointissement du globe.

D'autres fois toute cette région offre une apparence globuleuse dans laquelle les deux portions de la coque oculaire semblent confondre leurs courbures. D'autres fois enfin on aperçoit à 1 ou 2 millimètres du limbe cornéen de petits points bleuâtres, ou des espèces de traînées qui sont la manifestation extérieure d'un staphylome intercalaire en voie de formation.

La chambre antérieure diminue peu à peu par suite de la projection de l'iris en avant, et la pupille, moyennement dilatée, s'ouvre au milieu d'un tissu qui a une visible tendance à s'atrophier. C'est dans cette forme de la maladie, surtout lorsqu'elle se développe sur des yeux pigmentés, qu'on voit se former les taches ardoisées et cette espèce de renversement du bord pupillaire en avant, sur lesquelles Sichel a tant insisté. Cependant la maladie peut évoluer pendant de longs mois sans que l'on observe ni les uns ni les autres de ces symptômes. C'est aussi dans cette forme du glaucome que l'on voit le cristallin prendre la teinte verdâtre si caractéristique. Elle est due surtout au noyau, dont les éléments réfléchissent de plus en plus de lumière et finissent par prendre un aspect cataracté si parfait que, lorsqu'on vient à y pratiquer l'examen avec le miroir ophthalmoscopique, on éprouve une véritable surprise à voir le faisceau lumineux traverser sans difficulté et sans ombre cette espèce de cataracte.

Le corps vitré est souvent parfaitement transparent, quelquefois on y aperçoit des corps flottants sous forme de points de filaments, etc.

Le fond de l'œil présente habituellement un certain degré d'atrophie portant surtout sur la couche rétinienne pigmentée qui, étant macérée, laisse voir mieux que de coutume les mailles du réseau choroïdien et les espaces noirs du stroma.

Sur la papille, on retrouve la lésion caractéristique, l'excavation avec ou sans pulsations de l'artère centrale de la rétine.

Cette excavation a tous les caractères que nous avons précédemment décrits, et il n'est pas besoin d'y revenir; seulement, si le mal est ancien, le fond prend une teinte blanc bleuâtre qui trahit une altération très-évidente des fibres du nerf optique par voie d'atrophie.

Ainsi que nous l'avons dit, l'évolution tout entière d'un glaucome chronique peut se faire sans qu'il se développe aucun accident réactionnel, inflammatoire, douloureux ou autre, et il est fréquent de voir arriver avec une cécité incurable des malheureux qui s'étaient bercés de l'illusion que c'était la cataracte simple qui se développait dans leur œil.

Si nous n'avions consacré déjà de longues pages à la description des divers accidents qui résultent de l'exagération de la tension oculaire, nous aurions à appuyer sur chacun d'eux, mais il nous suffira de dire que le glaucome chronique paraît être le résultat d'une déséquilibration lente de la tension naturelle, mais obtenue avec tant de discrétion qu'aucune réaction ne s'éveille et que les troubles qui en résultent naissent, s'accentuent et se complètent sans que l'organe ait protesté.

Nous n'y trouvons pas non plus la moindre manifestation de ces phénomènes spasmodiques qui caractérisent à notre avis la forme aiguë, ni par conséquent aucun des symptômes inflammatoires qui en sont la conséquence.

Ce n'est qu'à la fin, lorsque l'évolution du mal est complète, que les deux formes se confondent dans une terminaison unique qui est la dégénérescence de l'organe.

Bien plus que dans le glaucome aigu, les symptômes fonctionnels peuvent être analysés et méritent de l'être. Ils portent sur l'acuité et sur le champ visuel. La première diminue insensiblement et sans développer de phénomènes bien spéciaux. Les objets se perdent peu à peu dans un nuage uniforme, sans irisations ni scotomes.

Le champ de la vision se rétrécit uniformément, soit pour la lumière blanche, soit pour les rayons colorés. De Graefe, qui a analysé avec soin ce genre de phénomène, a remarqué qu'à une période avancée du mal on voyait peu à peu deux cornes obscures envahir le champ en commençant par le côté interne et venir se rejoindre autour du point de fixation, en le séparant ainsi du reste par une bande complétement noire. Une figure explicative est jointe à cette curieuse description qui se rapporte, je dois le dire, à des cas dans lesquels le glaucome s'était développé sur un œil atteint de staphylome postérieur.

L'*étiologie* du glaucome chronique est peut-être plus obscure encore que celle de la forme aiguë de la maladie. Je ne sache pas qu'on l'ait jamais observée chez des enfants. Le cas de Schirmer se rapportant à un enfant de douze ans me paraît très-suspect, parce qu'il est dit dans l'observation que l'œil de ce jeune sujet avait longtemps souffert d'une kérato-conjonctivite phlycténulaire et était réduit à une vision quantitative, circonstance qui me paraît devoir faire ranger ce cas parmi ceux de glaucomes secondaires.

Chez les adultes, la maladie ne paraît pas se rattacher à des états diathésiques bien évidents. Je l'ai observé pour ma part chez des gens indemnes de toute affection préalable, et que la nature de leurs occupations ne permettait de soupçonner, ni d'applications fatigantes, ni de préoccupations intellectuelles prolongées. Il arrive souvent que, lorsqu'on est consulté dans les premières périodes du mal, rien ne peut vous faire soupçonner avant l'examen ophthalmoscopique la nature de l'affection.

La *marche* du glaucome chronique est lente, mais fatale, chaque jour apporte une part minime, mais efficace, à la cécité qui menace, et jamais on n'y rencontre de ces arrêts plus ou moins longs, ou de ces brusques poussées qui caractérisent le glaucome aigu. Les altérations procèdent, qu'on me passe cette expression, d'une façon si sournoise, que jamais la nature n'est invitée à faire le moindre effort pour s'y soustraire. Ce n'est que plus tard, lorsque surviendra la période de dégénérescence, que pourront apparaître soit des symptômes douloureux, soit des désorganisations de tissus.

Le pronostic est grave au premier chef, d'autant plus que tous les moyens curatifs ont une bien moindre prise sur cette forme que sur l'autre.

Bien plus, l'iridectomie est souvent dangereuse, et j'ai vu des malades perdre avec elle bien plus qu'ils n'ont gagné.

Cliniquement, le glaucome chronique présente plusieurs points intéressants. C'est d'abord son diagnostic différentiel d'avec l'atrophie papillaire accompagnée d'excavation ensuite avec la cataracte.

Schweigger depuis longtemps a proclamé la difficulté qu'il y a à distinguer la maladie qui nous occupe de l'excavation atrophique du nerf optique chez une personne présentant à l'état physiologique une fossette centrale assez développée ; il peut arriver que la disparition des fibres amène un agrandissement de cette cavité naturelle, tel que l'observateur puisse se demander s'il a sous les yeux une excavation glaucomateuse. En pareil cas, le disque optique n'est jamais creusé dans toute son étendue et jamais les vaisseaux rétiniens ne disparaissent derrière un orifice plus étroit que le fond. Ils rampent sur des bords en talus et l'aspect du creux est celui d'un entonnoir ouvert plus ou moins obliquement et rappelant par sa forme les fossettes naturelles.

Jamais non plus dans l'altération purement atrophique on ne voit les veines gonflées comme dans le glaucome, ni le pouls artériel existant ou prêt à se produire à la moindre pression.

Ceci explique pourquoi le doigt de l'observateur en touchant un globe atteint de cette lésion n'y perçoit pas non plus de dureté caractéristique, mais un signe différentiel, plus important peut-être que tous les autres, nous est fourni par l'examen de la vision des couleurs.

Dans l'atrophie, celle-ci est toujours compromise, tandis que dans le glaucome chronique elle reste intacte.

Le glaucome chronique ne serait jamais confondu avec la cataracte, si l'on prenait la peine d'analyser exactement les troubles fonctionnels et surtout de faire usage de l'examen ophthalmoscopique. La méprise est malheureusement encore trop commune et nous recevons dans les services spéciaux des malheureux qui, sur la foi de conseils imprudents, et sous prétexte de laisser mûrir une cataracte, attendent l'évolution complète d'une bien plus terrible affection. Erreur funeste pour le patient, et honteuse pour l'art ! Il suffit pour l'éviter de remarquer que les premiers troubles fonctionnels n'ont rien de commun dans les deux maladies, que dans un cas la projection reste normale, tandis que dans l'autre le champ visuel se rétrécit ; que l'acuïté est hors de proportion avec les troubles cristalliniens dans le glaucome. Enfin, si on se sert du miroir oculaire, on est habituellement étonné de voir cette apparente cataracte rester très-pénétrable aux rayons lumineux, et permettre d'apercevoir au fond de l'œil l'excavation caractéristique.

Les lésions anatomiques qui signalent le glaucome chronique semblent porter d'abord sur la papille optique où elles conservent, quoique se développant plus lentement, les caractères que nous avons fait connaître à propos de la maladie aiguë et sur le tractus uvéal qu'elles tendent à atrophier. Elles peuvent dans ce sens atteindre des proportions plus considérables que dans l'autre forme, en vertu de la loi qui permet à une altération lente d'arriver à des proportions plus extrêmes que celles que peut atteindre un mal aigu.

Quant à la nature du glaucome chronique, nous la croyons peu différente de celle du glaucome aigu, nous y trouvons en moins cet élément spasmodique que nous pensons présider aux grandes crises, soit que le sujet soit incapable de ces sortes de tétanisation, soit que nulle cause ne soit susceptible de les engendrer. Il résulte ainsi de cette différence que l'organe tolérant pour son nouvel état ne réagit jamais violemment contre lui, et qu'il ne se développe aucun de ces phénomènes inflammatoires 'qui tantôt compliquent, tantôt masquent tout à fait l'apparence glaucomateuse.

Le *pronostic* de ce type de la maladie est peut-être plus grave que celui de l'autre, c'est l'histoire du torrent et de la rivière : à l'un on arrache souvent quelques épaves, tandis que l'autre garde tout ce qu'elle a lentement englouti.

Traitement. Tout en appliquant l'iridectomie au glaucome chronique, de Graefe a parfaitement reconnu qu'elle y était moins efficace, et depuis sa mort la pratique en s'étendant n'a fait que justifier sa manière de voir. Ce n'est qu'au début de la maladie qu'elle est susceptible de rendre de vrais services alors que d'atrophie n'a pas ruiné le nerf optique.

Del Monte a observé un cas où, conduite d'une façon correcte, elle parut amener pendant vingt-quatre heures une amélioration réelle, mais au bout de ce court répit les accidents reparurent et finalement il se déclara une choroïdite séreuse qui fut soulagée par les saignées. Schweigger de son côté a vu l'excavation augmenter après l'excision de l'iris.

C'est à cette forme du glaucome que nous croyons utile d'appliquer la sclérotomie, et tout récemment encore elle vient de nous donner deux résultats réellement satisfaisants.

CHAPITRE III. **Glaucomes secondaires**[1]. La manière dont nous avons envisagé le glaucome ne nous permet pas de reconnaître à titre d'entités spéciales les formes dites irrégulières de cette maladie, ni de faire de distinction au delà de la forme aiguë et de la forme chronique que nous avons acceptées.

La déséquilibration de la pression est en effet une, quoique se manifestant dans bien des circonstances diverses, et si nous voulions nous servir des causes comme marque pathologique, nous arriverions à des divisions sans fin : nous préférons donc rejeter dans un dernier chapitre toutes les variétés connues de la maladie et les décrire sous le nom de glaucomes secondaires, en rappelant au lecteur qu'il va avoir sous les yeux une quantité de formes morbides très-différentes les unes des autres, mais réunies par un lien commun, la tension oculaire intercurrente.

Cette dernière, dans les cas qui vont nous occuper, n'intervient donc qu'à titre de complication, elle apparaît et peut disparaître sans que le mal lui-même guérisse, et c'est pour cela que la thérapeutique est si impuissante.

Avant de commencer cette étude je ne saurais trop rappeler les paroles de de Graefe que j'ai fait figurer dans mon historique et qui établissent toutes les difficultés inhérentes à ce sujet. Rien en effet n'est plus difficile à débrouiller

---

[1] Le lecteur n'aura pas de peine à reconnaître que ce chapitre a été inspiré, comme plan et comme détail, par le dernier mémoire de de Graefe. Je déclare n'avoir trouvé sur ce sujet rien de plus juste ni de plus complet, ni qui soit inspiré par une observation clinique plus judicieuse ; je me suis contenté d'ajouter les quelques notions acquises depuis ces dernières années.

que ce chaos d'états divers se combinant les uns avec les autres, et se compliquant au point de s'obscurcir.

Nous étudierons les glaucomes secondaires comme l'a fait le chirurgien de Berlin en suivant un ordre anatomique, et nous examinerons successivement ceux qui accompagnent les affections de la conjonctive, celles de la cornée, de l'iris, du corps ciliaire, du tractus uvéal, de la rétine, du cristallin et de l'humeur vitrée. Sur notre chemin nous rencontrerons le glaucome hémorrhagique, dont bon nombre d'auteurs, et des plus recommandables, ont voulu faire une espèce à part et que nous n'avons aucune raison de distraire de notre cadre actuel, puisque nous voyons l'hypertonie succéder à des lésions vasculaires très-caractérisées qui peuvent à la rigueur se développer et se maintenir sans elles.

Plus heureux que de Graefe nous avons pour suivre la filiation des accidents un élément d'anatomie pathologique qui lui manquait. Nous connaissons les adhérences de l'iris à la cornée et la fermeture des voies de filtration, qui est fréquemment, et d'une manière très-nette, la conséquence de lésions que le glaucome vient compliquer. Acceptant sans réserve son observation, que les maladies conjonctivales ne paraissent jouer aucun rôle dans la formation de l'hypertonie, nous arrivons tout de suite à envisager à ce point de vue le rôle de la cornée.

Dans tout ce qui va suivre, je n'ai cru mieux faire que de suivre pas à pas les divisions et les descriptions adoptées par le maître de Berlin, nulle part ne s'est mieux révélé son génie observateur et son sens clinique ; depuis sa mort on n'a rien ajouté d'essentiel à ce qu'il nous a appris et, chose plus extraordinaire peut-être, on n'a rien à y changer.

Glaucomes secondaires dépendant d'affections cornéennes. — Une maladie de la membrane transparente de l'œil ne saurait durer bien longtemps sans provoquer des altérations dans la région de son limbe, dont nous avons vu l'influence dans la génération de la tension. Que ce soit une pustule, un ulcère, un abcès ou toute autre lésion, dès qu'elle dure on voit le bord de la cornée devenir le siége d'une formation vasculaire très-active et plus ou moins localisée. L'injection périkératique ne tarde pas à changer de nature ; de purement conjonctivale qu'elle était on la voit devenir radiée, c'est-à-dire épisclérale et scléroticale, trahissant toujours un mouvement fluxionnaire de l'autre côté de la coque dans la région des lacunes de Fontana.

Peu à peu le travail fluxionnaire se transforme en travail plastique et les voies de filtration s'obstruent : ainsi sont posées les prémisses du glaucome. Il ne reste plus pour que celui-ci apparaisse qu'une condition à remplir, celle de la résistance de la coque.

Chez les jeunes sujets, la déformation facile de la cornée, la distension de la sclérotique, peuvent empêcher le développement de toute pression intra-oculaire exagérée, mais chez l'adulte, où les résistances sont plus grandes, cet effet peut facilement se produire.

Une fois le glaucome intervenu dans le cours de la maladie cornéenne, il ajoute ses pernicieuses influences à ce qui existait déjà et hâte la dégénérescence de la membrane tout en produisant des retentissements profonds sur l'organe oculaire.

On voit alors se développer, chez le patient qui n'avait jusque-là souffert que des douleurs kératiques et de celles du spasme orbiculaire, la terrible névralgie ciliaire avec sa persistance implacable et ses exacerbations nocturnes.

Il faut donc se défier de toutes les maladies cornéennes, profondes et persistantes, surtout lorsqu'elles se seront développées près du limbe et qu'elles auront provoqué dans une large mesure l'injection périkératique. Il faudra d'autant plus s'en défier qu'elles seront survenues chez un adulte ou un vieillard.

L'explication que je viens de donner avait été entrevue par de Graefe en ce sens qu'il avait pensé que la maladie cornéenne développait le glaucome par l'intermédiaire du tractus uvéal, mais il ajoute que c'était chez lui une conviction absolue que les nerfs cornéens pouvaient exercer une action directe sur l'augmentation de la pression. Quant aux espèces de kératite capables de l'engendrer, voici quelles elles sont :

L'infiltration circonscrite agit très-rarement ; cependant, si elle est l'expression d'un état diathésique, son action peut devenir efficace, comme le prouve une observation très-remarquable. Dans ce cas, l'iridectomie eut un effet merveilleux pour guérir le glaucome et l'infiltration.

La kératite diffuse agit très-différemment chez les enfants et les personnes âgées ; chez les premiers elle entraîne souvent de l'hypotonie, tend à la cyclite et semble faire prédominer l'excrétion sur la sécrétion, mais chez les seconds il n'en est plus de même et on peut voir, après une marche de un mois et plus de la maladie, survenir une tension exagérée qui exige l'iridectomie.

Quand la maladie cornéenne se complique d'une scléro-choroïdite antérieure avec tendance à l'ectasie, il arrive quelquefois une tension glaucomateuse, que l'iridectomie peut bien faire cesser, mais en créant elle-même une disposition au staphylome qui rend son emploi précaire et dangereux.

La kératite parenchymateuse entraîne souvent aussi la complication qui nous occupe, et si quelquefois c'est directement, par suite de l'amincissement et de la tendance au staphylome de la sclérotique, c'est le plus souvent par le développement de l'iritis séreuse secondaire, sur laquelle l'excision de l'iris peut avoir alors une véritable prise.

Les cicatrices cornéennes peuvent, lorsqu'elles sont irrégulières et qu'elles proviennent de lésions profondes et étendues, donner lieu au glaucome par seule irritation des nerfs qui sont dans le tissu de réparation. Mais bien plus fréquente se montre la même complication, lorsque l'iris a contracté des adhérences avec le leucome, et surtout lorsque, la perforation de la membrane transparente ayant été complète, il y a ectasie ou staphylome.

Ici il faut bien distinguer ce qui se passe et ne pas confondre avec le glaucome ce qui tient peut-être à d'autres causes, et dans les lignes qu'il consacre à ce sujet de Graefe me paraît avoir un peu trop insisté sur le fait de la tension, alors que c'est l'irritation causée par les adhérences qui paraît l'origine d'une hypersécrétion et de la déformation de plus en plus prononcée de la cicatrice. L'iridectomie dans ce cas est très-efficace parce qu'elle a pour effet de détacher les adhérences et de mettre autant que faire se peut l'iris en liberté.

Toutefois l'opération n'est pas toujours sans danger, et chacun sait avec quelle facilité le tissu néo-formé est susceptible de subir le ramollissement purulent.

En ce qui concerne les affections qui datent de la vie intra-utérine, comme la cornée globuleuse, l'hydrophthalmie congénitale et quelques cas de cornée conique, je suis peu disposé à y voir des maladies de nature glaucomateuse, ce sont là des cas où l'équilibre de tension est rompu bien plus par affaiblissement des parois que par la force expansive des milieux. On comprend sans peine quel rôle modeste peut jouer là l'iridectomie, outre qu'elle présente de réels et terribles dangers.

Il est encore une forme de kératite en bandelette, dont de Graefe donne une description très-soignée. Cette maladie aboutit d'ordinaire à la formation insidieuse de synéchies postérieures, et c'est pendant le développement de celle-ci qu'apparaît l'hypertonie. Aussi est-il assez difficile de savoir si la maladie de l'iris n'est pas l'intermédiaire obligé entre le glaucome secondaire et l'affection cornéenne. En tous cas, l'iridectomie appliquée de bonne heure peut rendre là d'éminents services.

Sœmisch en 1870 a observé un cas de kératite vésiculeuse où la liaison avec le glaucome n'était point un effet du hasard, et où la cause de l'augmentation de la tension consistait en un afflux lymphatique plus accusé.

Je dois encore consigner dans ce paragraphe les cas dans lesquels on a vu le glaucome succéder au tatouage d'un leucome adhérent.

Il semble que la tension, préparée en quelque sorte par la lésion, n'attend pour se développer que l'excitation causée par l'opération. Hock en 1876 a publié une observation où ce fait est établi d'une manière probante.

GLAUCOMES SECONDAIRES INTERVENANT DANS LES MALADIES DE L'IRIS. Le diaphragme pupillaire est, de l'aveu de tous, un des organes dont les altérations ont le plus d'influence sur le développement de la tension. Il est remarquable cependant que ces altérations purulentes ou plastiques sont de peu d'effet à ce point de vue.

L'iritis séreuse a des rapports plus immédiats avec la tension exagérée, quoiqu'elle puisse évoluer en côtoyant le glaucome sans le produire; nous avons même consacré quelques pages à établir le diagnostic différentiel des deux affections. Cependant, il arrive quelquefois qu'elle se complique de l'état qui nous occupe, et nous voyons alors s'introduire sur la scène des symptômes caractéristiques, tels que la dureté du globe, la diminution rapide de l'acuité, le rétrécissement du champ de vision, le trouble de l'humeur aqueuse. Chez les enfants ou les jeunes gens, la souplesse des enveloppes peut conjurer le danger, mais chez les gens âgés il est imminent et terrible, et il faut recourir au plus vite à l'iridectomie si bien faite pour le conjurer.

L'iritis amène souvent des synéchies postérieures et crée de cette façon la disposition la mieux faite pour amener plus tard le glaucome. Celui-ci est d'autant plus menaçant que les adhérences sont plus étendues et plus capables d'intercepter ou de gêner le courant qui s'établit à travers la pupille entre les deux parties de la chambre aqueuse. Lorsque cet orifice est complétement fermé, on ne tarde pas à voir l'iris se soulever plus ou moins irrégulièrement sous la pression *à tergo*, et la chambre antérieure se rétrécit.

Nul cas plus que celui-ci n'est favorable à l'iridectomie et elle doit être promptement pratiquée; ses effets sont d'ordinaire parfaitement efficaces.

GLAUCOME ENGENDRÉ PAR DES ALTÉRATIONS DE L'APPAREIL CRISTALLINIEN. Bien que l'on voit quelquefois le glaucome survenir pendant le développement d'une cataracte, il est impossible d'attribuer à cette maladie une influence causale sérieuse, d'abord parce que les coïncidences sont d'une extrême rareté, ensuite parce que, le glaucome ayant été guéri, on peut voir la cataracte suivre sa marche régulière. Les cataractes molles qui se forment brusquement chez les gens jeunes et qui amènent un grossissement souvent si considérable des couches corticales ne s'accompagnent pas de glaucome secondaire alors qu'elles le devraient, si réellement le volume de la lentille était appelé à jouer son rôle. Mais, si les troubles du cristallin en position normale sont sans influence sur la tension de l'œil, on n'en saurait dire autant de ses déplacements, et il est notoire que rien n'est plus menaçant que la luxation complète ou incomplète de la lentille.

Chose curieuse, moins celle-ci s'est écartée de sa situation naturelle, plus à craindre sont les effets de ce désordre, et il semble que la réaction est bien moins vive lorsque l'organe accommodateur séparé de ses liens ballotte librement dans l'œil que lorsqu'il se borne à un léger tremblement par suite d'un relâchement partiel ou léger de la zonule. Il faut dans le premier cas que le cristallin ait subi de profondes transformations, la dégénérescence siliqueuse, par exemple, pour exercer ses effets pernicieux, tandis que dans le second son action irritative s'exerce sans qu'il se soit modifié.

Quelquefois les effets de la dislocation sont le glaucome simple, d'autres fois le glaucome aigu. Il va de soi que la thérapeutique est peu sûre et souvent extrêmement dangereuse. L'extraction est habituellement ce qu'il y a de mieux, mais elle est semée de périls. .

Une autre circonstance dans laquelle le cristallin peut intervenir efficacement pour la production du glaucome, c'est lorsque sa capsule a été lésée et que les masses corticales viennent à subir dans leur contact avec l'humeur aqueuse le gonflement qui en résulte nécessairement.

On voit alors se produire une hypertonie qui a sa cause à la fois dans l'augmentation de volume des fibres lenticulaires et dans l'action funeste qu'elles exercent sur l'iris. Bientôt surgissent, un à un, les phénomènes de la tension, et le glaucome se déclare, entraînant fatalement la dégénérescence du globe, si l'art n'intervient à temps. C'est là l'histoire des cataractes traumatiques, c'est aussi celle de certains cas malheureux, dans lesquels des débris considérables de couches corticales sont restés dans les plis de la capsule après des extractions incomplètes. De Graefe fait observer avec raison que, lorsque les débris sont dans la chambre antérieure entre l'iris et la cornée, ils sont bien moins dangereux que s'ils se développent en arrière de l'iris, dans la capsule ou dans l'humeur vitrée, comme dans les cas d'abaissement de la cataracte : n'est-ce pas à la poussée sur l'iris et à sa pression contre la cornée qu'est due cette action nuisible spéciale?

Rien n'est plus délicat que de parer aux éventualités créées par cette situation. La conduite du chirurgien doit varier suivant qu'il s'adresse à des enfants, à des adultes ou à des vieillards, et je crois qu'il est impossible de poser des règles absolues. L'idéal consiste à débarrasser l'œil des corps du délit, mais on n'y arrive qu'au milieu de beaucoup de dangers et d'incertitudes. L'iridectomie perd là beaucoup de sa valeur ; dans les glaucomes suite de reclinaison, elle est inutile. .

L'aphakie n'exempte pas de l'hypertonie et l'on peut citer mainte circonstance où celle-ci s'est développée soit dans des cas où le cristallin est entièrement réduit, soit même dans des cas où il a été complétement supprimé. Bowman a cité pour sa part de pareils exemples.

Du glaucome engendré par les affections de la choroïde. Les choroïdites à produits plastiques ou purulents s'accompagnent très-rarement d'augmentation de la tension oculaire; le plus souvent elles provoquent un ramollissement du globe qui précède sa phthisie.

Il n'en est plus de même pour les choroïdites séreuses, mais il est à remarquer que dans ces affections qui semblent les génératrices naturelles du glau-

come rien n'est difficile à établir comme la filiation des phénomènes. J'ai eu
beau lire et relire les pages que de Graefe a consacrées à ce sujet épineux, je n'y
ai rien pu démêler de clair et de convaincant. Il m'a semblé résulter de ses explications que l'altération de la membrane vasculaire agit par l'intermédiaire de
celle du corps vitré, qui peu à peu déterminerait sa liquéfaction, affaiblirait la
zonule et finalement amènerait soit le tremblotement de la lentille, soit sa
complète dislocation. Il se peut que les phénomènes ne se montrent, ni avec
cette régularité, ni avec cette suite; il se peut que des temps d'arrêt assez longs
s'établissent, mais dans les cas où le glaucome secondaire survient sur des gens
atteints de cataracte polaire postérieure, celle-ci peut être considérée comme le
résultat d'une maladie antérieure de la choroïde.

Les glaucomes appartenant à cette catégorie attaquent d'ordinaire les deux
yeux, et la thérapeutique reste douteuse. L'iridectomie garde sa prépondérance,
mais on est souvent obligé de la faire suivre de paracentèses répétées et même
d'une nouvelle excision au côté opposé.

Les affections choroïdiennes qui ne s'accompagnent d'aucun changement dans
la circulation extérieure et qui sont surtout en rapport avec des modifications
dans la couche de pigment ou dans le stroma sont très-rarement suivies de
glaucome; seules les choroïdites équatoriales qui amènent de grandes opacités
vitrées peuvent l'engendrer.

La sclérectasie postérieure et toutes les formes d'inflammation des parties les
plus reculées du tractus uvéal qui y sont liées sont des sources fertiles de la
complication, et celle-ci est d'ordinaire la cause de l'amblyopie, qui frappe souvent et tout à coup les yeux très-myopes. Il n'est pas facile cependant d'expliquer dans ces cas la genèse de la tension ou plutôt son action pour faire naître
l'excavation alors qu'elle s'était primitivement bornée à produire une ectasie
générale du fond de l'œil. Il est vrai que de Graefe a fait la remarque qu'alors
l'excavation papillaire n'a pas le caractère d'un refoulement type, et que l'inclinaison de ses bords peut être moins abrupte. Il explique même cette différence
par le changement de rapports qui existe entre la résistance de la papille et celle
des parties voisines. Je pense néanmoins qu'il est allé un peu loin lorsqu'il a
dit que toute dénivellation un peu forte devait être considérée comme une
preuve de tension.

Il me semble que dans le staphylome postérieur, c'est-à-dire dans la maladie
où la sclérotique tend à céder de plus en plus et devient d'autant plus faible
qu'elle a cédé davantage, il manque au développement de la tension un de ses
éléments les plus importants. Tous les motifs d'y croire empruntés aux curieuses
modifications du champ visuel ne sont pas faits pour me convaincre, et depuis
vingt ans, il ne me semble pas que la pratique se soit engagée dans la voie de
l'iridectomie pour combattre ces sortes d'états morbides.

DU GLAUCOME ENGENDRÉ PAR LES MALADIES DE LA RÉTINE. Les infiltrations, les
dégénérescences et toutes les anomalies rétiniennes ne jouent presque aucun rôle
dans la génération du glaucome, ce qui se conçoit aisément, pour peu que l'on
réfléchisse au peu d'influence que cette membrane exerce sur la nutrition de
l'œil. Munie d'un système vasculaire qui lui est spécial, elle a en quelque sorte
sa vie à part.

Il est pourtant une de ses lésions qui a le privilége d'engendrer le glaucome
d'une manière assez fréquente et assez nette pour que l'on ait cru devoir en
faire une espèce particulière sous le nom de glaucome hémorrhagique.

J'aurais presque à me justifier de le reléguer au chapitre des glaucomes secondaires, s'il n'était évident que, n'admettant pas d'autres formes que l'aiguë, la chronique et la secondaire, je ne pouvais pas la mettre ailleurs. Ainsi que nous pouvons en juger, de Graefe l'avait reconnu et Laqueur dans son mémoire en avait publié deux cas; Hirschberg en 1870 en avait donné une observation sous le nom de glaucome apoplectique lié à une lésion du cœur, mais c'est à Pagenstecher que nous devons le premier travail systématique écrit à son sujet; l'auteur y décrit la forme du glaucome qui se développe chez les personnes déjà âgées, dont la rétine a été le siége de plusieurs effusions sanguines. Il montre que les accès inflammatoires y sont de longue durée, se répètent fréquemment sans tendance à la guérison. Il est aussi à remarquer qu'on n'y rencontre ni restriction du champ visuel, ni excavation du disque optique. L'iris y est souvent le siége d'une hyperémie marquée avec tendance aux suffusions sanguines. L'excision de cette membrane est sans utilité et d'ordinaire très-dangereuse. Pagenstecher l'a observée sur des yeux hypermétropes et emmétropes, mais jamais chez des myopes.

Les lésions rétiniennes sont particulières aux vaisseaux qui se montrent sclérosés, surtout les artères, et au tissu de la membrane, qui est infiltré de sang, sauf dans la couche des bâtonnets, et en même temps le siége d'une imbibition séreuse.

Les fibres de Müller sont refoulées de façon à laisser entre elles des espèces de lacunes remplies de sang ou de sérosité.

La choroïde subit aussi une dégénérescence qui consiste dans la transformation de ses éléments étoilés en éléments arrondis; il en est de même pour l'iris.

Cette forme du glaucome peut-être sympathique, comme le démontre une observation de notre auteur. Il faut soigneusement la distinguer des cas dans lesquels les hémorrhagies se montrent à la suite d'une iridectomie.

En France, Galezowski est celui qui a le plus insisté sur cette forme du glaucome qu'il regarde comme irrégulière et dont il a publié un bon nombre de cas tirés de sa pratique. Dans son *Traité des maladies des yeux*, il combat l'opinion de de Graefe sur la genèse de la maladie et, au lieu de regarder le glaucome comme la conséquence des hémorrhagies, il le considère comme primitif et fait pour les provoquer. Il signale comme très-violents les phénomènes douloureux qui l'accompagnent, proclame l'insuffisance de l'iridectomie et la nécessité de l'énucléation dans les cas les plus graves. Enfin il considère comme une variété de cette forme ces glaucomes qui surviennent à la suite de coups violents et débutent par une effusion de sang dans la chambre antérieure.

En 1874, Hache, un de ses élèves, publia sous le titre : *Du glaucome hémorrhagique*, une thèse où il établit que cette forme a pour point de départ une artério-sclérose du système circulatoire intra-oculaire.

Dans ce travail, qui est en même temps une œuvre de polémique, l'auteur rappelle les noms des différents auteurs qui ont concouru à établir l'entité du glaucome hémorrhagique, puis, prenant à partie Pagenstecher, il lui reproche d'avoir peu tenu compte des travaux français de Charcot et de Bouchard, et surtout de ceux de Liouville sur la sclérose vasculaire, bien faits, dit-il, pour éclaircir son sujet.

Il étudie ensuite avec soin l'anatomie pathologique des vaisseaux de la rétine, dont il nous montre les parois épaissies et la lumière, quelquefois si restreinte, que le cours du sang y est empêché. Sa description avec planches à l'appui se rapproche de celle du chirurgien de Wiesbaden. Il trouve dans la choroïde des lésions vasculaires analogues et y signale des hémorrhagies dues aux mêmes causes. Enfin, ce que Pagenstecher avait négligé de faire, il examine la sclérotique, la trouve épaissie, mais sans aucune des lésions qu'on y avait supposées.

Les lésions vasculaires de l'œil dépendent d'un état morbide général, et c'est là surtout ce qui rend la maladie si grave.

Pour Hache le glaucome hémorrhagique a trois périodes bien distinctes : une première hémorrhagique caractérisée par l'apparition de nombreux extravasats sanguins sur la rétine; une seconde stationnaire pendant laquelle l'état semble s'arrêter et quelquefois même s'améliorer; enfin une troisième où éclatent les accidents de tension et que pour ce fait il appelle glaucome confirmé.

Cette division me paraît la condamnation même de l'idée de soustraire l'affection qui nous occupe à la classe des glaucomes secondaires.

Qu'est-ce en effet que ce glaucome hémorrhagique sans glaucome pendant une longue période de son évolution, et n'est-il pas évident que la lésion rétinienne ne fait que préparer les accidents qui interviendront plus tard, et que de Graefe avait raison de soutenir la genèse qu'il a fait connaître dans son dernier mémoire?

Quelles que soient les variétés qui puissent se produire dans les rapports des trois périodes, le fond des choses ne change pas, et je ne vois pas plus de raison d'admettre comme espèce morbide le glaucome hémorrhagique que le glaucome qui procède d'une affection de la cornée. Au point de vue clinique, il reste acquis que cette forme de la maladie s'annonce par les phénomènes les plus graves, les accidents les plus violents, qu'elle est jusqu'ici au-dessus des ressources de l'art, et que l'énucléation est souvent l'unique moyen de faire cesser les tortures des malades et de prévenir des sympathies redoutables.

Les affections du nerf optique paraissent sans influence pour développer le glaucome. De Graefe, dont la pratique était si étendue, dit n'avoir jamais constaté entre les premières et le second des rapports de cause à effet, et quant aux coïncidences de la tension avec quelques amauroses dont il a donné la relation, ces rapports étaient si obscurs qu'il est impossible d'en rien conclure de positif.

Il en est de même pour ce qui regarde la sclérotique, et ce que j'ai dit au sujet de cette membrane, dans diverses parties de ce travail, me dispense d'y revenir.   .

GAYET.

BIBLIOGRAPHIE. — HIPPOCRATE. 400 av. J.-C. *Prædictiones. De l'isu Epidem. De Locis.* — ARISTOTE. 350 av. J.-C. — PLAUTE. 200 av. J.-C. — CELSE. 10 av. J.-C. — PLINE. 60. — RUFUS D'ÉPHÈSE. 100. — GALIEN. 160. *Des. med.* 344. *Introd. Sen. Medic.* 392. *De Usu Partium,* lib. X, c. XI. *Comment. in Hipp. Aphorism. De Composit. Medicum. Sec. locos.* — SERENUS SAMONICUS. An 200. — ORIBASE. An 350. — MARCELLUS EMPIRICUS. — AËTIUS D'AMYDE. An 350. — PAUL D'ÉGINE. 670. — THEOPHANES NOMRUS. *Epitome de Curatione morborum,* 920. — AVICENNE. An 1000. — ALBUCASIS. 1000. *Liber Theoricæ nec non practicæ Alsaharavii,* etc. August. Vindel., 1519. — ACTUARIUS. 1300. *Zachariæ fil. Medicus seu method. medendi.* — AUSTRIUS. 1540. *De infantium seu puerorum morborum et symptomctorum dignotione,* etc. — FERNEL. 1550. *Universa Medicina. Traj. ad. Rhenum,* 1656. — PARÉ. 1560. Liv. XV, chap. v, p. 418. B. Malgaigne. — DALECHAMPS. 1570. *Chirurgie française,* 1610, 4°, ch. XXI, p. 79. — BARTISCH. 1583. *Dreide Augendienst.* — GUILLEMEAU. 1585. *Œuvres de chirurgie.* — MERCURIALIS. 1590. *Medicina practica*. Francf. — Felix Plater. *Prax. Med.* Basil., 1656, 4°. *De functionum læsionibus.* l. I, c. vii, p. 195. — Sennert. *Pract. medic.* Lugd., 1650. — Plempius. *Plempii ophthalmographie.* Lovanii, 1639, fol. I, V, c. xxv, p. 231. — Rivier Lazare. *Riverii opera.* Lugd., 1679. *Prax. medic.*, I, II, c. iii, p. 198. — Primerose. *De Morbis puerorum.* Roterodam., 1659, p. 45. — Sylvius de Le Boe. *Oper. medic.* Amstelod., 1680. — Wepfer. *Ephemer. Mat. Curios.* Dec. II, ann. 7, obs. 16, p. 28, 1688. — Paul de Sorbet. *Medicina practica*, 1701, p. 57. — Thomasius Godoer. *De Cataracta et Glaucomate*, 1702. — Briseau. *Traité de la cataracte et du glaucome.* Paris, 1709. — Geiger. *De glaucomate. Dissertativ.* Landshut, 1822. — Mackenzie. *On Glaucoma.* In *Glascow Med. Times.* August 1830. — Du même. *Treatise on the Diseases of Eye.* London et édit. ultérieures, 1830. — Canstatt. *Ueber Markschwamm des Auges u. amaurotisches Katzenauge*, S. 36-40, *Glaucom*, 1831. — Eble. *Untersuchungen zweier glaucomatöser Augen nach dem Tode.* In *V. Ammon's Ztschr. f. Ophth.*, I, S. 310, 1831. — Knorre. *De Glaucomate. Dissert. inaug.* Heidelberg, 1833. — Middlemore. *A Treatise on the Diseases of the Eye.* In *Lond.*, vol. 11, p. 2-21, 1835. — Beck. *Amaurose.* In *V. Ammon's Zeitschr. f. Ophth.*, V, 1837. — Stromeyer. *Physiologische Bemerkungen am Krankenbett.* In *Casper's Wochenschr. f. d. ges. Heilk.*, n° 32, S. 5, 1837 (*Glaucom oper.*). — Schrœder van der Kolk. *Anatomisch pathologische opmerkingen over de ontsteking van eenige inwendige deelen van het oog, en bijzonder over choroiditis als oorsaat van glaucoma. Verhandlingen van het Genootschap ten bevordering den Genees- en Heelkunde te Amsterdam.* Von Stricker aus dem Holländischen übersetzt in *Walther's u. V. Ammon's Journ.*, N. F., Bd. II, 1839. — Tyrrel. *A Practical Work on the Diseases of the Eye*, vol. XI, p. 128-156. London, 1840. *Chronic Retinitis and Glaucoma Acute retinitis and Glaucoma.* — Velpeau. *Ophthalmie arthritique.* In *Ann. d'ocul.*, t. IV, p. 214, 1840. — Sichel. *Mémoires sur le glaucome.* In *Annal. d'ocul*, 1841 et 1842, t. V, VI, VII. — Benedict. *Abhandlungen aus dem Gebiete der Augenheilkunde*, 1842. — Mackenzie. *Traité pratique des maladies de l'œil par W. Mackenzie.* Traduit par Laugier et Richelot. Paris, p. 606-614, 1844. — Sichel. *Observations et considérations supplémentaires sur le glaucome, la cataracte glaucomateuse et la névralgie oculo-circumorbitaire symptomatique.* In *Annal. d'ocul.*, t. IX, 1844. — Warnatz. *Ueber das Glaucom.* Leipzig, 1844. — Kussmaul. *Die Farbenerscheinungen im Grunde des menschl. Auges.* Heidelberg, 1845. — Rigler. *Considérations sur le Glaucome.* Trad. de l'allemand par de Moor. In *Annal. d'ocul.*, t. XIV, 1845. — Fischer. *Lehrbuch der gesammten Entzündungen u. organischen Krankheiten des menschlichen Auges*, etc. Prag, 1840, S. 205-210, cap. Glaucome. — Tavignot. *Recherches sur les affections glaucomateuses.* In *Gaz. méd. de Paris*, n°° 10 et 11, 1846. — Du même. *Propositions sur la nature et le traitement du glaucome.* In *Annal. d'ocul.*, t. XV, 1846. — Arlt. *Zur pathologischen Anatomie des Auges.* In *Prager Vierteljahrschrift*, S. 53-60, 1847. — Hasner. *Entwurf einer anatomischen Begründung der Augenkrankheiten.* Prag, 1847, S. 163 (*Krankheiten der Choroiden*). — Fano. *Considérations sur le glaucome.* In *Annal. d'ocul.*, t. XX, 1848. — Tavignot. *Neuralgia ciliaris.* In *Gaz. des hôp.*, t. X, n° 135, 1848, et *Canstatt's Jahresber.*, 1848. — Bowman. *Lectures on the Parts concerned in the Op. on the Eye*, etc. London, 1849, *Acute Glaucoma*, p. 115. — Dalrymple. *Pathology of the Human Eye.* London, 1851, t. XXII a. XXIV. — Roser. *Zur Lehre von der Choroiditis und ihren Folgen.* In *Arch. f. physiol. Heilk.*, XI. Jahrg., 2. Heft, 1852. — Jacobson (Julius). *De Glaucomate. Diss. inaug.* Königsberg, 1853. — De Graefe. *Notice provisoire sur l'essence du glaucome.* In *Arch. f. Ophthalmol.*, Décembre 1854. — Jäger (jun.). *Staar u. Staaroperationen.* Wien, 1854. — Stellwag. *Die Ophthalmologie vom naturwissenschaftlichen Standpunkte aus bearbeitet.* Wien, 1855, II, S. 435 u. Folgende, u. S. 427, note 109 (*Sectionsbefund eines intraocularen Tumors mit Secundarglaucom*). — Weber (A.). *Ein Fall von partieller Hyperämie der Choroidea bei einem Kaninchen.* In *Arch. f. Ophth.*, II, 1, S. 14 ou 141, 1855 (*Niveau-Beurtheilung der Pap. optica*). — Donders. *Ueber die sichtbaren Erscheinungen der Blutbewegung im Auge.* In *Arch. f. Ophth.*, I, 2, S. 75, 1855. — De Graefe. *Bemerkungen über Glaucom besonders über den bei dieser Krankheit vorkommenden Arterien-Puls auf der Netzhaut.* In *Arch. f. Ophth.*, I, 2, S. 299-307, 1855. — Du même. *Notiz über die Lage der Ciliarfortsätze bei Ausdehnung der Sklera. Ibid.*, II, 1, S. 248, 1855 (*Note über Excavation*). — Helmholtz. *Ueber die Accommodation des Auges.* In *Arch. f. Ophth.*, I, 2, S. 16, 1855 (*Krümmungsveränderung der Cornea bei intraocularer Druckzunahme*). — Fuchs. *De glaucomate. Diss. inaug.* Breslau, 1856. — De Graefe. *Note sur la guérison du glaucome, adressée à l'Institut de France.* In *Annal. d'ocul.*, 1857, t. XXXVIII, p. 237. — Muller (Heinrich). *Ueber Glaucom. Sitzungsber. der physic.-medicinischen Gesellschaft in Würzburg*, März 1856. — Peppmuller. *De natura glaucomatis. Diss. inaug.* Halle, 1856. — Arlt. *Bericht über die Heilung des Glaucoms nach Dr. A. von Graefe.* In *Zeitschr. d. k. k. Gesellsch. der Aerzte zu Wien*, 1857, n° 19.—Fœrster. *Bemerkungen über Excavationen der Papilla optica.* In *Arch. f. Ophth.*, III, 2, S. 81-86, 1857. — De Graefe. *Ueber die Wirkung der Iridektomie bei Glaucome. Ibid.*, III, 2, S. 456-555, 1857. — Heimann. *De Glaucomate.*

Diss. inaug. Breslau, 1857. — Jones Wharton and William Mackenzie. *On the Operation of Iridectomy and Excision of a Piece of the Iris.* In *Med. Times and Gaz.*, April 3, 1858. — Middlemore. *Remarks on the Surgical Treatment of Glaucoma.* In *Med. Times and Gaz.*, April 24, 1858. — Muller (Heinrich). *Ueber Niveauveränderungen an der Eintrittsstelle des Shencrven.* In *Arch. f. Ophth.*, IV, 2, S. 2-41, 1858. — Windsor. *On Iridectomy.* In *Med. Times and Gaz.*, April 10, 1858. — De Graefe. *Ophthalmie.* In *Hosp. Reports*, n° 3, p. 101-105, 1858. In *Ophth. Hosp. Rep.*, n° 2. — Hulke. *On some Points in the Morbid Anatomy and Pathology of Glaucoma.* In *Med. Times and Gaz.*, January 23, 1858, et *Lancet*, January 25, 1858. — Du même. *On the Surgical Treatment of Glaucoma.* In *Med. Times and Gaz.*, March 27, 1858. — Jäger (jun.). *Ueber Glaucom u. seine Heilung.* Wien, 1858. — Bader. *Report of Operations on the Iris,* etc. In *Ophth. Hosp. Reports*, 1858, n° 2, p. 74, 88; n° 3, p. 141; n° 5, p. 209. — Critchett. *Acute Glaucoma cured by a new Operation. Under the care of M. Critchett.* Royal London Ophth. Hosp. In *Lancet*, January 30, 1858. — Du même. *Treatment of acute Glaucoma.* In *Ophth. Hosp. Rep.*, n° 2, p. 57, 1858. — De Graefe. *Weitere klinische Bemerkungen über Glaucom, glaucomatose Krankheiten und die Heilwirkung der Iridektomie.* In *Arch. f. Ophth.*, IV, 2, S. 127-162, 1858. — Dor. *Beitrag zur Pathologie der intraocularem Geschwülste.* In *Arch. f. Ophth.*, VI, 2, S. 244, 1859. — Flatow. *De glaucomate et iridectomia in hoc morbo adhibenda.* Diss. Königsberg, 1859. — Schweigger. *Abgelaufenes Glaucome, circumscripte ertrige Choroiditis,* etc. In *Arch. f. Ophth.*, V, 2, p. 252-241, 1859. — Walton (Haines). *Med. Times and Gaz.*, 1859. — Bader. *Report of 78 Iridectomy Operations (for Glaucoma) performed at the Royal London Ophthalm. Hosp.* In *Ophth. Hosp. Reports*, 1859, n° 9, p. 168-173; n° 10, p. 226-237. — Businelli. *Bericht über die auf der Wiener Augenklinik im Studienjahre 1858 behandelten Kranken.* Wien, 1859, S. 34-56. — Coccius. *Ueber Glaucom, Entzündung u. die Autopsie mit dem Augenspiegel.* Leipzig, 1859. — Donders. *Ueber die Stützung der Augen bei Blutandrang durch Ausathmungsdruck.* In *Arch. f. Ophth.*, XVII, 1, S. 80-106, 1859. — Streatfield. *Various Ophthalmoscopic Appearances of the Vessels of the Optic Disk when Excavated.* In *Ophth. Hosp. Rep.*, n° 11, p. 240-244, 1860. — Tavignot. *Du glaucome phlegmasique (apoplexie de l'œil et iritis chronique).* In *Moniteur des sciences méd. et pharm.*, 1er mars 1860, et *Annal. d'ocul.*, t. XLIII, p. 196, 1860. — Hulke. *Clinical and Anatomical Observations. Dissections of two Eye-balls, one affected with Acute and the other with Chronic Glaucoma.* In *Ophth. Hosp. Rep.*, n° 13, p. 69, 1860. — Liebreich. *Ueber Veränderungen an der Papille bei Sclerectasia posterior.* In *Arch. f. Ophth.*, VII, 2, S. 128-150, 1860. — Mackenzie. *A Fragment on Glaucoma and the Optic Papilla.* In *Ophth. Hosp. Rep.*, n° 11, p. 252-257, 1860. — Pagenstecher u. Arnold. *Beiträge zur pathologischen Anatomie des Auges.* In *Arch. f. Ophth.*, VII, 1, S. 92-99, 1860. — De Graefe u. C. Schweigger. *Beiträge zur anatomischen Klinik der Augenkrankheiten. Fall IV. Glaucoma absolutum.* In *Arch. f. Ophth.*, VI, 2, S. 254, 1860. — De Graefe. *Zur Casuistik der Geschwülste. Tumor der Choroidea.* Ibid., VII, 2, S. 41, 1860 (*Glaucomatoser Habitus*). De Gräfe (Alfred). *Eigenthümlicher Fall von Schnerven-Excavation.* In *Arch. f. Ophth.*, VII, 2, S. 115-119, 1860. — Hancock. *On the Division of the Ciliary Muscle in Glaucoma.* In *Ophth. Hosp. Rep.*, n° 12, p. 13-20, 1860; *the Lancet*, Febr. 1860, et *Annal. d'ocul.*, t. XLIV, p. 47, 1860. — Ammon (V.). *Klinische Darstellungen,* etc. Berlin, Taf. X, fig. 12 et 24, XV, 1, 6, 1860. — Du même. *Beiträge zur pathologischen Anatomie des intraocularen Sehnerven, behufs der ophthalmoscopischer Diagnose von Krankheiten des Augengrundes.* In *Arch. f. Ophth.*, VI, 1, S. 1, 1860. — Cornyty. *De la paracentèse de l'œil.* In *Ann. d'ocul.*, t. XLIV, p. 61, 1860. — Follin. *Nouvelles recherches sur le glaucome et son traitement.* In *Arch. gén. de méd.*, 1860. — De Graefe. *Ueber die Nothwendigkeit, behufs der druckvermindernden Wirkung die Iridektomie umfangreich zu machen.* In *Arch. f. Ophth.*, VI, 2, S. 150-155, 1860. — Solomon Vose. *On Intraocular Myotomy in Myopia.* In *Med. Times and Gaz.*, 1861, et *Ophth. Hosp. Rep.*, vol. III, n° 1, p. 156-158, 1861. — Wedl. *Atlas der pathologischen Histologie des Auges.* Leipzig, 1861, IV, Lief., *Tafel Retina opticus*, V, fig. 47, 49; *Tafel Retina opticus*, VI, fig. 57-60; *Tafel Iris Choroid.*, V, fig. 47 u. 48; *Tafel Cornea-Sklera*, V, fig. 41. — Jaumes. *Du glaucome.* Thèse de Montpellier, 1861. — Pagenstecher u. Saemisch. *Klinische Beobachtungen,* etc., 1. Heft. Wiesbaden. 1861, S. 25, 39. — Pamard. *Du glaucome.* Thèse de Paris, 1861. — Quaglino. *Cécité dépendant d'un glaucome aigu survenu à la suite d'une saignée et guéri par l'iridectomie.* In *Annal. d'ocul.*, t. XLIII, p. 186, 1861. — Du même. *Ueber Iridektomie beim Glaucome.* In *Omodei's Annal.*, vol. 175, p. 620, 1861, et *Med. Times and Gaz.*, p. 129, 1861. — Daguenet. *Quelques considérations sur le glaucome.* Thèse de Paris, 1861. — Froebelius. *Zur Technik der Iridektomie bei Glaucom.* In *Arch. f. Ophth.*, VII, 2, S. 119, 1861. — Grünhagen. *Henle u. Pfeuffer's Zeitschr.* (3), Bd. XXVIII, S. 238, 1861, Vergl. V. Hippel. — Guérin (fils). *Du glaucome.* In *Journ. de Bordeaux*, 1861. — Hassmans. *Bijdrage tot de Kennis van het glaucome.* Utrecht, 1861. — Jäger jun.). *Einstellung des dioptrischen Apparates.* Wien, 1861. — Magni. *Nouvelle théorie du glaucome ·*

In *Union méd.*, p. 420, 1862, et *Annal. d'ocul.*, 1863, t. XLIX, p. 160. — MATTIOLI. *Du traitement du glaucome par l'iridectomie.* In *Ann. d'ocul.*, t. XLVII, p. 277, 1862. — PAGENSTECHER u. S.EMISCH. *Klin. Beobachtungen*, etc. 2. Heft, Cop. V, 1862. — RAVA. *Observations cliniques recueillies dans la pratique du D⟨r⟩ Quaglino.* In *Annal. d'ocul.*, t. XLVII, p. 274, 1862. — COSCO. *Glaucome traité avec succès par l'iridectomie.* In *Annales d'oculistique*, t. XLVII, p. 291, 1862. — GALEZOWSKI. *Glaucome.* In *Annales d'oculist.*, t. XLVII, p. 246-260, 1862. — DU MÊME. *Glaucome aigu dans un cas d'atrophie progressive de la rétine (rétinite pigmentaire des auteurs).* In *Annal. d'ocul.*, t. XXVIII, p. 260, 1862. — DE GRAEFE. *Weitere Zusätze über Glaucom und die Heilwirkung der Iridektomie.* In *Arch. f. Ophth.*, VIII, 2, S. 242-313, 1862. — HASSMANS. *Beiträge zur Kenntniss des Glaucoms. Aus dem Holländischen deutsch bearbeitet von Dr. Moritz Schmidt.* In *Arch. f. Ophth.*, VIII, 2, S. 124, 178, 1862. — LIEBREICHT. *Ueber Glaucom.* In *Gaz. des hôp.*, 152, 1863. — DU MÊME. *Ophthalmoscopischer Atlas.* Berlin, Taf. 11, 1863. — NAGEL. *Einiges über die periodische Augenentzündung der Pferde.* In *Arch. f. Ophth.*, 1863, IX, 1, S. 404, u. *Berichtigende Bemerkungen*, 1864, X, 2, S. 140. — SCHWEIGGER. *Zur pathologischen Anatomie der Choroidea.* In *Arch. f. Ophth.*, 1863, IX, S. 195. — COCCIUS. *Beitrag zur Lehre vom Wesen des Glaucoms u. zur Heilwirkung der Iridektomie.* In *Arch. f. Ophth.*, 1863, IX, 1, p. 121. — DONDERS. *Ueber einen Spannungsmesser des Auges (Ophthalmotonometer). Ueber Glaucom, Astigmatismus u. Sehschärfe.* In *Arch. f. Ophth.*, 1863, IX, 2, S. 215. — DU MÊME. *Klin. Monatsbl. f. Augenheilk.*, 1863, S. 503. — DE GRAEFE. *Ueber die Erregung eitriger Choroiditis zur Erhaltung des Bulbus.* In *Arch. f. Ophth.*, 1863, IX, 2, S. 110 (bei Gl. absolu). — DU MÊME. *Ueber Calabar-Bohne.* Ibid., 1863, IX, 3, S. 120 (*Glauc. opér.*). — ARLT. *Ueber Glaucom.* In *Wien. med. Halle*, 1863, IV, 25. — DU MÊME. *Bericht über die Augenklinik der Wiener Universität. Ueber Glaucom von Rydel*, 1863, S. 132. — BOWMAN. *On Glaucomatous Affections and their Treatment.* In *Med. Times and Gaz.*, 1861, et *Ann. ocul.*, 1863, t. XLIX, p. 24. — DU MÊME. *Notes ophthal.* In *Hosp. Rep.*, 1863, vol. IV, part. 1, p. 48-58. — CRITCHETT-WALTON, COOPER u. A. *Verhandlungen über die Anzeigen u. Gegenanzeigen der Iridektomie, namentlich bei Glaucom.* In *Brit. Med. Journ.*, 1863 u. 1864. — SCHELSKE. *Ueber die Verhältnisse des intraocularem Druckes und der Hornhautkrümmung des Auges.* In *Arch. f. Ophth.*, 1864, X, 2, S. 1-46. — SCHWEIGGER. *Vorlesungen über den Gebrauch des Augenspiegels.* Berlin, 1864. — SOLOMON VOSE. *Ueber chir. Behandlung des Glaucoms und der glaucomatosen Spannung ohne Iridektomie.* In *Brit. Med. Journ.*, Oct., Nov., Dec. 1854. — WELLS, SŒLBERG. *Glaucoma and its Cure by Iridectomy.* London, 1864. — JONES WHARTON. *Three Clinical Lectures on Iridectomy and Glaucoma.* In *Med. Times and Gaz.*, Jul., Aug. 1864. — KNAPP. *Ueber Hancok's Glaucom-Operation.* In *Heidelberger Verhandlungen*, 1864, III, 3, S. 133. — MAGARVLY. *Ueber Glaucom.* In *Petersb. med. Ztschr.*, 1864, VI, 4, S. 193. — ROSEBROUGH. *Iridektomie und Spaltung der Ciliarmuskel bei acutem Glaucom.* In *Amer. Med. Times*, N. S., IX, 4. July 1864. — SOLOMON *Glaucomatöse Choroiden-Retinitis.* In *Deutsche Klinik*, 1864, S. 240. — HOMBERVER. *Epilepsie der Retina u. ihre Beziehung zum Glaucom.* In *Amer. Med. Times*, N. S., VIII, 5. Jan. 1864. — HUTCHINSON. *Affections of the Eye following Attacks of Nevralgia, or Injuries to Branches of the Fifth Nerve.* In *Ophth. Hosp. Rep.*, 1864, vol. IV, part. 1, p. 120-129. — DU MÊME. Vergl. Wegner, in *Arch. f. Ophth.*, 1864, XII, 2, S. 1. — DU MÊME. *Cases Illustrating the Connexion of the Fifth Nerve with the Nutrition of the Eye-ball.* In *Ophth. Hosp. Rep.*, 1864, vol. IV, part. 2, p. 189-196. — BIENVLIET. *Ein Wort über die periodische Augenentzündung des Pferdes.* In *Arch. f. Ophth.*, 1864, X, 1, S. 87. — BOWMAN. *Brit. Med. Journ.*, 1864, p. 155 u. 378. — DESMARRES (fils). *Sa théorie sur le glaucome par Galezowski.* In *Union méd.*, 1864, p. 201, et *Annal. ocul.*, 1864, XLII, p. 248. — DONDERS. *Klin. Monatsbl. f. Augenheilk.*, 1864, S. 431. — FOLLIN, PERRIN, LE FORT, RICHET. *Discussion à la Société de chirurgie.* In *Bull. de la Soc. de chir.*, 1864. — MAGNI. *Ueber Glaucom.* In *Rivista clinic.*, 1865, IV, 12, p. 562. — QUAGLINO. *Ueber Iridektomie als Heilmittel des Glaucoms.* In *Giornale d'ottalmologia italiano*, 1865, vol. VIII. — WATSON. *Note of a Case of Glaucoma in which the Application of Atropin restored temporarily the Translucency of the Dioptric Media.* In *Ophth. Hosp. Rep.*, 1865, vol. IV, 4, p. 449. — BOWMAN. *On Extraction of Cataract by a Tractions-Instrument.* In *Ophth. Hosp. Rep.*, 1865, vol. IV, part. 4, p. 365-368. — GALEZOWSKI. *Glaucome, quelques considérations.* In *Union méd.*, 1865, n° 128, p. 201, et *Klin. Monatsbl. f. Augenheilk.*, 1865, S. 58. — GROSSMANN. *Ueber den Standpunkt der Lehre vom Glaucom.* In *Wien. med. Presse*, 1865, VI, 44-47. — HUTCHINSON. *A Case of Chronic Glaucoma with some peculiar Features.* In *Ophth. Hosp. Rep.*, 1865, vol. IV, part. 4, p. 447-448. — DU MÊME. *Ophth. Hosp. Rep.*, 1865, vol. V, p. 88. — WINDSOR. *Notiz über Glaucom bei angeborenem Iris-Mangel.* In *the Ophth. Review*, 1866, n° 10. — WORDSWORTH. *A Case of Pulsation in the Central Retinal Artery in a Healthy Eye during Temporary Faintness.* In *Ophth. Hosp. Rep.*, 1866, vol. IV, part. 1, p. 111. — QUAGLINO. *Ueber die Zufälle und Complicationen, welche die Wirksamkeit der Iridektomie bei der Behandlung des Glau-*

coms verringern können. In Giornale d'oftalm. italiano, 1866, vol. IX, p. 233-246. — Sichel (A. fils). Des indications de l'iridectomie et de sa valeur thérapeutique. Thèse de Paris, 1866. — Solomon Vosz. Tension of the Eye-ball, Glaucoma, etc. London, 1865. Ref. in Klin. Monatsbl. f. Augenheilk., 1866, S. 116-121. — Warlomont et Testelin. Glaucome. In Annal. d'ocul., 1866, t. LV, p. 193. — Wegner. Experimentelle Beiträge zur Lehre vom Glaucom. In Arch. f. Ophth., 1866, XII, 2, S. 1-32. — Hart. Fälle von vernachlässigtem Glaucom. In Lancet, 19 Nov. 1866. — Hutchinson. Ophth. Hosp. Rep., 1866, vol. V, p. 33-41. — Du même. Ophth. Hosp. Rep., 1866, vol. V, part. 4, p. 13. — Du même. Ophth. Hosp. Rep., 1866, vol. VI, part. 1, p. 45. — Magni. Ueber Glaucom. In Giornali d'oltalmol. italiano, 1866, vol. IX, p. 40-60. — Manzoni. Ueber Glaucom. In Riv. clin., 1866, V, 4, p. 105. — Bowman. Bases of malformed, misplaned and dislocated Lenses, in some of which glaucomatous Symptoms were developed. In Ophth. Hosp. Rep., 1866, vol. V, part. 1, p. 1-15. — Fano. Sur l'iridectomie dans le glaucome. In l'Union, 1861, 146. — De Graefe. Zur Lehre der sympathischen Ophthal. In Arch. f. Ophth., 1866, XII, 2, S. 153. — Du même. Zusätze über intra-oculaire Tumoren. In Arch. f. Ophth., 1866, XIV, 2, S. 116. — Hart. Bemerkungen über intermittirendes Glaucom. In Ophth. Hosp. Rep., 1866, V, part. I, p. 27-32. — Hutchinson. Trois cas de cancer à l'intérieur de l'œil avec développement subit de symptômes du glaucome aigu. In Ophth. Med. Reports, 1866, vol. V, 1re part., p. 88-89. — Ern. Hart. Note sur le glaucome intermittent. Id., 1866, 5, 27-32. — Testelin et Warlomont. Du glaucome. In Annal. d'ocul., mai-juin 1866. — Braun (Gustave). Remarques sur la théorie du glaucome. In Arch. f. Ophth., 1866, t. X, 2e part., p. 222-227. — Little. Observations de cas traités à l'hôpital de Manchester. In the Ophthalmic Review, 1861. — Adamück. Manometrische Bestimmungen des intraocularem Druckes. In Centralblatt für die med. Wissensch., 1866, S. 561. — Lubinski. Ueber die den Augapfel penetrirenden Wunden, nach an Kaninchen ausgeführten Experimenten. In Arch. für Ophth., 1867, XIII, 2, S. 378. — Mazzei. Beiträge zum Studium des Glaucoms. In Rivista clin., 1867, VI, 12, p. 360-368. — Memorski. Ueber den Einfluss des intraocularen Druckes auf die Blutbewegung im Auge. In Arch. f. Ophth., 1867, XI, 2, S. 84-112. — Mooren. Ophthalmiatrische Beobachtungen. Berlin, 1867, S. 196. — Rydel. Ueber Glaucom. Bericht über die Augenklinik der Wiener Universität, etc. Wien, 1867, S. 132-155. — Belloc (Léon). De l'ophthalmie glaucomateuse, son origine et ses divers modes de traitement. Paris, 1867, 138 pp. — Critchett. Klin. Monatsbl. f. Augenheilk., 1867, S. 236 (Glauc. u. intra-oculaire Tumoren). — Fano. Sur la valeur de l'iridectomie dans le glaucome chronique. In l'Union, 1867, 44, 50. — Fœrster. Comptes rendus du congrès d'ophthalmologie, 1867, p. 128. — Heimann. Ueber Glaucom in aphakischen Augen. In Klin. Monatsbl. f. Augenheilk., 1867, S. 147-160. — Korn. Seltener Verlauf eines subacutem Glaucoms. In Klin. Monatsbl. f. Augenheilk., 1867, S. 224. — Quaglino. Des accidents et des complications qui peuvent diminuer l'efficacité de l'iridectomie dans le traitement du glaucome. In Giornale d'oftalm. italiano, 1867. — Hutchinson. Glaucome chronique avec certains caractères spéciaux. In Ophth. Hosp. Rep., 1867, vol. IV, 4e part. — Watson-Spencer. Note sur un cas de glaucome dans lequel l'emploi de l'atropine rétablit momentanément la transparence des milieux dioptriques. Ibid., 1867. — Adamück (Emile). De l'étiologie du glaucome. In Annal. d'ocul., juill.-août 1867. — Du même. Zur Lehre vom Einfluss des Sympathicus auf den inneren Augendruck, 1867, S. 433. — Windsor (Thomas). Notes sur le Glaucome dans un cas d'absence congénitale de l'iris. In Ophth. Review, n° 10, janvier 1867. — Rainy. Deux cas de glaucome aigu avec contraction de la fraction externe du champ visuel. Id., 1867, p. 255. — Windsor. 13 cas de glaucome traités par l'iridectomie. Id., 1867. — Wegner. Recherches expérimentales sur le glaucome. In Arch. f. Ophth., t. XII, 2e partie. — E. Mazzei. Contribution à l'étude du glaucome. In Revista clinique, 1867. — Adamück et Christensen. On Glaucom. Kjöbenhavn, 1867. — Notta. Appareil pour le glaucome. In Soc. de chir., 11 déc. 1867. — Stellwag. Der intraoculaire Druck und die Innervationsverhältnisse der Iris. Wien, 1868. — Stilling (J.). Zur Theorie des Glaucoms. In Arch. f. Ophth., 1868, XIV, 3, S. 259-266. — Weber (A.). Klin. Monatsbl. f. Augenheilk., 1868, S. 395 u. 403. — De Graefe. Du glaucome chronique. In Soc. de chir., 28 oct. 1868. — Knapp. Die intraocularen Geschwülste. Carlsruhe, 1868, S. 181 (Auftreten von Entzündungserscheinungen unter dem Bilde des Glaucoms, u. S. 186. Differentielle Diagnostie). — Leber. Grosses Ciliarstaphylom nicht traumatischen Ursprunges mit tiefer, totaler Sehnerven-Excavation. In Arch. f. Ophth., 1868, XIV, 2, S. 216. — Mauthner. Lehrbuch der Ophthalmoscopie. Wien, 1868, S. 271-285 (pathologische Excavation der Papille). — Schmidt (Herm.). Ueber Accommodationsbeschränkungen bei Zahnleiden. In Arch. f. Ophth., 1868, XIV, 1, S. 107-137. — Adamück. Noch einige Bemerkungen über den intraocularem Druck. In Klin. Monatsbl. f. Augenheilk., 1868, S. 386. — De Graefe. Weiteres über das Verfahren des peripheren Linearschnittes. In Arch. f. Ophthalm., 1868, XIV, 3, S. 147. — Hippel et Grünhagen. Ueber den

Einfluss der Nerven auf die Höhe des intraocularen Druckes. In *Arch. f. Ophth.*, 1868, XIV, 3, S. 219-258. — Soelberg Wells. *Klin. Monatsbl. f. Augenheilk.*, 1869, S. 308. — Zehender. *Klin. Monatsbl. f. Augenheilk.*, 1860, S. 125. — Meyer. *Klin. Monatsbl. f. Augenheilk.*, 1869, S. 300. — Muralt. *Hydrophthalmus congenitus.* Zurich, 1860. — Pagenstecher. *Klin. Monatsbl. f. Augenheilk.*, 1869, S. 392. — Reuss. *Klin. Monatsbl. f. Augenhk.*, 1869, S. 401. — Rydel. *Klin. Monatsbl. f. Augenheilk.*, 1869, S. 395. — Wecker. *Klin. Monatsbl. f. Augenheilk.*, 1869, S. 387. — Du même. *Gaz. hebdom.*, 1868, n° 9 (*Emploi du couteau de Graefe dans l'iridectomie*). — Horner. *Klin. Monatsbl. f. Augenheilk.*, 1869, S. 306. Vergl. *Wegner's Arbeit*, in *Arch. f. Ophth.*, 1869, XII, 2, S. 1. — Jäger (jun.). *Ophthalmoscopischer Atlas*, 1869, fig. 48 u. 52-60. — Landesberg. *Ausbruch von Glaucom in Folge eines Streifschusses. Eigenthümliche Gesichtsfeldbeschränkung.* In *Arch. f. Ophth.*, 1866, XV, 1, S. 204. — Laqueur. *Études cliniques sur le Glaucome.* In *Annal. d'ocul.*, 1869, t. LXI, p. 35-58. — Liebreicht. *Klin. Monatsbl. f. Augenheilk.*, 1869, S. 400. — Mauthner. *Klin. Monatsbl. f. Augenheilk.*, 1869, S. 393. — Derby. Hasket, *Transactions of the Americ. Ophthalmic Society*, 1869, p. 35. — Gad (A. Le). *Quelques considérations sur la nature et le traitement du Glaucome.* Dissert. Strasbourg, 1869. — De Graefe. *Beiträge zur Pathologie u. Therapie des Glaucoms.* In *Arch. f. Ophth.*, 1869, XV, 3, S. 118-252.— Hippel (V.). *Ueber die Secretionsnerven des Auges.* In *Klin. Monatsbl. f. Augenheilk.*, 1869, S. 574. — Du même. *Fortsetzung.* In *Arch. f. Ophth.*, 1869, XV, 1, S. 265-287. — Heyman. *Du glaucome dans l'aphakie.* In *Klin. Monatsbl. f. Augenheilk.*, 1869, p. 147, 160. — Stilling. *De la théorie du glaucome.* In *Arch. f. Ophth.*, 1869, Bd. IV, part. 3. — Kohn. *Marche remarquable d'un glaucome subaigu.* In *Klin. Monatsbl. f. Augenheilk.*, 1869, p. 224. — Adamück. *Neue Versuche über den Einfluss des Sympathicus u. Trigeminus auf Druck und Filtration im Auge.* Wien, 1869. — Du même. *Ueber den Intraoculardruck.* In *Klin. Monatsbl. f. Augenheilk.*, 1869, S. 327-385. — Arlt. *Klin. Monatsbl. f. Augenheilk.*, 1869, S. 386. — Becker (O.). *Klin. Monatsbl. f. Augenheilk.*, 1869, S. 397. — Du même. *Zur Diagnose intraocularer Sarcom.* In *Arch. f. Augen- u. Ohrenheilk.*, 1869, l. I, S. 219. — Berlin. *Klin. Monatsbl. f. Augenheilk.*, 1869, S. 402. — Roth. *Doppelseitige glaucomatose Excavation der Papilla n. Optici.* In *Berlin. klin. Wochenschr.*, 1870, S. 520. — Pagenstecher et Sæmisch. *Keratitis vesiculosa u. Glaucom.* In *Berl. klin. Wochenschr.*, 1870, S. 445. — Wecker et de Jæger. *Traité des maladies du fond de l'œil.* Paris-Vienne, 1870, p. 55 u. f. (*Excavations physiologiques et pathologiques du nerf optique*). — Hasner. *Zur Geschichte des Glaskörpers und der Glaskörper-Entzündungen.* In *Prager Vierteljahrschr.*, 1870, n° 106, S. 1-11. — Hippel. In *Arch. f. Ophth.*, 1870, XVI, 1, S. 27-48. — Hirschberg. *Erster Bericht über seine Augenklinik*, 1870, S. 540. — Koller. *Glaucoma chronicum oculi sinistri acutem oc. dextri. Bericht der k. k. Rudolph-Stiftung in Wien vom Jahre 1870*, p. 179. — Meyer (F.). *Glaukom geheilt.* In *Œsterreich. Vierteljschr. f. Veterinärk.*, 1870, Bd. XXXIII, p. 54. — Emin. *Étude sur les altérations glaucomateuses de l'œil.* Paris, 1870. — Grünfeld-Tetzer. *Compendium*, 1870. — Schelske. *Lehrbuch*, etc., 1870. — Cohnius. *Die Heilanstalt für arme Augenkranke*, etc., 1870. — Jahr. *Étude sur le glaucome.* Thèse de Paris, 1870. — Bader. *A Description of the Appearances of the Human Eye in Health and Diseases as seen by the Ophthalmoscope. Fourth Series, Glaucoma.* In *Guy's Hosp. Rep.*, 1870, 544. — Wecker. *Die Sklerotomie als Glaucomoperation.* In *Klin. Monatsbl. f. Augenhk.*, 1870, S. 305-310. — Winow. *Ophthalmométrie*, 1870. — Quaglino. *Se l'iridectomia sia indispensabile per ottenire la guarigione del glaucoma.* In *Annal. del Ottalm.*, anno 1871, 1, p. 200-227. — Schirmer. *Glaucoma simplex bei einem 12-jährig. Knaben.* In *Klin. Monatsbl. f. Augenheilk.*, 1871, S. 247. — Schmidt (Herm.). *Cerebrale Sehnervenatrophie mit Druckexcavation der Papilla optica.* In *Arch. f. Ophth.*, 1871, XVII, 1, S. 117-122. — Sichel fils. *La séreuse intra-oculaire et la nature du glaucome.* In *Annal. d'ocul.*, 1871, LXVI, p. 19, 36. — Sinitzin. *Zur Frage über den Einfluss des N. Sympathicus auf das Gesichtsorgan.* In *Centralbl. f. med. Wissensch.*, 1871, S. 161-163.— Monte Del. *Osservazioni e note cliniche*, 1871, p. 72-74. In *Nagel's Jahresber.*, 1871, 2. Jahrg., S. 296. — Nettleship. *Curator's Pathological Report. Glaucomatous Eyes.* In *Ophth. Hosp. Rep.*, 1871, vol. VII, p. 212, 217. — Pagenstecher (Herrmann). *Beiträge zur Lehre vom hamorrhagischen Glaucom.* In *Arch. f. Ophth.*, 1871, XVII, 2, S. 98. — Prichard. *On Intraocular Myotomy.* In *Brit. Med. Journ.*, 1871, p. 571, et *Nagel's Jahresber.*, 1871, S. 285. — Derby (R.-H.). *Case of Acute Glaucoma. Iridectomy, Operat. awakes Acute Glaucoma in the other Eye.* In *the Med. Record.*, 1871, p. 366. — Donders. *Ueber die Stützung der Augen bei Blutandrang durch Ausathmungsdruck.* In *Arch. f. Ophth.*, 1871, XVII, 1, S. 80-106. — Kummer. *Beobachtung einer Glaucom-famillie.* In *Corresp.-Bl. schweiz. Ærzte*, 1871, n° 10. — Lender. *Ueber Bluterkrankung beim grünen Staar.* In *Deutsche Klinik*, 1871, S. 173. — Luca (de). *Ponction de la sclérotique dans le glaucome* (Communication à l'Académie de Naples, 1871). In *Annal. d'ocul.*, 1875,

t. LXIX, p. 175. — Schweigger. *Handbuch cet.*, 1871, p. 400-511 u. p. 337. — Del Monte.
Osservazioni e note cliniche, 1871, p. 72-74. — Sichel (Alp.). *La séreuse intra-oculaire
et la nature du glaucome.* In *Ann. d'ocul*, 1871, LXVI, p. 10-36. — Magni (Francesco). *Contribuzione alle studia del glaucoma.* In *Rivista clinica di Bologna*, 1871, p. 50. — Rydel
(L.). *Erklärung einiger Symptome des Glaucoms.* In *Jahresber. der Krakauer wiss. Ges.*,
1870, p. 1 à 23 (en polonais). — Pflüger. *Beiträge zur Ophthalmotonometrie*, 1871,
p. 46. — Schirmer (R.). *Glaucome simplex bei einem 12-jährigen Knaben.* In *Klin.
Monatsblätter für Augenheilkunde*, 1871, p. 247. — Du même. *Hydrophthalmos Congenitus.*
Id., 1871, p. 250. — Koller. *Glaucoma chronicum oculi sinistri, acutum oculi dextri.*
Bericht d. k. k. Rudolph-Stiftung in Wien vom Jahre 1870, 1871, p. 179. — Lender.
Ueber Bluterkrankung beim grünen Staar. In *Deutsche Klinik*, 1871, p. 173.— Du même.
Glaukom auf einer Blutvergiftung durch Fäulniss erregende Organismen beruhend. In
Deutsche Klinik, 1871, p. 435. — Schmidt (H.). *Cerebrale Sehnervenatrophie mit Druck-
excavation der Papilla optica.* In *Arch. f Ophth.*, 1871, XVII, 1, p. 117. — Pagenstecher
(Herrmann). *Beiträge zur Lehre vom hämorrhagischen Glaucom. Glaucom mit Hämorrha-
gien.* In *Arch. f. Ophth.*, 1871, XVII, 2, 3. 98-122. — Nettleship. *Glaucomatous Eyes.* In
Ophth. Hosp. Rep., 1871, VII, p. 212-217. — De Luca. *Sulla paracentese della sclerotica
nel glaucoma.* Communic. fatta alla R. Acad. medic. chirurg. di Napoli, 1871. — V.
Wecker. *Die Sclerotomie als Glaukomoperation.* In *Klin. Monatsbl. f. Augenheilk.*, 1871,
p. 305-310. — Du même. *La sclerotomia nella cura del glaucoma. Lettera al profess. Quaglino.* In *Annal. di Ottalm.*, 1871, p. 392-394. — Prichard (Augustin, Bristol). *On Intraocular Myotomy.* In *Brit. Med. Journ.*, 1871, II, p. 578. — Arcoleo. *Resoconto della clinica ottalmica*, etc. Palermo, 1871, p. 215-222. — Arlt u. Jäger. *Aerztlicher Bericht des
k. k. allgem. Krankenhauses zu Wien vom Jahre 1871.* Wien, 1872. — Secondi. *De l'iridectomie double dans le traitement du glaucome.* In *la Nuova Liguria med.*, 1872, n° 16,
et *Annales d'oculistique*, 1872, t. LXX, p. 102. — Solomon, Vose. *Sur la valeur de la
myotomie intra-oculaire dans la myopie.* In *Congrès périodique international d'ophthalmologie.* Londres, 1872, p. 74-75. — Taylor. *Undetected Glaucoma.* In *Med. Presse and
Circular*, 20 Oct. 1872.— Thomas. *De l'iridectomie dans le glaucome.* In *Journal d'ophthalmologie.*, 1872, I, p. 331. — Rosmini. *Sopra un caso di glaucoma lento binoculare curato
colla sclerotomia interstiziale.* In *Annal. di Ottalm.*, 1872, anno II, p. 91, tab. V, fig. 1.—
Rydel. *Ein Beitrag zur Lehre vom Glaucom.* In *Arch. f. Ophth.*, 1872, XVIII, 1, S. 1-17. —
Ruete. *Bildliche Darstellung*, etc. 1872. — Schiess-Gemuseus. *Glaucoma simplex mit diffuser
allgemeiner Hornhauttrübung.* In *Klin. Monatsbl. f. Augenheilk.*, 1872, S. 352-355. —
Schmidt (Herm.). *Echter Herpes corneæ.* In *Klin. Monatsbl. f. Augenheilk.*, 1872, S. 165. —
Secondi. *Congrès ophth. périod. intern.* Londres, 1872, p. 109 (*Sclerotomie*). — Pflüger.
Beiträge zur Ophthalmotonometrie. In *Arch. f. Augen- u. Ohrenheilk.*, 1872, II, 2, S. 1-49. —
Quaglino. *Doppio coloboma dell' iride nell' oc. d. con glaucoma completo. Glaucoma nell' oc
s.*, 1872. — Du même. *Inutilità delle paracentesi corneali ad operate come mezzo curativo.*
In *Annal. di Ottalm.*, 1872, II, p. 209. — Du même. *Sur la valeur de la sclérotomie dans
l'iridectomie appliquée à la cure du glaucome.* In *Congrès périod. intern. d'ophth.* Londres,
1872, p. 195-199.— Magri (de). *Contribuzione alla storia del glaucoma curato colla sclerotomia.* In *Annal. di Ottalm.*, 1872, anno II, fasc. 1, p. 96. — Magnus. *Ophthalmoscopischer
Atlas*, Taf. II. — Morano. *Osservazioni cliniche (Glaucoma).* In *Arch. di Ottalm.*, 1872, I,
p. 70. — Müller (Heinrich). *Gesammelte u. hinterlassene Schriften*, etc. Herausgegeben
von O. Becker. Leipzig, 1872, S. 340-363. — Piéchaud (Adolphe). *Essai sur les phénomènes
morbides de la pression intra-oculaire.* Paris, 1872. — Galezowski. *Sur les formes irrégulières du glaucome et sur ses complications.* In *Journ. d'ophth. de Paris*, avril, mai, nov.
1872.—Hart. *Unrecognised Glaucoma, a Fertile Source of Blindness.* In *Brit. Med. Journ.*,
1872, p. 122. — Koller. *Beobachtung eines Glaucoms.* In *Allgem. med. Zeitung*, 1872,
S. 655. — Lender. *Glaucom auf einer Blutvergiftung durch Fäulniss erregende Organismen
beruhend.* In *Arch. f. Ophth.*, 1872, S. 435 (*Empfehlung von Chinin u. Ozon*), 1872, S. 158. —
Chislat. *La sclerotomia applicate alla cura del glaucoma secondaria.* In *Annal. di Ottalm.*,
1872, anno III, p. 105. — Coccius. *Ophthalmometrie u. Spannungsmessung am kranken
Auge.* Leipzig, 1872. — Curtis. *Glaucoma with Cases pacific.* In *Med. and Surg. Journ.*,
July 1872. — Cusco et Abadie. *Glaucome.* In *Nouv. Dict. de méd. et de chir. prat.*, 1872,
t. XVI, p. 420-441. — Dor. *Ueber hämorrhagisches Glaucom.* In *Correspondenzbl. für
Schweizer Aerzte*, 1872, n° 16, S. 340. — Coccius. *Ophthalmometrie und Spannungsmessung am kranken Auge*, 1872, p. 45. — Nettleship. *Recherches anatomiques sur l'œil
glaucomateux.* In *Ophth. Med. Rep.*, 1872, p. 377, 382. — Stroppa. *Recherches anatomiques dans le glaucome.* In *Annal. di Ottalm.*, 1872, t. II, p. 198. — Colsman. *Zur
Diagnose und Therapie des Glaukoms.* In *Berlin. klin. Wochenschr.*, 1872. — Abadie.
*Névralgie faciale à forme convulsive suivie de glaucome ayant son point de départ dans
une zone morbide périphérique.* In *Journ. d'ophth.*, 1872, p. 72-78, voyez Cusco. — Bader.

In *Arch. f. Augen- u. Ohrenheilk.*, 1872, II, 2, S. 184. — Becker. *Ueber die sichtbaren Erscheinungen der Blutbewegung in der menschlichen Netzhaut.* In *Arch. f. Ophth.*, 1872, XVIII, 1, S. 206-206. — Bowman. *Congrès périodique international d'ophthalmologie.* 4e session, 1872, p. 265 à 291. — Remy. *Glaucome iridochoroïdite.* In *Bulletin de la Société anatomique de Paris*, 1873, p. 403. — Scherk. *Ein schmales Iridektomiemesser.* In *Klin. Monatsbl. f. Augenheilk.*, 1873, S. 101. — Schröder. *Ueber eine besondere Form von hämorrhagischem Glaucom.* In *Arch. f. Augen- u. Ohrenheilk.*, 1873, III, 1, S. 13-22. — Simni (A.). *Contribuzione allo studio della cura del glaucoma.* In *Annal. d'Ottalm.*, 1873, anno III, p. 230-235. — Landesberg. *Glaucoma fulminans. Heilung ohne Gesichtsfeldbeschränkung mit gut erhaltenem Sehvermögen.* In *Arch. f. Augen- u. Ohrenheilk.*, 1873, III, 1, S. 68. — Du même. a. *Bandförmige Keratitis, complicirt mit secondarem Glaucom.* b. *Bandförmige Keratitis, complicirt mit Glaucoma hæmorrhagium.* Ibid., 1873, S. 71-75. — Leber. *Studien über den Flüssigkeitswechsel im Auge.* In *Arch. f. Ophth.*, 1873, XIX, 2, S. 87-185. — Nicati. *La paralysie du nerf sympathique cervical.* 1873. — Oglesby. *Acute Glaucoma.* In *Brit. Med. Journ.*, April 1873, p. 463. — Becker. *Wien. med. Wochenschr.*, 1873, n° 24-25. — Desmarres (fils). *Glaucome antérieur et iritis séreuse.* In *Gaz. des hôp.*, 1873, p. 809. — Eckhard (C.). *Einfluss des Sympathicus auf das Auge.* In *Centralbl. f. d. med. Wissensch.*, 1873, S. 549. — Exner. *Ueber die physiologische Wirkung der Iridektomie. Sitzungsber. der k. k. Acad. d. Wissensch.* Wien, 1872. In *Jahrb. d. Gesellsch. d. Wien. Ærzte*, 1873, Heft 1, S. 52. — Schmidt (Herm.). *Zur Glaucomtheorie.* In *Sitzungsber. der Gesellsch., zur Beförderung d. Naturwissensch. zu Marburg*, 1874, n° 1. — Berwinkel (Fr.). *Zur Pathologie des Kopfsympathicus.* In *Deutsch. Arch. f. klin. Medic.*, 1874, XIV, S. 549, Decemberheft. — Hirschberg. *Zur Pathologie u. Therapie des Glaucoms.* In *Arch. f. Augen- u. Ohrenheilk.*, 1874, III, 2, S. 156-150. — Masselon. *Clinique ophthalmologique du Dr de Wecker.* Paris, 1874 (*Sclérotomie*). — Moorex. *Ophthalmologische Mittheilungen.* Berlin, 1874, S. 55 (*Lang fortgesetzte Atropeneinträuflungen als Ursache glaucomatoser Erscheinungen*). — Schmidt (Herm.). *Ueber essentielle Phthissis bulbi ophthalm.* In *Klin. Monatsbl. f. Augenheilk.*, 1874, p. 398. — Schnabel, V. Arlt, Hoch u. Sattler. *Im Anzeiger der k. k. Gesellsch. der Wien. Ærzte*, II, Novbr. bis 9. Dechr. 1875, et *Stricker's med. Jahrbücher*, 1875. — De Luca. *Sulla cura del Glaucoma.* In *Annal. di Ottalm.*, 1875, IV, p. 211. — Walton (Haynes). *A Practical Treatise on the Diseases of the Eye. Third Edition.* London, 1875. — O. Becker. *Atlas der pathologischen Anatomie des Auges*, 1875. — Pagenstecher u. Genth. *Atlas der pathologischen Anatomie des Auges*, 1875. — Piéchaud. *Observation de glaucome aigu ayant succédé à un glaucome inflammatoire chronique.* In *Gaz. des hôp.*, 1875, n° 69-72, p. 547-571. — Rugarzoni (L.). *Glaucoma acuto con ischialgia. Iridectomia. Guarigione d'ambo le malattie.* In *Annal. di Ottalm.*, 1872, IV, p. 182-131. — Sæz (Y.) et Domingo. *Cataracte avec phénomènes de glaucome.* In *la Chronica ophth.*, 1875, p. 85. — Schmidt-Rimpler (H.). *Glaucom.* In *Handbuch der ges. Augenheilk. von Graefe u. Sæmisch*, 1875, Bd. V, cap. vi, p. 1-156. — Bezold. *Zweiter Bericht aus der Heilanstalt für Augen- und Ohrenkranke in München.* In *Bayrisches Intelligenzbl.*, 1875, n° 26, p. 265 u. 266. — Higgens (Charles). *Glaucoma fulminans.* In *Medical Times and Gazette*, 1875, vol. L, p. 563. — Landsberg (M.). *Beitrag zur Aetiologie des Glaucoms. Mit 1 Tafel.* In *Arch. f. Ophth.*, 1875, XXI, p. 67-92. — Lenné (Albert). *Ueber die Iridektomie bei Glaucom. Dissert. inaugurale.* Berlin, 1875. — Pflüger. *Beiderseitiges chronisches Glaucom bei zwei Brüdern von 19 u. 20 Jahren.* In *Klin. Monatsbl. f. Augenheilk.*, 1875, XIII, p. 111-114. — Power (Henri). *Cases of Glaucoma.* In *Lancet*, 1875, sept. 4, p. 345-346; sept. 18, p. 419. — Duriez. *Du glaucome chez les jeunes sujets.* Thèse de Paris, 1875. — Grandclément. *Sur un cas de glaucome aigu traité avec succès par la sclérotomie.* In *Lyon méd.*, 1875, n° 35, p. 661-666. — Guaita (L.). *Glaucoma bilaterale con albuminuria.* In *Annal. di Ottal.*, 1875, IV, p. 140-143. — Hache (E.). *Du glaucome hémorrhagique, 2 pl.* In *Recueil d'ophthalm.*, 1875, p. 58-79 et 131-151. — Higgens (Charles). *A Case of acute Glaucoma.* In *Ophth. Hosp. Rep.*, 1875, VIII, p. 274-276. — Taylor et Ch. Bell. *Clinical Lecture on a Case of Glaucome.* In *Med. Times a. Gaz.*, 1876, V, 53, p. 83. — Watson-Spencer. *A Case of Subacute Glaucoma. Iridectomy. Result good.* In *Med. Times and. Gaz.*, 1876, V, 52, p. 412. — Gosetti (F.). *Glaucoma cronico semplice dell' occhio destro ribell all' iridectomia, fenomeni simpatici consecutivi all' atto operativo.* In *Annol. di Ottalm.*, 1876, V, p. 353. — Brailey. *Anatomische Befunde in glaucomatösen Augen.* In *Ophth. Hosp. Rep.*, 1876, vol. VIII, p. 593. — Du même. *Old Injury of Eye, followed by Glaucoma Symptoms in the other*, Ibid., 1876, vol. IX, p. 63. — Du même. *Enucleation of an Eye on the fourteenth Day after Sclerotomy had been performed for old Glaucoma*, p. 80. — Du même. *Chronic Glaucoma*, p. 84. — Du même. *Glaucoma in an Eye operated for Cataract.* — Higgens. *On the Causes of preventable Blindness. Undetected Glaucoma.* In *Guy's Hosp. Rep.*, 1876, XXI. — Carter-Brudenell. *Lectures on Questions in Ophthalmic Surgery. On Glaucoma.* In *Lancet*, 1876, p. 111-144. — Hutchinson. *Remarks on Glaucoma as a Neurosis, with an illustrating Case.* In *Brit. Med. Journ.*, 1876, p. 747. —

Galezowski. *Des altérations oculaires dans l'érysipèle de la face.* In *Recueil d'ophth.*, 1876, p. 202-210. — Hirschberg. *Beiträge zur praktischen Augenheilkunde*, 1876, p. 19-30. — Sinclair (A.-G.). *Glaucoma.* In *the Peninsular Journ. of Med.*, March 1876, p. 180. — Le Fort. *Glaucome aigu guéri en quelques heures par la paracentèse irido-choroïdienne.* In *Soc. de chir. de Paris*, 5 juin 1876; *Gazette des hôp.*, 1876, n° 56, p. 440, et *Annal. d'ocul.*, 1876, t. LXXV, p. 298. — Owen-Llcyd. *Double Acute Glaucoma.* In *Lancet*, 1876, May 6: — Nettleship. *Two Cases of Sclerotomy for Glaucoma.* In *Lancet*, 1876, Octbr. 7, p. 504. — Schell (H.-S.). *Remarks on Neglected Glaucoma.* In *Philadelphia Med. and Surg. Rep.*, 1876, Novbr. 11, p. 397. — Bader (C.). *Sclerotomy versus Iridectomy.* In *Ophth. Hosp. Rep.*, 1876, VIII, p. 450-453. — Roberson-Argyll. *Trephining the Sclerotic. A new Operation for Glaucoma.* In *Ophth. Hosp. Rep.*, 1876, VIII, p. 401-420. — Du même. *Trépanation de la sclérotique. Nouv. opérat. pour le glaucome.* In *Annal. d'ocul.*, 1876, t. LXXVI, p. 161. — Fieuzal. *Clinique ophthalmologique de l'hospice des Quinze-Vingts.* Paris, 1876, In *De la Haye*, p. 44-45 et p. 125-138. — Förster. *Beziehung. d. Allgemeinleiden u. Organerkrankungen zu Krankh. d. Sehorgans.* In *Graefe u. Sæmisch's Handb.*, 1876, Bd. VII, p. 227-250. Poncet. *Observation de glaucome avec anévrysmes miliaires de la rétine.* In *Gazette des hôpitaux*, 1876, n° 36, p. 261. — Laqueur. *Erwiderung.* In *Centralbl. f. d. med. Wiss.*, 1876, p. 752. — Weber (A.). *Ueber Calabar und seine therapeutische Anwendung.* In *Arch. f. Ophth.*, 1876, XXII, 4, p. 215-252. — Classen. *Ueber den Einfluss von Extr. Calabar und Verminderung des intraocularem Druckes bei Glaucom.* In *Tagebl. der 49. Versammlung deutscher Ærzte u. Naturforscher*, 1876, r° 8. — Wecker (L.). *Glaucom und Augendrainage.* In *Arch. f. Ophth.*, 1876, XXII, 4, p. 209-214. — Ribard (née Franceline Poupin). *Du drainage de l'œil dans différentes affections de l'œil et particulièrement dans le décollement de la rétine.* Thèse de Paris, 1876, 52 pp. — Hook (J.). *Ueber Hornhautätowirung nebst Bemerkungen über die Aetiologie des Glaucoms.* In *Arch. f. Augen- u. Ohrenheilk.*, 1876, vol. I, p. 90-101. — Pagenstecher (H.). *Ueber Erweiterung des sog. Petit'schen Canals und consecutive Ablösung des vordern Theiles des Glaskörpers.* In *Arch. f. Ophth.*, 1876, XXII, 2, p. 271-293. — Emmerich. *Ueber Glaucoma hæmorrhagium.* Inaug. Diss. Berlin, 1876. — Laqueur. *Ueber eine neue therapeutische Verwendung des Physostigmins. Vorläufige Mittheilung.* In *Centralbl. f. d. med. Wiss.*, 1875, n° 24, p. 421. — Lucius (F.). *Ueber die Druckvermindernde Wirkung des Extractum Fabæ Calabarenses.* In *Centralbl. f. d. med. Wiss.*, 1876, p. 581. — Reeb. *Du glaucome sa nature et son traitement*, 88 pp. Paris, 1876, O. Doin. — Knies (J.). *Ueber das Glaucome. Mit 2 Tafeln.* In *Arch. f. Ophth.*, 1876, XXII, 3, p. 165-202. — Schnabel. *Ueber Glaucom und Iridektomie.* In *Arch. f. Augen- u. Ohrenhk.*, 1876, V, 1, p. 50-90. — Klein (S.). *Klinische Beiträge zur Lehre vom Glaucom insbesondere zur Kenntniss der Entstehungsweise der Druckexcavationen.* In *Arch. f. Ophth.*, 1876, XXII, 4, p. 157-208. — Magnus (H.). *Ein Fall von acutem Glaucom, hervorgerufen durch einmaliges Einträufeln von Atropin.* In *Klin. Monatsbl. f. Augenheilä.*, 1876, p. 145-152. — Schiess-Gemuseus. *Glaucoma subacutum, anfangs unter dem Bilde einer Neuroretinitis verlaufend. Augenheilanstalt in Basel, XIII. Jahresber.*, 1877. — Pflüger. a. *Chorioiditis mit Glaucom beiderseits (16jähr. Mädchen).* b. *Glaucoma malignum. Augenklinik in Bern. Bericht pro 1877.* — Fabricius (W.). *Die Calabarbohne und ihre therapeutische Verwerthung in der Augenheilk.* Inaug. Diss. München, 50. S. — Fano. *Faux glaucome des deux côtés.* In *Journal d'oculistique et de chirurgie*, 1877, Jahrg. 77. — Carreras y Arrago. *Criterio médico quirurgico para la application de la iridectomie en el glaucoma.* Barcelona, 1876. — Bonvetsch. *Die geographische Verbreitung des Glaucoms.* In *Petersburg. med. Wochenschr.*, 1877, n° 13. — Bother (M.). *Claucoma myopicum und diabeticum.* In *Hirschberg's Beiträge z. prakt. Augenheilk.*, 1877, S. 59 u. 60. — Heuser. *Atropin-Gebrauch bei Glaucoma.* In *Centralbl. f. prakt. Augenheilk.*, Decbr. 1877. — Pagenstecher (H.). *Ueber Glaucom.* In *Sitzungsber. d. Heidelb. ophth. Versamml.*, 1877, S. 7. — Fieuzal. *Iridectomie préventive dans le glaucome.* Intern. med. Congress zu Genf. In *Gazette hebdomadaire*, 1877, n° 39, u. *Annales d'oculistique*, 1877, LXXVIII, S. 161. — Mauthner. *Ueber Iridektomie und Sclerotomie bei Glaucom.* In *Wien. med. Wochenschr.*, 1877, n° 27, 28, 29, 30. — Hirschberg (J.). *Ueber Glaucom und die Prognose der Glaucom-Operation.* In *Deutsche Zeitschr. f. prakt. Ærzte*, 1877, r° 45. — Del Monte. *Dimostrazione di alcuni preparati ed alcune osservazione della dottrina del glaucoma.* In *Annal. di Ottalm.*, 1877, VI, 4, S. 662, et *Movim. med.-chir.*, 1877, n° 28. — Brailey. *Zur Pathologie der intraocularen Drucksteigerung.* In *Centralbl. f. prakt. Augenheilk.*, September 1877, u. *Ophth. Hosp. Rep.*, 1877, IX, 2, S. 199. — Goldzieher. *Die Atrophie der Choroidea und die intraoculare Drucksteigerung.* In *Centralbl. f. prakt. Augenheilk.*, October 1877. — Laqueur. *Ueber Atropia und Physostigmin und ihre Wirkung auf den intraocularen Druck. Ein Beitrag zur Therapie des Glaucoms.* In *V. Graefe's Arch. f. Ophth.*, 1877, XXIII, 3, S. 149. — Hock (J.). *Secondär-Glaucom nach kleinen nicht adhärirenden Hornhaut-Narben.* In *Wien. med. Presse*, 1877, n° 28. — Horstmann. *Jahresbericht der königl. (Berliner) Universitäts-*

Poliklinik f. Augenkranke. In *Charité-Annal.*, 1877, S. 532. — Lyons (I.-A.-E.). *Glaucoma simples.* In *Amer. Practitioner*, 1877, S. 356. — Schnabel. *Beiträge zur Lehre vom Glaucom.* In *Arch. f. Augen- u. Ohrenheilk.*, 1877, VI, 1, S. 118: — Schweigger. *Ueber Glaucom.* In *Sammlung klin. Vorträge*, herausgegeben v. Volkmann, 1877, n° 124. — Weber (A.). *Die Ursachen des Glaucoms.* In *V. Graefe's Arch. f. Ophth.*, 1877, XXIII, 1, S. 1. — Knies (N.). *Ueber das Glaucom.* Ibid., 1877, 2, S. 62. — Mohn. *Noch einmal das Eserin.* Ibid., S. 161. — Jany (L.). *Glaucoma acutum sympathicum.* In *Centralbl. f. prakt. Augenheilk.*, August 1877. — Kihn. *Die Iridektomie und ihre Heilwirkung bei Glaukom.* Inaug. Diss. Würzburg, 1878. — Peyrot. *De la valeur thérapeutique et opératoire de l'iridectomie.* Paris, 1878. — Hock. *Acht Sklerotomien nach der Wecker-Mauthner'schen Methode.* In *Arch. f. Augen- u. Ohrenheilk.*, 1878, S. 408. — Plenk. *Ueber einige Glaukomklerotomien.* Ebend., 1878, S. 424. — Spencer-Watson. *A Case of Glaucoma in which Sclerotomy was successfully performed.* In *Med. Press and Circular*, 1828, S. 191. — Paris. *De l'ophthalmalacie.* Thèse de Paris, 1878. — Mandelstamm. *Aus der augenärztlichen Praxis. 1. Glaucoma hämorrhagium bei einem 18-jährigen Mädchen.* In *St. Petersb. med. Woch.*, 17 (29), 1878, Juni, n° 24. — Alt. *Klinischer Bericht über 5873 Augenkranke, welche im Jahre 1870 in der Knapp'schen Augen- u. Ohrenheilanstalt zu New-York behandelt wurden.* In *Arch. f. Augen- u. Ohrenheilk.*, 1878, S. 54. — Hirschberg. *Beiträge zur praktischen Augenheilkunde*, 1878, III, S. 50. — Haltenhoff. *Premier rapport de la clinique.* Genève, 1878. — Bresgen. *Casuistische Beiträge zur vasomotorischen Neurosen.* In *Deutsche Zeitschr. f. prakt. Med.*, 1878, n° 48. — Foche. *Ueber Secundarglaukom nach adhärirenden Hornhautnarben.* Inaug. Dissert. Strassburg, 1877-1878. — Spencer-Watson. *Cases of Glaucoma.* In the *Med. Press a. Circ.*, 1878, S. 525. — Lubinsky. *Drei klinische Beobachtungen aus der unter Dr. Lubinsky's Leitung stehenden Augenabtheilung im Marinehospital zu Kronstadt.* In *Klin. Monatsbl. f. Augenheilk*, 1878, S. 166. — Rampoldi. *Stafiloma conico, pellucido, doppio. Esportazione dell' apice cicatria centrale, abbassamento della extasia. Glaucoma secundario nell' occhio sinistro. Iridectomia e guarigione.* In *Annal. di Ottalm.*, 1878, S. 379. — Seely. *Recent Views concerning Glaucoma.* In the *Clinic*, February, 1878. — Landsberg (M.). *Ueber Reflexamaurose.* In *V. Graefe's Arch. f. Ophth.*, 1878, XXIV, 1, S. 195. — Pflüger. *Augenklinik in Bern. Bericht aus d. J. 1878.* Bern, 1878. — Larsen (M.). *Om glaucomets pathologische Anatomie.* In *Hosp. Tidende R.*, 2. Bd., 5, S 225. — Panas. *Leçons sur les maladies inflammatoires des membranes internes de l'œil, contenant l'iritis, les choroïdites et le glaucome.* Paris, 1878. — Carreras y Arrago. *Clinica oftalmologia f. Augenheilk.*, 1878, S. 269. — Chibret. *Contribution à l'histoire du glaucome.* In *Annal. d'ocul.*, 1878, LXXIX, S. 128. — Hock. *Der gegenwärtige Stand der Lehre vom Glaukom.* In *Wien. Presse*, 1878, IV, Heft 6. — Progff. *Pathogénie du glaucome suivie de quelques mots sur le traitement.* Thèse de Paris, 1878, 32. S. — Samelsohn. *Ueber Veränderungen der Fontana'schen Räume bei Glaukom und über die neueste Theorie des Glaukoms.* In *Deutsche med. Wochenschr.*, 1878, n° 10. — Emmert. *Ueber Glaukom.* In *Corresp.-Bl. für schweizer Ærzte*, Nov. 1878. — Shweigger. *Ueber Glaukom (Sitzung der Berl. med. Gesellsch., vom 21. Nov. 1877).* In *Berl. klin. Wochenschr.*, 1878, S. 52. — Wecker (V.). *Ueber Glaukom.* In *Klin. Monatsbl f. Augenheilk.*, 1878, S. 189, et *Annal. d'ocul.*, 1878, LXXIX, S. 118. — Mauthner. *Aphorismen zur Glaukomlehre.* In *Arch. für Augen- u. Ohrenheilk.*, 1878, VII, S. 134 u. S. 426. — Schnabel. *Beiträge zur Lehre vom Glaukom. Zweiter Artikel.* Ibid., 1878, S. 99. — Del Monte. *Sul glaucoma. Communicazione preventiva letta al congresso dell' Associazione oculistica italiana nella tornada del 28 sett. 1877 in Firenze.* In *Annal. di Ottalm.*, 1878, S. 77. — Saltini. *La clinica oculistica di Modena nel triennio scolastico, 1875, 1876, 1877* Ebend., 1878, S. 280. — Albertoni (P.). *Sulla azione della pilocarpina.* In *Annal. di Ottalm.*, 1878, S. 127. — Scellingo (W.). *Contribuzione all' uso terapeutico dell' eserino nelle malattie oculari.* Roma, 1878. — Wurst. *Ueber die Wirksamkeit des Eserins bei Glaukom.* In *Przeglad Lekarski*, 1878, n° 10, 11 u. 12. — Jany. *Beitrag zur Glaukomtherapie.* In *Bericht d. Heidelb. ophth. Gesellsch.*, 1878, S. 61. — Hirschberg. *Zur Prognose der Glaukomoperationen.* In *V. Graefe's Arch. f. Ophth.*, 1878, XXIV, 1. S. 161. — Rendiconto. *Statistico della R. clinica ottalmica di Napoli diretta dal professore Raffael Castorani per l'assistente Dott. A. Germano.* In *Morgagni*, febbrajo e marzo, 1878. — *Glaukomdebatte in der Heidelberger ophthalmolog. Gesellschaft. Bericht*, 1878, S. 80. — Knapp (H.). *Beobachtungen und Bemerkungen über Eserinwirkung bei Glaukom.* In *Arch. f. Augen- u. Ohrenheilk.*, 1878, S. 255. — Schmidt-Rimpler. *Ueber die Anwendung des Eserin und Pilocarpin in der augenärztlichen Praxis. Ærztl. Verein zu Marburg, Sitzung vom 11 Juli 1877.* In *Berl. klin. Wochenschr.*, 1878, S. 355. — Wecker (V.). *Ueber den vergleichenden Gebrauch des Eserins, Atropins und Duboisins.* In *Klin. Monatsbl. f. Augenhk.*, 1878, S. 216; et *Bull. de Thérap.*, 1878, XLIV, S. 357. — Reuling. *Glaucoma malignum.* In *New-York Med. Journ.*, 1878, XXVII, n° 8. — Fuchs. *Choroiditis bei Glaukom.* In *Sitzungs-*

bericht d. Heidelberger ophth. Gesellsch., 1878, S. 25. — PFLÜGER. Augenklinik in Bern. Jahresber. f. das Jahr 1877, S. 34. — COHN. Chininexanthem bei Glaukom. Prodromen. In Centralbl. f. prakt. Augenkeilk., Februar 1878. — GUÉNEAU DE MUSSY. Observation d'une curieuse variété d'illusions oculaires consécutives au glaucome, suivie de commentaires physiologiques et psychologiques. In Recueil d'ophth., 1878, S. 1. — GAYAT. Fréquence relative du glaucome dans le nord de l'Afrique et l'Europe. In Acad. des sc., 4 mars 1878. — ABADIE. Du glaucome. In Annal. d'ocul., 1379, 81, p. 137. — AYRES (C.-). Glaucoma. In Transactions of the Ohio et Med. Soc. Columbus, 1879, XXXIV, p. 145. — BLITZ. Remarks on Glaucoma. In South. Pract. Nashville, 1874, I, p. 97. — HJORT. Om Glaucom. In Norsk. Magaz. for Lägerigenskalen, 1879, R. 3, Bd. 9, p. 236. — TREITEL. Ueber den Werth der Gesichtsfeldmessung mit Pigmenten für die Auffassung der Krankheiten des nervösen Seh-apparates, I. Theil. In V. Graefe's Arch. f. Ophth., 1879, XXV. — CARRÉ. Du glaucome, sa nature et son traitement, état de la question. In Gaz. d'ophth., 1879, 1, S. 17. — DICKINSON. Glaucoma, its Litterature, Nature, Indications and Remedy. In Americ Medic. Bi-weekly. Louisville, 1879, X, S. 97. — WATSON-SPENCER. Eye-ball Tension, its Effects on the Sight and its Treatment. London, 1879. — HEISRATH. Zur Frage nach den Ursachen des Glaukoms. Vorläufige Mittheilung. In Centralbl. f. d. med. Wiss., 1879, S. 769. — SMITH-PRIESTLEY. Glaucoma, its Causes, Symptoms, Pathology and Treatment. London, 1879. — BRAILEY. A Fourther Contribution to the Pathology of Increased Tension. In Ophth. Med. Reports, 1879, IX, 3, S. 379. — DU MÊME. Zur Pathologie des Glaukoms. In Centralbl. f. prakt. Augenhlk., Juni 1879. — DU MÊME. Démonstrations de préparations microscopiques. Congrès internat. Amsterdam. In Annal. d'ocul., 1879, t. LXXXII, S. 174. — SCHÖLER. Experimentelle Studien über Flüssigkeitsausscheidung aus dem Auge. In V. Graefe's Arch. f. Ophth., 1879, XXV. — PFLÜGER. Bericht über die Augenklinik in Bern für das Jahr 1878. Glaukom. 1879, p. 36. — BRIÈRE. Anomalie d'un cas de glaucome aigu. In Recueil d'ophth., 1879, p. 577 et 654. — DERBY (H.). Two Cases of Glaucoma, with some Remarks on the Relative Frequency of their Diseases in America and Europe. In Boston Med. and Surg. Journ., 1879, S. 386. — HIGGENS. On Glaucoma 22 Cases. In Guy's Hosp. Rep., 1879, XXIV, p. 25. — GANGE. Ein Fall von Glaucoma simplex cum inflammatione intermittente. In Petersburg. med. Wochenschr., 1879, S. 389. — MEUGIN. Glaucome double, absolu à gauche et ayant nécessité l'ablation de cet œil; amélioration très-grande de la vision à droite. In Recueil d'ophth., 1879, 598. — WEBSTER. Three Cases of Glaucoma. In New-York Med. Rec., 1879, XVI, p. 16. — WHITE (J.-A). Report of a Case of Glaucoma with a Resume of the recents Theories on this Subject. In Transact. on the Med. and Chir. Facult. Maryland. Baltimore, 1879, LXXXI, S. 75. — REYHER. Glückliche Heilung von 4 als unheilbar anzusehenden Krankheitsfällen. In Berlin. klin. Wochenschr., 1879, p. 18. — FAJARNÈS. Glaucoma periodico. In Cron. Oftalm. Cadiz, 1879, IX, p. 169. — OGLESBY. Case of Double Glaucoma; Iridectomy Curious escape of Opaque lens Matter. In Lancet, 1879, II, p. 319. — WEBSTER (D.). Prolapse of Retine in Consequence of Hemorrhage following Iridectomy for Glaucoma. In Transact. of American Ophth. Soc., 1879, p. 544. — CHEATAM. Rupture of one Eye-ball from Glaucoma. In Louis-ville Med. News, 1879, VII, p. 293. — PURTSCHER. Glaucoma hæmorrhagicum. In Bericht des Naturwiss. Vereins in Innsbruck, 1879, VIII, p. 37. — DEUTSCHMANN. Zur pathologischen Anatomie des hæmorrhagischen Glaukoms. In V. Graefe's Arch. f. Ophth., 1876, XXV, 3, p. 163. — PROUFF. Luxation spontanée des deux cristallins, glaucome chronique simple, opération consécutive. In Journ. de la Soc. de méd. et de pharmac. de la Haute-Vienne, 1879, III, p. 117. — WEBSTER. Is Glaucoma ever of Sympathetic Origine? In Arch. of Med., 1879, I, 150. — LANDESBERG. Ueber die Anwendung von Eserin bei Glaukom. In Arch. f. Augenheilk., 1879, IX, p 65. — WEATSON-SPENCER. The Treatment of Glaucoma. In Med. Times a. Gaz., 1879, I, p. 114. — DU MÊME. A Note on the Use of Eserin in Glaucoma, 1879. — RAMPOLDI. Indicazioni e contraindicazioni della escrina. In Annal. di Ottal., 1879, p. 335. — LANGE (O.). Günstige Wirkung des Eserinum sulfuricum bei Glaukom. In Petersburg. med. Wochenschr., 1879, nº 43, p. 390. — JUER. Pilocarpinum muriaticum als Myoticum. In Wien. med. Wochenschr., 1879, nº 31. — CARRERAS Y ARRAGO. Resena e statistica de 1875 y 1876 con una serie de observaciones clinicas seguidas de una neurosia sobre el criterio medico quirurgic para la applicacione de la iridectomia en glaucoma. In Cron. Oftalm. Cadiz, 1879, IX, p. 61. — EALES. Acute Glaucoma cured by Iridectomy. In Birmingham Med. Rec., 1879, VIII, p. 198. — MANOLESCU. De l'emploi de la sclérotomie pour la cure du glaucome simple. Congr. internat. Amsterdam. In Annal. d'ocul., 1879, t. LXXXII, p. 190. — SWANZY. On Sclerotomy in Glaucoma. In Med. Press and Circular, 10 Dec. 1879. — TESSON. De la sclérotomie dans le glaucome et dans quelques autres affections oculaires. In Rev. med. de Toulouse, 1879, XIII, p. 112. — NECKER. On Sclerotomy in Differents Forms of Glaucoma. In Brit. Med. Journ., 1879, nº 22. — POWMAN. Sur la sclérotomie. In Annal. d'ocul., 1879, t. LXXXII, p. 192. — JAURUES. Sur la guérison du glaucome simple par la sclérotomie. In Gaz. méd., 1879, nº 37. — NECKER. La guérison du glaucome simple par la

sclérotomie. Montpellier, séance du 29 août 1879. — Jany. *Beitrag zur Therapie des Glaukoms.*
In *Deutsche med. Wochenschr.*, 1879, n°⁵ 20 et 21. — Du même. *Wirkung der Sklerotomie
bei Glaukom. Ber. der zwölften Versamml. der ophthalm. Gesellsch. zu Heidelberg,* 1879,
p. 82. — Martin. *Nouveau procédé de sclérotomie.* In *Annal. d'ocul.,* 1879, t. LXXXII,
p. 236. — Guerra. *Die Drainagen im Glaucoma.* In *Period. de Ophth. Pratic.,* 1879. —
Greenway. *On the Treatment of Glaucoma by Application of Ice.* In *Brit. Med. Journ.,* 1880,
1, 166. — Hamilton. *Enucleation of the Eye disorganised by Glaucomatous Inflammation.*
In *Ohio Med. Record,* 1880, XXVI, 812. — Lane. *Ligation of Carotid Artery for Glaucoma,
with marked Improvement of Vision.* In *Pacific. Med. a. Surg. Journ.* San-Francisco, 1880,
XXII, 556. — Ruedez. *Ueber die gemeinschaftlichen Ursachen von Glaukom.* In *Arch. für
Augenheilk.* Wiesbaden, 1880, IX, 256-286. — Schnabel. *Secundarglaukom.* In *Wien. med.
Bl.,* 1880, III, 129-322. — Toxo (del). *Patogenia del glaucoma.* In *Cronica oftalm.* Cadiz.
1880, IX, 207-212. — Vidor. *Fall von Glaucoma secundarium.* In *Pest. med.-chir. Presse,*
1880, XVI, 249. — Manolescu. *De la sclérotomie dans les affections glaucomateuses.* In
Annal. d'ocul. Bruxelles, 1880, LXXXIII, 143-164. — Adamück. *Das Clinicum bei Glaukom.*
In *Centralbl. f. prakt. Augenheilk.,* 1880, IV, 241-246. — Baudon. *Amblyopie progressive
de nature glaucomateuse, difficulté du diagnostic.* In *Rec. d'ophth.,* 1880, 3, S. 11, 439-
441. — Brailey. *Morbid Anatomy of Glaucoma.* In *Ophth. Hosp. Rep.,* 1880, vol. X, part. 1,
p. 91. — Du même. *A Theory of Glaucoma,* 1880. — Brailey et Edmund. *On the Condition of the
Optic Nerve, Ciliary Body and Iris in increased Tension.* In *Ophth. Med. Rep.,* 1880, t. X,
vol. I. — Gaurau. *De l'iridectomie dans certaines formes de glaucome et de l'action anti-
glaucomateuse du sulfate d'ésérine.* In *Union méd. de la Seine-Inférieure,* 1880, XIX,
24-30. — Green. *On Acute Glaucomatous Invasion following closely upon or single Application of a Very Weak Preparation of Duboisia.* In *Transact. of Amer. Ophth. Assoc.* Newport.
1880, p. 148. — Guaita. *Il collirio d'eserina nelle cheratite e nel glaucoma.* In *Annal. di
Oftalm.,* 1880, anno IX, fasc. 1, p. 1. — Knapp (H.). *Eight Sclerotomies for Glaucoma.* In
Transact. of the Amer. Ophthal. Assoc. Newport, 1880, p. 95. — Kubli. *Ein Fall von abso-
luter Blindheit seit zwei Monaten in Folge von Glaucoma simplex mit Wiederherstellung
des Sehvermögens.* In *Klin. Monatsbl. f. Augenheilk.* Stutt., 1880, XVIII, 421-425. —
Landesberg. *On Sclerotomy.* In *Philadel. Med. Times,* 1880, t. XI, 10-12. — Laqueur. *Das
Prodromalstadium des Glaukoms.* In *Arch. f. Ophth.,* 1880, Bd. XXV. — Minas (J.-L.).
Three anomalous Cases of Glaucoma. In *Virgin. Med. Monthly.,* 1880, Avril. *Attaque
attribuée à l'ésérine.*— Roden. *On the Common Causes of Glaucoma. Myopia, Astigmatism
and the Majority of Cataracts.* In *Arch. f. Ophth.,* 1880, vol. IX, p. 324-325. — Rosa
(de la). *El glaucoma.* In *Rev. esp. di oftalm. sif.* Madrid, 1880, II, 376-384. — Schlegel.
Ueber das Eserin als Heilmittel gegen Glaukom. In *Mitth. a. d. ophthal. Klinik in Tübingen.*
1880, 159-203. — Seeley (W.-W.). *On Glaucoma Cincia.* In *Lancet and Clinic.. u. S. v.* 292.
1880. — Smith (Priestley). *A further Investigation of the Pathology of the Glaucoma.* In
Ophth. Hosp. Rep., 1880, 25-43, 7 pl. — Bader. *On Sclerotomy.* In *Lancet,* 1880, II, 298. —
Galezowski. *Sur la sclérotomie cruciale dans le glaucome simple.* In *Rev. ophthal.,* 1880,
II, 5, S. 439-441. — Hock. *Eight Sclerotomies According to Wecker-Mauthner's Method.* In
Arch. of Ophthalm., 1880, IX, 329-335. — Alin. *De l'iritis séreuse et des phénomènes glaucomateux.* Thèse de Paris, 1881. — Interiano. *Contribution à l'étude du glaucome hémor-
rhagique.* Thèse de Paris, 1881. — Abadie. *Des indications de l'iridectomie et de la sclérotomie dans le glaucome.* In *Annal. d'ocul.,* mai et juin, 1881. — E. Fuchs. *Sur l'opacité de
la cornée dans le glaucome.* In *Graefe's Arch. f. Ophth.,* 1881, XXVII, 3, p. 66-92. —
Gaillet (de Reims). *Ponction sous-conjonctivale de la sclérotique dans un cas de glaucome suraigu.* In *Gazette hebdomadaire de médecine et de chirurgie,* 4 mars 1881. —
Sallini (de Modène). *Le sulfate d'ésérine dans les affections glaucomateuses (lo Spallanzani,* 1882, fasc. 1-2. — Fano. *Glaucome chronique.* In *Journal d'oculistique,* mars 1882.
n° 109, p. 145. — Gayet, Hocquard et Masson. *Iconographie photographique de la clinique
ophthalmalogique de la faculté de Lyon.* Molteni. Paris, 1882. — Voyez également tous
les traités de chirurgie générale, de maladies des yeux, et toutes les publications périodiques sur les affections oculaires, ainsi que les compendiums publiés dans les différentes
langues.

                                                                                        G.

GLAUCOPICRINE. Alcaloïde de composition encore indéterminée, découvert en 1839 par Probst dans la racine du *Glaucium luteum* Scop, où il se
trouve à côté de la *chélérythrine.* Pour le préparer, on épuise la racine par
l'acide acétique et on traite l'extrait par l'ammoniaque qui précipite la chélérythrine. On filtre, on neutralise au moyen de l'acide acétique et on traite par

le tannin. Le précipité obtenu est lavé, délayé avec de la chaux dans de l'alcool. On fait passer un courant d'acide carbonique qui enlève la chaux, on distille pour se débarrasser de l'alcool et on évapore le résidu. Celui-ci est repris par l'éther; par évaporation, on obtient de la glaucopicrine impure, qu'on lave à l'éther froid. On reprend le résidu par l'eau bouillante et on fait cristalliser.

La glaucopicrine se présente en cristaux grenus, incolores, inaltérables à l'air, solubles dans l'eau chaude et dans l'alcool, peu solubles dans l'éther. Le noir animal la précipite de ses solutions. Chauffée avec l'acide sulfurique concentré, elle donne une masse poisseuse, vert foncé, insoluble dans l'eau, les acides et l'ammoniaque étendue.

Elle forme des sels cristallisables, d'une saveur amère et désagréable.

L. Hahn.

GLAUCOTHOÉ. Nom générique sous lequel on a désigné pendant longtemps les formes larvaires des Crustacés-Décapodes appartenant à la famille des Paguridés (*voy.* ce mot). Ed. Lefèvre.

GLAUCOTINE. Produit de la décomposition de la chélérythrine ou sanguinarine, obtenu par Probst en traitant cette dernière par l'acide chlorhydrique. La glaucotine est précipitée de sa solution acide par l'ammoniaque et forme un dépôt rouge-brun, soluble dans l'alcool avec une coloration rouge-bleu, et dans les acides en donnant des combinaisons vert-épinard.

L. Hn.

GLAUCUS (*Glaucus* Forst.). Genre de Mollusques-Opisthobranches, du groupe des Dermatobranches et de la famille des Glaucidés, dont les représentants sont remarquables autant par l'élégance de leur forme que par leurs brillantes couleurs. Le corps nu, gélatineux, allongé et terminé en arrière par une sorte de queue grêle qui les fait ressembler un peu à de petits lézards, est pourvu, sur les côtés, de deux ou trois paires de branchies digitées dont les ramifications sont disposées en éventail. La tête, bien distincte, porte quatre tentacules coniques, très-courts et très-rétractiles.

Essentiellement marins, ces mollusques ne se rencontrent que dans la haute mer, à une grande distance des côtes. Ils se tiennent à la surface de l'eau, et nagent, renversés, à la manière des Planorbes et des Lymnées. L'espèce type, *G. Forsteri* Pér. et Les., d'un gris-perle avec deux bandes longitudinales bleues, vit en troupes nombreuses dans l'Océan Atlantique et dans la Méditerranée. Le *G. hexapterygius* Cuv., en entier d'une belle couleur bleue avec des reflets argentés sous le pied et à l'extrémité des ramifications branchiales, paraît au contraire spécial à l'Océan Atlantique. Il en est de même du *G. atlanticus* Kröy. et du *G. gracilis* Kröy., que l'on trouve en grand nombre dans la *Mer des Sargasses*.

L'anatomie du *Glaucus* a été l'objet des recherches de Souleyet (*Voyage de la Bonite, Mollusques*, t. II, p. 315) et de M. A. Vayssière in *Ann. Sc. nat. zoologie*, 6ᵉ série, t. I, 1874. Ed. Lefèvre.

GLAUX. Il est question dans Dioscoride (lib. IV, c. 136) d'une plante marine qui aurait la vertu de faire revenir le lait aux nourrices, auxquelles on l'administre cuite. Mais il n'est pas probable que ce *Glaux* soit le même que le *G. maritima* de Linné. Celui-ci est une petite herbe de nos côtes, habitante des bords de l'Océan et de la Méditerranée, et qui se retrouve dans certaines salines de l'intérieur. Après avoir été attribuée à plusieurs familles, notamment à celle des Lythrariées, elle a été définitivement rapportée à celle des Primulacées, dont elle a la placentation et les étamines alternisépales, mais sans corolle. C'est, en un mot, une Primulacée apétale. On l'a vulgairement nommée *Herbe au lait* parce que, la croyant identique au *Glaux* de Dioscoride, on lui a accordé les mêmes propriétés. Elle est cependant peu employée à augmenter la sécrétion lactée. Ses feuilles sont comestibles, se mangent en salade. On peut en extraire du sel, au dire de certains auteurs.

BIBLIOGRAPHIE. — L., *Spec.*, 301. — GREN. et GODR., *Fl. de Fr.*, II, 462. — MÉR. et DEL., *Dict. Mat. méd.*, III, 379. — ROSENTH., *Synops. pl. diaphor.*, 501.   H. BN.

GLAWNIG (ERNST-GOTTLIEB). Médecin aliéniste de mérite, né en Silésie en 1749, exerça avec succès son art à Brieg où il fut nommé médecin pensionné pour la ville et le cercle et devint en 1777 médecin de la maison de correction. Il créa en 1784 une maison d'aliénés, en 1789 un établissement pour les ouvriers malades et en 1793 une école de filles. Il fit gratuitement des cours sur la physiologie, la diététique et la chirurgie, devint en 1787 conseiller de la cour et en 1791 conseiller municipal. Il mourut le 19 août 1808, laissant :

I. *Der Arzt ist nicht fähig alle Krankheiten zu heilen; durch einige Beispiele erwiesen.* Brieg, 1789, in-4°. — II. *Nachricht von dem neu erbauten Irrenhause zu Brieg.* In *Pyl's Magazin für gerichtl. Arzneikunde*, Bd. I, p. 467, 1785. — III. *Mord aus eingewurzeltem Wahnsinne.* Ibid., Bd. II, p. 149, 1786. — IV. *Ueber den Gemüthszustand eines Soldaten, der aus religiöser Schwärmerei wahnsinnig und endlich Kindermörder ward.* In *Pyl's Aufsätze und Beobachtungen der gerichtlichen Arzneiwiss.*, Samml. VIII, p. 265, 1793.   L. HN.

GLAYEUL. *Voy.* GLAIEUL.

GLÉBA (*Gleba* Forsk). Ce genre de Cœlentérés, auquel Quoy et Gaymard ont donné plus tard le nom d'*Hippopodius*, appartient à l'ordre des Siphonophores et au groupe des Diphyidés (*voy.* ce mot).

Le caractère principal des espèces qu'il renferme réside dans les vésicules natatoires (*Nectocalyces*) qui sont nombreuses, aplaties, en forme de fer à cheval et disposées sur deux rangées. De plus, les bourgeons sexuels mâles et femelles, groupés en grappe à la base des polypes nourriciers ou *Hydranthes*, sont dépourvus de boucliers et restent attachés à la colonie jusqu'après la sortie des éléments sexuels. L'espèce type, *G. hippopus* Forsk (*Hippopodius luteus* Quoy et Gaym.) paraît spéciale à la Méditerranée.   ED. LEFÈVRE.

GLECHON ou **GLEICHON**. Sous la dénomination de Γλήχων, Hippocrate et Dioscoride désignent la *Menthe Pouliot* (*Mentha Pulegium* L.).   PL.

BIBLIOGRAPHIE. — HIPPOCRATE. *Morb. mul.*, t. 606. — DIOSCORIDE. *Mater. medica*, III, 36. — SPRENGEL. *Histor. Rei herbariæ*, t. 44 et 179.   PL.

GLEDITSCH (Johann-Gottlieb). Célèbre médecin et botaniste allemand, né à Leipzig le 5 février 1714, mort à Berlin le 6 octobre 1786. « Ettmüller, Schacher, Walther et Platz, furent ses guides dans la carrière médicale ; mais la botanique était la science qu'il cultivait avec le plus de goût, sous les auspices d'Hebenstreit. Celui-ci, étant parti en 1731 pour le voyage en Afrique qu'il entreprenait d'après les ordres du gouvernement, lui laissa la direction et la surveillance du jardin de l'Académie et du jardin de Bose. Gleditsch, stimulé par cette confiance honorable, n'épargna rien pour marcher honorablement sur les traces de son maître. Il entreprit donc des excursions dans la Misnie, la Thuringe, le Voigtland et le Harz, et contribua puissamment, de cette manière, à rassembler les matériaux de l'excellente Flore de Leipzig que Böhmer publia par la suite. Cependant la passion de la botanique ne lui fit pas négliger la médecine proprement dite, puisqu'il se rendit à Berlin à l'effet de s'y exercer dans les travaux anatomiques et chirurgicaux, pour lesquels cette ville lui offrait plus de ressources et d'avantages qu'aucune autre. Après avoir consacré quelque temps à ces travaux indispensables, il revint à ses études favorites, et bientôt fut chargé de la direction du magnifique jardin que le comte de Ziethen possédait à Trebnitz. Un écrit publié par Siegesbeck contre la doctrine des sexes dans les plantes lui fournit une occasion favorable pour se faire connaître ; il entreprit la réfutation de cet ouvrage, qui avait fait du bruit, et prit chaudement le parti de Linné, qui se montra reconnaissant envers lui et lui accorda son amitié. En 1740, il obtint la place de médecin du cercle de Lebus dans la Moyenne-Marche et, voulant la remplir avec honneur, il alla se faire recevoir docteur à Francfort-sur-l'Oder où il soutint sa thèse avec éclat et sans président. De là il se rendit à Berlin, où il continua de mettre le sceau à sa réputation par ses écrits, de sorte qu'on lui remit la surveillance du jardin botanique, qu'il devint membre de la Société royale des sciences, et qu'il fut promu à la chaire de botanique dans le Collège d'anatomie et de chirurgie. Un ordre exprès de Frédéric le Grand lui enjoignit de faire des leçons publiques sur la science forestière, et il fut le premier qui réunit en système les connaissances nécessaires pour diriger cette partie importante de l'administration publique » (*Biogr. méd.* de Panckoucke). Clayton a consacré à sa mémoire le genre *Gleditschia*, de la famille des Légumineuses.

Gleditsch est surtout connu par ses succès dans l'application de la botanique à l'économie rurale. Mais ses mérites à l'égard de la botanique proprement dite ne sont pas moindres. Il a l'un des premiers étudié avec soin les cryptogames fort négligés jusqu'alors. On lui doit en outre une classification des plantes établie uniquement sur la position des étamines, c'est-à-dire sur leur insertion soit sur le réceptacle ou nectaire, soit sur les pétales, soit sur le calice, soit sur le pistil : de là quatre classes de phanérogames : les *thalamostémones*, les *pétalostémones*, les *calycostémones* et les *stylostémones*. Les caractères des ordres et des familles étaient tirés du nombre des anthères, de l'inflorescence, de la situation du fruit, etc. La *cryptogamie* formait la cinquième classe. Laurent de Jussieu mit à profit les travaux de Gleditsch.

Les ouvrages de Gleditsch sont écrits avec clarté et témoignent d'un grand talent d'observation et de recherches profondes et vraiment pratiques ; parfois cependant on peut lui reprocher de la prolixité et quelques répétitions. Gerhard a publié quelques-unes de ses œuvres qu'il avait négligé, par modestie, de faire imprimer, et les a jointes à ses mélanges de botanique :

I. *Catalogus plantarum quae tum in horto Domini de Zieten Trebnizii coluntur, tum et in vicinis locis sponte nascuntur.* Lipsiae, 1737, in-8°. — II. *Consideratio epicriseos Siegesbeckianae in Linnaei systema plantarum sexuale et methodum botanicam huic superstructam.* Berolini, 1740, in-8°. — III. *Dissertatio inauguralis de methodo botanica, dubio et fallaci virtutum in plantis indice.* Francofurti, 1742, in-4°. — IV. *Lucubratiuncula de fuco subglobuso, sessili et molli, in Marchia electorali viadrina et ejus viciniis reperiundo.* Berolini, 1743, in-4°. En allemand : *Von der Kugelpflanze oder der sogenannten Seepflaume in der Mark Brandenburg.* In *Gleditsch's physik. bot. ökon. Abhandlungen,* III, p. 1. — V. *Methodus Fungorum, exhibens genera, species et varietates cum charactere, differentia specifica, synonymis, solo, loco et observationibus.* Berolini, 1753, in-8°. — VI. *Abhandlung von Vertilgung der Zugheuschrecken und den eigentlichen Hülfsmitteln die sich auf eine richtige Erkenntniss dieser Thiere gründen.* Berlin, 1754, in-8°. — VII. *Anweisung zum Receptschreiben.* Berlin, 1757, 1761, in-8°. — VIII. *Systema plantarum a staminum situ.* Berolini, 1764, in-8°. — IX. *Vermischte physikalisch-botanisch-ökonomische Abhandlungen.* Halle, 1765-1767, 3 vol. in-8°. — X. *Vermischte Bemerkungen aus der Arzneiwissenschaft, Kräuterlehre und Oekonomie. Erster Theil.* Leipzig, 1768, in-8°. — XI. *Anleitung zu einer Erkenntniss roher Arzneimittel.* Berlin, 1768, in-8°. — XII. *Alphabetisches Verzeichniss der gewöhnlichsten Arzneigewächse, ihrer Theile und rohen Producte, welche in den grössten deutschen Apotheken gefunden werden.* Berlin, 1769, in-8°. — XIII. *Pflanzenverzeichniss zum Nutzen und Vergnügen der Lust- und Baumgärtner, nebst Anmerkungen, die deren Pflege, Vermehrung, Pflanz- und Blütezeit betreffen.* Berlin, 1773, in-8°. — XIV. *Systematische Einleitung in die neuere Forstwissenschaft.* Berlin, 1775, 2 vol. in-8°. — XV. *Vollständig theoretisch-praktische Geschichte aller in der Arznei und Haushaltung nützlich befundenen Pflanzen. Erster Band.* Berlin, 1777, in-8°. — XVI. *Einleitung in die Wissenschaft der rohen und einfachen Arzneimittel.* Berlin und Leipzig, 1778-1787, 4 vol. in-8°. — XVII. *Physikalisch-ökonomische Betrachtung über den Haideboden in der Mark Brandenburg, dessen Erzeugung, Zerstörung und Entblössung des darunter stehenden Flugsandes, nebst einigen daruf gegründeten Gedanken, einen dergleichen Flugsand durch Wiederherstellung seiner natürlichen Erd- und Rasendecke fest und stehend zu machen.* Berlin und Leipzig, 1782, in-8°. — XVIII. *Naturgeschichte der vorzüglich nutzbarsten einheimischen Pflanzen.* Elbing, 1786, in-8°, 15 pl. — XIX. *Abhandlung über eine seltene Art des Knochenbruchs bey dem Rindvieh, und über das Norwegische Beinbruchgras.* Berlin, 1787, in-8°. Publ. par C. A. Gerhard. — XX. *Botanica medica, oder die Lehre von den vorzüglich wirksamen einheimischen Arzneigewächsen, zu öffentlichen Vorlesungen für angehende Aerzte bestimmt. Herausgegeben von F. W. A. Lüders.* Berlin, 1788-1789, 2 Theile in-8°. — XXI. *Vier hinterlassene Abhandlungen, das praktische Forstwesen betreffend. Herausgegeben mit Vorrede von Karl Abraham Gerhard.* Berlin, 1788, in-8°. — XXII. *Vermischte botanische Abhandlungen, herausgegeben und mit einer Vorrede versehen von Karl Abraham Gerhard.* Berlin, 1789, 3 vol. in-8°. — XXIII. Préface à l'ouvrage intitulé : *Die Pflanzen Teutschlands nach ihrer Gelehrten-Geschichte.* Leipzig, 1782. — XXIV. *Observation sur la véritable ostéocolle de la Marche de Brandebourg.* In *Mémoires de l'Académie des sciences de Berlin,* 1748, p. 32. — XXV. *Conjecture sur l'usage des corps diaphanes de Michelius dans les champignons à lames.* Ibid., 1748, p. 60. — XXVI. *Expérience concernant la génération des champignons.* Ibid., 1749, p. 26. — XXVII. *Relation concernant un essaim prodigieux de fourmis, qui ressemblait à une aurore boréale,* 1 pl. Ibid., 1749, p. 40. — XXVIII. *Essai d'une fécondation artificielle, fait sur l'espèce de palmier qu'on nomme palma dactylifera folio flabelliformi.* Ibid., 1749, p. 103. — XXIX. *Système des plantes, fondé sur la situation et la liaison des étamines,* 1 pl. Ibid., p. 109. — XXX. *Observation sur la pneumonanthe, nouveau genre de plantes dont le caractère diffère entièrement de celui de la gentiane,* 1 pl. Ibid., 1751, p. 158. — XXXI. *La sépulture de la taupe.* Ibid., p. 29. — XXXII. *Des sauterelles d'Orient, qui voyagent en troupe, et qui ont fait des ravages dans la Marche de Brandebourg en 1750,* 1 pl. Ibid., 1752, p. 83. — XXXIII. *Instructions nécessaires pour la connaissance de diverses plantes de païs, dont l'usage peut servir à épargner les chênes, et l'emploi des matières étrangères dans la tanneries des cuirs.* Ibid., 1754, p. 17. — XXXIV. *Dissertation sur un pommier à tige basse, en buisson, d'une espèce dégénérée, femelle, à pétale et de ses variétés,* 1 pl. Ibid., 1754, p. 76. — XXXV. *Liste des plantes qui ont été employées à des essais de tannerie.* Ibid., 1754, p. 124. — XXXVI. *Relation abrégée, concernant une excrescence monstrueuse, qui a été trouvée sur un sapin,* 1 pl. Ibid., 1755, p. 86. — XXXVII. *Nouvelles observations pour servir de supplément à l'histoire de la nielle des bleds.* Ibid., 1756, p. 66. — XXXVIII. *Remarques abrégées sur quelques indices de ressemblance qui se trouvent entre les corps du règne animal et ceux du règne végétal.* Ibid., 1757, p. 72. — XXXIX. *Remarques abrégées sur quelques traces de conformité entre les corps du règne végétal et ceux du règne animal.* Ibid., 1758, p. 89. — XL. *Eclaircissements historiques et physiques sur diverses plantes qui ont été prises pour le véritable*

Aegolethron de Pline. Ibid., 1759, p. 48. — XLI. *Considérations sur la multiplication précoce des abeilles, retrouvée depuis quelques années dans le margraviat de Lusace, et qui avait déjà été employée par les Romains à multiplier les essaims trop diminués.* Ibid., 1760, p. 87. — XLII. *Sur une espèce de prolification très-rare, arrivée au centre du pistille, dans un iris monstrueux, et sur une autre singulière dans un lis blanc.* Ibid., 1761, p. 49. — XLIII. *Nouvelles observations, concernant deux cas particuliers de grenouilles, qui ont été troublées dans l'état d'engourdissement où elles ont coutume de passer l'hiver.* Ibid., 1762, p. 3. — XLIV. *Dissertation botanique sur le carpobolus de Micheli,* 2 pl. Ibid., 1763, p. 77. — XLV. *Recherches succinctes sur l'hypo-cistite des Anciens,* 1 pl. Ibid., 1764, p. 25. — XLVI. *Exposition abrégée d'une fécondation artificielle des truites et des saumons, qui est appuyée sur des expériences certaines, faites par un habile naturaliste.* Ibid., 1764, p. 47. — XLVII. *Nouvelles expériences physiques sur l'accroissement et la diminution du mouvement extérieur par lequel les plantes s'écartent de leur direction perpendiculaire, suivant la diverse température de l'air,* 2 pl. Ibid., 1765, p. 52. — XLVIII. *Sur le vrai caractère naturel et générique de la plante nommée Zietenia,* 2 pl. Ibid., 1766, p. 3. — XLIX. *Relation de la fécondation artificielle d'un palmier femelle, réitérée pour la troisième fois, et avec un plein succès, dans le jardin botanique de l'Académie royale de Berlin.* Ibid., 1767, p. 3. — L. *Dissertation physico-œconomique sur la manière utile dont on peut employer quelques-unes des grandes espèces de la plante dite en allemand Riedgras, Carex Linnaei, Gen. plant., 482, en particulier pour faire de médiocres ou de petites chaussées sur des lieux marécageux.* Ibid., 1768, p. 12. — LI. *Correction caractéristique succincte du genre de l'Albuca et de l'Alethris de Linné.* Ibid., 1769, p. 57. — LII. *Relation succincte concernant la terre de Debrezin, pour servir de supplément à l'histoire naturelle du sel lixiviel minéral qui résiste au feu.* Ibid., 1770, p. 8. — LIII. *Mémoire pour servir à l'histoire naturelle de la mousse.* Ibid., 1771, p. 19, et 1773, p. 9. — LIV. *Considérations sur la chute des jeunes branches qui, dans certaines années, tombent en abondance des sapins de nos forêts.* Ibid., 1775, p. 118. — LV. *Nouvelles expériences concernant les dangereux effets que les exhalaisons d'une plante d'Amérique septentrionale produisent sur le corps humain.* Ibid., 1777, p. 61. — LVI. *Sur la mandragroc, dont l'histoire a été fort altérée dans l'antiquité,* 1 pl. Ibid., 1778, p. 36. — LVII. *Nouveaux éclaircissements concernant l'ancienne histoire fabuleuse qui se trouve dans Simon Pauli sur la plante de Norvége qu'on nomme Gramen ossifragum Norwegicum Simon Pauli.* Ibid., 1781, p. 68. — LVIII. *Considérations sur les caractères physiques des herbes proprement ainsi dites et des plantes qui en diffèrent, autant que les déterminations de ces caractères peuvent être déduites de l'ordre de la nature et de l'expérience.* Ibid., 1782, p. 63. — LIX. *Notices relatives à l'histoire naturelle du camphrier hors de sa patrie, et particulièrement dans le nord d'Allemagne,* 1 pl. Ibid., 1784, p. 80. — LX. *Autres articles dans les Actes de la Soc. d'hist. nat. de Berlin,* et dans *Beschäftigungen naturforschender Freunde.* Gleditsch a en outre publié la seconde édition de la *Philosophie botanique* de Linné (Berlin, 1779, in-8°), et une traduction allemande du *Traité* latin de Brugmans *sur les mauvaises herbes* (Berlin, 1785, in-8°). — LXI. Voy. sur Gleditsch son *Éloge* par Formey (*Mém. de l'Acad. des sc. de Berlin,* 1786, p. 49), et Willdenow u. Usteri : *Biographie des verstorbenen Hofrath und Professor Gleditsch.* Zürich, 1790, in-8°.

L. Hn.

GLEDITSCHIA. *Voy.* Février, vol. II, p. 17.

GLEICHEN (Friedrich-Wilhelm von). Célèbre naturaliste et micrographe allemand, né à Bayreuth le 14 janvier 1717. Son éducation fut fort négligée ; après avoir été page pendant quelque temps à la cour du prince de la Tour-et-Taxis à Francfort, il entra dans l'École des cadets à Dresde. Il fut obligé de quitter cette ville pour avoir servi de témoin dans un duel et revint à Bayreuth en 1734. Il fit ensuite les deux campagnes du Rhin, en 1734 et 1735, d'abord comme porte-drapeau dans les dragons, puis comme cornette de cuirassiers. Il avança rapidement et obtint en 1748 le grade de lieutenant-colonel. Il rendit de grands services dans la carrière militaire jusqu'en 1756, où il obtint son congé. A partir de ce moment, il se consacra exclusivement aux sciences et en particulier à l'histoire naturelle. Il se retira dans sa terre de Greiffenstein et y mena une vie d'études et de patientes recherches. C'est ainsi qu'il acquit une habileté incomparable dans les observations microscopiques. Les animalcules spermatiques et les infusoires surtout l'occupèrent beaucoup. Il cultiva en même temps la chimie et chercha à perfectionner les procédés de teinture, inventa une étoffe imperméable et imagina, pour sécher le tabac, un procédé particulier qui donnait le *tabac dit au soleil.* Enfin, Gleichen est l'auteur d'une hypothèse cosmologique très-ingénieuse et qui a joui de quelque faveur. Il mourut le 16 juin 1783 au château de Greiffenstein, laissant :

I. *Das Neueste aus dem Reiche der Pflanzen, oder mikroskopische Vorstellungen und Beobachtungen der geheimen Zeugungstheile der Pflanzen in ihren Blüthen, und der in denselben befindlichen Insecten.* Nürnberg, 1762-1763, 2 vol. in-fol.; ibid., 1790, in-fol. Trad. fr. par Isenflamm. Nuremberg, 1770, in-fol., 51 planches enluminées. — II. *Geschichte der gemeinen Stubenfliege.* Nürnberg, 1764, in-4°; ibid., 1790, in-4°; trad. fr. par J. F. Isenflamm. Nuremberg, 1766, 1790, in-fol., 4 pl. col. — III. *Versuch einer Geschichte der Blattläuse und Blattlausfresser des Ulmenbaums.* Nürnberg, 1770, in-4°; ibid., 1787, in-4°, 4 pl. col. — IV. *Auserlesene mikroskopische Entdeckungen bey den Pflanzen, Blumen und Blüthen, Insekten und anderen Merkwürdigkeiten.* Nürnberg, 1777, in-4°, 83 pl. col. — V. *Abhandlung über die Saamen- und Infusionsthierchen und über die Erzeugung, nebst mikroskopischen Beobachtungen des Saamens der Thiere und verschiedener Infusionen.* Nürnberg, 1778, in-4°, 33 pl. col. — VI. *Abhandlung vom Sonnenmikroscop,* etc. Nürnberg, 1781, in-4°. — VII. *Von Entstehung, Bildung, Umbildung und Bestimmung des Erdkörpers.* Dessau, 1782, in-8°. — VIII. Divers mémoires dans *Fränkische Samml., Neueste Mannigfaltigkeiten, Beschäftig. naturforsch. Freunde,* les Actes de l'Acad. d'Erlangen, etc.		L. Hn.

GLEICHENBERG (Eaux minérales de). *Athermales ou protothermales, bicarbonatées et chlorurées sodiques moyennes, carboniques fortes.* En Autriche, dans la Styrie, dans le cercle de Gratz, dans le bassin de Klausnerstahl, entouré de délicieuses promenades (chemin de fer de Paris à Vienne et de Vienne à Gratz, d'où des diligences ou des Stellwagen mettent huit heures pour arriver à Gleichenberg). Les monuments à visiter sont l'église et surtout le château qui couronne un rocher inaccessible de trois côtés et qui est dominé par une montagne de laquelle on jouit d'une vue très-étendue et superbe. Gleichenberg est à 210 mètres au-dessus du niveau de la mer et son climat est agréable et peu sujet à de brusques transitions de température. Six sources émergent d'un terrain volcanique ancien, elles sont connues depuis la plus haute antiquité, mais elles ne sont exploitées d'une façon régulière que depuis l'année 1834 seulement. Les sources de Gleichenberg sont désignées par les noms de *Constantinsquelle* (source de Constantin), *Klausnerstahlquelle* (source ferrugineuse de l'Ermite), *Johannisbrunnen* (source de Jean), *Römerquelle* (source des Romains), *Werle'squelle* (source de Werlé) et *Karlsquelle* (source de Charles).

1° *Constantinsquelle.* C'est elle qui a fait surtout la réputation de la station de Gleichenberg; elle sort d'un terrain trocchytique et son eau est limpide, claire, transparente, incolore, d'un goût piquant acidulé, puis salé et surtout alcalin, mais nullement ferrugineux. Des bulles gazeuses grosses et nombreuses s'élèvent dans son bouillon et s'attachent promptement en perles nacrées à la paroi intérieure des verres qui la renferment. Son débit est très-abondant et donne 101 800 litres en vingt-quatre heures; sa densité est de 1,00595 et sa température de 16°,2 centigrade. On en trouvera l'analyse chimique au tableau qui suit la Karlsquelle.

2° *Klausnerstahlquelle.* L'eau de cette source a les mêmes caractères physiques et chimiques, à l'exception de sa température, qui est de 11°,2 centigrade, de son goût fortement styptique et ferrugineux, et de sa densité, qui est de 1,00130. On en trouvera aussi l'analyse exacte avec celle des autres sources de Gleichenberg.

3° *Johannisbrunnen.* Cette source émerge à 6 kilomètres de la station dans une belle et pittoresque vallée. Son eau ressemble presque exactement à celle de la source précédente, elle a une température de 12° centigrade et un goût franchement chalybé. Sa densité est de 1,00124; son analyse est au tableau suivant.

4° *Römerquelle.* La source des Romains ressemble beaucoup aux deux sources qui précèdent, et nous n'avons rien à en dire de particulier, si ce n'est que son eau est moins ferrugineuse, moins gazeuse et d'un débit moins abondant, que l'eau des trois sources précédentes. Sa densité n'est pas bien connue, son analyse chimique se trouve après la description de la Karlsquelle.

5° *Werle'squelle.* L'eau de cette source, qui n'a pas été analysée, a beaucoup d'analogie avec la Römerquelle et a les mêmes usages thérapeutiques qu'elle.

6° *Karlsquelle.* La source de Charles, la source de Werlé et la source de Constantins ont leur point d'émergence très-rapproché. Aussi leur eau a-t-elle de nombreuses ressemblances; l'eau de la source de Charles ne diffère guère des deux autres que par la proportion du gaz acide carbonique qu'elle renferme en moins grande quantité et par sa température qui a 10°,1 centigrade. On ne connaît ni sa densité ni son analyse exactes.

Chrötter a fait l'analyse de la Constantinsquelle, de la Johannisbrunnen, Holger de la Klausnerstahlbrunnen, et Hauschauer de la Römerquelle.

	CONSTANTINS-QUELLE.	KLAUSNER-STAHLQUELLE.	JOHANNIS-BRUNNEN.	RÖMER-QUELLE.
Carbonate de soude	2,813	»	1,936	1,903
— chaux	0,387	0,070	0,715	0,281
— magnésie	0,467	»	0,562	0,371
— fer	»	0,099	0,026	0,371
— lithine	»	0,040	»	0,020
Sulfate de soude	0,006	»	»	»
— chaux	»	0,022	»	0,067
Chlorure de sodium	2,076	»	0,652	1,553
— magnésium	»	0,013	0,055	»
Silice	0,059	»	»	0,049
Silicate d'alumine	»	0,013	»	»
TOTAL DES MATIÈRES FIXES	5,898	0,257	3,964	4,214
Gaz acide carbonique libre	1ᶜᶜ,917	1ᶜᶜ,380	1ᶜᶜ,220	»

L'établissement de Gleichenberg est très-bien installé et se compose de trois buvettes, d'une maison de bains et de douches. C'est la buvette qui est alimentée par les eaux de la Constantinsquelle, de Johannisbrunnen et surtout de Klausnerquelle, qui est la plus suivie.

MODE D'ADMINISTRATION ET DOSES. Les sources de Constantin, de Jean et de l'Ermite, sont employées en boissons pures ou coupées de petit-lait et quelquefois additionnées d'une certaine quantité de sel de Karlsbad. L'eau de la source des Romains, de Werlé et de Charles, alimente les bains et les douches. La dose des sources de Gleichenberg qui sont administrées à l'intérieur est de quatre à six verres pris de quart d'heure en quart d'heure le matin à jeun. L'eau de la Johannisbrunnen est employée aux repas où elle est bue seule ou mêlée au vin. La durée des bains est de trois quarts d'heure à une heure et celle des douches de quinze à vingt minutes.

EMPLOI THÉRAPEUTIQUE. Si l'on veut bien comparer l'analyse que nous avons

donnée de l'eau de la principale source de Gleichenberg, la Constantinsquelle, et
de la principale source d'Ems, le Kränchen, on sera frappé de leur analogie. En
effet, la première tient en dissolution 2 grammes de bicarbonate de soude et
2 grammes de chlorure de sodium, et la seconde 1gr,95 de bicarbonate de soude
et 93 centigrammes de chlorure de sodium. La température et la quantité du
gaz acide carbonique diffèrent surtout dans l'eau des deux stations. La chaleur
des eaux d'Ems est beaucoup plus considérable, tandis que l'eau de Constantin
renferme plus du double d'acide carbonique que la source la plus gazeuse d'Ems.
Quoi qu'il en soit, les eaux de Gleichenberg et d'Ems n'ont pas les mêmes
prétentions curatives; celles de Gleichenberg sont, en effet, beaucoup plus
modestes. Ainsi elles se contentent d'être fondantes et en même temps reconstituantes, comme les eaux bicarbonatées ferrugineuses simples fortement carboniques.

Il faut remarquer enfin que les eaux des sources de Gleichenberg et surtout
celles de la Klausnerstahlquelle sont ferrugineuses, à l'exception de la Constantinsquelle, qui ne le sont pas et sont franchement alcalines. Il suffit donc,
pour être complétement renseigné sur l'action physiologique et thérapeutique
des eaux de Gleichenberg, de connaître les effets sur l'homme sain et sur l'homme
malade de l'eau des sources de Constantin et de l'Ermite.

L'eau de la Constantinsquelle convient en boisson à tous les sujets scrofuleux,
lymphatiques ou anémiques, auxquels une médication alcaline est applicable; son
action fluidifiante est tempérée par la présence du chlorure de sodium qui est
tonique et réconfortant. Son indication principale est dans les affections catarrhales des voies aériennes et uropoiétiques, dans les dyspepsies acides, dans les
maladies du foie avec troubles dans la sécrétion de cette glande, dans la diathèse
urique et la goutte à son début et dans le diabète sucré. L'eau de la Constantinsquelle ne prétend à aucune influence favorable sur l'élément tubercule, elle
se contente, comme nous venons de le dire, de combattre utilement les bronchites
chroniques si souvent la conséquence de la phthisie pulmonaire dans les diverses
périodes de son évolution.

Les eaux bicarbonatées ferrugineuses et carboniques fortes de Klausnerstahlquelle, de Johannisbrunnen et de Römerquelle, sont très-utilement prescrites en
boisson, en bains et en douches, la Klausnerstahlquelle surtout, qui ne renferme
pas de bicarbonates de soude et très-peu de bicarbonates alcalins, aux chlorotiques et aux anémiques, qui ont avant tout à rechercher les bénéfices d'un
traitement minéral analeptique et reconstituant par une eau ferrugineuse.

Nous avons dit que l'on coupe quelquefois les eaux des sources de Gleichenberg
avec le lait ou le petit-lait; nous ajoutons que quelques malades se rendent à
cette station de la Styrie pour suivre exclusivement une cure séro-lactée qu'ils
peuvent y faire avec autant d'avantages que dans le Tyrol ou la Suisse.

La *durée de la cure* est de vingt à trente jours.

On *exporte* beaucoup l'eau de la Constantinsquelle de Gleichenberg, et plus
de 400000 bouteilles tous les ans sont envoyées dans les principales villes de
l'Autriche et de la Hongrie. On a le tort, selon nous, de vanter ses qualités en
les comparant à celles de Stelters, car la minéralisation plus accentuée de l'eau
de Gleichenberg lui donne une place beaucoup plus élevée dans le cadre hydro-
logique qu'à l'eau du Nassau. L'eau de la Constantinsquelle, en raison de sa
température native, assez basse, supporte beaucoup mieux le transport que celle
d'Ems, beaucoup plus chaude à son point d'émergence.   A. ROTUREAU.

Bibliographie. — Prazill. *Gleichenberg mit historischen Notizen der Heilquellen*. Gratz, 1850. — Reil. *Mittheilungen über die Mineralquellen des Gleichenberg Thales*. In *Balneologische Zeitung* t. II. A. R.

GLEICHÉNIACÉES. *Voy.* Fougères.

GLEISSEN (Eaux minérales, cures de petit-lait et bains de Boues de). *Athermales, bicarbonatées ferrugineuses faibles, carboniques moyennes.* Dans la Prusse, dans la province de Brandenbourg, aux environs de Zielenzig, dans le cercle de Sternberg et à 18 kilomètres de Landsberg, émergent dans une vallée occupée par des prairies et entourée de collines boisées quatre sources connues depuis l'année 1790 et désignées par les noms de *Hauptquelle* (source Principale), de *Rohrquelle* (source du Tuyau), de *Wiesenquelle* (source de la Prairie), et de *Alaunquelle* (source d'Alun). L'eau de ces sources a des caractères physiques et chimiques qui se ressemblent beaucoup : ainsi elles sont toutes claires, limpides et transparentes, après qu'elles ont laissé déposer sur la paroi intérieure de leur bassin de captage une couche épaisse d'un enduit jaune rougeâtre qui n'est autre chose que de l'ocre ; elles sont incolores et inodores ; leur saveur est amère, salée et surtout ferrugineuse ; des bulles de gaz agitent leur bouillon et s'attachent comme de petites perles dans les verres qui les contiennent. Leur température varie de 8°,2 à 10°,5 centigrade ; leur densité est de 1,004 à 1,005. John, professeur de chimie à Berlin, a fait en 1824 l'analyse de la Hauptquelle de Gleissen et a trouvé que 1000 grammes de son eau renferment les principes suivants :

Bicarbonate de chaux	0,0185
— magnésie	0,0070
— fer	0,0005
Chlorure de sodium	
— potassium	0,0125
Sulfate de magnésie	
— chaux	0,0135
Silice	0,0125
Matière extractive gommeuse et bitumeuse	0,0035
Total des matières fixes	0,0678

Gaz	acide carbonique libre	0,766 pouces cubes
	azote	traces.
	oxygène	
Total des gaz		0,766 pouces cubes.

Les établissements de Gleissen contiennent des buvettes, des salles de bains et de douches d'eau et de vapeur, un cabinet pour l'application du dépôt des sources et surtout de celui de la source Principale et une installation complète qui permet de suivre une cure de petit-lait.

Mode d'administration et doses. L'eau des diverses sources de Gleissen en boisson se prend à la dose de trois à six verres le matin à jeun et de quart d'heure en quart d'heure. La durée des bains d'eau est de trois quarts d'heure à une heure, celle des bains de vapeur d'une demi-heure, celle des douches d'eau d'un quart d'heure à vingt minutes, celle des douches de vapeur de cinq à dix minutes, et enfin celle des applications de boue varie de vingt minutes à une demi-heure. La quantité du petit-lait est ordinairement de quatre à dix verres par jour que l'on conseille le matin au sortir du lit, et souvent une heure ou deux avant le souper.

Emploi thérapeutique. Les eaux de Gleissen en boisson et en bains sont particulièrement recommandées dans les névroses telles que l'hypocondrie, l'hystérie, et leurs effets sédatifs et calmants sont avantageusement opposés à tous les accidents si divers occasionnés par ces états pathologiques. Les douches d'eau sont surtout utiles dans les troubles du mouvement et de la sensibilité qui reconnaissent pour cause une névrose déjà ancienne et qui avait résisté à tous les autres moyens de la matière médicale. Ces eaux administrées à l'intérieur et à l'extérieur, et principalement en applications générales ou locales de boue, ont souvent donné de bons résultats dans les douleurs rhumatismales articulaires et musculaires anciennes, dans les engorgements, même tophacés, consécutifs à la goutte, dans le lymphatisme et dans la scrofule se manisfestant surtout sur les ganglions, dans l'atrophie musculaire localisée et dans toutes les affections utérines où il importe de calmer les douleurs et une sensibilité maladive.

La *durée de la cure* et de trente à quarante-cinq jours.

On n'*exporte* presque pas l'eau des sources de la station de Gleissen.

A. Rotureau.

Bibliographie. — Serlo (M.-S.). *Dissertatio inauguralis de aquâ minerali in pago Gleissensi nuper detecto.* Berolini, 1817. — Formey (D.). *Das Mineralbad zu Gleissen, Untersucht und Beschreiben von Dr Joux (J.-F.), nebst Bemerkungen über die Heilkräfte desselben.* Berlin, 1821. — Zeuschner (D.-F.-A.). *Ueber den neu entdeckten mineralischen Kohlenschlamm im Mineralbad zu Gleissen von Prof.* John, *nebst Beifügung des dritten Jahresberichtes über dieses Bad.* Berlin, 1824. — Du même et Reimann. *Das Mineral- und Kohlenschlammbad zu Gleissen.* Berlin, 1827, 1828, 1829, 1830. — Shmidt W.-L.). *Das Mineral- und Kohlenschlammbad zu Gleissen.* Berlin, 1832. — Osann (E.). *Physicalisch-medicinische Darstellung der bekannten Heilquellen der vorzüglichsten Länder Europa's.* Berlin, 1832, S. 499-501. — Helft (H.). *Handbuch der Balneotherapie,* etc. Berlin, 1857.   A. R.

GLEISWEILER (Eau minérale, hydrothérapie et cures de petit-lait et de raisin de). *Athermale, chlorurée sodique faible, carbonique moyenne,* en Bavière, dans le Palatinat du Rhin, à 7 kilomètres de Landau (chemin de fer de l'Est de Paris à Wissembourg, chemin de fer de Mayence, de Wissembourg à Landau et de Landau à Gleisweiler, une diligence fait le trajet en une heure et quart). Bad Gleisweiler, dans la commune de ce nom qui a 600 habitants, est à 330 mètres au-dessus du niveau de la mer, dans une gorge ouverte seulement au midi et à l'est, et protégée contre les vents froids du nord et les vents humides de l'ouest. Gleisweiler est abrité par la chaîne du Teufelsberg dont le sommet le plus élevé a 620 mètres de hauteur ; son climat est très-doux et sa végétation luxuriante ; ses environs offrent un grand nombre de promenades et d'excursions assez rapprochées qui peuvent se faire à pied, à âne, à cheval, et en voiture. Les promenades les plus fréquentées sont : le joli jardin qui entoure la maison de bains, et au milieu duquel jaillit un jet d'eau qui n'a pas moins de 16 mètres de hauteur ; la chapelle Saint-Anne n'est pas à plus de 2 kilomètres ; les ascensions du Teufelsberg, du Ringelsberg, de l'Orensberg, ne demandent pas plus d'une heure, et on découvre sur ces trois montagnes un panorama magnifique. Les excursions les plus aimées des hôtes accidentels de Gleisweiler-Bad se font aux châteaux de Scharfeneck, de Ramberg, de Meister ou de Modenbacher Schloss, aux débris de l'abbaye de à Eusserthal, à Edenkoben, Maxburg, à Kropsburg, à Madenburg, à Triefels, à Neucastel et à Neustadt, etc., etc.

L'eau de la source de Gleisweiler est claire, limpide et transparente; elle n'a ni couleur, ni odeur, des bulles assez nombreuses la traversent et viennent s'épanonir avec bruit à sa surface, le gaz qu'elle renferme s'attache promptement sur la paroi interne des verres avec lesquels on la puise. Son goût est piquant, amer et surtout un peu salé. Sa température est de 11°,8 centigrade et son analyse chimique exacte n'a jamais été faite.

Les malades qui viennent à Gleisweiler ont moins l'intention d'y faire une cure par l'eau minérale que d'y suivre un traitement hydrothérapique ou d'y entreprendre des cures de petit-lait ou de raisin.

L'établissement hydrothérapique se compose de soixante-dix chambres pour loger les étrangers, d'un grand restaurant, d'une salle de billard, d'un salon de lecture, de deux salles de jeu, de cabinets de bains pour les deux sexes, et il est pourvu de tous les appareils nécessaires pour un traitement complet par l'eau froide. Le système des douches est surtout parfaitement entendu, car l'eau est amenée de la montagne qui domine l'établissement, et on a effectué sa prise à 100 mètres de hauteur. Elle est reçue dans un réservoir installé à 23 mètres au-dessus des cabinets de bains auxquels des ascenseurs permettent aux malades de descendre de leur chambre et d'y remonter sans la moindre fatigue et sans qu'ils soient exposés aux transitions de la température. La cure de petit-lait de vache ou de brebis se fait dans un chalet suisse adossé à l'établissement principal et fréquenté par un assez grand nombre de personnes qui viennent à Gleisweiler suivre un traitement séro-lacté.

Les vignes qui garnissent les coteaux voisins de Gleisweiler produisent d'excellents raisins qui sont à la disposition des malades auxquels une cure uvale a été recommandée.   A. ROTUREAU.

GLEITERON. GLETTERON. Synonyme de *Glouteron* (*Xanthium strumarium* L.) (*voy.* GLOUTERON).   PL.

GLEIZE. Maître en chirurgie et oculiste du Collége royal de chirurgie d'Orléans, était auparavant oculiste du comte d'Artois et du duc d'Orléans. Il était membre de plusieurs sociétés savantes.

Gleize est l'auteur d'une théorie particulière sur la formation de la cataracte et a indiqué de nouveaux procédés pour l'opérer. On a de lui :

I. *Nouvelles observations pratiques sur les maladies de l'œil et leur traitement; ouvrage fondé sur une nouvelle théorie*, etc. Paris, 1786, in-8°. Nouv. édit. augm. Orléans, 1811, in-8°, avec 4 pl. et le portrait de l'auteur. — II. *Règlement de vie ou comment doivent se gouverner ceux qui sont affligés de la faiblesse de la vue, avec les moyens de s'en préserver* Orléans et Paris, 1787, gr. in-8°. — III. *Mémoire sur l'ophthalmostat de M. Demours et sur une nouvelle manière de s'en servir.* In *Journ. de méd., chir. et pharm.*, t. LXXV, p. 281, 1788. — IV. *Mémoire sur les avantages du séton à la nuque dans les ophthalmies humides ou invétérées.* Ibid., t. LXXVIII, p. 194, 1789. — V. *Des staphylomes, de leurs funestes effets sur le globe de l'œil et sur la vue; nouvelle théorie de ces maladies*, etc. Ibid., t. LXXXI, p. 369, 1789. — VI. On attribue à Gleize : *Réflexions judicieuses contre le duel*, 1790, in-8°.   L. HN.

GLEIZES (JEAN-ANTOINE). Philosophe français, né à Dourgue (Tarn), le 26 décembre 1773, mort le 17 juin 1843, au château de la Nogarède, près de

Mazères (Ariége). Nous le mentionnons ici comme précurseur d'une secte indiquée plus loin.

Désireux d'étudier la médecine, Gleizes se rendit dans ce but à Montpellier et suivit les cours de la Faculté avec le plus grand zèle. Mais la répugnance extrême qu'il éprouva pour les dissections anatomiques le força de renoncer à la carrière médicale. Il résolut dès lors de se consacrer à l'enseignement et entra à l'École normale en l'an III. Des idées théoriques sur les résultats de l'alimentation animale, seule source selon lui de la cruauté et de la perversité des hommes et même d'un grand nombre de maladies, l'engagèrent à s'abstenir de chair, et il devint *végétarien* dans toute la force du terme. Ne pouvant même plus supporter l'odeur des viandes, il en vint à s'isoler complétement des autres hommes et passa presque toute sa vie dans la solitude. La *Vegetarian Society* a placé son portrait dans le local de ses séances, et son système a trouvé l'adhésion de plusieurs écrivains allemands. Pour plus de détails sur sa vie et l'énumération de ses œuvres, *voy.* la *Biogr.* Didot.   L. Hn.

GLÉNOÏDE (Cavité).   *Voy.* Omoplate et Crane (*temporal*).

GLÉNOIDIEN (Ligament).   *Voy.* Omoplate.

GLIADINE.   *Voy.* Gluten.

GLICYPHAGES.   *Voy.* Sarcoptides.

GLIOME (de γλία, colle).   Nom des tumeurs colloïdes (*voy.* Colloïdes).

GLIRIDÉS.   Le nom de Gliridés (*Gliridæ*) a été adopté par quelques zoologistes pour désigner une famille de Rongeurs (*voy.* ce mot) ayant pour type un petit mammifère de notre pays, le Loir ou *Glis* des anciens auteurs; mais ce nom doit être définitivement rejeté et remplacé par celui de Myoxidés (*Myoxidæ*), rigoureusement équivalent. En effet, d'une part, le genre *Glis*, de Klein, de Brisson et d'Erxleben, ne comprend pas seulement, ou ne comprend pas du tout, le Loir vulgaire, le Lérot, le Muscardin et quelques espèces voisines, mais renferme en revanche des Marmottes, des Rats musqués, des Lemmings, en un mot, c'est un groupe formé d'éléments disparates; d'autre part, le nom de *Glis*, employé au pluriel sous la forme *Glires*, a été appliqué par Linné d'abord et ensuite par M. Brandt, par M. Gervais, par M. Alston, non plus à une simple famille de Rongeurs, mais à tous les Rongeurs. Le nom de Myoxidés, tiré de *Myoxus*, est présenté par les mêmes inconvénients : en effet, *Myoxus*, proposé par Schreber, il y a près d'un siècle, n'a jamais eu un sens aussi étendu que le mot *Glis*, et a toujours désigné un genre bien circonscrit, ne renfermant dans la nature actuelle qu'une seule espèce, le Loir de Buffon (*Mus glis* de Pallas, *Glis* de Pline, Μυοξος d'Oppien).

Pour M. Alston, naturaliste anglais, qui s'est particulièrement occupé de l'étude des Rongeurs, la famille des Myoxidés rentre dans la seconde tribu (*Myiomorpha*) de l'ordre des *Glires* (*voy.* Rongeurs) et comprend quatre genres : *Myoxus*, *Muscardinus*, *Eliomys* et *Graphiurus*.

Le Loir (*Myoxus glis* L.), seul représentant actuel du grand *Myoxus*, est un animal un peu plus petit qu'un Rat, ayant le pelage d'un gris brunâtre, tirant au blanc argenté sur les parties inférieures du corps et sur les joues, et marqué de brun foncé autour de l'œil. Sa queue, un peu plus longue que le corps, mesure environ 15 centimètres ; elle est garnie dans toute son étendue de poils nombreux, de couleur brun ou blanchâtre, disposés en deux séries divergentes, c'est-à-dire suivant le type qu'on appelle *distique*. Ce Rongeur se trouve dans toute l'Europe centrale et méridionale, depuis le nord de la France jusqu'en Sicile, en Grèce et en Crimée ; il se tient de préférence sur les collines ou sur le flanc des montagnes, dans les forêts de chênes ou de hêtres, et reste pendant la plus grande partie du jour caché dans une crevasse de rocher, dans le tronc d'un arbre rongé de vétusté, ou même dans le nid abandonné d'une Pie ou d'un Corbeau. Le soir il va à la recherche de sa nourriture qui consiste en faînes, en noisettes, en glands, en châtaignes, en œufs de petits oiseaux, en fruits succulents. A l'approche de l'hiver, il amasse des provisions, se construit dans un trou profond un nid de mousse et de feuilles et se retire dans cet asile, en compagnie de quelques individus de son espèce, pour passer la mauvaise saison. Le Loir appartient en effet à la catégorie des animaux hibernants, et il reste pendant plus de la moitié de l'année plongé dans un sommeil profond. Au printemps il se réveille et bientôt après il s'accouple, de sorte qu'au mois d'avril on trouve déjà des petits de cette espèce, tapis dans un nid douillet et soigneusement abrité. Les jeunes croissent très-rapidement et cherchent bientôt eux-mêmes leur nourriture ; mais il tombent souvent alors sous la dent des martes, des belettes et des rapaces nocturnes, qui s'opposent heureusement à la multiplication excessive de l'espèce. D'ailleurs, dans plusieurs contrées de l'Europe on fait la chasse à ces rongeurs et on leur tend des piéges amorcés avec une prune, une poire ou quelques faînes.

En captivité, le Loir est un animal fort désagréable : le jour il passe des heures entières à dormir et mord cruellement la main qui essaie de le sortir de sa torpeur ; au contraire, pendant la nuit, il est sans cesse en mouvement et fait dans sa cage un bruit assourdissant. Il paraît cependant que dans l'antiquité on gardait de ces animaux dans des parquets entourés de murs épais, lisses et renfermant des buissons de chênes ou de hêtres, qu'on les nourrissait de glands et de châtaignes et qu'ensuite on les enfermait dans des vases de terre nommés *gliriana*. On prétend même avoir trouvé dans les fouilles d'Herculanum de ces vases, de forme hémisphérique, que l'on recouvrait d'une grille, et où l'on mettait plusieurs Loirs pour les soumettre à un engraissement méthodique. Les auteurs anciens nous apprennent d'ailleurs que les Romains avaient un goût très-prononcé pour la chair de ces Rongeurs, que les modernes trouvent imprégnée d'un fumet beaucoup trop prononcé.

A la suite du Loir, mais dans un autre genre, le genre *Muscardinus* (Kaup), se place le Muscardin (*M. avellanarius* L.), vulgairement appelé *Croque-noix*. Il est beaucoup plus petit que le Loir, son corps ne mesurant que 7 à 8 centimètres de long, et sa queue à peu près autant, et il a le pelage plutôt fauve que grisâtre, avec le ventre blanchâtre, les pattes rousses, les doigts blancs, la queue brunâtre en dessus et garnie, sur toute sa périphérie, de poils touffus.

Le Muscardin habite à peu près les mêmes contrées que le Loir, mais il remonte davantage vers le nord et se rencontre jusqu'en Angleterre et dans le midi de la Suède. Il se nourrit aussi de fruits, de baies et de graines, circule ordinairement pendant la nuit et s'endort d'un sommeil très-profond durant six mois de l'année. D'un caractère beaucoup plus doux que le Loir, il s'apprivoise sans difficulté.

Le Lérot (*Eliomys nitela* Pall.), type d'un troisième genre de Myoxidés, est souvent appelé *Grand Muscardin* ou *Loir des jardins;* il est en effet intermédiaire pour la taille entre les deux espèces précédentes, dont il se distingue d'ailleurs par le mode de coloration, le dos et la tête étant d'un brun roux, les tempes marquées de noir, le ventre blanc, la queue brune en dessus avec l'extrémité noire et plutôt blanche en dessous. Sa physionomie est très-intelligente, la tête, surmontée de petites oreilles couleur de chair, étant éclairée par des yeux noirs, très-brillants. La distribution géographique, le régime et les mœurs du Lérot, ne diffèrent pas sensiblement, du reste, de ceux du Loir commun. Cette espèce est à juste titre détestée des agriculteurs, dont elle dévaste les vergers. Elle est représentée dans l'Europe orientale, en Asie-Mineure, au Japon, en Palestine et dans le nord de l'Afrique, par d'autres formes qui se distinguent par la livrée et les proportions des diverses parties du corps.

Le genre *Graphiurus* (F. Cuv. et Geoff.) est complétement étranger à la faune européenne; il ne se trouve qu'en Afrique, depuis le Sénégal et l'Abyssinie jusqu'au cap de Bonne-Espérance. Il se reconnaît à la forme de ses dents molaires, où les plis d'émail sont à peine indiqués à la surface de la couronne, et à la disposition de sa queue, plus courte que chez le Loir, le Lérot ou le Muscardin, et terminée en pinceau. Chez le Graphiure élégant (*Graphiurus elegans* O. Gilby) les parties supérieures du corps sont d'un gris brunâtre, avec une bande noire allant de chaque côté de l'œil à l'oreille; les parties inférieures du corps et les joues sont rousses et la queue tourne au blanc roussâtre.   E. OUSTALET.

BIBLIOGRAPHIE. — LINNÉ. *Syst. nat.*, édit. XII, 1760, I, p. 87. — BRISSON. *Régn. anim.*, 1762, p. 113. — ERXLEBEN. *Syst. régn. anim.*, 1777, pp. 358 et 430. — GMELIN. *Syst. nat.*, 1788, p. 155. — BUFFON. *Hist. nat.*, édit. Pillot, 1832, t. XV, p. 192. — P. GERVAIS. *Dict. univ. d'hist. nat.*, 1848, t. XI, p. 202, et *Ann. des sc. nat.*, *Zool.*, 3ᵉ série, 1853, t. XX, p. 245. — DU MÊME. *Hist. nat. des Mammifères*, 1854, t. I, p. 373. — J.-F. BRANDT. *Untersuch. üb. die craniol. Entwickel. und Classif. der Nager.* In *Mém. de l'Acad. imp. des sc. de Saint-Pétersbourg*, 1855, 6ᵉ série, *Sc. nat.*, t. VII, p. 127. — ALSTON. *On the Classif. of the Order Glires.* In *Proc. Zool. Soc.*, 1876, p. 61. — E.-L. TROUESSART. *Cat. Mammif., Rongeurs*, 1880, nᵒˢ 422 et suiv. — BREHM. *Vie des animaux*, trad. Gerbe, *Mammifères*, t. II, p. 90.
          E. O.

GLISCENTI (FABIO). Médecin et philosophe italien, né à Vestone, près de Brescia, vers 1550, mort vers 1620. Il prit le grade de docteur en médecine à l'Université de Pavie et pratiqua avec réputation son art à Venise.

Gliscenti est l'auteur d'un assez grand nombre d'ouvrages parmi lesquels on remarque des commentaires latins sur les *Predicabilia* de Porphyre et sur les *Principia* de Gilbert de la Porrée.

Nous citerons encore de lui :

Trattato della pietra filosofale. Trad. en latin par Laurent Strauss : *Tractatus de lapide philosophorum.* Giessae, 1671, in-8°.   L. HN.

GLISSON (FRANÇOIS). Médecin anglais justement célèbre, et dont Haller, dans son admirable style laconique, a pu dire : *Vir profundæ meditationis, multiplici præter anatomicam cognitionem laude conspicuus (Bibl. anat.*, I, 452). Il naquit en 1596 à Rampisham, dans le comté de Dorset, fut élevé au collége Caïus à Cambridge, et s'y fit recevoir agrégé. Il étudia ensuite la médecine et succéda, en 1651, à Winterton, comme professeur royal de médecine à l'Université de Cambridge. Il se fit agréger au Collège des médecins de Londres, et fut chargé d'y professer l'anatomie. Ses biographes, Birch, entre autres, le représentent se retirant à Colchester pendant la guerre civile, y pratiquant la médecine et ne revenant à Londres qu'après l'occupation de cette ville par les parlementaires. Il mourut en 1677, laissant quatre ouvrages qui ont établi sa réputation et le recommandent à la postérité ; en voici les titres :

I. *Anatomia hepatis, cui præmittuntur quædam ad rem anatomicam universè spectantia ; et ad calcem operis subjiciuntur nonnulla de Lymphæ ductibus nuper repertis.* Lond., 1654, in-8° ; Amstelodami, 1659, in-12 ; 1663, in-12 ; 1681, in-12. — II. *De rachitite sive morbo puerili, qui vulgo the Rickets dicitur. Adscitis in operis societatem Georgio Bate et Ahasuero Regemortero.* Londini, 1660, 2° édit., in-12 ; ibid., 1682, in-12. — III. *Tractatus de ventriculo et intestinis, cui præmitittur unus de partibus continentibus in genere, et in specie abdominis.* Londini, 1671, in-12 ; Amstelodami, 1677, in-12. — IV. *Tractatus de natura substantiæ energitica, seu de vita naturæ ejusque tribus facultatibus.* Londini, 1672, in-4°.

On le voit, Glisson s'est surtout occupé de l'anatomie et les leçons qu'il fit sur ce sujet eurent un grand succès et lui attirèrent un grand nombre d'auditeurs. Ses recherches sur le foie, surtout, le placent au nombre des investigateurs du dix-septième siècle qui ont fait notablement progresser la science, et aujourd'hui encore on donne le nom de *Capsule de Glisson* à l'enveloppe fibreuse du foie se réfléchissant, au niveau du hile de l'organe hépatique, sur les vaisseaux de ce dernier.   A. C.

GLOBBÉE. *Globba* L.   Genre de plantes Monocotylédones, appartenant à la famille des Zingibéracées.

Les plantes de ce groupe sont des herbes annuelles, à feuilles distiques, membraneuses, lancéolées, munies d'une gaîne fendue, dont les inflorescences terminales sont des grappes ou des épis lâches, souvent fasciculés. Les fleurs ont un périanthe dont les trois divisions extérieures forment un tube large, trifide, et les divisions internes un tube grêle à divisions égales. A l'intérieur sont des staminodes sur deux rangs : les extérieurs pétaloïdes, les deux latéraux petits, le moyen formant un labelle développé, adné au filament de l'étamine unique. Celle-ci a un filet qui dépasse l'anthère. L'ovaire est infère, le style filiforme passant à travers les loges de l'anthère. Le fruit est une capsule uniloculaire, trivalve, contenant plusieurs graines munies d'un arille.

La plante du groupe qui intéresse la matière médicale est le *Globba nutans* L. ou *Globbée pendante*, dont la souche tubéreuse pousse une tige simple, nue à la base, feuillée à la partie supérieure, qui atteint 15 à 18 pieds ; les feuilles alternes sont longues, portées sur de courts pétioles engaînants à la base. Les fleurs rougeâtres forment une grappe terminale pendante.

Elle vient dans les Indes Orientales et dans les Moluques. C'est le *Globba sylvestris* de Rumphius, qui assure que la décoction de sa racine est utile contre les flux rouges et blancs du ventre.

La *Globbée uniforme, Globba uniformis* de Rumphius, moins grande que la précédente, est remarquable par la disposition de ses fleurs blanchâtres qui forment une grappe droite, courte, sortant latéralement de la partie nue de la tige. — Les fruits sont semblables à des grains de raisin. — Ses racines sont employées en décoction dans les diarrhées et ses fruits contre les coliques.   PL.

BIBLIOGRAPHIE. — LINNÉ. *Genera*, 1827. — BLUME. *Enumeratio pl. Jav.*, t. 62. — RUMPHIUS.

Amboin., VI, p. 138 et 140, tab. 59, fig. 2, et tab. 62 et 63. — Lamarck. *Dict. encyclop.*, II, 730. — Endlicher. *Genera*, n° 1621.   Pl.

GLOBICÉPHALE. Le genre Globicéphale (*Globicephalus* Lesson, *part.*), qui a pour type le Dauphin noir (*Delphinus melas*) de Traill ou Dauphin à tête globuleuse (*D. globiceps*) de G. Cuvier, appartient à la famille des Delphinidés (*voy.* le mot Dauphin) et renferme des mammifères marins de grande taille, pouvant atteindre près de 7 mètres de long. Ces animaux vivent en grandes troupes et sont particulièrement répandus sur la côte atlantique de l'Amérique du Nord et dans les mers septentrionales de l'Europe, notamment dans les parages des îles Féroé. De temps en temps, cependant, on capture sur nos côtes des Globicéphales noirs, et le 7 janvier 1812 on en a trouvé soixante-dix individus de cette espèce échoués à Paimpol (Côtes-du-Nord). Leur coloration générale était d'un noir uniforme, avec une tache blanche sous la gorge, se prolongeant par une bande étroite du côté de l'anus. Les mâchoires étaient, sauf chez les jeunes, armés chacune de 18 à 26 dents, l'estomac renfermait des débris de Sèches et de Morue, et le canal intestinal mesurait plus de 40 mètres. On a donné jadis au Globicéphale noir le nom de *Globicéphale conducteur*, parce qu'on pensait que les troupes de Dauphins étaient constamment placées sous la conduite d'un chef qu'il suffisait de faire échouer pour obtenir toute la bande.

M. le docteur Fischer considère le *globiceps* de la Méditerranée comme une simple race du *Gl. melas*, auquel il rapporte également le *Delphinus feres*, de Bonnature et Lacépède, provenant de la Méditerranée; le *Globicephalus Edwardii*, de Gray, originaire du Cap de Bonne-Espérance, et peut-être aussi un Globicéphale américain. Il considère au contraire comme distincts le *Globicephalus macrorhynchus* de la Nouvelle-Zélande et le *Gl. guadelupensis* ou *Gl. melas* des Antilles.   E. Oustalet.

Bibliographie. — Traill. *Nichols. Journ.*, 1809, t. XXII, p. 81. — G. Cuvier. *Ann. du Mus.*, 1812, t. XIX, pl. 1, fig. 2. — Du même. *Ossements fossiles*, 1821-1824, t. V, 1re part., n° 302, pl. 21, p. 11. — Lesson. *Hist. nat. des Cétacés*, 1828, p. 278. — Van Beneden et P. Gervais. *Ostéogr. des Cétacés*, 1868, p. 558 et pl. 51 et 52. — P. Fischer. *Cétacés du S.-O. de la France*. In *Actes de la Soc. linn. de Bordeaux*, 1881, vol. XXV, p. 185.   E. O.

GLOBULAIRE. § I. **Botanique.** La famille si remarquable, quoique très-restreinte, des Globulariées (Dicotylédones Gamopétales), renferme dans le genre unique *Globularia* quelques espèces qui offrent un réel intérêt, non-seulement au point de vue morphologique, mais encore en raison des applications dont ces végétaux sont journellement l'objet, non pas dans la médecine officielle, d'où elles ont été à tort jusqu'ici écartées, mais au moins et sur une large échelle dans la médication populaire.

Le genre *Globularia*, dont les caractères sont ceux de la famille, renferme des herbes et des sous-arbrisseaux portant des fleurs hermaphrodites, irrégulières, réunies en capitules très-denses, sur un réceptacle convexe et muni de paillettes Calice gamosépale, à tube ordinairement fermé par des poils, limbe à cinq divisions plus ou moins inégales ou bilabié. Corolle peu zygomorphe, hypogyne, gamopétale, à tube cylindrique, à limbe bilabié; lèvre supérieure petite, ordinairement bipartite ou indivise, rarement presque nulle; lèvre inférieure plus longue, tripartite, trifide ou tridentée. Étamines insérées au sommet du tube, exsertes, réduites à quatre par l'avortement de celle qui repose entre les deux lobes de la lèvre supérieure; anthères bilobées, à lobes confluents au moment de l'anthèse et s'ouvrant longitudinalement par une fente unique. Ovaire libre, uniloculaire, uniovulé. Ovule suspendu au sommet de la loge, réfléchi. Style simple, saillant; stygmate simple ou subémarginé bifide. Fruit sec, à une graine, indehiscent (akène), mucroné par la base persistante du style. Graine réfléchie. Embryon droit, dans un albumen charnu; radicule très-rapprochée du hile. Stipules nulles. Les véritables affinités des Globulariées, entrevues par Lindley, bien discutées et bien établies par G. Planchon, peuvent être résumées synoptiquement par le tableau suivant :

Dipsacées. . . .			Myoporinées.
Brunoniacées. .	GLOBULARIÉES, Gymnandrées, Sélaginées. . .		Verbascées.
			Stilbinées.

Les espèces peu nombreuses de ce genre appartiennent à l'Europe méridionale et tempérée ainsi qu'aux îles de l'océan Atlantique. —En France, quatre espèces doivent être signalées : 1° *Globularia vulgaris* L. (avec sa variété élevée au rang d'espèces par Nyman sous le nom de *Gl. Willkommi*), très-commune dans les coteaux stériles et peu élevés de notre pays; *G. nudicaulis* L., qu'on peut considérer comme une forme montagneuse des hautes altitudes (alpines et pyrénéennes) du *Gl. vulgaris;* 2° *Gl. cordifolia* L., espèce rampante et radicante avec sa variété *nana;* 3° enfin *G. alypum* L., qui est localisée dans la région méditerranéenne; seule espèce frutescente. — Toutes ces espèces ne sont pas également disséminées sur la surface de notre pays; au point de vue de la plus large diffusion, c'est le *Gl. vulgaris* qui tient la première place.

Des différentes espèces indigènes que nous venons de signaler, deux nous intéressent particulièrement : ce sont *Gl. alypum* L., *Gl. vulgaris* L., mais d'une manière inégale, car, de ces deux plantes, la première seule est presque officinale, au moins dans la Provence. Nous nous occuperons donc spécialement de cette dernière à cause de l'idée singulière qu'on s'est longtemps faite de ses propriétés en l'appelant *Frutex terribilis,* enfin à cause de l'étude particulière dont elle a déjà été l'objet.

Le *Globularia alypum* L., *Sp. plant.*, p. 139. — Sibth et Smith, *Fl. Græc.*, prod. I, p. 78. — Desf., *Fl. Atl.*, I, p. 117. — Gouan, *Fl. Monsp.*, p. 71. — D. C., *Fl. Fr.*, III, p. 428. — Reichenbach, *Fl. Germ.* exc., II, p. 364. — Cambessèdes, *Monogr. Glob.*, in *Annal. des sc. nat.*, IX, p. 26. — Bertoloni, *Fl. ital.*, II, p. 4. — Gren. et Godr., *Fl. Fr.*, II, p. 754.

Hypoglossum valentinum. Rar. stirp. Hisp. Hist., Clus., p. 179.

Alypum montis Ceti narbonensium; herba terribilis vulgo. Pena et Lobel, *Adv.*, p. 158. — *Empetron phacoïdes.* Dalech. *Hist. gen. plant.*, p. 462. — Magnol. *bot. monsp.*, p. 253. — *Alypum monspelliensium, sive frutex terribilis* J. Bauhin, I, 598. — Nissole, *Hist. Acad. roy. sc.* (1712), p. 337, pl. 18.

Globularia fruticosa, Myrti folio tridentato. — Tournef. *Institut* (3e édit.), p. 467. — Garidel, *Plantes de Provence*, 210.

Arbrisseau à feuilles persistantes, formant des buissons de un à deux pieds de hauteur. Racine sèche et rameuse. Souche épaisse, courte, tortueuse, se confondant en arrière avec la racine, émettant en avant plusieurs tiges ascendantes, dressées, feuillées dans toute leur longueur, couvertes sur le vieux bois d'une écorce inégale d'un brun cendré. Rameaux nombreux, les plus jeunes à écorce rougeâtre, parcourus de lignes saillantes, longitudinales. Feuilles alternes sur les jeunes rameaux, fasciculés sur les tiges, brièvement pétiolées, obovées, spatulées ou presque lancéolées, entières ou tridentées, mucronulées au sommet, coriaces, glabres, présentant sur les deux faces une multitude de points blanchâtres qui ne sont rien autre chose que le produit résineux et pulvérulent de glandes épidermiques spéciales (bicipitées). Capitules denses, globuleux déprimés, solitaires à l'extrémité des rameaux, quelquefois axillaires ; involucre composé de bractées ovales oblongues, mucronulées au sommet, scarieuses, ciliées sur les bords, disposées sur plusieurs rangs ; réceptacle hémisphérique, à poils courts, muni de paléoles linéaires lancéolées, subulées, longuement poilues sur la partie supérieure de leur face dorsale, ciliées sur les bords, caduques. Fleurs placées chacune à l'aisselle d'une des paléoles. Calice tubuleux légèrement recourbé, profondément quinquéfide, à divisions linéaires acuminées presque égales, garnies sur leur face externe de longs poils blanchâtres. Corolles d'un bleu clair, quelquefois complétement blanches (albinisme), bilabiées, à lèvres très-inégales ; la supérieure petite, bilobée, parfois entière, d'autres fois nulle ; l'inférieure très-longue, à trois lobes égaux, obtus. Étamines quatre, presque égales, attachées au sommet du tube de la corolle, à filets infléchis dans le bouton, se développant et devenant exsertes après l'anthèse ; anthères elliptiques-réniformes, fixées par le dos, à loges confluentes, s'ouvrant par une fente unique longitudinale, prenant immédiatement après l'anthèse une couleur bleu-foncé. Pollen à grains elliptiques lorsqu'ils sont secs, lisses, parcourus de trois sillons longitudinaux, devenant presque sphériques lorsqu'on les mouille. Ovaire oblong, glabre ; style géniculé à sa base, recourbé, filiforme ; stygmate émarginé, bilobé (les autres caractères sont ceux du genre).

La plante, durant les hivers peu rigoureux de la région méditerranéenne, est souvent en floraison durant toute l'année ; en tout cas elle est en pleine fleur au mois de janvier, et fructifie au commencement d'avril. Les régions sèches et arides voisines de la mer lui sont particulièrement favorables. On l'a signalée sur les côtes orientales de l'Espagne, en France, de Nice aux Pyrénées, sur toute la longueur de l'Italie, en Grèce, en Orient jusqu'en Perse, dans l'Arabie Pétrée, sur toutes les côtes septentrionales de l'Afrique, dans presque toutes les îles de la Méditerranée et jusque dans celle de Madère.

Cette plante est vulgairement connue sous le nom de *Globulaire turbith*, cette désignation est révélatrice des propriétés drastiques qu'on lui accordait autrefois : le nom de turbith était donné par les Anciens à tout purgatif violent (*Turbith végétal*, etc.). En Provence où cette plante abonde et où elle est très-employée, de là son nom de *Sené des Provençaux*, les paysans la nomment en patois *Lengo de passeroun*, en Languedoc *Lenga passerina*. On peut rapprocher, comme le fait M. G. Planchon (*Des Globulaires au point de vue botanique et médical*. Thèse pour le doctorat en médecine. Montpellier, 1859), à qui nous empruntons beaucoup sur cette question, cette dernière dénomination de celle d'un genre de Thymelées (*Passerina*) dont elle rappelle l'apparence extérieure. Le *Globularia alypum* est le *Sena falsa* des Italiens, le *Pichot séné* des Languedociens au siècle dernier. Ces qualifications semblent confirmer l'assertion de Bertoloni, qui affirme qu'on mélange au séné d'Alexandrie les feuilles brisées de cette plante.

La Globulaire vulgaire ou Marguerite bleue (*Glob. vulgaris* L.) est, avons-nous dit, la plus répandue des deux espèces qui doivent nous occuper : en France, cette plante herbacée croît sur tous les coteaux stériles et peu élevés de nature calcaire, dans les pâturages secs. En voici une description sommaire : Tiges solitaires ou peu nombreuses de 10 à 40 centimètres de haut, droites, simples.

Feuilles radicales nombreuses, en rosettes, obovales, mucronées, entières, les caulinaires beaucoup plus petites, lancéolées-oblongues. Fleurs bleues en capitules globuleux, solitaire et terminal. Elle fleurit en mai et juin. Calice velu à cinq divisions lancéolées. Corolle à cinq divisions, les trois inférieures plus longues.

Matière médicale. Les feuilles sont la seule partie employée de ces plantes. Nous nous occuperons particulièrement de celles de *Gl. alypum* L. Par leur forme spatulée-obovée ou presque lancéolée, leur bord entier ou tridenté au sommet, leur petit *mucro* terminal, par leurs dimensions ($0^m,015$ à $0^m,02$ de long, sur $0^m,05$ à $0^m,075$ de large), par leur couleur vert grisâtre, leurs petits points blanchâtres appréciables à la loupe, leur saveur amère, il est facile de les reconnaître, car ces caractères empêchent de les confondre avec aucune autre plante. Si la confusion était possible, il serait facile de l'éviter en s'en rapportant à la structure anatomique de l'organe, telle qu'elle résulte de nos observations. Examinée au microscope, une coupe de feuilles présente entre les deux épidermes tout un mésophylle épais et entièrement uniforme. La feuille appartient donc à une catégorie qu'on peut établir d'après la structure parenchymateuse, en utilisant la nomenclature mise en usage par M. A. Chatin, sous le nom de *homogène symétrique*. Formé d'éléments cellulaires très-nombreux et très-intimement soudés, sans aucun intervalle lacunaire entre les cellules, ce mésophylle ne présente d'interruption que sur les bords pour loger les chambres stomatiques. Les cellules en palissade manquent totalement sur l'une et l'autre faces de la feuille. C'est une constitution à part.

Les cellules du parenchyme ne présentent normalement rien à considérer, mais l'épiderme semblable sur les deux faces mérite une attention spéciale. En allant de dedans en dehors, nous voyons d'abord des glandes nombreuses enchâssées dans cet épiderme et revêtant sur la coupe transversale la forme d'un 8 de chiffre dont la partie inférieure, le pédicule, serait enclavée entre les cellules épidermiques, tandis que la portion supérieure (sécrétante) serait en partie libre au-dessus de cet épiderme et en partie fixée dans la portion cuticulaire des cellules épidermiques. Ces glandes, d'aspect bicipité, sécrètent une matière résineuse et blanchâtre qui les revêt et recouvre l'épiderme tout entier ou tout au moins par plaques (c'est ce qui constitue le piqueté des feuilles visible à la la loupe). Les cellules de l'épiderme renferment chacune uniquement un ou plusieurs cristaux disposés en croix et contenant 2 éq. d'eau. Ces cristaux sont formés d'*oxalate de chaux*. Les feuilles des autres globulaires françaises ne renferment pas de cristaux dans leurs cellules épidermiques, par ailleurs leur constitution est absolument semblable à celle des précédentes. Enfin toutes les feuilles des globulaires, même celles de *Glob. vulgaris* qui, par leur forme et leur apparence extérieure, ne ressemblent en rien aux précédentes, présentent cependant une constitution histologique parfaitement semblable à celle de leurs congénères : *Gl. alypum* et *Gl. nana*. Contrairement à ce que l'on voit dans *Gl. alypum*, la feuille de *Gl. vulgaris* est pourvue de trois nervures : une médiane qui va de la base au sommet et deux latérales plus courtes, s'arrêtant aux deux tiers de la longueur, quoique prenant leur origine au même point que la médiane. Ces trois nervures sont très-visibles à la face inférieure de cette feuille : dans la *Globulaire turbith*, on ne voit de bien saillante que la nervure médiane, les deux autres n'existent pas. De plus, la feuille de *Gl. vulgaris* est verte ; elle est grisâtre dans *Gl. alypum*. Ces feuilles se distinguent, en effet, seulement des précédentes, en ce qu'elles sont plus charnues et moins dures, et en ce que l'épiderme peu cuticularisé ne renferme pas trace de cristaux dans ses cellules. Douées d'une constitution spéciale et relativement rare dans le règne végétal, les feuilles des Globulaires pourront donc toujours être reconnues, en utilisant les données anatomiques de celles auxquelles elles pourraient avoir été substituées : *Cassia obovata* Coll., *acutifolia* Delile, etc., ou *Coriaria myrtifolia* (Séné et Redoul), qui ne sont pas *homogènes symétriques* ou qui, si elles le sont, ne présentent pas les mêmes assises constitutives (*voy.* Lemaire, *De la détermination histologique des feuilles médicinales*, Nancy, 1882) et ne renferment pas de cristaux épidermiques.

§. II. **Constitution chimique.** La Globulaire a fixé à diverses reprises l'attention des chimistes. Walz (*N. Jahresb. für Pharm.*, VII, 1857) le premier, en 1875, y a décelé un glycoside nouveau, la *Globularine*, un acide tannique spécial, l'*acide globularitannique*, une huile essentielle, des corps gras, de la chlorophylle et des matières salines. Dans un travail encore partiellement inédit, fait en collaboration avec MM. Schlagdenhauffen, professeur à l'École supérieure de pharmacie et à la Faculté de médecine de Nancy, et le docteur Moursou, médecin distingué de la marine nationale, nous avons établi, par des moyens sur lesquels ce n'est pas ici le lieu d'insister, que toutes les analyses antérieures étaient plus ou moins erronées ou incomplètes.

Les feuilles, après avoir été desséchées, puis traitées par différents dissolvants appropriés (eau, alcool, sulfure de carbone, éther) et enfin incinérées, ont donné la composition suivante pour 100 grammes :

		grammes.
Matières solubles dans le sulfure de carbone, ...	Corps gras et cire.	2,85
— dans l'éther.	Traces de tannin et de matières colorantes . . . . Globularine et acide cinnamique	2,458
— dans le chloroforme	Traces de tannin et de matières colorantes . . . . Globularine et acide cinnamique	11,565
— dans l'alcool.	Mannite	1,815
	Glycose	2,585
	Globularine.	4,550
	Tannin.	2,000
	Matières colorantes et extractives ; résine	17,000
	Acide cinnamique.	1,75
	Pertes.	0,85
— dans l'eau.	Matières gommeuses et amylacées	10,15
Résine insoluble.		1,25
Cendres.		2,105
Eau de végétation		26,20
		86,908
Ligneux par différence		13,092
		100,000

Les feuilles de la Globulaire turbith renferment donc de la *globularine*, une faible quantité d'un *principe volatil* encore incomplétement étudié, une forte proportion de résine (*globularétine*), de l'acide *cinnamique*, des *cinnamates de potasse et de soude* (la présence de l'*acide cinnamique* offre de l'intérêt dans une plante si éloignée de celles dans lesquelles seules jusqu'ici on l'a trouvé, c'est-à-dire les genres *Myroxylon*, *Myrospermum* et *Liquidambar* ou arbres à

baumes), du *tannin* et de la *mannite.* Les deux principes cristallisables : l'acide
cinnamique et la mannite, avaient été complétement méconnus par Walz et *à
fortiori* par les autres chimistes qui se sont malencontreusement occupés de
cette question (*voy.* GLOBULARINE). Nous avons dit que c'est à Walz que revient
l'honneur de la découverte de la *Globularine*, mais les propriétés du glycoside
de Walz diffèrent de celles que nous lui avons reconnues. En cherchant d'ailleurs
à isoler ce composé, d'après le procédé de l'auteur allemand, on n'arrive pas
à un produit pur, puisque les extraits alcooliques et aqueux qui servent de
base à cette préparation sont chargés de trop de principes étrangers.

Nous n'insisterons pas sur l'erreur commise par Walz au sujet de son acide
globularitannique, qui n'est qu'un mélange de tannin ordinaire et de matière
colorante. Le principe volatil déjà signalé par Walz se trouve en trop minime
quantité dans la plante pour qu'il soit possible d'en fixer actuellement et la
nature et la composition. Nous y reviendrons plus tard. La globularétine de
Walz n'est probablement qu'un mélange ou tout au moins un produit d'oxydation
de ce dernier, et paraît donner naissance à un produit à odeur de coing et d'ananas
trop fugitif pour le saisir. La *globularétine* et la *paraglobularétine* de Walz
obtenues par l'action des acides dilués sur la *Globularine* ne sont évidemment
que des produits d'altération, puisque dans des circonstances plus favorables,
c'est-à-dire à une température moins élevée, il n'y a formation que d'un produit
de dédoublement unique entièrement blanc. Néanmoins, quand on chauffe le
mélange au delà de 50°, la globularétine produite prend un aspect légèrement
verdâtre. Il était nécessaire de signaler ces erreurs pour établir le bien fondé
de notre propre analyse et de nos assertions.

La *Globularétine* ou résine de Globulaire se dissout dans les alcalis et fournit,
dans un milieu oxydant, de l'hydrure de benzoïle. Cette modification s'explique
par la formation d'un terme intermédiaire, l'*acide cinnamique*, et s'accorde
entièrement avec les données de l'analyse élémentaire.

Les tiges de Globulaire renferment les mêmes principes que les feuilles, mais
en moindre quantité sous le même volume. L'*acide cinnamique* et la *mannite*
révèlent leur présence dans l'extrait alcoolique par des dépôts de cristaux
microscopiques, absolument comme dans l'extrait alcoolique des feuilles.

La composition chimique des feuilles de *Gl. vulgaris* se rapproche beaucoup
de celle de la Globulaire turbith. Les différences portent seulement sur les
quantités, qui sont plus faibles, ce qui justifie l'assertion de F.-J. Cazin (*Traité
pratique et raisonné des plantes médicinales indigènes*, 3ᵉ édit. Paris, 1868),
quand il dit qu'en augmentant la dose d'un tiers les feuilles de cette espèce
peuvent remplacer celles de la Globulaire turbith.

§ III. **Thérapeutique.** Il est peu probable que les Anciens connussent les
propriétés des feuilles de Globulaire. Au moyen âge on lui attribua des vertus terribles (*Frutex terribilis*). On se demande comment une plante en réalité aussi
innocente a pu inspirer des craintes aussi exagérées. Il n'est permis de s'en rendre
compte qu'en songeant à son identification, tentée par plusieurs auteurs, avec l'*A-
lypum* de Dioscoride, qui était un drastique violent, ou à un usage mal réglé et peut-
être à dose mal pondérée de ses feuilles. Cette mauvaise opinion non justifiée a
été reproduite jusqu'à notre époque (De Candolle, 3ᵉ édit. de sa *Flore française*).
Cependant Clusius, au seizième siècle, et Garidel, au dix-huitième, avaient déjà
réagi contre cette croyance, et Rame, parfaitement édifié par la faveur dont

jouit cette plante en Provence, dans la médecine populaire, l'employa avec succès dans sa pratique. Il a montré, dans un mémoire (1874, *Journal de méd., de
chir. et de pharm.*, p. 374), que les feuilles traitées par infusion aqueuse à
la dose de 30 grammes sont purgatives, mais qu'à doses répétées de 15 grammes
elles sont fébrifuges. Par des études patientes, Ramel dissipa toutes les erreurs
anciennes accumulées sur ce végétal au point de vue de sa toxicité, et la purgation à la Globulaire devint très à la mode, mais en Provence seulement et dans
un coin très-limité de cette province. Si bien que, lorsqu'en 1815 Loiseleur-
Deslonchamps reprit l'étude de ce médicament indigène, il ignorait complétement les recherches sérieuses dont cette drogue avait été antérieurement
l'objet. Cet observateur confirma les vues de Ramel et, par des expériences
faites avec grand soin, porta la conviction dans les esprits prévenus au sujet
de l'innocuité et des propriétés purgatives de cette plante. Néanmoins le médicament n'est pas entré dans la pratique, même après le remarquable travail de
M. G. Planchon déjà cité, et aujourd'hui encore son usage est absolument cantonné dans la médecine populaire en Provence, et particulièrement dans certaines parties du Var, des Bouches-du-Rhône et des Alpes-Maritimes. Là, il
jouit d'une réputation largement justifiée. C'est cet ostracisme peu explicable
qui nous a portés à reprendre, MM. Schlagdenhauffen, Moursou et moi, l'étude
des Globulaires, travail dont nous avons donné déjà sommairement les principaux résultats chimiques. Au point de vue thérapeutique, grâce aux longues
et consciencieuses expériences cliniques de M. Moursou, nous avons pu, en y
joignant des données de l'ordre physiologique, localiser dans les différents produits fournis par l'analyse les diverses propriétés reconnues à la Globulaire. Jusqu'ici tous les efforts des chercheurs avaient porté sur les trois points suivants :

1° Juger de la réalité de l'action purgative de la plante; 2° prouver l'innocuité de son emploi; 3° la proposer comme succédané du séné exotique.

Pour nous, l'action purgative est incontestable. Il faut faire bouillir 30 grammes en moyenne de feuilles pendant une demi-heure à trois quarts d'heure dans
250 grammes d'eau le soir, et laisser ensuite macérer pendant tout le reste de
la nuit, comme font les paysans de Provence, de façon à prendre la médecine
le lendemain matin. Il importe que les feuilles employées aient été cueillies à
la fin de l'été, avant le commencement des pluies d'octobre. La résine qui est
le principe purgatif (Globularétine) et la *mannite* y sont plus abondantes à ce
moment. D'après nos recherches, les doses de 20 à 30 grammes conviendraient
aux personnes fortes, celles de 10 à 15 aux convalescents, femmes nerveuses,
sujets anémiés. On pourra cependant diminuer la dose, si on ajoute à la préparation un sel alcalin qui assurera la prompte dissolution et l'épuisement de la
résine purgative.

L'innocuité de l'emploi est absolue dans les conditions énoncées ci-dessus. La
décoction des feuilles ne produit jamais de superpurgation aux doses thérapeutiques. La purgation, en outre, n'est jamais suivie de constipation : les selles
continuent à se montrer dans les trois ou quatre jours qui suivent l'ingestion,
de telle sorte que si, conformément à la méthode de Ramel pour couper la *fièvre
quarte*, on donne tous les matins, pendant trois ou quatre jours, une décoction
de 8 à 15 grammes de feuilles, il pourra vers le troisième jour y avoir superpurgation. C'est le seul cas où il y ait à prévoir un inconvénient, mais non pas
un danger. Un fait qui s'est révélé à nous et que nous devons signaler, c'est
que la *Globularétine*, principe purgatif, exerce une action particulière sur les

reins; elle irrite fortement l'organe uropoiétique. Chez quelques malades particulièrement susceptibles, chez les convalescents de fièvre typhoïde, par exemple, à cause de la congestion chronique des reins inhérente à cette pyrexie, nous avons noté une anurie momentanée, les tubes fibrineux en grand nombre dans les urines et des accès de fièvre bien caractérisés. Il pourrait donc très-bien arriver, comme nous l'avons vu, que certains symptômes urémiques fussent constatés après l'action purgative de la Globulaire dans les cas d'hydropisies tenant à un rein malade. Ce fait s'explique d'autant mieux que, ainsi qu'on le constate cliniquement, la résine purgative augmentant la quantité de matières extractives, il peut y avoir arrêt de ces matières dans le rein, si l'organe est déjà congestionné ou insuffisant par altération (maladie de Bright). Voilà donc une deuxième cause d'accidents; il en est une troisième.

Ainsi que nos recherches l'ont établi, le principe actif par excellence de la plante, la globularine, a sur le cœur une action marquée dont les effets s'accumulent, de telle sorte qu'une dose trop forte de globulaire ou encore de petites doses répétées plusieurs jours de suite, dans les accès de fièvre, peuvent avoir, chez certains malades porteurs d'un cœur dégénéré (*impaludisme*) ou d'une lésion organique du centre de la circulation, un effet dangereux, quelquefois désastreux par syncope.

Il n'est pas douteux pour nous que l'injuste suspicion dont a été frappée cette plante, et dont il reste encore quelque chose même parmi les populations qui en font le plus fréquent usage, provient d'un imprudent ou mauvais dosage et d'accidents survenus dans les conditions sus-indiquées. Il était donc nécessaire de porter le jour sur ces divers points pour réglementer l'emploi rationnel de cette plante et fixer les limites cliniques de son action favorable.

Comme succédané du séné exotique, nous pensons que les auteurs qui ont essayé cette substitution se sont mis à la recherche d'une impossibilité. Si l'on a voulu seulement proposer à la place d'un purgatif assez désagréable et d'un prix assez élevé un autre purgatif commode, sûr, d'un prix à peu près nul, à la portée de tous, doué d'une amertume presque agréable, sucrée, qui fait que sa décoction est absorbée assez facilement et sans dégoût, on a eu raison. Mais quiconque prétendra trouver les effets du vrai séné dans l'Alypum se trompera étrangement. En effet, d'abord la composition chimique de ces deux produits est absolument différente (malgré ce qu'en a pu dire un pharmacien, qui attribue à la globularine des propriétés comparables à celles de la *cathartine* du séné, nous verrons bientôt (article GLOBULARINE) qu'il n'en est rien). Or, en raison même de cette différence de composition, il ne faut pas perdre de vue que, tandis que le séné provoque des contractions intestinales violentes qui rendent son emploi utile dans les cas de paralysie saturnine ou autre de l'intestin, de constipation opiniâtre, d'expulsion du tænia après l'action de la pelletiérine (méthode de Bérenger-Féraud), la globulaire n'agit que très-peu sur les contractions intestinales, puisqu'elle ne produit que de très-légères coliques; son action est plutôt lente que rapide comme dans le séné, enfin les selles qu'elle donne sont pâteuses, bilieuses, noires, tandis que celles du séné sont féculentes, fluides, jaunes, intestinales.

Disons maintenant quelques mots sur l'action de la globularine en tant que fébrifuge, propriété qui lui fut reconnue, avons-nous dit, par Ramel, qui employait la méthode des purgations légères répétées coup sur coup pendant plusieurs jours consécutifs à dose de 15 grammes en décoction, après une forte purgation primitive. C'est le procédé de traitement que l'on emploie encore aujourd'hui, en somme, contre les embarras gastriques et les accès de fièvre de nos pays : le sulfate de quinine ou les préparations de quina y font seules défaut, et on sait qu'il n'est pas toujours nécessaire d'y recourir. Ce moyen doit réussir, puisque, nous le savons, la méthode des purgatifs répétés est une des meilleures pour faire tomber la température. L'étude de l'action physiologique des principes de la Globulaire nous a montré en outre que la *globularine* modifie profondément la défervescence et le pouls, en même temps qu'elle arrête le mouvement de dénutrition. Rien d'étonnant dès lors que la Globulaire ait réussi comme fébrifuge en Provence (Ramel avoue ne pas avoir obtenu les mêmes succès en Afrique) et réussisse encore entre les mains empiriques de nos paysans. Si nous ajoutons que la même plante renferme un principe antifermentescible et antizymotique dont l'action se rapproche de celle des acides salycilique, phénique, thymique, etc.., réputés antifébriles, nous devons reconnaître que, tout, dans le mode de traitement et dans la composition chimique du médicament, milite en faveur du succès de cette médication contre la plupart des fièvres *nostras*. Aussi les praticiens pourront-ils, à l'exemple de Ramel, conseiller hardiment dans la médecine des pauvres l'usage d'un médicament de prix modique, d'emploi facile, commode et avantageux.

Action physiologique. Nous avons passé en revue, en l'étudiant sur l'homme et sur les animaux, l'action des différents principes, inconnus jusqu'à nous, qui entrent dans la composition de la globulaire. Il sera traité de la *globularine* et de la *globularétine* au mot Globularine ; nous ne nous arrêterons pas non plus à la *mannite* dont il a été question ailleurs et qui est, du reste, en très-petite quantité dans la plante. Son action purgative s'ajoute à celle de la globularétine. Nous dirons seulement un mot du principe suivant dont l'action physiologique n'a pas encore été étudiée.

Acide cinnamique et *cinnamates*. Jusqu'à ce jour l'acide cinnamique n'avait été signalé soit seul, soit associé à l'acide benzoïque, que dans le styrax, le baume de Tolu (où il est pur), le liquidambar, le baume des *Xanthorrea hastilis* et *arborea* de la Nouvelle-Hollande, dans les vieilles essences de cannelle. Méhu l'a dernièrement trouvé dans un médicament d'épargne, le *thé de Chine* (*Journal de pharmacie et de chimie*, t. XX, p. 406). La présence de cet acide dans ce produit si voisin du café permet un rapprochement de plus avec les antidéperditifs. Le thé contient, en effet, de la *caféine* dont l'action a quelque rapport avec celle de la *globularine*, une huile essentielle dont le principe volatil de la Globulaire doit se rapprocher, enfin une résine ayant l'arome du thé comme la globularétine. Pour nous, notre expérimentation sur l'acide cinnamique isolé ou associé, à diverses doses toujours faibles, à la globularétine, nous porte à croire qu'il doit favoriser l'excitation intestinale, et ralentir le mouvement nutritif comme la globularine. L'extrait de Globulaire débarrassé d'acide cinnamique purge mal. Enfin, l'acide cinnamique et les cinnamates agissent, le fait est bien connu, comme antiseptiques et antifermentescibles.

Pharmacologie. Nous avons parlé de la décoction des feuilles et de la macération. L'extrait aqueux a été employé par Loiseleur-Deslonchamps (quatre livres de feuilles donnant 800 grammes d'extrait) : il l'a prescrit à la dose de 2^{gr},54 à 5^{gr},50. Il a obtenu sur lui-même un effet purgatif à la dose de 3^{gr},60, mais il préfère la décoction. G. Planchon a fait aussi un extrait aqueux sec et mou (150 grammes de feuilles pour 60 grammes d'extrait); il a dû élever la dose à 10 grammes pour avoir un effet purgatif. Aussi G. Planchon comme Loiseleur rejette-t-il cette préparation. L'extrait alcoolique est plus actif : aux doses de 0^{gr},80 et 1^{gr},20 nous avons obtenu des effets purgatifs chez quelques personnes, tandis que d'autres résistaient à la dose de 1^{gr},50.

La teinture alcoolique (alcool à 83°,3, feuilles fraîches) à la dose de 12 grammes représentant 5 grammes de feuilles nous a donné une purgation des plus actives. C'est la meilleure préparation, allant sur le même rang avec la décoction et offrant l'avantage de permettre l'ingestion d'une petite quantité de substance. Mêlée avec un sirop quelconque, cette forme pharmaceutique est très-facilement absorbée.

G. Planchon a essayé la poudre de feuilles sèches. A la dose de 30 grammes elle ne lui a pas paru mieux agir que la décoction, de plus elle produit des nausées. EDOUARD HECKEL.

BIBLIOGRAPHIE. — TOURNEFORT. *Institut*, p. 466, 265. — LINNÉ. *Gen.*, n° 88, édit. 1742. — NISSOLE. *Histoire de l'Acad. roy. des sc.*, 1712, p. 337. — GARIDEL. *Histoire des plantes de Provence*, 1715, p. 210. — DE JUSSIEU. *Genera*, p. 97. — RAMEL. *Mémoire sur l'Alypum*. In *Journ. de méd., de chir. et de philos.*, 1784, p. 374 et suiv. — MURRAY. *Apparat. medic.*, 1792, t. VI, p. 19. — MAGNOL. *Bot. Monsp.*, 253. — GOUAN. *Mat. méd.*, p. 58. — GRENIER et GORDON. *Flore de France*, t. II, p. 155. — DE CANDOLLE. *Prodrome*, t. XII, p. 609. — DU MÊME. *Flore de France*, 3° édit., III, p. 428. — CAMBESSÈDES. *Ann. des sc. nat.*, Pars IX, p. 15. — GUIBOURT. *Histoire nat. des drogues simples*, 6° édit., t. II, p. 454. — LYNDLEY. *Vegetable Kingdom*, 3° édit., 1853, p. 666. — LOISELEUR-DESLONGCHAMPS. *Recherches sur les propriétés purgatives de plusieurs plantes indigènes*. In *Bibliothèque médicale*, t. XLVIII, 1815. — G. PLANCHON. *Des Globulaires au point de vue médical*. Thèse de la Faculté de méd. de Montpellier, 1859. — BARBIER. *Matière médicale*, 5° édit., p. 399. — CAZIN. *Traité pratique et raisonné des plantes médicinales indigènes*, 3° édit. Paris, 1868, article GLOBULAIRES. — MÉRAT et DE LENS. *Dictionnaire universel de matière médicale*, art. GLOBULAIRE. E. H.

GLOBULARINE. GLOBULARÉTINE. I. Globularine. Glycoside ayant toute l'amertume de la plante qui le fournit, très-soluble dans l'alcool, à réaction acide au tournesol, incristallisable, précipité par le tannin, le brome, le chlore et l'iode en solution aqueuse ; se dédouble en glycose et résine. Formule $C^{18}H^{20}O^{8}$.

Les *globulaires* avant le travail encore inédit que nous avons fait en collaboration avec MM. Schlagdenhauffen et Moursou au triple point de vue botanique, chimique, thérapeutique, et dont le résumé a été donné à l'article GLOBULAIRE, avait été l'objet des recherches de plusieurs chimistes, parmi lesquels il ne convient guère de citer que Walz (*Neues Jahresb. f. Pharm.*, VII, 1857). Les travaux du savant allemand ont porté seulement sur la globulaire turbith (*Globularia Alypum* L.). Ce chimiste y a trouvé : un acide tannique spécial (*Globularitannique*), une huile essentielle, des corps gras, de la chlorophylle, la globularésine et enfin un glycoside, la *Globularine*. Il l'obtint de la manière suivante : après avoir soumis à l'action de la vapeur d'eau, dans un appareil distillatoire, 2 kilogrammes de globulaire, pour en retirer quelques gouttelettes d'huile essentielle d'une saveur âcre et brûlante, il fait sécher les feuilles et les traite à deux reprises par de l'alcool à 86 degrés. Au bout de huit heures environ, il exprime et obtient un liquide brun d'une saveur amère très-désagréable et repoussante. Ce traitement fut renouvelé à plusieurs reprises jusqu'à ce que les liquides n'eussent plus qu'une teinte jaune pâle. Il le fit suivre d'un épuisement à l'eau, qui fournit une solution brune presque aussi chargée que le liquide provenant de la première extraction alcoolique. Il enlève l'alcool par distillation et évapore le liquide à consistance d'extrait. Il traite ensuite par l'eau pour séparer la résine chlorophyllienne et filtre. Le liquide trouble qui provient de cette opération fut additionné de litharge finement pulvérisée, puis soumis à l'ébullition pendant plusieurs heures. La matière colorante et le tannin se fixent sur l'oxyde de plomb, et la solution, de brune qu'elle était, devient presque incolore. On jette sur un filtre, et les liquides filtrés, ainsi que les eaux de lavage, furent traités par le charbon animal. On réduit à siccité et l'on traite ce résidu par l'éther qui lui enlève une certaine proportion de matière colorante jaune.

L'extrait aqueux ainsi purifié, redissous dans l'eau, ne se trouble, ni en présence de la potasse caustique, ni sous l'action des carbonates ou bicarbonates alcalins, mais il fournit, après addition de tannin, un abondant dépôt floconneux qui s'agglutine fortement au bout de quelques instants.

Ce précipité résineux est dissous dans l'alcool et bouilli pendant plusieurs heures avec de l'oxyde de plomb qui fixe la totalité du tannin. Le liquide filtré limpide renferme le principe amer entièrement pur. Celui-ci, évaporé à siccité, se présente sous forme d'une masse transparente jaunâtre qui fournit une poudre à peine colorée. Soumis à l'action de la chaleur, il fond, puis se volatilise en se décomposant, sans laisser de résidu sur la lame de platine. C'est à cette substance que Walz a donné le nom de *Globularine*.

Walz démontre de la manière suivante la fonction chimique de la Globularine : 2 grammes de l'extrait aqueux sont traités par de l'acide sulfurique étendu. Il se produit un trouble qui augmente avec le temps et qui devient plus abondant, surtout par suite d'une légère élévation de la température. Le liquide primitif perd complétement son amertume, et d'incolore qu'il était devient jaune d'abord, puis brun foncé. On jette sur filtre le produit presque noir qui provient de cette réaction. On le lave à l'eau, puis on le traite par l'alcool. On évapore les solutions alcooliques qui abandonnent un résidu poisseux brun. Ce résidu est soluble en partie dans l'éther : il est par conséquent formé de deux substances, dont l'une est soluble dans l'alcool et l'éther, l'autre uniquement soluble dans l'alcool. Walz donne le nom de *Globularétine* à la première et celui de *Para-globularétine* à la seconde. Ces deux nouveaux corps constituent donc les produits de dédoublement de la globularine, conjointement avec la glycose dont il est facile de reconnaître la présence et la quantité à l'aide de la liqueur de Fehling.

L'analyse élémentaire de la globularine a fourni à Walz les nombres suivants :

$$C = 57.20 \qquad H = 7.14 \qquad O = 35,66,$$

qui se rapprochent très-bien de

$$C = 57.32 \qquad H = 7.00 \qquad O = 55.68,$$

nombres théoriques correspondant à la formule $C^{15}H^{22}O^7$ ou $C^{30}H^{44}O^{14}$.

En retranchant du poids moléculaire de cette globularine, ainsi constituée, celui de la glycose, on obtient le résidu suivant $C^{24}H^{32}O^8$ que l'on peut envisager comme formé de globularétine, de paraglobularétine et d'eau.

En effet,

$$C^{30}H^{44}O^{14}$$
$$- C^6H^{12}O^6$$
$$= C^{24}H^{32}O^8$$

Ce dernier résidu peut être envisagé comme formé de :

$$
\begin{array}{ll}
\text{Globularétine.} \ldots \ldots & C^{12}H^{14}O^{3} \\
\text{Paraglobularétine.} \ldots & C^{12}H^{16}O^{4} \\
\text{Eau} \ldots \ldots \ldots & H^{2}O \\
\hline
\text{Total} \ldots \ldots \ldots & C^{24}H^{32}O^{8}
\end{array}
$$

L'analyse directe des deux produits de dédoublement fournit d'ailleurs des nombres entièrement concordants avec les précédents :

1° *Globularétine.* Les nombres formés par l'expérience sont :

$$C = 69.8 \qquad H = 6.8 \qquad O = 23.4.$$

Ils se rapprochent sensiblement de

$$C = 69.60 \qquad H = 6.79 \qquad O = 23.21,$$

nombres théoriques qui se rapportent à la formule citée plus haut $C^{12}H^{14}O^{3}$;

2° *Paraglobularétine.* L'auteur donne le résultat de ses dosages :

$$C = 64.3 \qquad H = 7.2 \qquad O = 28.5,$$

tandis que la théorie exige

$$C = 64.28 \qquad H = 7.12 \qquad O = 28.60,$$

par la formule $C^{12}H^{16}O^{4}$ qui représente la *paraglobularétine*.

En somme, pour Walz, la globularine est un principe amer non cristallisable, susceptible de se dédoubler sous l'influence des acides étendus eu *globularétine* et *paraglobularétine*.

La *globularine* (c'est le nom créé par Walz, que nous conserverons pour désigner le principe amer contenu dans les feuilles des *globulaires*) jouit des propriétés suivantes, d'après nos travaux qui ont porté sur le *Globularia alypum* et *vulgaris*.

Elle est sous la forme d'une matière résineuse, peu soluble dans l'eau, très-soluble dans l'alcool, l'éther et le chloroforme. Sa réaction est franchement acide au papier tournesol. Elle est incristallisable.

Elle est susceptible d'être dédoublée par glucose et en un principe résineux sous l'influence des acides minéraux étendus. Elle se décompose lentement au contact des mêmes acides, brunit d'abord et finit par se charbonner. La globularine est donc un glycoside. L'analyse élémentaire nous a donné les résultats suivants :

	I.	II.
Matière employée	0,193	0,241
Acide carbonique	0,399	0,4931
Eau	0,1065	0,1317
Carbone	55,725	55,955
Hydrogène	6,034	6,005
Oxygène	38,241	38,060

Ces nombres conduisent à la formule $C^{15}H^{20}O^{8}$ qu'exigerait théoriquement

$$C = 55.808 \qquad H = 6.074 \qquad O = 38.118.$$

La globularine s'obtient en traitant dans un appareil à déplacement le contenu des feuilles de *Globularia vulgaris* ou *alypum* par le chloroforme : on l'a toujours par ce procédé mélangée à de minimes quantités de matière colorante et de tannin. Voici le procédé qui nous a permis de l'avoir à l'état de pureté :

On traite par l'eau l'un ou l'autre des extraits éthéré ou chloroformique et on fait bouillir la solution avec de l'oxyde de plomb qui fixe la petite quantité de tannin et de matières colorantes. La solution filtrée est débarrassée d'un peu de plomb par un courant d'hydrogène sulfuré, puis évaporée à siccité. La substance ainsi obtenue est la *globularine.*

L'extrait alcoolique, quoique renfermant une forte proportion de principe amer, convient moins bien à la préparation de ce corps en raison du mélange de mannite et de glycose que nous y avons signalé.

Nous avons dit, à propos des travaux de Walz, la manière dont ce chimiste a préparé le principe amer, débarrassé du tannin qui avait servi à l'isoler; nous avons montré aussi que sous l'influence de l'acide sulfurique dilué il se formait, en présence de ce composé, deux produits de dédoublement bruns et même presque noirs, dont l'un était soluble dans l'alcool et l'éther, et dont l'autre n'était soluble que dans l'alcool.

L'auteur allemand a donné à ces deux nouveaux corps les noms de globularétine et de paraglobularétine. Nous sommes entièrement d'accord avec lui sur la nature de ce principe amer et sur quelques-unes de ses propriétés; mais quant aux produits de dédoublement, nos expériences sont entièrement différentes de celles du chimiste allemand.

Quand on fait réagir l'acide sulfurique dilué sur la globularine débarrassée de matière colorante, telle qu'on l'obtient par l'extraction chloroformique, il se produit une matière résineuse qui se liquéfie à la température de bain-marie et reprend l'état solide à l'air au bout d'un certain temps. Cette substance est entièrement incolore et ne présente rien de commun avec la globularétine ou la paraglobularétine comme aspect physique. Elle prend naissance en même temps que du sucre, et constitue par conséquent un produit de dédoublement de la *globularine.* Mais, tandis que Walz obtenait deux produits de dédoublement colorés tous deux en brun ou en brun noir, nous n'en dégageons qu'un seul parfaitement blanc. L'auteur allemand devait donc opérer nécessairement dans de mauvaises conditions pour obtenir les produits colorés. Il devait abandonner trop longtemps au bain-marie les mélanges d'acide sulfurique et de globularine. En effet, toutes les fois que nous avons procédé de cette façon, nous avons obtenu les mêmes composés bruns, solubles partiellement dans l'éther; ces produits provenaient nécessairement de l'altération du premier composé. Ce qui le démontre *à posteriori,* c'est que les mélanges abandonnés à l'action de la chaleur, plus longtemps que ne l'aurait fait Walz, finissent par se charbonner complétement.

Le dédoublement de la globularine nous fournit, outre le sucre, le composé résineux, auquel nous proposons de conserver le nom de *globularétine,* mais qui diffère, tant par ses propriétés physiques que par sa composition élémentaire, du composé décrit par Walz.

Voici ce que nous donne l'analyse élémentaire de cette substance :

	I.	II.
Matière employée	0,220	0,272
Acide carbonique	0,670	0,829
Eau	0,0908	0,1123
Carbone	83,107	83,126
Hydrogène	4,672	4,604
Oxygène	12,221	12,270

Par conséquent, nous adoptons la formule suivante pour la composition de la globularétine C^9H^7O.

L'action de la potasse sur la globularétine est digne de remarque. Le principe résineux se dissout complétement dans l'alcali et se précipite de nouveau sous forme floconneuse après addition d'un acide étendu, soit l'acide chlorhydrique ou sulfurique. Mais quand on fait bouillir la solution alcaline et qu'on ajoute l'acide après avoir laissé préalablement refroidir la solution, il se produit un précipité cristallin.

Si l'on fait bouillir la solution alcaline avec un cristal d'hypermanganate de potasse, ce dernier se réduit et il se produit une odeur manifeste d'hydrure de benzoïle. Cette décomposition s'explique en admettant que la globularétine fixe les éléments de l'eau

$$C^9H^6O + H^2O = C^9H^8O^2$$

et qu'ensuite l'acide cinnamique, naissant dans le milieu oxydant, se dédouble en donnant naissance à de l'hydrure de benzoïle. La facilité avec laquelle s'effectue cette réaction nous a suggéré l'idée de rechercher si la globularine, elle-même, ne fournirait pas de l'*hydrure de benzoïle* en la faisant bouillir avec de la potasse et de l'hypermanganate de potasse. Nos prévisions se sont réalisées.

Pour expliquer cette transformation il faut admettre que le premier effet de la potasse est un dédoublement analogue à celui que produit l'acide dilué, et que, plus tard, la globularétine se transforme en *acide cinnamique* qui fournit, à son tour, de l'*hydrure de benzoïle*.

L'action directe d'un milieu oxydant alcalin ou acide produit d'ailleurs la même transformation. Qu'on distille, par exemple, les feuilles de globulaire avec de l'acide sulfurique et du bichromate de potasse, ou bien avec de la potasse et de l'hypermanganate, et on constate dans le récipient la présence d'une certaine quantité d'*hydrure de benzoïle*.

Si au lieu de soumettre les feuilles à l'action de l'eau, après épuisement préalable par l'éther, le chloroforme et l'alcool, on commence à les traiter par de la vapeur d'eau dans un appareil distillatoire, il passe dans le récipient une très-petite quantité de principe volatil. Walz avait déjà signalé la production d'une huile essentielle, sans toutefois en indiquer la nature. Nous n'avons pu en obtenir une quantité suffisante pour l'analyse, bien que nous ayons distillé jusqu'à 15 kilogrammes de feuilles. Il serait intéressant cependant d'examiner si, comme on doit le supposer, le principe volatil est constitué par une *aldéhyde* (*aldéhyde cinnamique*) ou par du *cinnamate de benzyle*.

Nous avons remarqué, en effet, qu'en traitant l'extrait alcoolique ou le mélange des matières colorante et résineuse provenant de cet extrait par de la potasse caustique, il se dégage une odeur aromatique rappelant à la fois celle de l'ananas et des coings. Il en est de même quand on fait réagir la chaux sur cet extrait : le précipité jaune qui en résulte, lavé à l'eau et desséché, cède à l'éther le même principe volatil. Ce dernier ne pourrait-il pas être dû à la présence de l'alcool benzylique et provenir du *cinnamate de benzyle* préexistant dans la plante (on sait que l'analyse [*voy.* article GLOBULAIRES] a décelé, d'après nos recherches, la présence de l'*acide cinnamique* et des *cinnamates de potasse et de soude*)? Si cette hypothèse pouvait être vérifiée expérimentalement, nous aurions une nouvelle preuve à l'appui de la similitude des principes constitutifs des *Globulaires* et de ceux des Myroxylon, des Myrospermum et des Liquidambars, qui fournissent les baumes du Pérou ou de Tolu et le Styrax.

La détermination de la nature du composé volatil aurait tout d'abord un grand intérêt au point de vue chimique, puisque en nous faisant comprendre la réaction dont nous venons de parler, elle nous éclairerait également sur la cause de l'accumulation de l'acide cinnamique dans la plante, accumulation qui ne peut d'ailleurs avoir d'autre origine que la formation de l'aldéhyde correspondante à l'acide.

Elle présenterait, en outre, de l'intérêt au point de vue physiologique, puisqu'elle nous permettrait de nous rendre compte de l'excitation particulière produite à la suite de son ingestion.

Pour établir les relations originelles pures et possibles entre la *globularine*, la *globularétine* ou *résine de globulaire*, enfin l'*essence* et l'*acide cinnamique*, il était nécessaire d'exposer les différents faits et les hypothèses qui précèdent, dont l'ensemble forme une chaîne ininterrompue.

En résumé, la globularine déjà découverte par Walz, mais mal préparée et mal analysée, est, ce que nous l'avons fait connaître, un glycoside.

La *globularétine* de Walz n'est probablement qu'un produit d'oxydation du principe volatil déjà signalé par Walz et qui reste à étudier.

La *globularétine* et la *paraglobularétine* de Walz sont évidemment des produits d'altération du dédoublement de la globularine sous l'influence des acides qui dans les conditions normales donne une seule substance entièrement blanche, la *globularétine* ou *résine de globulaire*. Celle-ci, soluble dans les alcalis et très-abondante dans la plante où elle se forme naturellement, fournit dans un milieu oxydant de l'hydrure de benzoïle. Cette modification s'explique par la formation d'un terme intermédiaire, l'*acide cinnamique*, et s'accorde entièrement avec les données de l'analyse élémentaire. Cette réaction de la globularine au contact des acides étendus, comme aussi celle de la globularétine au contact des alcalis, permet d'entrevoir la manière dont se comporteront les deux substances au sein de l'organisme. La première doit se dédoubler dans l'estomac sous l'influence du suc gastrique; l'autre, dans l'intestin seulement en présence des liquides alcalins. La globularine, en outre, doit produire des effets physiologiques plus prompts que la résine de globulaires.

Action physiologique et thérapeutique. Ce principe (la globularine) conserve toute l'amertume de la plante, elle est fort désagréable au goût. On peut l'administrer à l'intérieur dissoute dans une petite quantité d'eau, et cette solution peut être utilisée sous forme d'injections hypodermiques.

Introduite à la dose de $0^{gr},10$ sous l'épiderme d'une grenouille verte de taille moyenne, cette quantité de glycoside était absorbée : elle fut renouvelée jusqu'à 2 fois de suite. Au premier instant, le cœur bat plus rapidement, une heure après on constate un ralentissement par comparaison avec une grenouille semblable et indemne, dont le cœur avait été mis à nu comme chez l'animal en expérience. Les battements chez ces derniers, qui au début étaient de 68 à la minute, tombent à 56 ou 52, tandis que dans le témoin ils restent à 68. L'action de la globularine se concentre sur le ventricule qui semble battre à vide. Il est tourmenté, aplati, il a peine à se remplir, tandis que les oreillettes ont des battements précipités. Il y a, en même temps, soubresauts des membres supérieurs, accompagnant une respiration fréquente, haletante. Si l'intoxication n'est pas poussée plus loin, le cœur revient à ses allures normales; trois heures après le début de l'expérience, il bat comme celui de l'autre grenouille, mais en conservant toutefois une certaine fréquence. La grenouille reprend toute son agilité. Si, au contraire, on rend l'intoxication plus profonde par l'absorption de nouvelles doses de globularine, la respiration devient moins fréquente, le cœur bat plus faiblement, mais il est toujours tourmenté. Il cesse d'être allongé (état initial de l'expérience) pour prendre une forme globuleuse et réduire son volume presque de moitié. Enfin, au lieu d'être presque parallèle à la paroi du ventre (position de début), sa direction devient perpendiculaire à la surface pectorale. Il a de la peine à se vider; le mouvement des oreillettes est précipité, celui des ventricules ralenti. La diastole ventriculaire occupe presque tout le temps de la pulsation du cœur. Il se remplit successivement en 2 ou 3 fois. La révolution cardiaque n'est plus que de 36 à 40 pulsations. La grenouille est à peu près complétement invisible; mise en liberté, elle ne bouge pas, ou ne se meut qu'après de fortes excitations. La peau se couvre de matières glaireuses. Chez une des grenouilles, les sacs pulmonaires se sont alors distendus; chez une autre, le phénomène n'a pas eu lieu. Un peu plus tard, le cœur semble se rétablir; l'animal paraît plus éveillé, il respire plus fréquemment, il se met sur ses pattes, mais cette tendance au retour ne persiste pas, et l'animal meurt deux heures et demie environ après l'intoxication dans la résolution la plus complète.

Ouvert immédiatement après sa mort, le cœur montre son ventricule exsangue, contracté sur lui-même. Les cavités pulmonaires sont pleines d'air et très-congestionnées, le foie hyperémié. Il y a enfin une suffusion abondante dans tout le péritoine sous-cutané. Les grenouilles, dont les sacs pulmonaires étaient normaux, présentaient dans leur foie hyperémié quelques foyers apoplectiques. Ceux-ci étaient aussi abondants dans les muscles et sous la peau. Ils dominaient surtout dans la cuisse où avait été pratiquée l'incision sous-cutanée destinée à permettre l'introduction de la globularine. Dans cette cuisse œdématiée, la peau était recouverte d'un piqueté hémorrhagique coexistant avec une injection sanguine considérable. La gaîne du grand nerf crural était elle-même complétement hémorrhagique dans l'étendue de 1 centimètre 1/2 environ. Les caillots étaient larges de 1 à 2 millimètres, rouges et nombreux. L'examen microscopique d'un de ces caillots n'a révélé que la présence de quelques cristaux irréguliers d'hématoïdine avec une suffusion de matière colorante, rouge, de forme non définie, sans aucun globule. Ces lésions hémorrhagiques semblent donner la raison des symptômes d'anhélations observés chez les grenouilles (et chez l'homme, comme nous allons le voir) : elle résulterait d'une sorte d'arrêt des phénomènes d'oxydation des globules du sang, ceux-ci paraissant se détruire sous l'influence de la globularine à haute dose.

Arrivons maintenant à l'action de la globularine sur l'homme aux doses suivantes :

A petite dose de 0^{gr},15 le premier jour pour terminer au quatrième par la dose de 0^{gr},45, on observe que, sur la fin de l'expérience, la quantité des urines diminue, ainsi que les matières extractives, dans des proportions variables.

Les urines ne se troublent pas, ce qui indique une diminution des urates et de l'acide urique; elles se colorent légèrement en jaune brun (serait-ce la globularine qui donnerait la coloration aux urines après l'administration de la décoction?). L'oxydation interne des tissus semble donc amoindrie. Le pouls est ralenti de quelques pulsations (7 à 8 environ matin et soir). Le troisième et surtout le dernier jour, à mesure que les doses s'élèvent, le sujet éprouve de la cardialgie très-pénible avec battements douloureux du cœur, sorte de soubresauts de l'organe ; en même temps un besoin profond de respirer se fait sentir.

Quant à l'action purgative, elle a été nulle, ou du moins la globularine n'a fait qu'exciter légèrement la sécrétion intestinale, comme le font les amers, mais sans provoquer de coliques.

A la dose croissante de 0ᵍʳ,40 le premier jour pour finir à 0ᵍʳ,65 le quatrième, on constate, le premier jour, sensation de resserrement de l'estomac, légère excitation cérébrale et bien-être particulier ; deuxième jour, même resserrement épigastrique, excitation cérébrale, augmentation de l'appétit, respiration un peu courte ; troisième jour, même phénomène, respiration courte, mais avec intermittence ; quatrième jour, selle diarrhéique, puis douleur marquée à l'épigastre et anhélation bien évidente. Le cœur bat profondément avec angoisse cardiaque. Lassitude générale, vertiges, céphalalgie, frisson et froid général, quelques douleurs dans les membres. Le pouls tombe à 52 de 70 à 76 qu'il était au début : température 36°,2.

A cette dose la *globularine* agit sur le cœur et sur la respiration ; il est probable qu'en l'augmentant il se produirait des effets graves pouvant aller jusqu'à la mort. Prise à doses faibles réellement thérapeutiques et progressives, en débutant le premier jour par 0ᵍʳ,15 pour atteindre 0ᵍʳ,56 le sixième jour, formant un total de 1ᵍʳ,50 en six jours, les symptômes ont été les mêmes, mais bien moins accusés. Le sixième jour, le pouls était intermittent avec douleur cardiaque très-forte ; cet état a persisté deux jours. Pendant cette période, l'action de la globularine sur le pouls, la température et les urines, peut être résumée ainsi qu'il suit :

1° La quantité des urines diminue, leur densité augmente, les matières extractives sont moins considérables. La température est à peine variable, mais le pouls a subi un abaissement réel (surtout le matin) de quelques pulsations ;

2° Pendant les jours consécutifs, la quantité des urines augmente, elle devient même plus considérable qu'avant l'expérience : la densité et la quantité des matières extractives sont encore moins considérables que pendant les jours d'expérience. La température et le pouls se relèvent de manière à devenir même plus élevés que pendant les jours qui ont précédé l'expérience.

De telle sorte qu'on est en droit de conclure :

A. Que la globularine arrête le mouvement de dénutrition pendant les jours où elle est absorbée et durant les quatre à cinq jours qui suivent son administration ;

B. Que le même glycoside, à doses élevées, fait baisser la tension artérielle pendant qu'il est absorbé, ce qui est indiqué par la diminution de la quantité des urines, et que, si l'on observe à ce moment un abaissement du pouls, cela tient à une action directe d'arrêt qu'il exerce sur le cœur. Au contraire, dans les jours qui suivent, la tension artérielle augmente, puisque la quantité des urines est plus considérable qu'avant et pendant l'administration de la globularine, et, si le pouls augmente, cela tient à ce que l'action d'arrêt sur le cœur a cessé de se manifester pour faire suite à une sorte d'épuisement de l'innervation de cet organe, se traduisant par une fréquence des pulsations.

En résumé, la globularine serait un médicament d'épargne (à la dose de 0ᵍʳ,40 à 0ᵍʳ,50 par jour chez l'homme) agissant sur le cœur et sur la tension artérielle, à la façon de la caféine, avec cette différence que celle-ci n'est pas toxique. Il est probable que, comme pour la caféine, les matières extractives sont diminuées aux dépens de l'urée.

Il n'est pas jusqu'à ce bien-être particulier consécutif à l'absorption de la globularine et à une véritable lucidité d'esprit rendant tout travail intellectuel plus facile, qui ne vienne compléter l'analogie d'action physiologique avec le principe azoté du café.

Enfin, elle produirait, avec une véritable augmentation de l'appétit, une certaine excitation des contractions intestinales, facilitant les garde-robes. Ses propriétés physiologiques telles que nous venons d'en donner le tableau succinct et écourté expliquent comment la globularine peut et doit réussir dans les fièvres gastriques simples (*méthode de Ramel* [*voy.* article GLOBULAIRE]). On pourrait en essayer l'emploi dans le rhumatisme fébrile, les pyrexies graves, alors qu'il n'y a pas encore de dégénérescence cardiaque, enfin dans la goutte.

Les doses à conseiller contre ces états divers sont de 0^{gr},25 à 0^{gr},45 par jour, sans dépasser jamais ce maximum.

II. Globularétine ou **Globularirésine**, *résine de globulaire.* Résine soluble dans les alcalis, fournissant dans un milieu oxydant de l'*hydrure de benzoïle*, modification qui s'explique par la formation d'un élément intermédiaire, l'*acide cinnamique*. Formule C^9H^8O. Cette substance est le principe essentiellement purgatif de la plante. Elle est insipide, à l'état pur, et se présente sous l'aspect d'une poussière jaunâtre. Accompagnée du principe volatil de la plante qu'elle contient presque toujours et qu'il est fort difficile de lui enlever, elle acquiert, après dissolution dans l'alcool éthéré, une saveur particulière aigrelette et aromatique.

Son action sur l'économie se porte sur deux organes différents, le rein et l'intestin. L'excitation rénale ne lui est pas propre : elle la partage avec presque toutes les résines en général. Cette double action mérite du reste une étude très-attentive, car l'une comme l'autre a son importance, en raison des accidents tout particuliers qui viennent les compliquer dans certaines conditions.

L'action intestinale se caractérise par son apparition tardive : la première selle ne se produit souvent pas avant les premières vingt-quatre heures, mais elle se prolonge souvent un jour ou deux après s'être manifestée. On s'explique ainsi comment la décoction de globulaire ne laisse après elle aucune constipation. Ces effets tardifs sont comparables à ceux que l'on signale après l'ingestion de l'acide chrysophanique ou de l'aloïne (rhubarbe et aloès). Ils indiquent que la résine n'agit pas seulement par action directe, mais encore par la bile après absorption et élimination. Les selles sont d'ailleurs bilieuses, noires, pâteuses, plus ou moins abondantes, nombreuses et dépourvues d'albumine. Des coliques persistantes, mais légères, les accompagnent avec fréquents borborygmes et flatulences. Il y a en outre quelquefois des douleurs à l'épigastre et dans la région inférieure de l'intestin, avec symptômes de congestion du rectum, caractérisés par de la pesanteur à la région anale, un ténesme léger, de la chaleur, etc.

Si la dose est un peu élevée, l'action purgative peut se montrer plus tôt; elle est d'ailleurs, dans son apparition, variable avec le mode de préparation de la résine. Prise avec des alcalins qui en assurent la dissolution, son effet est plus précoce, l'absorption intestinale étant plus rapide.

L'action sur les reins est une des plus importantes à examiner. L'élimination de l'urine s'accompagne de douleurs sourdes et très-pénibles du côté de ces organes. La résine doit y faire naître une congestion dont les effets se traduisent par une diurèse abondante et surtout par une *augmentation du poids des matériaux solides excrétés, qui peut aller jusqu'au tiers en sus des quantités normales*. Ces urines sont quelquefois troubles, blanches, jumenteuses même, quand la résine est administrée à des sujets en état pathologique. Dans ce dernier cas, l'analyse démontre que les phosphates dominent parmi ces matières solides. Chez les personnes en bon état de santé, les urines sont fortement teintées et elles laissent déposer sur les parois du verre qui les contient des cristallisations abondantes d'acide urique. Dans tous les cas, les urines précipitent par la potasse et l'ammoniaque. Il se forme sans doute un résinate de ces bases alcalines.

Cette excitation de l'appareil uropoétique ne peut être que le fait d'une irritation, ainsi que semble le démontrer la coexistence des douleurs lombaires ; il serait, en effet, difficile d'admettre que ces symptômes fussent le résultat de la localisation du principe résineux sur la moelle. Il suffit, en effet, chez certains malades, où les reins sont constamment congestionnés à des degrés divers (fièvre typhoïde légère, embarras gastrique fébrile), de très-petites quantités de résine, restant sans effet dans les conditions physiologiques, pour amener des accidents inflammatoires des tubes uriniferes, avec accompagnement de fausses membranes en suspension dans l'urine rare, dépourvue d'albumine. Dans un cas de ce genre, nous avons constaté dès les premières heures une anurie qui fit place à une émission d'une urine rare, dont la densité était 1034.

L'ingestion d'une dose légère de globularétine (de 0^{gr},10 à 0^{gr},20) peut faire naître dans la même journée plusieurs frissons représentant une série d'accès de fièvre subintrants. Cet appareil symptomatique fébrile cède ordinairement le lendemain du jour où il s'est montré. Faut-il voir dans ces accidents fébriles un fait de réaction générale sous l'influence du médicament, comme on l'observe après l'administration du séné exotique ? Nous ne le croyons pas, et nous nous basons pour établir cette négation sur l'étude analytique des urines qui nous a toujours révélé des traces d'inflammation du rein ; enfin, sur les douleurs siégeant à la partie inférieure du ventre et dans les lombes, qui nous paraissent avoir la même signification clinique. A l'appui de cette manière de voir, il est un autre fait à considérer : c'est que la complication fébrile se montre aux plus faibles comme aux plus fortes doses. Il n'en est pas de même pour le vrai séné, dont l'emploi n'entraîne la réaction qu'aux doses élevées, d'après Gubler (*Commentaires de thérapeutique*, p. 326).

Cette irritation constante que produit la résine de globulaire sur le rein est-elle de nature à en faire rejeter l'emploi thérapeutique ? Nous répondons oui, à moins qu'un artifice d'association, comme le mélange à l'alcool opiacé (ainsi qu'on le fait pour la teinture de colchique, avec laquelle la résine a quelque analogie d'action), ne vienne paralyser les accidents rénaux. Cette résine serait alors susceptible d'un emploi avantageux dans les cas où l'on peut craindre un *accès de goutte*. Chez les individus surmenés par les exercices, au début des embarras gastriques simples, sans rapport avec la fièvre typhoïde, dus à l'accumulation des matières extractives dans le sang, la résine de globulaire produirait comme un lavage de l'économie en la débarrassant des rejets musculaires qui encombrent le milieu intérieur. Dans les *lymphangites* (observations de

M. Moursou, *Recherches anthropométriques sur les apprentis canonniers*, in *Archives de médecine navale*, 1881, p. 112) la même résine conviendrait très-bien. On sait, en effet, que ces inflammations reconnaissent pour cause, dans le cas spécial aux observations du docteur Moursou, l'accumulation en excès dans les ganglions des membres (surtout de ceux des aisselles et des aines) des matières extractives, à la suite du surmenage des muscles des membres.

Après les *accès de fièvre intermittente*, cette action spoliatrice de la globularine doit avoir une influence marquée sur le retour de la santé des impaludés, en faisant disparaître les déchets de la fièvre. Ce balayage des matières extractives du sang expliquerait le changement remarquable qui se produit dans la teinte du facies des cachectiques paludéens après l'administration de la décoction de globulaire.

A forte dose (0^{gr},25 à 0^{gr},40) la résine peut produire (nous l'avons observé souvent) des effets drastiques violents qu'il convient d'éviter en raison de l'action spéciale sur le rein que les doses massives rendent redoutable. Telle serait l'action de la résine pure : elle l'est rarement et se trouve souvent souillée par le principe volatil, dont nous avons parlé à propos de l'étude chimique de la globularine. Mélangée à ce dernier produit, l'action de la résine pure, qui en somme est tout à la fois purgative et excitante du rein, posséderait en plus une action diffusée, de réaction, qui augmenterait ses qualités diurétiques.

Edouard HECKEL.

BIBLIOGRAPHIE. — WALZ. *Neues Jahresbericht f. Pharmacie*, VII, 1857. — WURTZ. *Dictionnaire de chimie*, article GLOBULAIRE. — HECKEL, MOURSOU et SCHLAGDENHAUFFEN (note). *Nouvelles recherches au point de vue botanique, chimique, physiologique et thérapeutique, sur les GLOBULAIRES. Comptes rendus de l'Académie des sciences des* 10 et 17 juillet 1882.

E. H.

GLOBULE. Ce mot a conservé en anatomie le sens qu'il a dans le langage général. Il désigne toute espèce de corps très-petits d'origine organique ayant une forme plus ou moins sphéroïdale. Le terme *cellule*, emprunté aussi au langage général, a reçu un sens spécial et déterminé, ce qui n'a pas été fait pour le mot *globule*, bien qu'ils aient souvent été employés comme synonymes (*voy.* CELLULE, p. 564).

Les termes *globules* et *corpuscules*, souvent appliqués encore de nos jours pour la désignation des éléments ou unités anatomiques ayant la structure cellulaire, des spores et des ovules particulièrement, impliquent l'absence de la connaissance scientifique des objets observés, de la part de ceux qui les emploient sans spécification, c'est-à-dire sans désignation de l'élément dont il s'agit en tant que corps reproducteur, reproducteur ici (*levûres*, Lepthotrix, etc.), naviculaire ailleurs (*Diatomées*, etc.), et ainsi des autres.

Le mot *globule*, en effet, n'implique aucune idée sur la nature propre des objets observés, tandis que le terme *cellule* emporte avec lui la notion d'individualité constitutive anatomique et physiologique, quelle qu'en soit la forme; corps doué d'une structure propre, qui assimile et désassimile, se développe et se reproduit, avec ou sans mobilité et névrilité (*voy.* GERME).

Le terme *globule*, en un mot, n'a qu'un sens morphologique, et n'implique pas un sens physiologique correspondant à une structure déterminée.

Globules blancs du sang, voy. LEUCOCYTE. — *Globules du chyle et de la lymphe, globules du colostrum*, voy. Leucocyte. — *Globule du cristallin*, voy. Cristallin. — *Globule cytoïde*, voy. Leucocyte. — *Globule fibrineux du sang*, voy. Leucocyte. — *Globule granuleux de l'exsudation* ou *de l'inflammation*, voy. Leucocyte. — *Globules ganglionnaires*, voy. Nerf et Nerveux. — *Globule de l'humeur de Morgagni*, voy. Cristallin. — *Globule d'inflammation* ou *d'exsudation*, voy. Leucocyte. — *Globules du lait*, voy. Lait. — *Globule lymphatique*, voy. Leucocyte. — *Globules de Morgagni*, voy. Cristallin. — *Globules du mucus* et *globules du pus* et *pyoïdes*, voy. Leucocyte. — *Globule organique*, voy. Cellule. — *Globules polaires*, voy. Fécondation, p. 375. — *Globules du sang*, voy. Hématie et Sang. — *Globules du ferment* ou de la *levûre*, voy. Levure et Saccharomycètes, p. 28.

Ch. Robin.

GLOBULINE. *Voy.* Globules et Sang.

GLODENSTEDE (Hermoldus). Médecin allemand, né à Salwedel vers 1380, fit ses études à Leipzig et fut choisi à plusieurs reprises pour être le *rector magnificus* de l'Université de cette ville. Il y créa en 1431 la Faculté de médecine et mourut en 1458, remplissant les fonctions de doyen et de professeur de thérapeutique.

Ses ouvrages, qui passaient en leur temps pour très-remarquables, n'ont pas été imprimés; on cite entre autres un *Pratica medicinalis*, un *Regimen sanitatis* et un *Lecturæ super Avicennam*.

L. Hn.

GLOMÉRIDÉS. Famille d'Articulés de la classe des Diplopodes dont le nom vient de ce qu'ils se roulent en boule. Leur corps est oblong, convexe en dessus, concave en dessous et composé de douze segments, non compris la tête (*voy.* Diplopodes).

D.

GLORIADE. Boisson hygiénique préparée avec eau 1 litre, café torréfié et moulu 10 grammes, rhum 50 grammes.

GLORIANES (Eau minérale de). *Athermale, bicarbonatée ferrugineuse faible, carbonique moyenne.* Dans le département des Pyrénées-Orientales, dans l'arrondissement de Prades, dans le canton et à 8 kilomètres de Vinça, près du Tet, émerge une source connue dans le pays sous le nom de *Fon roubillouse* (fontaine rouillée). Cette eau laisse déposer sur les parois intérieures de son bassin une couche assez épaisse de rouille, elle est ensuite claire, limpide et transparente, incolore et inodore, traversée par quelques bulles gazeuses d'un assez gros volume qui s'attachent en perles nacrées à l'intérieur des vases dans lesquels on la reçoit; sa température est de 12°,6 centigrades et sa densité de 1,0055. Anglada en a fait l'analyse qualitative; il a trouvé que cette eau minérale n'a pas de qualités sensiblement différentes des autres sources de la contrée et qu'elle est assez peu gazeuse. Aussi emploie-t-on l'eau de Fon roubillouse comme boisson habituelle et les voisins s'en servent pour tous leurs usages domestiques.

A. Rotureau.

GLORIOSA. Genre de plantes Monocotylédones appartenant à la famille des Liliacées et dont les seules espèces intéressantes sont passées dans le genre *Methonica* (voy. Méthonique).

Pl.

GLOSSINE. *Voy.* HIRUDINÉES.

GLOSSITE. *Voy.* LANGUE.

GLOSSO-ÉPIGLOTTIQUES (MUSCLES). *Voy.* LANGUE, p. 357.

GLOSSOPHAGES. Les Glossophages (*Glossophaga* Geoff., de γλῶσσα, langue, et φάγω, je mange), petites Chauves-Souris américaines de la famille des Phyllostomisés (*voy.* les mots CHAUVES-SOURIS, CHEIROPTÈRES et PHYLLOSTOMES), doivent leur nom à la disposition particulière de leur langue qui est grêle, protractile, munie à l'extrémité de papilles filiformes et qui constitue un instrument de succion très-perfectionné. Par la forme de leur museau et de leur feuille nasale et par la disposition de leurs dents, ces Chauves-Souris ressemblent du reste beaucoup aux Phyllostomes (*voy.* ce mot).

La Glossophage soricine (*Vespertilio soricinus* Pall., *Glossophaga soricina* Geoff.), type du genre, n'a pas plus de 6 centimètres de long ou 25 centimètres d'envergure. Son pelage, d'un brun foncé, va en s'éclaircissant sur la poitrine et sur le ventre et s'étend à peine sur les membranes alvines et sur la membrane interfémorale. Celle-ci est assez développée et dépasse sensiblement l'extrémité de la queue. L'aire géographique occupée par la Glossophage soricine est fort étendue et comprend le Mexique, le Guatemala, les Antilles, la Guyane, la Colombie, le Brésil, la Bolivie, le Pérou, en un mot, toute l'Amérique tropicale.

E. OUSTALET.

BIBLIOGRAPHIE. — PALLAS. *Misc. zool.*, 1763, part. 48, pl. IV, et *Spicileg. zool.*, 1767, III, p. 24. — E. GEOFFROY SAINT-HILAIRE. *Mém. du Mus.*, 1818, IV, pp. 411 et 418, pl. XVIII. — TSCHUDI. *Fam. Per.*, 1844, p. 69. — BURMEISTER. *Thier. Brasil.*, 1854, p. 52. — DOBSON. *Catal. Chiropt.*, 1878, p. 499. E. O.

GLOSSO-PHARYNGIEN (MUSCLE). *Voy.* LANGUE.

GLOSSO-PHARYNGIEN (NERF). I. **Anatomie.** Le nerf glosso-pharyngien ou neuvième paire, première portion de la huitième paire de Willis, prend son origine dans la partie supérieure du bulbe et vient se terminer, en grande partie du moins, au pharynx et à la langue.

Noyaux d'origine réelle. Le glosso-pharyngien, le pneumo-gastrique et le spinal constituent un ensemble naturel de nerfs que l'on désigne sous le nom de *système intermédiaire* ou *système mixte.* C'est un groupe formé en partie de nerfs de sensibilité et en partie de nerfs de motilité. Deiters avait appliqué cette donnée d'une façon artificielle à l'étude de la cinquième paire et de la septième paire, ou bien encore à celle de la douzième paire, hypoglosse et racine ascendante de la cinquième paire. Le type qui caractérise essentiellement le mode d'origine de ces derniers nerfs est exprimé d'une façon parfaite par la disposition présentée par les nerfs qui naissent de l'axe gris de la moelle épinière. Au contraire, le système intermédiaire des nerfs mixtes commence avec l'origine du glosso-pharyngien et, se terminant avec la formation des dernières racines du spinal bulbaire, présente une disposition tout à fait spéciale.

Par suite de cette liaison intime qui réunit ces trois nerfs en un même système, nous devons faire précéder la détermination des noyaux du glosso-pharyngien d'une description commune de tous les amas de substance grise qui appartiennent au système intermédiaire des nerfs mixtes et qui leur donnent naissance.

Immédiatement au-dessous des barbes de la plume, sur le plancher du quatrième ventricule, la substance grise forme à ce niveau et jusque vers le bec du calamus scriptorius deux saillies qui doivent fixer notre attention. Elles nous serviront de points de repère pour déterminer la situation exacte des centres nerveux que nous voulons étudier.

1° *Une de ces saillies est interne.* Elle est placée un peu de côté, et est formée par le noyau interne de l'auditif et par la moitié interne du pédoncule cérébelleux. Cette éminence diminue graduellement de volume au fur et à mesure que l'on se rapproche de l'extrémité supérieure du ventricule. Elle finit par disparaître à ce niveau par suite de la disparition du noyau auditif, tandis que les fibres qui dépendaient de la partie interne du pédoncule cérébelleux se recourbent en dedans et forment des fibres arquées.

2° L'*eminentia teres*, saillie ainsi désignée par Clarke et située à la partie interne du noyau de l'auditif dont nous venons de parler ; elle est placée dans le voisinage immédiat de la ligne médiane du plancher du quatrième ventricule.

Les deux *eminentia teres* ne sont séparées que par un sillon descendant qui n'est autre que la tige de la plume. L'amas de substance grise qui la constitue sépare le noyau de l'hypoglosse de l'épendyme ventriculaire. L'*eminentia teres* est formée par l'accumulation de cellules nerveuses qui ont 20 à 30 μ de longueur et 6 à 9 μ d'épaisseur. Tous ces éléments cellulaires sont traversés et accompagnés de faisceaux de fibres nerveuses. A sa partie interne elle est renforcée par une formation cellulaire située au contact immédiat de la ligne médiane et du raphé médian. Cet amas de substance grise constitue le noyau médian de l'*eminentia teres*.

Immédiatement au-dessous des barbes de la plume, l'*eminentia teres* et le noyau médian présentent un grand développement transversal ; mais, au fur et à mesure que l'on se rapproche de l'angle inférieur du ventricule, cette saillie diminue de largeur, s'effile rapidement et se termine en pointe.

3° Entre l'*eminentia teres* placée en dedans et le noyau auditif interne situé en dehors, on trouve une masse de substance grise qui se prolonge en avant des deux formations entre lesquelles elle s'insinue. Elle provient de la substance grise du plancher du ventricule qui a pénétré d'arrière en avant entre l'*eminentia teres* et le noyau auditif interne et s'est étalée en avant de ces deux noyaux. A la partie supérieure de la moelle allongée, cette accumulation de substance nerveuse renferme les deux noyaux d'origine du glosso-pharyngien décrits par Clarke et constitués par des cellules nerveuses allongées de 45 μ de largeur et de 15 μ d'épaisseur en moyenne. Ces deux noyaux très-voisins l'un de l'autre sont : l'un externe et placé à l'extrémité antérieure du prolongement de substance grise qui le renferme ; l'autre est interne et placé à 1 millimètre en dedans du précédent.

Plus bas cette substance grise, qui a pénétré dans l'intérieur du bulbe entre l'eminentia teres et le noyau interne de l'auditif, forme de la même manière le noyau postérieur commun au pneumogastrique et au spinal ; et, dans cette région de la moelle allongée, l'amas gris qui donne naissance successivement à ces deux nerfs est également divisé en noyau externe et en noyau interne.

Ces amas de substance nerveuse réunis aux deux noyaux d'origine du glosso-pharyngien forment une masse nettement limitée, continue dans toute l'étendue du bulbe. Elle constitue ce que l'on désigne sous le nom de *colonne postérieure d'origine du système latéral mixte*. Lorsqu'on étudie sa disposition sur toute l'étendue du bulbe et à la partie supérieure de la moelle, on voit qu'elle se modifie successivement pour former la base de la corne postérieure de l'axe gris de la moelle.

4° A quelque distance en avant de cette colonne postérieure d'origine du système latéral mixte, on trouve un autre amas de substance grise, qui donne également naissance au système latéral mixte. Cette accumulation de cellules nerveuses forme une sorte de colonne longitudinale située à environ 3 millimètres en avant de la substance grise provenant du plancher du ventricule. Elle est entourée par des faisceaux longitudinaux que forment les fibres nerveuses de la moitié postérieure du bulbe. Cette masse grise est constituée par la réunion de cellules nerveuses multipolaires qui ont 60 μ de longueur en moyenne et de 21 μ d'épaisseur. Elle est traversée par les fibres arquées qui, provenant du faisceau postérieur du bulbe, se sont recourbées en dedans pour gagner le raphé médian.

Dans toute l'étendue de la moelle allongée que nous étudions, ce noyau antérieur du système latéral remplace le processus latéral de la corne grise antérieure de la moelle épinière. C'est de cette colonne grise en haut, et du processus latéral qui la remplace plus bas, que partent les fibres d'origine du spinal.

Telles sont la disposition, la forme, et tels sont les rapports que présentent les deux colonnes de substance grise d'où naissent les fibres du glosso-pharyngien. C'est dans les parties supérieures de ces deux colonnes que sont situés les noyaux d'origine du glosso-pharyngien. Ils sont au nombre de trois : deux sont situés en arrière et dépendent de la colonne postérieure; le dernier ou l'antérieur est placé plus en avant et dépend de la colonne antérieure dont il forme l'extrémité supérieure. Des deux noyaux postérieurs de Clarke, l'externe occupe la partie la plus antérieure du prolongement que la substance grise du plancher du quatrième ventricule a envoyé entre le noyau interne de l'auditif et l'*eminentia teres;* le second est plus interne que le premier, situé à 1 millimètre environ en dedans, et est en partie recouvert par la face profonde de l'*eminentia teres.* Ces deux noyaux sont formés de cellules allongées fusiformes dont les caractères de forme et les dimensions sont en rapport avec les fonctions de sensibilité que Clarke leur attribue. Dans un travail récent Mathias Duval adme que ces deux noyaux n'en font qu'un seul, bien qu'il le décrive comme formé de deux masses distinctes. Le noyau antérieur qui occupe l'extrémité supérieure de la colonne antérieure est formé de cellules multipolaires plus volumineuses de beaucoup que celles qui constituent les deux noyaux postérieurs. Il communique manifestement, d'après Meynert, avec les deux autres noyaux par des fibres récurrentes, que cet anatomiste compare, pour leur trajet et l'apparence qu'elles revêtent, au genou du facial.

Elles se réunissent aux fibres qui proviennent des deux noyaux postérieurs au niveau de celui qui est externe. C'est en ce point que se fait la réflexion de ces fibres et qu'existe le genou dont nous avons parlé.

Rapports des noyaux avec les pédoncules cérébraux. Ces rapports sont les mêmes pour le glosso-pharyngien, le pneumogastrique et le spinal. Nous sommes obligé de les étudier ensemble dans toute l'étendue du bulbe. Ils se font par différents faisceaux de fibres nerveuses :

1° Par l'intermédiaire de fibres droites appartenant au raphé médian et qui se recourbent en dehors à travers le noyau médian et l'eminentia teres dont ce noyau est la dépendance. Ces fibres arrivent, après avoir suivi ce trajet, vers l'extrémité

centrale au point de départ de la racine principale des nerfs glosso-pharyngien
et pneumogastrique. Deiters avait déjà mentionné ces fibres et fait remarquer
qu'elles bordent en arrière le noyau de l'hypoglosse sans se confondre avec lui ;

2° Au moyen de fibres arquées qui partent du raphé médian, se recourbent en
dehors et en arrière, d'abord transversalement, et traversent le noyau commun
du pneumogastrique et du spinal.

A ces deux systèmes de fibres qui rattachent les nerfs du système intermédiaire aux pédoncules cérébraux Meynert en ajoute un certain nombre d'autres
qui se confondent manifestement avec les racines d'origine de ces nerfs et qui
lui paraissent cependant relier, dans une certaine mesure, les centres d'origine
de ces nerfs avec les expansions pédonculaires. Ce sont les faisceaux suivants :

a. La racine ascendante commune au glosso-pharyngien, au pneumogastrique
et au spinal, qui forme le faisceau solitaire décrit par Stilling et Lenhosseck.
Dans la partie du bulbe qui forme le plancher du quatrième ventricule, ce faisceau
est placé en dedans et au-dessous du pédoncule cérébelleux, et plus bas tout à
fait dans le voisinage du bord interne du cordon postérieur. Les fibres qui le
composent proviennent de la décussation des pyramides antérieures qui, à leur
émergence du raphé, donnent naissance à des fibres arquées situées à la partie
moyenne du bulbe. Ce sont ces fibres arquées qui, en se recourbant, forment
ainsi ce faisceau solitaire. Les fibres arquées qui lui donnent naissance et le
renforcent lui arrivent par sa partie inférieure et interne. A partir du point où
il envoie des fibres dans le pneumogastrique il cesse d'être renforcé par de
nouvelles fibres arquées. Il est accompagné sur ses bords de nombreuses petites
cellules nerveuses qui forment une couche traversée par les fibres que ce faisceau
envoie aux racines d'origine du pneumogastrique et du spinal.

Plus haut, il se recourbe à son extrémité supérieure et passe en totalité dans
le nerf glosso-pharyngien dont il forme la racine principale. Au niveau du point
où il se réfléchit, on remarque une accumulation assez considérable des petites
cellules nerveuses qui paraissent être placées sur ses bords. Cette masse de cellules siége dans l'intérieur de l'angle formé par le coude de réflexion ;

b. La racine moyenne du pneumogastrique particulière à ce nerf. Elle provient
de certaines fibres droites du raphé et qui passent en arrière du noyau de l'hypoglosse pour rejoindre la racine principale du pneumogastrique ;

c. Les racines qui proviennent des amas de substance grise formant la
colonne postérieure d'origine du système latéral mixte. Les faisceaux de fibres
qui sortent de leurs noyaux respectifs se rendent au côté interne de la racine
ascendante commune ou *faisceau solitaire ;*

d. Racine du pneumogastrique provenant de l'eminentia teres ;

e. Fibres tirant leur origine du faisceau de substance gélatineuse qui forme,
ainsi qu'on le sait, la racine ascendante de la cinquième paire. Les fibres qui
proviennent de cette origine se joignent au pneumogastrique et au glosso-pharyngien lorsque ces nerfs traversent la région occupée pas ce faisceau de substance gélatineuse ;

f. Racines provenant de la colonne antérieure d'origine du système latéral mixte.
Les faisceaux de fibres nerveuses qui les représentent se dirigent en arrière parallèlement à la racine principale, puis se recourbent brusquement et forment un
genou que nous avons comparé à plusieurs égards à celui du facial. Nous laisserons
de côté le trajet et l'origine de la racine inférieure du spinal et ses rapports avec
es pyramides antérieures, elle reste en dehors du système mixte latéral.

En résumé, et d'après les descriptions générales que nous venons de faire, on voit que le glosso-pharyngien, dont nous devons nous occuper plus particulièrement, est formé des racines qui proviennent des noyaux par des fibres qui proviennent :

1° De la *racine ascendante commune* ou faisceau provenant des noyaux contenus dans la colonne postérieure d'origine du système latéral mixte ;

2° De *fibres provenant du faisceau de substance gélatineuse* au moment ou ce faisceau est traversé par le glosso-pharyngien ;

3° Des *faisceaux* provenant de la colonne antérieure d'origine du système latéral mixte et qui se recourbent en genou à une distance rapprochée du plancher du quatrième ventricule. Dans le travail de M. le Dr Mathias Duval dont nous avons déjà parlé, cet anatomiste confirme la presque totalité de la description que nous venons de donner; cependant, moins compliquée que la nôtre et ne s'appliquant qu'au nerf glosso-pharyngien isolé de ses congénères, elle admet quatre séries de fibres radiculaires : 1° les fibres venues du noyau moteur; 2° les fibres venues du raphé; 3° fibres venues du noyau sensitif; 4° fibres formées par la *bandelette solitaire, faisceau solitaire* des auteurs allemands. Quoi qu'il en soit de ces divergences peu importantes au fond, les filets radiculaires ainsi formés traversent la substance gélatineuse, se dirigent en dessus et un peu en avant, et arrivent à la surface du bulbe dont ils émergent, les uns après avoir traversé les fibres les plus antérieures de la moitié externe du corps restiforme, les autres en passant à travers les fibres postérieures du faisceau latéral. Il en résulte que le glosso-pharyngien paraît naître du sillon qui sépare le faisceau intermédiaire du bulbe, du pédoncule cérébelleux inférieur.

Il est formé à nouveau par un groupe de filets juxtaposés qui quelquefois se réunissent en un seul groupe et d'autres fois forment deux faisceaux indépendants jusqu'au niveau du trou déchiré postérieur.

Trajet et rapport. A la base de l'encéphale, le tronc du glosso-pharyngien se trouve placé entre l'auditif et le facial qui le séparent du bord inférieur de la protubérance, au-dessus du pneumogastrique. A ce niveau, il est sous-arachnoïdien, puis il se dirige en avant et en dedans vers la partie antérieure du trou déchiré postérieur où il se coude à angle droit, forme un renflement appelé ganglion d'Andersch, sort de la base du crâne, puis se porte en bas et en avant, vers la base de la langue en décrivant une courbure à concavité antérieure parallèle à celle que forment l'hypoglosse et le laryngé supérieur, mais beaucoup plus élevée et plus courte que ces deux dernières. Dans le trou déchiré postérieur, il est placé dans un canal particulier que lui offre la dure-mère et placé en avant du pneumogastrique, du spinal et du golfe de la veine jugulaire.

A la base du crâne, à son émergence du trou déchiré postérieur, il est placé entre la carotide interne qui est en avant et la jugulaire interne qui est en arrière et recouvert par les muscles styliens. Plus bas, ce nerf contourne la carotide interne à laquelle il devient antérieur, et le côté externe du stylo-pharyngien qu'il traverse quelquefois, se place au-dessous du stylo-glosse, longe le bord externe de l'hyo-glosse, puis les parties latérales du constricteur supérieur du pharynx et de l'amygdale, arrive au niveau du bord externe de l'hyo-glosse et, redevenu légèrement ascendant, se place sous la muqueuse de la base de la langue dans laquelle il se termine en arrière et au niveau du V lingual.

Au moment où le tronc du glosso-pharyngien s'engage dans le canal particulier que lui offre le trou déchiré postérieur, et à sa sortie de ce canal, il présente deux renflements ganglionnaires dont l'un, le ganglion d'Ehrenritter supérieur, ne paraît pas constant, et dont l'autre, le ganglion d'Andersch, est situé plus bas que le précédent.

1° *Ganglion d'Ehrenritter*. Est situé au côté externe du tronc du glosso-pharyngien au moment où ce tronc va s'engager dans le trou déchiré postérieur. Ce renflement a été également signalé par Müller. Lorsqu'il existe, il est formé aux dépens d'une partie des fibres du tronc du glosso-pharyngien. D'après Müller ce ganglion serait placé sur la partie sensitive du nerf.

2° *Ganglion d'Andersch* ou ganglion pétreux. Est logé dans une fossette qui se voit au-dessous du trou déchiré postérieur, à la partie antérieure et externe de cet orifice, en arrière de l'orifice d'entrée du canal carotidien et au niveau de l'aqueduc du limaçon.

La forme du ganglion est ovoïde, son grand axe est vertical et présente, d'après M. Sappey, une longueur qui varie de 2 à 3 millimètres; sa couleur est grisâtre.

Les *rameaux anastomotiques* sont au nombre de quatre et partent du nerf pendant son trajet dans le trou déchiré postérieur, provenant, soit du ganglion d'Andersch, soit du tronc même du nerf. Ce sont : 1° les *rameaux de Jacobson;* 2° le filet anastomotique avec le pneumogastrique; 3° le filet anastomotique avec le grand sympathique; 4° le filet anastomotique avec le facial.

1° Le *rameau de Jacobson* avait été signalé par Andersch et a été très-bien décrit par Jacobson et Arnold; il traverse la portion pétreuse du rocher et établit des communications entre le glosso-pharyngien et le facial, le trijumeau et le grand sympathique.

Il naît de la partie antérieure et externe du ganglion d'Andersch, s'engage dans un petit canal oblique en haut et en dehors qui vient s'ouvrir dans la caisse du tympan au-dessous du promontoire après un trajet de 7 à 8 millimètres. Le nerf se place dans une gouttière dirigée de bas en haut sur le promontoire et se divise en six filets terminaux dont deux se portent en arrière, deux en avant et deux en haut.

Les filets postérieurs très-grêles se terminent dans la muqueuse tympanique, l'un sur la membrane de la fenêtre ronde, l'autre sur le pourtour de la fenêtre ovale.

Des deux filets antérieurs, l'un se porte dans le canal carotidien où il s'anastomose avec les branches carotidiennes du ganglion cervical supérieur, l'autre va obliquement en haut et en avant se terminer dans la muqueuse de la trompe d'Eustache.

Les filets supérieurs sont l'un interne et l'autre externe.

Le filet interne ou *nerf pétreux profond interne* traverse la face supérieure du rocher et se réunit au grand nerf pétreux superficiel pour former le nerf vidien et se rendre au ganglion de Meckel.

Le filet externe ou *nerf pétreux profond externe* suit un trajet parallèle au précédent, traverse la face supérieure du rocher et vient s'unir au *petit pétreux superficiel*, branche du facial, pour former un des rameaux d'origine du ganglion otique.

Il arrive quelquefois que le rameau auriculaire du pneumogastrique envoie un filet anastomotique au nerf de Jacobson.

2° *Rameau anastomotique du ganglion pétreux avec le pneumogastrique*. Cette anastomose est très-variable; elle se fait par un filet qui part soit du ganglion, soit au-dessus, plus souvent au-dessous, par l'intermédiaire du nerf pharyngien (Hirschfeld). Il est représenté par un filet très-grêle qui se porte obliquement du tronc de la dixième paire à celui de la neuvième.

3° *L'anastomose du ganglion pétreux avec le grand sympathique.* Se fait à l'aide d'un filet très-grêle qui part soit du ganglion, soit de la partie sous-ganglionnaire, et se dirige verticalement en bas pour se jeter dans le rameau carotidien cervical supérieur.

4° *Rameau anastomotique du glosso-pharyngien avec le facial.* Ce filet, qui n'est pas constant, sort du glosso-pharyngien immédiatement au-dessous du ganglion pétreux. Il forme une arcade qui embrasse le côté antérieur du golfe de la veine jugulaire interne, se porte ainsi de dedans en dehors, entre dans le trou stylo-mastoïdien où il se termine dans le tronc du facial.

Branches terminales. Dans son trajet de la base du crâne au V lingual, le glosso-pharyngien fournit un certain nombre de branches terminales qui sont : un rameau destiné au digastrique et au stylo-hyoïdien ; un rameau anastomosé avec celui que le facial envoie au stylo-glosse ; des rameaux carotidiens ; des rameaux pharyngiens ; des rameaux tonsillaires ; des branches terminales linguales.

Le *rameau des muscles digastriques et stylo-hyoïdien* sort du nerf immédiatement au-dessous du trou déchiré postérieur, passe en arrière du stylo-pharyngien auquel il abandonne souvent quelques filets, se place au-dessus du stylo-hyoïdien qui en reçoit d'une façon constante un ramuscule, et va se terminer dans le ventre postérieur du digastrique où il s'anastomose avec les filets terminaux du rameau que le facial envoie à ce même ventre postérieur du digastrique. Cette anastomose se fait quelquefois dans l'épaisseur du muscle, d'autres fois au-dessus ou au-dessous.

Le *rameau du stylo-glosse* part du tronc du nerf au-dessous du trou déchiré postérieur, traverse le stylo-pharyngien sans lui rien abandonner et s'accole à angle aigu au filet grêle que le facial envoie au stylo-glosse ; le rameau formé de la réunion de ces deux filets nerveux se place sur les parties latérales et postérieure de la langue et envoie des filets en dedans qui se terminent dans la muqueuse et en dehors dans les muscles stylo-glosse et glosso-staphylin.

Les *rameaux carotidiens* se portent en bas vers la bifurcation de la carotide primitive, et se mêlent au plexus intercarotidien, formé de la réunion de filets venus du pneumogastrique, avec des filets émanés du ganglion cervical supérieur.

Les *rameaux pharyngiens*, quelquefois simples, le plus souvent multiples, gagnent les parties latérales du pharynx et concourent à la formation du plexus pharyngien conjointement avec le pneumogastrique, le spinal, le grand sympathique. Deux plexus partent des filets terminaux dont les uns vont dans la muqueuse et les autres dans la couche musculaire.

Les *rameaux tonsillaires* ou amygdaliens proviennent du glosso-pharyngien avant qu'il arrive à la base de la langue. Ils constituent sur la face externe de l'amygdale un plexus connu, d'après Andersch, sous le nom de *plexus tonsillaire.*

Les *rameaux linguaux* forment la terminaison du tronc du nerf. En effet, le nerf remonte sur la base de la langue, se divise en sept ou huit filets qui se subdivisent et se terminent en arrière du V lingual et dans les papilles caliciformes qui constituent ce V lingual. M. Huguier a signalé l'existence d'anastomoses médianes entre les deux glosso-pharyngiens en arrière du foramen cæcum, et Hirschfeld décrit un filet anastomotique entre le glosso-pharyngien et le lingual du même côté.

D'après Remack les filets terminaux du glosso-pharyngien dans leur trajet dans l'épaisseur de la muqueuse linguale présentent de distance en distance de petits ganglions nerveux microscopiques. Enfin dans ces dernières années Schwalbe et Loven, ainsi que Engelmann, ont décrit les terminaisons spéciales du glosso-pharyngien dans les papilles caliciformes du V lingual.

Ces filets nerveux qui émergent des petits ganglions décrits par Remack se rendent au-dessous des papilles où ils forment un plexus richement développé. C'est de ce plexus que partent des faisceaux de tubes dont les uns pénètrent dans la papille par la base, d'autres par les côtés. Dans l'intérieur de la papille ces faisceaux se divisent en filaments très-nombreux et très-fins qui s'irradient vers le revêtement épithélial. Ces faisceaux contiennent beaucoup plus de fibres pâles que de fibres nerveuses, opaques et myéliniques. La plupart des faisceaux de fibres nerveuses se portent directement vers les organes du goût et se ramifient dans le stratum riche en noyau qui est placé au-dessous de ces organes. Dans cette couche, d'après Schwalbe, les fibres nerveuses sont constituées, à l'exception de quelques fibres myéliniques, par des faisceaux de fibrilles très-délicates entourés d'une enveloppe renfermant des noyaux. Ces faisceaux par des divisions successives forment des filaments très-fins qui ressemblent beaucoup au prolongement des cellules du goût et qui forment un second plexus immédiatement placé au-dessous de l'épithélium. Chez le lapin et le lièvre on constate le même mode de terminaison. Mais les filets nerveux qui se ramifient au-dessous des crêtes gustatives sont accompagnés d'amas assez volumineux de cellules nerveuses ganglionnaires. Dans un de ces ganglions microscopiques Engelmann a pu compter plus de trente cellules de 0,05 centièmes de millimètre de diamètre, reliées seulement par un de leurs pôles aux fibres nerveuses. De l'autre extrémité de ces cellules partaient des fibrilles très-nombreuses qui se rendaient dans les organes du goût.

Les organes du goût, dans lesquels ces fibrilles viennent se terminer, sont contenus dans l'épithelium de revêtement des papilles caliciformes et des crêtes gustatives qui les remplacent dans certaines espèces animales.

Ils sont placés sur les faces latérales du bouton central des papilles caliciformes ou bien encore des crêtes gustatives; on n'en trouve pas sur les faces superficielles recouvertes de papilles du dernier ordre. Leur forme est ovoïde et leur grand axe est perpendiculaire à la surface libre du derme de la muqueuse. Ils sont contenus dans des cavités circonscrites par des cellules épithéliales aplaties et allongées. Cette cavité est remplie par une série de cellules fusiformes ressemblant à autant de tranches d'un fruit ovoïde, qui par leur extrémité profonde assez épaisse se bifurquent et se subdivisent de façon à se continuer dans l'intérieur de la muqueuse. L'extrémité libre est conique et prolongée par un poil rigide et court qui se relève en haut et ne dépasse guère l'ouverture de l'organe du goût. Les réactions avec l'acide perosmique que présentent les filaments inférieurs de ces cellules sont les mêmes que celles observées avec les fibrilles nerveuses. C'est cette donnée qui fait admettre la continuation des plexus terminaux fibrillaires avec ces cellules épithéliales et qui les fait considérer comme appartenant à la variété des épithéliums nerveux. On remarquera l'analogie qui existe entre ce mode de terminaison nerveuse dans les organes du goût, et les cellules olfactives de Max Schultze, ainsi que les cellules auditives que l'on observe sur les crêtes acoustiques du labyrinthe membraneux. Nous renvoyons, pour de plus amples renseignements au sujet des terminaisons nerveuses du glosso-pharyngien dans les organes du goût, au travail du professeur Engelmann (inséré dans le *Stricker's Handbuch*), et à un mémoire récent du docteur Davis (inséré dans les *Arch. für mikroskopiche Anatomie*, Bd. XI). Il nous suffit d'avoir indiqué ce qu'elles offrent de spécial, en relation avec une des fonctions les plus importantes du nerf glosso-pharyngien.

II. **Physiologie.** Le glosso-pharyngien est-il un nerf uniquement sensitif, ou bien est-il moteur en même temps que sensitif? Ces deux opinions ont été soutenues par des savants également recommandables et qui font valoir à l'appui de la thèse qu'ils défendent des faits qui ont, à l'époque actuelle, une valeur différente de celle qu'ils avaient il y a quelques années.

Longèt est d'avis que le glosso-pharyngien est dès son origine purement sensitif. Il apporte à l'appui de cette opinion des raisons anatomiques et des faits expérimentaux.

Comme raisons anatomiques, il rappelle que le glosso-pharyngien émerge du sillon intermédio-latéral du bulbe, qu'il compare au sillon collatéral postérieur de la moelle. Comme c'est de ce dernier sillon de la moelle que sortent les racines postérieures, sensitives, comme on le sait, des nerfs mixtes rachidiens, on saisit immédiatement la conclusion que Longet tire de cette analogie anatomique. Une autre analogie anatomique qui lui paraît péremptoire est que le glosso-pharyngien possède sur son trajet un ganglion, le ganglion d'Andersch, toujours comme les racines postérieures des nerfs rachidiens. Enfin ce nerf a la distribution terminale d'un nerf de sensibilité. A ces raisons, qui ont une valeur et une importance bien différentes, Longet ajoute des faits expérimentaux qui présentent également une certaine variabilité dans leurs résultats suivant les expérimentateurs.

La raison anatomique tirée de l'analogie qui existe entre le sillon collatéral postérieur et le sillon duquel émerge le glosso-pharyngien n'a pas une très-grande valeur, car la constitution anatomique du bulbe est bien différente de celle de la moelle. En effet, si on retrouve dans le bulbe un reflet éloigné des parties principales qui appartiennent à l'axe gris médullaire, beaucoup d'autres amas gris se sont surajoutés. Il faut donc le reconnaître, le caractère de l'émergence au niveau du bulbe n'a pas de valeur. L'étude des noyaux d'origine du glosso-pharyngien que nous avons donnée avec tant de développement porte à admettre que ce nerf est sensitivo-moteur dès son origine.

La présence du ganglion d'Andersch sur le trajet du nerf n'est pas une raison péremptoire. Nous voyons des nerfs mixtes présenter des ganglions à leur émergence de la base du crâne; d'un autre côté nous ne savons pas si dans le cas particulier toutes les fibres radiculaires du glosso-pharyngien s'arrêtent dans le ganglion d'Andersch. Celles qui sont destinées à la sensibilité, et certainement elles sont les plus nombreuses, nous paraissent devoir faire comme les racines postérieures des nerfs rachidiens. Mais à ces nombreuses fibres de sensibilité il peut s'en trouver mélangées un certain nombre d'origine motrice qui, enchevêtrées avec les précédentes, s'en différencient, en ce qu'elles ne s'arrêtent pas dans une cellule ganglionnaire.

Quant aux terminaisons nerveuses du glosso-pharyngien, le plus grand nombre présentent les caractères spéciaux des terminaisons nerveuses de sensibilité et même mieux, de sensibilité spéciale. Ce fait n'est pas douteux, et il n'a jamais été contesté. Ce qui est mis en doute, c'est que tous les tubes nerveux provenant du glosso-pharyngien vont se terminer comme des nerfs de sensibilité. Or le glosso-pharyngien traverse un certain nombre d'organes musculaires, il y laisse des filets nerveux, il est probable qu'il laisse à ces muscles des tubes nerveux. Mais expérimentalement ce fait ne peut ni être affirmé, ni être dénié. Ce ne serait que par le procédé des dégénérations nerveuses que l'on pourrait arriver à obtenir une solution définitive de cette question.

Des fibres nouvelles, des faisceaux nouveaux sont apparus et ont profondément modifié les rapports réciproques des parties superficielles.

Remarquons d'abord qu'au point de vue anatomique, pour juger cette question de savoir si dès son origine le glosso-pharyngien est purement sensitif, ou bien sensitivo-moteur, la seule considération de l'émergence et de l'analogie du point d'émergence avec celle de filets nerveux purement sensitifs ne présente aucune valeur dans le bulbe. Le spinal, qui est un nerf moteur, sort du bulbe par un sillon qui est le même que le glosso-pharyngien. Ainsi l'émergence n'indique pas l'origine réelle; des radicules nerveuses provenant de centres bien différents, très-éloignés même, peuvent émerger par le même sillon, dans un voisinage tel, que par ce caractère anatomique il sera impossible de faire la moindre distinction dans les propriétés différentes les unes des autres.

Les faits anatomiques qui pourraient paraître des présomptions plutôt en faveur d'une opinion que d'une autre sont ceux qui s'appuieraient sur l'étude des noyaux d'origine réels du glosso-pharyngien comme de tout autre nerf bulbaire. À ce point de vue les faits que nous avons exposés alors que nous avons décrit le système si complexe de la substance grise qui donne naissance par deux ordres de noyaux au glosso-pharyngien, au pneumogastrique et au spinal, ces faits, disons-nous, ne sont pas favorables à l'opinion de Longet et de ceux qui soutiennent que, de son émergence au ganglion d'Andersch, le glosso-pharyngien est un nerf exclusivement sensitif. Nous voyons en effet que ce nerf naît, dans des noyaux situés dans le voisinage des amas de l'auditif et de l'*eminentia teres*, par des cellules allongées. Cette partie présente bien les analogies anatomiques qui peuvent le faire rapporter à un nerf de sensibilité. Mais le noyau situé en avant des précédents, représentant le processus latéral de la corne antérieure de la moelle, renferme des cellules nerveuses plus volumineuses que dans les deux autres noyaux, multipolaires et par conséquent offrant assez bien les caractères des cellules nerveuses, dites motrices.

Quels sont les résultats que donnent les recherches expérimentales pour résoudre cette question? Ces résultats sont contradictoires et doivent être analysés pour se rendre compte de leur valeur. Longet, dans une série d'expériences, a galvanisé le glosso-pharyngien avant son entrée dans le trou déchiré postérieur et après l'avoir séparé du bulbe. Sur le cheval et le chien il n'a jamais observé de mouvements du pharynx. Il en conclut que le nerf ne contient primitivement aucune fibre motrice. Les expériences de Valentin, de Biffi et Morganti, paraissent concordantes avec celles que relate Longet. Müller, Volkmann et Hens, sont d'une opinion opposée et prétendent que le glosso-pharyngien est sensitivo-moteur. Ils se fondent sur des raisons anatomiques et des expériences physiologiques qui, il est vrai, ont pu paraître à une certaine époque peu concluantes. Tel était l'état de la question lorsqu'elle a été reprise de nouveau par Chauveau de Lyon, et Vulpian, et a conduit ces deux éminents physiologistes, au point de vue expérimental, à des résultats contradictoires. En effet, dans une série d'expériences pratiquées sur le cheval, M. Chauveau excitait directement les racines du glosso-pharyngien. Il a toujours dans ce cas observé des contractions très-nettes dans le constricteur supérieur du pharynx et dans quelques muscles palatins. Ces résultats venaient confirmer ceux que Dobson avait annoncé avoir obtenu. On en pouvait conclure que le glosso-pharyngien était un nerf mixte dès son origine. Mais M. Vulpian, dans son cours au Muséum de 1865, répète ces expériences à l'occasion des nerfs de la déglutition. Lorsqu'il excite les racines du glosso-pharyngien, en ayant le soin de les isoler du pneumogastrique, mais sans les séparer du bulbe, il obtient des contractions très-manifestes dans le pharynx et dans toute la longueur de l'œsophage. Mais ces contractions lui paraissent d'ordre réflexe, car après avoir sectionné le nerf il n'obtient plus de contractions par l'excitation du bout périphérique, alors que l'excitation du bout central les reproduit. Ces mouvements d'ailleurs disparaissent rapidement lorsque le bulbe est privé de sang pendant un certain temps.

Ainsi au point de vue expérimental nous ne sommes pas plus avancés qu'il y a vingt ans. Pour les uns, le glosso-pharyngien est un nerf purement sensitif, Longet, Bischoff, Biffi et Morganti; pour les autres, Müller, Volkmann, Chauveau, le même nerf est sensitivo-moteur dès son origine. Nous devons ajouter que la description anatomique que nous avons faite des centres d'origine du glosso-pharyngien et les relations si intimes qu'ils présentent avec ceux du pneumogastrique qui, lui, est sensitivo-moteur sans conteste, peuvent faire supposer qu'il s'est produit une cause d'erreur dans les recherches faites sur le glosso-pharyngien pour déterminer sa motricité. Je ne sache pas que la recherche de ces causes ait été faite par le procédé des dégénérations nerveuses, bien que l'arrachement du glosso-pharyngien soit une chose facile, d'après le procédé de Schiff.

Le nerf glosso-pharyngien est-il sensible aux excitants ordinaires? Pour Panizza, qui considère ce nerf comme exclusivement destiné à une sensibilité spéciale, le goût, le glosso-pharyngien n'est pas sensible. Lorsqu'on l'irrite, lorsqu'on le coupe chez le chien, l'animal, dit-il, ne donne aucun signe de douleur. Les résultats expérimentaux obtenus par un grand nombre d'autres physiologistes, John Reid, Alcock, Longet, Schiff, sont en contradiction formelle avec l'opinion défendue par Panizza. Le nerf est même sensible dès son origine, ainsi que le montre l'expérience de Schiff, qui consiste à arracher le nerf à son émergence du bulbe. Lorsqu'on a eu le soin d'isoler complétement le nerf de tout autre filet nerveux et lorsqu'on l'arrache, l'animal mis en expérience se débat, pousse des cris et donne les marques d'une sensibilité assez grande, et cette sensibilité générale est due, d'après cet expérimentateur, exclusivement aux racines bulbaires, et n'est pas communiquée par des anastomoses avec d'autres nerfs. En effet, dans ce dernier cas le nerf séparé du bulbe devrait rester sensible. Or il n'en est rien; lorsqu'on excite le bout périphérique, on n'observe pas de signe de sensibilité à la douleur. De même la muqueuse de la base et des bords postérieurs de la langue est devenue également insensible au toucher. On peut toucher la base de la langue chez les animaux privés de leurs deux glosso-pharyngiens sans provoquer de mouvements réflexes. Il est donc prouvé que le glosso-pharyngien est un nerf de sensibilité générale.

Mais ce n'est pas tout : si le nerf glosso-pharyngien est d'une manière certaine nerf de sensibilité générale, il est également nerf de sensibilité spéciale et concourt au fonctionnement de l'organe du goût.

Panizza avait soutenu une opinion entièrement différente. Il niait la sensibilité générale du glosso-pharyngien et le considérait comme le nerf essentiel du goût, alors que le lingual était exclusivement destiné à la sensibilité tactile de toute la muqueuse linguale ; on avait expliqué plus tard ce que ce fait pouvait présenter de contradictoire avec les notions anatomiques courantes par l'existence d'un rameau récurrent qui du lingual se rendait dans la muqueuse située en avant du V lingual et décrit par Hirschfeld ; l'emploi de la méthode Wallerienne après section du lingual démontre que cette anastomose n'existe pas en réalité. Pour Magendie, la destruction du glosso-pharyngien laissait subsister le goût dans toute son étendue et avec tous ses caractères ; mais, comme le fait remarquer Longet, il est probable que Magendie avait excisé les rameaux pharyngiens du spinal. Müller, le premier, a réparti les fibres gustatives entre plusieurs nerfs, et par ses expériences a été amené à établir que le lingual, branche du trijumeau pour la partie antérieure de la langue, et le glosso-pharyngien pour la partie postérieure du même organe, étaient les nerfs destinés à assurer la fonction gustative.

Ce fait a été mis hors de doute par un grand nombre d'expérimentateurs qui sont venus confirmer, en partie du moins, les recherches de Panizza et de Müller, et il reste hors de doute que le glosso-pharyngien est le nerf gustatif de la partie de la muqueuse linguale qui est au niveau et en arrière du V lingual, et nous adoptons cette opinion exclusive malgré les faits récents de Carl et d'Urbantichicht qui paraissent venir à l'appui de l'opinion exclusive de Panizza.

Nous renvoyons à l'étude du goût l'étude si intéressante de la distribution des parties de la muqueuse qui sont destinées à la fonction gustative, et celle d'étudier la différence qui existe entre les parties antérieures et postérieures de la muqueuse linguale dans la perception des diverses saveurs, les saveurs salées étant perçues par les parties antérieures innervées par le lingual, tandis que les saveurs amères le sont plus particulièrement par la partie postérieure de la muqueuse linguale qui reçoit les filets terminaux du glosso-pharyngien. Cependant cette délimitation n'est pas aussi nette que le pourrait faire supposer la manière dont nous l'exprimons. Ces saveurs sont perçues dans toute l'étendue de la langue, mais leur action est bien plus puissante dans les territoires particuliers que nous avons délimités.

Peut-on, dans les filets du glosso-pharyngien qui se distribuent à la muqueuse de la base de la langue, faire la distinction entre ceux qui servent à la sensibilité générale et ceux qui sont destinés à la sensibilité spéciale du goût ? Expérimentalement ce fait n'est pas possible. Au point de vue pathologique on ne connaît pas de faits dans lesquels une des sensibilités ait été détruite et l'autre conservée en même temps dans le territoire innervé par le glosso-pharyngien. Au point de vue anatomique, et depuis la détermination des organes gustatifs et leur étude si complète faite par Engelmann et Schwalbe, ce fait est possible. C'est un exemple de plus à ajouter à beaucoup d'autres tendant à prouver que les tubes nerveux sensitifs doivent leurs propriétés spéciales à la spécialité de leurs modes de terminaison dans les organes des sens.

Il résulte de cette longue discussion que le nerf glosso-pharyngien est nerf de sensibilité générale, qu'il est nerf de sensibilité spéciale pour le goût, qu'il est probablement nerf moteur dans certaines de ses parties. Mais ce n'est pas tout, il possède également par ses fibres centripètes une action *excito-réflexe* importante en rapport avec la production de la nausée et du vomissement (Volkmann), des mouvements de la déglutition (Walles et Prévost), et enfin de la sécrétion salivaire (Ludwig et Rahn). Cette action excito-secrétoire du glosso-pharyngien se produirait, d'après Haeb et Heedenhain, sur la parotide. D'après ces auteurs les excitants appliqués sur la muqueuse buccale resteraient sans effet sur la sécrétion parotidienne, après la section intra-crânienne de ce nerf. Ces filets glandulaires proviendraient par l'intermédiaire du nerf de Jacobson et du petit nerf pétreux superficiel.

Le glosso-pharyngien est de plus nerf *vaso-dilatateur*, ainsi qu'il ressort d'expériences récentes de Vulpian qui, après la section centrale de ce nerf et l'excitation du bout -périphérique, a constaté une dilatation des vaisseaux de la base de la langue du côté correspondant.   COYNE.

BIBLIOGRAPHIE. — BURDACH. *Vom Baue und Leben des Gehirns.* Leipzig, 1822. — F. ARNOLD. *Handbuch der Anatomie des Menschen.* Freiburg, 1852. — LEURET et GRATIOLET. *Anatomie comparée du système nerveux.* Paris, 1839, 1857. — FOVILLE. *Traité complet de l'anatomie, de la physiologie et de la pathologie du système nerveux cérébro-spinal.* Paris, 1844. — LUYS. *Recherches sur le système nerveux cérébro-spinal.* Paris, 1865. — A. KÖLLIKER. *Mikroscopische Anatomie*, II. Bd. — REICHERT. *Der Bau des menschlichen Gehirns erläutert aus Durchschnitten.* Leipzig, 1859-61. — L. HIRSCHFELD et J. LÉVEILLÉ. *Névrologie ou description et iconographie du système nerveux et des organes des sens de l'homme.* Paris, 1853. — HUSCHKE. *Schädel, Hirn und Seele.* Iéna, 1854. — MEYNERT. *Das Gesammtgewicht und die Theilgewichte des Gehirns nach einer neuen Wägungsmethode.* In *Vierteljahrschrift für Psychiatrie von Leidesdorff und Meynert.* — O. DEITERS. *Untersuchungen über Gehirn und Mark des Menschen und der Säugethiere.* Braunschweig, 1865. — INZANI et LEMOIGNE. *Sulle origini et sullo andamento di varii fasci nervosi del cervello.* Parma, 1861. — JACUBOWITSCH. *Mittheilung über den feineren Bau von Gehirn und Mark.* Breslau, 1857. — SCHILLING. *Ueber die Textur der Medulle oblongata.* Erlangen, 1842. — L. CLARKE. *Researches on the Intimate Structure of the Brain.* In *Philosoph. Transact.* London, 1858 et 1868. — LENHOSSECK. *Neue Untersuchungen über den Bau des centralen Nervensystemes.* In *Denkschr. der k. Acad. d. Wissensch.* Wien, 1855. — SCHRÖDER, v. d. KOLK. *Bau und Functionen der Med. Spina und Oblongata.* — J. GERLACH. *Ueber die Kreuzungsverhältnisse in dem centralen Verlaufe des Nervus hypoglossus.* In *Zeitschr. f. rat. Medic*, Bd. XXXV. — J. ENGEL. *Ueber die Oberflächen des Gehirnes.* In *Wiener med. Wochenschr.*, 1865, p. 1097. — J. DEAN. *The Gray Substance of the Medulla oblongata and Trapezium.* Washington, 1864. — DEBROU. Thèse de doctorat. Paris, 1841. — VALENTIN. *Lehrbuch der Physiol.*, Braunschweig, 1844. — BIFFI et MORGANTI. *Sui nervi della lingua, ricerche anat. fisiol.* In *Annali universali di medicina*, vol. CXIX. Milano, août-sept., 1846. — J. MÜLLER. *Physiologie du système nerveux*, traduct. Jourdan, t. I. — VOLKMANN. In *Wagner's Handwörterbuch*, t. II. — HENS. In *Müller's Archiv*, 1844. — HERBERT-MAYO. *Journ. de physiol. expériment.*, 1823, t. III. — JOHN REID. *On Experiment Investigat into the Function of the Eighth Pair of Nerves, of the Glossopharyng. Pneumo-gastric and Spinal Accessory.* In *the Edinb. Medic. and Surgic. Journ.*, 1838, t. XLIX. — PANIZZA. *Ricerche speriment. sopra i nervi.* Pavii, 1834. — ALROCK. *Determinat on the Question wich are the Nerves of Taste.* In *the Dublin Journ.*, 1836, n° 29. — CAZALIES et GUYOT. *Arch. gén. de médecine*, t. IV, 3ᵉ série, p. 258. — MAGENDIE. *Fonctions et maladies du système nerveux*, 1839, t. II. — VERNIÈRE. *Journ. des progrès*, t. III, et IV. — GUYOT et ADMYRAULD. *Arch. gén. de médecine*, 2ᵉ série, 1837, t. XIII. — A. VULPIAN. *Cours fait au Muséum sur le digestion en 1864.* In *Revue scientifique*, 5ᵉ année, p. 754 et suiv. — CHAUVEAU. *Du nerf pneumogastrique considéré comme agent excitateur des contractions œsophagiennes.* In *Journ. de physiologie de Brown-Séquard*, 1862, t. V, p. 209. — HORN. *Ueber den Geschmacksinn des Menschen.* In *Beitr. zur Physiol.* Heidelberg, 1825. — M. SCHIFF. *Leçons sur la physiologie de la digestion.* Paris, 1868. — C. DAVIS. *Die becherförmigen Organe des Kehlkopfes.* In *Archiv f. mikroscopische Anatomie*, Bd. XI, p. 158. — REMACK. *Ueber die Ganglien der Zunge bei Säugethieren und Menschen.* In *Müller's Archiv*, 1852, Heft I, p. 58. — WALLER. *Minute Structure of the Papillae and Nerves of the Tongue of the Frog and Toad.* In *Philosoph. Transact.*, 1847. — F. LEYDIG. *Ueber die Haut einiger Süsswasserfische*, In *Zeitschr. f. wiss. Zool.*, 1851, Bd. III, p. 3. — DU MÊME. *Lehrbuch der Histologie des Menschen und der Thiere*, 1857, p. 84 u. fig. 44, p. 196 u. fig. 100, p. 299 u. fig. 160 B. — CAROLUS FIXSEN. *De linguae raninae structura.* Dorpat, 1857. — BILLROTH. *Ueber die Epithelialzellen der Fischzunge und S.-W.*, In *Archiv f. Anat. u. Physiol.*, 1858, p. 159, taf. VII. — HOYER. *Mikroskopische Untersuchungen über die Zunge des Frosches.* In *Archiv f. Anat. u. Physiol.*, 1859, p. 481. — ERNST AXEL KEY. *Ueber die Endigungsweise des Geschmacksnerven in der Zunge des Frosches.* In *Archiv f. Anat. u. Physiol.*, 1861, p. 329, t. VIII. — R. HARTMANN. *Ueber die Endigungsweise der Nerven in den Papillae fungiformes der Froschzunge.* In *Archiv f. Anat. u. Physiol.*, 1863, p. 634, taf. XVII u. XVIII. — FRANZ

Eilhard Schulze. *Ueber die becherförmigen Organe der Fische.* In *Zeitschr. f. wiss. Zool.*, 1863, Bd. XII, p. 218. — L.-S. Beale. *New Observation upon the Minute Anatomy of the Papillae of the Frog's Tongue.* In *Philosoph. Transactions*, 1865, vol. 155, I, p. 443. — Szabadföldy. *Beiträge zur Histologie der Zungenschleimhaut.* In *Arch. f. pathol. Anatomie*, Bd. XXXVIII, p. 177. — Th.-Wilh. Engelmann. *Ueber die Endigungsweise des Geschmacksnerven des Frosches. Vorl. Mitth.* In *Centralbl. f. d. med. Wiss.*, 1867, n° 50. — Du même. *Ueber die Endigungen des Geschmacksnerven in der Zunge des Frosches.* In *Zeitschr. f. wiss. Zool.*, Bd. XVIII, p. 142, taf. IX, 1867. — Du même. *Over de uiteinden der smaakzenuwen in de tong van den Kikvorsch.* In *Arch. voor Natuur- en Geneesk.*, III, p. 387, met plaat. S. a. *Onderzoekingen gedaan in het physiol. laborat der Utrechtsche hoogschool.* Tweede reeks, I, 1867-68, p. 193. — G. Schwalbe. *Ueber das Epithel des Papillae vallatae. Vorl. Mitth.* In *Archiv f. mikrosc. Anat.*, III, 1867, p. 504. — Cur. Löven. *Beiträge zur Kenntniss vom Bau der Geschmackswärtzchen der Zunge.* In *Archiv f. mikrosc. Anat.*, IV, 1868, p. 96, taf. VII. — G. Schwalbe. *Ueber die Geschmacksorgane der Säugethiere und des Menschen.* In *Archiv f. mikrosk. Anat.*, IV, 1868, p. 154, taf. XII u. XIII. — Du même. *Zur Kenntniss der Papillae fungiformes der Säugethiere.* In *Centralbl. f. d. med. Wiss.*, 1868, n° 28. — L. Letzerich. *Ueber die Endapparate der Gemacksnerven. Vorl. Mitth.* In *Centralbl. f. d. med. Wiss.*, 1868, n°. 32, et *Virchow's Archiv*, Bd. XLV, p. 9, taf. I. — L.-S. Beale. *New Observation upon the Minute Anatomy of the Frogs Tongue.* In *Quart. Journ. of Micr. Sciences*, 1869, p. 1, pl. 1, IV. — R.-L. Maddox. *A Contribution to the Minute Anatomy of the Fongiform Papillae and Terminal Arrangement of Nerve to striped Musculair Tissue in the Tongue of the Comnon Frog.* In *Monthly Microscop Journ.*, 1869, p. 1. — H. von Wyss. *Ueber ein neues Geschmacksorgan auf der Zunge des Käninchens.* In *Centralbl. f. d. med. Wiss.*, 1869, n° 35, p. 548. — T.-E. Schulze. *Die Geschmacksorgane der Froschlarven.* In *Arch. f. mikrosk. Anat.*, Bd. VI, 1870, p. 407, taf. XXII. — Mathias Duval. *Recherches sur l'origine réelle des nerfs crâniens.* In *Journal de l'anatomie et de la physiologie*, 1879.   C.

GLOSSO-STAPHYLIN (Muscle).   *Voy.* Langue.

GLOTTE.   Le mot glotte est déjà défini dans l'article consacré à l'*Anatomie et à la physiologie du larynx* (sér. II, t. I, p. 525) de ce Dictionnaire; nous n'avons qu'à reproduire cette définition, classique aujourd'hui, selon laquelle la glotte, synonyme, d'après les auteurs modernes, de *fente vocale* (*Stimmritze* des Allemands), est « l'espace à chaque instant variable, suivant les besoins de la phonation et de la respiration, qui existe entre les bords libres des deux cordes vocales inférieures » (Béclard). Nous rappellerons en même temps que, pour bien préciser la différence qui existe entre cet espace et celui que circonscrivent les replis thyro-aryténoïdiens supérieurs (fausses cordes vocales ou lèvres sus-glottiques), quelques auteurs appellent le premier glotte inférieure ou phonatrice, et réservent au second le nom de glotte supérieure, fausse glotte ou orifice sus-glottique. Cette distinction a l'avantage de faciliter la description du sujet; nous ajouterons qu'elle nous paraît d'autant mieux justifiée que nous attribuons à la fausse glotte, comme nous le dirons plus loin, un rôle important, bien qu'elle reste complétement étrangère à la production du son de la voix. Du reste, quelles que soient les appellations qui se trouveront sous notre plume, le lecteur se rappellera toujours que le mot glotte, employé seul, désigne invariablement la fente vocale. Nous nous occuperons de son mécanisme ainsi que de celui de l'orifice sus-glottique pendant la respiration et pendant l'acte de l'effort, en signalant seulement pour mémoire le rôle phonateur de la glotte proprement dite, ce côté de la question étant réservé à l'article Voix. L'aperçu physiologique de notre sujet étant tracé, nous en ferons facilement saisir le côté pathologique plus particulièrement visé ici. L'histoire des maladies de la glotte se trouve, il est vrai, largement traitée dans de nombreux articles de cet ouvrage consacrés à la *pathologie médicale et chirurgicale du larynx* (Ibid., depuis p. 575 jusqu'à p. 780), et les mots Aphonie (sér. I, t. V, p. 644),

Chanteur (sér. I, t. XV, p. 391) et Cornage (sér. I, t. XX, p. 452), fournissent un surcroît de renseignements; mais les nombreuses publications qui se sont produites depuis l'apparition des premiers volumes de ce Dictionnaire, et l'intérêt particulier qu'offre le sujet, nous autorisent à élargir encore notre cadre : c'est le chapitre de certains troubles *moteurs* de la glotte qui nous paraît comporter de plus amples développements.

Nous venons de dire qu'une partie du sujet, celle qui a trait à la phonation, doit être développée à l'article Voix : nous allons donc à peine l'effleurer ici, et nous répétons à dessein que nous nous bornerons à l'exposé *des troubles respiratoires* de la glotte, pour compléter certaines lacunes laissées dans les articles auxquels nous venons de renvoyer le lecteur.

Physiologie. Dans la respiration normale, au repos, les replis thyro-aryténoïdiens supérieurs (lèvres sus-glottiques ou fausses cordes vocales), légèrement écartés de la ligne médiane, restent à peu près immobiles, cachant de chaque côté, dans le sens de leur longueur, le tiers externe environ des replis thyro-aryténoïdiens inférieurs ou cordes vocales inférieures. Dès que la respiration s'accélère, les replis thyro-aryténoïdiens supérieurs s'écartent l'un de l'autre, demeurent dans l'abduction et découvrent entièrement les cordes vocales. Celles-ci à leur tour s'éloignent de la ligne médiane à chaque mouvement d'*inspiration*, légèrement dans la respiration au repos, et complétement lorsque la respiration devient rapide : dans le premier cas, la fente glottique forme une ouverture fusiforme pour la portion interligamenteuse, et présente une forme triangulaire dans la portion interaryténoïdienne, les grosses extrémités des figures étant tournées en arrière; dans le second cas, c'est-à-dire au fur et à mesure que la respiration devient plus rapide, les deux ouvertures tendent à se confondre en une seule, la glotte inférieure affectant dans son ensemble, et pendant la respiration très-ample, la forme d'un large triangle isocèle à base postérieure, et pendant la respiration moins ample la forme ovoïde, la grosse extrémité étant, dans les deux cas, toujours tournée en arrière. Pendant l'*expiration*, la glotte inférieure se rétrécit quelque peu par un léger mouvement de rapprochement des deux cordes vocales, et la différence qui en résulte pour la fente glottique entre l'inspiration et l'expiration existe aussi bien dans la respiration accélérée. Or, le diamètre de la colonne d'air étant nécessairement mesuré par le diamètre de l'ouverture qui lui livre passage, il résulte de la légère inégalité de la glotte pendant les deux mouvements de la respiration, que le débit de l'air inspiré s'effectue sous une tension moins forte que celui de l'air expiré. Cette différence de tension s'accentue au fur et à mesure que la respiration s'accélère, parce que la glotte laisse, comme nous venons de le voir, un large passage à l'air inspiré, tandis qu'elle se rétrécit sensiblement pendant les mouvements d'expiration. La fin de l'expiration est marquée dans les deux ouvertures (glotte et espace sus-glottique) par un court instant d'immobilité. Par conséquent, les replis thyro-aryténoïdiens supérieurs et inférieurs dessinent le rhythme de la respiration par trois temps qui sont : l'abduction, l'adduction et le repos ; ajoutons que ces mouvements, très-nettement accusés pour la glotte vocale, sont beaucoup moins marqués pour l'orifice sus-glottique.

Dans le mécanisme de l'*effort*, les replis thyro-aryténoïdiens supérieurs et inférieurs concourent activement à l'occlusion de la portion supérieure des voies respiratoires en formant un sphincter à deux plans superposés, de la manière

suivante : les replis supérieurs se mettent brusquement en contact et ferment
les deux tiers antérieurs de l'orifice supérieur; en même temps, la base de
l'épiglotte vient s'appuyer, en la couvrant, sur la commissure antérieure de cet
orifice, contribuant ainsi à en assurer l'occlusion; les deux cartilages aryténoïdes et les cartilages de Santorini se mettent au même instant en contact
intime et, la portion postérieure de la glotte supérieure se trouvant fermée,
l'occlusion est complète. Lorsque l'acte de l'effort est très-accusé, toutes les
parties qui constituent ce sphincter virtuel subissent une telle constriction que
leur muqueuse forme des plis multiples s'imbriquant et s'emboîtant intimement
les uns dans les autres et cachant ainsi absolument la glotte inférieure ou phonatrice dont le mécanisme, pendant cet acte, est invisible au laryngoscope sur
l'homme vivant, au moins à l'état physiologique. Ce mécanisme a pu être
observé cependant dans des cas où les replis thyro-aryténoïdiens supérieurs
avaient disparu à la suite de pertes de substances très-étendues, tuberculeuses
ou syphilitiques. On a eu aussi plusieurs fois l'occasion d'observer le jeu de la
glotte vocale, pendant le mécanisme de l'effort, sur des individus qui, dans
une tentative de suicide, s'étaient ouvert le cou au niveau du ventricule de
Morgagni, séparant ainsi l'orifice sus-glottique de la glotte proprement dite. On
voyait alors à ciel ouvert que tout mouvement d'effort mettait en contact les
cordes vocales inférieures, et que l'occlusion s'accomplissait toujours plus complétement au niveau de l'espace sus-glottique. Il résulte de ce double mécanisme
que le sphincter virtuel dont nous venons de décrire la formation et le rôle
pendant la respiration entre aussi en jeu lorsque, pour l'accomplissement de
divers actes physiologiques, il s'agit d'immobiliser le thorax de façon à donner
aux muscles respiratoires des attaches fixes qui en assurent toute la puissance
pendant l'acte de l'effort.

Tout le monde sait que l'effort, surtout quand il a été considérable, est accompagné, particulièrement vers la fin, d'un bruit caractéristique qui est celui du
geignement[1]; ce bruit est, selon nous, le résultat de vibrations qui se produisent dans les plis de la muqueuse du plan supérieur du sphincter. C'est là aussi,
et de la même façon, que se produit le bruit de la toux. Ajoutons immédiatement que pour l'acte de *geindre*, comme pour la toux, les lèvres de la glotte
inférieure *peuvent* entrer en vibration, que cela a lieu quelquefois, et qu'alors
le bruit, et particulièrement celui de la toux, devient sonore et vibrant; mais,
le plus souvent, les bruits rauques dont nous parlons naissent dans la glotte
supérieure seule.

À l'appui de ces résultats précis de nos observations laryngoscopiques, nous
mentionnerons ce fait bien connu que, même chez des individus atteints de paralysie absolue des deux cordes vocales inférieures, le bruit de la toux peut toujours se produire, et qu'il en est de même chez des individus dont les cordes
vocales inférieures ont disparu par ulcération, ce qui prouve bien que ce bruit
a lieu au niveau de l'orifice sus-glottique.

Sans empiéter sur la théorie de la formation de la voix (*voy.* ce mot), nous
nous croyons autorisé à dire très-sommairement et comme complément de notre
étude ce que l'on constate au laryngoscope pendant l'émission des sons. Les
vraies cordes vocales sont d'abord mises intimement en contact l'une avec l'autre.
mais, pour entrer en vibration, elles s'écartent légèrement et laissent entre

---

[1] Nous employons, pour bien rendre notre pensée, ce substantif inusité du verbe geindre.

elles une fente dont la forme et le diamètre déterminent *en partie* la valeur musicale du son à laquelle le degré de tension des rubans vocaux concourt en même temps, et dans une proportion importante. Quant aux replis thyro-aryténoïdiens supérieurs, leur jeu, qui pendant la respiration et l'acte de l'effort concordait avec celui des rubans vocaux, en est très-différent pendant la phonation. Lorsque ceux-ci émettent des sons dans le registre du médium qui est celui du langage habituel, les lèvres sus-glottiques restent légèrement écartées de la ligne médiane et cachent environ le tiers externe de la face supérieure des cordes vocales (sans les toucher cependant, attendu qu'ils en sont séparés par la hauteur de l'ouverture du ventricule de Morgagni). Selon que la voix monte ou descend la gamme diatonique, il s'opère dans les replis supérieurs et inférieurs un double jeu antagoniste : les premiers s'éloignent, les seconds se rapprochent de la ligne médiane au fur et à mesure que le son monte, tandis que pour les sons graves c'est l'inverse qui a lieu.

S'il était nécessaire de donner un surcroît de preuve de l'indépendance des mouvements dans les deux orifices, nos expériences sur les animaux vivants le fourniraient. Nous avons montré que, lorsque sur un chat (cet animal est particulièrement favorable à ce genre de recherche) on renverse le larynx au devant du cou et hors de sa loge, les nerfs et les muscles étant ménagés, on distingue nettement, pendant la phonation, l'indépendance de jeu de la glotte et de l'orifice sus-glottique (*voy.* notre communication à l'Académie de médecine, in *Bullet.*, 1880).

Nous avons tenu à bien faire saisir ces divers mécanismes, fort utiles à connaître pour notre sujet et que négligent trop les traités de physiologie.

Physiologie pathologique. Le mécanisme de l'occlusion de la glotte trouve son corollaire dans le phénomène pathologique du spasme qui peut survenir au niveau de cet orifice à double plan. Ce qu'on est convenu de désigner sous le nom de spasme de la glotte est en réalité le spasme des lèvres de la glotte proprement dite et de l'orifice sus-glottique. On sait que dans ce spasme l'inspiration est seule gênée, et que l'expiration s'effectue librement. Il est aisé de comprendre, d'après ce que nous venons de dire, que l'air aspiré rencontre un premier obstacle dans le plan supérieur du sphincter, formé, nous l'avons vu, au niveau des lèvres sus-glottiques. Comme pendant le trouble dit spasme de la glotte, terme que nous maintenons parce qu'il est universellement adopté, une contraction simultanée de tous les muscles inspirateurs du thorax et de l'abdomen se produit par action réflexe, il en résulte un appel d'air brusque et dont la violence même, loin de faciliter la pénétration dans l'arbre aérien, augmente d'autant plus la difficulté, que l'air fortement aspiré a pour effet d'affaisser et de rapprocher les uns des autres les aryténoïdes, les cartilages de Santorini et ceux de Wrisberg. En supposant qu'elle franchisse ce premier obstacle, la colonne d'air aspiré en rencontre un second au niveau de la glotte proprement dite : les cordes vocales, rapprochées l'une de l'autre, lui opposent un plan à face supérieure légèrement convexe, dont les bords libres sont la ligne culminante ; cette colonne d'air aspiré tendant à les déprimer, comme cela a eu déjà lieu pour l'orifice sus-glottique, rend leur contact encore plus intime, et l'occlusion devient plus complète.

Pour l'expiration, le contraire se produit : la colonne d'air expiré rencontre d'abord les cordes vocales dont la face inférieure, un peu inclinée de bas en haut et de dehors en dedans, forme un plan très-légèrement déclive et concave ;

la fente vocale étant la ligne la plus culminante du plan, la colonne d'air écarte facilement les lèvres de la glotte et s'échappe presque sans rencontrer d'obstacle. L'air expiré arrive ensuite au plan supérieur du sphincter formé, comme nous l'avons expliqué, par les replis thyro-aryténoïdiens, les cartilages aryténoïdes, les cartilages de Santorini et de Wrisberg et la base de l'épiglotte ; l'ensemble de ces replis et cartilages prend à peu près, au moment de la constriction spasmodique, l'aspect d'un infundibulum, aplati latéralement, dans la grosse extrémité duquel l'air s'engouffre facilement de bas en haut, en s'insinuant dans les plis de la muqueuse. C'est ainsi que s'exécutent, pendant le spasme de la glotte, les deux temps de la respiration : l'un, l'inspiration, avec dyspnée et cornage, l'autre, l'expiration, avec aisance et sans bruit. Cette différence est d'autant plus accusée que l'individu est plus jeune : on se rappelle l'expérience classique de Longet, démontrant que la section des deux récurrents entrave très-peu la respiration chez les animaux adultes, tandis qu'elle détermine l'asphyxie des animaux jeunes. C'est que les aryténoïdes paralysés se trouvent chez les animaux adultes immobilisés dans une demi-abduction qui permet encore le passage de l'air, tandis que chez les animaux jeunes les aryténoïdes paralysés et dont la charpente osseuse est insuffisamment développée ne présentent aucune résistance, et s'affaissent sous la pression de l'air inspiré. Les voies aériennes se trouvent ainsi oblitérées par un mécanisme analogue à celui de la constriction active que nous venons d'analyser[1]. Il en résulte que, dans le jeune âge, la paralysie bilatérale de la glotte peut produire, par l'obstacle matériel qu'elle fait naître, des phénomènes semblables à ceux du spasme de la glotte. Nous aurons, du reste, à développer ce sujet en ce qui concerne l'adulte, mais il y a lieu d'insister d'abord sur la différence qui existe entre le spasme et la paralysie, lorsqu'un côté seulement de la glotte est atteint.

La section d'un seul nerf récurrent ne produit que la cessation de fonction musculaire du même côté du larynx ; nous avons prouvé, au contraire, expérimentalement, que l'*excitation d'un seul* récurrent produit un spasme *bilatéral* et par conséquent l'occlusion complète de la glotte. Il faut donc, lorsqu'un seul des récurrents est atteint, établir une différence fondamentale dans les phénomènes morbides provoqués, selon qu'il s'agit de paralysie ou d'excitation. A l'occasion d'une étude sur l'anévrysme de l'aorte (*voy. Bulletin de la Soc. de Biol.*, 1866), nous avons essayé d'expliquer comment la contraction du muscle impair, l'ary-aryténoïdien, ferme totalement la glotte, les deux attaches de ce muscle étant mobiles et se rapprochant forcément l'un de l'autre, que l'excitation du récurrent soit uni ou bilatérale. L'excitation d'un seul récurrent produit par conséquent de l'apnée, tandis que sa paralysie ne trouble pas la respiration, pourvu que cette paralysie soit complète, comme cela a lieu après la *section* du nerf ; mais, si la paralysie est incomplète, et si elle ne porte que sur les fibres motrices du muscle crico-aryténoïdien postérieur — le fait se produit pathologiquement — il en résulte une persistance d'action des muscles constricteurs (les fibres nerveuses qui les animent étant indemnes), et par suite une tendance au rétrécissement de la glotte. Voilà pourquoi, quelque singulier que cela paraisse, l'abolition d'action de toutes les fibres du récurrent est moins grave qu'une abolition partielle.

[1] La division et même la résection des récurrents ont été pratiquées sur l'homme (*voy.* notre communication à la Société de biologie, *Bulletin*, 1880) ; les effets ont été observés attentivement et il est démontré que la théorie de Longet s'applique à l'espèce humaine.

Il ne faudrait pas croire néanmoins qu'il soit toujours aisé, dans les cas d'apnée, de distinguer exactement le spasme de la paralysie. Les observations cliniques sont loin de se présenter avec la simplicité des expériences de laboratoire, et nous rappellerons ici que, par une de ces modalités pathologiques dont il n'est pas toujours facile de pénétrer la cause, la paralysie persistante d'un muscle ou d'un groupe de muscles produit fréquemment (soit par tonicité simple, soit par spasme consécutif) la contraction d'un muscle ou d'un groupe de muscles antagonistes. Par exemple, la paralysie unilatérale du dilatateur de la glotte, le crico-aryténoïdien postérieur, ne donne lieu au début à aucun accident respiratoire, mais bientôt ses muscles antagonistes, constricteurs de la glotte, entrent en jeu et la rétrécissent d'abord par simple tonicité, bientôt par spasme. On s'explique dès lors comment des individus chez lesquels un des muscles dilatateurs de la glotte est paralysé et qui respirent avec aisance pendant un certain temps, deviennent dyspnéiques et finissent par subir toutes les angoisses de l'asphyxie.

Dans les cas où les troubles respiratoires sont dus à une compression unilatérale ou bilatérale du ou des récurrents, il devient extrêmement difficile de distinguer les paralysies des spasmes, d'autant plus que certaines fibres du récurrent peuvent être excitées, d'autres paralysées, et que l'ensemble des phénomènes morbides varie alors d'un moment à l'autre. L'examen laryngoscopique fréquemment répété peut seul permettre un diagnostic définitif.

Lorsque chez un malade en état de dyspnée par trouble moteur de la glotte on constate au laryngoscope le rapprochement permanent des deux cordes vocales, on peut en inférer la paralysie des muscles dilatateurs, tandis que, si ce rapprochement est intermittent, c'est plutôt au spasme des muscles constricteurs qu'il faut conclure. La voix reste intacte dans l'un et dans l'autre cas; c'est la paralysie seule des adducteurs et tenseurs, c'est-à-dire des phonateurs qui altèrent la voix, et alors il n'existe pas de troubles respiratoires. Cet antagonisme est facile à comprendre.

Au point de vue de l'examen direct de la glotte, nous ferons ici une remarque qui a son importance. Quand on n'est pas très-familiarisé avec l'inspection du larynx, on a trop souvent tendance à attribuer les troubles moteurs de la glotte aux moindres altérations de tissus que l'on constate : cette idée toute théorique donne fréquemment lieu à des erreurs de diagnostic. La vérité est que la muqueuse du larynx peut être le siége de certaines altérations sans qu'il se produise aucun trouble fonctionnel, au moins en ce qui concerne la respiration. Les troubles phonateurs mêmes sont fort peu accusés dans les cas de simple injection superficielle de la muqueuse laryngée. Tout au plus, chez des chanteurs, constatera-t-on la perte ou l'impureté d'une ou de deux notes du registre ou, moins encore, un certain degré d'asynergie vocale (voy. Krishaber et Peter, sér. II, t. I, p. 681). Nous avons souvent observé que des artistes dramatiques et lyriques éprouvaient à peine une gêne légère pour émettre la voix, bien que de temps en temps les cordes vocales s'injectassent; au contraire, ils se trouvent dans l'impossibilité de se servir de leur voix, alors que les altérations visibles étaient presque nulles. Cette anomalie apparente résulte de ce que le plus souvent ce sont des perturbations nerveuses et musculaires qui jouent le principal rôle. Nous n'insisterons pas sur ces observations qui nous entraîneraient à traiter la question des aphonies. Nous tenons seulement à bien établir que les troubles respiratoires ne sont pas dus à la rougeur de la muqueuse laryngée, même si elle est accompagnée d'une légère bouffissure; cet état est souvent l'indice d'un travail irritatif qui peut influer sur les muscles dilatateurs de la glotte, dans lesquels il faut chercher la cause directe du travail morbide.

Avant d'aborder le côté clinique de la question, nous pouvons résumer ce qui précède de la manière suivante :

1° L'occlusion physiologique des voies respiratoires et, au point de vue pathologique, le spasme de la glotte, résultent du jeu d'un sphincter virtuel à deux plans, dont l'un, inférieur, correspond aux lèvres de la glotte proprement dite, et l'autre, supérieur, aux lèvres de l'orifice sus-glottique ;

2° Le spasme du sphincter intercepte l'*inspiration* alors même qu'un seul des nerfs récurrents est excité ;

3° La paralysie de la glotte produit des phénomènes très-différents et même opposés, selon que tels filets nerveux ou tels muscles sont atteints et aussi selon qu'elle est unilatérale, bilatérale, récente ou ancienne, la paralysie ancienne se compliquant de contracture dans les muscles antagonistes ;

4° Qu'il s'agisse de spasme ou de paralysie, l'état de la muqueuse de la glotte a peu ou n'a point de signification, si l'altération est légère.

Pathologie. Il nous reste maintenant à exposer le côté purement clinique de notre sujet. Nous n'avons pas à décrire le spasme de la glotte chez l'enfant : un article spécial lui a déjà été consacré (*voy.* sér. II, t. I, p. 684). Notre étude se bornera donc au spasme de la glotte chez l'adulte, phénomène mal déterminé jusque dans ces derniers temps, mais que des travaux récents, quoique peu nombreux, ont mis en lumière. Quant à la paralysie des muscles respiratoires de la glotte, les publications sur ce sujet ont été nombreuses, presque à l'excès, nous devrons donc à la fois éliminer les documents inutiles et tirer profit de ce qui nous paraît instructif. La classification des phénomènes nerveux que nous allons étudier n'ayant pas encore été faite, nous proposons la suivante :

SPASME ET PARALYSIE (CHEZ L'ADULTE) DES MUSCLES DE LA GLOTTE PRÉPOSÉS
A LA RESPIRATION

IDIOPATHIQUES . . . . , ...	Laryngisme, Spasme essentiel, ou ictus laryngé (vertige laryngé de M. Charcot). Paralysie unilatérale ou bilatérale.
SYMPTOMATIQUES ou prémonitoires, dans. . . .	l'hystérie. l'ataxie locomotrice. la compression du ou des récurrents.
ACCIDENTELS ou irritatifs, dans.	les corps étrangers et les végétations.

Le spasme de la glotte dans la généralité de son acception a été signalé incidemment chez l'adulte par presque tous les auteurs qui ont décrit le laryngisme de l'enfance, mais on a confondu toutes les formes du spasme et décrit même sous ce nom des troubles respiratoires dus à des altérations matérielles. L'histoire du spasme de la glotte chez l'adulte est encore à faire, et nous allons la tenter en suivant la classification que nous venons d'adopter.

DU LARYNGISME OU ICTUS LARYNGÉ ou spasme essentiel de la glotte chez l'adulte (vertige laryngé de M. Charcot).

C'est à M. Charcot que sont dues les premières observations de cette forme particulière de spasme essentiel (*Soc. de biologie*, séance du 10 novembre 1876). Assimilant les phénomènes observés chez des malades (quatre observations) au *vertigo ab aure læsa*, l'éminent clinicien les a présentés sous le nom de vertige laryngé. Le docteur Gasquet a fait connaître ensuite l'histoire d'un malade semblable à ceux de M. Charcot ; enfin nous avons nous-même publié récemment une observation analogue (voy. *Ann. des mal. de l'or. et du larynx*, mars 1882) sous le nom de laryngisme ou d'ictus laryngé. Des ressemblances très-caractéristiques lient ces faits les uns aux autres; l'histoire des six malades est la même, à quelques différences près; il s'agit toujours d'adultes qui, avec ou sans phénomène prémonitoire, sont frappés subitement d'occlusion spasmodique de la glotte, occlusion suivie, dans les petits accès, d'étourdissements, dans les grands, de perte complète de connaissance, et souvent de convulsions épileptiformes de la face et des membres. Quelquefois une sensation de brûlure ou de chatouillement au niveau du larynx précède d'un instant la crise spasmodique; mais cette espèce d'aura ne se manifeste pas toujours. L'accès rappelle le vertige épileptique : le malade reprend presque immédiatement connaissance, mais ne reste nullement hébété. H. Charcot, qui donne à cette affection le nom de vertige laryngé, reconnaît cependant qu'il n'y a pas de vertige proprement dit, mais perte de connaissance, ce qui justifierait plutôt l'assimilation au *petit mal* qu'à la maladie de Menière.

On ne saurait pourtant admettre la nature comitiale du mal, car les malades avaient tous dépassé l'âge moyen de la vie lors du premier accès, et la plupart ont complétement guéri; un seul a succombé pendant l'accès. Cependant le caractère essentiellement nerveux de l'affection ne pourrait être contesté : ainsi, chez notre malade, sujet à de petits et à de grands accès, l'un des plus graves a été causé par un bruit subit entendu dans la rue; dans une autre occasion, se trouvant sur un bateau qu'un second bateau croisa tout à coup, il éprouva un trouble visuel qui détermina le spasme et l'étouffement. Quelquefois, il est vrai, ce sont des agents irritants, tels que l'inspiration d'un air chargé de fumée ou de poussière, qui excitent le larynx, mais le plus souvent la cause immédiate des crises reste inconnue. Ces crises sont, en général, précédées d'une très-légère quinte de toux, ou plutôt de quelques petites secousses sèches rappelant la fin d'un accès de toux de coqueluche; elles surviennent aussi sans aucun signe prémonitoire, avec une soudaineté et une intensité variables : l'individu perd d'emblée connaissance et tombe instantanément. C'est cette espèce de sidération qui nous a conduit à désigner ce genre de spasme sous le nom d'*ictus laryngé*, nom générique qui caractérise le phénomène sans en préjuger la nature.

Dans l'intervalle des crises, les malades jouissent de la plénitude de leur santé; ils n'ont ni toux, ni oppression, ni troubles respiratoires d'aucun genre.

Il ne nous paraîtrait guère admissible de comparer ces crises à la syncope que l'on peut produire chez des animaux par excitation du laryngé supérieur, car le cœur continue à battre pendant la plupart des accès. Il n'y a même pas, à proprement parler, d'asphyxie, mais bien de l'apnée, et la soudaineté des accidents ne permet pas de les attribuer à l'absence d'oxygénation du sang. A notre avis d'ailleurs, il serait inutile de forcer l'interprétation; il faut prendre la névrose pour ce qu'elle est, du laryngisme à apparition foudroyante avec réflexe cérébral; son histoire est encore trop incomplète pour tenter une analyse définitive, et avec le petit nombre de faits que l'on possède on s'exposerait à des contradictions ultérieures. L'important est de signaler l'existence chez l'adulte d'une sorte de laryngisme analogue à celui de l'enfance et idiopathique en ce sens qu'il peut survenir, persister et disparaître, ou bien tuer le malade, sans qu'il soit possible de le rattacher à une affection concomitante quelconque.

Avant de quitter ce sujet, nous rappellerons qu'on trouve dans les statistiques officielles de mortalité de tous les pays, sous la rubrique de *spasme de la glotte*, à côté d'un nombre relativement considérable d'enfants, quelques chiffres plus ou moins restreints se rapportant à des adultes des deux sexes. Mais les constatations des bulletins de mortalité sont bien souvent inexactes, et, en ce qui concerne les troubles glottiques, les erreurs de diagnostic sont particulièrement fréquentes. On ne saurait donc affirmer que parmi les cas de mort attribués au spasme de la glotte il y en ait qui se rapportent au laryngisme essentiel dont nous parlons. Nous ne signalons ici que les faits dûment observés, vérifiés au laryngoscope et qui ne permettent aucun doute.

PARALYSIE DES MUSCLES RESPIRATOIRES DU LARYNX. La paralysie des muscles respiratoires du larynx sans altération primitive est une affection peu commune, comme toutes les paralysies myosthéniques du reste, dont le cadre tend à se restreindre au fur et à mesure que les faits sont plus attentivement analysés. Les quelques examens *post mortem* pratiqués jusqu'à ce jour dans des cas de paralysie des muscles crico-aryténoïdiens postérieurs ont démontré que, le plus souvent, il y a eu altération matérielle du tissu musculaire ; toutefois on peut admettre que la paralysie dite essentielle existe pour ces muscles respiratoires comme elle existe pour ceux de la phonation. Dans certains cas, les altérations des muscles ne surviennent probablement que vers la fin de l'affection ; il n'en est pas moins vrai que bon nombre d'observations ont été publiées sous le titre de paralysie essentielle des muscles crico-aryténoïdiens postérieurs qui ne méritaient pas ce nom. La fréquence de cette interprétation erronée s'explique par la confusion commise entre l'*immobilité* et la *paralysie* : à l'examen laryngoscopique on constate le défaut d'écartement actif, pendant les mouvements respiratoires, d'une ou des deux cordes vocales, alors que le phénomène n'est pas dû au spasme des constricteurs, et la glotte ne présentant aucune lésion visible, on en a conclu à la paralysie essentielle des dilatateurs. Tout en admettant qu'il en soit réellement ainsi quelquefois, il est nécessaire de restreindre ce cadre, les faits nous paraissant, en vérité, encore très-insuffisamment étudiés. Il est d'abord une circonstance digne de remarque, c'est que la paralysie des muscles phonateurs, c'est-à-dire des muscles tenseurs et constricteurs de la glotte, guérit le plus souvent, tandis que l'altération décrite sous le nom de paralysie essentielle des muscles dilatateurs est, pour ainsi dire, invariablement persistante et inguérissable. C'est que, selon toute apparence, dans la majorité des cas, il y a des lésions matérielles qui échappent à la vue ; les rares autopsies qui ont été faites jusqu'ici tendent à le prouver. Cette réserve posée, nous décrirons sous le nom adopté par les auteurs l'altération fonctionnelle qui nous occupe, parce qu'en réalité quelques-unes des observations paraissent en attester l'existence.

La paralysie des muscles crico-aryténoïdiens postérieurs peut être bilatérale ou unilatérale ; cette seconde variété est la plus fréquente. Admise théoriquement par Ettmüller, Ley et Trousseau, c'est Gerhard qui, le premier, a décrit l'état de la glotte vue au laryngoscope dans la paralysie des abducteurs, et cependant il s'agissait dans ce cas d'une compression des deux récurrents par un goître et non de paralysie myopathique. Depuis cette époque, une quarantaine de faits ont été publiés ; dans tous les cas on avait constaté l'*immobilité* des cordes vocales ou d'une des cordes vocales ; quelques-uns de ces faits étaient réellement des paralysies proprement dites. L'autopsie, rarement pratiquée, nous venons de le dire, a montré les muscles pâles, dégénérés, tantôt fibreux, tantôt graisseux (Mackenzie, Riegel), ayant perdu leur striation transversale. Que dire cependant de ce cas où un des muscles crico-aryténoïdiens était baigné dans du

et de paralysie de la glotte sans que, dans l'immense majorité des cas, ces phénomènes deviennent réellement inquiétants. L'occlusion de la glotte chez les hystériques survient au début ou au cours de la crise ; elle est intermittente, permet par conséquent à la malade de respirer et se termine par quelques inspirations bruyantes.

Dans quelques cas l'occlusion de la glotte constitue le seul phénomène de la crise histérique et affecte alors toute l'apparence d'un trouble grave. Nous avons observé plusieurs faits de ce genre et on en trouve décrits dans bon nombre d'auteurs.

Les manifestations hystériques laryngées peuvent être de deux sortes, des paralysies ou des contractures; mais, à l'inverse de ce que l'on observe pour les autres muscles de la vie de relation, les paralysies sont ici les plus fréquentes et les contractures revêtent le plus souvent la forme intermittente. Nous avons donc à signaler successivement les paralysies hystériques laryngées et le spasme de la glotte d'origine hystérique.

Paralysies hystériques. Ces paralysies peuvent se montrer dans des conditions fort différentes; quelquefois elles existent seules en l'absence de toute autre manifestation nerveuse, chez des femmes qui ne présentent ni anesthésie, ni contracture, et qui ne sont pas sujettes aux attaques de nerfs, mais chez lesquelles il existe une excitabilité telle que la moindre influence morale ou physique suffit pour la faire naître; c'est dans ces conditions que la peur, un chagrin profond et subit, ou, inversement, une joie inespérée, en sont le point de départ; d'autres fois, les paralysies sont provoquées par des causes toutes matérielles, l'ingestion de boissons froides ou chaudes, l'influence du froid extérieur, un traumatisme léger portant sur le cou ou la bouche; une laryngite peu intense, qui chez tout autre sujet passerait inaperçue, peut faire paraître les accidents à son tour. Les troubles menstruels (aménorrhée, dysménorrhée, arrêt subit des règles) ont aussi une influence manifeste sur leur développement et sont l'un des nombreux indices des liens étroits qui unissent l'appareil génital à l'organe de la voix.

Des deux groupes de muscles du larynx, phonateurs et respirateurs, les premiers sont beaucoup plus fréquemment atteints que les seconds, en sorte que le principal système qui traduit cette paralysie au dehors est l'*aphonie*.

Celle-ci peut être complète, et alors la malade ne parle que par chuchotement, ou bien au contraire incomplète : la voix est alors sourde, étouffée, à demi éteinte.

Quelques malades ayant perdu complétement la faculté d'émettre les mots parlés peuvent encore chanter, certaines même recouvrent la voix pendant le sommeil et rêvent tout haut. Ce singulier contraste, qui n'existe aussi prononcé dans aucune autre affection laryngée, peut se retrouver également pour la *toux*, qu'il n'est pas rare de voir garder un timbre sonore, parfois même éclatant, aboyant. Nous nous bornons à ce simple exposé des troubles phonateurs dont la description complète ne doit pas trouver place ici (*voy*. Voix), et que nous ne mentionnons que parce que les troubles des muscles respirateurs, les seuls qui nous occupent ici, se compliquent souvent de troubles phonateurs.

Les muscles respirateurs peuvent être pris isolément ou en même temps que les phonateurs, la respiration est alors courte, superficielle, fréquente; ces troubles augmentent à l'occasion des mouvements, de la marche, de l'effort, et à la dyspnée habituelle peuvent alors se joindre du cornage et du tirage. Ces accidents se reproduisent chaque fois que la malade s'expose à la cause qui les

provoque, et leur persistance en l'absence de tout examen laryngoscopique est
un bon moyen de diagnostic avec le spasme hystérique.

Au laryngoscope ce qui frappe tout d'abord, c'est la bilatéralité de la paralysie,
qui peut porter sur tous les muscles du larynx, mais surtout sur les crico-
thyroïdiens et les thyro-aryténoïdiens latéraux, et qui se révèle ici avec ses
caractères habituels; nous n'avons pas à y revenir. La muqueuse laryngée est
le plus souvent normale, les cordes vocales revêtent alors leur couleur blanc
nacré habituelle; quelquefois cependant elles sont parcourues par de petites
arborisations vasculaires ou mêmes complétement rosées. M. Poyet (thèse 1877)
dit n'avoir rencontré cette teinte que dans les cas de paralysie du crico-arylé-
noïdien latéral, et il explique cette particularité par le défaut de tension de la
muqueuse de la corde vocale qui laisse alors voir par transparence la coloration
du muscle sous-jacent.

Le début de la paralysie est toujours subit; il peut se montrer immédiatement après l'action de la cause occasionnelle ou bien à quelques heures de
distance; souvent aussi c'est le matin au réveil que les malades s'aperçoivent
qu'elles ne peuvent plus émettre un son. La marche et la durée en sont des
plus variables : tantôt elle ne dure que quelques heures, disparaissant pour se
reproduire plusieurs fois de suite, mais souvent aussi elle persiste pendant des
mois et même des années. Ce qu'il importe de savoir, c'est que la guérison
peut être espérée après de longues années et qu'elle est alors habituellement
subite et complète.

Tous les moyens de traitement applicables à l'hystérie peuvent être dirigés
contre cette affection; c'est à ce titre que nous citerons l'hydrothérapie, le
bromure de potassium, l'électricité intra-laryngée, enfin la métallothérapie.
Si dans certains cas ces médicaments réussissent, si même parfois l'émotion
produite par l'application seule du miroir laryngée suffit à faire disparaître
la paralysie, il est d'autres malades chez lesquelles toutes les médications
échouent et qui guérissent spontanément après avoir renoncé à se faire traiter :
il importe donc de ne pas se laisser surprendre par ces guérisons inespérées
et de les prévoir au besoin.

Il est fort rare que ces paralysies, alors même qu'elles portent sur les muscles
respirateurs, s'accompagnent de troubles dyspnéiques assez intenses pour
imposer la trachéotomie; leur persistance cependant peut entraîner, à la longue,
des altérations graves de la santé qui nécessitent une intervention chirurgicale,
mais, nous le répétons, ces cas sont tout à fait exceptionnels.

Spasme hystérique. Les détails dans lesquels nous sommes entrés à propos
des circonstances qui favorisent le développement des paralysies laryngées
d'origine hystérique nous permettront d'être bref sur celles qui président à la
production des spasmes, car elles sont à peu près les mêmes.

Nous n'aurons pas en vue non plus ce spasme expérimental *somnambulique*
dont il a été question dans les derniers temps et qu'on fait naître en excitant
la peau de la région laryngée chez les femmes en état d'*hyperexcitabilité neuro-
musculaire* (Charcot).

Ainsi entendu le spasme hystérique peut-être inspiratoire ou expiratoire.

Ce dernier est l'un des éléments constitutifs de cette toux qui, vu les conditions dans lesquelles on l'observe, a reçu le nom de *toux nerveuse*, de *toux
hystérique;* nous disons un des éléments, car à lui seul il ne peut la produire;
il intervient seulement pour produire ce timbre rauque, aboyant, si caractéris-

tique, mais la cause même des quintes réside peut-être dans l'hyperesthésie
laryngée qui accompagne fréquemment ce spasme expiratoire.

Le spasme inspiratoire, beaucoup moins fréquent que le précédent, mais
beaucoup plus grave, au moins en apparence, procède par accès survenant à
intervalles irréguliers, de durée variable, et souvent sans cause sérieuse appréciable, ou bien à l'occasion de ces accidents que nous avons énumérés plus
haut.

Peu intense, il est caractérisé simplement par une inspiration un peu bruyante
et par une dyspnée légère; mais, lorsqu'il acquiert une intensité véritable, on
assiste au type classique de l'accès du spasme glottique dans lequel rien ne
manque, depuis le cornage inspiratoire jusqu'à la menace de suffocation et
même jusqu'à la perte de connaissance. L'accès atteint rarement un tel degré
d'acuïté, mais il est assez fréquent de voir une série d'accès se succéder et
constituer une véritable attaque de spasme. L'aspect de la malade devient alors
réellement effrayant; cependant il importe de ne pas se laisser surprendre par
ces accidents qui sont plus émouvants que réellement redoutables, bien qu'ils
aient déterminé parfois la trachéotomie qu'avec un peu moins de précipitation
et un peu plus de sang-froid on aurait pu éviter, selon nous au moins.

En général on aura recours aux révulsifs généraux et locaux, aux inhalations
de vapeurs chaudes, enfin aux inhalations d'éther ou de chloroforme, qui font
très-souvent disparaître la contracture des muscles adducteurs de la glotte.

Troubles des muscles respiratoires de la glotte dans l'ataxie locomotrice.
L'existence de troubles laryngés dans l'ataxie locomotrice, signalée pour la première fois par M. Féréol, en 1868, n'est plus contestée aujourd'hui; des observations relativement nombreuses venues de divers côtés ont permis d'en tracer
une image d'ensemble. Le laryngisme se complique alors très-souvent de toux
nerveuse et de paralysie partielle de la glotte. Le fait seul qu'à l'autopsie on a
constaté plusieurs fois une atrophie de l'un ou des deux récurrents et même
du pneumogastrique implique nécessairement l'idée que ces nerfs ont dû
subir un travail inflammatoire qui, selon les diverses phases du processus irritatif, a donné lieu tantôt à du spasme, tantôt à de la paralysie des muscles du
larynx ou même aux deux états simultanément. Nous avons insisté sur ce
point, qu'on ne saurait du reste assez mettre en relief, que le même tronc nerveux, le récurrent, anime, selon les fibres qui le composent, des muscles dilatateurs et des muscles constricteurs de la glotte, et que, par conséquent, à des
moments divers de l'évolution du travail morbide, il doit survenir dans ces
muscles des phénomènes opposés. De là la difficulté d'un diagnostic : spasme
aujourd'hui, paralysie le lendemain, les muscles de la glotte pouvant subir
ces diverses atteintes simultanément ou successivement. Nous venons d'expliquer comment le spasme et la paralysie peuvent, au point de vue de la respiration, produire les mêmes phénomènes de dyspnée; il serait donc inutile d'y
revenir.

Dans une excellente analyse (*Revue de médecine*, 1881), M. Cherkowsky a
reproduit *in extenso* toutes les observations parues sur le spasme de la glotte
dans l'ataxie et qui sont au nombre de 18 (Cruveilher, 1 ; Féréol, 4; Ball, 1 ;
Vulpian, 1 ; Jean, 1 ; Boudin, 2 ; Krishaber, 4; Charcot, 2 ; Keller, 2).

Ces crises glottiques n'atteignent pas d'emblée leur maximum d'intensité :
au début, elles se bornent à quelques quintes de toux spasmodiques, avec
reprises coquelucboïdes accompagnées d'une gêne respiratoire variable, depuis

l'inspiration sifflante jusqu'au cornage. La situation s'aggrave à mesure que les accès se répètent ; toutefois, le laryngisme étant moins un phénomène à phases progressives qu'un accident à formes multiples, les troubles légers du début reparaissent, même dans les dernières périodes de l'ataxie. Il en résulte qu'il faut classer les accidents : la petite crise, que constitue un simple accès de toux ; la crise moyenne dans laquelle la toux se complique de spasme et de ralentissement du pouls, avec nausée et vertige ; la grande crise, très-grave, dans laquelle les accidents précédents sont suivis d'apnée complète avec perte de connaissance, convulsion épileptiforme et mort imminente par asphyxie et syncope. C'est en présence d'une situation semblable que nous avons été amené à pratiquer sur un malade l'ouverture des voies respiratoires, fait unique jusqu'aujourd'hui dans l'ataxie (voy. *Annal. des mal. de l'or. et du larynx*, novembre 1880).

Comme dans le laryngisme idiopathique, les crises surviennent le plus souvent sans phénomène prémonitoire ; les causes les plus diverses peuvent les déterminer : un refroidissement, un simple saisissement par l'attouchement d'un corps froid, l'irritation que produisent des aliments épicés, des odeurs fortes, ou bien une émotion soudaine, une impression vive, etc.....

La durée des crises varie de quelques secondes à plusieurs minutes. Selon M. Cherkowsky, les attaques surviennent plutôt le jour que la nuit ; leur fréquence est d'ailleurs très-variable ; on a observé jusqu'à 50 crises en vingt-quatre heures (2e observation de M. Féréol).

Le phénomène morbide que nous décrivons est le plus souvent, dans ses relations avec le tabes dorsalis, un signe précurseur, et persiste alors que la maladie générale est confirmée. Si l'on admet comme symptôme pathognomonique de l'ataxie locomotrice l'incoordination des membres inférieurs, on voit qu'en bien des cas le laryngisme a précédé cette incoordination d'un temps qui variait d'un à treize ans. Le laryngisme est donc un très-utile élément pour le diagnostic du *tabes dorsalis*, dont le cadre nosologique a le triste privilége de s'étendre de plus en plus au fur et à mesure qu'on en approfondit l'étude.

Spasmes et paralysies par la compression du ou des récurrents. Nous nous sommes efforcés, dans la première partie du présent article, d'étudier la différence, au point de vue physiologique, entre les paralysies et les spasmes de la glotte, les unes et les autres pouvant être provoquées par des lésions du ou des récurrents. C'est ici d'en rappeler les conclusions au point de vue de l'observation clinique.

Tous les auteurs attribuent la gêne de la respiration à la paralysie du récurrent, dans les cas de compression de ce nerf par des tumeurs (anévrysme de l'aorte, ganglions bronchiques, tumeurs malignes, hypertrophies de la glande thyroïde, abcès du cou, etc.). Il en est certainement ainsi dans quelques cas ; dans d'autres, au contraire, la compression du récurrent, tant que le nerf n'est pas détruit, et alors surtout qu'il est enflammé dans sa structure, donne lieu à de l'excitation, cause directe d'un spasme avec occlusion de la glotte.

Le lecteur voudra bien se reporter à ce que nous avons dit plus haut à ce sujet, et surtout tenir compte de l'action du muscle ary-aryténoïdien, dont la paralysie est unilatérale lorsqu'un seul des récurrents est détruit, tandis que ce même muscle donne lieu, au contraire, à une action bilatérale, lorsqu'au lieu d'être détruit il est excité par un travail irritatif, ce qui a souvent lieu dans les cas de compression (*voy.* notre communication à la Société de biologie, 1866).

C'est ainsi que la compression du récurrent provoque plus fréquemment le spasme avec occlusion que la paralysie de la glotte, d'où il résulte l'utilité, bon nombre de fois, d'une intervention chirurgicale.

SPASME DE LA GLOTTE DU A LA PRÉSENCE DES CORPS ÉTRANGERS ET DES POLYPES FLOTTANTS DU LARYNX. Les accidents provoqués par la présence accidentelle dans le larynx de corps irritants sont loin d'être constamment les mêmes. L'expérience clinique nous a montré que certains corps étrangers sont facilement tolérés, tandis que d'autres provoquent les troubles les plus graves; nos expériences personnelles (*voy.* notre communication aux *Compt. rend. de l'Acad. des sc.*, 1865) ont établi que tout corps mou, un bol alimentaire, par exemple, mâché, insalivé, pouvant adhérer à la muqueuse et en acquérir aisément la température, est toléré par le larynx et par la trachée où il peut même séjourner relativement longtemps sans amener ni toux ni suffocation. Il peut être ensuite, à volonté, rejeté comme un crachat par une impulsion expiratoire. Si, au contraire, on laisse choir dans le larynx et dans la trachée un morceau de glace qui ne peut adhérer à la muqueuse et qui, mettant quelque temps à fondre, se comporte comme un corps étranger dur et flottant, des accidents formidables de spasme et d'apnée surviennent instantanément. L'observation clinique confirme ces expériences; il est reconnu que des corps étrangers de très-petit volume, des petites perles, des grains de lentille, etc....., engagés dans les voies respiratoires, provoquent des accidents très-graves, tandis que des corps beaucoup plus volumineux, tels que des éclats d'os fichés dans la muqueuse du larynx, des pièces de monnaie immobilisées entre les cordes vocales supérieures et inférieures, etc..., séjournent des journées, voire même des semaines entières, sans provoquer des spasmes. La muqueuse laryngo-trachéale, en effet, est surtout sensible aux attouchements superficiels et au chatouillement qui en résulte; le corps flottant, si petit qu'il soit, produit sur tout l'appareil respiratoire des actions réflexes qui se manifestent dans le larynx par des spasmes et de la toux et, dans tous les muscles respiratoires du thorax ainsi que sur le diaphragme, par des secousses convulsives dont l'intensité et la succession précipitée constituent le véritable danger. Les corps étrangers *immobilisés* dans le larynx ou la trachée agissent tout autrement. Les accidents qu'ils occasionnent résultent soit de leur volume, s'il est considérable, soit de l'inflammation œdémateuse qu'ils finissent par provoquer : mais il ne survient point de spasme, et des corps étrangers fixés dans le larynx ont pu y séjourner un temps fort long, variant de plusieurs jours à plusieurs mois (*voy.* notre *Commun.* in *Gaz. hebd.*, février 1880).

Les végétations du larynx se comportent exactement comme les corps étrangers. La végétation sessile, quelle qu'en soit la nature, n'entrave la respiration qu'en raison directe de son volume; tant qu'elle ne rétrécit pas sensiblement la lumière du larynx, la respiration reste normale; la voix seule s'altère, si cette végétation est implantée de manière à entraver les vibrations des cordes vocales; mais, si le polype est pédiculé, serait-il très-petit, il agit comme un corps étranger flottant et produit des accès de laryngisme et de convulsion de tous les muscles de la glotte.   M. KRISHABER.

Pour la *Bibliographie*, voyez, outre les citations du texte, les articles LARYNX, LARYNGOSCOPE, VOIX, et, à titre complémentaire, l'article CHANTEUR.

GLOUTERON. Nom donné à la *Bardane* (*Lappa*) (*voy.* BARDANE). PL.

GLOUTERON (Petit). Nom donné à une espèce de *Lampourde*, le *Xanthium strumarium* L. (*voy*. LAMPOURDE).   PL.

GLOUTON. La plupart des auteurs sont d'accord aujourd'hui pour placer le genre Glouton (*Gulo* Storr) dans la tribu des Mustéliens (*Mustelinæ*), qui fait elle-même partie de la famille des Mustélidés (*Mustelidæ*) et de l'ordre des Carnivores (*voy*. ce mot). Chez les Gloutons le crâne est massif, mais un peu rétréci au milieu, et limité supérieurement par une ligne fortement convexe, la région faciale courte, obtuse et tronquée plus obliquement que chez les Martes ; les arcades zygomatiques sont épaisses, élevées en arrière et un peu plus écartées que chez les Putois, les crêtes sagittales et occipitales très-développées. La formule dentaire est la même que dans le genre *Mustela*, les dents étant au nombre de 18 (3 paires d'incisives, 1 paire de canines, 4 paires de prémolaires et 1 paire de vraies molaires) à la mâchoire supérieure et de 20 à la mâchoire inférieure, grâce à la présence de 2 paires d'arrière-molaires. La colonne vertébrale se compose de 45 vertèbres d'après M. E. Coues, ou de 48 à 50 d'après M. de Blainville, ces deux auteurs n'étant pas d'accord sur le nombre des vertèbres caudales ; les 15 paires de côtes (10 vraies et 5 fausses) sont moins grêles que chez les Fouines sans être aussi épaisses que chez les Ratels, et les membres n'ont pas, relativement au tronc, la même brièveté que chez les Ratels ou les Putois ; les antérieurs sont un peu plus larges que les postérieurs, et comme ceux-ci très-solidement construits. Dans leur aspect général les Gloutons tiennent plus des Ours que des Blaireaux ; ils ont des formes massives, la queue courte, garnie de poils touffus, les oreilles tombantes, les yeux très-petits, le pelage léger, soyeux et bien fourni, les pieds velus en dessous, avec six petites pelotes dénudées, les ongles puissants, acérés et fortement recourbés. Leur démarche n'est pas tout à fait plantigrade, et, quoiqu'ils se tiennent ordinairement à terre, ils grimpent sans difficulté sur les branches des arbres les plus rapprochées du sol.

Il n'y a probablement dans le genre *Gulo* qu'une seule espèce, le *Gulo luscus* (*Mustela gulo* et *Ursus luscus* L. ; *Gulo borealis* Nills.), qui est désigné dans les ouvrages d'histoire naturelle et dans les récits de voyages sous les noms vulgaires de *Glouton arctique*, de *Wolverene*, de *Carcajou*, etc. Cette espèce est répandue dans les régions froides de la Russie et de la Sibérie et se retrouve, sans variations bien sensibles, dans le nord du continent américain, depuis les rives de la mer polaire jusqu'au 42 ou au 43ᵉ degré de latitude. Sa présence a été signalée en Europe dès le milieu du seizième siècle par Gesner et par Olaüs Magnus, en Amérique au commencement du dix-huitième siècle par le baron de la Hontan et par Sarrasin ; mais jusqu'à ces derniers temps son histoire est restée surchargée d'erreurs de toutes sortes. L'une de ces erreurs reste même à tout jamais consacrée par ce nom de *Glouton* (*Gulo* en latin, *Vielfrass* en allemand, *Jerf* ou *Järf* en suédois) qui paraît indiquer, chez l'animal qui le porte, un appétit désordonné. On a prétendu en effet que le Glouton se nourrit de charognes, et qu'il avale de la chair corrompue jusqu'à ce que son ventre soit gonflé comme un tambour. « Alors, dit Mathias de Miechow, il passe entre deux arbres très-rapprochés qui le serrent et le forcent à expulser ses excréments ; cela fait, il recommence à manger, passe de nouveau entre les arbres, et ainsi de suite jusqu'à ce qu'il ait tout dévoré. Il ne fait que manger, boire et manger de nouveau. » Après avoir reproduit complaisamment cette histoire, Gesner rap-

porte que le Glouton, quoique plus petit qu'un Loup, soutient victorieusement
la lutte contre ce grand carnassier, et qu'il est assez fort pour fendre en deux le
tronc d'un arbre avec ses pattes de devant : « c'est ce qu'il lui arrive quelquefois
de faire lorsqu'il a besoin de se presser le ventre pour recommencer à manger, »
ajoute gravement le crédule Gesner. Les chasseurs, dit de son côté Olaüs Magnus,
emploient diverses ruses pour s'emparer de cette bête méfiante. Ils déposent dans
la forêt le cadavre encore frais d'un animal. Le Glouton arrive, mange tant qu'il
peut, tandis qu'il se presse contre les arbres, on le perce de flèches. Les observations de Pallas et de Steller ont montré que les récits des anciens auteurs
sont empreints d'une singulière exagération et que, toute proportion gardée, le
Glouton n'est pas beaucoup plus vorace que les autres représentants de la famille
des Mustélidés. Dans le nord et le nord-est de l'Europe il fait la chasse aux
rats, aux lemmings, aux perdrix de neige, et s'attaque même, d'après Steller,
Erman et Erik Swenson, à des mammifères de grande taille, chevaux, rennes et
élans. Lawenhjelm prétend qu'il cause de grands dégâts dans les troupeaux de
moutons et Thunberg assure qu'il tue parfois des vaches en leur ouvrant la gorge.
M. Brehm ne révoque point en doute la véracité de ces assertions ; il considère
comme parfaitement prouvé que le Glouton fait la chasse aux rennes : « Ce carnassier, dit-il, grimpe sur les arbres non élevés, se couche à plat sur une
branche, et guette le gibier au passage. Il s'élance alors sur lui d'un bond vigoureux, lui enfonce ses ongles dans la nuque, lui coupe les carotides et attend qu'il
expire. » En revanche le même naturaliste se refuse à admettre, jusqu'à plus
ample informé, le récit de Steller, d'après lequel le Glouton tendrait des piéges
aux rennes, et les amènerait à sa portée en faisant tomber du haut d'un arbre
des touffes de lichens en guise d'appât. M. Elliott Coues, qui a publié dernièrement une monographie des Mustélidés de l'Amérique du Nord, n'accorde également aucune confiance au récit de Steller, et il démontre qu'une bonne partie
des exploits que l'on trouve à l'actif du Glouton, dans les livres du commencement de ce siècle ou de la fin du siècle dernier, doit être reportée à un autre
carnassier américain, au Couguar ou *Felis concolor* (*voy.* le mot CARNIVORES). Le
même auteur donne des détails très-circonstanciés sur le genre de vie des Gloutons américains qui font le désespoir des trappeurs en enlevant, avec une audace
et une dextérité incroyables, le gibier pris au piége. En même temps il indique
les moyens à employer par les chasseurs des États-Unis et du Canada pour capturer et mettre à mort ces terribles maraudeurs.

Dans l'Amérique du Nord et au Kamtschatka les Gloutons sont l'objet d'une
chasse d'autant plus active que leur fourrure peut rivaliser pour la beauté et la
finesse avec celle de la Marte. Cette fourrure varie beaucoup de couleur suivant
l'âge et la saison ; elle est toujours de teintes plus foncées chez les jeunes individus que chez les vieux, où elle est parfois d'un jaune pâle presque uniforme.
Toutefois la livrée la plus ordinaire de l'adulte est celle-ci : le corps est en
majeure partie d'un brun noirâtre, le dos est orné d'une bande d'un brun marron,
d'un brun jaunâtre, ou même d'un ton café au lait circonscrivant une large
plaque de couleur foncée ; le sommet de la tête est couvert d'une calotte grise,
enfin la gorge, la poitrine et le ventre, sont marqués de quelques taches claires.
Ce qui augmente encore la valeur de la dépouille du Glouton, ce sont ses dimensions, relativement assez considérables : en effet, parvenu à son développement
complet, l'animal ne mesure pas moins de 0^m,70 du bout du museau à la base
de la queue, dont la longueur peut être évaluée à 0^m,20. Aussi, déjà du temps

de Steller une peau de Glouton valait de 150 à 300 francs. Nous devons dire toutefois que cette fourrure demande à être soigneusement préparée, car le Glouton, comme beaucoup d'autres Mustélidés, a des glandes anales assez développées, qui sécrètent une liqueur jaunâtre, onctueuse, et douée d'une odeur des plus infectes.   E. OUSTALET.

BIBLIOGRAPHIE. — GESNER. *Quadrup. vivip.*, 1551, p. 623. — OLAÜS MAGNUS. *Histor. Gent. sept.*, 1555, p. 605. — LA HONTAN. *Voyages*, 1703, p. 81. — SARRASIN. *Histoire d'un animal nommé Carcajou.* In *Mém. de l'Acad. des sc. de Paris*, 1713, p. 12. — LINNÉ. *Fau. Suec.*, 1761, 2ᵉ édit., n° 14, et *Syst. nat.*, 1766, 12ᵉ édit., p. 67, n° 5. — PALLAS. *Spicil. zool.*, 1780, part. XIV, p. 25 et pl. 2, et *Zool. Ross. Anat.*, 1831, p. 73, n° 20. — G. CUVIER. *Règne animal*, 1817, 1ʳᵉ édit.; t. I, p. 145, et édit. Masson, 169. — DE KAY. *N. York Zool.*, 1842, t. I, p. 27, pl. 12, f. 2. — BLASIUS. *Wirbelth. Deutschl.*, 1859, p. 209. — J.-F. BRANDT. *Bemerkungen über die Wirbelthiere d. N. europ. Russlands, in der N. Ural und das Küstengebirge Pai-Choi untersucht und beschrieben in den Jahren 1847-1850 durch d. K. Russ. geogr. Gesellsch. ausg. Expedition.* Saint-Pétersbourg, 1853-1856, in-4°; app., p. 20. — J.-E. GRAY. *On the Mustelidae.* In *Proc. Zool. Soc.*, 1865, p. 120. — ELLIOTT COUES. *Fur-bearing Animals, a Monograph of N. Am. Mustelidae.* Washington, 1880, p. 34. — BREHM. *Vie des animaux*, trad. Z. Gerbe. *Mammifères*, t. I, p. 595.   E. O.

GLOVER (JOSEPH). Médecin américain, né à Charleston vers 1770, reçu docteur à Philadelphie en 1800, se fixa dans sa ville natale et devint par la suite chirurgien général de l'état de Sud-Caroline. Nous connaissons de lui :

I. *An Attempt to prove that Digestion in Man depends on the United Causes of Solution and Fermentation.* Philadelphia, 1808, in-8°. — II. *Facts and Experiments in Answer to Some Observations on Mercury, made by George Lee.* In *New-York Med. Repository*, t. VI, p. 241, 1803. — III. *Observation sur un cas d'hydrocéphale.* Trad. de l'angl. par Hipp. Cloquet. In *Nouv. Journ. de méd.*, t. IV, p. 283, 1819.   L. HN.

GLU. Substance visqueuse et filante que l'on extrait par décoction des baies du gui, de l'écorce moyenne du houx, des jeunes pousses du sureau, etc. Pour l'obtenir, le moyen le plus simple est de faire bouillir pendant sept à huit heures l'écorce de houx avec de l'eau, puis, après écoulement de l'eau, d'abandonner cette écorce, tassée et comprimée, à la fermentation pendant une quinzaine de jours, jusqu'à ce qu'elle se soit transformée en mucilage. On recueille celui-ci, on le pétrit dans un courant d'eau, puis on le laisse derechef fermenter.

La glu se présente en une masse verdâtre, de saveur aigre et d'une odeur rappelant celle de l'huile de lin. Elle est insoluble dans l'eau, soluble dans l'éther et dans l'alcool chaud, insoluble dans les alcalis, décomposée par les alcalis caustiques. A l'air, elle se dessèche et devient cassante. Sa composition est inconnue, mais elle paraît renfermer de l'azote.

GLU MARINE. La glu marine est une dissolution du caoutchouc dans l'huile essentielle de goudron, à laquelle on ajoute de la gomme laque. Douée d'une ténacité remarquable, elle détermine une adhésion extrêmement forte entre les pièces de bois sur lesquelles on l'applique. Aussi est-elle utilisée pour la construction des mâts d'assemblage, pour réparer des bouts de mâts, des vergues, etc., cassés en mer; pour l'usage, il faut la chauffer vers 120 degrés.

GLU VÉGÉTALE. Nom donné par Liebig à la *Gliadine* (voy. GLUTEN). L. HN.

GLUCINIUM (Syn. *Beryllium*). C'est à Vauquelin que l'on doit la découverte de l'oxyde de ce métal, la *glucine*, qu'il a isolée en 1797 de l'émeraude de Limoges. Le métal lui-même a été mis en liberté par M. Woehler en 1827.

Pour extraire la glucine de l'émeraude de Limoges, on fond ce minéral, bien porphyrisé, avec trois fois son poids de carbonate de potasse. On dissout la masse fondue dans l'acide chlorhydrique, on évapore à sec la solution, de manière à rendre la silice insoluble; on redissout le résidu dans l'acide chlorhydrique et l'on précipite l'alumine et la glucine par l'ammoniaque. On fait ensuite digérer le précipité, bien lavé, avec une solution de carbonate d'ammoniaque, qui dissout la glucine et laisse l'alumine insoluble. Par l'ébullition de la solution, le carbonate ammonique se dégage et la glucine se précipite. Pour l'avoir pure, il faut renouveler plusieurs fois le traitement par le carbonate ammonique.

Ce procédé est dû à Berzelius. M. Debray recommande, comme l'avait fait Berthier, d'attaquer l'émeraude par la chaux, dans un fourneau à vent. On redissout alors le produit de la fusion dans l'acide azotique; on évapore à sec la solution, on calcine légèrement le résidu, qui renferme alors de la silice, de l'alumine, de la glucine, de l'oxyde de fer, de la chaux et de l'azotate de calcium. On le fait bouillir avec une solution de sel ammoniac pour dissoudre la chaux : l'alumine et la glucine, restées insolubles avec la silice, sont séparées de celle-ci par dissolution dans l'acide azotique, puis l'une de l'autre par le carbonate ammonique.

Berthier a proposé pour cette séparation de dissoudre l'alumine et la glucine dans l'acide sulfureux : par l'ébullition de cette solution, l'alumine se précipite seule, mais ce procédé est très-imparfait.

Un autre procédé indiqué par M. Debray repose sur l'insolubilité du sous-sulfate d'alumine, tandis que le sulfate basique de glucine est soluble dans l'eau. On produit ces sulfates basiques en traitant la solution des sulfates neutres par le zinc. Pour séparer ensuite le zinc de la glucine, on le précipite par l'hydrogène sulfuré en présence d'acétate de sodium, puis l'on fait cristalliser le sulfate de glucinium.

M. Wœhler a obtenu le *glucinium* libre, sous la forme d'une poudre d'un gris foncé, en réduisant le chlorure de glucinium par le potassium. M. Debray emploie le sodium et opère la réduction dans un tube de verre traversé par un courant d'hydrogène et renfermant une nacelle de porcelaine pour recevoir le chlorure de glucinium et une seconde nacelle contenant le sodium. On chauffe la première, de manière à volatiliser le chlorure de glucinium, dont les vapeurs rencontrent le sodium fondu. Celui-ci est remplacé peu à peu par un mélange volumineux, noirâtre, composé de chlorure de sodium et de glucinium métallique en paillettes ou en globules.

MM. Nilson et Petterson réduisent le chlorure de glucinium par le sodium dans un cylindre de fer, fermé par un boulon à vis. Lorsque la réduction a lieu au rouge sombre, le glucinium est mélangé au chlorure de sodium sous l'apparence d'un lacis de cristaux microscopiques. Si l'on atteint le rouge blanc, on trouve au fond du tube une masse cristalline constituant un alliage de fer et de glucinium.

Le glucinium est un métal blanc, léger. Sa densité est égale à 2 environ; néanmoins, en tenant compte des impuretés qu'il contient, MM. Nilson et Petterson ont trouvé le nombre 1,64. Il peut être forgé et laminé à froid. Il fond à une température un peu plus basse que l'argent. Il reste inaltéré lorsqu'on le chauffe au rouge dans un courant d'oxygène, de sulfure de carbone ou de vapeur d'eau. Il n'est pas attaqué par la vapeur de soufre, mais se combine, avec l'aide de la chaleur, au chlore et à l'iode. Les acides le dissolvent avec dégagement d'hydrogène.

Poids atomique et équivalent de glucinium. On est d'accord sur l'*équiva-*

lent du glucinium, qui est égal à 4,6 (H $=$ 1), mais non sur son *poids atomique*. Berzelius rapprochait ce métal de l'aluminium et assignait par suite à la glucine la formule Gl^2O^3, ce qui donne pour le poids atomique $Gl = 13,8$, soit la moitié de celui de l'aluminium. Néanmoins l'analogie avec l'aluminium est très-restreinte et les sels doubles notamment sont complétement différents : le glucinium ne fournit pas d'alun et ses chlorures doubles n'ont pas la formule générale qu'on observe pour les composés correspondants de l'aluminium. Aussi les travaux postérieurs de MM. Awdejew, Debray, Scheffer, Klatzo, ont-ils conduit ces chimistes à représenter de préférence la glucine par la formule GlO, avec le poids atomique 9,2. Tout récemment pourtant MM. Nilson et Petterson, s'appuyant sur de nouvelles déterminations de la chaleur spécifique du glucinium et de ses composés, et sur les analogies qu'il présente avec les métaux de la gadolinite (cerium, lanthane, didyme), dont les oxydes ont pour formule M^2O^3, ont remis en avant la formule Gl^2O^3 pour la glucine, mais sans pour cela assimiler cet oxyde à l'alumine. La question n'étant pas tranchée d'une manière irréfutable, nous adopterons dans la description des composés du glucinium la diatomicité de cet élément, c'est-à-dire la formule GlO pour la glucine; $GlCl^2$ pour le chlorure, etc.

CHLORURE DE GLUCINIUM. $GlCl^2$. On le prépare en traitant par le chlore sec un mélange intime de glucine et de charbon, introduit sous forme de boulettes agglutinées par de l'huile et calcinées dans une cornue en grès, à laquelle s'adapte une allonge pour recevoir le chlorure sublimé. Ce chlorure se dépose en cristaux blancs, déliquescents, fumant à l'air. Il est fusible et volatil au rouge sombre, mais moins que le chlorure d'aluminium. Cette différence de volatilité permet de préparer le chlorure de glucinium en remplaçant la glucine par l'émeraude. Il se forme dans ces cas du chlorure de silicium très-volatil, du chlorure d'aluminium et du chlorure de glucinium; ces deux derniers se déposent dans des parties différentes de l'appareil.

Le chlorure de glucinium est très-soluble dans l'eau. Le chlorure hydraté qui se dépose par l'évaporation renferme $GlCl^2 + 4H^2O$ et se décompose sous l'influence de la chaleur en glucine et acide chlorhydrique.

Le *chloroplatinate* $PtCl^4,GlCl^2 + 8H^2O$ cristallise en prismes orangés déliquescents (J. Thomsen; A. Welkow).

Le chlorure de glucinium s'unit aussi aux deux chlorures de palladium (Welkow) et au chlorure mercurique (Atterberg).

BROMURE DE GLUCINIUM. $GlBr^2$. Longues aiguilles fusibles et volatiles, très-solubles dans l'eau.

IODURE DE GLUCINIUM. GlI^2. On l'obtient en traitant le glucinium par l'iode au rouge sombre; il est moins volatil que le chlorure. L'oxygène en déplace facilement l'iode (Debray).

FLUORURE DE GLUCINIUM. $GlFl^2$. On ne l'a obtenu qu'à l'état hydraté, par dissolution de la glucine dans l'acide fluorhydrique. C'est une masse incolore perdant de l'eau à 100 degrés et se décomposant partiellement à une température plus élevée.

Fluorure de glucinium et de potassium. $GlFl^2 2KFl$. Se précipite en écailles cristallines anhydres, peu solubles dans l'eau froide. Le composé *sodique*, encore un peu moins soluble, forme des cristaux grenus orthorhombiques ou des prismes clinorhombiques. Le composé *ammoniacal* est isomorphe avec le sel potassique (Marignac).

Oxyde de glucinium ou glucine. GlO. On a vu plus haut les procédés à suivre pour l'extraire de l'émeraude. C'est une poudre blanche, insoluble dans l'eau. La glucine est infusible au chalumeau oxyhydrique, mais se volatilise un peu à cette température. Même calcinée, elle est facilement soluble dans les acides, la potasse et même le carbonate de potasse, mais non dans le carbonate ammonique.

Ebelmen a obtenu la glucine cristallisée par dissolution dans l'acide borique fondu; M. Debray, par la calcination du carbonate double de glucinium et d'ammonium.

Glucine hydratée. Précipitée par l'ammoniaque et séchée à 100 degrés, elle renferme $GlO.H^2O$. Elle est soluble dans la potasse, mais s'en précipite de nouveau par l'ébullition. L'hydrate qui se précipite ainsi a pour composition $3GlO.4H^2O$ (Atterberg).

La glucine hydratée attire l'acide carbonique de l'air; elle se dissout facilement dans le carbonate ammonique et se précipite par l'ébullition. Elle déplace l'ammoniaque des sels ammoniacaux, mais non lorsqu'elle a été calcinée.

Sulfure de glucinium. On n'a aucune donnée précise sur ce composé. Le précipité obtenu par l'addition de sulfure ammonique à un sel de glucine paraît être de l'hydrate de glucine.

Azotate de glucinium $(AzO^5)^2Gl$. Sel déliquescent, insoluble dans l'alcool. Il cristallise difficilement et renferme alors $3H^2O$; il fond à 60 degrés. Une dessiccation prolongée à 100 degrés le transforme en sel basique $(AzO^5)^2Gl.GlO + 3H^2O$ (Ordawy).

Carbonate de glucinium. Le précipité produit par les carbonates alcalins fixes dans les sels de glucine renferme $CO^5Gl,2GlO + 5H^2O$ (Schaffgotsch), comme celui qui se dépose par l'ébullition de la solution de glucine dans le carbonate ammonique. Ces précipités sont solubles dans un excès de carbonate alcalin.

M. Klatzo a obtenu le carbonate neutre $CO^5Gl + 4H^2O$ en traitant le carbonate basique, en suspension dans l'eau, par un courant prolongé d'acide carbonique. La solution obtenue l'abandonne sous la forme de pellicules cristallines par l'évaporation sur l'acide sulfurique.

Carbonate ammoniaco-glucique. La glucine et son carbonate basique se dissolvent facilement dans le carbonate ammonique. L'addition d'alcool à la solution en sépare des cristaux limpides, très-solubles dans l'eau froide, altérables par l'eau bouillante, qui ont pour composition $3 [CO^5Gl,CO^5(AzH^4)^2] + GlOH^2O$ (Debray). On obtient de même le *carbonate double potassique*, avec la composition correspondante.

Oxalate de glucinium. Masse gommeuse transparente. L'*oxalate ammoniaco-glucique* $C^2O^4Gl,C^2O^4 (AzH^4)^2$ se présente en cristaux orthorhombiques.

Sulfates de glucinium. Le *sulfate neutre* $SO^3Gl + 4H^2O$ cristallise en octaèdres quadratiques, efflorescents, fusibles dans leur eau de cristallisation. Il perd tout son acide au rouge, en laissant un résidu de glucine. Il est très-soluble dans l'eau; l'acide sulfurique en excès, ainsi que l'alcool, diminuent sa solubilité.

Lorsqu'il cristallise en présence d'un excès d'acide, il est en prismes clinorhombiques renfermant $7H^2O$.

Sulfates basiques. En faisant dissoudre à chaud du carbonate glucique dans la solution du sulfate neutre, on obtient par l'évaporation une masse gommeuse du sous-sulfate $SO^4Gl,2GlO$. Si, avant l'évaporation, on a étendu la solution avec de l'eau, le produit renferme $SO^4Gl.GlO$.

Sulfate de glucinium et de potassium. $(SO^4)^2GlK^2 + 2H^2O$. Se dépose par la concentration en croûtes cristallines, ou sous la forme d'une poudre cristalline, lorsqu'on ajoute de l'acide sulfurique à la solution concentrée des deux sulfates. Il est peu soluble dans l'eau froide (Debray).

Sulfate sodico-glucique. $3SO^4Gl.2SO^4Na^2 + 12H^2O$. Aiguilles étoilées, perdant $7H^2O$ à 100 degrés.

Le *sulfate double ammoniacal* offre la composition du sel potassique.

Sulfite de glucinium. Le sel neutre est très-soluble et se décompose à l'ébullition en donnant un sel basique.

Séléniate de glucinium. $SeO^4Gl + 4H^2O$. Sel très-soluble.

Sélénite de glucinium. La solution de glucine dans l'acide sélénieux est incristallisable. Traitée par l'ammoniaque, elle fournit le sel basique $2SeO^3Gl.GlO.H^2O + 5H^2O$ (Atterberg).

Phosphates de glucinium. Le précipité obtenu par le phosphate disodique dans un sel de glucine a pour composition $PO^4GlH + H^2O$. En présence du sel ammoniac, on obtient le phosphate triple, grenu et cristallin $(PO^4)^2GlNa^2(AzH^4)^2 + 7H^2O$.

Le phosphate glucique ci-dessus est soluble dans l'acide phosphorique; l'addition d'alcool à cette solution y produit un précipité gommeux qui renferme $3[(PO^4)^2GlH^4] + 2PO^4GlH + H^2O$ et que l'eau décompose en phosphate acide qui reste dissous et phosphate neutre insoluble.

Silicates de glucinium. Parmi les nombreux silicates naturels renfermant du glucinium, nous citerons la *phénacite*, qui représente l'orthosilicate SiO^4Gl^3, et l'émeraude, qui constitue le *silicate alumino-glucique* $3SiO^3Gl (SiO^3)^3Al^2$.

Caractères des composés de glucinium. Les sels de glucinium sont incolores; ils possèdent une saveur douce et astringente.

Les alcalis et les carbonates alcalins produisent dans les solutions gluciques des précipités blancs, solubles dans un excès de réactif; ces solutions se troublent à l'ébullition. Le précipité d'hydrate de glucine est insoluble dans l'ammoniaque, mais soluble dans le carbonate ammonique. On utilise cette réaction pour la séparation de la glucine.

L'hydrogène sulfuré ne précipite pas les sels de glucine; le sulfure ammonique agit comme l'ammoniaque. Les sels de glucine additionnés d'acétate de sodium laissent précipiter la glucine par l'ébullition. L'acide tartrique n'empêche pas cette précipitation.   Ed. Willm.

Bibliographie. — Woehler. *Ann. Chim. Phys.* (2), t. XXXIX, p. 77. — Awdejew. *Idem* (3), t. VII, p. 155. — Debray. *Idem* (3), t. XLIV, p. 5. — Scheffer. *Idem* (3), t. LVI, p. 112. — G. Klatzo. *Zeitschr. Chem.*, t. V, p. 129. — Schaffgotsch. *Poggend. Annal.*, t. L, p. 183. — Atterberg. *Bull. Soc. chim.*, t. XIX, p. 497. — Nilson et Petterson. *Annal. Chim. Phys.* (5), t. XIV, p. 426.   E. W.

GLUCIQUE (Acide). $C^{12}H^{18}O^9$. Cet acide résulte d'une déshydratation de la glycose sous l'influence des alcalis. Il a été étudié par M. Péligot (*Annal. Chim. Phys.* (2), t. LXVII, p. 154) et par M. Mulder (*Annal. der Chem. u. Pharm.*, Bd. XXXVI, p. 243).

Lorsqu'on abandonne à elle-même une solution de glycose saturée par la chaux ou la baryte, elle perd sa réaction alcaline et l'acide carbonique n'en précipite plus la base. Elle renferme alors de l'acide glucique, précipitable par le sous-acétate de plomb.

Si l'on ajoute une solution chaude de baryte à de la glycose fondue à 100 de-

grés, il se manifeste une réaction très-énergique, et la masse se colore en brun.
Pour en séparer l'acide glucique, on dissout le produit dans l'eau et on précipite la solution par le sous-acétate de plomb. Celui-ci, ajouté par fractions, en
précipite d'abord les matières brunes, puis l'acide glucique.

L'acide glucique se produit aussi lorsqu'on fait bouillir le sucre avec de l'acide
sulfurique étendu, au contact de l'air. On sature la solution filtrée par la craie,
on l'évapore à sec et on reprend le résidu par un peu d'eau. La liqueur brune
ainsi obtenue contient un peu de sulfate de chaux, du sucre incristallisable,
du glucate acide de calcium et le sel calcique d'un acide brun, l'*acide apoglu-
cique*. On précipite ce dernier sel par l'alcool, et on décolore la liqueur par le
noir animal, puis on le neutralise par la chaux, de manière à produire le glucate
neutre de calcium, précipitable à son tour par l'alcool. On le transforme finalement en sel de plomb et on décompose celui-ci par l'hydrogène sulfuré.

L'acide glucique libre est incolore, incristallisable, très-soluble dans l'eau et
dans l'alcool. À l'état sec, il est hygroscopique. Il se décompose à 100 degrés en
brunissant fortement. Il a une saveur acide très-prononcée. Les glucates neutres
et acides sont solubles dans l'eau.

La craie ne neutralise qu'à moitié l'acide glucique pour donner le *glucate
acide*, qui cristallise en aiguilles. Le *glucate neutre* $(C^{12}H^{13}O^9)^2Ca^3 + H^2O$ est
précipité par l'alcool sous la forme d'une gelée jaunâtre, attirant l'acide carbonique, mais inaltérable à l'air après dessiccation à 100 degrés.

Le *glucate basique de plomb* est insoluble dans l'eau et a pour composition
$C^{12}H^{12}O^9Pb^3 + 2H^2O$.   Ed. Willm.

GLÜCK (Friedrich-Gottfried). Médecin allemand, né à Naumburg le 24 novembre 1662, mort à Parchim le 24 février 1707. Il fit ses études à Leipzig, à
Erford et à Iéna, fut médecin pensionné à Wurtzen en 1690, prit le bonnet de
docteur à Wittemberg le 20 novembre de la même année, passa en 1692 à
Güstrow avec le titre de médecin pensionné, devint en 1695 médecin du duc
de Mecklembourg Gustave-Adolphe et en 1696 médecin particulier de la duchesse
Madeleine Sibylle. On a de lui :

I. *Disp. de mania* (praes. Bergero). Lipsiae, 1685. — II. *Specimen inaugurale de flumine
dysenterico*. Vitebergae, 1690.   L. Hn.

GLUCOSANE. *Voy.* GLYCOSANE.

GLUCOSE. *Voy.* GLYCOSE.

GLUCOSIDES. *Voy.* GLYCOSIDES.

GLUTA L. Genre de plantes de la famille des Térébinthacées, série des
Anacardiées, dont les fleurs 4-6 mères sont hermaphrodites, avec un calice
valvaire, inégalement rompu ; 4-6 pétales imbriqués ou tordus, dont la base
s'insère de façon à laisser entre elle et le réceptacle une sorte d'éperon concave,
dit adhérent. L'androcée est isostémoné, avec des anthères introrses, s'ouvrant
par deux fentes longitudinales. Le gynécée stipité a un ovaire oblique, un style
excentrique, à sommet stigmatifère simple, et la seule loge fertile de l'ovaire
contient un seul ovule descendant d'un funicule basilaire. Le fruit, baccien ou
cortiqué, insymétrique, parcouru d'un côté par un sillon, renferme une graine

à tégument épaissi, à embryon exalbuminé, avec les cotylédons connés et la radicule courte, obtuse et incurvée. Les *Gluta* sont des arbres de l'Archipel indien et de Madagascar, à feuilles alternes, pétiolées, simples, coriaces et oblongues, et à fleurs jaunâtres, disposées en grappes composées et très-ramifiées, axillaires et terminales.

Le *Gluta Benghas* L. est le *Stagmaria verniciflua* JACK (in *Hook. Comp. to Bot. Mag.*, I, 266) et l'*Arbor vernicis* RUMPH. (*Herb. amboin.*, II, 259, t. 86). Les Malais le nomment *Kayo Rangas*. C'est un arbre riche en suc âcre, rubéfiant, vésicant même, mais abondant surtout en matière résineuse très-combustible. Aussi n'est-il pas étonnant qu'on fasse des torches avec ses branches. Jusqu'à présent le suc frais, irritant, n'a servi que dans la médecine indienne ; il est probable que ses propriétés sont analogues à celles du suc de certains Sumacs.

H. Bn.

BIBLIOGRAPHIE. — L., *Mantiss.*, 293. — DC., *Prodr.*, I, 501. — ROSENTH., *Synops. plant. diaphor.*, 853. — L. MARCH., *Anacard.*, 141. — LINDL., *Fl. medic.*, 286. — H. BN, *Hist. des plant.*, V, 269, 366, 316, fig. 304-307.

H. Bn.

GLUTAMIQUE ou **GLUTAMINIQUE** (ACIDE). $C^5H^9AzO^4$. Cet acide a été obtenu pour la première fois par Ritthausen dans l'action prolongée de l'acide sulfurique sur le gluten et les divers principes qu'il renferme ; il se forme en même temps de la leucine et de la tyrosine. On peut l'obtenir encore aux dépens de la caséine et il se produit en même temps de l'acide aspartique. Enfin récemment Schulze et Barbieri l'ont extrait des jeunes pousses de courge et de vesce ; il paraît se former aux dépens d'une amide, la *glutamine*, $C^5H^8AzO^5$, AzH^2, au même titre que l'acide aspartique, qui l'accompagne, se forme aux dépens de l'asparagine. Jusqu'à présent la glutamine est un corps purement hypothétique.

Préparation.   On épuise le gluten par l'alcool bouillant et on évapore ; on fait bouillir ensuite 2 parties du résidu sec pendant vingt-quatre heures avec un mélange de 5 parties d'acide sulfurique concentré et 15 parties d'eau dans un ballon pourvu d'un réfrigérant ascendant. On neutralise la liqueur avec de la chaux ou de la baryte, on filtre, on évapore au tiers, on se débarrasse de l'excès de chaux ou de baryte par l'acide oxalique, de l'excès de celui-ci par le carbonate de plomb, et enfin du plomb lui-même par l'hydrogène sulfuré, et on fait cristalliser par évaporation. Les cristaux renferment de la tyrosine, de la leucine et de l'acide glutamique ; on se débarrasse de la leucine par de l'alcool à 50 pour 100 chaud, puis on traite par l'eau bouillante qui dissout l'acide glutamique et laisse la tyrosine.

Propriétés.   L'acide glutamique est en cristaux blancs, brillants, anhydres, appartenant au système rhombique ; il fond vers 135 à 140 degrés en se décomposant partiellement ; à une température plus élevée, il se décompose avec production de gouttelettes huileuses, jaunes, à réaction alcaline, et en répandant une odeur de corne brûlée. Il se dissout dans 100 parties d'eau à 15 degrés, dans 302 parties d'alcool à 32 pour 100, et dans 1500 parties d'alcool à 80 pour 100. La solubilité est plus grande à chaud. L'acide glutamique dévie à droite le plan de polarisation.

Les solutions d'acide glutamique offrent une réaction franchement acide, sont douées d'une saveur astringente et décomposent les carbonates. L'acide glutamique n'est précipité ni par le nitrate d'argent, ni par l'acétate de plomb, même avec addition d'ammoniaque. Il réduit le tartrate cupro-potassique et

dissout l'oxyde de cuivre hydraté, surtout à l'ébullition; cette dernière solution
dépose après quelques jours des cristaux bleu foncé de composition $C^5H^7CuAzO^4$
$+ 2\frac{1}{2} H^2O$.

Les glutamates alcalins sont aisément solubles, mais cristallisent difficilement. Les glutamates alcalino-terreux sont solubles dans l'eau et l'alcool et par dessiccation se transforment en une masse d'aspect analogue au caoutchouc. Le sel d'argent, $C^5H^8AzO^4Ag$, est soluble dans l'eau et cristallin.

Quant au sommet, la solution d'acide glutamique dans l'eau ou dans l'eau aiguisée avec de l'acide nitrique à un courant d'acide azoteux, de l'azote se dégage et de l'*acide glutanique* reste en solution.

En agitant la liqueur avec de l'éther, cet acide se dissout; il cristallise difficilement et est lævogyre. Il ne renferme pas d'azote et a pour formule $C^5H^8O^5$; il est bibasique et homologue de l'acide malique. Le sel de chaux est soluble dans l'eau et précipite le nitrate d'argent et l'acétate de plomb en présence de l'ammoniaque.   L. HAHN.

GLUTANIQUE (ACIDE). *Voy.* GLUTAMIQUE.

GLUTEN. D'une manière générale on désigne sous le nom de Gluten la matière azotée, insoluble dans l'eau, qui donne à la farine des céréales la propriété de former avec l'eau une pâte liante. L'histoire chimique du gluten a été faite en grande partie à l'article FARINE, p. 244 et suiv. (*voy.* aussi PAIN). Quelques détails complémentaires sont nécessaires cependant sur ce corps si intéressant.

Le gluten, qui dans les conditions ordinaires, c'est-à-dire quand on malaxe de la pâte de bonne farine sous un filet d'eau, constitue une masse grisâtre, molle et élastique, peut, s'il est séché sur une surface polie, se réduire en écailles jaunes et cassantes. Dans l'eau, le gluten gonfle, mais, quand l'eau est additionnée de 1 à 2 millièmes d'acide chlorhydrique, il finit par s'y dissoudre. Sa solution dévie à gauche le plan de polarisation.

Abandonné à lui-même, le gluten se putréfie et se liquéfie; il se dégage de l'acide carbonique, de l'hydrogène et de l'hydrogène sulfuré, tandis que le produit putréfié renferme de la leucine, de l'acétate et du phosphate d'ammoniaque.

Le gluten n'est pas un principe immédiat. Dès 1820, Taddei a fait voir qu'il se décompose en une substance soluble dans l'alcool, la *gliadine* (*glu végétale* de Liebig), et en une autre insoluble, le *zymome* (*fibrine végétale* de Liebig). Plus récemment Günsberg l'a décomposé en trois principes différents, cette même *fibrine végétale* et en outre la *caséine végétale* (une caséine différente de la *légumine*, qui porte le même nom), insoluble dans l'alcool et l'eau bouillante, et la *gliadine*, soluble dans l'alcool et l'eau bouillante. Enfin, il semble ressortir des travaux de Corneille et de Rittershausen que le gluten contient quatre substances albuminoïdes, la *gliadine*, la *mucédine* ou *mucine*, la *fibrine* et la *caséine* ou *glutine*.

1° *Glutine* (*Glutencasein* des Allemands). Pour l'obtenir, on met à digérer des fragments de gluten frais et pur avec de l'alcool à 60 degrés d'abord, puis avec de l'alcool à 80 degrés et de l'alcool absolu, enfin avec de l'éther. Le résidu est formé par la glutine qu'on purifie par dissolution dans de la potasse étendue d'eau; on filtre, on précipite par de l'acide acétique, on lave à l'eau et à l'alcool, et on sèche dans le vide.

La glutine forme une masse terreuse, grisâtre, volumineuse, insoluble dans l'eau bouillante, mais susceptible de se transformer par un contact prolongé avec l'eau bouillante en une modification insoluble dans les alcalis. Elle se dissout faiblement dans l'alcool aiguisé avec de l'acide acétique ou de l'acide tartrique, mais est précipitée de sa solution par les alcalis. Les solutions alcalines de glutine étendues se troublent à l'air et les sels métalliques pesants la précipitent en flocons. Le sulfate de cuivre détermine un précipité bleu, soluble dans un excès de potasse avec une coloration bleu violet.

2° *Fibrine* (*Glutenfibrin* des Allemands). L'extrait alcoolique de gluten, fait à froid, renferme de la gliadine, de la mucine et de la fibrine. En distillant jusqu'à la moitié du produit, on obtient par le refroidissement de la fibrine impure sous forme d'une masse jaune brunâtre, que l'on purifie par des lavages à l'alcool absolu et à l'éther.

La fibrine du gluten constitue une masse élastique, jaune brunâtre, d'apparence cornée après dessiccation, insoluble dans l'eau; soumise à l'ébullition avec l'eau, elle se détruit en partie et se transforme en partie en une modification insoluble dans l'alcool, l'acide acétique et la potasse. Dissoute dans l'alcool bouillant, elle se dépose presque totalement par le refroidissement; sur la solution alcoolique elle forme des membranes molles qui se renouvellent sans cesse. Dans l'ammoniaque étendue, elle gonfle en donnant naissance à une masse gélatineuse transparente.

La fibrine du gluten subit de la part du suc gastrique une décomposition analogue à celle de l'albumine végétale, c'est-à-dire se dédouble en peptone, parapeptone, et en dyspeptone insoluble (Meissner et de Bary).

3° *Mucédine* ou *mucine*. La solution alcoolique d'où s'est déposée la fibrine contient la mucine et la gliadine. On la fait évaporer et on traite le résidu, qui a l'apparence d'un vernis, par l'éther qui dissout les matières grasses, puis on le redissout dans de l'alcool à 60 degrés chaud et après filtration on ajoute de l'alcool fort. Il se forme un précipité de mucine, tandis que la gliadine reste dissoute en majeure partie. On purifie la mucine par des traitements successifs à l'alcool et on l'obtient sous forme d'une masse blanc jaunâtre, brillante, d'apparence muqueuse, devenant friable par la dessiccation. Elle se dissout dans de l'alcool à 60 degrés et est précipitée par de l'alcool à 90 degrés. Elle est soluble dans les acides faibles et les alcalis. Sa dissolution dans l'acide acétique est colorée en un beau violet par l'addition d'une petite quantité de sulfate de cuivre et de potasse, sous l'influence d'une douce chaleur. L'eau bouillante la transforme à la longue en un produit insoluble et en un autre soluble. Par l'ébullition avec de l'acide sulfurique étendu (2 ½ pour 7 d'eau), il se forme de la tyrosine, de la leucine et environ 30 pour 100 d'acide *glutamique* (*roy.* ce mot). Les autres principes extraits du gluten se comportent d'une manière analogue, mais ne donnent qu'une proportion minime d'acide glutamique.

4° *Gliadine* (*Pflanzenleim* des Allemands). S'obtient par évaporation de la solution alcoolique d'où a été séparée la mucine. Elle forme un vernis jaunâtre, que l'alcool absolu et l'éther transforment en une masse terreuse friable. Elle se dissout dans l'alcool de 40 à 80 degrés, et sa solution devient laiteuse par l'addition d'alcool absolu et d'eau, floconneuse quand on y ajoute de l'éther. A froid elle se dissout faiblement dans l'eau qu'elle rend opaline; à la température de l'ébullition elle est plus soluble, mais la partie non dissoute est transformée en une modification insoluble, même dans l'alcool et l'acide acétique.

La gliadine est soluble dans les alcalis faibles, l'acide tartrique étendu et l'acide acétique; les sels métalliques pesants la précipitent en flocons. Avec le sulfate de cuivre et la potasse, la solution saturée de gliadine dans l'acide acétique ne donne une coloration violette appréciable qu'à l'ébullition.

Dans l'organisme animal, la gliadine paraît se comporter comme la gélatine.

L. HAHN.

GLUTINARIA. Nom donné par quelques auteurs à la *Sauge officinale* (*Salvia officinalis* L.). PL.

GLUTINE. L'un des principes constituants du gluten (*voy.* ce mot). — On donne parfois encore ce nom à la colle ordinaire (*Voy.* GÉLATINE). L. HN.

GLUTINEUX. On donne en pathologie le nom de glutineux à tout liquide visqueux et collant au doigt comme le gluten. Les liquides de la bouche prennent souvent ce caractère dans la fièvre, et surtout dans les fièvres malignes.

D.

GLUTTIER. Nom donné à l'*arbre à suif* (*Croton sebiferum* L., *Stillingia sebifera* (*voy.* STILLINGIA). PL.

GLUVIA. *Voy.* GALÉODES.

GLYCARATON. Nom donné par quelques auteurs à la réglisse (*Glycyrrhiza glabra* L.). PL.

GLYCÉMIE. *Voy.* GLYCOHÉMIE.

GLYCÉRALS. Les glycérals résultent de la combinaison d'une molécule d'un aldéhyde avec une molécule de glycérine : une molécule d'eau est éliminée.

D.

GLYCÉRAMINE. $C^3H^9AzO^2$ soit $C^3H^5(OH)^2AzH^2$. Cette base se produit à l'état de bromhydrate par l'action du gaz ammoniac sur une solution alcoolique de monobromhydrine glycérique ou sur la dibromhydrine; cette dernière éprouve évidemment d'abord la transformation en monobromhydrine $C^3H^5(OH)^2Br$.

$$C^3H^5(OH)^2Br + AzH^3 = C^3H^5(OH)^2AzH^2.HBr$$
$$C^3H^5(OH)Br^2 + 2AzH^3 + H^2O = C^3H^5(OH)^2AzH^2.HBr + AzH^4Br.$$

La glycéramine est liquide, très-soluble dans l'eau et dans l'éther. Elle se sépare sous forme huileuse lorsqu'on traite le bromhydrate par de la potasse très-concentrée; si l'on ajoute un peu d'eau, elle se dissout aussitôt. Le chlorhydrate est très-hygrométrique, soluble dans l'alcool; chauffé, il noircit et répand l'odeur de la corne brûlée. Le chloroplatinate $(C^3H^9AzO^2.HCl)^2PtCl^4$ est en grains cristallins orangés (Berthelot et de Luca, *Annal. Chim. Phys.* (3), t. XLVIII, p. 317).

En traitant l'épichlorhydrine C^3H^5OCl par l'ammoniaque aqueuse, M. Reboul a obtenu une glycéramine qui paraît identique à la précédente (*Annal. Chim. Phys.* (3), t. LX, p. 26).

Hémibromhydramide. MM. Berthelot et de Luca ont désigné sous ce nom une base $C^6H^{12}BrAzO^2$, qui résulte de l'action du gaz ammoniac sur la dibromhydrine pure. C'est un corps solide, amorphe, insoluble dans l'eau, l'alcool, l'éther, l'acide acétique. M. Reboul a obtenu le composé chloré correspondant en chauffant à 100 degrés l'épichlorhydrine avec de l'ammoniaque aqueuse.

ED. WILLM.

GLYCÉRATES. L'acide glycérique est probablement triatomique comme la glycérine elle-même, mais il est monobasique. Les glycérates sont solubles et cristallisables. Ils ont été étudiés par M. Debus et par M. Gazzarolli-Thurnlack.

Le *sel d'ammonium* $C^3H^5O^4AzH^4$ cristallise en prismes déliquescents; il perd facilement de l'ammoniaque.

Glycérate de baryum $(C^3H^5O^4)^2Ba$. Lames cristallines groupées sphériquement.

Glycérate de calcium $(C^3H^5O^4)^2Ca + 2H^2O$. Petits cristaux brillants, perdant leur eau à 135 degrés et se décomposant à 175 degrés. Ce sel est soluble dans l'eau, insoluble dans l'alcool. Il réduit à chaud l'azotate d'argent.

Glycérate de cuivre. Cristaux brillants, d'un bleu d'azur, peu solubles dans l'eau froide. Il se décompose par une ébullition prolongée en produisant un dépôt d'oxyde cuivreux.

Glycérate de magnésium $(C^3H^5O^4)^2Mg + 3H^2O$. Cristaux étoilés efflorescents, solubles dans l'eau froide.

Glycérate de plomb. Croûtes cristallines anhydres.

Glycérate de manganèse $(C^3H^5O^4)^2Mn + H^2O$. Petits cristaux durs et brillants.

Le *glycérate de zinc* forme de petits cristaux incolores.   ED. WILLM.

GLYCÉRÉS, GLYCÉROLÉS, GLYCÉRATS. Le pouvoir dissolvant de la glycérine, mis à profit pour la première fois par Cap pour l'usage pharmaceutique, a permis d'obtenir un grand nombre de préparations d'une très-grande utilité. Cap a donné le nom de *glycérolés* aux solutions qui ont la glycérine pour véhicule et de *glycérat* à une sorte d'empois résultant de l'action de la glycérine hydratée sur l'amidon à une température suffisamment élevée, et qui peut servir d'excipient à des médicaments solubles ou insolubles. Le Codex a réuni toutes ces préparations sous le nom de *glycérés.* On trouvera tous les détails concernant l'emploi pharmaceutique et thérapeutique de la glycérine au nom de cette substance (*voy.* GLYCÉRINE).   D.

GLYCÉRIDES. On a donné ce nom aux éthers de la glycérine au nombre desquels se trouvent les corps gras naturels. Ces éthers sont désignés par le nom de l'acide ou du radical alcoolique qui entrent dans leur constitution, auquel on ajoute la terminaison *ine* : acétine, margarine, éthyline. Quant aux éthers à caractère acide, on les désigne par les noms d'acides sulfoglycérique, tartroglycérique, etc.

La glycérine, étant un alcool triatomique, doit donner naissance à trois classes d'éthers :

$$C^3H^5(HO)^3 \; + \; C^2H^3O.OH \; = \; H^2O \; + \; C^3H^5(OH)^2OC^2H^3O$$

Glycérine.   Acide   Monacétine.
acétique.

$$C^3H^5(OH)^3 + 2\,C^2H^3O.OH = 2\,H^2O + C^3H^5(OH)(OC^2H^3O)^2$$
Diacétine.

$$C^3H^5(OH)^3 + 3\,C^2H^3O.OH = 3\,H^2O + C^3H^5.(OC^2H^3O)^3$$
Triacétine.

On conçoit facilement aussi l'existence de glycérides mixtes telles que la diacétobutyrine, la dichloracétine, la bromodichlorhydrine, etc., etc.

Les corps gras naturels sont des éthers de la glycérine; c'est à M. Chevreul que l'on doit la découverte de la constitution de ces corps, constitution qui s'est surtout affirmée depuis les belles recherches synthétiques de M. Berthelot (*Ann. Chim. Phys.*, (3), t. XLI, p. 277), auquel on doit la connaissance de la plupart des glycérides artificiels.

Les corps gras naturels sont tous des glycérides tertiaires à poids moléculaires assez élevés. Ils sont tous insolubles dans l'eau, plus légers que l'eau, décomposables par la chaleur, etc. Nous ne décrirons pas ici ces composés qui trouvent plus naturellement leur place à leurs noms respectifs, notamment *margarine*, *stéarine*, *palmitine*, etc., mais nous décrirons sommairement les principaux glycérides artificiels.

BROMHYDRINES. Elles se forment simultanément par l'action du perbromure de phosphore sur la glycérine et on les sépare par des distillations fractionnées dans le vide.

La *monobromhydrine* $C^3H^5(OH)^2Br$ distille à 180 degrés dans le vide. C'est un liquide huileux, neutre, soluble dans l'éther; son odeur est pénétrante et aromatique.

La *dibromhydrine* $C^3H^5(OH)Br^2$ bout à 219 degrés; sa densité est égale à 2,11. La potasse aqueuse la saponifie à 100 degrés. Mais, si on la traite par la potasse très-concentrée, ajoutée par petites portions, on lui enlève seulement une molécule d'acide chlorhydrique et on la transforme en épichlorhydrine ou glycide bromhydrique (*voy.* GLYCIDE).

Tribromhydrine $C^3H^5Br^3$. Obtenue par l'action d'un excès de perbromure de phosphore sur la dibromhydrine, elle constitue un liquide pesant, fumant légèrement en présence de l'eau et distillant entre 175 et 180 degrés. Traitée par la potasse solide elle est convertie en *dibromure d'allylène* ou *glycide dibromhydrique* $C^3H^4Br^2$, liquide distillant à 151-152 degrés en se décomposant.

On obtient une isotribromhydrine, le *tribomure d'allyle*, en traitant le bromure ou l'iodure d'allyle par le brome. C'est un corps solide formant des cristaux incolores et brillants, qui fondent à 16 degrés. Il distille à 218 degrés. Une saponification complète le transforme en glycérine comme la tribromhydrine proprement dite.

CHLORHYDRINE. *Voy.* ce mot.

EPICHLORHYDRINE. *Voy.* GLYCIDE.

IODHYDRINE. L'acide iodhydrique ou le bromure de phosphore ne donne naissance à aucun glycéride stable; on obtient successivement de l'iodure d'allyle C^3H^5I, du propylène et de l'alcool isopropylique. Mais on connaît des glycérides mixtes renfermant de l'iode, la *bromoiodhydrine* $C^3H^5(OH)BrI$, qu'on obtient par addition d'acide iodhydrique au glycide bromhydrique C^3H^5OBr, et la *chloriodhydrine* $C^3H^5(OH)ClI$. Cette dernière est un liquide dense, distillant à 226 degrés.

On connaît de même diverses *chlorobromhydrines*.

CYANHYDRINE $C^3H^5(OH)^2CAz$. Ce corps, qui n'a pas été isolé, se produit par

l'action du cyanure de potassium sur la monochlorhydrine. Soumis à l'action de
l'acide chlorhydrique, le produit de la réaction fournit un acide $C^3H^5(OH)^2CO^2H$,
qui paraît être identique à *l'acide malique* (Hanriot, *Bull. Soc. chim.*, t. XXVII,
p. 256).

TRINITRINE. *Voy.* NITROGLYCÉRINE, 2ᵉ série, t. XIII, p. 275.

SULFHYDRATE DE GLYCÉRINE OU THIOGLYCÉRINE. En traitant les chlorhydrines
par le sulfhydrate de potassium, on obtient la *thioglycérine* $C^3H^5(OH)^2SH$; la
dithioglycérine $C^3H^5(OH)(SH)^2$ et la *trithioglycérine* $C^3H^5(SH)^3$. Ce sont des
composés analogues au mercaptan. Ils sont visqueux, peu solubles dans l'eau,
solubles dans l'alcool. Ils forment des combinaisons métalliques.

ACÉTINES. On les obtient en chauffant la glycérine avec de l'acide acétique
cristallisable.

La *monacétine* $C^3H^5(OH)^2(OC^2H^3O)$ se produit à 100 degrés. Pour l'isoler, on
sature par le carbonate de potasse, on agite avec de l'éther et on distille la
solution éthérée. C'est un liquide neutre, soluble dans l'eau; sa densité est
égale à 1,20.

La *diacétine* $C^3H^5(OH)(OC^2H^3O)^2$ prend naissance à 275 degrés. Elle distille
à 280 degrés; c'est un liquide neutre, soluble dans l'eau, l'éther, la benzine;
densité $= 1,184$.

TRIACÉTINE. $C^3H^5(OC^2H^3O)^3$. Elle se forme à 275 degrés avec un grand excès
d'acide acétique, ou si l'on traite la tribromhydrine par l'acétate d'argent
(Würtz). Elle est insoluble dans l'eau, soluble dans l'alcool.

On a signalé la présence de la triacétine dans l'huile de fusain (Schweizer).

Il existe des *acétochlorhydrines*, *acétobromhydrines*, etc., que nous nous
bornons à signaler.

BUTYRINES. On les obtient comme les acétines. La *monobutyrine* $C^3H^5(OH)^2(OC^4H^7O)$
est une huile odorante, aromatique et amère; elle a pour densité 1,088. Elle
s'émulsionne avec l'eau qui en dissout une certaine quantité. La *dibutyrine*
présente le même aspect; elle distille à 320 degrés; elle rancit très-vite à l'air.
La *tributyrine* $C^3H^5(C^4H^7O^2)^3$ existe dans le beurre, mais il n'est pas possible de
l'isoler à l'état de pureté. Obtenue par synthèse, elle constitue un liquide odorant
d'une saveur piquante et amère, très-soluble dans l'alcool; densité $= 1,056$.
Elle s'acidifie rapidement à l'air.

FORMINES. On ne connaît que la *monoformine* $C^3H^5(OH)^2(OCHO)$, qui se
produit lorsqu'on chauffe à 190 degrés un mélange de glycérine et d'acide
oxalique, agitant avec de l'éther et distillant dans le vide le résidu de la solution
éthérée. Elle distille dans le vide à 165 degrés. Distillée sous la pression normale,
elle se dédouble en alcool allylique, acide carbonique et eau (Tollens et Henninger,
Bull. Soc. chim., XI, 394).

Parmi les dérivés alcooliques de la glycérine qui ont été décrits par M. Reboul
(*Ann. Chim. Phys.* (3), t. LX, p. 55 et suiv.), après avoir déjà été signalés par
M. Berthelot, nous nous contenterons de citer les ÉTHYLINES. La *monéthyline*
$C^3H^5(OH)^2OC^2H^5$ se forme par l'action de la monochlorhydrine sur l'éthylate de
sodium; la réaction est très-vive. On distille l'alcool, on ajoute de l'eau qui
dissout l'éthyline; mais celle-ci s'en sépare de nouveau par l'addition de carbonate de potasse. C'est un liquide huileux qui distille à 225-230 degrés.

La *diéthyline* $C^3H^5(OH)(OC^2H^5)^2$ se prépare d'une manière analogue avec la
dibromhydrine, ou en chauffant à 100 degrés de la glycérine avec de l'éther
bromhydrique et de la potasse en excès; c'est un liquide bouillant à 191 degrés.

Le perchlorure du phosphore agit sur la diéthyline en produisant la *diéthyl-chlorhydrine* $C^3H^5Cl(OC^2H^5)^2$, liquide insoluble dans l'eau, distillant à 184 degrés et que l'éthylate de sodium transforme à 120 degrés en *triéthyline* $C^3H^5(OC^2H^5)^3$. Cette dernière est une huile insoluble dans l'eau et qui distille entre 180 et 190 degrés.

GLYCÉRIDES ACIDES. En s'unissant aux acides polybasiques la glycérine peut fournir des glycérides à caractère acide. C'est ce qui a lieu dans les dérivés sulfuriques, phosphoriques et tartriques.

DÉRIVÉS SULFOGLYCÉRIQUES. Ils sont de deux sortes : les uns représentent des éthers acides de l'acide sulfurique; les autres des dérivés sulfonés (sulfureux ou sulfoconjugués).

Acide glycérosulfurique. $C^3H^5(OH)^2SO^4H$ (ou acide sulfoglycérique). Il se forme par l'action de l'acide sulfurique concentré sur la glycérine. On neutralise par un lait de chaux, on concentre la solution filtrée à consistance sirupeuse et l'on fait cristalliser le sulfoglycérate de chaux par un fort refroidissement. L'acide libre est instable. Le sel calcique cristallise en aiguilles incolores, très-solubles dans l'eau, insolubles dans l'alcool et dans l'éther (Pelouze, *Annal. Chim. Phys.* (2), t. LXIII, p. 21). Il se décompose vers 140-150 degrés en donnant de l'acroléine.

Acide glycérodisulfurique ou *disulfoglycérique.* $C^3H^5(OH)(SO^4H)^2$. Il se produit dans la même action que l'acide monosulfurique. Ses sels sont incristallisables, sauf celui de potassium, qui cristallise en mamelons; il est peu soluble dans l'alcool. Il se décompose à 180 degrés (A. Gautier).

Acide glycérotrisulfurique ou *trisulfoglycérique.* $C^3H^5(SO^4H)^3$. Il est solide, très-avide d'eau, altérable. Il se produit par l'action de la chlorhydrine sulfurique SO^3Cl sur la glycérine

$$3SO^3HCl + C^3H^5(OH)^3 = C^3H^5(SO^4H)^3 + 3HCl$$

(Claesson, *Journ. Prak. Chem.* (2), t. XX, p. 1).

Acide glycérosulfureux. $C^3H^5(OH)^2SO^3H$. Il résulte de l'oxydation de la thioglycérine $C^3H^5(OH)^2(SH)$ par l'acide azotique. C'est une masse gommeuse déliquescente, ainsi que ses sels de potassium et de baryum ; le sel de plomb est cristallisable (Carius).

Acide glycérodisulfureux. $C^3H^5(OH)(SO^3H)^2$. On l'obtient en chauffant la dichlorhydrine avec du bisulfite de potassium. Le sel de potassium cristallise facilement, mais non l'acide libre (Schaeuffelin).

Acide glycérotrisulfureux. $C^3H^5(SO^3H)^3$. On l'obtient en chauffant la trichlorhydrine avec le bisulfite de potassium.

ACIDES PHOSPHOGLYCÉRIQUES. $C^3H^5(OH)^2PO^4H^2$. Ce corps, que Pelouze a obtenu par l'action de l'acide phosphorique anhydre ou vitreux sur la glycérine, est contenu, d'après Gobley, dans le jaune d'œuf, qui en renferme 1,2 pour 100 (*Journ. Pharm.* (3), t. IX, p. 161; XI, p. 109, et XII, p. 5). C'est un liquide incristallisable, offrant peu de stabilité. Ses sels sont généralement solubles dans l'eau, peu solubles ou insolubles dans l'alcool. Le *sel de chaux* $C^3H^7O^2PO^4Ca$ cristallise en lames minces, incolores, d'une saveur âcre. Il est soluble dans l'eau froide et sa solution se trouble par l'ébullition. Le *sel de plomb* est insoluble.

ACIDES TARTROGLYCÉRIQUES. L'acide tartrique en agissant sur la glycérine donne la série suivante de glycérides acides :

$$\text{Acide glycérotartrique} \quad \ldots\ldots \quad C^7H^{12}O^8 = C^3H^8O^5 + C^4H^6O^5 - H^2O.$$
$$\text{Acide glycéroditartrique} \quad \ldots\ldots \quad C^{11}H^{16}O^{13} = C^3H^8O^5 + 2C^4H^6O^6 - 2H^2O.$$
$$\text{Acide épiglycéroditartrique} \quad \ldots \quad C^{11}H^{14}O^{12} = C^3H^8O^5 + 2C^4H^6O^6 - 3H^2O.$$
$$\text{Acide glycérotritartrique} \quad \ldots \quad C^{15}H^{22}O^{19} = C^3H^8O^5 + 3C^4H^6O^6 - 2H^2O.$$

Le premier, découvert par Berzelius, s'obtient en chauffant à 100 degrés parties égales d'acide tartrique et de glycérine. On traite le produit par de l'eau et de la craie et l'on concentre la dissolution filtrée, qui renferme le glycérotartrate de chaux, sel vitreux et déliquescent.

Les autres acides ont été obtenus par M. Desplats (*Compt. rend.*, t. XLIX, p. 216). Le second se forme lorsqu'on chauffe l'acide tartrique avec la glycérine à 100 degrés en présence d'un peu d'eau; le troisième, en élevant la température à 140 degrés; le dernier enfin en chauffant à 140 degrés avec un grand excès d'acide tartrique.

En chauffant vers 200 degrés le mélange de glycérine et d'acide tartrique, M. Schlagdenhauffen a obtenu un glycéride qu'il désigne sous le nom de *pyruvine* et qui a pour composition $C^3H^5(OH)^2C^3H^5O^5$ (l'acide pyruvique a pour composition $C^3H^2O^2OH$). La pyruvine bout à 242 degrés, mais en s'altérant. C'est un composé cristallin blanc, fusible à 78 degrés. Elle cristallise très-bien dans le sulfure de carbone. Son dissolvant le plus actif est le chloroforme. L'eau décompose la pyruvine en acide pyruvique et glycérine (*Bull. Soc. chim.*, t. XVII, p. 301).   Ed. Willm.

GLYCÉMIE. *Voy.* Glycohémie.

GLYCÉRINE. § I. **Chimie.** $C^3H^8O^5$. La glycérine a été découverte en 1779 par Scheele, qui l'avait retirée des huiles en les traitant par l'oxyde de plomb. Il l'avait désignée sous le nom de *principe doux des huiles*. Elle est contenue dans toutes les matières grasses naturelles. Celles-ci, en fixant les éléments de l'eau, se dédoublent toujours en acides gras et glycérine, comme les éthers composés se dédoublent en alcool et acide. Cette opération, qui porte le nom de *saponification*, a lieu le plus facilement sous l'influence des alcalis, de la chaux, de la litharge. Les premiers travaux importants sur la glycérine sont dus à M. Chevreul (*Rech. sur les corps gras*, 1823, à Pelouze (*Ann. Chim, Phys.* (2), t. LXIII, p. 19), à Redtenbacher, *Annal. Chem. u. Pharm.*, t. XLVII, p. 113). M. Berthelot (*Ann. Chim. Phys.* (3), t. XLI, p. 216), en réalisant un peu plus tard la synthèse des corps gras, en partant de la glycérine, a mis en lumière les fonctions alcooliques de ce composé (*voy.* Glycérides).

La glycérine est contenue dans certaines huiles végétales, notamment dans l'huile de palme, en partie à l'état de liberté ; un traitement à l'eau bouillante suffit pour l'isoler dans ce cas.

On rencontre la glycérine d'une manière constante parmi les produits de la fermentation alcoolique.

Préparation de la glycérine. On obtient la glycérine dans la préparation de l'emplâtre simple, opération qui consiste à saponifier une huile par la litharge. La solution aqueuse, séparée du savon de plomb et privée par l'hydrogène sulfuré de l'oxyde de plomb tenu en dissolution, abandonne la glycérine lorsqu'on l'évapore à consistance sirupeuse.

Pour retirer la glycérine des eaux mères de la fabrication du savon, après précipitation de celui-ci par le sel marin, on neutralise l'alcali par l'acide sulfurique, on évapore et on reprend le résidu, en partie sirupeux, par l'alcool, qui dissout la glycérine et laisse les sels alcalins. La solution alcoolique doit ensuite être décolorée par le noir animal et évaporée de nouveau. Le résidu est finalement repris par de l'alcool fort et la solution évaporée au bain-marie.

Lorsqu'on a eu recours à la saponification calcaire, on sature la solution aqueuse par l'acide sulfurique, puis l'excès de cet acide par la craie, et l'on concentre à 24 degrés Baumé; on sépare le sulfate de chaux qui se dépose, on décolore par le noir animal et l'on concentre à 28 degrés Baumé (densité 1,23). Dans ce cas, la glycérine renferme un peu de chaux.

Pour obtenir la glycérine exempte de matières minérales, on la distille dans un courant de vapeur d'eau surchauffée, opération qui constitue non-seulement un procédé de purification, mais bien un procédé de fabrication. En effet, la vapeur d'eau surchauffée est susceptible d'effectuer la saponification des matières grasses, sans l'intervention d'un alcali. C'est ce qu'ont déjà fait voir MM. Chevreul et Gay-Lussac, en 1825.

Voici le principe des appareils employés pour utiliser ce procédé : on dispose les matières grasses dans un alambic chauffé à feu nu et traversé par un courant de vapeur surchauffée, arrivant par la partie inférieure, de manière à traverser toute la masse. La température doit être maintenue entre 288 et 315 degrés. Une température plus élevée entraînerait la décomposition d'une partie de la glycérine, décomposition qui se manifeste par la production de vapeurs âcres. Les corps gras se dédoublent dans cette opération en acides gras et en glycérine. Le tout distille et vient former dans le récipient deux couches ; la plus légère est formée par les acides gras ; la partie aqueuse tient la glycérine en dissolution. On la soutire et on la concentre.

Synthèse et constitution. M. Würtz a régénéré la glycérine à l'aide du tribromure d'allyle $C^3H^5Br^3$. L'acétate d'argent convertit ce tribromure en triacétine

$$C^3H^5Br^3 + 3C^2H^3O^2Ag = 3AgBr + C^3H^5(C^2H^3O^2)^3.$$

La triacétine elle-même est convertie par la saponification en glycérine et acide acétique :

$$C^3H^5(C^2H^3O^2)^3 + 3H^2O = C^3H^5(OH)^3 + 3C^2H^4O^2$$

(*Ann. Chim. Phys.* (3), LVIII, p. 360 et 421). Le tribromure d'allyle ou tribromhydrine est obtenu par l'action du brome sur l'iodure d'allyle, qui lui-même est obtenu par l'action de l'iodure de phosphore sur la glycérine. La réaction de M. Würtz ne constitue donc pas une synthèse réelle. Mais celle-ci a été réalisée plus tard par MM. Friedel et Silva, qui ont obtenu de la glycérine en saponifiant la trichlorhydrine obtenue, non à l'aide de la glycérine, mais en partant de l'acétone. On transforme l'acétone en alcool isopropylique C^3H^5OH par hydrogénation, puis l'alcool isopropylique en trichlorhydrine $C^3H^5Cl^3$ par la chloruration du propylène C^3H^6 qui en dérive (*Compt. rend.*, t. LXXVI, p. 1594).

La glycérine est un alcool triatomique renfermant le groupe $(C^3H^5)'''$ qu'on nomme *glycéryle* et qui, lorsqu'il fonctionne comme radical monatomique, porte le nom d'*allyle*. Ce radical est uni dans la glycérine à 3(OH) ; dans la trichlorhydrine, à 3Cl ; dans la triacétine, à 3(OC²H³O), etc.

La structure intime de la glycérine est représentée par la formule $\begin{array}{l} CH^2.OH \\ | \\ CH.OH \\ | \\ CH^2.OH \end{array}$ qui rend compte des synthèses ci-dessus et des diverses transformations de ce composé.

Propriétés. La glycérine est un liquide sirupeux, incolore ou jaunâtre, inodore, d'une saveur sucrée. Elle attire l'humidité de l'air. Sa densité à 15 degrés est égale à 1,26.

Lorsqu'on refroidit la glycérine pure à — 20 degrés, elle devient visqueuse au point de ne plus couler, mais elle ne se solidifie que difficilement. D'après M. H. Roos elle cristallise à — 5 degrés par l'agitation ou par l'addition d'un cristal. On a proposé de purifier la glycérine par congélation; elle se solidifie ensuite beaucoup plus facilement (Nitsche). Cristallisée, la glycérine se présente en prismes orthorhombiques incolores, très-réfringents (A. Henninger, *Bull. Soc. chim.*, t. XXIII, p. 434; V. de Lange, *Poggend. Annal.*, Bd. CLII, p. 617). Elle fond à 17-18 degrés. Les cristaux ont pour densité 1,268 et la glycérine liquide provenant de leur fusion, 1,261 à 15°,5.

La glycérine bout à la température de 290 degrés, mais en se décomposant en grande partie, surtout lorsqu'elle n'est pas pure. Dans le vide elle distille sans altération. Elle bout à 179°,5 sous une pression de 12 millimètres de mercure, et vers 210 degrés sous une pression de 50 millimètres. La glycérine est combustible, mais ne brûle facilement que si elle est chauffée vers 150 degrés.

La glycérine se dissout en toutes proportions dans l'eau et dans l'alcool; elle est insoluble dans l'éther et dans le chloroforme. La solution aqueuse de glycérine se congèle beaucoup plus difficilement que l'eau pure; quand la congélation a lieu, elle ne porte que sur l'eau, et le reste de la solution s'enrichit en glycérine (Fabian). Nous donnons ci-dessous la densité des solutions aqueuses de glycérine, d'après M. H. Schweickert (*Zeitschr. analyt. Chem.*, 1869, p. 512) :

Eau pour 100.	Densité.	Eau pour 100.	Densité.
0	1,267	26	1,185
2	1,260	28	1,179
4	1,254	30	1,173
6	1,247	32	1,167
8	1,240	34	1,161
10	1,234	36	1,156
12	1,228	38	1,150
14	1,221	40	1,145
16	1,215	42	1,139
18	1,209	44	1,134
20	1,203	46	1,128
22	1,197	48	1,123
24	1,191	50	1,107

La glycérine agit comme dissolvant sur un grand nombre de corps. Ainsi elle dissout en toute proportion le brome, les acides sulfurique, azotique, chlorhydrique, phosphorique, acétique, tartrique, citrique et lactique; l'iodure ferreux, le sulfure de sodium, le chlorure ferrique, la potasse, la soude, l'azotate d'argent, l'azotate mercurique, la codéine (Sturm, in *Officine de Dorvault*, 7ᵉ édition).

Voici en outre un tableau, que nous croyons utile de reproduire, indiquant la solubilité d'un grand nombre de substances (Klever, *Neu. Jahrb. für Pharm.*, Bd. XXXVII, p. 211).

100 parties de glycérine dissolvent :

	parties.		parties.
arbonate de soude	98	Acide oxalique	15
Borax	60	Acétate de cuivre	10
Arséniate de potasse, de soude	50	Acide benzoïque	10
Chlorure de zinc, tannin, urée,	50	Acide borique	10
Alun	40	Chlorure de baryum	10
Iodure de potassium, de zinc	4C	Bicarbonate de soude	8
Sulfate de zinc	38	Tartrate de fer	8
Sulfate d'atropine	33	Bichlorure de mercure	7,5
Cyanure de potassium	32	Sulfate de cinchonine	6,7
Sulfate de cuivre	30	Émétique	5,5
Cyanure de mercure	27	Azotate de strychnine	4
Bromure de potassium	25	Chlorate de potasse	3,5
Sulfate ferreux	25	Atropine	5
Sulfate de strychnine	22,5	Brucine	2,25
Acétate de morphine	20	Iode	1,9
Acétate de plomb	20	Vératrine	1
Acides arsénieux et arsénique	20	Quinine, cinchonine	0,5
Carbonate d'ammoniaque	20	Morphine	0,45
Chlorate de soude	20	Tannate de quinine	0,25
Chlorhydrate de morphine	20	Strychnine	0,25
Sel ammoniac	20	Phosphore	0,20
Lactate ferreux	16	Soufre	0,10

Suivant M. Vogel, 1 partie de sucre exige pour se dissoudre 2ᵖ,5 de glycérine ; la gomme, 3ᵖ,5. La glycérine dissout en outre beaucoup d'oxydes, notamment les oxydes de plomb, de cuivre, de bismuth. Elle dissout la chaux, la baryte et la strontiane (Berthelot. — J. Puls, *Journ. prakt. Chem.*, Bd. XV, p. 83; *Bull. Soc. chim.*, t. XXX, p. 124]).

La glycérine s'oxyde au contact de l'air, sous l'influence du noir de platine, en donnant, outre de l'acide carbonique, un acide volatil et incristallisable (Dœbereiner). Oxydée par le peroxyde de manganèse et l'acide sulfurique, elle donne beaucoup d'acide formique (Pelouze).

L'acide azotique fumant, en agissant lentement sur la glycérine, la convertit en *acide glycérique* $C^3H^6O^4$. Le mélange nitrosulfurique la transforme en *nitroglycérine* (éther trinitrique de la glycérine) (*voy.* ces mots).

Exposée à une atmosphère de chlore, la glycérine fournit de l'acide chlorhydrique et une matière sirupeuse, d'où l'eau précipite des flocons blancs, fusibles, d'une saveur âcre et amère (Pelouze).

Le brome agit comme oxydant sur la glycérine étendue de 20 fois son volume d'eau, en produisant de l'acide glycérique, ainsi que du bromoforme et de l'acide carbonique, résultat d'une réaction secondaire (Barth, *Annal. der Chem. u. Pharm.*, Bd. CXXIV, p. 341). L'action du brome sur la glycérine anhydre donne naissance à de l'acroléine et à un peu de dibromhydrine. L'iode se dissout dans la glycérine sans l'attaquer.

L'iodure de phosphore réagit sur la glycérine en produisant de l'iodure d'allyle C^3H^5I.

Saturée d'acide iodhydrique et chauffée à 100 degrés, la glycérine fournit la triiodhydrine $C^3H^5I^3$. Chauffée à 145 degrés avec de l'acide iodhydrique concentré elle donne de l'iodure d'allyle ou, si l'acide iodhydrique est en excès, de l'iodure d'isopropyle C^3H^7I (Berthelot, Erlenmeyer).

L'action des acides, en général, donne naissance aux glycérides correspondants.

L'acide oxalique peut donner naissance ainsi à l'oxaline (Lorain), mais ce glycéride est instable et se transforme en monoformine $C^3H^5(OH)^2(CHO^2)$ qui elle-même se décompose par la distillation en acide carbonique, eau et alcool allylique $C^3H^5(OH)$. C'est ce dernier produit qu'on obtient lorsqu'on chauffe entre 190 et 260 degrés 4 parties de glycérine anhydre avec 1 partie d'acide oxalique cristallisé. Si au contraire on chauffe à 100 degrés parties égales d'acide oxalique et de glycérine, qu'on étend de son volume d'eau, l'acide oxalique se dédouble en acides carbonique et formique. Ce dernier reste dissous et distille avec l'eau lorsqu'on élève la température.

Les agents déshydratants, tels que l'anhydride phosphorique, le chlorure de zinc, le chlorure de calcium, agissent sur la glycérine en fournissant divers produits qui en dérivent par élimination des éléments de l'eau. Ces produits sont notamment l'*acroléine* C^3H^4O (l'aldéhyde de l'alcool allylique), l'*éther de la glycérine* $(C^3H^5)^2O^3$, liquide soluble dans l'eau, distillant à 169-172 degrés, se transformant en glycérine par l'ébullition avec l'eau ; le *phénol*, C^6H^6O, qui résulte de la déshydratation d'une double molécule de glycérine. Comme produits secondaires, signalons l'alcool allylique et la glycérine mono-allylique $C^3H^5(OH)^2$ (OC^3H^5) (Linnemann et Zotta, *Annal. Chem. und Pharm.*, Suppl. VIII, p. 254 ; Tollens, *Deut. chem. Gesell.*, 1872, p. 68).

La fusion de la glycérine avec la potasse fournit de l'acide acétique et de l'acide formique (Dumas et Stas). Le résidu renferme, d'après M. Herter, de l'acide lactique.

Lorsqu'on distille la glycérine avec 1 molécule de soude, on obtient le propylglycol normal $CH(OH) — CH^2 — CH(OH)$ accompagné d'alcool et d'alcool propylique normal $CH^3 — CH^2 — CH(OH)$ (Belohoubek, Fernbach).

Lorsqu'on soumet la glycérine étendue d'eau à l'influence de la levûre de bière, elle se transforme en acide propionique, avec production simultanée d'un peu d'acides carbonique et acétique.

Abandonné à 40 degrés avec de l'eau, de la craie et du fromage blanc, la glycérine est partiellement convertie en alcool. Elle est transformée accidentellement en glycose sous l'influence des matières azotées animales ; cette transformation est régulière sous l'influence du tissu des testicules de coq et autres animaux (Berthelot, *Annal. Chim. Phys.* (3), t. LI, p. 346 et 571).

Sous l'influence de la fermentation occasionnée par un champignon du genre *Schizomycètes*, à une température de 46 degrés, la glycérine fournit beaucoup d'hydrogène et d'acide carbonique ; de l'alcool ordinaire et de l'alcool butylique, les acides butyrique et caproïque (Fitz, *Deut. Chem. Gesell.*, t. IX, p. 1348 ; X, p. 276 ; XI, p. 1890 [*Bull. Soc. chim.*, t. XXIX, p. 472, et XXXIII, p. 189]).

Essai de la glycérine et sa recherche. La glycérine destinée à un emploi médicinal doit être tout à fait pure. Suivant son mode d'obtention, elle peut renfermer du plomb ou de la chaux. Le premier se reconnaît aisément par l'hydrogène sulfuré. Pour constater la présence de la chaux, on étend la glycérine d'alcool et on y ajoute de l'acide sulfurique : le sulfate de chaux, insoluble dans l'alcool, se dépose.

La glycérine purifiée renferme souvent des composés allyliques (formiate d'allyle, par exemple) ou acryliques qui exercent sur la peau une action irritante. Une semblable glycérine dégage du gaz par l'addition d'acide sulfurique concentré, ce qui n'a pas lieu avec la glycérine pure.

On ne devrait, pour l'usage médical, faire usage que de glycérine distillée dans le vide ou par distillation dans un courant de vapeur d'eau (*Bull. Soc. chim.*, t. VII, p. 538).

La glycérine est quelquefois falsifiée avec de la glycose, du sucre ou de la dextrine. On reconnaît ces substances par la coloration brune que prend la glycose sous l'influence de la potasse; si l'on soupçonne le sucre ou la dextrine, il faut en opérer d'abord la transformation en glycose par l'action de quelques gouttes d'acide sulfurique. On a aussi recommandé l'emploi du molybdate d'ammoniaque additionné d'acide nitrique, qui donne une coloration bleue sous l'influence réductrice de la glycose oude la dextrine, coloration que ne produit pas la glycérine pure.

Dosage de la glycérine dans le vin. *Voy.* Vin.

Usages de la glycérine. Outre l'emploi médical de la glycérine, ce corps sert à divers usages industriels. On l'emploie en solution aqueuse, au lieu d'eau seule, dans les compteurs à gaz, parce qu'elle ne se congèle pas par les froids de l'hiver. On l'incorpore à certaines pâtes pour empêcher leur dessiccation, par exemple, le carmin d'indigo et autres couleurs en pâte (Pohl), l'argile à modeler (Barreswill), etc. Elle sert à dissoudre certaines matières colorantes, telles que le violet d'aniline (Gros-Renaud), la gomme, etc., etc. Tichborn l'a recommandée pour l'extraction des principes aromatiques des fleurs; elle se charge de ces principes qu'on peut alors éliminer par distillation ou par l'agitation avec du chloroforme (*Archiv der Pharm.*, Bd. CLXXIII, p. 278).

Ed. Willm.

§ II. **Thérapeutique.** Historique. Bien que la découverte de la glycérine par l'illustre Scheele date déjà de plus d'un siècle (1779), ainsi qu'on vient de le voir, l'histoire médicale du *principe doux des huiles* ne remonte guère au delà de l'année 1844. Quelques médecins anglais eurent alors l'idée d'utiliser ce liquide onctueux à la façon du cérat ou des huiles médicinales, contre certaines lésions de la peau, brûlures ou dermatoses. Les résultats obtenus furent assez satisfaisants, et bientôt le nouveau topique fut essayé dans toute l'Europe. Malheureusement, il était à cette époque assez difficile de se procurer un produit suffisamment pur, de sorte que les opinions les plus contradictoires se manifestèrent sur les vertus thérapeutiques de la glycérine, les uns affirmant sa valeur, d'autres, en moins grand nombre, à la vérité, lui refusant toute propriété médicale utile. Cette période de discussion finit vers 1854, car avec les travaux de Cap et Garot, de Trousseau, de Cazenave, de Bazin, Aran, etc., avec ceux de Demarquay surtout, nous entrons dans une ère de réaction favorable au nouvel agent. Aussi bien sa consommation augmenta-t-elle dans des proportions inouïes, en Europe surtout. Et maintenant la glycérine est universellement employée dans une foule de cas que nous étudierons bientôt, avec les plus grands avantages. Citons donc avec éloges les noms de nos confrères anglais qui ont introduit ce précieux médicament dans notre matière médicale : Thomas de la Rue, Startin (1844-1845), Yearsley, Wakley, Turnbull, Wilson, Gartner (1846-1849).

Propriétés physiques. Je ne m'occuperai ici que de celles qu'un médecin doit connaître, sans m'arrêter beaucoup d'ailleurs sur ces propriétés déjà énumérées dans l'étude chimique qui vient d'être faite.

La glycérine officinale est un liquide onctueux, incolore, inodore à froid et légèrement odorant à chaud, d'une saveur sucrée, de consistance sirupeuse et neutre aux réactifs ordinaires, la teinture de tournesol ou le sirop de violette. Pas davantage elle ne doit réagir vis-à-vis de l'acide sulfurique alcoolisé, qui décèlerait son altération par la chaux ; de la potasse, qui indiquerait la présence du sucre, et du sulfhydrate d'ammoniaque qui révèlerait celle du plomb. Elle marque de 28 à 29 degrés à l'aréomètre ; elle n'a aucune action sur la lumière polarisée et ne fermente pas spontanément.

Abandonnée à l'air, elle en attire l'humidité, et la proportion d'eau qu'elle renferme (12 pour 100 environ [Cap et Garot]) augmente dans des proportions sensibles, qui peuvent être de la moitié de son poids.

Nous verrons plus loin que cette substance dissout un assez grand nombre de médicaments, et ses propriétés dissolvantes participent à la fois de celle de l'alcool et de l'eau. C'est donc une sorte de véhicule universel, précieux pour le praticien auquel il vient en aide dans l'art de formuler.

I. Effets physiologiques. Ils n'ont été bien étudiés que depuis une dizaine d'années seulement, à partir du moment où l'on a administré la glycérine à l'intérieur couramment dans certaines maladies.

a. *Action topique.* Quand on étale cette substance sur la peau recouverte de son épiderme, on a aussitôt la sensation légère de fraîcheur, probablement due à ce que, très-avide d'eau, elle attire l'humidité de l'air. Cette sensation est persistante assez longtemps. Si le contact est prolongé, les cellules épidermiques superficielles sont dissoutes ou plutôt désagrégées ; elles disparaissent laissant à nu les couches jeunes de l'épiderme.

On conçoit donc que ce topique donne plus de souplesse à la peau, facilite son fonctionnement et puisse devenir un cosmétique efficace. Et, comme d'autre part il n'est pas volatil, qu'il ne rancit pas, il constitue une ressource précieuse pour protéger le tégument externe contre les atteintes du froid. Aussi bien, en Russie, est-il d'usage vulgaire pendant l'hiver ; avant de monter en traîneau, on a soin de s'en couvrir d'une mince couche le visage et le cou.

Maintenant que devient la glycérine étalée à la surface de la peau. Est-elle absorbée? Cette question est controversée. Tandis que Hébert, Réveil, affirment son absorption, Demarquay la nie à peu près ou ne l'admet que dans des limites insignifiantes. Je me range à cette dernière opinion. Les expériences nombreuses et très-précises de l'éminent chirurgien auquel nous devons une étude si remarquable du médicament dont nous faisons l'histoire, ces expériences ne laissent aucun doute dans l'esprit. Qu'on étende sur la peau un glycéré d'iodure de potassium, qu'on reste longtemps plongé dans un bain renfermant 30 grammes de cet iodure et 800 *grammes de glycérine*, et l'on ne retrouvera pas trace d'iode dans l'urine. A la vérité ces expériences prouvent simplement que l'iode n'est pas absorbé et n'indiquent rien quant à la glycérine, mais on conviendra qu'elles constituent de fortes présomptions en faveur de la non-absorption. D'ailleurs la question n'a qu'une importance secondaire. Ce qu'il faut surtout retenir ici, c'est qu'une solution d'iodure de potassium dans la glycérine, un glycéré d'iodure de potassium suivant l'expression admise, employée en onction sur la peau, ne laisse pénétrer dans l'économie aucune proportion dosable de l'agent médicamenteux. Tout récemment (1882), dans un article publié par la *Gazette hebdomadaire*, P. Vigier confirme ces données et va jusqu'à dire que la glycérine *empêche l'absorption des médicaments par la peau*, parce qu'elle ne mouille pas ce tégument.

En se frictionnant à plusieurs reprises avec une solution de 10 grammes d'iodure de potassium dans 30 grammes de glycérine, il n'a pas non plus trouvé traces d'iode dans son urine. De même il a échappé à l'action de la morphine

en employant en frictions un glycéré de morphine à 1 gramme pour 20 de
véhicule; à l'action de l'atropine, en se servant dans les mêmes conditions d'un
glycéré à 1 de sulfate d'atropine pour 100 de glycérine; et, enfin, il n'a éprouvé
aucun symptôme d'hydrargyrisme en s'enduisant le corps d'un glycéré à 5 pour
100 de sublimé. D'où cette conclusion logique que les glycérés ne valent
pas les pommades ordinaires à l'axonge quand on recherche l'absorption médicamenteuse par la peau.

Tous ces faits, je le répète, tendent bien à prouver que la glycérine en onctions
sur la peau n'est pas du tout absorbée.

Quand on l'applique sur ce tégument privé de son épiderme, elle manifeste
quelques propriétés excitantes. Elle donne aussitôt la sensation de cuisson
légère, évidemment par suite de son avidité pour l'eau qu'elle soutire aux
tissus avec lesquels elle est en contact. Il est possible, en outre, qu'elle soit
absorbée de proche en proche par suite d'un grand pouvoir de pénétration
qu'elle possède, lequel a fait dire à Ch. Robin que c'est le meilleur véhicule
connu pour l'étude microscopique des éléments des tissus. Si enfin on l'injecte
sous la peau, elle manifeste ses propriétés un peu irritantes, toujours en provoquant un peu de cuisson, mais elle ne *détermine aucune inflammation* et
s'absorbe très-facilement. On a mis à profit cette propriété de la glycérine de
pouvoir être injectée sans danger sous la peau et la vertu qu'elle possède de
dissoudre nos principaux alcaloïdes organiques destinés aux injections hypodermiques en formant des solutions inaltérables, on a mis, dis-je, ces propriétés à
profit dans la pratique des injections sous-cutanées.

Propriétés antiseptiques. L'action topique de cet alcool sur les tissus
organiques privés de vie n'est pas moins curieuse. Ici donc je placerai quelques
considérations sur une remarquable propriété de la glycérine, celle de conserver
les tissus, animaux ou végétaux en les préservant de la décomposition. Avant
même que les chimistes eussent classé cet agent parmi les alcools, on connaissait
sa puissance antiputride. La découverte en est due à Warington et date de 1846.
Il montra alors que la glycérine empêchait la viande de se corrompre et qu'elle
pouvait conserver cette substance alimentaire. Cette assertion n'est exacte qu'en
partie, car la viande qui a subi l'action de la glycérine n'est plus mangeable,
même après des lavages répétés qui ne parviennent jamais à lui enlever la saveur
spéciale de l'agent conservateur.

Mais il est une application plus sérieuse des propriétés antiseptiques de la
glycérine, c'est celle qui a trait à la conservation des pièces anatomiques. Cette
substance a ceci de précieux qu'elle n'altère pas les tissus. C'est pourquoi
Demarquay et Luton en 1855, van Vetter et Duchenne (de Boulogne) en 1862
et 1867, l'ont proposée pour préparer et conserver les pièces destinées aux
études anatomiques ou anatomo-pathologiques.

Il y a lieu toutefois de faire quelques distinctions. Tandis, en effet, que les
matières organiques immergées dans ce liquide ne s'altèrent jamais, au contraire,
les pièces simplement injectées avec de la glycérine se putréfient assez vite. Un
cadavre, par exemple, injecté à la glycérine, ne se conserve guère que six
semaines.

Dans cette étude de thérapeutique, je n'ai pas à m'étendre sur ces applications
toutes spéciales, je me borne à renvoyer le lecteur qui désirerait les connaître
dans leurs détails à l'article de Duchenne, publié dans la *Gazette des hôpitaux*
de 1867, n° 84.

Comme l'alcool ordinaire la glycérine conserve les fruits et les graines avec leurs caractères extérieurs, ainsi qu'il résulte des recherches de Surun.

Enfin, un médecin américain, Andrew (de Chicago), l'a proposée (1860) pour conserver le vaccin, ou plutôt pour créer une sorte de vaccin artificiel en faisant macérer dans la glycérine des croûtes vaccinales, procédé d'ailleurs peu sûr, au dire de Dubreuilh, qui l'a essayé 20 fois sans succès; et je répète qu'un certain nombre de praticiens s'en servent pour empêcher la formation dans leurs solutions d'alcaloïdes destinées aux injections hypodermiques, de ces petits végétaux cryptogamiques qui en altèrent le titre et même les rendent nuisibles.

En définitive, la glycérine est un *antiseptique très-puissant* et c'est à ce titre que nous la verrons rendre les meilleurs services dans la pratique de la chirurgie et même de la médecine.

b. *Effets généraux.* Il n'y a pas bien longtemps qu'on prescrit la glycérine à l'intérieur, c'est pourquoi les recherches sur ses effets diffusés sont relativement très-récentes.

A hautes doses chez les animaux, elle devient un poison assez énergique, ainsi que l'ont démontré les expériences concluantes de Dujardin-Beaumetz et Audigé, en 1876.

Ainsi, en injectant sous la peau d'un chien une dose de cet alcool supérieure à 8 grammes par kilogramme du poids du corps, on détermine des accidents mortels. Par exemple, avec $8^{gr},50$, mort en 24 heures; avec 10, 12 grammes, mort en 15, 20 heures; avec 14 grammes, mort en 3 ou 4 heures. Toutefois, si l'on introduit ces mêmes proportions lentement dans l'organisme, le chien les supporte parfaitement : c'est ainsi que Catillon a pu faire prendre à cet animal 500 et même 700 grammes de glycérine par jour sans le rendre malade.

Les effets observés, désignés sous le titre général de *glycérisme aigu,* sont ceux qui suivent.

Après l'injection l'animal éprouve évidemment au lieu de la piqûre de la douleur, par suite de l'action irritante du liquide injecté, comme l'indiquent certains de ses mouvements, puis au bout de quelques heures il paraît triste, inquiet; il pisse du sang. Ses muqueuses offrent une sécheresse très-accusée, manifeste à la bouche et aux yeux, et la soif est très-vive. Alors la température du corps s'abaisse, les forces diminuent; l'animal ne marche plus qu'avec difficulté, il se couche, devient somnolent et indifférent à ce qui l'entoure. Enfin la respiration diminue de fréquence, le pouls est faible, la température s'abaisse de plus en plus et la mort arrive par épuisement, ou bien, si la dose est excessive, au milieu de convulsions comme tétaniques qui rappellent le strychnisme.

A l'autopsie, on trouve une congestion du foie très-considérable; l'organe d'un brun rougeâtre n'a plus qu'une médiocre consistance et semble tout à fait altéré. Une hyperémie également très-marquée s'observe du côté de la muqueuse intestinale, ecchymotique à certains endroits. Les reins, les poumons, sont dans le même cas; ces derniers offrent parfois des noyaux apoplectiques nombreux. Le cœur est complétement distendu par des caillots ou du sang épais et noir.

MM. Dujardin-Beaumetz et Audigé, comparant la série des effets de l'intoxication glycérique à ceux de l'alcoolisme aigu, rapprochent absolument les deux empoisonnements. De sorte que l'étude physiologique comme l'étude chimique de la glycérine démontre que cette substance est bien un alcool.

Les voies d'élimination, d'après Beaumetz et Audigé, seraient les reins et le foie. Un médecin américain, Annecton, a fait des observations du même ordre. Expérimentant sur des grenouilles, il a vu que la glycérine injectée sous la peau détermine chez ce batracien d'abord des contractions fibrillaires des muscles, puis une augmentation de l'excitabilité réflexe, la tétanisation des membres antérieurs et, enfin, l'arrêt de la respiration et du cœur.

Pareils effets s'observent encore chez les lapins, et de plus ces animaux ont de l'hématurie. Si le médicament est introduit dans l'organisme par injection veineuse, on constate d'abord une augmentation et ensuite une diminution de la pression sanguine et des contractions cardiaques.

Tous ces effets résultent bien d'une action du poison sur les extrémités périphériques des nerfs cardiaques et non pas sur les centres, car en coupant la moelle ils ne sont nullement modifiés.

En somme, on peut rapprocher fort bien le glycérisme aigu de l'intoxication alcoolique violente, tant au point de vue des symptômes de l'empoisonnement qu'à celui de l'anatomie pathologique. Et l'on peut conclure des faits précédents que la glycérine agit sur les centres nerveux, la moelle épinière plus particulièrement, dont elle augmente l'excitabilité ; qu'elle altère le sang, rendu plus diffluent, et lèse fortement le foie et les reins principalement, et moins violemment les poumons et la muqueuse intestinale.

A doses faibles, les effets sont tout différents. Un pharmacien distingué de Paris, Catillon, auteur de laborieuses recherches sur ce sujet, rapporte les observations suivantes qui démontrent l'action stimulante de cet alcool sur la nutrition.

Quand on fait prendre chaque jour à des cobayes 0^{gr},50 de glycérine mélangée à la nourriture, leur poids augmente de 1/5 à 1/10 du poids primitif. De plus le mouvement de dénutrition se ralentit manifestement, car la *proportion de l'urée diminue dans le sang et dans l'urine*, comme nous le verrons plus loin, d'après Catillon, ce qui indiquerait que la combustion des matières azotées est ralentie. Il est probable, en effet, que la combustion respiratoire s'exerce surtout alors sur cette substance hydrocarbonée, ce qui épargne d'autant les matériaux combustibles de l'économie ; mais poursuivons notre étude physiologique.

Action chez l'homme. Je ne parlerai ici que des effets qui suivent l'ingestion de doses thérapeutiques. La glycérine est un liquide assez répugnant, qu'on avale avec dégoût : il faudrait donc un dévouement bien grand à la science pour rechercher sur soi-même les effets des doses massives. Ce serait là, d'ailleurs, affaire de pure curiosité sans profit pour l'art de guérir.

Pris en petite quantité, ce liquide se montre doué de réelles vertus. Voici du reste ce que l'on observe :

La saveur, comme je l'ai dit déjà, en est sucrée et assez peu répugnante au début.

Deschamps, d'Avallon, parle de sensation chaude, âcre, irritante à la bouche ; mais il est probable que la glycérine dont il s'est servi n'était pas pure.

L'estomac la supporte bien, et il faut arriver aux quantités de 50 à 60 grammes, prises à la fois, pour observer des effets laxatifs (Daudé, de Marvejols), précédés de gastralgie et de coliques.

Quand on prolonge l'usage des doses faibles pendant quelque temps, on ne tarde pas à remarquer leurs *propriétés reconstituantes et stimulantes de la nutrition*.

C'est à W. Lauder-Lindsay, médecin écossais, l'auteur d'un des meilleurs travaux que nous connaissions sur la glycérine, qu'il faut attribuer le mérite de cette découverte, parfaitement confirmée par les travaux récents. Il avait indiqué que 3 ou 4 petites cuillerées de cette substance ingérées chaque jour stimulaient la nutrition à ce point que les sujets s'engraissaient ; il la comparait même à l'huile de foie de morue, 1856, pour ses qualités eutrophiques.

Un médecin homœopathe, Davasse, a confirmé les observations de Lindsay. Pour lui, la glycérine facilite l'assimilation et augmente son activité, et il la place à côté du gluten, de la protéine, de la pepsine. Son usage prolongé, dit-il, développe l'embonpoint (1859).

Des remarques analogues ont été faites par le docteur Benavente, en 1862. Il reconnaissait alors au principe doux des huiles le mérite d'être assimilable, de stimuler l'appétit et d'activer la nutrition ; il en faisait, en un mot, un véritable reconstituant.

Plus récemment, Catillon a ajouté de nouvelles preuves en faveur de cette action reconstituante de la glycérine. Voici le résumé succinct de ses expériences conduites d'une manière très-rigoureuse.

Quand on ingère, dit-il, 30 grammes de ce liquide par jour, en trois fois, l'appétit est augmenté, les fonctions digestives se régularisent. L'urée diminue dans l'urine quelquefois, ou bien elle augmente par suite d'une alimentation plus copieuse résultant de cet appétit plus grand dont je viens de parler.

L'analyse de l'air expiré démontre que la proportion centésimale de l'acide carbonique s'élève proportionnellement à la dose de la glycérine ingérée. Du reste, la quantité absolue de l'acide carbonique est plus grande toujours dans cet air. D'où il suit que ce corps est manifestement assimilé et brûlé dans l'économie (*Archives de physiologie*, 1878).

En présence de ces faits bien observés, il me semble difficile d'admettre l'opinion émise il y a deux ans par Lewin, à savoir que la glycérine est sans action sur la désassimilation des albuminoïdes, car elle ne diminue pas selon lui l'excrétion de l'urée. Tout au plus admettrait-il qu'elle ralentit la désassimilation des graisses, opinion partagée par Tschirwinsky. Et Munk va même jusqu'à lui refuser toute valeur alimentaire.

Je ne saurais pour mon compte adopter une pareille manière de voir. En présence des observations précises de Lindsay, de Davasse, de Benavente, de Catillon, je ne crois pas qu'on puisse ne pas admettre les qualités reconstituantes de la glycérine. J'ai toujours vu ses effets stimulants des fonctions digestives et de nutrition chez les malades auxquels je l'ai prescrite.

Tout récemment encore, dans sa thèse inaugurale soutenue le 14 juillet 1882, Tisné notait une augmentation de poids chez les sujets auxquels il administrait ce médicament. Sur 20 observations, prises chez des *malades d'hôpital*, 1 seule fois il y eut diminution du poids, c'était dans un cas d'albuminurie avancée, trois fois celui-ci resta stationnaire, 16 *fois il augmenta*. En présence de toutes ces preuves, on ne saurait plus mettre en doute l'action salutaire de la glycérine comme reconstituant.

Un mot maintenant sur les transformations de la glycérine dans l'organisme. Que devient, en définitive, cette substance ingérée par l'homme?

D'après Catillon, une partie passe dans l'urine, une autre se décompose et se résout finalement en eau et acide carbonique.

Elle s'élimine par les reins assez rapidement. Ainsi, prise à la dose de

20 grammes, elle apparaît déjà dans l'urine moins d'une heure après l'ingestion ; son élimination cesse au bout de quatre à cinq heures. L'élimination n'est pas absolument proportionnelle aux doses : avec 30 grammes il en passe 3 grammes à 3gr,50 par les reins ; avec 60 grammes, de 12 à 14 grammes, ce qui indique déjà un certain degré d'intolérance de l'organisme. On ne retrouve ce principe, ni dans la sueur, ni dans le sang, ni dans les fèces.

En résumé, les petites doses de glycérine sont bien supportées par l'homme ; elles stimulent ses fonctions digestives et facilitent sa nutrition. Ce serait donc un aliment de premier ordre.

Je n'ai rien de bien particulier à signaler en dehors de cette action spéciale.

Si l'on force les doses, qu'on dépasse 30 à 50 grammes par jour, alors on peut observer des effets d'intolérance. Les patients se plaignent de pesanteurs d'estomac, de coliques, ont des selles diarrhéiques ou trop faciles et digèrent mal. On a vu cependant des diabétiques supporter jusqu'à 300 grammes par jour. Prise à dose thérapeutique, elle est évidemment absorbée, puis *brûlée dans l'économie*, ainsi qu'il résulte des recherches de Gorup-Besanez, qui admet sa transformation en acides propionique, formique, et peut-être acrylique, et de celles de Catillon, qui a noté chez les animaux soumis à l'usage de la glycérine une excrétion plus abondante d'acide carbonique par les voies respiratoires.

Modifications de l'urine. On recherche aujourd'hui avec juste raison les modifications que peuvent apporter à la composition de l'urine nos principaux médicaments. Il y a, en effet, dans cette voie une foule de découvertes à faire, qui rendront certainement à la pratique médicale d'immenses services.

La glycérine a été déjà l'objet de semblables travaux, peu suivis et persévérants malheureusement et qui laissent encore bien des points obscurs dans cette question, sur laquelle je dois dire quelques mots malgré tout.

Il est à peu près certain que le principe doux des huiles, ingéré à dose plus ou moins forte, augmente la quantité d'urine ; ceci résulte tout au moins des observations de Pavy, de Luchsinger, Ustimowitsch, de Tisné. C. Catillon dit bien qu'en prenant de la glycérine il n'a pas vu sa diurèse augmenter ; mais cette observation unique et négative ne saurait infirmer les résultats précis et positifs des auteurs que je viens de citer.

La composition de cette humeur est aussi manifestement modifiée. Voici quelques renseignements que je trouve dans la thèse de Tisné, qui a étudié récemment avec soin cette question importante. Malheureusement les conditions défectueuses dans lesquelles il s'est placé enlèvent aux résultats qu'il indique un peu de leur valeur. Ses analyses ont, en effet, porté sur l'urine de malades de l'hôpital, astreints, comme on le sait, au *régime varié* des établissements nosocomiaux, lequel régime modifie par lui-même sensiblement la composition de cette humeur excrémentitielle. Quoi qu'il en soit, les gros faits restent intacts, ce sont les suivants :

L'*urée* augmente le plus souvent chez les sujets qui prennent de la glycérine ; plus rarement son chiffre s'abaisse.

Les *chlorures* seraient dans le même cas, ainsi que les *phosphates*.

L'*alcalinité* diminuerait dans le cas d'alcalescence de l'urine.

Luchsinger et Ustimowitsch admettent, comme je l'ai dit déjà, l'augmentation de la sécrétion de l'urine, « qui devient claire comme de l'eau », tout d'abord, et successivement prend une teinte rougeâtre, et rouge de vin ou de sang. Cette coloration particulière tiendrait au passage de l'hémoglobine dans l'urine, consécutivement à la destruction des hématies par la glycérine qui circule dans les vaisseaux. Des expériences faites sur des animaux et sur l'homme il résulterait, en effet, qu'après l'action du principe doux des huiles les globules du sang diminuent de volume et de nombre.

Enfin, d'après Ustimowitsch, l'urine rendue pendant l'usage de la glycérine réduit le *bioxyde* de cuivre, ce qui tiendrait au passage d'un des produits de sa décomposition qu'il ne désigne pas dans cette humeur. Plosz est au contraire plus explicite (*Archiv für die gesammte Physiologie von Pflüger*, XVI, p. 153). Il a observé aussi dans l'urine une substance douée d'un pouvoir réducteur énergique, qui précipite en présence des alcalis l'oxyde de cuivre, l'oxyde de bismuth et l'oxyde d'argent. Ce serait, dit-il, vraisemblablement l'aldéhyde de la glycérine, $C^6H^{10}O^5,H^2O$.

Mais je ne m'étendrai pas sur ces points délicats et controversés d'une question fort peu intéressante pour les médecins, et je terminerai cette étude des effets physiologiques de la glycérine en disant qu'elle n'a, à doses thérapeutiques, qu'une faible influence sur la température : elle tendrait à élever la chaleur animale, mais dans des proportions insignifiantes.

II. Propriétés thérapeutiques. Elles sont de deux ordres : chirurgicales et médicales.

A. Applications chirurgicales. Ce sont celles qui ont tout d'abord appelé l'attention des médecins, car nous avons montré dans notre historique que la glycérine fut prescrite contre les brûlures, lors des premiers essais thérapeutiques qu'on en fit en Angleterre. Elle fut encore employée par un médecin français établi à Odessa, le docteur Dallas, pour le pansement des plaies peu de temps après les recherches des médecins anglais.

C'est, toutefois, à notre compatriote Demarquay que revient le mérite d'avoir montré, dès 1855, quels services considérables on peut en attendre dans les pansements chirurgicaux. « Je ne présente pas, dit-il, cet agent comme une panacée, ni même comme un remède général, mais comme un moyen qui, dans la plupart des cas, offre toutes les ressources nécessaires pour remplir les indications que réclame la guérison des plaies. »

A la même époque, Morpain déclarait qu'elle devait être substituée à l'antique cérat de Galien, car elle tenait les plaies proprement et facilitait leur cicatrisation.

Pour Bertet, 1856, c'était un remède précieux dans le pansement des plaies sales, gangréneuses et fétides.

Enfin à ces témoignages nous ajouterons encore les suivants, que j'inscris ici par ordre de date.

Après avoir essayé le nouveau topique, l'éminent chirurgien H. Larrey, tout en admettant qu'il n'a pas toutes les qualités qu'on pourrait souhaiter, reconnaît que « l'avantage réel, incontestable, de la glycérine, est de nettoyer les plaies de mauvais aspect, de les déterger, de les ramener même à l'état de plaies récentes, si elles sont anciennes. »

Puis Davasse (1859) conclut qu'elle est supérieure à l'axonge, au beurre, au cérat, aux corps gras en général, car « elle est plus diffusible et plus absorbante; elle empêche les concrétions et les adhérences par ses propriétés hygrométriques; elle prévient ou corrige la décomposition putride des liquides exhalés des foyers purulents par sa vertu antiseptique; elle ramollit et détache les productions pultacées par son pouvoir dissolvant; enfin, par son action légèrement stimulante, elle modère l'abondance de la suppuration et l'exubérance des bourgeons charnus. »

Enfin, en 1867, après plus de douze ans d'expériences, Demarquay résumait ses nombreux travaux sur ce sujet en disant que « les plaies pansées avec la glycérine offrent le plus bel aspect et sont d'un rouge rosé et humide, indice d'une vitalité robuste. Leurs bourgeons charnus n'ont jamais besoin d'être réprimés et fournissent une cicatrice régulière. Leur suppuration est modérée..... »

Il ajoute que rarement on voit survenir l'érysipèle, l'infection purulente, la pourriture d'hôpital.

Les citations que je viens de faire résument les principales propriétés de ce précieux topique, celles que lui reconnaissent encore à l'heure actuelle un grand nombre de chirurgiens.

La glycérine a certainement tous les avantages reconnus au cérat et, de plus, ses puissantes qualités antiseptiques, que j'ai déjà fait connaître plus haut, la rapprochent de l'alcool ordinaire, ce qui en fait un topique de premier ordre pour le pansement des plaies. J'ai assisté pendant toute une année, en 1861, dans le service de Maisonneuve, à la Pitié, aux expériences entreprises par ce chirurgien qui l'employait exclusivement dans les pansements, et je dois dire que, si elle n'a pas empêché l'érysipèle, la pourriture d'hôpital, l'infection purulente, de se manifester avec une certaine violence, elle a tout au moins montré ses bons effets vulnéraires et favorisé la guérison de nombre de blessés.

J'entre maintenant dans l'exposé des faits particuliers.

Toutes les plaies peuvent être pansées à la glycérine, qu'elles soient récentes, par traumatisme accidentel ou résultant d'une opération, ou bien anciennes, simples ou compliquées. Le topique est assez facilement supporté; tout au plus donne-t-il une légère cuisson qui ne dure pas.

On peut procéder pour le pansement de la façon suivante :

On trempe quelques instants dans la glycérine un linge troué; on le laisse suffisamment s'imbiber et, après l'avoir égoutté, on l'étale sur la plaie; on met par-dessus un plumasseau de charpie et l'on termine à la manière ordinaire en couvrant d'une compresse et soutenant le tout à l'aide d'une bande.

Plus simplement on trempe un gâteau de charpie dans la glycérine, puis on le plaque sur la surface malade.

On a encore proposé d'imbiber de glycérine pure des cardes d'ouate (Gubler), ou de glycérine et de camphre (Tiaret), et d'en recouvrir les plaies.

Il serait tout aussi simple d'enduire celles-ci de glycérine pure ou camphrée au moyen d'un pinceau et de recouvrir ensuite de charpie ou d'ouate. Il importe de ne pas ménager trop la substance médicamenteuse, sous peine de voir adhérer aux tissus les pièces du pansement, ce qui a pour résultat de faire souffrir les malades et de détruire le tissu cicatriciel, au moment où l'on met à découvert la plaie pour la panser à nouveau.

P. Vigier conseille beaucoup comme topique pour les pansements ce qu'il appelle le glycéré d'argile ou *épithème argileux*, dont je donne plus loin la composition.

C'est un mélange de glycérine et de terre glaise, qui constitue une sorte de masse emplastique qu'on étale sur un linge humide, les mains étant mouillées, afin de modeler plus facilement la pâte médicamenteuse au moment de l'appliquer directement sur les plaies. On recouvre aussitôt l'épithème d'un morceau de taffetas gommé ou de baudruche Hamilton, afin de l'empêcher de se dessécher, et l'on termine le pansement comme d'habitude à l'aide de compresses et de bandes. Cette préparation diminuerait la suppuration des plaies et faciliterait leur guérison.

Ces modes de pansement ont été essayés dans les cas suivants :

Brûlures. D'après Demarquay, des linges fins imbibés de glycérine et placés sur les brûlures au premier degré calment les douleurs. Dans les brûlures plus profondes, ce topique facilite la chute des eschares, modère la sécrétion du pus, s'oppose à l'exubérance des bourgeons charnus et procure une cicatrice plus plate et plus régulière qu'avec les pansements ordinaires.

De Bruyne a eu l'idée, qui me paraît ingénieuse, de remplacer l'huile par la glycérine dans notre liniment oléo-calcaire si précieux, à mon avis, contre ces sortes de plaies, et, pour rendre ce mélange plus calmant, il l'additionne d'éther chlorhydrique chloré ou bichlorure d'éthyle. Voici d'ailleurs sa formule :

Hydrate de chaux.	5 grammes.
Glycérine	150 —
Éther chlorhydrique chloré	5 —

On imbibe des compresses de ce liquide, et, après les avoir portées sur les plaies, on recouvre de taffetas gommé.

Un pharmacien militaire, Latour, a également proposé de remplacer le liniment oléo-calcaire ordinaire, d'usage vulgaire contre ce genre de traumatisme, par un liniment au *glycéré de sucrate de chaux.* Il attribue, d'après les essais de Lagarde, à cette préparation l'avantage de préserver les brûlures du contact de l'air, de ne pas adhérer à la peau, de diminuer la douleur et de hâter la cicatrisation. Voici d'abord comment il prépare le glycéré de sucrate de chaux :

Chaux vive hydratée	200 grammes.
Sucre pulvérisé.	400 —
Glycérine	400 —
Eau.	2 kilogrammes.

On mélange le sucre et la chaux; on ajoute l'eau très-lentement, on met le tout dans un flacon, puis après avoir agité vivement on laisse reposer vingt-quatre heures. C'est alors que la glycérine est introduite, et l'on évapore jusqu'à réduction à un litre. Pour obtenir le *liniment oléo-calcaire à base de glycéré de sucrate de chaux*, on l'associe à l'huile d'amandes douces ou bien à l'huile d'arachide, dans la proportion de 200 grammes de celles-ci pour 100 grammes du premier. C'est le liniment à l'huile d'amandes que Lagarde a expérimenté.

Ulcères. Quelle que soit leur origine, qu'il s'agisse d'ulcère simple, scorbutique, scrofuleux, syphilitique, cancéreux même, les pansements à la glycérine peuvent être utiles. Ils modèrent la suppuration, enlèvent ou atténuent l'odeur fétide, empêchent le développement des fongosités, donnent aux plaies un aspect propre et satisfaisant, et, quand l'ulcère est curable, ils facilitent sa cicatrisation.

Contre *l'ulcère simple indolent*, Demarquay recommande la formule suivante :

Glycéré d'amidon.	100 grammes.
Sulfate d'alumine et de zinc	20 —

Et, s'il est douloureux, il conseille de le panser avec le mélange que voici :

Glycérine	100 grammes.
Laudanum de Sydenham	4 à 5 —

Les CHANCRES simples mêmes, suivant cet habile chirurgien, disparaîtraient facilement après des applications du topique suivant :

Glycérolé d'amidon.	30 grammes.
Précipité blanc.	1 —

et les *chancres pultacés* à l'aide de pansements avec :

Glycérine	30 grammes.
Nitrate d'argent	1 —

Enfin, Van Holsbeck a proposé le glycéré de tannin contre les *ulcérations anales*. Il porte dans le rectum une mèche enduite de ce glycéré.

Et le docteur Mendelssohn, de Blidah, se loue beaucoup de la mixture dont voici la formule, contre les *ulcères simples ou les ulcérations fongueuses ou granuleuses du col de l'utérus* :

Créosote pure	2 grammes.
Glycérine	50 —
Alcool.	25 —

POURRITURE D'HÔPITAL. PLAIES GANGRÉNEUSES. Demarquay avait cru remarquer que cette grave complication des plaies, la *pourriture d'hôpital*, disparaissait sous l'influence des pansements à la glycérine acide, et, confiant dans les quelques succès obtenus, il préconisait beaucoup sa méthode. Malheureusement d'autres chirurgiens ont été moins favorisés, de telle sorte que la valeur du topique reste encore à prouver. En tout cas, on peut le ranger à côté de ces agents utiles qui réussissent dans quelques cas et qu'il faut toujours essayer, quand on est en présence de la pourriture d'hôpital, je veux parler du suc de citron, de la poudre de camphre, du perchlorure de fer liquide, etc.

Par ses qualités antiseptiques, la glycérine pure ou bien les glycérés de chlorate de potasse, créosote, goudron, etc., peuvent rendre quelques services dans les *plaies gangréneuses*.

Ils faciliteraient la chute des eschares, préviendraient ou retarderaient leur putréfaction (Demarquay, Bertet). Ces topiques ne font évidemment ni mieux ni plus mal que bon nombre d'autres agents antiseptiques, parmi lesquels on n'a que l'embarras du choix.

ANTHRAX. Après l'incision cruciale, Demarquay bourrait la plaie de charpie imprégnée de glycérine et recouvrait d'un cataplasme arrosé de ce liquide. Il attribue à ce mode de pansement de bonnes qualités. Et cette manière de voir est partagée par Pertus et Chalut (1856), qui ont expérimenté cette méthode avec succès.

CLAPIERS. *Trajets fistuleux.* La glycérine, par sa fluidité spéciale, se prête facilement aux injections : aussi bien est-il simple de la pousser dans les anfractuosités des plaies, dans les trajets fistuleux. On a vu qu'elle diminuait alors l'abondance de la suppuration, rendait le pus de meilleure qualité et hâtait la cicatrisation de ces plaies si rebelles à la guérison.

Lorsqu'il y a lésion osseuse, Demarquay conseille d'injecter le liquide suivant :

Glycérine	100 grammes
Teinture d'iode.	30 —

MALADIES DES YEUX. Tout en restant sur ce vaste domaine de la chirurgie, nous entrons ici évidemment dans un ordre de faits différents de ceux que nous venons d'étudier. Ici la glycérine joue tantôt le rôle capital, tantôt elle n'est qu'un simple adjuvant. On l'a prescrite dans presque toutes les maladies superficielles de l'œil, celles qui frappent les paupières, la conjonctive et la cornée.

1° *Xérophthalmie.* C'est l'une des plus anciennes applications de cette substance dans la thérapeutique oculaire. Elle ne guérit pas cette désagréable infirmité, mais, grâce à ses vertus lubrifiantes, elle facilite le glissement des paupières et devient un précieux palliatif. Taylor a le premier indiqué cet usage, en 1854.

2° *Blépharite ciliaire.* Le regretté Foucher, qui avait fait de l'étude des applications de la glycérine à l'oculistique l'objet de ses travaux de prédilection, ainsi que va le démontrer la suite de cet article, Foucher combattait cette maladie à l'aide de frictions douces sur le bord libre des paupières, le doigt enduit de ce médicament. Ainsi il faisait tomber les croûtes, rendait un peu de souplesse aux paupières et les préparait à recevoir des topiques spéciaux quand la glycérine restait impuissante à déterminer la guérison.

C'est alors qu'on agissait, soit avec le calomel, soit avec l'iode, toujours incorporés à la glycérine.

3° *Conjonctivite granuleuse.* Dans certains cas rebelles, alors que les granulations avaient résisté au sulfate de cuivre, Hairion et Debout se sont bien trouvés de l'emploi du médicament dont voici la formule, porté à l'intérieur des paupières :

> Glycérolé d'amidon. . . . .   25 grammes.
> Poudre de tannin.   5   —

Quelques médecins se servent volontiers du glycéré de sulfate de cuivre. Je l'ai moi-même employé avec avantage chez les enfants, prescrivant la solution au centième.

L'éminent de Graefe conseillait la formule suivante :

> Glycéré d'amidon. . . . .   4 grammes.
> Sulfate de cuivre. . . . .   10 centigrammes.

4° *Ophthalmies catarrhale et purulente.* Foucher recommandait à titre de collyre dans la première de ces maladies le glycéré de borax ou de sulfate de zinc. Dans la seconde, il se servait de la glycérine seulement pour nettoyer les yeux, ou bien comme topique, immédiatement après la cautérisation au nitrate d'argent.

5° *Conjonctivite pustuleuse.* La formule suivante est préconisée par de Wecker :

> Glycérolé d'amidon . . . .   8 grammes.
> Bioxyde de mercure précipité (oxyde jaune)   1   —

6° *Taies de la cornée.* On a vanté diverses formules que je reproduis ici :

> a. Glycérolé d'amidon. . . . .   15 grammes.
>   Bichlorure de mercure . . . . 1 à   2 centigrammes.

La suivante est celle qu'on a donnée, d'après cette remarque, du professeur Gosselin, que l'iode passe à travers la cornée et facilite la résorption de certaines exsudations oculaires :

> b. Glycérolé d'amidon . . . .   15 grammes.
>   Iodure de potassium   1   —

En résumé, les usages du médicament qui m'occupe sont très-variés dans le traitement des maladies oculaires. Foucher l'avait absolument substitué à l'eau distillée dans la préparation des collyres. Voici du reste quelques-unes des formules signalées plus particulièrement par ce chirurgien :

1° Glycérine pure. . . . . 30 grammes.
   Borax. 2 à   4   —

2° Glycérine pure. . . . . 30 grammes.
   Sulfure de zinc. . . . . 1 à   3   —

3° Glycérine pure. . . . . 30 grammes.
   Sulfate de cuivre. . . . . 1 à   4   —

4° Glycérine pure. . . . . 30 grammes.
   Teinture d'iode . . . . 4 à   8   —

5° Glycérine pure. . . . . 30 grammes.
   Perchlorure de fer . . . . 1 à   4   —

6° Glycérine pure. . . . . 30 grammes.
   Tannin . . . . 2 à   4   —

7° Glycérine pure. . . . . 30 grammes.
   Calomel. . . . . 2 à   4   —

8° Glycérine pure. . . . . 30 grammes.
   Laudanum de Sydenham . . . . 2 à   4   —

On voit que le nitrate d'argent ne figure pas dans cette liste : c'est qu'il est décomposé par la glycérine, dit Foucher, comme au contact de toutes les matières organiques. Ce fait serait inexact, d'après Surun. Avec une glycérine parfaitement pure on obtient une solution complète du sel d'argent, laquelle se conserve mieux encore que la solution ordinaire dans l'eau distillée. Voici, par exemple, une formule excellente donnée par Demarquay :

Glycérine pure. . . . . 30 grammes.
Nitrate d'argent . . . . 0,05 à   2   —

Maladies de l'oreille. Je crois qu'il faut rapporter au médecin anglais Wakley le mérite d'avoir introduit la glycérine dans les usages thérapeutiques de l'otiatrie. Il pensa qu'un liquide aussi onctueux et d'une parfaite innocuité pourrait remédier à certaines sécheresses du conduit auditif externe qui gênent beaucoup l'audition. En effet, la pratique justifia cette idée théorique. Il portait ce topique dans le conduit auditif à l'aide d'un pinceau ou d'une boulette de charpie (1849).

On peut suivre cet exemple toutes les fois que la surface du conduit auditif est lisse, luisante, dépourvue d'élasticité, mal lubrifiée par le cérumen. L'ouïe redeviendra meilleure et les bourdonnements d'oreille, si désagréables, qui font le tourment des patients, disparaîtront.

Je recommande encore cette prescription quand le cérumen se durcit au fond du conduit auditif externe et le bouche. Généralement je fais injecter à gros jet d'irrigateur de l'eau tiède contenant un quart ou un cinquième de son poids de glycérine. On peut encore introduire celle-ci en nature dans le conduit auditif, boucher ce dernier à l'aide d'un tampon de gutta-percha, de laine naturelle ou d'ouate, et terminer par l'injection d'eau tiède, après avoir attendu quelques heures que la glycérine ait ramolli le bouchon cérumineux.

Le principe doux des huiles a même été conseillé dans certaines lésions profondes de l'oreille.

Ainsi Turnbull, modifiant une pratique de son compatriote Yearsley, consistant à placer au fond du conduit auditif externe une boulette de coton mouillé comme moyen palliatif dans le cas de perforation du tympan, Turnbull trempait la boulette dans la glycérine et obtenait des effets beaucoup plus prolongés, ou bien il introduisait au fond de l'oreille 10 à 12 gouttes de glycérine pure, en nature, ou étendue de son poids d'eau, indiquant au patient de tenir la tête inclinée et de chercher à l'aide d'un effort à faire pénétrer de l'air à travers la trompe d'Eustache au moment même de l'introduction (1849).

Maladies du nez. On a quelquefois prescrit ce même agent pour combattre la sécheresse de la muqueuse des fosses nasales ou son état croûteux (Davasse).

Puis on en a fait usage contre les affections suivantes :

Coryza. Quand cette affection est simple, c'est-à-dire dans le *rhume de cerveau* banal, Demarquay recommande des onctions fréquentes au bord des narines avec la préparation suivante :

Glycéré d'amidon.		80 grammes.
Laudanum de Sydenham	2 à	4 —

et lorsqu'il s'agit du *coryza simple des enfants à la mamelle*, si grave et si pénible pour ces petits êtres, il indique les injections de glycérine étendue d'eau.

Dans la forme chronique des adultes, il fait injecter le liquide dont voici la composition :

Eau de roses.	60 grammes.
Glycérine.	30 —
Tannin.	1 —

Ozène. Demarquay a recommandé également les injections de glycérine comme moyen palliatif contre la fétidité du nez. D'autre part, Galligo s'est servi avec succès d'un glycérolé de chlorate de potasse ainsi composé :

Glycérine.	100 grammes.
Chlorate de potasse.	8 —

que l'on porte dans les narines à l'aide d'un pinceau (1862).

L'ozène nécessite souvent un traitement interne variable avec sa nature scrofuleuse ou syphilitique, et un traitement externe qui doit varier suivant les lésions reconnues de la pituitaire. Les glycérés ou la glycérine ne sont et ne peuvent être que d'utiles adjuvants dans le traitement méthodique de cette triste infirmité.

Maladies de la bouche. La glycérine calme bien les inflammations superficielles de la bouche. Portée directement sur la muqueuse buccale, elle donne de la fraîcheur, diminue la tension des tissus et soulage beaucoup les malades.

Debout recommande même la formule que voici dans le cas de *prurit de la dentition :*

Glycérine anglaise		30 grammes.
Chloroforme.	0,50 à	1 —
Teinture de safran.	0,50 à	1 —

On a aussi utilisé ce corps gras dans la *stomatite aphtheuse, ulcéreuse, mercurielle, gangréneuse,* en collutoire, soit isolément, soit plutôt associé à d'autres médicaments, tels que ceux des formules suivantes :

Glycérine pure.		30 grammes.
Acide chlorhydrique	1 à	2 —

Cette formule est donnée par Demarquay, qui l'employait contre les ulcérations de la stomatite mercurielle profonde.

Dans le *muguet*, Blache père ordonnait une préparation ainsi composée :

Glycérine pure.	30 grammes.
Sous-borate de soude.	10 —

Contre la *stomatite spécifique syphilitique*, Demarquay conseille les deux formules ci-dessous à titre de collutoires :

1°	Glycérine	30 grammes.
	Nitrate acide de mercure.	1 —
2°	Glycérine	30 grammes.
	Bichlorure de mercure.	1 —

Enfin, dans un cas de *gerçures de la langue*, Brinton s'est beaucoup loué des attouchements avec le mélange suivant :

Glycérine	30 grammes.
Borax.	2gr,50
Eau.	120 grammes.

Il est vrai que son malade prenait en même temps de l'iodure de potassium, ce qui peut partager le mérite de la guérison.

Maladies de la gorge et du larynx. Debout a traité avec succès l'*angine granuleuse* récente par de simples attouchements à la glycérine, et il ajoutait à celle-ci 1 gramme d'iode pour 15 dans les cas anciens.

La formule suivante, empruntée à Demarquay, m'a souvent réussi dans l'angine granuleuse des enfants :

Glycérine pure.	30 grammes.
Tannin	4 —

portée directement sur le mal. On peut y ajouter une douche quotidienne à l'aide de l'irrigateur ordinaire, avec le liquide suivant :

Eau.	100 grammes.
Tannin	1 —
Glycérine pure.	50 —

Dans la *laryngite simple*, Scott Alison vante beaucoup, quand l'affection est au début, les attouchements de l'épiglotte à l'aide d'un pinceau imbibé de glycérine. La toux est calmée, la raucité de la voix disparaît, et aussi la gêne au devant du cou (1853).

Enfin, on a même conseillé la glycérine en applications topiques dans l'*angine couenneuse* et le *croup*. Bouillon-Lagrange, qui signalait cette application en 1859, donnait en même temps le médicament à l'intérieur; il assure que cette méthode lui a procuré de nombreux succès. L'auteur est évidemment tombé sur une série de cas favorables, car jusqu'à présent d'autres faits n'ont pas plaidé en faveur de ce traitement qui n'a que le mérite fort insuffisant de la simplicité.

Maladies de l'anus et du rectum. Voici quelques faits utiles à connaître :

On peut calmer assez facilement les douleurs insupportables produites par des *hémorrhoïdes enflammées* en les recouvrant de cataplasmes arrosés de glycérine.

On a même cité quelques cas de guérison de la *fissure anale* par certains glycérolés astringents et les lavements de glycérine. Chaque jour, par exemple,

le patient prend un pareil lavement avec 60 grammes du médicament, puis on
lui introduit dans le rectum une mèche enduite de la préparation que voici :

<pre>
Glycéré d'amidon. . . . .   30 grammes.
Extrait de ratanhia. . . . .   2 à   4   —
</pre>

Van Holsbeck substitue à ce glycéré la solution de 1 gramme de tannin dans
10 de glycérine et il introduit matin et soir dans le rectum une mèche imbibée
de cette solution. Chaque jour il augmente les dimensions de la mèche. Le
médecin belge fait tout simplement de la dilatation lente, et ses succès contre
cette désagréable maladie peuvent être attribués aussi bien à cette dilatation
qu'au glycéré tannique (1856).

Dujardin-Beaumetz recommande le glycéré de chloral au trentième, dont il
se loue, contre cette insupportable maladie. Ces divers moyens sont inoffensifs
et devront être essayés chez les sujets pusillanimes qui redoutent à l'excès l'opération de la dilatation, si radicale dans l'espèce.

Enfin, on a encore prescrit quelquefois la glycérine contre cette affection
redoutable, la *dysenterie*, qui s'accompagne ordinairement de lésions plus ou
moins profondes du rectum.

Daudé, de Marvejols, faisait prendre à ses malades deux lavements par jour
avec :

<pre>
Décocté de graine de lin ou de son. . . . .   150 grammes.
Glycérine pure.   30   —
</pre>

et il leur prescrivait la potion suivante par cuillerée à soupe toutes les deux
heures :

<pre>
Glycérine . . . .   45 grammes.
Eau de fleur d'oranger et eau. . . . .   Q. S. pour 150   —
</pre>

Plus récemment, en 1873, Velasco combattit avec succès une véritable épidémie de dysenterie par l'usage de la potion dont voici la composition :

<pre>
Glycérine . . . .   50 grammes.
Alcool.   25   —
Acide phénique . . . .   25 centigrammes.
Extrait d'opium..   5   —
Eau distillée. . . . .   100 grammes.
</pre>

L'auteur attribue avec beaucoup de bienveillance le mérite des dix-huit guérisons qu'il a observées à la glycérine. Alors, pourquoi ajoutait-il de l'opium et
de l'acide phénique à cette merveilleuse potion ?

Quelques expériences sur des lapins, dont il cautérisait le rectum avec des
pastilles de potasse caustique, et qu'il traitait ensuite par les lavements de
glycérine avec un succès constant, l'avaient conduit à essayer contre la dysenterie
cet agent, auquel il attribue un pouvoir vulnéraire excellent dans les cas
d'ulcérations des muqueuses.

MALADIES DES ORGANES GÉNITO-URINAIRES. — Ce sont surtout les *vaginites* et les
métrites simples du col qui ont été traitées par les applications topiques de
glycérine pure ou de glycérolés astringents.

Demarquay avait imaginé la méthode que je vais indiquer, à laquelle il attribuait des succès à peu près constants dans la *vaginite aiguë*.

Après avoir introduit le spéculum dans le vagin, il lavait cette cavité à l'aide
du jet d'un irrigateur, de façon à la débarrasser exactement du muco-pus qui
l'enduit toujours en pareil cas. Alors il plaçait dans le vagin trois tampons

d'ouate rattachés l'un à l'autre en queue de cerf-volant, imbibés du glycérolé suivant : .

Tannin . . . . : . . . . 25 grammes.
Glycérine.. . . . . 100 —

et. il enlevait le spéculum. Le lendemain, la femme prenait un grand bain et retirait ses tampons une fois plongée dans l'eau. Le plus souvent, après quatre à cinq pansements ainsi faits, la malade était guérie. On consolidait cette guérison par quelques injections astringentes.

Bien entendu, ce mode de traitement n'est applicable que quand les accidents aigus se sont un peu calmés sous l'influence d'un traitement émollient.

Lecointe a confirmé les assertions de Demarquay. Chez quatre malades qu'il a traitées suivant les indications de cet éminent chirurgien, il a obtenu très-vite une guérison complète.

Dans la *vaginite chronique* les mêmes moyens réussissent fort bien, mais il y a lieu de commencer le traitement par des cautérisations à l'aide d'une solution de nitrate d'argent au quart, et ce n'est guère qu'après quatre à cinq jours de pareils soins qu'on applique le glycérolé de tannin.

Cette préparation est efficace encore, ainsi que je l'ai dit déjà, dans le cas de *métrite simple* du col, subaiguë ou chronique.

Dans l'*hyperesthésie vulvaire*, les applications de compresses imbibées de glycérine ont soulagé les malades (Paupert). J'ai, de mon côté, calmé les démangeaisons si cruelles de la vulve à l'aide d'un glycéré de borax à 4 pour 100.

Chez l'homme, la glycérine a été employée dans la *balano-posthite*, en injections entre le gland et le prépuce, par Soupart (de Gand), en 1860 ; contre l'*herpes præputialis*, et dans le cas de *blennorrhagie aiguë*, par Soupart, Dallas et Foucher.

J'ai essayé les injections de glycérine ou de glycérolé de tannin sans le moindre succès dans cette dernière maladie, je dirais volontiers avec désavantage.

Dans la *cystite chronique*, Tisné a vu se produire de bons résultats de l'administration interne de la glycérine ; non pas qu'elle ait guéri cette désagréable maladie, mais elle a soulagé les patients. Elle calme, en effet, les douleurs, diminue les besoins d'uriner, atténue l'alcalinité de l'urine, et celle-ci devient moins chargée de muco-pus. Tous ces résultats, d'après Tisné, résulteraient de ce que la glycérine empêche l'urine de fermenter.

Enfin, Demarquay la considère comme une sorte de pierre de touche pour distinguer les ulcérations syphilitiques des ulcérations simples. Quand une ulcération suspecte disparaît au bout de quelques jours sous l'influence d'applications de glycérine, c'est qu'elle est simple ; spécifique, elle résisterait parfaitement au traitement.

B. Applications médicales. — Les médecins, comme les chirurgiens, trouvent dans la glycérine un excellent auxiliaire contre bon nombre des innombrables maladies qu'ils ont à combattre.

Tantôt ils s'en servent pour les usages externes, dans le grand groupe des dermatoses, par exemple, tantôt ils la prescrivent à l'intérieur comme agent reconstituant. De là deux variétés distinctes d'applications que nous allons successivement étudier.

I. Maladies de peau. — La glycérine fut tout d'abord essayée contre certaines dermatoses, précisément en raison de ses propriétés onctueuses, adoucissantes, calmantes et vulnéraires, ainsi que je l'ai dit déjà dans mon historique. Prescrite timidement d'abord, elle ne tarda pas à envahir presque complétement le vaste champ de la pathologie cutanée. Aujourd'hui son rôle s'est sagement limité, et nous allons voir que, si elle a été vantée par quelques enthousiastes contre un nombre considérable de maladies de peau, elle n'est réellement utile que dans quelques classes bien déterminées de dermatoses.

a. AFFECTIONS VÉSICULEUSES. 1° *Eczéma*. Il n'y a guère à compter sur l'emploi de ce topique dans l'*eczéma aigu*, il n'a qu'une action incertaine ou mauvaise.

« Par contre, dit Devergie, de vieux eczémas qui par leur ancienneté ont pris domicile sur la peau et qui ont fini par modifier la vitalité de ce tissu pour vivre là d'une façon spéciale, de vieux eczémas recevaient de la glycérine une influence avantageuse par la surexcitation légère qu'elle amenait à leur mode de vitalité. »

L'auteur ajoute qu'il lui a été impossible de guérir un seul cas d'eczéma avec la glycérine employée exclusivement. On reprochera sans doute à Devergie d'avoir fait ses expériences avec un produit impur, mais il n'en est pas moins vrai que ses observations cliniques donnent à peu près la note exacte dans l'appréciation thérapeutique à porter sur le nouveau remède. Les recherches que j'ai faites dans les auteurs et mes propres observations cliniques m'ont démontré que la glycérine n'est qu'un simple adjuvant dans le traitement de l'eczéma, un excellent topique qui calme les démangeaisons et donne de la souplesse aux tissus. On a, d'ailleurs, l'habitude de l'associer à des médicaments d'une efficacité moins douteuse. Les formules données sont *innombrables*, et je n'en finirais pas, si j'essayais de les reproduire ici; je me borne à quelques citations.

Gibert reconnaît à la mixture suivante la propriété de calmer les démangeaisons eczémateuses, de dessécher les excoriations, de tarir les sécrétions et de résoudre les rougeurs :

Glycérine	30 grammes.
Goudron purifié	2 —
Ajoutez à chaud :	
Poudre d'amidon.	15 grammes.

Je préfère pour mon compte remplacer le goudron par l'huile de cade dans cette formule de Gibert.

A la même époque (1857), un médecin belge, Anciaux, préconisait la formule ci-dessous :

Alun impalpable..	30 grammes.
Précipité blanc.	1 —
Mélangez et triturez, introduisez dans un flacon et ajoutez :	
Glycérine.	90 à 100 grammes.

Un peu plus tard (en 1859), Rodet conseillait, lorsque la période aiguë de l'eczéma est passée, d'étendre sur le mal le liniment sédatif ainsi composé :

Huile d'amande douce et glycérine.	ãã 10 grammes.
Oxyde de zinc	5 —

Dans la forme chronique, il ajoutait 2-4 grammes de soufre.

Bougard appliquait sur les eczémas chroniques un mélange à parties égales de suie et de glycérine et s'en trouvait fort bien.

Plus récemment, Spuirre a conseillé dans la période humide de l'eczéma la formule suivante, qui a le défaut d'être un peu compliquée :

```
Sous-acétate de plomb liquide. . . . . . . . . . .   50 grammes.
Litharge . . . . . . . . . . . . . . . . . . . .   35   —
Glycérine . . . . . . . . . . . . . . . . . . .  200   —
```

On laisse bouillir une demi-heure et on filtre dans une atmosphère chaude. On étend de 8 parties de glycérine le liquide clair ainsi obtenu avant de l'appliquer.

On trouvera au *formulaire* quelques autres recettes assez en usage encore dans le traitement de l'eczéma.

Herpès. Vidal a proposé le glycérolé de tannin au quarantième contre l'*herpes præputialis* (1856), et Demarquay recommande le topique suivant :

```
Collodion . . . . . . . . . . . . . . . . . . .  100 grammes.
Glycérine . . . . . . . . .•. . . . . . . . . . .   2   —
```

Dans le *zona*, Beaudon prescrit :

```
Glycérine . . . . . . . . . . . . . . . . . . .    4 grammes.
Solution de perchlorure de fer à 30 degrés. . . . .   12   —
```

pour hâter la disparition de cette affection généralement fort bénigne.

b. Affections squameuses. *Pityriasis.* Dès 1845 le docteur Stratin mettait à profit les propriétés onctueuses et calmantes du prurit qu'il avait reconnues à la glycérine contre le pityriasis. Et son exemple fut suivi avec succès par son compatriote Shaw, de *Middlesex Hospital*, en 1854; par Demarquay, Paupert et Davasse, en France. La formule de Stratin est celle-ci :

```
Biborate de soude . . . . . . . . . . . . . .   2 à    4 grammes.
Glycérine . . . . . . . . . . . . . . . . . . .       15   —
Eau de roses. . . . . . . . . . . . . . . . . .      125   —
```

Dans le *pityriasis de la tête*, Henry Guéneau de Mussy a obtenu d'excellents effets de la prescription suivante :

```
Chlorhydrate d'ammoniaque . . . . . . . . .   0,60 centigrammes.
Glycérine. . . . . . . . . . . . . . . . . .   30 grammes.
Eau de roses. . . . . . . . . . . . . . . .  125   —
```

Psoriasis. Nous sommes ici en présence d'une affection profonde, quoique d'apparence superficielle, et il n'y a plus lieu de compter sur ce topique onctueux qui borne son action modificatrice avantageuse aux simples couches épidermiques. Qu'on l'associe au goudron, dans la proportion du tiers ou du quart de son poids, ou bien à l'huile de cade, on pourra peut-être rendre à la peau envahie par la dermatose ses qualités objectives normales, blanchir le malade, comme on le dit vulgairement, mais on n'aura pas atteint le moins du monde le mal dans sa racine, car bientôt la dermatose reparaîtra tout aussi vivace qu'auparavant.

Ichthyose. Dans les cas très-légers, la glycérine devient un palliatif à cette abominable maladie. Elle donne une certaine fraîcheur, un peu de souplesse aux régions de la peau affectées aussi longtemps qu'on en fait usage; son rôle ne va pas plus loin.

c. Maladies pustuleuses. La glycérine ne peut guérir aucune des dermatoses que comprend ce groupe, c'est encore ici un agent palliatif.

Acné. En applications locales elle modifie tout au plus l'acné sébacée, et prévient dans une certaine mesure la formation des pustules. A l'intérieur elle a réussi chez une malade de Gubler, à la dose de deux cuillerées à soupe par jour. Dans l'acné rosée, Bazin prescrivait volontiers le glycérolé de tannin, mais il n'y a guère à compter sur ce remède dans cette affection qui fait le désespoir des malades aussi bien que celui des médecins.

Impétigo. Au moment de l'éruption, la glycérine et les glycérés sont plus nuisibles qu'utiles. Mais quand la période aiguë est passée, que les croûtes se sont formées épaisses, sèches et dures, ces topiques peuvent être employés avec avantage; c'est au moins ce que j'ai généralement observé dans l'impétigo des jeunes enfants, en me servant du glycéré d'amidon ou de la glycérine anglaise, que j'étale à la surface des croûtes matin et soir.

d. AFFECTIONS PAPULEUSES. Tous les médecins sont d'accord sur ce fait important que la glycérine possède à un très-haut degré la vertu de calmer les démangeaisons, symptôme capital dans ce groupe d'affections démangeantes par excellence.

Prurigo. Aux premières applications du topique, dit Demarquay, on voit cesser les horribles démangeaisons du *prurigo podicis*, du *prurigo senilis*.

Lichen. Voici quelques formules généralement prescrites contre diverses variétés de cette affection.

Stratin emploie cette préparation trop complexe :

Acide nitrique étendu	2 à	4 grammes.
Sous-nitrate de bismuth		2 —
Teinture de digitale..		4 —
Glycérine		15 —
Eau de roses.		225 —

Demarquay est plus simple. Contre le lichen ordinaire il prescrit :

1°	Glycéré d'amidon.		30 grammes.
	Cyanure de potassium.	5 à	10 centigrammes.
2°	Glycéré d'amidon		30 grammes.
	Oxyde de zinc	4 à	8 —
	Camphre	2 à	4 —

Dans le *lichen invétéré :*

Glycéré d'amidon.		30 grammes.
Huile de cade	1gr,50 à	6 —

Enfin, contre le *lichen agrius*, voici deux formules très-recommandées par Hillairet et Chausit :

1°	Glycéré d'amidon.		30 grammes.
	Calomel.		1 —
	Tannin	2 à	3 —
2°	Glycérine.		30 grammes.
	Teinture d'aloès.	4 à	8 —

Cette dernière, au dire de Chausit, a une action très-prompte, puisqu'il suffit de 5 à 6 applications du topique pour amener la cicatrisation des crevasses anciennes.

e. AFFECTIONS TUBERCULEUSES. *Lupus.* La glycérine est absolument impuissante contre cette grave maladie. C'est un simple excipient que nous retrouvons dans es formules suivantes, proposées par deux médecins viennois. Ainsi, dans la variété hypertrophique, Richter fait étendre sur les régions atteintes la solution suivante :

Iodure de potassium.	1 gramme.
Iode.	1 —
Glycérine.	2 —

qu'il recouvre aussitôt d'une mince feuille de gutta-percha pour empêcher l'évaporation de l'iode. Un malade fut guéri au bout de trois mois, après 55 cautérisations.

Hébra a proposé une solution presque identique :

Iode.	4 grammes.
Iodure de potassium.	4 —
Glycérine.	8 —

Je n'ai pas besoin de faire remarquer que l'agent actif de ces formules n'est autre que l'iode.

f. MALADIES PARASITAIRES. Je ne crois pas que ce soit à titre d'agent toxique pour les organismes inférieurs que la glycérine a été prescrite contre la gale et les teignes. Elle entre dans un certain nombre de prescriptions que je vais indiquer, tantôt comme auxiliaire, tantôt comme véhicule. Elle n'a donc encore ici qu'un rôle bien secondaire.

Gale. La pommade d'Helmerich est un agent merveilleusement actif contre cette dermatose parasitaire, mais elle offre quelques petits inconvénients d'ordre secondaire, et c'est pour la rendre absolument parfaite que Bourguignon a proposé les modifications suivantes :

Glycérine .	200 grammes.
Jaune d'œuf.	n° 2
Essence de lavande, citron, menthe.	ãã 5 grammes.
Gomme adragante .	2 —
Soufre bien broyé.	100 —

On mêle les essences et les jaunes d'œufs, on ajoute la gomme adragante pour faire un mucilage, et l'on incorpore la glycérine et le soufre. Une seule friction suffit le plus souvent pour guérir la gale.

Bourguignon considère l'association médicamenteuse suivante comme une excellente pommade contre la maladie parasitaire, moins irritante que la classique pommade d'Helmerich, qu'elle représente tout à fait, et ne salissant pas les vêtements :

Gomme adragante.	1 gramme.
Sous-carbonate de potasse .	50 —
Soufre bien broyé.	100 —
Glycérine.	200 —
Essences de lavande, menthe, citron, girofle, cannelle.	ãã 1 —

Il faut faire de deux à trois frictions avec la totalité de cette pommade, espacées dans les vingt-quatre heures, pour guérir la gale radicalement. Le prix de revient ne diffère pas de celui de la pommade d'Helmerich, ce qui est à considérer lorsqu'il s'agit des hôpitaux ou des malheureux, tributaires le plus souvent de l'acarus.

Teignes. Herpès circiné. Pityriasis versicolor. Les teignes ne sont facilement curables que par l'épilation. La glycérine ou les glycérés ne peuvent être ici encore que de simples adjuvants au traitement principal.

Deighton, de Clapham, vante le glycéré d'hyposulfite de soude.

Demarquay conseille, après l'épilation, les onctions avec l'une ou l'autre des préparations suivantes :

1° Glycéré d'amidon . . . .   30 grammes.
    Soufre . . . .   2 —

2° Glycéré d'amidon. . . . .   30 grammes.
    Turbith minéral . . . .   50 centigrammes.

qui sont applicables à tous les cas de tricophytie.

Dans le *favus*, la teigne la plus facilement curable, Lespian s'est bien trouvé de l'emploi d'une mixture dont voici la formule :

Glycérine . . . .   10 grammes.
Teinture d'iode   10   —
Tannin   1   —
Calomel.   1   —

On badigeonne deux fois par jour les parties malades avec ce mélange.

Dans l'*herpès circiné*, Bouchut conseille des badigeonnages biquotidiens, avec un mélange à parties égales de glycéré d'amidon et de goudron. Une formule analogue a été donnée par Gibert pour guérir la *mentagre*.

g. AFFECTIONS BULLEUSES. La glycérine ne peut avoir évidemment qu'une action toute locale contre le *pemphigus*. On s'en sert ici comme s'il s'agissait d'une brûlure. Chez les nouveau-nés atteints de cette maladie, Legroux prescrivait des onctions avec ce médicament sur les régions envahies, et puis on saupoudrait avec de la poudre d'amidon simple ou bien additionnée de calomel.

Le *rupia* peut être combattu de la même façon. Mais, je le répète, il faut traiter l'état général suivant la nature du pemphigus et du rupia. Ainsi seulement on aura gain de cause.

h. LÉSIONS DIVERSES DE LA PEAU. Toutes les fois que le tégument externe est superficiellement altéré, qu'il s'agisse d'*érythème*, de *crevasses*, d'*engelures*, ou bien d'*érysipèle* et de *variole*, on peut encore attendre de bons effets de la glycérine pure des cosmétiques à la glycérine, ou des glycérolés, effets calmants le plus souvent, mais réels.

Ces agents jouent encore un rôle de prophylaxie dans le premier groupe des affections mentionnées ci-dessus. Quelques onctions glycérinées sur les mains ou sur la face pendant la saison froide préviennent le développement d'un érythème, de crevasses, et empêchent même la formation d'engelures. Dans la saison chaude, elles préviennent également ou guérissent les piqûres de cousins, moustiques ou autres parasites de l'homme. C'est un moyen d'usage banal aujourd'hui, et que je recommande très-volontiers après bien des expériences favorables.

Voici diverses formules qui me paraissent bonnes, applicables contre les *érosions, crevasses* de la peau, *engelures, fissures du mamelon ou des lèvres,* et encore contre le *strophulus* :

GELÉE DE STRATIN.

Gomme adragante pure . . . .   8 à   15 grammes.
Eau de chaux   120   —
Glycérine pure   30   —
Eau distillée de rose   100   —

FORMULE DE SIMON.

Glycérine . . . .   8 grammes.
Collodion   6   —

FORMULE DE DEBOUT.

Glycérine . . . . 1 à 3 parties.
Sous-nitrate de bismuth . . . . 3 —

Enfin, je signalerai d'après Stratin la mixture suivante qui combattrait l'*alopécie* consécutive aux maladies aiguës, ou bien celle qui résulte de la sécheresse ou du défaut d'action du cuir chevelu, et qu'on emploie en lotions deux fois par jour :

Esprit d'ammoniaque composé. . . . .   30 grammes.
Glycérine . . . .   15 —
Teinture de cantharides . . . . 4 à   8 —
Eau distillée de romarin. . . . . 200 —

La glycérine ne joue ici qu'un rôle tout à fait secondaire.

Dans le cas d'*érysipèle*, la glycérine pure, le mélange de :

Précipité blanc. . . . .   1 gramme.
Alun. . . . .   30 —
Glycérine. 100 —

préconisé par le médecin belge Anciaux, qui s'appuie sur 5 cas de guérison rapide, ou mieux, le glycéré de sucrate de chaux, suivant la formule de Latour, que j'ai donnée en parlant des brûlures, ces agents, dis-je, étendus sur les régions malades, calment la douleur, tempèrent la chaleur âcre, l'ardeur, la cuisson, et diminuent la tension des téguments. Je ne crois pas cependant qu'ils aient la moindre influence sur la durée de cette dermite spéciale. Toutefois il résulte des observations du docteur Muller, médecin de l'armée, que le liniment de Latour étendu sur les régions érysipélateuses calme aussitôt les douleurs, atténue la rougeur et favorise la résolution des phénomènes inflammatoires. C'est un adjuvant précieux, dit-il, dans le traitement de l'*érysipèle de la face* (1880).

Dans la *variole*, la glycérine rend également de bons services, et du même ordre, aux malades lors de la période de dessiccation ; de plus elle modère beaucoup les démangeaisons et facilite la chute des croûtes. Mais il n'y a évidemment pas à compter sur cet agent pour empêcher les cicatrices ou marques de se produire et même les croûtes de se former, comme le veut Posner (de Berlin), qui prétend obtenir un pareil résultat en appliquant toutes les heures ce topique sur les pustules varioliques. Les cautérisations au nitrate d'argent ou au sublimé corrosif sont des moyens plus sûrs et plus usités aujourd'hui.

Dans l'*anasarque* enfin, d'origine albuminurique, James Jones emploie la glycérine en onctions sur la peau pour faciliter la diaphorèse.

II. Maladies internés. Les propriétés reconstituantes de la glycérine ont été mises à profit dans un certain nombre d'affections qui s'accompagnent de débilité plus ou moins profonde de l'organisme ; ses vertus antiseptiques, dans certaines maladies putrides, et enfin ses qualités stimulantes des organes digestifs, l'ont fait prescrire dans quelques dyspepsies.

a. *Phthisie pulmonaire.* Il faut attribuer au médecin américain Crawcourt, de la Nouvelle-Orléans, le mérite d'avoir signalé le premier les services que ce corps gras peut rendre aux sujets affectés de tuberculose pulmonaire. Ses expériences, qui remontent à l'année 1853, ne tendaient rien moins qu'à rechercher si la glycérine n'était pas un succédané de l'huile de foie de morue. L'auteur crut en effet qu'elle était appelée à remplacer ce dernier médicament si répugnant au goût, car il lui reconnaissait la même action curative dans la phthisie pulmonaire.

En 1856, un pharmacien français, Lambert-Séron, ajouta un peu d'iode à la glycérine suivant cette formule :

Glycérine	1000 grammes.
Iode pur	20 centigrammes.
Alcool rectifié	Q. S.

et proposa cette solution comme succédané plus complet de l'huile de morue, applicable au traitement de la phthisie pulmonaire, du rachitisme et des affections strumeuses, à la dose de trois cuillerées par jour.

Depuis 1853-1856, divers médecins ont aussi vanté les mérites de la glycérine dans cette maladie : tels sont Lauder Lindsay, Davasse, Jos. Morton (de Glasgow), Mercer Adam, Gilchrist, qui l'ont vue rendre des forces et de l'embonpoint aux malheureux poitrinaires et affirment que c'est un véritable reconstituant pour ces malades.

Le professeur Jaccoud a particulièrement soutenu cette thèse de Crawcourt que la glycérine « peut suppléer l'huile de morue dans une mesure vraiment utile ». Les deux agents ont en effet, pour lui, les mêmes qualités eutrophiques, puisque les sujets qui les prennent augmentent de poids.

La dose quotidienne à donner ne doit pas dépasser 40 à 60 grammes, sous peine, dit Jaccoud, de causer une certaine ivresse qui se traduit par de l'agitation, de la loquacité, de l'insomnie, et même un peu d'hyperthermie.

L'élévation de la température, en dehors des données pathologiques, indiquerait la saturation de l'organisme : il faudrait alors diminuer la dose journalière. Je dois dire en passant que ces symptômes spéciaux ont été seulement observés par Jaccoud ; je n'en ai trouvé aucune mention dans les ouvrages que j'ai consultés. Pour rendre le médicament moins désagréable au goût, ce médecin distingué l'associe à 10 grammes de cognac ou de rhum.

Dans ses leçons sur *La curabilité et le traitement de la phthisie pulmonaire*, publiées en 1881, il a soin de recommander l'usage de la glycérine toutes les fois que les phthisiques ne tolèrent pas l'huile de morue, et cette pratique qu'il a adoptée depuis dix ans lui a, dit-il, toujours parfaitement réussi.

En 1878, Blacher publiait de son côté, dans le *Courrier médical*, 9 observations démontrant l'efficacité de la médication glycérique dans la phthisie pulmonaire. Il concluait qu'aux deux premières périodes de cette maladie elle améliore beaucoup l'état des sujets. Ceux-ci digèrent mieux, s'engraissent, deviennent plus robustes, ont moins de sueurs, toussent plus rarement, n'ont pas de diarrhée.

A l'auscultation, on constaterait même une amélioration sensible dans l'état local. Tisné, qui a étudié également les effets de la glycérine dans la consomption, et se déclare partisan lui aussi de cet agent dont il s'est bien trouvé, n'admet de modifications curatives qu'à la première période. Ce sont là des résultats satisfaisants, et dont on ne peut guère mettre en doute la réalité ; ils encouragent de nouvelles expériences. Bien entendu, la glycérine ne guérit pas la phthisie pulmonaire, mais elle ralentit la chute des sujets qui en sont atteints, ce qui a bien son importance dans l'espèce. Elle a, en outre, l'immense avantage d'être d'un emploi facile et inoffensif.

D'après Debout, on l'associerait avec avantage au chloroforme pour combattre les vomissements et l'insomnie des phthisiques. 2 grammes de chloroforme s'associent — je ne dis pas se dissolvent — assez bien à 30 grammes de glycérine, et c'est cette mixture qu'il faut faire prendre aux malades par cuillerée à café dans une infusion béchique.

Il est clair qu'on administrera le même remède avec avantage dans la *scrofulose*, dans le *rachitisme*, dans tous les cas, en somme, où l'on observe ce que Bouchardat a appelé d'un terme très-pittoresque, la *misère physiologique*. Ce sera la ressource en réserve toutes les fois que l'huile de morue n'est pas supportée. Si, en effet, il est téméraire d'affirmer que la glycérine est le succédané de cette huile et qu'elle lui équivaut, il n'est que juste de reconnaître que ses effets thérapeutiques la rapprochent beaucoup de ce médicament admirable, mais par trop répugnant. Parmi les médecins qui ont rapporté son efficacité contre les affections strumeuses, je citerai Stirling (de Pesth), Browne, Lauder Lindsay, et, dans les maladies de langueur, Deighton.

Diabète. Je crois que Bouchardat l'un des premiers, le premier peut-être, rechercha les propriétés thérapeutiques de la glycérine dans cette maladie, car ses essais remontent déjà à l'année 1859. Je dois dire qu'ils furent infructueux à ce point que l'éminent hygiéniste cessa à peu près de la prescrire comme antidiabétique, si ce n'est dans de certaines conditions que j'indiquerai bientôt.

Plus récemment un médecin russe, Schultzen (de Dorpat), essaya de tenter une réaction en faveur de cette substance en publiant plusieurs faits tellement remarquables qu'ils provoquèrent dans toute l'Europe de nouvelles expériences.

Le but de Schultzen était de fournir aux diabétiques un agent de combustion qui, brûlant facilement dans l'organisme, empêcherait une dénutrition trop rapide. Il prescrivait :

```
Glycérine pure. . . . . . . . . . . . . . . . .   25 grammes.
Acide tartrique . . . . . . . . . . . . . . . .    2    —
Eau. . . . . . . . . . . . . . . . . . . . . .   700    —
```

à prendre en vingt-quatre heures. Sous l'influence de ce médicament et de la *diète carnée* nécessaire dans cette cure spéciale, le sucre diminuait dans l'urine ainsi que l'urée et le diabète allait de mieux en mieux. En définitive, le traitement de Schultzen avait la prétention de prolonger la vie des malades, d'améliorer singulièrement leur état dans les cas graves et de les guérir dans les cas légers.

Dans une communication qu'il fit à l'Académie des sciences, en 1873, Garnier confirma les résultats cités par le médecin russe. Il donnait lui aussi la glycérine à la dose de 20 à 50 grammes par jour, l'associant toutefois à l'alcool et à une substance aromatique.

Malheureusement je serais assez embarrassé de fournir d'autres témoignages aussi favorables.

La glycérine n'est pas le médicament du diabète, tout au plus peut-elle être un adjuvant dans les traitements à opposer à cette grave maladie.

En donnant, dit Bouchardat, aux diabétiques maigres, à ceux qui sont habituellement constipés, ou qui ont de la bronchite, quelques cuillerées à café de ce médicament dans du thé ou du café, on en obtient d'utiles effets. Et pour Pavy et Abboths Smith, elle facilite les digestions, d'où une indication nouvelle de son emploi chez les diabétiques qui digèrent mal. Je crois d'ailleurs que Julius Jacobs a résumé parfaitement son mode d'action en disant que c'est un palliatif qui diminue la soif et l'excrétion de l'urée, arrête l'amaigrissement, mais n'atteint pas le diabète lui-même dans son origine.

Elle améliore l'état général des sujets suivant Harnack ; toutefois, elle n'a aucune influence sur l'élimination du sucre ou sur la sécrétion urinaire, même aux doses énormes de 180 à 360 grammes par jour.

Malgré tout je ne saurais, en présence d'assertions aussi précises condamner complétement l'emploi de la glycérine dans le diabète et admettre l'opinion de Cantani qui affirme qu'elle est plus nuisible qu'utile aux diabétiques. Pour le médecin italien, elle augmenterait la glycosurie et serait mal tolérée par la plupart des sujets, bientôt pris de diarrhée pendant son usage.

Mais Cantani donnait des doses fortes, 80 à 200 grammes. Or, si l'on admet : 1° que dans ces conditions le médicament passe dans l'urine ; 2° que comme la glycose il réduit la liqueur de Fehling (Bouchardat), il devient possible d'expliquer l'erreur de Cantani par une analyse défectueuse de l'urine. D'autre part, les doses de 80 à 200 grammes ne peuvent être tolérées facilement.

Maladies de l'appareil digestif.   Dans la *dyspepsie atonique,* Sidney Ringer et Murrell ont préconisé cet agent auquel ils attribuent la propriété de diminuer la flatulence, l'acidité et la pyrosis, ce qu'ils expliquent en disant qu'il empêche ou retarde certaines fermentations, entre autres la fermentation lactique. Il est plus probable que sa réelle action est de stimuler la sécrétion du suc gastrique, de dissoudre ce suc et de faciliter son rôle dans le grand acte de la digestion. De plus, la glycérine est laxative, ce qui veut dire qu'elle excite la sécrétion intestinale : donc à ce titre encore elle est bonne pour les dyspeptiques.

Je l'ai souvent prescrite pour mon compte à ces malades, associée à la pepsine, suivant cette formule :

<pre>
Poudre de pepsine médicinale. . . . .   20 centigrammes.
Glycérine pure . . . .   Q. S.
          F. s. a. une pilule.
</pre>

et je m'en suis toujours très-bien trouvé. Mes malades prenaient chaque jour de deux à quatre de ces pilules aux repas principaux. Deighton et Wilson l'ont également prescrite dans la dyspepsie ou la *gastrite* et s'en louent beaucoup.

Dans la *dysenterie,* elle a bien réussi également, comme je l'ai déjà indiqué. J'ajoute que Daudé a formulé le traitement que voici en 1857 : le malade prendra par jour deux lavements, avec 30 grammes de glycérine dans 150 grammes de décoction de graine de lin, et la potion suivante :

<pre>
Glycérine. . . . .   45 grammes.
Eau de fleurs d'oranger . . . . }
Eau . . . . } Q. S. pour 150 grammes.
</pre>

Le médicament agit ici évidemment comme laxatif, antiputride et cicatrisant des ulcérations intestinales.

C'est encore en raison de ses propriétés cathartiques que la glycérine est utile pour modérer ou arrêter le *flux hémorrhoïdal.* Cette propriété, qui lui a été reconnue par David Youg (de Florence), en 1878, serait parfaitement puissante, au dire de Jalland. Il suffit d'une dose de 6 à 10 grammes matin et soir, pour obtenir l'effet thérapeutique.

Un médecin anglais, Shedd (de Manchester), a observé encore les bons effets de cet agent dans la *fièvre typhoïde,* à la dose bien minime de 6 grammes par jour. Elle agit encore ici à titre de laxatif et d'antiseptique.

Trichinose. Cette application assez étrange a été proposée par un Américain, le docteur Barton, qui prétend avoir guéri des malades atteints de cette maladie parasitaire en les soumettant aux doses massives de glycérine.

Calculs biliaires et coliques hépatiques. La glycérine agit sur le foie, ceci est hors de doute, elle congestionne cet organe, au point qu'on a vu la matité hépatique augmenter pendant son usage, elle fluidifie la bile et devient même cholagogue. C'est d'après ces considérations que Ferrand l'a donnée à des malades atteints de coliques hépatiques, et il a observé qu'elle avait le grand avantage d'éloigner les accès. C'est là une bonne application que je recommande volontiers. 15 à 20 grammes par jour suffisent en pareil cas.

III. Matière médicale. La glycérine n'est pas moins remarquable au point de vue de ses qualités pharmaceutiques que comme médicament ; aussi bien ce chapitre que je vais écrire n'est-il pas l'un des moins intéressants de son histoire. Pour la facilité de la description il me faut établir ici deux divisions : l'une qui aura trait aux propriétés pharmaceutiques, l'autre à l'application de ces propriétés à l'art de formuler.

A. Propriétés pharmaceutiques. On a dit avec raison que cet alcool est le type accompli des *excipients*. La glycérine, en effet, dissout un grand nombre de médicaments et n'exerce sur eux aucune action chimique. Elle participe à la fois des propriétés de l'eau, de l'huile et de l'alcool en tant que dissolvant. Joignons à cela qu'elle ne s'altère que difficilement, qu'elle n'est pas volatile et n'a pas, comme nous le savons, d'action nocive ou désagréable sur le tégument externe ou sur les voies digestives.

Le tableau suivant que j'emprunte à la thèse de Surun, nous renseigne exactement sur le pouvoir dissolvant de cette substance. Je n'ai pas besoin de dire qu'il s'agit ici de la glycérine pure, *officinale*, dont le type le plus usité est la glycérine anglaise dite encore de Price, préparée autrefois, comme on le sait, avec l'huile d'*Elœis guianensis*, vulgairement l'huile de palme :

100 parties de glycérine dissolvent :

Brome..	En toute proportion.
Iode	1,90
Soufre	0,1
Phosphore.	0,2
Bromure de potassium.	25
Protobromure de mercure	Insoluble.
Iodure de potassium	40
— de zinc.	40
Protoiodure de fer.	En toute proportion.
Iodure de plomb.	Insoluble.
Protoiodure de mercure	—
Biiodure de mercure	—
Sulfure de carbone.	—
Monosulfure de sodium..	En toute proportion.
Persulfure de potassium	25
Cyanure de potassium	32
— de mercure.	27
Chlorhydrate d'ammoniaque	20
Chlorure de sodium	20
— de barium..	10
— de zinc.	50
Protochlorure d'antimoine.	En toute proportion.
Perchlorure de fer.	—
Bichlorure de mercure.	7,50
Protochlorure de mercure.	Insoluble.
Chlorate de potasse.	3,50
Hypochlorite de soude ..	En toute proportion.

Hypochlorite de potasse..	En toute proportion.
Acide arsénieux.	20
— arsénique.	20
Arséniate de soude.	50
— de potasse	50
Acide sulfurique.	En toute proportion.
— azotique	—
— phosphorique	—
— chlorhydrique.	—
— chromique.	Décomposé.
— acétique	En toute proportion.
— tartrique	—
— citrique.	—
— oxalique.	15
— borique.	10
— lactique.	En toute proportion.
— benzoïque.	10
— urique	Insoluble.
Ammoniaque..	En toute proportion.
Potasse caustique	—
Soude caustique.	—
Carbonate de soude.	98
Bicarbonate.	8
Carbonate d'ammoniaque.	20
Urée	50
Borate de soude.	60
Alun.	40

Sulfate de fer	25	Quinine	0,50	
— de zinc	35	Cinchonine	0,50	
— de cuivre	30	Sulfate de quinine	2,75	
Azotate d'argent	En toute proportion.	— de cinchonine	6,70	
— acide de mercure	—	Codéine	En toute proportion.	
Bichromate de potasse	Décomposé.	Morphine	0,45	
Permanganate de potasse	—	Chlorhydrate de morphine	20	
Acétate de plomb	20	Atropine	3	
— neutre de cuivre	10	Sulfate d'atropine	33	
Émétique	5,50	Strychnine	0,25	
Tartrate de potasse et de fer	8	Sulfate de strychnine	22,50	
Lactate de fer	16	Brucine	2,25	
Tannin	50	Vératrine	1	

La glycérine dissout encore les gommes, les sucres, les matières colorantes, les sucs végétaux, l'alcool, les teintures, les extraits, les savons, la créosote, l'albumine de l'œuf, le goudron végétal, le coaltar, la rhubarbe, la cochenille. D'une façon générale, les corps sont d'autant plus solubles dans ce véhicule qu'ils le sont davantage dans l'alcool, à l'exception toutefois de l'émétique qui, insoluble dans l'alcool, se dissout dans la glycérine.

En revanche, elle ne dissout pas l'éther, ni le chloroforme ; les teintures de musc, de castoréum, de tolu, de benjoin, d'asa fœtida, de gomme-gutte, l'alcool camphré, les teintures éthérées et les extraits éthérés, l'amidon, les huiles grasses, le beurre de cacao, les essences, les résines, la cantharidine.

Cette énumération me paraît suffisante pour montrer au lecteur quelles immenses ressources la glycérine offre aux praticiens pour construire leurs formules médicamenteuses.

Les pharmaciens, de leur côté, trouvent dans la glycérine un auxiliaire de premier ordre pour leurs préparations. Ainsi Duquesnel a montré, dans un travail publié en 1869, qu'elle se prête admirablement à la préparation et à la conservation des extraits. Elle dissout en effet les matières extractives, les sucres et les gommes, comme l'eau, et comme l'alcool certaines résines.

Voici quelques procédés proposés par ce pharmacien distingué pour la préparation de *glycéro-extraits*.

Glycéro-extrait de belladone. Prenez suc de belladone Q. V., clarifiez et ajoutez 20 grammes de glycérine par kilogramme de plante fraîche. Évaporez au bain-marie, de manière à obtenir 40 grammes d'extrait par kilogramme de matière première.

On obtient de la même façon les glycéro-extraits de ciguë, jusquiame, etc.

Glycéro-extrait d'armoise. Faites une infusion et additionnez de 200 grammes de glycérine par kilogramme de plante ; chauffez au bain-marie, laissez refroidir et filtrez. Faites évaporer au bain-marie pour obtenir 400 grammes de produit.

On prépare également des glycéro-extraits en traitant de la même façon des macérés, par exemple, ceux de gentiane, ratanhia, monésia, etc.

Glycéro-extrait d'opium. Dissolvez l'extrait d'opium dans l'eau distillée, filtrez et ajoutez une quantité de glycérine égale au poids d'extrait ; évaporez au bain-marie pour obtenir le double de l'extrait employé.

Toutes ces préparations renferment la moitié de leur poids de glycérine, l'autre moitié étant de l'extrait normal. Ce qui fait qu'en prescrivant 0gr,05 de glycéro-extrait d'opium à un malade on ne lui donne, en somme, que 25 milligrammes de substance active.

Elles offrent comme avantages les suivants : un grand degré d'inaltérabilité et leur incorporation facile au sirop simple pour former des sirops composés.

Mais voici d'autres préparations d'usage constant aujourd'hui en médecine.

Glycérés. Glycérolés. Glycérats. Tous ces noms servent aujourd'hui à désigner indistinctement les solutions médicamenteuses dans la glycérine. Cap, l'auteur d'un travail excellent sur le principe doux des huiles, avait proposé le nom de *glycérolé* pour désigner des médicaments ayant comme excipient la glycérine, du radical glycérol. Puis le *Codex* adopta le terme *glycéré* et enfin Dorvault créa l'expression *glycérat*, qu'il appliquait à distinguer les préparations de consistance molle ou solide rappelant un peu le cérat ou les onguents, tandis qu'il appelait glycérolés les préparations liquides.

Le *Codex* a simplifié les choses en désignant sous le nom de *glycérés* toutes les formules dans lesquelles entre la glycérine comme excipient ou le glycéré d'amidon. Les médecins devraient adopter exclusivement ce mot, mais l'habitude est prise maintenant, je le répète, d'écrire glycéré ou glycérolé sur les ordonnances.

Les glycérés sont *simples* ou *composés*. Les premiers sont formés de glycérine rendue consistante à l'aide d'une poudre inerte ; les seconds renferment un principe médicamenteux dissous soit dans la glycérine pure, soit dans le glycéré simple.

I. *Glycérés simples.* Le plus remarquable, celui qui est d'un usage général aujourd'hui dans la pratique médicale et qui rend les plus grands services, est évidemment le glycéré d'amidon, *glycerinum amyli.*

1° *Glycéré d'amidon.* L'idée première de cette association est due à MM. Cap et Garot, qui auraient proposé pour remplacer l'axonge des pommades ordinaires le mélange à parties égales de glycérine et de poudre d'amidon à la température ambiante.

En chauffant ce mélange, on obtient un corps particulier bien stable, qui est le véritable glycéré d'amidon. Naturellement les proportions réciproques des composants peuvent varier et chacun aurait sa formule, s'il n'existait pas une préparation officinale donnée par le *Codex.* Voici la formule officielle :

> Amidon pulvérisé . . . . 10 grammes.
> Glycérine. 150   — .

Mêlez et chauffez doucement dans une capsule de porcelaine jusqu'à ce que la masse se prenne en gelée. Celle-ci est blanche, demi-transparente, onctueuse au toucher, et donne la sensation de fraîcheur. Comme l'axonge, elle sert à confectionner une foule de pommades ou glycérés composés.

On peut en rapprocher l'*onguent de glycérine* de Simon (de Berlin), obtenu en faisant bouillir au bain de vapeur :

> Glycérine . . . . 5 grammes.
> Amidon. 1   —

Le glycéré d'amidon est tellement usité aujourd'hui que je n'hésite pas à entrer dans de nouveaux détails à son sujet. Je les emprunte à la thèse de pharmacie de Henri Mayet, qui a étudié très-particulièrement ce point de pratique. On ne réussit pas toujours, dit-il, à préparer facilement ce médicament ; il y a plusieurs causes à cet insuccès. Tout d'abord, lorsque la glycérine est trop concentrée (Herlant [de Bruxelles]), on échoue, à moins d'ajouter un peu d'eau. C'est quand la glycérine marque 28 degrés qu'elle se prête le mieux à la préparation du glycéré d'amidon ; à 90 degrés centigrades, en effet, la masse se prend en une belle gelée transparente.

Une autre cause d'insuccès réside dans l'amidon lui-même qui est souvent falsifié. Au lieu de celui de blé on a de l'amidon de riz ou de maïs. Alors il faut chauffer le mélange jusqu'à 111 degrés centigrades, ce qui peut brûler la préparation et la rendre dure, solide.

Il y a donc tout intérêt à se procurer de l'amidon de blé de bonne qualité et, à son défaut, celui d'arrow-root, qui donne aussi un glycérolé d'une belle transparence et se conservant admirablement.

2° *Glycéré d'argile ou épithème argileux.* Tel est le nom d'une préparation proposée par Vigier en 1874 (*Compt. rend. de la Soc. de thérapeutique*), comme adjuvant du glycérolé d'amidon et pour remplacer le cérat dans les pansements de petite chirurgie. Voici sa formule :

Terre glaise fine et humide des statuaires. . . . . . 100 grammes.
Glycérine pure.   50   —

Triturez jusqu'à parfait mélange et, au besoin, broyez sur le porphyre au moyen d'une molette.

On peut remplacer l'argile humide par l'argile sèche, mais alors la formule précédente sera modifiée comme il suit :

Argile sèche en poudre impalpable. . . . . 75 grammes.
Eau distillée   25   —
Glycérine pure   50   —

Cet épithème couvre fort bien les plaies et devient un moyen d'occlusion assez parfait. Il n'est pas irritant et constitue un très-bon vulnéraire.

3° Le *glycéré de savon* a été proposé par Thirault, pharmacien de Saint-Étienne, d'après cette formule :

Glycérine. 30 grammes.
Poudre de savon animal . . . . 1 à   4   —

Dissolvez le savon au bain-marie, versez cette solution dans un mortier de marbre légèrement chauffé et agitez la masse jusqu'à refroidissement.

Cette préparation n'est guère usitée, à tort peut-être, car elle participe des propriétés de la glycérine et des saponés, lesquels seraient supérieurs aux glycérolés, suivant Deschamps (d'Avallon), pour faire traverser la peau par les médicaments.

4° *Glycéré adragant.* Sa formule est celle-ci :

Glycérine concentrée . . . . 30 grammes.
Gomme adragante. 1   —
        Mêlez.

Chauffez ce mélange sans dépasser 80 degrés. On obtient une gelée diaphane qui se conserve très-bien (*Ann. Soc. méd. chir. de Liége*, 1878).

Les usages des glycérés simples sont multiples : ce sont d'excellents excipients et ils jouissent de toutes les propriétés de la glycérine comme topiques. Ils l'emportent sur l'axonge et les corps gras ordinaires en ce sens qu'ils se conservent sans s'altérer ou rancir, ne salissent pas et sont faciles à manier.

5° *Glyconine.* Je rapproche de ces préparations l'émulsion de jaune d'œuf dans la glycérine désignée par Sichel sous ce nom de glyconine. Elle a une consistance onctueuse et forme à la surface de la peau un vernis demi-transparent quand on l'étend sur ce tégument. Ses applications pourraient être celles des glycérolés que je viens de décrire. La glyconine est peu altérable : un échantillon conservé trois ans ne s'était pas modifié, ce qui se comprend facilement, étant donné que la glycérine est un admirable agent conservateur des substances organiques, comme je l'ai indiqué au début de cet article.

II. *Glycérés composés.* Les formules qui ont été données de ces médicaments dans les traités de thérapeutique et les publications périodiques sont innombrables. Il serait sans intérêt de les reproduire ici, je me borne donc à quelques exemples d'une certaine valeur.

Les alcaloïdes organiques ou leurs sels sont solubles dans la glycérine, ce qui fait qu'on a proposé les glycérés suivants ainsi titrés :

Chlorhydrate de morphine.	20ᵉ
Azotate de strychnine	25ᵉ
Vératrine.	100ᵉ
Brucine	70ᵉ
Atropine.	50ᵉ

Ces préparations sont presque inusitées. Nous possédons dans les injections hypodermiques des moyens beaucoup plus sûrs de doser et de faire absorber les alcaloïdes désignés ci-dessus.

Le *glycéré de quinine*, peu usité aussi, rendrait par contre de bons services dans la pratique médicale. Il a été proposé par un pharmacien de Clermont, Chautard, en 1861.

La glycérine dissout, en effet, très-bien le sulfate de quinine : 1 gramme de ce sel exige seulement 40 grammes de véhicule, et la solution est limpide. La préparation est d'une conservation illimitée, se mélange facilement à l'eau ou bien au sirop simple.

Ce glycéré constitue un moyen commode d'administrer la quinine en solution, soit à l'intérieur, soit en lavement. Voici trois formules données par Chautard que je reproduis volontiers :

1° Glycérolé de sulfate de quinine au 40ᵉ.	10 grammes.	
Sirop de baume de tolu.	30	—
Eau.	60	—

Ce qui représente 25 centigrammes d'alcaloïde.

2° Glycérolé de sulfate de quinine.	20 grammes.	
Sirop d'écorce d'orange amère.	30	—
Eau distillée.	70	—

Ici la dose de quinine est de 50 centigrammes.

3° Glycérolé de sulfate de quinine	40 grammes.	
Décocté de guimauve et de pavot.	80	

Pour un quart de lavement, dosé à 1 gramme de sulfate de quinine.

Flarer a proposé le glycéré de *chlorhydrate de quinine* d'après cette formule :

Glycéré d'amidon.	4 grammes.	
Chlorhydrate de quinine.	1	—

qu'il recommande à l'intérieur dans les affections des yeux : catarrhe chronique de la conjonctive, kératites phlycténulaire, pustuleuse et parenchymateuse.

Wilson a proposé un glycéré *d'iodure de quinine* à 5 centigrammes pour 4 grammes de véhicule, et un autre de *citrate de fer et quinine* dans les mêmes proportions. Haselden, Garot, Thirault, de Saint-Étienne, ont donné des formules de glycérés de quinine qui me paraissent moins importantes.

Glycéré de tannin. Le tannin est très-soluble dans la glycérine, presque à parties égales (Bayes). On peut donc préparer une solution mère, concentrée, qui servira à fournir des liquides d'une astringence graduée pour une foule d'usages médico-chirurgicaux.

Le *Codex* donne la formule que voici :

> Tannin pulvérisé . . . . 10 grammes.
> Glycéré d'amidon . . . . 50 —
>   Mêlez.

Les glycérés de tannin doivent être conservés dans l'obscurité.

Glycéré d'iodure de soufre. La glycérine est le véhicule par excellence de ce composé chimique qui ne se dissout ni dans l'eau, ni dans l'alcool, ni dans l'huile. Elle en dissout une partie pour 60.

Glycéré d'iodure de fer. Il a été proposé par Vézu pour obtenir un médicament inaltérable. On le prépare d'après la formule suivante :

> Iode . . . . 35 grammes.
> Fer porphyrisé . . . . 70 —
> Glycérine . . . . 400 —

La proportion d'iodure de fer y est la même que dans la solution Dupasquier qu'elle représente, en somme, avec cette différence que l'eau y est remplacée par la glycérine. Ce glycéré peut servir à préparer un sirop d'iodure de fer ainsi composé :

> Glycéré d'iodure de fer . . . . 4 grammes.
> Sirop de gomme . . . . 200 —
> Eau de fleur d'oranger . . . . 30 —

Ce sont là d'excellentes préparations que je ne saurais trop recommander dans tous les cas qui commandent l'emploi de l'iodure de fer, la scrofulose tout particulièrement.

Glycéré de sous-nitrate de bismuth. C'est un mélange simplement, à parties égales, la poudre de bismuth restant suspendue dans son véhicule. mais, malgré tout, la préparation est bonne et utile. Follin la conseillait contre les blépharites ciliaires, les conjonctivites granuleuses à marche chronique; Debout, contre l'eczéma de l'aisselle ou de la vulve, les gerçures et les crevasses des lèvres; Trousseau, contre la fissure anale (*Bul. de thérapeutique*, 1862, t. 65).

Balmanno Squire préconise le *glycéré de nitrate de bismuth*, sel que dissout bien la glycérine. La solution reste limpide à 2 grammes pour 50 de véhicule et ne laisse rien précipiter quand on l'étend d'eau. Il lui reconnaît d'utiles propriétés contre certaines dermatoses; dans la vaginite, la blennorrhagie, etc. On peut même le donner à l'intérieur, mais à dose plus faible que celle du sous-nitrate. A l'extérieur, le médecin anglais conseille la formule suivante :

> Nitrate de bismuth . . . . 60 centigrammes.
> Glycérine . . . . 30 grammes.

Enfin on peut prescrire le glycéré *de sulfure de potasse*, au dixième; le *glycéré d'iode*, au dixième; le *glycéré de goudron*, à parties égales; le glycéré de *chlorate de potasse* à 10 pour 100 (Martinet), bon topique désinfectant et utile dans le pansement des plaies; le *glycéré créosoté*, renfermant douze gouttes

de créosote pour 125 grammes de glycérine, utile sans doute dans la fièvre
typhoïde et la phthisie pulmonaire surtout, car il combine les excellentes vertus
de la glycérine et de la créosote, agents précieux contre la tuberculose; le *glycérolé calcaire :*

    Glycérine . . . .   150 grammes.
    Hydrate de chaux . . . .   8 —
    Éther. . . . .   5 —

efficace contre les brûlures; le *glycéré mercuriel*, succédané de l'onguent napo-
litain. Verrier le prépare en incorporant au glycéré d'amidon son poids de mercure, comme s'il s'agissait de faire de l'onguent gris ordinaire.

Enfin je citerai encore le *glycéré d'extrait de belladone*, assez souvent
employé en Angleterre (voy. *Med. Times and Gaz.*, 1850), en onctions contre
les douleurs rhumatismales ou névralgiques, les contusions et les entorses,
composé de :

    Liniment savonneux. . . . .   45 grammes.
    Glycérine. . . . .   15 —
    Extrait de belladone. . . . .   4 —

Mais je n'en ai pas fini avec les multiples usages de la glycérine en pharmacie.
Je viens de montrer comment on obtient la série des médicaments composant
cette grande classe de remèdes aujourd'hui si usités, les glycérés; il me reste
à faire connaître diverses préparations spéciales qui ne rentrent pas précisément
dans le groupe précédent, bien que s'en rapprochant. Voici, par exemple, quelques spécialités pharmaceutiques, — dans le bon sens du mot, — que je n'hésite
pas à étudier dans cet article parce qu'elles constituent d'excellentes formules
et dérivent d'une étude consciencieuse sur les propriétés de la glycérine. D'ailleurs leur auteur a publié *in extenso* ses procédés de fabrication, de sorte que
sa spécialité est pour ceux qui voudront bien la prendre.

Association de la glycérine au quinquina et au fer. Cette association a été
proposée par Catillon. Elle offre divers avantages, dont voici l'énumération :
grâce à ses propriétés dissolvantes spéciales la glycérine peut enlever au quinquina, à l'égal de l'alcool, ses principes actifs. On peut donc obtenir un glycéro-
extrait aussi puissant que l'extrait alcoolique de kina en traitant la fameuse
écorce péruvienne par le principe doux des huiles. Ce glycéro-extrait se prête à
plusieurs combinaisons pharmaceutiques, telles que sirop et vin, et les produits
ainsi obtenus participent à la fois des propriétés spéciales reconstituantes du
quinquina et de celles de la glycérine. J'ajouterai que ces formes pharmaceutiques ont l'avantage, considérable à mes yeux, de ne pas produire la constipation comme cela arrive fatalement avec les préparations ordinaires de quinquina, dont on ne peut longtemps continuer l'usage sans enrayer plus ou moins
la liberté du ventre.

Les mêmes réflexions s'appliquent à l'association quinquina, fer et glycérine.
Suivant l'honorable pharmacien que je viens de nommer, cette dernière substance possède la propriété d'empêcher la réaction du quinquina sur le fer et
permet d'administrer réunis ces deux remarquables toniques. De plus, elle
ajoute encore ses vertus propres à celles de ses associés, si bien que la médication tonique se trouve enrichie d'excellentes préparations, à la fois puissantes
et inoffensives, que le médecin peut administrer sous la forme agréable de vins
ou de sirops.

Catillon propose un *vin composé de glycérine, quinquina et vin de Bagnols*, contenant 30 pour 100 de la première et la totalité des principes de la dose de quinquina prescrite par le *Codex;* un *vin ferrugineux* renfermant, outre les éléments précédents, 0gr,25 centigrammes de citrate de fer par cuillerée à soupe, et un *sirop d'iodure de fer et quinquina associés à la glycérine*, lequel renferme 0gr,10 centigrammes du premier par cuillerée, comme le veut le *Codex*.

Toutes ces combinaisons, je le répète, me semblent très-ingénieuses; elles rendront certainement des services aux thérapeutistes. Quelques observations du docteur Hennequin démontrent déjà leur valeur, et il est probable qu'une expérience plus prolongée prouvera encore que, si la théorie les recommande, la pratique peut appuyer cette recommandation dans tous les cas où la médication reconstituante vient s'imposer.

Extraction de la pepsine par la glycérine.   C'est à Wittich que l'on doit ce mode de préparation, le suivant :

Après avoir réduit en pulpe la muqueuse gastrique, il la fait macérer dans la glycérine et obtient ainsi un liquide d'une grande puissance digestive, quand il a été légèrement acidulé, et se conservant très-bien. Mais il renferme des matières albuminoïdes dont on le débarrasse par l'addition d'alcool, et ce dernier à son tour est enlevé de la préparation au moyen de la distillation. Le résidu est une sorte de glycéré de pepsine qu'il suffit d'aciduler légèrement pour obtenir un eupeptique très-puissant.

Andouard et Catillon ont suivi une méthode analogue avec quelques variantes que je vais indiquer.

On peut reprocher à l'alcool d'altérer le ferment gastrique, c'est pourquoi Andouard agit sagement en se passant de cet intermédiaire. Dans la macération aqueuse de pulpe stomacale il ajoute du chlorure de sodium qui précipite la pepsine, puis il élimine ce sel à l'aide de la dialyse et mêle à la solution de pepsine son poids de glycérine pure. Le produit ainsi obtenu se conserve admirablement et jouit de propriétés digestives supérieures à celles de la pepsine du *Codex*. Au bout de vingt-huit mois il garde encore une très-grande activité.

En définitive, Andouard conserve la pepsine dans la glycérine.

Le procédé de Catillon est du même ordre, mais plus analogue à la méthode de Wittich à laquelle il me semble préférable; il consiste à préparer pour les usages médicinaux un *extrait glycériné de pepsine*, « qui, titré physiologiquement, puisse devenir une préparation officinale. » Voici quelques indications sur son exécution. On réduit en pulpe la muqueuse stomacale et on fait macérer cette pulpe dans la glycérine. Celle-ci dissout à la fois la pepsine et des matières albuminoïdes qu'on en sépare par coagulation à chaud. On filtre et le liquide obtenu est un puissant digestif, supérieur, dit Catillon, à la solution de pepsine du Codex. De plus ce glycéro-extrait se conserve bien, même après plusieurs mois de préparation, aussi facilement que les solutions alcooliques de pepsine, lesquelles, suivant l'opinion du professeur Vulpian (*Ac. de médec.*, 12 août 1879), ont le grand inconvénient de retarder ou d'affaiblir l'action du ferment digestif qu'elles renferment.

L'extrait que prépare actuellement Catillon digère six parties de fibrine ou de blanc d'œuf coagulé et peut dissoudre 3gr,50 d'amidon, ce qui en fait une sorte de suc gastrique conservé, d'une action rapide, ce qui est une condition essentielle dans l'espèce, puisque les aliments ne séjournent guère que quelques heures dans l'estomac. On voit que Catillon supprime l'action de l'alcool dans le procédé de Wittich.

Ce qui veut dire que le principe doux des huiles conserve la pepsine et renforce ses qualités de ferments.

J'ai fait depuis dix ans cette observation que la glycérine exalte les propriétés de la pepsine des pharmacies. Je ne manque jamais, en effet, quand j'ai l'occasion de prescrire cette substance aux dyspeptiques qui ont besoin de ce remède puissant, de leur faire prendre des pilules de 0^{gr},20 centigrammes de pepsine médicinale additionnée de glycérine en quantité suffisante pour faire donner à la masse pilulaire une faible consistance. 2-4 pilules par jour, je le répète, prises au milieu des repas principaux, suffisent à assurer la digestion et à écarter les symptômes désagréables ou douloureux de la dyspepsie.

De pareilles pilules se conservent longtemps sans s'altérer et réussissent beaucoup mieux que des préparations similaires sans glycérine.

Voici maintenant une autre application proposée, il y a déjà longtemps, par Garot, et qui n'est pas entrée dans la pratique, tout excellent et rationnelle qu'elle paraisse : je veux parler du *baume tranquille à la glycérine.* Le baume ordinaire n'est à proprement parler, on l'a dit avec raison, qu'une simple solution de chlorophylle dans l'huile, partant il ne jouit pas de l'action sédative qu'on lui attribue généralement.

En substituant à l'huile la glycérine qui, elle au contraire, dissout bien les principes actifs des plantes narcotiques, on pourrait avoir un baume vraiment efficace, si tant est, comme le dit Vigier, que le véhicule n'empêche pas l'absorption de l'extrait actif. Je rappelle, en effet, que les glycérés médicamenteux qu'on applique sur la peau ne sont jamais absorbés. Le mode de préparation indiqué par Garot est simple : on fait macérer dans la glycérine les plantes narcotiques préalablement contusées, à la chaleur du bain-marie, puis on chauffe pour évaporer l'eau de végétation et l'on passe avec expression.

Il est certain qu'on pourrait obtenir de cette même façon des glycérés de camomille, absinthe, belladone ou jusquiame, supérieurs, suivant Garot, aux huiles médicinales préparées à l'aide de ces simples.

Glycérés d'alcaloïdes organiques pour injections hypodermiques. La glycérine, nous le savons, dissout bien nos alcaloïdes destinés aux injections hypodermiques et leurs sels. Or, de pareilles solutions sont inaltérables et se conservent plusieurs mois et même plusieurs années, tandis que les solutions aqueuses ne tardent guère à être envahies par des microphytes qui les rendent dangereuses pour le tissu cellulaire qu'elles irritent, et inefficaces souvent parce que leur titre est affaibli par ces petits végétaux qui vivent sans doute des débris de l'alcaloïde décomposé.

Si j'ajoute que la glycérine s'injecte fort bien sous la peau sans donner lieu à aucune irritation de ce tégument, on comprendra facilement qu'on ait proposé de dissoudre les alcaloïdes organiques dans la glycérine, pure ou étendue de son poids d'eau, de façon à avoir des solutions inaltérables propres aux injections sous-cutanées. Telle est la méthode préconisée dès 1873 par C. Paul. Elle est excellente et n'a qu'un petit inconvénient de peu d'importance, celui d'altérer le piston de la seringue de Pravaz, de le durcir ou de le gonfler de façon à gêner son fonctionnement.

Voici, par exemple, une formule d'injection hypodermique, commode pour obtenir les effets d'absorption rapide de l'ergotine ; elle est adoptée par Terrier :

```
Ergotine Bonjean . . . . . . . . . . . . . . . . .    5 grammes.
Glycérine pure. . . . . . . . . . . . . . . . . .    16   —
Eau . . . . . . . . . . . . . . . . . . . . . . .    15   —
```

En injectant le contenu d'une seringue de Pravaz ordinaire, on infuse 7 centigrammes de principe actif, dose faible.

La glycérine a été encore proposée, pour assurer la *conservation des pilules* et les empêcher de durcir, par Fichborn. Quand la masse pilulaire contient de la résine, on ajoute un peu d'alcool.

Comme elle dissout facilement les extraits, on peut préparer facilement, grâce à elle, des *liniments homogènes* qu'on ne voit pas se diviser en plusieurs couches comme il arrive avec les liniments ordinaires. Mais seront-ils efficaces? C'est douteux.

Elle dissout la gomme arabique. Ainsi une partie de glycérine et trois parties de gomme en poudre donnent un bon mucilage. Et quelques gouttes de cet alcool ajoutées au mucilage du *taffetas adhésif* le rendent très-souple.

De la même façon on peut confectionner (Cap et Garot) le *collodion glycériné*, qui laisse aux tissus leur souplesse et leur flexibilité naturelle, très-élastique par conséquent. Il suffit d'ajouter au collodion 2 pour 100 de glycérine.

B. Formulaire. Je n'ai pas l'intention de faire ici l'énumération fastidieuse de ces innombrables formules dans lesquelles on a fait entrer la glycérine; une telle abondance de renseignements serait plus nuisible qu'utile. Je préfère me borner à reproduire quelques types qui éclaireront mieux le lecteur que l'infini des détails au milieu desquels il ne manquerait pas de s'égarer.

1° Le médicament s'administre, à l'*intérieur*, surtout en *potion*, quelquefois incorporé à du *chocolat*, beaucoup plus rarement en *inhalations*. A l'*extérieur*, on l'emploie en nature pour pratiquer des *onctions*, puis il sert à composer des *collyres*, des *lavements*, des *injections*, des *gargarismes*, des *bains;* voici sur ces différents usages quelques indications.

Potions. J'ai déjà donné dans le cours de cet article quelques formules à propos des principaux usages médicaux de la glycérine, je serai donc bref sur ce point et ne citerai que les exemples suivants :

```
1°  Glycérine . . . . . . . . . . . . . . . . . .    15 grammes.
    Eau de fleurs d'oranger . . . . . . . . . . .    10   —
    Eau. . . . . . . . . . . . . . . . . . . . . .  140   —
    Sirop . . . . . . . . . . . . . . . . . . . . .  30   —
```

A prendre par cuillerée à soupe toutes les heures.

```
2°  Glycérine . . . . . . . . . . . . . . . . . .   100 grammes.
    Alcool. . . . . . . . . . . . . . . . . . . . .  10   —
    Eau de laurier-cerise . . . . . . . . . . . .    XV gouttes.
```

Carles (de Bordeaux), qui a proposé cette mixture, laquelle doit être prise en trois ou quatre jours dans les cas où il faut administrer le médicament à dose élevée, comme dans le diabète, Carles ajoute parfois à la préparation précédente 2 grammes de bicarbonate de soude et 1 gramme d'extrait d'écorce d'orange amère.

Cormier a proposé le *chocolat glycériné* comme analeptique dans les consomptions ou le diabète. Bouchardat indique à ce chocolat la composition suivante :

```
Cacao caraque et maragnan broyés . . . . . . . .   800 grammes.
Beurre de cacao. . . . . . . . . . . . . . . . .   200   —
Glycérine pure. . . . . . . . . . . . . . . . . .  200   —
Os en poudre fine. . . . . . . . . . . . . . . .    40   —
```

Inhalations. Comme la glycérine se vaporise à chaud, formant une sorte de brouillard qui reste en suspension quelques instants dans l'air, on a proposé de faire inhaler cette vapeur à la manière des eaux minérales pulvérisées. Ce mode d'administration n'est pas pratique, aussi bien est-il complétement inusité.

2° Quelques mots maintenant sur les *modes d'emploi de la glycérine à l'extérieur.* Elle se prescrit, nous le savons, en *onctions*, soit en nature, soit sous forme de glycéré d'amidon ou autres glycérés simples et composés, onctions faites avec la main nue de préférence. J'ai dit déjà que certains auteurs attribuaient à cette méthode des vertus spéciales pour faire absorber les médicaments, ce qui est une erreur. Pas plus que les pommades, moins encore peut-être, les glycérés liquides ou solides ne facilitent le passage des médicaments à travers la peau, je ne saurais trop insister sur ce fait.

Collyres. En parlant des applications de la glycérine au traitement des maladies des yeux, j'ai eu l'occasion de citer plusieurs exemples de collyres ayant cette substance pour véhicule, ce sujet me paraît ainsi épuisé. Je n'y reviens un instant que pour ajouter qu'un pharmacien de Bordeaux, Dannecy, a proposé de rejeter des ormules de collyre les mucilages, si souvent employés autrefois comme excipient de ces préparations, pour les remplacer par la glycérine. Les mucilages, dit-il, ont le grave inconvénient de précipiter les sels métalliques et de rendre les collyres à peu près inertes.

Aujourd'hui la vaseline paraît devoir détrôner à son tour la glycérine ou les glycérés ophthalmologiques.

Lavements. On sait que la glycérine possède des vertus laxatives, administrée en lavement. Journellement je la prescris sous cette forme, à la dose d'une ou deux cuillerées à soupe dans 125 grammes d'eau, pour obtenir une évacuation alvine chez les sujets constipés. On réussirait sans doute mieux encore en employant cette formule de Surun :

Glycérine.	60 grammes.
Eau	Q. S.
Glycérolé de mercuriale.	60 grammes.

Le glycérolé de mercuriale se prépare en mélangeant 500 grammes de suc de mercuriale et 500 grammes de glycérine, chauffant doucement, filtrant au blanchet pour séparer la chlorophylle et l'albumine végétale coagulée, et ramenant à 500 grammes le liquide ainsi obtenu. Ce glycéré de mercuriale se conserve beaucoup mieux que le miel.

Injections. On peut préparer avec la glycérine plusieurs sortes d'injections. Foucher, dans les ophthalmies purulentes des enfants, lavait les yeux de ces petits malades en leur injectant entre les paupières de la glycérine coupée d'un quart ou d'un tiers d'eau.

On a fait encore avec ce liquide des injections uréthrales ou vaginales qui n'ont qu'une médiocre importance.

Demarquay vante encore les *cataplasmes glycérinés*, enduits simplement d'une mince couche de glycérine, ou bien formés à l'aide d'une pâte à cataplasme dans laquelle cette substance vient d'être incorporée. Leurs avantages sont de conserver longtemps une grande mollesse et de ne pas se dessécher. Si on les recouvre du mélange suivant :

Glycérine.	50 grammes.
Laudanum de Sydenham	10 —

on leur communique des propriétés calmantes supérieures à celles des cataplasmes arrosés tout bonnement de laudanum.

On a même préparé à l'aide de la glycérine d'excellents sinapismes, plus
actifs que la farine de moutarde elle-même.

Grimault, qui a recommandé cette pratique, indique comme mélange à
étendre sur la peau pour y produire une bonne révulsion le suivant :

Glycérine,	12 grammes.
Amidon.	10 —
Essence de moutarde	X gouttes.

Cette mixture se conserve parfaitement bien et, pour s'en servir, on l'étale,
après l'avoir agitée, sur un morceau de taffetas gommé qui représentera le
sinapisme ou bien sur la peau qu'on recouvrira ensuite de ce même tissu
imperméable.

Gargarismes. Collutoires. Voici quelques formules citées par Demarquay :

GARGARISME ÉMOLLIENT.

Eau d'orge	150 grammes.
Glycérine	50 —

GARGARISME ASTRINGENT.

Pétales secs de roses de Provins	100 grammes.
Eau bouillante	
Glycérine.	āā 600 —

Laissez infuser vingt-quatre heures; décantez, ajoutez la glycérine et ramenez
à 600 en chauffant doucement.

Ce glycéré rosat est supérieur au mellite de roses en ce sens qu'il se conserve
sans s'altérer.

Je me sers avec succès de cette préparation chez les sujets qui ont la bouche
et la gorge desséchées par la fièvre, mais j'ajoute généralement du bicarbonate
de soude dans la proportion de 2 à 3 pour 100. On badigeonne toute la bouche
et l'arrière-gorge avec ce collutoire, au grand soulagement des malades.

Bains. On devait naturellement mettre à profit les propriétés spéciales de
la glycérine sur la peau, qu'elle adoucit et rend souple, pour composer des
bains médicamenteux glycérinés.

1000 grammes de cette substance ajoutés à l'eau d'un bain le rendent *émollient.* Cette application est bonne et je la recommande.

Mais je ne saurais conseiller avec Reveil d'associer la glycérine aux bains
médicinaux ordinaires, dans le but de faciliter l'absorption du médicament par
la peau. C'est là une pure illusion de ce distingué pharmacien. Que le bain soit
donné dans une baignoire ou à l'aide de l'hydrofère, l'absorption cutanée est
nulle malgré la glycérine. Je ne reproduirai donc pas ici les formules de *bains
iodurés, bromurés, térébenthinés, alcalins, arsenicaux, ferrugineux, mer-
curiels,* proposées par Reveil, car je les considère comme n'offrant aucun
avantage (voy. le *Traité de thérapeutique de Trousseau et Pidoux,* 1862).

Mais j'admets volontiers que la glycérine ajoute ses qualités topiques particulières à celles des médicaments qui entrent dans la composition des bains
médicinaux, c'est pourquoi je transcris ici quelques formules qui me paraissent
très-rationnelles :

BAIN AROMATIQUE.

Teinture de benjoin . . . . 125 grammes.
Glycérine 500   —

BAIN DE SUBLIMÉ.

Bichlorure de mercure. . . . . 10 grammes.
Glycérine 500   —

BAIN SULFURÉ.

Sulfure de potassium. . . . . 100 grammes.
Glycérine 500   —

BAIN ALCALIN.

Carbonate de soude. . . . . 100 grammes.
Glycérine 500   —

Au dire de Demarquay, la glycérine augmente l'action spéciale des médicaments sur le tégument externe, d'où la nécessité de diminuer les doses de ces médicaments lorsqu'on ne veut pas une stimulation trop vive.

Substances incompatibles. Voici deux agents qu'il faudra bien se garder de faire incorporer à la glycérine : ce sont l'acide chromique et le permanganate de potasse. Il y aurait danger d'explosion au moment même de la préparation.

Nitro-glycérine. Je n'ai que quelques mots à dire de cette substance très-exceptionnellement employée par les médecins, si ce n'est par les homœopathes, qui la nomment *glonoïne.* Ses propriétés ont été recherchées tout d'abord en Angleterre par le docteur Field, qui a beaucoup vanté sa puissance contre les névralgies, opinion confirmée par les recherches de Brady.

Ce serait un agent excitateur du système nerveux, en effet, si l'on s'en réfère aux expériences de Baker Edwards, de Demme, qui la comparent à la strychnine ou à la noix vomique.

Toutefois il résulterait des expériences de Fuller et Harley que cette action si caractéristique de la glonoïne n'est rien moins qu'exacte. Cette opinion est encore soutenue par Vulpian, qui n'a vu aucun effet chez les chiens auxquels il administra jusqu'à 4 grammes de nitro-glycérine. Cette substance sera du reste l'objet d'un article spécial auquel je renvoie.   ERNEST LABBÉE.

BIBLIOGRAPHIE. — STARTIN. *Med. Times and Gaz.*, 1846 à 1850. — WAKLEY. *The Lancet,* juin 1849. — TURNBULL. *London Med. Gaz.,* et *Bull. de thérap.,* 1840. — DU MÊME. *London Med. Gaz.,* 1850. — STARTIN. *Annuaire de thérap. de Bouchardat,* et *Med. Times and Gaz.,* 1851. — SOUBEIRAN. *Bull. gén. de pharmacie,* 1854. — CAP. *Mémoire sur la glycérine et ses applications aux diverses branches de l'art méd.* In *Acad. de méd.,* janv. 1854. V. *Journ. de phys. et chimie,* févr. 1854. — TAYLOR. *Bull. de thérap.,* 1854. — SHAW. *Med. Times and Gaz.,* avril 1854. — CAP et GAROT. *Deuxième Mémoire sur la glycérine. Soc. de pharm.,* juillet 1854. Extr. du *Journ. de pharm. et chimie,* août 1854. — BAYES. *Bull. de thérap.,* t. XLVII, 1854. — VAN HOLSBECK. *Dublin Med. Presse,* 1855. — MORPAIN. *Gaz. hebdom.,* déc. 1855. — CRAWCOUR. *On the Use of Glycerine as an Internal Remedy.* In *New-Orleans Med. News and Hosp. Gaz.,* 1855. — DEMARQUAY et LUTON. *Soc. de biol.,* déc. 1855. — DEMARQUAY. *Bull. de la Soc. de chir.,* t. VI, 1855. — BOURGUIGNON. *Bull. de thérap.,* t. LXIX, 1855. — DALLAS. *Gaz. Hôp.,* 1855. — PETEL, *Gaz. Hôp.,* 1855. — BOUGARD. *Journ. de méd. de Bruxelles,* sept. 1856. — LAUDER LINDSAY. *Edinburgh Med. Journ.,* 1856. — BERTET. *Union médicale,* janvier 1856. — VAN HOLSBECK. *Presse méd. belge,* 1856. — VIDAL. *Bull. de thérap,* 1856. — DEVERGIE. *Bull. de thérap.,* 1856. — LAMBERT-SÉRON. *De la glycérine iodée,* 1856. — LARREY. *Rapport à l'Acad. de médecine,* 1856. — HASELDEN. *The Lancet,* août 1857. — ANCIAUX. *Presse méd. belge,* et *Moniteur des hôpitaux,* 1857. — CHAUSIT. *Gaz. des hôpitaux,* 1857. — BRINTON. *The Lancet,* mars 1857. — HEBRA et RICHTER. *Medizinische Zeitung,* oct. 1857. — MERCER ADAM. *Edinburgh Med. Journ.,* 1857. — STIRLING. *Edinburgh Med. Journ.,* 1856. — SÈRE (DE MURET). *Annuaire de Bouchardat,* 1857. — LAUDER LINDSAY. *Edinburgh Med. Journ.,* avril 1857. — WILSON. *Bull. de thérap.,* t. LII, 1857. — DANNECY. *Bull. de thérap.,* 1857. — DAUDÉ. *Union médic.,* et *Journ.*

des connaissances méd., 1858. — Gibert. *Bull. de thérap.*, 1858. — Paupert. *Moniteur des hôpitaux*, juillet 1858. — Dannecy. *Bull. de thérap.*, t. LIV, p. 358, 1858. — Lecointe. *Bull. de thérap.*, t. LIV, p. 547, 1858. — Vulpian. *Gaz. hebd.*, 1859. — Posner. *Annal. méd. de la Flandre occidentale*, et *Union méd.*, juillet, 1859. — Davasse. *Note de matière médicale et de thérapeutique sur la glycérine*, 1859. — Bouillon-Lagrange. *Union médic.*, juillet 1859. — Paupert. *Annuaire de thérapeutique de Bouchardat*, 1859. — Rodet. *Annuaire de thérapeutique de Bouchardat*, 1859. — Foucher. *Bull. de thérap.*, t. LIX, 1860. — Dubreuilh. *Bull. de thérap.*, t. LVIII, 1860. — *Bull. de la Soc. méd. de Gand*, 1860. — Grimault. *Bull. de thérap.*, t. LVIII, p. 201, 1860. — Simon (de Berlin). *Memorabilien a. d. Praxis*, mars 1861. — Chautard. *Emploi de la glycérine pour l'administr. du sulf. de quinine*, 1861. — Debout. *Bull. de thérap.*, t. LX, 1861. — James Jones. *The Lancet*, déc. 1861. — Hébert. *Thèse de doctorat en médecine*. Paris, 1861. — Thirault (de Saint-Étienne). *Bull. de thérap.*, t. LX, 1861. — Fichborn. *Annuaire de thérapeutique de Bouchardat*, 1861. — Surun. *De la glycérine considérée comme excipient médicamenteux et de ses applications en général*. Thèse de pharmacie, 1862. — Benavente. *El siglo medico*, 1862. — Hairion et Debout. *Bull. de thérap.*, 1862. — Wecker. *Bull. de thérap.*, t. LXII, 1862. — Galligo. *Imparziale*, nov. 1862. — Garot. *Bull. de thérap.*, t. LXII, 1862. — Vézu. *Bull. de thérap.*, t. LXIII, 1863. — Deschamps (d'Avallon). *Bull. de thérap.*, t. LXIV, 1864. — Bouchat. *Union médic.*, t. XIX, 1863. — Verrier. *Bull. de thérap.*, t. LXVI, 1864. — Gatine. *Thèse de doctorat en médecine*, Paris, n° 40, 1865. — Sichel. *Bull. de thérap.*, t. LXXI, 1866. — Demarquay. *De la glycérine; de ses applications à la chirurgie et à la médecine*, 3ᵉ édit., 1867. — Pavy et Abbotts Smith. *The Lancet*, 1868. — Duquesnel. *Bull. de thérap.*, t. LXXIX, 1869. — Gubler. *Soc. de thérap.*, 4 fév. 1869. — De Bruyne. *Montpellier médic.*, oct. 1871. — Dorvault. *Officine*, 1872. — Velasco. *Thèse de Paris*, n° 278, 1873, doct. en médecine. — Latour. *Bull. de thérap.*, t. LXXXV, 1873. — C. Paul. *Bull. de la Soc. de thérap.*, t. V, 1873. — H. Mayet. *Étude sur la glycérine officinale*. Thèse de pharmacie. Paris, déc. 1873. — Harnack. *Deutsch. Arch. f. klin. Med.*, III, p. 593, 1874. — Marescotti. *Annali di chimica*, n° 2, 1874, et *Rivista di med., di chir. e di terap.*, 15 et 30 avril 1874, fascic. 7 et 8. — Prunier (Léon). *Étude chimique et thérapeutique sur les glycérines*, Thèse de doct. en méd., n° 371. Paris, 1875. — Garnier. *Compt. rend. de l'Acad. des sc.*, 1875. — Bouchardat. *De la glycosurie ou diabète sucré, son traitement hygiénique*, 1875. — Cantani. *Le diabète sucré et son traitement diététique*. Trad. franç. de Charvet, 1876. — Balmanno Squire. *The Med. Times and Gaz.*, 1876. — Catillon. *Répertoire de pharmacie*, 10 juin 1876, p. 321. — Jacobs. *Trait. du diabète par la glycérine; V. Bull. thérap.*, t. XC, 1876. — C. Paul. *Soc. de thérap.*, 14 mars 1877; *V. Bull.*, 1878, t. IV, 2ᵉ série. — Catillon. *V. Bull.*, 1878, t. IV, 2ᵉ série. — Luchsinger. *De l'action des inj. sous-cutanées de glycérine.* In *Centralbl. f. med. Wissensch.*, p. 1, 6 janv. 1877. — Catillon. *Arch. de physiologie*, n° 1, 1877. — Puana. *De la glycérine.* Lyon, in-8°, 1877. — Benavente. *El siglo medico*, 27 mai 1877. — O. Liebreich. *The Practitioner*, 1877. — Lespian. *Bull. de la Soc. méd. des hôp.*, 1877. — Schultzen. *Arch. de Virchow*, 1877. — Andouard. *Union pharmaceutique*, août 1877, et *Journ. de pharm. et de chimie*, 1877. — Catillon. *Sur les propriétés physiologiques et thérapeutiques de la glycérine.* In *Compt. rend. de l'Acad. des sc.*, t. LXXXIV, p. 104, 1877. — Mikulicz. *La glycérine et son action sur la coccobactérie septique et sur les infections septiques.* In *Arch. f. klin. Chir.*, vol. XXII, fasc. 2, p. 253, 1877. — Dujardin-Beaumetz et Audigé. *Bull. de la Soc. de thérap.*, t. III, 2ᵉ série, 1877. — Cormier. *Annuaire de thérap. de Bouchardat*, 1878. — Youg (David). *Practitioner*, janvier 1878. — Jalland. *Union médic.*, 1878. — Spuirre. *Journ. de pharm. et chimie*, 1878. — Blacher. *Le Courrier médical*, juin 1878. — Bouchardat. *Annuaire de thérapeutique*, 1878. — *Une nouvelle altération de la glycérine.* In *Annal. de la Soc. méd.-chir. de Liége*, 1879. — Zimmermann. *Emploi de la glycérine à l'intérieur.* In *Journ. de méd. et chir. pratiques*, t. I, p. 546-549, 1879. — Catillon. *Bull. de thérapeutique*, 30 oct. 1879. — Demange. *Revue méd. de l'Est*, 1879. — Nothnagel et Rossbach. *Éléments de thérap.* Trad. franç. d'Alquier, 1880. — Lewin. *Zeitschrift f. Biol.*, Bd. XV, 1880. — Tschirwinsky. *Zeitschr. f. Biol.*, Bd. XV, 1880. — Munk. *Arch. f. path. Anat. und Phys.*, 1880. — Mendelssohn. *Journ. de méd. et chir. pratiques*, et *Compendium annuel de thérap.*, 1880. — Tiabet. *Journ. de méd. et chir. prat.*, 1880. — Annedon. *Arch. of Medicine.* New-York, oct. 1881. — Barton. *Amer. Clin. Record.*, 1881. — Jaccoud. *Curabilité et traitement de la phthisie*, 1881. — Latour. *Bull. et mém. de la Soc. de thérap.*, 2ᵉ série, t. VII, p. 26, 1881. — Muller. *Idem*, p. 35, 1881. — Fournier. *Idem*, p. 31, 1881. — Tisne. *Thèse doct. en méd.*, n° 234. Paris, 1882. — Vigier (Pierre). *Gaz. hebd.*, 11 et 18 août, 1882.

A. E. L.

GLYCÉRIQUE (Acide). $C^3H^6O^4$ ou $CH^2(OH).CH(OH).CO^2H$. Il se produit lorsqu'on traite la glycérine par l'acide azotique fumant. Pour le préparer, on mélange 1 partie de glycérine avec son volume d'eau, dans une éprouvette à pied; on y ajoute, à l'aide d'un entonnoir plongeant jusqu'au fond, 1ᵖ,1/4 d'acide azotique fumant, en évitant le mélange des liquides. Les deux couches ne se mélangent que lentement par diffusion, et l'acide n'agit que peu à peu sur la glycérine. Le mélange bleuit (acide azoteux) et dégage des bulles de gaz. Quand ce dégagement ne se produit plus, la réaction est terminée. On évapore alors le liquide par petites portions, au bain-marie, à consistance sirupeuse. On reprend le résidu par l'eau, on le sature par la chaux et on y ajoute de l'alcool, qui précipite le glycérate de calcium, puis l'on fait cristalliser ce sel dans l'eau bouillante et on le décompose exactement par l'acide oxalique (Debus, *Philos. Magaz.* (4), t. XV, p. 195; Sokolof, *Annal. Chim. Phys.* (3), LIV, p. 95). M. Beilstein prépare le glycérate de plomb, qu'il décompose par l'hydrogène sulfuré.

L'acide glycérique est sirupeux et incolore. Séché à 100 degrés, il se convertit en anhydride $C^3H^4O^3$, qui présente l'aspect de la gomme arabique et qui redevient liquide au contact de l'air, en absorbant l'humidité. D'après Sokoloff, cet anhydride cristallise dans l'eau bouillante en longues aiguilles. Soumis à la distillation sèche, il donne de l'acide pyruvique $C^3H^4O^3$ et, par une décomposition ultérieure de celui-ci, de l'acide pyrotartrique.

L'iodure de phosphore transforme l'acide glycérique ou acide iodopropionique $C^3H^5IO^2$ (Beilstein).

L'acide glycérique fonctionne comme acide monobasique (*voy.* GLYCÉRATES).

L'*éther glycérique* $C^3H^5(C^2H^5)O^4$ est un liquide épais, bouillant à 230-240 degrés, d'une densité égale à 1,195, et qui se décompose au contact de l'eau et à l'air.

GLYCÉROLÉS. *Voy.* GLYCÉRINE.

GLYCIDE. On a donné ce nom à un composé $C^3H^6O^2$ constituant un anhydrite de la glycérine et dont la structure moléculaire est représentée par

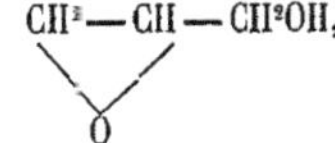

formule qui indique la fonction d'un alcool monatomique.

Le point de départ pour obtenir les éthers du glycide est l'*épichlorhydrine* ou *glycide chlorhydrique* $C^3H^5O.CH^2Cl$, découverte par M. Berthelot et qui dérive de la dichlorhydrine glycérique $C^3H^5(OH)Cl^2$ par élimination de HCl.

Le glycide lui-même paraît avoir été isolé par M. de Gegerfelt, qui l'obtient en traitant par la soude solide la solution éthérée d'acétate de glycide. C'est un liquide mobile, soluble dans l'eau, l'alcool et l'éther, distillant à 161-163 degrés. Il régénère la glycérine par l'action de l'eau à 100 degrés. Il se combine à l'acide chlorhydrique avec élévation de température (*Bul. Soc. chim.*, t. XXIII, p. 160).

Les éthers du glycide ont été surtout étudiés par M. Reboul (*Annal. Chim. Phys.* (3), t. LX, p. 5).

Glycide chlorhydrique ou *épichlorhydrine* C^3H^5OCl. On l'obtient en traitant la dichlorhydrine par la potasse concentrée. C'est un liquide mobile plus dense que l'eau, d'une odeur éthérée agréable; sa saveur, d'abord sucrée, devient ensuite brûlante. Il distille à 118 degrés. A peu près insoluble dans l'eau, il se dissout en toute proportion dans l'alcool et dans l'éther.

Il se combine avec une grande énergie à l'acide sulfurique. Il se combine à l'acide chlorhydrique fumant, avec élévation de température, en régénérant le dichlorhydrine $C^3H^5(OH)Cl^2$. Il s'unit de même à l'eau à 100 degrés en produisant la monochlorhydrine $C^3H^5(OH)^2.Cl$; aux alcools, par exemple, l'alcool amylique, avec lequel il donne l'amylchlorhydrine $(C^3H^5(OH)(OC^5H^5)Cl$. Il se combine à l'acide hypochloreux en donnant un produit épais qui constitue l'éther chlorhydrique $C^3H^4(OH)^2Cl^2$ de la propylphycite. Le trichlorure de phosphore s'unit sans réaction au glycide chlorhydrique (Hanriot); le perchlorure de phosphore le transforme en trichlorhydrine.

Glycide bromhydrique C^3H^5OBr. Il résulte de l'action de la potasse sur la dibromhydrine. C'est un liquide dense, bouillant à 138-146 degrés. Il présente les mêmes réactions générales que le glycide chlorhydrique.

Le *glycide iodhydrique* C^3H^5OI s'obtient par l'action de l'iodure de potassium sec sur le glycide chlorhydrique à 100 degrés. C'est un liquide mobile, doué d'une odeur éthérée légèrement alliacée, insoluble dans l'eau, soluble dans l'alcool et dans l'éther. Il distille à 167 degrés. Densité $= 2,03$.

Glycide acétique $C^3H^5O.C^2H^3O^2$. Il se rencontre dans les produits de l'action de l'acétate de potasse sur le glycide chlorhydrique. C'est un liquide mobile, distillant à 168-169 degrés (de Gegerfelt).

Éthylglycide $C^3H^5O.OC^2H^5$. On chauffe le glycide chlorhydrique à 180 degrés avec de l'alcool absolu, sous pression. C'est un liquide mobile, doué d'une odeur éthérée, soluble dans 5 à 6 fois son volume d'eau. Il distille à 128-129 degrés. Il s'unit à l'acide chlorhydrique pour donner l'éthylchlorhydrine, bouillant à 188 degrés.

L'*amylglycide* $C^3H^5O.OC^5H^{11}$, obtenu d'une manière analogue, est un liquide léger, qui bout à 188 degrés.

Glycide sulfhydrique $C^3H^5O.HS$. Composé solide, amorphe, insoluble dans l'eau et dans l'éther, soluble dans l'alcool, qui résulte de l'action du glycide chlorhydrique sur une solution alcoolique de sulfhydrate de potassium.

Glycide dichlorhydrique. $C^3H^5Cl^2$ (épidichlorhydrine). Ce corps ne renferme pas comme les dérivés du glycide proprement dit le groupe C^3H^5, mais le groupe C^3H^4 (allylène ou isoallylène). Il se forme par l'action de la potasse concentrée sur la trichlorhydine

$$C^3H^5Cl^3 - HCl = C^3H^4Cl^2$$

C'est un liquide mobile, d'une odeur éthérée, très-pénétrante et alliacée. Il est insoluble dans l'eau, soluble dans l'alcool. Il bout à 101°, mais non sans décomposition. Densité $= 1,21$. Chauffé avec l'acide chlorhydrique, il régénère la trichlorhydrine.

Glycide dibromhydrique $C^3H^4Br^2$. S'obtient comme le précédent. C'est un liquide bouillant à 151°-152° en se décomposant.   Ed. WILLM.

GLYCINE (*Glycine* L.). Sous ce nom Linné désignait un genre de Légumineuses, contenant des plantes sarmenteuses qui, étudiées de plus près, ont dû être distribuées dans 7 à 8 genres bien distincts les uns des autres.

Dans cette classification, le genre primitif *Glycine* n'a plus conservé de plantes vraiment intéressantes pour la médecine. Ces espèces ont passé :

1° Dans le genre *Apios* Mœnch., dont il a déjà été question (*voy.* ce mot);

2° Dans le genre *Wisteria*, qui contient la plante la plus connue dans nos jardins, sous le nom vulgaire de *glycine*. C'est le *Wisteria chinensis* Dl. Tout le monde a remarqué cette magnifique espèce, dont les longs et vigoureux rameaux peuvent s'étendre sur les façades entières d'une maison, et qui, au printemps, donne en abondance de superbes grappes de fleurs d'un violet tendre et délicat. Les feuilles qui viennent après les fleurs sont grandes, composées, imparipennées. La glycine est une plante originaire de Chine, mais qui réussit bien dans nos pays, même dans le nord de la France; on l'a quelquefois donnée comme suspecte; on lui a même attribué récemment un cas d'empoisonnement; mais les expériences directes faites par M. Ferdinand Vigier ont prouvé qu'elle était innocente.

3° Dans le genre *Rynchosia* Loureiro.

La *Glycine tomentosa* L. correspond en effet aux *Rynchosia remiformis* Dl., *R. difformis* Dl., et *R. erecta* Dl. Les tubercules radicaux de ces espèces sont donnés aux chevaux en guise d'avoine, sous le nom de *Coulort*.

4° Dans le genre *Voandzeia*, dont il sera question plus loin (*voy.* ce mot).

Pʟ.

Bɪʙʟɪᴏɢʀᴀᴘʜɪᴇ. — Dᴇ Cᴀɴᴅᴏʟʟᴇ. *Prodromus*, II, 241 et 389. — Nᴜᴛᴛᴀʟʟ. *Genera Amer.*, II. 115. — Lᴏᴜʀᴇɪʀᴏ. *Flora Cochinch.*, II, p. 502. — F. Vɪɢɪᴇʀ. *Journ. de pharmacie et de chimie.*   Pʟ.

GLYCINE (Chimie).   Syn. de Gʟʏᴄᴏᴄᴏʟʟᴇ.

GLYCINIUM (*voy.* Gʟᴜᴄɪɴɪᴜᴍ).   Nous avons cru devoir conserver ce dernier mot, ainsi que celui de Gʟᴜᴄɪɴᴇ, parce que c'est sous ces deux dénominations que ces corps ont été introduits dans la chimie par Vauquelin et Woehler. Le nom de *glycine* est d'ailleurs donné déjà au glycocolle.   D.

GLYCIPHAGES.   *Voy.* Sᴀʀᴄᴏᴘᴛɪᴅᴇs.

GLYCIQUE.   *Voy.* Gʟᴜᴄɪǫᴜᴇ.

GLYCOCHOLATES.   Les glycocholates ou cholates sont des sels généralement solubles dans l'eau et dans l'alcool. Ils possèdent une saveur amère et sucrée. Additionnés de sucre et de quelques gouttes d'acide sulfurique, ils fournissent une belle coloration pourpre, qui disparaît par l'addition d'eau.

Les glycocholates ont pour composition $C^{26}H^{44}MAzO^6$.

Glycocholate d'ammonium.   Il se dépose en aiguilles lorsqu'on fait arriver du gaz ammoniac sec dans une solution alcoolique d'acide glycocholique, additionnée d'éther. Ce sel perd de l'ammoniaque à l'air. Il est très-soluble dans l'eau.

Glycocholate d'argent.   Obtenu par double décomposition à froid, il forme un précipité gélatineux, qui devient cristallin au contact de l'éther. Il cristallise dans l'eau bouillante en fines aiguilles.

Glycocholate de baryum.   Il reste par l'évaporation à l'état d'une masse blanche amorphe. On l'obtient en saturant l'acide glycocholique par la baryte et précipitant l'excès de baryte par l'acide carbonique.

Glycocholate de calcium. Il s'obtient comme le précédent, ainsi que les *sels de strontium* et de *magnésium.*

Glycocholate de cuivre. Précipité blanc bleuâtre.

Glycocholate ferrique. Précipité floconneux jaune, soluble dans l'alcool.

Glycocholate de plomb. L'addition d'acétate de plomb à une solution de sel de sodium y produit un précipité floconneux blanc; mais la précipitation est incomplète. Elle est totale avec le sous-acétate de plomb. Le précipité est soluble dans l'alcool et dans un excès d'acétate neutre de plomb.

Glycocholate de potassium. Comme le sel de sodium.

Glycocholate de sodium. Il est contenu dans la bile et constitue la plus grande partie de la *bile cristallisée* de Plattner. Pour l'obtenir pur on sature l'acide glycocholique par le carbonate de soude, on évapore à sec, on reprend le résidu par l'alcool absolu et on traite la solution alcoolique par l'éther, qui sépare le glycocholate de sodium en aiguilles étoilées. Ce sel est très-soluble dans l'eau, moins soluble dans l'alcool absolu; 100 parties d'alcool en dissolvent $3^r,9$ à 15 degrés.   Ed. WILLM.

GLYCOCHOLIQUE (Acide). Il a été décrit à l'article BILE sous le nom d'*acide cholique* (*voy.* t. IX, p. 271).

GLYCOCOLLE. $C^3H^5AzO^2$ (Syn. *Sucre de gélatine, acide glycolamidique, acide amidacétique*). Ce composé est contenu à l'état de combinaison dans divers produits de l'économie animale, notamment l'acide glycocholique retiré de la bile; dans l'acide hippurique, qu'on rencontre dans l'urine des herbivores. Le premier de ces acides en fixant les éléments de l'eau, sous l'influence de la baryte bouillante, se dédouble en glycocolle et acide cholalique (Strecker).

$$C^{26}H^{43}AzO^6 + H^2O = C^2H^5AzO^2 + C^{24}H^{40}O^5$$

Quant à l'acide hippurique, il se dédouble, dans des circonstances analogues, en glycocolle et acide benzoïque (Dessaignes).

$$C^9H^9AzO^3 + H^2O = C^2H^5AzO^2 + C^7H^6O^2$$

Le glycocolle est un produit de réaction de l'acide sulfurique sur la gélatine. C'est ce qui, joint à la saveur sucrée de ce composé, lui a fait donner par Braconnot le nom de sucre de gélatine. Il prend aussi naissance dans l'action de l'acide iodhydrique sur l'acide urique. On obtient en même temps les produits de décomposition de l'acide cyanurique, c'est-à-dire de l'acide carbonique et de l'ammoniaque, de sorte que l'acide urique peut être envisagé comme le dérivé cyanurique du glycocolle, de même que l'acide hippurique en est le dérivé benzoïque (Strecker). Voici l'équation qui représente ce dédoublement :

$$C^5H^4Az^4O^3 + 5H^2O = C^2H^5AzO^2 + 3CO^2 + 3AzH^3$$

Le glycocolle enfin s'obtient synthétiquement par une réaction très-simple qui met sa constitution en évidence. Cette réaction est celle de l'ammoniaque sur l'acide monochloracétique. Elle montre que le glycocolle constitue l'acide amido-acétique (Perkin et Duppa; Cahours; Heintz).

$$C^2H^3ClO^2 + 2AzH^3 = C^2H^3(AzH^2)O^2 + AzH^4Cl$$

Il se forme en même temps, par des réactions secondaires, de l'*acide diglycol-amidique* $C^4H^7AzO^5$ et de l'*acide trig'ycolamidique* $C^6H^9AzO^6$.

Si l'on admet pour l'acide acétique la formule de structure $\overset{\displaystyle CH^3}{\underset{\displaystyle COOH}{|}}$, on est amené à représenter celles de l'acide chloracétique et de ses dérivés oxydé et amidé par

$$\overset{\displaystyle CH^2Cl}{\underset{\displaystyle COOH}{|}} \qquad \overset{\displaystyle CH^2(OH)}{\underset{\displaystyle COOH}{|}} \qquad \overset{\displaystyle CH^2(AzH^2)}{\underset{\displaystyle COOH}{|}}$$

| Acide | Acide | Acide amidacétique. |
| monochloracétique. | glycolique. | ou glycocolle. |

Cette dernière formule rend parfaitement compte du caractère à la fois basique, dû au groupe AzH^2, à la fois acide, grâce au groupe COOH.

Si l'on traite l'acide chloracétique, non plus par l'ammoniaque, mais par la méthylamine, on obtient un autre dérivé, qui est un des produits en dédouble-ment de la *créatine*, la *sarcosine*, constituant le *méthylglycocolle* $\overset{\displaystyle CH^2(AzHCH^3)}{\underset{\displaystyle COOH}{|}}$ (Volhardt).

PRÉPARATION DU GLYCOCOLLE. 1° *Par la gélatine*, Braconnot traitait la gélatine par l'acide sulfurique concentré. Après vingt-quatre heures de contact, on étend d'eau et l'on fait bouillir pendant quelques heures en renouvelant l'eau, on sature par la craie et l'on évapore la solution à consistance sirupeuse; le glycocolle cristallise alors lentement (*Annal. Chim. Phys.*, t. XIII, p. 114. — 1820).

Il vaut mieux traiter la gélatine par la potasse. Il se dégage de l'ammoniaque. Après une ébullition prolongée, on neutralise la solution par l'acide sulfurique; on fait cristalliser le sel de potasse, puis on reprend l'eau mère concentrée par l'alcool d'où l'on fait cristalliser le glycocolle. Ce procédé a sur celui de Braconnot l'avantage de ne donner que très-peu de leucine, homologue du glycocolle, qui complique la purification du glycocolle (Mulder, *Journ. prakt. Chem.*, Bd. XVI, 290, et Bd. XXXVIII, p. 294).

2° *Par l'acide hippurique.* On fait bouillir cet acide avec de l'acide chlorhydrique concentré; après une demi-heure, on étend d'eau et on laisse refroidir. L'acide benzoïque se précipite presque entièrement; on concentre la solution filtrée pour chasser l'acide chlorhydrique et on traite le résidu par l'ammoniaque, puis par l'alcool (Dessaignes, *Annal. Chim. Phys.* (3), t. XVII, p. 50).

3° *Par les glycocholates*. Les glycocholates sont maintenus en ébullition avec de l'eau de baryte. Il se précipite du cholatate de baryte. Après avoir séparé l'excès de baryte par l'acide carbonique, on précipite le reste de l'acide cholalique par l'acide chlorhydrique, et le reste de baryte par l'acide sulfurique. On sature ensuite la solution par l'oxyde de plomb et on traite la liqueur filtrée par l'hydrogène sulfuré. Le glycocolle cristallise alors par la concentration (Strecker, *Annal. der Chem. u. Pharm.*, t. LXVII, p. 188).

4° *Par synthèse.* On sature la solution aqueuse d'acide monochloacétique par un excès d'ammoniaque et on fait bouillir pendant dix à douze heures. On concentre alors pour faire cristalliser la majeure partie du sel ammoniac. On ajoute à la solution sirupeuse de l'acide chlorhydrique concentré, qui provoque la séparation de l'acide triglycolamidique. On sature par l'ammoniaque et on fait cristalliser le sel ammoniacal formé; on fait bouillir l'eau mère avec du carbonate de zinc, qui produit du diglycolamidate de zinc insoluble, tandis que le glycocolle reste dissous avec du chlorure de zinc. On sature par l'ammoniaque, on précipite le zinc à l'état de sulfure et l'on fait cristalliser le glycocolle (W. Heintz, *Annal. Chem. u. Pharm.*, Bd. CXLV, p. 49).

Propriétés. Le glycocolle cristallise facilement. Il forme des cristaux grenus, durs, craquant sous la dent. Ce sont des réunions de prismes ou des tables, du type clinorhombique. Ils sont solubles dans environ quatre parties d'eau froide, un peu solubles dans l'alcool aqueux, insolubles dans l'alcool absolu et dans l'éther. Ils brunissent vers 170 degrés en éprouvant une fusion partielle à 190 degrés; la décomposition est active, le produit charbonne et émet des vapeurs ammoniacales. Le glycocolle possède une saveur sucrée, comparable à celle du sucre.

Le glycocolle possède une réaction sensiblement acide; il décompose lentement le carbonate de chaux. Il déplace aussi l'acide acétique des acétates de cuivre et de plomb.

Lorsqu'on fait bouillir le glycocolle avec la potasse concentrée, la solution se colore momentanément en rouge et dégage de l'ammoniaque. L'addition d'acide chlorhydrique au résidu en dégage de l'acide cyanhydrique en même temps qu'il se forme de l'acide oxalique (Horsford, *Annal. Chem. u. Pharm.*, t. LX, p. 1). La potasse en fusion fournit du cyanure, de l'oxalate et de l'ammoniaque.

La baryte et l'oxyde de plomb donnent la même couleur rouge que la potasse, mais il n'y a formation d'ammoniaque (et de méthylamine, d'après M. Cahours) que si l'on opère à 250 degrés en tubes scellés.

Le glycocolle dissout les oxydes métalliques en donnant des glycocollates. Il empêche la précipitation des sels de cuivre par la potasse.

Les acides se combinent au glycocolle, mais le décomposent à chaud, s'ils sont concentrés.

L'acide nitrique, le chlore aqueux, l'acide chlorhydrique et le chlorate de potasse le convertissent en produits acides, parmi lesquels se rencontre sans doute l'*acide glycolique*. L'acide nitreux produit nettement la transformation du glycocolle en acide glycolique, avec dégagement d'azote :

$$CH^2(AzH^2).CO^2H + AzO^2H = CH^2(OH).COOH + Az^2 + H^2O$$

Combinaisons du glycocolle. Le glycocolle, composé à double fonction, forme des combinaisons salines avec les acides et avec les métaux.

Combinaisons avec les acides. *Acétate de glycocolle.* $C^2H^5AzO^2.C^2H^5O^3+H^2O$. Il se précipite sous forme cristalline lorsqu'on ajoute de l'alcool à une solution acétique de glycocolle.

Azotate de glycocolle. $C^2H^5AzO^2.HAzO^5$ (avait été nommé autrefois *acide nitrosaccharique*). On dissout à chaud le glycocolle dans l'acide azotique faible et l'on concentre doucement. Par le refroidissement, l'azotate se dépose en cristaux orthorhombiques. Après une nouvelle cristallisation dans l'eau, il se présente en beaux prismes transparents, incolores, aplatis et striés. Ce sel est très-soluble dans l'eau; sa saveur est acide et sucrée.

M. Dessaignes a aussi décrit un azotate cristallisé $(C^2H^5AzO^2)^2HAzO^5$.

Le glycocolle se combine aussi aux *azotates*. La *combinaison potassique* $C^2H^5AzO^2.KAzO^5$ (ou peut-être $\left.\begin{array}{c}CH^2.AzH^2.HAzO^5\\ |\\ COOK\end{array}\right)$ se dépose en aiguilles lorsqu'on ajoute de l'alcool à une solution de salpêtre et de glycocolle. Ce sel possède une saveur fraîche et sucrée.

La *combinaison argentique*, obtenue en dissolvant l'oxyde d'argent dans l'azotate de glycocolle, ou en traitant le glycocolle argentique par l'acide azotique, cristallise en belles aiguilles hygroscopiques, altérables à la lumière.

La *combinaison cuivrique*, $\begin{array}{l} CH^2(AzH^2).CO^2 \\ AzO^3 \end{array}\Big\rangle Cu + H^2O$ s'obtient par l'union du glycocolle cuivrique et de l'azotate de cuivre. Il forme des aiguilles bleues qui font explosion à 180 degrés.

Les combinaisons *barytique, calcique, zincique*, sont cristallisées. Les combinaisons *magnésique* et *plombique* sont incristallisables.

Chlorhydrate de glycocolle $C^2H^5AzO^2HCl$. Longs prismes aplatis et déliquescents, de saveur acide et astringente, très-solubles dans l'eau, peu solubles dans l'alcool absolu. Il se forme lorsqu'on fait bouillir l'acide hippurique avec l'acide chlorhydrique.

On obtient le sel basique $(C^2H^5AzO^2)^2HCl$, en cristaux orthorhombiques, en abandonnant une solution de glycocolle avec de l'acide chlorhydrique.

Le glycocolle s'unit directement aux chlorures pour former des combinaisons solubles et cristallisables.

Oxalate de glycocolle $(C^2H^5AzO^2)^2C^2H^2O^4$. Se produit par l'action de l'acide oxalique sur le glycocolle ou sur l'acide hippurique. Cristaux orthorhombiques, solubles dans l'eau.

Sulfate de glycocolle $(C^2H^5AzO^2)^2SO^4H^2$. Gros prismes incolores, inaltérables à l'air, à saveur acide, solubles dans l'eau et dans l'alcool faible.

On obtient un sulfate potassique double sous la forme d'un précipité cristallin, lorsqu'on ajoute de l'alcool à une solution de glycocolle et de bisulfate de potasse.

Combinaisons métalliques (*Glycolamates, glycocollates, glycolamidates, oxyacétamates*). Elles ont en général pour composition $CH^2(AzH^2)CO^2M$ ou $[CH^2(AzH^2)CO^2]^2M$. On les obtient généralement par dissolution des oxydes métalliques dans une solution aqueuse de glycocolle.

Glycocollate d'argent. $(C^2H^4AzO^2)Ag$. On fait digérer le glycocolle avec l'oxyde d'argent à 80 degrés, puis l'on fait bouillir et on filtre.

Glycocollate de cadmium. $(C^2H^4AzO^2)^2Cd + H^2O$. Lamelles brillantes se déposant par le refroidissement. Il en est de même du *sel de zinc*.

Le *glycocollate de cuivre* se dépose par le refroidissement sous la forme d'une masse cristalline bleue. Il se dépose aussi en aiguilles par l'addition d'alcool à un mélange de glycocolle et de sulfate de cuivre.

Le *sel de plomb* forme des aiguilles incolores, décomposables par l'acide carbonique.

Le *glycocollate mercurique*, produit à une douce chaleur, se dépose par le refroidissement sous forme cristalline. Par l'ébullition, ce sel se décompose en dégageant de l'acide carbonique et en produisant du mercure métallique.

Éthers du glycocolle. Nous comprendrons sous cette rubrique et les éthers proprement dits et les dérivés alcooliques résultant d'une substitution d'un radical alcoolique à l'hydrogène amidique (Scholling, *Annal. Chem. Pharm.*, t. CXXVII, p. 97. — Kraut et Hartmann, *ibid.*, t. CXXXIII, p. 99. — Heintz, *ibid.*, t. CXLV, p. 214. — *Voy.* aussi *Bul. de la Soc. chim.* [nouv. sér.], t. I, p. 140, IV, p. 283, X, 485).

Glycocollate d'éthyle. CH²(AzH²)CO²C²H⁵. On obtient la combinaison iodhydrique de cet éther en chauffant à 120 degrés le glycocolle avec de l'alcool et de l'iodure d'éthyle. Cet iodhydrate forme des cristaux orthorhombiques fusibles à 157 degrés, solubles dans l'eau, l'alcool et l'éther. Le glycocollate d'éthyle, mis en liberté par l'action de l'oxyde d'argent, se dédouble par l'évaporation en alcool et glycocolle.

Éthylglycocolle. CH²(AzHC²H⁵)CO²H. Ce composé, isomérique avec le précédent, et avec l'éthylglycolamide CH²(OC²H⁵)COAzH², s'obtient par l'action de l'éthylamine sur l'acide chloracétique. Il cristallise en lames déliquescentes fondant au delà de 160 degrés en se décomposant. Il se combine, comme le glycocolle, aux acides et aux bases.

Diéthylglycocolle. CH²Az(C²H⁵)².CO²H. S'obtient à l'aide de l'acide chloracétique et de la diéthylamine. Cristaux déliquescents, se sublimant au-dessous de 100 degrés.

Triéthylglycocolle ou *diéthylglycocollate d'éthyle.* CH²Az(C²H⁵)³CO². On le prépare en traitant l'éther monochloracétique par la triéthylamine. Cristaux radiés déliquescents.

Glycocollate de méthyle. CH²(AzH²)CO²CH⁵. On l'obtient, mais avec des produits secondaires plus méthylés, lorsqu'on fait agir l'iodure de méthyle sur le glycocolle.

Méthylglycocolle. CH²(AzHCH³)CO²H. C'est la *sarcosine* synthétique, identique avec celle qui dérive de la créatine. On l'obtient par l'action de la méthylamine sur l'acide chloracétique (*voy.* Sarcosine).

Triméthylglycocolle ou *bétaïne* (oxynévrine). C²H²Az(CH³)³O². Il se forme par l'action de l'iodure de méthyle en excès sur le glycocolle en présence de l'alcool méthylique, ou par celle de la triméthylamine sur l'acide monochloracétique. Il cristallise dans l'alcool en gros cristaux déliquescents, renfermant une molécule d'eau. Il est très-soluble dans l'eau, ainsi que le *chlorure* qui forme de gros cristaux clinorhombiques. Ce corps est identique avec la bétaïne qu'on rencontre dans la betterave (*Beta vulgaris*) et dans les feuilles de *Lycium barbarum*.

Acétylglycocolle (*acide acéturique*). CH²(AzHC²H³O)CO²H. Se produit lorsqu'on traite le chlorure d'acétyle par un excès de glycocollate d'argent. Petites aiguilles blanches, solubles dans l'eau et dans l'alcool. C'est un acide monobasique formant des sels solubles.

Benzoyle-glycocolle. CH²(AzHC⁷H⁵O)CO²H. C'est l'acide hippurique, qu'on peut obtenir par voie synthétique, comme l'acétylglycocolle (*voy.* Acide hippurique).

Glycocollamide (*Amidacétamide*). CH²(AzH²)COAzH². On l'obtient en chauffant le glycocolle à 150-160 degrés avec de l'ammoniaque alcoolique. C'est une masse blanche, très-soluble dans l'eau, à réaction alcaline. L'évaporation de sa solution aqueuse ne se fait pas sans décomposition partielle. Le *chlorhydrate* cristallise en prismes solubles.   Ed. Willm.

GLYCOCYAMINE. C³H⁷Az³O². C'est l'homologue inférieur de la créatine. Elle se produit par l'action de la cyanamide CH²Az² sur le glycocolle C²H⁵AzO⁴. On ajoute un peu d'ammoniaque à la solution aqueuse des deux corps et la glycocyamine se dépose après quelques jours en cristaux incolores (Strecker, *Compt. rend.*, t. LII, p. 1212). MM. Nencki et Lieber l'ont aussi obtenue en faisant agir le carbonate de guanidine sur le glycocolle. A froid ces deux corps forment une combinaison cristallisée. A chaud, il s'établit une vive réaction, avec dégagement d'acide carbonique et d'ammoniaque, et le résidu est composé de glycocyamine, qu'on fait cristalliser dans l'eau bouillante. Dans cette réaction, la guanidine se dédouble sans doute en carbonate d'ammoniaque et cyanamide. (*Journ. Prakt. Chem.* (2), t. XVII, p. 477).

La glycocyamine se dissout dans 120 parties d'eau froide; elle est plus soluble dans l'eau bouillante, insoluble dans l'alcool. Elle se dissout dans les acides en donnant des sels. Le *chlorhydrate* $C^3H^7Az^3O^2.HGl$ cristallise en prismes rhomboïdaux. Le *chloroplatinate* cristallise bien.

La glycocyamine renferme un atome d'hydrogène remplaçable par un métal. Le composé *cuivrique* $(C^3H^6Az^3O^2)^2Cu$ est un précipité bleu qu'on obtient en faisant bouillir la glycocyamine avec l'acétate de cuivre.

Lorsqu'on mélange de l'azotate d'argent avec de la glycocyamine, la potasse en sépare un composé gélatineux, qui renferme $C^3H^5Ag^2Az^3O^2$ (Engel).

Lorsqu'on chauffe à 160 degrés le chlorhydrate de glycocyamine, ce sel fond, perd une molécule d'eau et se convertit en *chlorhydrate de glycocyamidine*. Séparée de ce sel par l'oxyde de plomb, la glycocyamidine, très-soluble dans l'eau, se dépose par la concentration en paillettes incolores. Elle forme avec le chlorure de zinc une combinaison peu soluble, qui se sépare en petites aiguilles. Cette base est à la glycocyamine ce que la créatinine est à la créatine.

ED. WILLM.

GLYCOGÈNE (MATIÈRE), **GLYCOGÉNIE.** *Voy.* FOIE, DIABÈTE, DIGESTION, GLYCOSURIE, FŒTUS (p. 508).

GLYCOHÉMIE OU **GLYCÉMIE.** La glycose (sucre de raisin) est considérée, depuis les travaux de Claude Bernard, comme un des éléments qui entrent dans la composition normale du sang. Elle se rencontre en quantité exagérée dans le sang des diabétiques. Quel que soit le chiffre qu'elle atteigne, sa présence dans le sang est désignée par le terme de *glycémie* ou *glycohémie*. La glycémie est physiologique dans le premier cas, elle est pathologique dans le second.

Les problèmes qu'a soulevés son étude sont nombreux et difficiles; si quelques-uns paraissent aujourd'hui tranchés, la plupart attendent encore une solution définitive. Bien que la question de la glycémie n'ait pas encore quarante années d'existence, l'historique des travaux qu'elle a suscités est singulièrement compliqué, et dans cet historique malheureusement les théories tiennent presque autant de place que les faits. Aussi n'est-il guère possible, sous peine de nombreuses répétitions, d'en aborder ici l'étude, et vaut-il mieux la renvoyer à la fin de cet article, à un moment où les faits démontrés auront été exposés de manière à permettre de la mieux comprendre.

RECHERCHE DU SUCRE DANS LE SANG. *Des glycoses.* Il existe plusieurs espèces de sucres; la seule que l'on rencontre dans le sang, c'est la glycose, et des quatre variétés que présente cette dernière une s'y trouve presque toujours à l'exclusion des autres, c'est la glycose dextrogyre. La lévulose (glycose lévogyre), le sucre interverti (mélange de glycose et de lévulose produit par la transformation du sucre de canne), la lactose (sucre de lait), n'y sont observés que dans certaines conditions spéciales. Toutes ces glycoses, indépendamment de leur saveur sucrée en général assez faible, se reconnaissent : 1° à leur composition chimique; 2° à la faculté qu'elles possèdent de dévier la lumière polarisée; 3° à leur propriété de donner par fermentation de l'alcool et de l'acide carbonique. Malgré la netteté de ces caractères, leur recherche est des plus délicates, et leur dosage des plus compliqués.

Difficultés d'analyse. Les difficultés d'analyse paraissent tenir à deux ordres de faits : 1° La glycose est un produit dérivé de l'amidon dont elle ne diffère que par un équivalent d'eau (amidon $= C^6H^{10}O^5$, glycose $= C^6H^{12}O^6$). Dans un grand nombre de phénomènes organiques, chez les espèces animales ou végétales les plus variées (maturation des fruits, digestion buccale), on assiste à la transformation de l'amidon en glycose; nous verrons qu'il existe des phénomènes inverses où la glycose subit une évolution qui la rapproche de l'amidon. Or toutes ces modifications se font par degrés, par nuances, et entre l'amidon et la glycose il existe une série de corps intermédiaires, tout à fait analogues à l'un ou à l'autre par leur composition chimique, ne se distinguant que par certaines réactions spéciales (substances amyloïdes et glycosides). La dextrine est le type le plus connu de ces corps; à côté d'elle, on trouve l'achroo-dextrine, l'érythro-dextrine, et bien d'autres corps amyloïdes ou glycosides. On conçoit combien la présence de ces substances peut jeter de trouble dans une analyse, dans un dosage, surtout lorsqu'on tient compte des difficultés suivantes. 2° La glycose et ses analogues sont mêlées, incorporées dans le sang et les liquides organiques à des substances azotées (albumine) qui masquent ou empêchent les réactions du sucre. De là la nécessité de faire subir au sang que l'on veut éprouver une série de manipulations destinées à séparer la glycose des corps azotés avant de la doser. Chacune de ces manipulations entraîne avec elle des chances d'erreur; et bien que l'on réussisse à éviter toutes celles que l'on soupçonne, on en découvre de si nombreuses, que l'on doit être très-circonspect à l'endroit de dosages portant sur des quantités minimes et entourés fatalement de tant de difficultés. C'est dans ces deux ordres de faits que l'on peut trouver une des causes qui ont le plus contribué à entraver l'étude de la glycémie.

Ainsi que l'a fait observer Cl. Bernard, les analyses du sang, comme toute autre expérience physiologique, doivent réaliser certaines conditions précises en dehors desquelles il ne peut y avoir que confusion et erreur. Ces conditions visent : 1° l'état du sang; 2° les méthodes de dosage et les réactifs employés.

1° Il n'est pas indifférent d'étudier le sang à un moment quelconque, soit après qu'on l'a extrait des vaisseaux d'un sujet vivant, soit après la mort. Dans ces deux circonstances, le sucre se détruit rapidement et disparaît. Au bout de vingt-quatre heures, Cl. Bernard n'a pu déceler une trace de sucre dans 125 grammes de sang qui, analysé immédiatement, en contenait 1,07 pour 1000, et dans lequel des analyses intermédiaires avaient fait reconnaître la diminution progressive de cette substance. L'addition de certains réactifs, tels que l'acide phénique, l'acide chlorhydrique, l'acide sulfurique, mais surtout l'acide acétique, empêche ou retarde cette destruction spontanée et permet de faire la recherche du sucre après un délai de quelques heures, lorsqu'il y a eu empêchement à la faire immédiatement, mais d'une façon générale il importe de procéder sans le moindre retard. Aussi doit-on considérer comme non avenues les expériences des anciens physiologistes, tels que Vauquelin et Ségalas, Henry et Soubeyran, qui attendaient la coagulation spontanée du sang et ne le soumettaient à l'épreuve que le lendemain de son extraction. Il faut également ne tenir aucun compte de celles où le délai écoulé entre la prise de sang et l'analyse n'est pas indiqué.

Après la mort, le sucre au dedans des vaisseaux disparaît rapidement, sauf quelquefois dans les veines sus-hépatiques où nous verrons qu'il est le plus abondant et où sa décomposition partielle donne lieu à la formation d'acides qui peuvent conserver le sucre restant. Les recherches cadavériques faites chez l'homme vingt-quatre heures après la mort n'ont donc aucune valeur.

2° Les causes d'erreur qui résultent de l'emploi des réactifs sont plus nombreuses encore. C'est ainsi qu'Ambrosiani, et après lui Mac Grégor, crurent découvrir la présence du sucre dans le sang; mais, au cours de leurs manipulations, ils clarifiaient le sang à l'aide d'une solution aqueuse de blanc d'œuf. Or on sait aujourd'hui que ce corps contient du sucre en proportion plus forte que le sang lui-même : on ne saurait donc rien conclure d'une expérience pareille. De même quelquefois l'alcool employé contient des traces de sucre qui peuvent donner lieu à des illusions. En un mot, il ne faut pas s'exposer à ajouter au sang d'une façon involontaire le corps même que l'on y recherche. C'est là l'application d'un précepte général de chimie, sur lequel il est inutile d'insister; ce n'est pas d'ailleurs sa violation qui est la source la plus fréquente des erreurs commises.

Procédés de dosage. Dans toute analyse du sang au point de vue du sucre, il est une opération préalable qui consiste à séparer les substances albuminoïdes du liquide sucré. De tous les procédés essayés, il n'en est que trois dont on use généralement dans les laboratoires : la coagulation par l'alcool, par la vapeur d'eau surchauffée, par le sulfate de soude. L'alcool a l'inconvénient de ne pas toujours coaguler complètement l'albumine et d'exiger des reprises d'expérience qui retardent les recherches. La vapeur d'eau surchauffée, dont on fait arriver un jet au fond même du vase où l'on recueille le sang, donne de très-bons résultats, mais, comme dans certaines occasions, en raison de la complication de l'outillage, il peut être difficile de s'en servir, et que dans des études comparatives il est bon d'user toujours du même procédé, la plupart des physiologistes emploient le sulfate de soude de la façon suivante. On recueille le sang dans une capsule, au sortir même du vaisseau; on y ajoute un poids égal de sulfate de soude en petits cristaux, bien exempt de magnésie; on chauffe vivement à feu nu en ajoutant quelques gouttes d'acide acétique, et en remuant le mélange pour qu'il ne brûle pas; on obtient bientôt un caillot noir et spongieux. La coagulation des albumines est ainsi obtenue; peut-être n'est-elle pas parfaite, peut-être certaines variétés de peptone ont-elles échappé à la précipitation, mais les causes d'erreur, s'il y en a, sont réellement assez faibles pour être négligeables. D'ailleurs il n'y a pas de procédé meilleur, et le sous-acétate de plomb qui serait un plus parfait coagulant a le grand désavantage d'entraîner avec lui un peu de sucre. Quoi qu'il en soit, le coagulum obtenu par la vapeur ou le sulfate de soude est soumis à l'action d'une presse; le liquide qui s'écoule est filtré, et débarrassé ainsi de tous les corps qui pourraient masquer les réactions du sucre, il est soumis au dosage. Les parties solides restées sous la presse n'ont-elles pas retenu un peu de liquide et par suite un peu de sucre? on ne saurait le nier, mais, si l'opération a été bien conduite, cette quantité est en vérité insignifiante.

S'il était possible d'isoler le sucre du sérum sanguin, d'en constater directement les caractères physico-chimiques et d'en faire la pesée, ce serait assurément ainsi qu'il faudrait procéder. Mais il n'y a pas de moyen pratique de le faire, et les physiologistes qui l'ont essayé ont rencontré tant de difficultés ou commis tant d'erreurs qu'ils ont dû renoncer à leur tentative. On est donc réduit à soumettre la liqueur sucrée à une série d'épreuves physiques et chimiques; qu'il s'agisse du liquide sanguin préparé comme il vient d'être dit, ou d'une urine diabétique non albumineuse, ces épreuves sont les mêmes. Elles consistent : 1° à déterminer le pouvoir rotatoire du liquide en expérience; 2° à le soumettre à l'action des ferments; 3° à le mettre en présence de réactifs titrés. ¶

1° Le pouvoir rotatoire se mesure en général à l'aide d'un appareil particulier, le saccharimètre de Soleil, modifié par Duboscq. Le sens de la déviation, qui se fait vers la droite, indique la présence de la glycose, et son amplitude, la proportion de cette substance dans le liquide examiné. Si par hasard des corps albuminoïdes étaient restés dans le mélange, comme ils sont en général lévogyres, les résultats de l'expérience seraient entachés d'erreur. D'ailleurs les dosages par le saccharimètre ne sauraient être d'une précision absolue; ils se font d'après l'appréciation de certaines teintes par l'observateur, ce qui comporte fatalement des variations notables suivant les personnes.

2° La faculté de donner par fermentation de l'alcool et de l'acide carbonique est une des plus importantes propriétés de la glycose. « Pour connaître la quantité de sucre que renferme une liqueur, on y ajoutera de la levûre de bière lavée en petite proportion. La fermentation se développera et l'on recueillera l'acide carbonique exhalé. En multipliant le nombre de centimètres cubes de gaz par 3,88 (chiffre indiqué par M. Pasteur), on aura le nombre de milligrammes de glycose. Il faut tenir compte du gaz dissous dans le liquide aquoso-alcoolique et l'ajouter à celui qui fait atmosphère au-dessus; on prend ordinairement pour ce volume additionnel le volume même du liquide, en admettant que la liqueur aquoso-alcoolique dissout son volume du gaz » (Cl. Bernard, *Leçons sur le diabète*, p. 122). Ce procédé est peu employé aujourd'hui; il a cédé la place au dosage chimique.

3° Les réactifs qui décèlent la présence du sucre sont nombreux. Les plus simples sont la potasse (*réactif de Moore*) et le sous-nitrate de bismuth (*réactif de Bœttger*) uni à la potasse. Chauffée avec la première, la liqueur glycosique prend une teinte brune caramélique; avec les deux derniers elle laisse déposer un précipité noir de bismuth. Mais il ne s'agit pas seulement de reconnaître l'existence du sucre, il faut en évaluer la quantité; les agents précédents sont insuffisants pour atteindre ce but. On a recours alors à des liqueurs titrées, qui presque toutes ont pour principe essentiel le mélange d'un sel de cuivre avec un alcali. La glycose chauffée au sein de ces liqueurs s'oxyde aux dépens du protoxyde de cuivre CuO, qui perd la moitié de son oxygène et se transforme en oxydule Cu^2O. Ce dernier se précipite sous forme de poudre jaune orange ou rouge. Le *procédé de Trommer* consiste à ajouter successivement à la liqueur sucrée le sulfate de cuivre et la potasse. Les liqueurs de *Barreswill* et de *Fehling* contiennent réunies les substances que Trommer employait isolément. Dans leur préparation, qui est assez compliquée, il entre aussi quelques éléments accessoires de peu d'importance. Elles diffèrent l'une de l'autre en ce que la première renferme de la potasse et la seconde de la soude. Cette dernière, dont Cl. Bernard s'est presque constamment servi dans ses dernières expériences, est composée de telle façon qu'il faut 5 milligrammes de glycose pour précipiter et décolorer 1 centimètre cube de cette liqueur. Le dosage est donc facile ; le seul point délicat est de savoir reconnaître à quel moment la décoloration est complète, de façon à suspendre l'opération en temps opportun.

On a vivement incriminé l'usage de cette liqueur : c'est qu'en effet non-seulement la glycose, mais toutes les autres variétés de sucre, excepté la saccharose, mais, ce qui est plus grave, des corps tels que l'acide urique, la leucine, l'hypoxanthine, etc., peuvent réduire ces sels de cuivre. De là des confusions et des erreurs de dosage, faibles sans doute, mais inévitables, et dont on n'a pas le droit de ne pas tenir compte quand il s'agit de milligrammes. Aussi divers expérimentateurs ont-ils cherché à améliorer les procédés. Biltz ajoute à la liqueur de Fehling une solution saturée de sel marin, Pavy y ajoute une solution ammoniacale. La décoloration du réactif est ainsi rendue plus apparente ; mais les objections faites à son emploi subsistent en entier. Il semble en être de même du procédé plus récemment encore proposé par Pavy et qui consiste à recueillir sur un fil de platine le cuivre réduit, à en déterminer la quantité par des pesées exactes et à évaluer ainsi le chiffre du sucre. Les complications trop nombreuses et les erreurs qu'elles déterminent lui enlèvent sa rigueur apparente ; et d'ailleurs il n'échappe pas non plus aux reproches faits aux liqueurs cuivriques en général. Cependant, d'après Worm Müller, une solution d'acétate de cuivre, et non de sulfate, ne serait réduite que par la glycose, et non par la dextrine ni la lactose, mais elle n'échapperait pas à l'action des autres agents réducteurs.

Ce que les sels de cuivre ne donnaient pas, on a voulu le demander aux sels de mercure. Knapp a composé avec 10 grammes de cyanure de mercure sec 100 grammes d'une solution de soude de densité égale à 1,145 et un litre d'eau une liqueur que Brumme a modifiée en substituant de l'iodure de mercure au cyanure et en ajoutant de l'iodure de potassium. Mais, si ces liquides restent inattaqués par les variétés de sucre autres que la glycose, ils n'en sont pas moins sujets à réduction par l'acide urique et d'autres principes ; et s'ils sont meilleurs que la liqueur de Fehling, ils sont loin d'être encore la perfection (Worm Müller et Hagen).

Le dosage de la glycose dans le sang est donc une opération singulièrement délicate et pleine de pièges. Il serait bon que les trois épreuves : saccharimétrie, fermentation, liqueurs titrées, fussent tentées pour chaque expérience. Malheureusement le temps qu'elles exigent et surtout les petites quantités de sang sur lesquelles on peut agir empêchent le plus souvent de recourir à cette triple vérification. Hâtons-nous d'ajouter que, si les erreurs sont inévitables, elles sont au fond très-légères, qu'elles se compensent quelquefois, que, se reproduisant toujours identiques dans un grand nombre d'expériences successives, elles finissent par ne rien changer au résultat final et qu'en définitive les résultats qui vont être exposés dans les pages suivantes sont considérés comme exacts par la majorité des physiologistes.

Variétés de sucre contenues dans le sang. Le sang de l'homme et des animaux, de quelque façon qu'on le recueille, contient de la glycose. Pris chez l'homme après une saignée, pris à l'abattoir sur des animaux tués pour les besoins de la boucherie, pris dans les laboratoires sur ceux qui servent le plus communément aux expériences (chien, chat, lapin), chez les oiseaux, chez les poissons, le sang veineux, artériel ou mixte, renferme toujours une certaine quantité de cette substance. La proportion, qui est en général de 0,50 à 1,50 pour 1000, varie suivant les espèces et aussi suivant les individus. Voici quelques chiffres indiqués par Cl. Bernard : homme, 0,90; bœuf, 1,27; veau, 0,99; cheval, 0,91; mouton, 0,50; marsouin, 1,20; squale, 0,51; poule, 1,44 (*Leçons sur le diabète*, p. 204).

Normalement le sang contient toujours du sucre; dans certains états pathologiques, il peut en contenir beaucoup moins, il n'arrive pas, sauf dans les cas de mort imminente, qu'il en soit totalement dépourvu. Telle est du moins l'opinion que professait Cl. Bernard à la fin de sa carrière, non pas que le sucre fût tellement indispensable que sa disparition entraînât la mort rapide, mais parce qu'il est une résultante des phénomènes interstitiels, « un témoin de la nutrition, et qu'il ne disparaît que lorsque cette fonction vitale s'éteint. » La glycose entre dans la composition normale du sang, à tel point qu'injectée artificiellement dans les vaisseaux elle se mêle à ce liquide, se confond avec lui et ne peut être retrouvée dans aucune sécrétion. La seule condition est de n'en pas injecter une quantité trop considérable, car, toutes les fois que la proportion de la glycose dépasse 5/1000 et même suivant beaucoup d'auteurs 3/1000, elle passe dans l'urine. Peu importe d'ailleurs son origine, qu'il s'agisse d'une injection trop forte, d'un diabète spontané ou de toute autre cause, c'est simplement une question de chiffre; le sang trop riche en glycose se débarrasse par le rein de cet excès de matière sucrée. La glycosurie apparaît comme la conséquence de l'hyperglycémie.

La lévulose et la lactose, le sucre interverti, peuvent être rencontrés dans le sang dans des conditions déterminées : par exemple, le sucre interverti après un copieux repas de féculents; la lactose, chez les femelles en lactation, etc. Ils n'en constituent pas des éléments essentiels, mais ils ne sont pas à son égard de véritables corps étrangers, et ne sont éliminés que lorsqu'ils atteignent un chiffre trop élevé. Il n'en est pas de même de la saccharose (sucre de canne). Jamais aucune analyse n'en a décélé la moindre trace; et quelque faible quantité qu'on en injecte dans le sang, on la retrouve quelques instants après intégralement rejetée avec l'urine. Il suffit pour le reconnaître de traiter ce liquide par l'acide sulfurique, qui a la propriété d'intervertir le sucre de canne. L'urine, qui préalablement à cette opération ne réduisait pas les liqueurs cuivriques, agit sur elles après l'addition de cet acide comme une urine diabétique : on peut s'assurer ainsi que la saccharose a été mêlée au sang sans subir la moindre modification et qu'elle a été éliminée en totalité par le filtre rénal. Si l'on injecte dans un vaisseau de la mélasse, qui est un mélange des deux sucres, la glycose reste et la saccharose est rejetée.

Dosage de la glycose dans le sang des différents vaisseaux. Le dosage de la glycose dans les différents vaisseaux a une importance considérable, car c'est de la teneur en sucre du sang artériel et des sangs veineux que l'on a cherché à déduire quel est le point de l'organisme où se forme le sucre, quel est celui où il disparaît. C'est encore à Cl. Bernard, dont le nom revient à chaque instant dans l'histoire de la glycémie, que l'on doit les recherches les plus complètes sur ce point. Si quelques-uns des résultats qu'il a annoncés ont été contestés par d'autres physiologistes, tous sont tombés d'accord pour proclamer l'excellence de sa méthode, qui consiste avant toute autre condition à recueillir simultanément le sang des divers vaisseaux dont on veut examiner la teneur respective. Nous verrons plus tard en effet que les hémorrhagies modifient le chiffre de la glycémie : par conséquent la comparaison de deux sangs recueillis à des moments différents n'a absolument aucune valeur, puisque, si le premier est examiné dans l'état physiologique pur, le second se trouve avoir subi par le fait même de la première expérience des changements importants. Aussi Cl. Bernard avait-il établi comme règle absolue de tout disposer pour pouvoir faire écouler au même instant les sangs cardiaque, artériel ou veineux, dont il voulait faire l'analyse. Il opérait en général sur des échantillons de 25 grammes.

Le premier résultat qu'il a obtenu en procédant ainsi, c'est de constater que dans toute l'étendue du système artériel le sang présente chez le même sujet, à un moment donné, la même proportion de glycose. Le sang de l'artère crurale, celui de l'aorte, celui de la carotide, celui de l'artère rénale, sont sucrés exactement au même titre que celui du cœur gauche; et ce titre est en moyenne, pour un mammifère bien portant, de 1 à 1,50 pour 1000. En un mot, de son point de départ au cœur gauche à son arrivée dans les capillaires généraux le sang artériel ne subit ni accroissement, ni diminution, au point de vue de la glycose, et on peut affirmer que dans ce parcours elle n'est ni formée, ni détruite.

Le second résultat, non moins intéressant que le précédent, est tiré de la comparaison du sang veineux avec le sang artériel. Il peut se formuler ainsi : *Le sang d'une veine contient moins de glycose que le sang de l'artère correspondante.* En outre, il n'y a pas dans les divers sangs veineux la même constance que dans le sang artériel sous le rapport de la teneur en sucre, et la proportion varie suivant les organes dont on examine les vaisseaux. C'est ainsi que pour les membres soit antérieurs, soit postérieurs, la perte en glycose subie par le sang veineux est en moyenne de 0,30 pour 1000; pour les centres nerveux, elle est plus considérable et oscille de 0,40 à 0,60; elle est constante, mais dans des limites assez variables pour les intestins, la rate, les reins.

Si le sucre a partiellement disparu du système veineux, s'il n'est formé sur aucun point du système artériel, il faut nécessairement qu'à la limite des deux systèmes il existe une source permanente de sucre qui répare incessamment les pertes subies et redonne au sang le taux de glycose qu'il doit présenter dans les artères. On pouvait supposer que cette source n'est autre que le canal thoracique. Dans ce cas on devrait trouver le sang de la veine cave supérieure d'une richesse égale ou supérieure à celui du cœur gauche. Il n'en est point ainsi, et « le déversement du chyle n'est pas une source d'enrichissement en sucre pour le sang de la veine cave supérieure. » Mais vers la terminaison de la veine cave inférieure il existe un point où le sang s'enrichit subitement, et ce point correspond exactement à l'abouchement des veines sus-hépatiques. L'expérience a été répétée maintes fois et toujours avec le même succès. On peut rappeler comme exemples les chiffres suivants (Cl. Bernard, *Annales de chimie et de physique*, 1876) :

PREMIÈRE EXPÉRIENCE

	Sucre pour 1000.
Sang de la veine cave inférieure dans le bassin	0,88
— au niveau des veines rénales.	1,00
— au niveau des veines sus-hépatiques	2,66

DEUXIÈME EXPÉRIENCE

Sang de la veine cave inférieure, au-dessous des veines rénales.	1,08
— au niveau des sus-hépatiques.	2,00

TROISIÈME EXPÉRIENCE

Sucre
pour 1000.

Sang de la veine cave inférieure, au niveau des veines sus-
    hépatiques. 2,05 à 3,00
Sang artériel. 1,70

« Ainsi, on le voit, au niveau de l'abouchement des veines sus-hépatiques dans la veine cave inférieure la teneur en sucre du sang augmente subitement de plus du double. Souvent on voit cette augmentation déjà manifeste dans la veine cave abdominale; mais cela tient à des reflux du sang hépatique produits par les mouvements respiratoires, et non au mélange du sang veineux rénal qui, de même que le sang de la veine cave, est plus pauvre en sucre que le sang artériel. Le sang pur des veines sus-hépatiques est au contraire plus riche... » (Cl. Bernard, *Annales de chimie et de physique*, 1876).

De ses longues recherches, de la comparaison des divers résultats partiels qu'il avait obtenus, Cl. Bernard avait déduit la conclusion suivante : le sucre formé dans le foie est incessamment déversé dans la veine cave inférieure, transporté sans subir le moindre déchet à travers les artères et détruit dans les organes, qui ne renvoient au cœur qu'un sang veineux appauvri en glycose. Cette théorie est loin d'avoir été unanimement acceptée; et sans aborder ici même le problème de l'origine et de la destruction du sucre, en nous en tenant à la simple question de la teneur comparée des divers sangs, il faut dès à présent établir certaines réserves. C'est ainsi que, si Chauveau et Delore ont répété les expériences de Cl. Bernard avec les mêmes résultats et ont constaté l'identité de la proportion sucrée dans le sang de l'artère pulmonaire et dans celui des veines pulmonaires, il ne faut pas cependant méconnaître qu'une certaine quantité de sucre disparaît dans la circulation pulmonaire, quantité variable, il est vrai, qui peut ne pas dépasser 0^{gr},15, mais qui peut aussi s'élever à 0^{gr},50 et même 0^{gr},64 pour 1000 (Cl. Bernard).

D'un autre côté, Mering, dans des expériences peu nombreuses, mais qui paraissent bien conduites, a constaté l'égalité en sucre des sangs artériel et veineux. Si de nouvelles recherches confirmaient ces résultats, on ne saurait plus conclure à la destruction du sucre dans les organes. Mais, sans contester en aucune façon les chiffres donnés par Bernard, que le nom seul du grand physiologiste suffit à mettre à l'abri de toute attaque, on peut se demander si la conclusion qu'il a tirée de ses analyses comparatives n'est pas discutable. Pour qu'elle fût parfaitement logique, il faudrait démontrer au préalable que la masse totale du sang veineux est égale à celle du sang artériel. Car, si, par exemple, elle la surpassait, il en résulterait que la glycose y serait plus diluée et que, la quantité de glycose restant égale des deux parts, un poids donné de sang veineux contiendrait moins de sucre que le même poids de sang artériel. Or cette démonstration n'est pas faite : au contraire, le sang veineux est plus dilué, puisqu'il constitue le sang artériel après avoir perdu toute l'eau de la respiration (330 grammes environ par jour, Beaunis, *Physiol.*, p. 448). Notre supposition se trouve ainsi réalisée. La différence est faible sans doute, mais celle de la teneur en sucre l'est aussi tellement qu'on ne doit pas négliger le moindre élément de la question.

De plus, on doit faire observer que le système veineux n'est pas, pour les éléments transportés à la périphérie, la seule voie de retour; il y a aussi le système lymphatique. Or la lymphe contient de la glycose à peu près dans la même proportion que le sang artériel, non-seulement la lymphe du canal thoracique, où le mélange du chyle introduit des éléments venus de l'extérieur, mais la lymphe des organes avant ou après son passage dans les ganglions. Aussi, si Cl. Bernard a constaté dans quelques expériences que le sang de la veine cave supérieure n'est pas enrichi en sucre par le déversement du contenu du canal thoracique, il n'en résulte pas moins de certains chiffres qu'il a donnés que le sang du cœur droit (1,56) est plus sucré que celui de la veine cave au niveau de l'abouchement des veines sus-hépatiques (1,28). L'excès de glycose n'a pu être apporté au cœur droit que par la veine cave supérieure, et comme dans la même expérience le sang de la jugulaire était très-pauvre (0,67) on ne voit pas d'où il proviendrait, si ce n'est de l'apport des voies lymphatiques. Si la glycose peut ainsi revenir vers le cœur par une autre voie que les veines, le sang de ces dernières peut se montrer relativement dépouillé de cette substance, sans que l'on puisse en inférer qu'elle a été détruite dans les organes. De tout ce qui précède, nous retiendrons donc deux faits : 1° le sang veineux est moins riche en sucre que le sang artériel ; 2° les veines sus-hépatiques versent constamment dans la circulation une quantité relativement considérable de sucre.

Origines de la glycémie. Glycémie alimentaire. Glycogénie hépatique. La présence du sucre étant ainsi connue, il faut rechercher quelle est l'origine de cet élément du sang. Les études physiologiques de la digestion nous apprennent que les aliments féculents ou sucrés sont transformés en glycose et ne sont absorbés que sous cette forme. Il serait donc naturel de supposer que le sucre du sang est directement fourni par l'alimentation ; cette hypothèse, que nous retrouverons depuis longtemps formulée au sujet de la glycémie pathologique, est démentie par l'expérience la plus simple. Un régime uniquement composé de substances azotées ne fait pas disparaître le sucre du sang : or, comme elles sont absorbées sous forme de peptones, il est bien évident que ce n'est pas de sa nourriture que l'animal a retiré la glycose que contient son sang. L'abstinence a d'ailleurs le même résultat négatif. Chez des lapins soumis à l'inanition, Mayer a rencontré de la glycose dans le sang jusqu'au septième jour. A ce moment elle disparaît, et l'animal meurt de trois à quatre jours après. La teneur du sang en sucre restant la même, quel que soit le régime, ce n'est donc pas dans les produits de la digestion que le sang puise, au moins d'une façon directe et immédiate, la glycose qu'il renferme.

Le foie produit de la glycose, ainsi que semble le démontrer l'analyse du sang des veines sus-hépatiques ; telle n'est pas cependant l'opinion de tous les physiologistes, et nous nous trouvons, à cet égard, en présence de trois doctrines bien distinctes. Cl. Bernard et ses élèves considèrent le foie comme l'unique foyer de la glycogénie, au moins chez l'adulte ; Rouget, Colin, tout en reconnaissant que cette glande fabrique une quantité notable de glycose, se refusent à lui en reconnaître le monopole et croient que la glycogénie peut appartenir aussi à d'autres organes et à d'autres tissus ; Pavy, Schiff, Lussana, refusent absolument au foie la fonction glycogénique ou du moins ne la considèrent que comme un acte résultant de la maladie ou de la mort. Les trois théories ont été défendues et attaquées avec passion. Actuellement, sans nous occuper de savoir si le foie est la source unique ou seulement la plus importante du sucre animal, nous chercherons simplement s'il peut ou non faire de la glycose dans un organisme sain.

L'origine de cette grande querelle est dans les faits suivants, qui sont acceptés

par tous et que par conséquent il importe de rappeler dès le début : 1° lorsqu'on
retire le foie d'un animal récemment mort ou tué et qu'on le partage en fragments, dont on fait successivement l'analyse, on constate que la richesse en
sucre de chacun d'eux est d'autant plus grande que le moment de la mort est
plus éloigné; 2° si par la veine porte on fait passer dans un foie récemment
extirpé un courant d'eau qui ressort par les veines sus-hépatiques et que l'on
prolonge assez l'expérience pour voir sortir un liquide clair, absolument
dépourvu d'albumine et de sucre, ce même foie contient de la glycose lorsqu'on
l'examine quelques heures après la fin du lavage, et il en contient d'autant plus
que ce délai aura été plus long (foie lavé). Ces deux expériences qui, nous le
croyons, n'ont jamais été démenties, prouvent qu'il se forme dans le foie du
sucre après la mort, et que ce sucre ne se constitue pas aux dépens du sang de
la glande, puisque sa production continue même après le lavage complet des
vaisseaux.

A cette découverte, dont tout l'honneur appartient à Cl. Bernard, vient s'en
ajouter une autre qui en est comme le corollaire et qui est également due à
l'illustre physiologiste. Si le foie fabrique du sucre même après la mort, ce ne
peut être qu'aux dépens d'une substance capable de se transformer en glycose
et qu'il est peut-être possible d'isoler. Cette substance peut en effet être retirée
du tissu hépatique : il suffit de faire une décoction de fragments de la glande,
le liquide opalin que l'on obtient est filtré, précipité par l'alcool, et la matière
blanche pulvérulente que l'on obtient par l'évaporation est un corps composé,
dont on peut opérer chimiquement la métamorphose en glycose. C'est la *glycogène* de Claude Bernard, c'est l'amidon animal, la *zoamyline* de Rouget; c'est
cette matière que dans un article récent Pavy propose d'appeler la *bernardine,*
dans le double but de ne pas préjuger ses usages et sa nature, et de rendre
hommage à celui qui l'a devinée et découverte. L'existence de la glycogène, ou en
d'autres termes l'existence à l'état normal d'un amidon véritable dans le foie,
est un fait considérable au point de vue de la physiologie générale; il est resté,
comme les deux expériences dont nous avons parlé plus haut, absolument
indéniable, et, toutes les fois qu'on a tenté de le vérifier, on n'a pu que constater
la justesse d'observation de celui qui le premier l'avait reconnu.

Ainsi le foie vivant contient une substance glycogène qui sur le foie mort se
transforme en glycose. Mais cette transformation se fait-elle aussi pendant la
vie? C'est là que naissent les doutes et les divergences. Négligeant un peu trop
les résultats fournis à Cl. Bernard par l'analyse du sang sus-hépatique et sa
comparaison avec le sang veineux-porte qui, à l'état de jeûne, contient à peine
de glycose, la plupart des physiologistes ont tenté de retrouver le sucre dans
le parenchyme même de la glande. Or, quels qu'ils soient, les résultats d'une
pareille expérience sont sujets à interprétations multiples. On extirpe à un
animal vivant son foie ou une portion de son foie. Si rapidement que soit
conduite l'opération, elle demande toujours un temps mesurable : ouvrir l'abdomen, mettre l'organe à nu, exciser un lobe et le faire tomber dans l'eau bouillante
qui dissout la glycogène et suspend sa transformation en sucre, toutes ces
manœuvres, mêmes celles-là seules qui touchent directement au foie, exigent
forcément quelques secondes. Dans tous les cas, le résultat de l'analyse est le
suivant : on ne trouve que des quantités extrêmement faibles de sucre. Les
adversaires de la glycogénie hépatique s'emparent de cette donnée et soutiennent
qu'en réalité le foie normal ne fabrique pas de sucre; pour eux, les quelques

traces qu'on en a rencontrées sont dues au travail de décomposition que les manœuvres opératoires, si brèves qu'on les suppose, ont dû entraîner dans la portion séparée, dans la portion morte du foie. Quelques-uns même ont cru pouvoir affirmer qu'il n'existait pas un atome de sucre, mais ils sont en petit nombre, et l'on peut considérer comme plus certains les résultats précédents. D'ailleurs les partisans de la glycogénie ne voient ni dans un cas ni dans l'autre une objection sérieuse à leur doctrine, ils y voient même une confirmation. Si le foie fabrique du sucre pendant la vie, ce foie ne reste pas dans la glande, il est emporté par le sang veineux au fur et à mesure de sa production, comme en témoigne l'apport incessant de glycose par les vaisseaux efférents dans la veine cave. Quoi d'étonnant dès lors à ce que sur un lobe de foie promptement enlevé on ne trouve que peu ou point de sucre? c'est là un résultat conforme à la théorie. Le foie fabrique du sucre pendant la vie, il continue cette fonction pendant les premières heures qui suivent la mort, les éléments anatomiques survivant plus ou moins longtemps à la mort de l'individu; et si dans ce dernier cas le sucre s'accumule, c'est que la circulation ne vient plus enlever à chaque instant les produits élaborés.

On a varié l'expérience de bien des façons : on a simplement excisé un lobe, on l'a lié avant de l'exciser, on a imaginé une petite machine qui broie le foie sur l'animal vivant (Harley); mais qu'importe? Le résultat tombera toujours sous une des deux interprétations qui ont été signalées. Les uns, ne comprenant pas que les actes organiques soient les mêmes après la mort que pendant la vie, ne verront dans la glycogénie que des phénomènes cadavériques; les autres, ne voyant dans la vie qu'une résultante de fonctions et de propriétés dont l'extinction peut être successive, continueront à admettre que la glycogénie existe pendant la vie et se poursuit quelque temps après la mort. Toute la question du vitalisme se retrouve à l'occasion de ce fait particulier, qui n'est pas lui-même assez élucidé aux yeux de certains physiologistes pour servir à la trancher. Pour nous, en considérant que le foie vivant est abondamment pourvu d'une matière transformable en sucre, que sur les portions de foie le plus rapidement enlevées on trouve généralement de la glycose, que le sang des veines sus-hépatiques est très-riche en sucre, nous croyons que l'ensemble de ces faits doit suffire à faire admettre que cette glande forme du sucre pendant la vie et qu'elle est une source importante, sinon la source unique de la glycémie.

La glycogénie hépatique est intimement rattachée à la glycémie, et son histoire fait partie de celle de cette dernière. Les faits qui sont relatifs à cette *fonction* du foie ont été remarquablement exposés par M. Chrestien dans l'article FOIE (*Physiologie*). Il nous sera donc permis d'être brefs et de rappeler seulement en quelques lignes les points les plus importants, c'est-à-dire : 1º les sources de la glycogène hépatique; 2º les causes chimiques de sa transformation en sucre; 3º l'influence du système nerveux sur ce phénomène.

Sources de la glycogène hépatique. C'est à l'alimentation que le foie emprunte les matériaux qui lui sont nécessaires pour constituer la glycogène, mais ces matériaux peuvent indifféremment lui être fournis sous forme de peptones résultant de la digestion des aliments azotés, ou sous forme de glycoses résultant de la digestion des sucres des fécules. Les graisses seules paraissent rester étrangères à la production de la glycogène, fait assez naturel, quand on songe que leur voie d'absorption, les chylifères, est tout à fait en dehors de l'appareil hépatique. Claude Bernard est l'initiateur de la plupart des expériences dont

on a tiré ces conclusions. Il les a faites soit en nourrissant d'aliments déterminés
des animaux préalablement soumis à l'abstinence, qu'il sacrifiait ensuite, soit
en extirpant une portion de foie à un animal avant de lui donner une alimentation particulière, de manière à connaître la teneur en sucre de son tissu
hépatique avant et après l'application de ce régime. Les objections n'ont pas
fait défaut. Pour la glycose, on a supposé qu'elle traversait le foie sans s'y
arrêter, épargnant ainsi la glycogène accumulée dont la transformation en sucre
pouvait sans inconvénient être ajournée (Weiss) ou excitant simplement les
éléments de la glande à fabriquer de la glycogène (Vulpian). Pour les aliments
azotés, on a fait observer qu'il était presque impossible de dépouiller une viande
quelconque des principes amylacés qu'elle contient, observation qui n'est pas
sans valeur, ainsi que l'on pourra s'en rendre compte d'après ce qui sera dit
plus bas des glycogènes musculaires. Enfin, pour les aliments gras, on a fait une
exception en faveur de la glycérine, dont l'ingestion semble réellement favorable
à la production de la glycogène, et M. Colin a tiré une objection indirecte à
l'opinion de Cl. Bernard de ce fait que pendant l'abstinence prolongée le sucre
du sang disparaît beaucoup plus lentement chez les chevaux gras que chez les
chevaux maigres. Malgré ces restrictions, l'opinion primitivement émise est
généralement acceptée.

Chaque digestion enrichit le foie qui recueille et emmagasine sous forme
de matière glycogène les peptones et la glycose. Dans l'intervalle des repas, il
restitue peu à peu au sang sous forme de glycose les matériaux qu'il a retenus.
Rien n'est plus instructif à cet égard que l'analyse comparée à divers moments
du sang veineux sus-hépatique, du sang veineux porte et du tissu même du
foie. Le débit de sucre par les veines hépatiques est à peu près constant; s'il
augmente au moment de la digestion, cet accroissement paraît dû plutôt à la
suractivité du foie qu'à la nature des aliments. Le sang porte, très-riche en
glycose après un repas de féculents, en contient à peine à l'état de jeûne ou
après l'ingestion de matières azotées. Le tissu du foie est d'autant plus riche en
glycogène qu'on l'étudie chez un animal plus abondamment nourri de substances
azotées, féculentes ou sucrées. La conclusion est facile à déduire.

Transformation de la glycogène en sucre. La transformation de la glycogène
en glycose a été attribuée à un ferment. Si on abandonne à lui-même le liquide
opalin, provenant d'une décoction de foie, toute la glycogène qu'il contient se
transforme en sucre, et l'alcool précipite alors dans ce liquide une substance
albuminoïde qui a la propriété de favoriser la transformation de la matière
glycogène en sucre et que Cl. Bernard considérait comme un ferment. D'après
lui, ce ferment serait contenu dans le tissu même du foie et, suivant que les
modifications nerveuses ou circulatoires de la glande favoriseraient son contact
avec la glycogène ou le contrarieraient, la production du sucre serait accrue ou
diminuée. D'après Schiff, le ferment serait contenu dans le sang, mais il n'y
apparaîtrait que lorsqu'une cause quelconque arrêterait la circulation : mort,
ligature, caillot. De là l'apparition du sucre après la mort et dans certaines
conditions pathologiques déterminées. Dans l'état actuel de la science, il paraît
inutile de discuter longuement sur le siége et les caractères de ce ferment. De
nouveaux faits sont nécessaires; tant qu'ils ne seront pas produits, les raisonnements sur un pareil sujet s'appuieront sur le vide. Les travaux de M. Pasteur
ont si profondément bouleversé les notions reçues jusqu'à présent sur les
fermentations, que tous les phénomènes où intervient un pareil acte doivent être

révisés. Donc, avant de pouvoir établir si la métamorphose de la glycogène en sucre se fait par fermentation, au sens du moins où on l'entend aujourd'hui, toutes les expériences faites à ce sujet doivent être reprises avec la technique et les précautions dont on ne saurait se départir depuis les travaux de l'école de M. Pasteur.

Les relations entre la formation du sucre dans le foie et la sécrétion biliaire ont été recherchées, mais, il faut l'avouer, d'une façon un peu légère. Longtemps on s'en est tenu à ce fait, constaté par Bernard, que la production du sucre dans le foie, constatée par l'analyse du sang veineux sus-hépatique, était en pleine activité de deux à trois heures après l'ingestion des aliments, alors que la bile ne s'écoule en abondance que vers la septième heure de la digestion; et on a conclu que les deux fonctions du foie n'avaient entre elles que des rapports éloignés ou nuls. La déduction est sûrement un peu hâtive. L'écoulement des liquides sécrétés ne coïncide pas toujours avec le travail le plus actif des glandes, et souvent c'est pendant leur repos apparent qu'elles se chargent lentement des produits qu'elles déverseront rapidement et en abondance à un moment donné. C'est ainsi que procède, par exemple, la sécrétion salivaire, et il est évident que pendant cette apparente inactivité la glande doit renvoyer au cœur un sang veineux chargé des résidus de son élaboration. Il pourrait se faire que la glycose ne fût qu'un reste de la préparation de la bile; tout au moins la non-coïncidence des heures de déversement des deux substances ne nous paraît pas prouver qu'il n'en soit pas ainsi. D'ailleurs quelques travaux récents montrent qu'entre les deux productions la relation est plus intime qu'on ne l'avait supposé, puisque chez un animal dont on vient de lier le canal cholédoque le diabète artificiel si facilement provoqué à l'état normal par la piqûre du plancher du quatrième ventricule ne peut plus être déterminé (Wickham Legg) et que même cette ligature est suivie d'une diminution de la quantité glycogène contenue dans le foie (Külz et Frerichs). Enfin, et c'est là un fait des plus importants, l'action du système nerveux que nous allons immédiatement étudier semble s'exercer parallèlement sur la sécrétion de la bile et la production de sucre, puisque les mêmes expériences agissent dans le même sens sur les deux fonctions. Cette parité de résultats que la plupart des auteurs ont négligée, les uns ne donnant leur attention qu'à la glycogénie, les autres à la bile, mais que le rapprochement des expériences isolées permet de bien établir, nous paraît être dans l'espèce de la plus haute importance.

Influence du système nerveux sur la glycogénie hépatique. Avant de résumer l'étude des travaux entrepris pour déterminer l'action du système nerveux sur la glycogénie hépatique, il est bon de rappeler que c'est par l'examen de l'urine et non par l'examen du sang qu'on a généralement cherché à contrôler cette action. Cette façon de procéder, comme le fait observer judicieusement Fr. Franck, est tout à fait défectueuse : entre le taux normal 1,50 en moyenne de la glycose hématique et le chiffre 3 pour 100 auquel elle apparaît fatalement dans l'urine, il y a un assez grand intervalle. L'hyperglycémie, qui n'atteint pas ce dernier degré et qui par suite n'est pas accompagnée de glycosurie, est alors méconnue; et comme l'augmentation de la glycose peut ne pas être la même dans les expériences tout à fait analogues, comme elle peut chez un animal dépasser 3 pour 100, alors que chez un autre, opéré de la même manière, elle restera au-dessous, il en résulte que les mêmes expériences donneront souvent des résultats en apparence contradictoires. C'est donc dans le sang et non dans l'urine qu'il faut rechercher le sucre, et en agissant ainsi Franck a pu rectifier et concilier bien des faits qui semblaient absolument opposés. Nous ajouterons, pour être tout à fait logique, que c'est du sang veineux sus-hépatique et non du sang artériel qu'il faut faire l'analyse, car rechercher le sucre dans ce dernier, c'est implicitement reconnaître que le foie est la seule source glycogénique et que l'expérience actuelle ne peut avoir d'action que sur le foie, double pétition de principes qui peut sûrement conduire à des erreurs.

La glycogénie hépatique peut être regardée comme une sécrétion; elle peut être aussi regardée comme le résultat de certains actes nutritifs du parenchyme hépatique. A ces deux titres elle doit être influencée par le système nerveux, dont l'action s'exerce sur elle suivant le mécanisme des réflexes. La recherche du trajet exact suivi par les excitations qui déterminent la glycosurie a été entreprise par un grand nombre de physiologistes; nous indiquerons rapidement les résultats des principaux travaux sans nous préoccuper de l'ordre historique qui nous obligerait à de fréquentes répétitions.

Cl. Bernard, ayant sectionné les nerfs pneumogastriques au cou, vit la glycogénie hépatique s'arrêter et le sucre disparaître du sang veineux du foie; puis, ayant excité le bout central de ces nerfs, il vit le sucre se reformer et obtint même de la glycosurie; enfin sur d'autres animaux il sectionna les mêmes nerfs dans l'abdomen et observa que la fonction glycogénique n'était point troublée. Il conclut de ces expériences que cette fonction était placée sous la dépendance d'une excitation réflexe dont la voie centripète étaient les nerfs vagues et dont le point de départ était sans doute la surface pulmonaire. Les expériences de ses élèves et de ses adversaires ont précisé et rectifié cette première interprétation. On admet aujourd'hui que les excitations d'un grand nombre de points du système nerveux central, tels que les racines spinales postérieures, le pont de Varole (Schiff), ou périphérique, tels que le sciatique (Schiff, M. Laffont), peuvent, à la condition d'être modérées et suffisamment prolongées, déterminer la glycosurie. En définitive, le point de départ du réflexe, au lieu d'être limité à la surface respiratoire, peut être indifféremment placé partout, et c'est sans doute la nature de l'excitation beaucoup plus que sa voie de transmission qui exerce une influence sur la glycogénie. C'est d'ailleurs un fait analogue à ce qu'on observe pour les autres sécrétions qui succèdent aux réflexes les plus variés; une impression subite, la vue ou le souvenir d'un mets, la nausée excitant la sécrétion salivaire; le froid, la frayeur, peuvent amener une hypercrinie des liquides intestinaux aussi bien que l'action des médicaments purgatifs.

Quant au rôle que joue le pneumogastrique dans la transmission centripète des excitations glycogénésiques, s'il n'est pas exclusif, comme l'avait pensé Bernard, il est du moins prépondérant. M. Vulpian avait cru pouvoir expliquer la différence d'action des sections cervicales et abdominales de ce nerf par la différence de gravité des deux opérations. Dans un mémoire récent, M. Marc Laffont a repris ces expériences avec beaucoup de bonheur. Comme Cl. Bernard il a provoqué la glycosurie par l'excitation du bout central du nerf vague, coupé à la région cervicale; mais ce qui prouve bien que la gravité de l'opération, que l'asphyxie qu'elle détermine n'y sont pour rien, c'est que la seule excitation du bout central du nerf dépresseur de Cyon suffit à produire le même résultat. Filehne avait déjà indiqué ces résultats, mais on ne saurait contester à M. Laffont le mérite de les avoir contrôlés et d'avoir fait ressortir l'importance de la dilatation vasculaire qui est en même temps observée.

Le point précis des centres nerveux où l'excitation se réfléchit pour se propager au foie, c'est le plancher du quatrième ventricule, c'est le noyau d'origine du nerf pneumogastrique. Entre les origines apparentes de ce nerf et celles de l'acoustique, il existe une petite surface dont la piqûre provoque la glycosurie. Cl. Bernard a le premier indiqué et pratiqué cette célèbre expérience, qui a été répétée un nombre incalculable de fois. Le caractère du diabète artificiel ainsi provoqué est d'être progressif et temporaire, c'est-à-dire que l'urine contient pendant quelques heures, un ou deux jours, des proportions de sucre de plus en plus fortes; puis ce diabète cesse spontanément peu à peu. On s'explique très-bien cette progression de la quantité de sucre urinaire : aussitôt l'opération faite, le foie déverse dans le sang veineux des masses de sucre plus considérables qu'à l'état normal; la glycosurie apparaît lorsque la proportion de la glycose a atteint 3 pour 1000; elle augmente à mesure que la proportion tend à s'élever au-dessus de ce chiffre. Mais ce qui est plus difficile à comprendre, c'est que cette glycosurie disparaisse et surtout que désormais elle ne puisse plus être reproduite par le renouvellement de la piqûre du bulbe. Dans ces conditions en effet, si elle est due à une paralysie de nerfs sécréteurs ou vaso-moteurs, pourquoi disparaît-elle? Si c'est une excitation qui la détermine, pourquoi ne peut-on pas en la renouvelant en renouveler les effets? M. Laffont a encore tenté d'élucider cette question obscure, et semble y être parvenu. Il a d'abord observé que le foyer d'innervation glycogénique, si l'on peut ainsi parler, est double et comprend deux parties symétriques de part et d'autre de la ligne médiane, de telle façon que, si on pique l'un en prenant bien soin de respecter l'autre, on peut au bout de quelques jours recommencer l'expérience avec succès sur le côté opposé. Puis, observant que la piqûre du bulbe est suivie d'une hémorrhagie relativement abondante qui s'infiltre dans les interstices des éléments nerveux et les détruit peu à peu, il a supposé que le premier effet de la piqûre était une excitation du centre glycogénique par le traumatisme lui-même et le second une destruction de ce centre par le sang extravasé. Dans cette hypothèse, on comprend très-bien la disparition spontanée de ce diabète provoqué et l'impossibilité de sa reproduction. Ce qui confirme cette interprétation, c'est qu'une fois la piqûre faite et l'hémorrhagie produite, l'excitation du nerf dépresseur du côté lésé ne produit plus la glycosurie, celle du nerf opposé suffisant encore à la provoquer.

Quel est le trajet de l'arc réflexe depuis le bulbe jusqu'au foie? Sur cette question les physiologistes sont divisés, et la plupart, malgré de longues expériences, semblent n'avoir fait qu'obscurcir un problème par lui-même si complexe. Pour se faire une idée des difficultés que présente une pareille recherche, il suffit de rappeler en quelques mots la disposition des communications nerveuses entre le bulbe et le foie. Du plancher du quatrième ventricule partent les nerfs vagues qui, l'un directement, l'autre par l'intermédiaire du ganglion semi-lunaire, gagnent la veine porte, l'artère hépatique et les canaux biliaires. Outre les pneumogastriques, le foie reçoit des filets sympathiques : or ceux-ci suivent des chemins que l'anatomie est impuissante à nous faire connaître, ainsi qu'on peut s'en rendre compte en jetant les yeux sur le schéma ci-après :

Du cou à la région lombaire, le cordon du grand sympathique est étendu parallèlement à la moelle, qui par chaque nerf rachidien lui envoie un ou deux filets radiculaires (*rami communicantes*). Au cou même, ces rameaux se combinent de façon à former un nerf particulier, *nerf vertébral*. Des six derniers dorsaux naissent sept à huit filets qui se groupent en deux nerfs, *nerfs splanchniques*, lesquels vont se perdre dans le plexus solaire; et c'est de ce dernier que naissent les plexus nerveux qui le long des vaisseaux vont innerver le foie. Dans cette sorte de réseau, aucune dissection ne saurait découvrir le trajet d'un filet nerveux, et c'est l'expérimentation physiologique seule qui peut nous dire à quelle hauteur les nerfs du foie sortent de la moelle pour se jeter dans le sympathique, à quelle hauteur ils quittent le sympathique pour passer

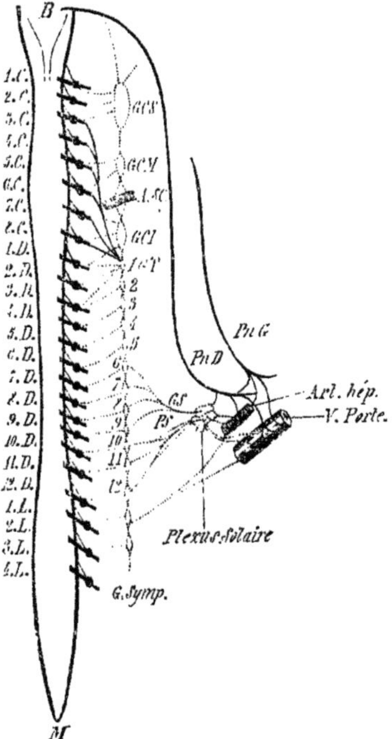

. Schéma destiné à montrer les connexions du foie avec le système nerveux.

B, bulbe. — M, moelle épinière. — G. symp., grand sympathique. — 1.C, 2.C, etc., première, deuxième paire cervicale. — 1.D, 2.D, etc., première, deuxième paire dorsale. — 1.L, 2.L, etc., première, deuxième paire lombaire. — GCS, GCM, GCI, ganglion cervical supérieur, moyen, inférieur. — 1GT, premier ganglion thoracique. — GS, grand splanchnique. — PS, petit splanchnique. — PnD, PnG, pneumogastrique droit, gauche. — *Art. hép.*, artère hépatique. — *V. porte*, Veine porte.

dans les plexus. On le voit, la question est par cela même délicate; et si en outre nous nous reportons aux causes d'erreur qui ont été indiquées plus haut, si nous ajoutons qu'il faut tenir compte d'un élément nouveau, l'action propre des ganglions sympathiques, nous ne serons pas surpris par l'incertitude des résultats qu'il nous faudra enregistrer.

La voie centrifuge de l'excitation réflexe ne saurait être le nerf pneumogastrique;

si sa section suspend la glycogénèse, l'excitation de son bout périphérique ne la rétablit pas. Cette voie suit d'abord la moelle épinière elle-même, car les sections pratiquées à la région cervicale suspendent la fonction glycogénique; mais, tandis que faites au-dessous du renflement cervico-brachial elles sont suivies non-seulement de la disparition du sucre, mais encore de celle du glycogène dans le foie, après celles qui portent au-dessus de ce renflement on trouve le foie gorgé de glycogène (Cl. Bernard). De là l'hypothèse que la moelle cervicale non-seulement sert de conductrice aux excitations glycogénésiques, mais en outre contient un centre qui modifie ces excitations et préside à l'accumulation de la matière glycogène dans le foie.

Au-dessous du cou, les sections de la moelle ne paraissent plus influencer la glycémie, sauf dans quelques expériences dues à Schiff; et il est à supposer que c'est au niveau de la partie supérieure de la région dorsale que les filets nerveux cherchés quittent la moelle pour passer dans le sympathique. En effet, Marc Laffont a constaté que l'arrachement des trois premières paires de nerfs dorsaux supprimait les effets glycogéniques de l'excitation du bout central des nerfs vagues. De plus, l'excitation des extrémités périphériques des nerfs ainsi arrachés détermine dans le foie une congestion analogue à celle qui succède habituellement à la piqûre du bulbe et qui accompagne la glycosurie. M. Laffont malheureusement ne dit pas si cette faradisation des trois premiers nerfs dorsaux est suivie de glycosurie ou d'hyperglycémie.

Si les premières paires dorsales constituent une voie de transmission, rien ne prouve qu'elle soit la seule. Sans rien retrancher à la valeur incontestable des expériences de Laffont, il ne faut pas perdre de vue qu'elles n'expliquent ni ne démentent les résultats obtenus par Cyon, Aladoff, François-Franck et d'autres encore. Ainsi, pour Cyon et Aladoff, l'extirpation des ganglions cervicaux ou seulement du dernier suffit à produire le diabète; Eckhardt avait constaté le même fait par la section du ganglion cervical inférieur ou du premier thoracique. De son côté, Franck a constaté que la section du nerf vertébral, qui d'après lui contient les vaso-moteurs du foie, suffit également à entraîner le diabète. Il semble donc que la voie centrifuge n'est pas aussi étroite qu'on pourrait le croire au premier abord et que toute une série de filets sortant de la moelle à diverses hauteurs de la région cervicale et de la région dorsale sont susceptibles de transmettre des excitations glycogénésiques.

A mesure qu'on s'approche du foie et que l'on étudie l'action des filets qui se rendent directement à cet organe, la question, au lieu de se simplifier, s'embrouille davantage. La section des splanchniques ne détermine pas de glycosurie, une fois même entre les mains de M. Franck la section du splanchnique gauche a été suivie d'une diminution de la teneur en sucre du sang. La piqûre du quatrième ventricule ou l'extirpation du ganglion premier thoracique ne déterminent plus la glycosurie, lorsque ce nerf a été sectionné. Tout est d'accord jusqu'à présent, et les physiologistes, sauf Schiff et de Graefe, reconnaissent unanimement ces résultats. Mais il existe deux faits contradictoires qui viennent jeter le trouble dans l'esprit : c'est d'une part que l'excitation du bout périphérique du splanchnique ne provoque pas le diabète, et d'autre part que celui-ci ne cesse pas par la section du nerf, lorsque cette opération n'intervient qu'après la piqûre bulbaire ou l'extirpation du ganglion cervical inférieur (Cl. Bernard, Cyon et Aladoff, Eckhardt, etc.). L'incertitude est donc complète. Peut-on essayer d'en sortir en étudiant de plus près non-seulement la voie, mais la nature de cette action nerveuse ? S'il s'agit d'une influence sécrétoire, c'est-à-dire d'une action portant directement sur les éléments glandulaires et étrangère aux modifications de la circulation, le seul moyen de vérifier cette action étant de doser le sucre du sang sus-hépatique ou celui de l'urine, les difficultés plus haut signalées restent entières. Mais les physiologistes qui acceptent cette hypothèse, comme M. Vulpian, reconnaissent qu'en outre de l'action sécrétoire il faut faire une large part à l'influence vaso-motrice, et que les modifications circulatoires du foie sont de la plus haute importance dans le problème de la glycogénie. Il est même un point sur lequel tous sont unanimes, c'est que l'activité de la fabrication du sucre est en raison directe de l'hyperémie de l'organe; ils ne tombent en désaccord que sur l'interprétation de cette hyperémie. Pour Laffont, comme pour Schiff, elle est le résultat d'une dilatation active des vaisseaux; pour Cyon et Aladoff, pour François-Franck, elle dépend de la paralysie des nerfs vaso-constricteurs. Cl. Bernard a oscillé entre les deux hypothèses. Explorant le premier un terrain inconnu avant lui, rencontrant dans les expériences dont il était l'initiateur des résultats en apparence contradictoires, il a dû forcément hésiter, et semblait attendre de nouveaux faits pour prendre parti d'une façon définitive. En faveur de la théorie vaso-dilatatrice, on peut citer les observations de Laffont sur la piqûre bulbaire et sur l'excitation des premières paires dorsales; en faveur de la théorie névro-paralytique on signale les résultats de la section ou de l'extirpation des ganglions sympathiques. Les arguments des uns ne sont pas détruits par les objections des autres, et les faits signalés paraissent de part et d'autre également vrais. La question reste en suspens.

Dans une série de travaux qu'il n'a malheureusement pas publiés, mais dont il a livré les matériaux à M. Laffont, M. François-Franck a cependant jeté sur elle une vive lumière. Suivant ses observations, l'innervation vasculaire de tous les viscères abdominaux est en rapport avec deux centres : le bulbe et le plexus solaire; ce dernier est placé sous la dépendance du premier et centralise toute une série de filets nerveux qui partant de la moelle au niveau de chaque paire rachidienne dans toute la région cervicale, toute la région dorsale et une partie de la région lombaire, passent dans les cordons du grand sympathique et viennent lui apporter après un trajet plus ou moins long l'influence du système cérébro-spinal. Si l'on pique le bulbe ou si l'on coupe le ganglion semi-lunaire du plexus solaire, on agit sur toute la circulation abdominale, la congestion est générale dans tous les viscères, l'hyperglycémie est considérable et la glycosurie rapide. Si l'on n'agit que sur quelques-uns des filets d'union entre ces deux centres, on n'aura que des effets partiels et tardifs. Tout se réduit, en un mot, à faire *laver* le foie le plus complétement possible par une circulation active. Aussi, après la ligature de l'artère mésentérique qui prive le foie de presque tout apport de sang par la veine porte, la piqûre du bulbe ne détermine pas la glycosurie, et elle la provoque malgré la ligature de l'artère hépatique qui permet une large irrigation du foie par la veine porte. De même, l'énervement des artères mésentériques entraînant la suractivité de la circulation intestinale et par suite un lavage plus actif du foie produit l'hyperglycémie; de même encore l'énervement de l'artère hépatique. Si ces très-intéressantes expériences n'ont pas complétement tranché la question, elles ont du moins le mérite de la présenter sous un jour tout nouveau; en faisant du lavage du foie par le sang incomplétement désartérialisé la condition principale de l'hyperglycémie, elles concordent avec les faits de Pavy, qui a rendu des animaux glycosuriques en injectant dans leur système porte du sang artériel défibriné, alors que l'injection de sang veineux défibriné reste sans résultat. Ces mêmes expériences tendent à interpréter, à grouper un grand nombre de faits restés jusqu'à présent inexpliqués ou contradictoires. Ajoutons enfin qu'en visant non plus seulement le foie, mais la circulation abdominale tout entière, elles replacent peut-être le problème sur son vrai terrain. Préoccupés de l'idée que le foie est le seul organe glycogénique, la plupart des physiologistes n'attachent qu'accessoirement leur attention aux phénomènes étrangers à cet organe et attribuent à une action purement hépatique toutes les modifications de la glycémie sans tenir compte des troubles apportés dans les autres viscères. Jusqu'à présent, nous ignorons l'influence que ces troubles peuvent avoir. Même sans contester au foie le monopole de la glycogénie, Franck a montré qu'il ne fallait pas laisser dans l'oubli les organes avec lesquels cette glande a des connexions vasculaires si intimes. Il a ainsi ouvert une voie qui ne peut être que féconde.

On peut résumer en quelques lignes les faits acquis au sujet de la glycogénie hépatique. Le foie forme pendant la vie de la glycose aux dépens d'une substance glycogène accumulée dans son parenchyme; c'est aux dépens des aliments azotés, sucrés et féculents, qu'il renouvelle et entretient sa provision de glycogène. La transformation de cette matière en sucre se fait régulièrement sous l'influence d'une action réflexe dont le point de départ peut être partout, mais spécialement dans les surfaces sensibles qu'innerve le pneumogastrique, dont le centre de réflexion est au bulbe, dont les voies centrifuges multiples comprennent toutes les origines du plexus solaire. L'activité de la production sucrée paraît être en relation directe avec celle de la circulation hépatique.

De la glycogène musculaire. Pendant toute la période où les doctrines de Liebig ont dominé la chimie biologique, le tissu musculaire a été considéré, en raison de sa composition chimique, comme se nourrissant exclusivement de substances albuminoïdes; et si dès cette époque un physiologiste avait annoncé que ce tissu contient un véritable amidon, il aurait sûrement rencontré plus de doutes que d'approbation. Bientôt cependant les idées nouvelles sur l'équivalence des forces et la transmutation de la chaleur en travail mécanique firent soupçonner que peut-être l'activité musculaire était due plutôt à la combustion des hydrocarbures qu'à celle des matériaux protéiques dont l'oxydation produit peu de chaleur. « Après quelques expériences peu concluantes de Lehman et de Speck, après quelques essais plus démonstratifs de Bischoff et Vogt, Fick et Wislicenus résolurent le problème par une expérience demeurée mémorable; les deux physiologistes firent à jeun l'ascension d'une haute montagne des Alpes bernoises en ayant soin de déterminer la quantité d'urée éliminée par les reins pendant et après l'ascension : le travail développé par cette ascension pouvait être représenté pour l'un des expérimentateurs par 184 287 kilogrammètres; cependant on n'observa aucune augmentation d'urée pendant et après cet exercice musculaire considérable. Le muscle brûle donc des hydrocarbures et des graisses, et non uniquement des albuminoïdes, pour donner naissance au travail ou à la chaleur (Küss. *Physiologie,* 5ᵉ édit., p. 93).

Les travaux plus récents sur la chimie musculaire ont confirmé et complété cette déduction. Rouget et Cl. Bernard les premiers reconnurent la présence dans les muscles du fœtus d'une substance glycogène tout à fait analogue à celle du foie; elle y existe même avant l'époque où le foie en contient et n'est donc point à ce moment un produit élaboré par la glande et transporté par le sang jusque dans les organes contractiles. Plus tard, on a constaté que la glycogène existe dans les muscles de l'adulte : muscles striés (rouges et blancs), muscles lisses, cœur, et fait partie de leur constitution normale. Les origines de cette glycogène ont été moins soigneusement étudiées que celles de la glycogène hépatique. Elle ne disparaît que sous l'influence de l'inanition prolongée, avant celle du foie, suivant Luchsinger, après celle du foie. selon Nasse et Weiss. Elle s'accumule dans les muscles au repos, quelle que soit la cause de leur inaction : repos volontaire, hibernation, paralysie par section nerveuse. Elle diminue par les contractions spontanées ou provoquées, par le tétanos, ainsi que par la ligature de l'artère nourricière du muscle. En un mot, sa consommation paraît être un des actes nécessaires (Nasse) ou tout au moins utiles au processus de la contraction musculaire. La proportion de la glycogène varie suivant les muscles : elle peut s'élever jusqu'à 1 pour 100 et même un peu au delà (Schiffer).

D'autres substances amylacées ou sucrées se rencontrent dans ces organes. Scherer et Limpricht en ont extrait de la dextrine (4 pour 10000) ; Meissner et Henle y ont trouvé de la glycose ; Scherer et Cloetta, de l'inosite, sucre infermentescible, dont la composition est celle de la glycose augmentée de deux atomes d'eau.

En présence d'une si notable quantité de matériaux ternaires, il était naturel de se demander si les muscles ne sont pas une des sources de la glycémie Cl. Bernard répond négativement à cette question : « La matière glycogène du muscle subit incessamment une fermentation lactique, et c'est là chez l'animal vivant, comme sur le cadavre, la seule transformation de la matière glycogène du muscle » (*Leçons sur le diabète*, p. 428). Pour résoudre le problème, il a opéré sur un muscle comme sur le foie. Il l'a abandonné à lui-même, et a trouvé au bout de délais très-variables, non pas du sucre, mais de l'acide lactique ; il a comparativement analysé le sang de l'artère principale d'un muscle et celui de la principale veine efférente et n'a pas trouvé ce dernier plus riche en glycose, au contraire. Il conclut donc que la glycose du sang se détruit dans les muscles comme dans les autres organes, et que la glycogène musculaire donne uniquement de l'acide lactique.

Cependant, dans cette transformation, le sucre semble représenter une phase intermédiaire inévitable. Comment donc ne pouvons-nous pas la saisir ? C'est que le passage du sucre à l'acide lactique est trop rapide. Mais, si on retarde *post mortem* cette métamorphose, on trouve du sucre. Si, par exemple, on lave un muscle de chien, comme dans l'expérience du foie lavé, et qu'après l'avoir abandonné à lui-même on vienne à l'étudier, on en retire par la cuisson un liquide qui réduit la liqueur de Fehling et qui paraît être une sorte de dextrine. Le lavage dans ce cas a enlevé le ferment lactique (Bernard) et permis ainsi au sucre d'apparaître. Si on plonge un cœur de fœtus dans de l'eau alcoolisée, ce liquide au bout de quelques jours contient du sucre.

De tous ces faits Cl. Bernard conclut qu'à l'état normal les muscles ne versent pas de sucre dans la circulation et ne contribuent en rien à la glycémie, mais qu'il n'est pas impossible que, dans certains cas pathologiques, comme, par exemple, un ralentissement des échanges organiques sous la dépendance de troubles nerveux, la fermentation soit arrêtée dans sa phase sucrée et que le tissu musculaire devienne ainsi une des sources de la glycémie pathologique. C'est la théorie que Zimmer a développée dans sa pathogénie du diabète.

Glycémie fœtale, glycogénie généralisée. Avant de rechercher si dans l'organisme adulte il peut y avoir d'autres sources de glycose que le foie et peut-être les muscles, il est bon de rappeler ce qui se passe dans l'organisme en voie de développement. Cl. Bernard, recherchant à quelle époque de la vie intra-utérine débute la fonction glycogénique du foie, reconnut qu'elle n'existe pas dès les premiers temps de la formation de cet organe : la glande est déjà formée au point de vue de son aspect extérieur et elle ne contient pas encore de matière glycogène. La présence de cette matière ne peut être constatée que plus tard, à peu près au moment où apparaît la sécrétion biliaire. Cependant, même dans cette période d'inactivité du foie, l'urine du fœtus contient normalement du sucre, et l'on peut admettre par suite que la glycémie et même l'hyperglycémie préexistent chez lui à la glycogénie hépatique. Comme on ne saurait admettre que le sang fœtal reçoive directement du sang maternel la glycose toute formée, il faut en chercher ailleurs l'origine. Dans certaines plaques de l'amnios, dans les cellules du placenta qu'il qualifia de glandulaires, dans la peau et les muqueuses en voie de formation (tube digestif, voies respiratoires, organes génito-urinaires), Cl. Bernard découvrit la présence de la matière glycogène. Il distingue les tissus en deux catégories : les uns, tissus de revêtement, que nous venons d'énumérer et qui sont pourvus de glycogène; les autres, tissus inté-rieurs, qui, à l'exception des muscles où cette substance est très-abondante, en sont totalement dépourvus (os, nerfs, glandes). La différence entre ces deux ordres de tissus est tellement nette que, pour les glandes, le parenchyme est privé de glycogène, tandis que l'épithélium de leurs conduits excréteurs en est très-fourni. C'est sans contredit de ce glycogène que vient le sucre fœtal.

La fonction glycogénique dans ces divers organes ne serait pas définitive; à mesure qu'elle se développerait dans le foie, elle disparaîtrait graduellement dans le placenta et les autres parties fœtales, et à la naissance ni les poumons, ni les muqueuses ni aucun organe autre que le foie, ne contiendraient de matière glycogène. De tous ces faits Cl. Bernard avait conclu que la fonction glycogénique, diffuse au début, disséminée sur divers points, se concentrait peu à peu dans le foie où sa constitution définitive entraînait sa disparition dans le reste de l'organisme.

Tout en confirmant la plupart de ces faits, Rouget s'éleva contre cette inter-prétation. Il fit d'abord observer, contrairement à l'opinion de Cl. Bernard, que les éléments anatomiques où la réaction iodée fait reconnaître la glycogène n'ont rien de spécial. Les cellules glycogéniques du placenta ou de l'amnios ne sont pas des cellules glandulaires; ce sont des cellules épithéliales de revête-ment, auxquelles on ne peut attribuer aucune fonction sécrétoire propre. De plus, la présence de la glycogène, de la *zoamyline*, comme il l'appela, dans un si grand nombre de tissus, lui parut incompatible avec l'idée d'une fonction localisée, particulière à un organe. Enfin, et c'est là le point le plus grave, il établit que la zoomyline se rencontre dans certains tissus, non-seulement chez le fœtus, mais encore longtemps après la naissance et même chez l'adulte. Aussi, d'après lui, la présence de la glycogène ne serait point liée à une fonction, à une sécrétion particulière, mais à la nutrition même ou au développement de certains organes. Si un élément anatomique fabrique du sucre, ce n'est pas dans le but de doter l'organisme d'un produit qui lui est nécessaire, c'est par suite de son évolution naturelle; et le sucre ne doit être regardé que comme un produit d'excrétion, de désassimilation analogue à l'urée. Le moment n'est pas encore venu pour nous de discuter ces théories, mais il nous faut dès à présent vérifier si en réalité la présence de la glycogène peut se retrouver dans les organes adultes, s'il peut s'y former du sucre, si, en un mot, la glycémie a des sources autres que celles qui ont déjà été étudiées, c'est-à-dire le foie et le système musculaire.

On ne saurait contester aujourd'hui qu'une substance glycogène analogue à celle du foie se rencontre dans bien des organes où Cl. Bernard en avait nié l'existence. L'assertion de Rouget que cette matière existe dans les cellules épithéliales du vagin et de l'utérus chez l'adulte, dans les enduits buccaux chez les enfants. n'a pas été infirmée. Au contraire, elle semble renouvelée et développée dans une thèse récente de Schiele (Berne, 1880) que nous regrettons de n'avoir pas eue entre les mains. Sans doute on est revenu des exagérations de Luys, qui avait cru que des grains de fécule se produisent incessamment à la surface cutanée, et l'on interprète tout autrement le fait qu'il avait exactement observé. Mais on considère la zoamyline comme faisant essentiellement partie de la constitution des tissus de revêtement chez l'homme, de même que la *chitine* (cellulose animale) entre dans la composition de la carapace des tuniciers.

Mais ce n'est pas seulement dans ces organes extérieurs, ce serait dans les parenchymes glandulaires eux-mêmes, dans la rate, dans le pancréas, dans le cerveau (Pavy), en un mot, dans la plupart des organes, que des recherches nouvelles sont parvenues à déceler la substance glycogène; et cette diffusion que Cl. Bernard n'avait admise que comme transitoire chez le fœtus, par exemple, ou chez les mollusques au moment de la mue, serait au contraire le fait normal et permanent chez la plupart des animaux.

Enfin Pavy l'aurait rencontrée dans le sang même. Bernard avait d'abord pensé que la glycogène ne pouvait exister dans le sang, qu'au contact de ce liquide elle subissait fatalement la transformation sucrée. Dans les derniers temps de sa carrière, comme en fait foi plus d'un passage de ses leçons sur le diabète, il avait rectifié cette première assertion et reconnu que le sang pouvait contenir une faible quantité de glycogène. Mais pour Pavy ce fait, loin d'être accidentel ou sans importance, serait absolument la règle. Voici comment il procède pour s'en assurer : après avoir épuisé par des lavages à l'alcool et des filtrages répétés une certaine quantité de sang défibriné, il prend le résidu qui n'a plus aucune des réactions du sucre, le traite par l'acide sulfurique et la chaleur, et dès lors ce résidu peut réduire la liqueur cupro-potassique ou cupro-ammoniacale et présente tous les caractères d'une solution sucrée. En calculant la quantité de glycogène que peut contenir le sang d'après le chiffre de la glycose ainsi formée, on obtient pour 39 analyses une moyenne de 0,616 pour 1000. Pavy estime que la glycogène ne subit au contact du sang aucune modification significative en sucre et qu'elle y reste jusqu'à un certain point comme élément normal.

Il n'y a rien à conclure de ces faits, sinon qu'on doit apporter dans l'étude de la glycémie la plus extrême réserve. S'ils sont vrais, et rien jusqu'à présent ne vient démontrer qu'ils sont inexacts; s'ils sont vrais, disons-nous, ils ne suffisent pas sans doute à prouver que du sucre se forme dans tous les organes. Cependant on est bien en droit de se demander à quel usage sert tout cet amidon animal, s'il ne se transforme; et s'il se transforme, quelles modifications il peut subir

où il ne soit pas obligé de passer par une phase sucrée. Y aurait-il dans tous les
organes à glycogène des phénomènes chimiques rappelant ceux que nous avons
étudiés dans les muscles? L'étape du sucre serait-elle si rapidement franchie
qu'on ne pourrait la surprendre? Nous l'ignorons. Les hypothèses les plus
diverses peuvent être mises en avant; elles ne rencontreront pas encore assez
de faits ni pour être vérifiées, ni pour être démenties.

VARIATIONS PHYSIOLOGIQUES DE LA GLYCÉMIE. On a évalué à 2 kilogrammes la
quantité de sucre versé dans le sang, pendant vingt-quatre heures (Bouchard).
Ce chiffre ne représente qu'une moyenne, calculée d'après le débit, supposé
connu, de la veine cave inférieure, et dans l'hypothèse que tout le sucre vient
du foie. On voit par là qu'il est sujet à discussion. Il est regrettable qu'on ne
puisse l'établir sur des bases plus sûres, car il serait d'un grand secours pour
fixer avec netteté les oscillations physiologiques de la glycémie. Ces oscillations
sont en rapport avec la plupart des grandes fonctions : digestion, respiration,
circulation, lactation.

Influences digestives. Bien que le sang ne tire pas directement des aliments
la glycose, ceux-ci n'en sont pas moins les matériaux de formation de la glycogène,
et l'on comprend par suite que la glycémie offre des rapports assez intimes avec
la digestion. L'abstinence élève d'abord légèrement le chiffre du sucre, puis
elle le fait graduellement diminuer, à mesure que la provision de glycogène
s'épuise dans les divers organes (foie et muscles); et le moment où le sucre
disparaît complétement précède de très-peu celui de la mort. Alors même que
la privation d'aliments est récente, la piqûre du bulbe ne produit plus ses effets
habituels, ou du moins l'hyperglycémie qui en est la conséquence s'élève rarement assez pour déterminer la glycosurie. De là le conseil de Cl. Bernard de
toujours exécuter cette expérience sur un animal bien nourri et en digestion.
C'est en effet à ce moment-là que la formation glycogénique dans le foie est le
plus active ; et bien que la proportion de sucre dans les vaisseaux sus-hépatiques
soit à peu près constante, on observe toujours une légère augmentation de deux
à trois heures après le repas. C'est à ce moment que la différence entre le sang
sus-hépatique et le sang porte est le plus marquée. A l'état de jeûne, ce dernier
est le plus pauvre en sucre de tout l'organisme; après un repas de fécules ou
de sucre, il est le plus riche, car alors il mène au foie les produits sucrés de la
digestion, sous forme de glycose. Mais le foie les arrêtant au passage ne laisse
pénétrer dans la circulation qu'une quantité de sucre régulièrement dosée.
Lorsque la veine porte est oblitérée par une ligature, lorsque son écoulement
est arrêté comme dans la cirrhose, le sang veineux qu'elle charrie, dévié de
son cours naturel, passe dans la circulation générale par les anastomoses sans
avoir été élaboré par le foie. Dans ces conditions, lorsque l'animal ou le malade
ont ingéré une forte quantité de glycose, tout leur sang se trouve brusquement
chargé d'un excès de sucre; et la glycémie qui dépend alors directement de
l'alimentation atteint pour quelques heures un chiffre très-élevé, la glycosurie
peut même se produire (Bernard, Lépine, Colrat, Couturier, Robineaud). Même à
l'état tout à fait normal, lorsque l'on a fait avaler à un animal une très-forte
quantité de sucre de canne, que le suc intestinal rend absorbable en le transformant en sucre interverti (mélange à parties égales de glycose dextrogyre et de
lévulose), on peut observer l'hyperglycémie et la glycosurie passagères. Le chien est
l'animal sur lequel on peut le plus facilement faire cette expérience avec succès.
L'excès de sucre dans la grande circulation peut être dû soit à l'impossibilité

où se trouve le foie d'arrêter et de transformer en glycogène une trop forte
quantité de glycose, soit à des reflux qui s'opèrent de la veine cave vers la
veine porte à travers le foie et qui, suspendant ou ralentissant le cours régulier
de la circulation dans cette dernière, forcent le sang à passer par les anastomoses dans la grande circulation, comme dans les cas de ligature ou de cirrhose
(Bernard).

Influences respiratoires, glycémie asphyxique. Chez un sujet bien nourri,
la proportion de sucre dans le sang reste toujours la même et la différence tend
à s'effacer entre la teneur respective des sangs veineux et artériel. Il suffit pour
troubler cet ordre de choses de provoquer certains désordres respiratoires, et
suivant la nature de ces désordres on verra le sucre diminuer ou augmenter;
ce dernier fait est la preuve évidente que la glycémie n'est pas liée à l'alimentation. A. Reynoso avait entrepris cette étude, mais dans des conditions
d'investigation défectueuses; M. Dastre l'a reprise avec plus de précision et de
succès; il est arrivé aux résultats suivants. L'asphyxie rapide détermine l'hyperglycémie; l'asphyxie lente, l'hypoglycémie. Grâce au dispositif de ses expériences
où il a procédé aussi bien par simple dépression que par confinement, on peut
affirmer que la surcharge du sang par l'acide carbonique n'est pas la cause de
ces phénomènes, et qu'il faut les attribuer uniquement à la privation d'oxygène.
Dans l'asphyxie rapide, l'hyperglycémie est due à l'excitation du foie par le
sang désoxygéné; dans l'asphyxie lente, l'hypoglycémie est le résultat de l'épuisement des réserves sucrées. Il est regrettable que l'auteur n'ait pas fait la contre-
partie de ce premier travail et n'ait pas étudié l'influence de la suroxygénation du
sang; cette étude n'eût pas manqué de donner des résultats pleins d'intérêt.

Influence des hémorrhagies. Les pertes de sang font varier le chiffre de
la glycémie : ce fait ne doit jamais être perdu de vue dans les expériences,
car les dosages du sucre ne peuvent se faire que par des prises successives de
sang, et si l'hémorrhagie ajoute son influence propre à celle des agents dont on
étudie l'action (excitations nerveuses, ligatures, anesthésies, etc.), on conçoit
de quels éléments complexes le chiffre trouvé représente la résultante. Aussi
est-il absolument nécessaire de faire des contre-expériences : si, par exemple, on
cherche l'influence de l'asphyxie rapide, recherche qui exige des prises de sang
peu abondantes, mais répétées à courts intervalles, on devra prendre deux
chiens dans les mêmes conditions; un seul sera soumis à l'asphyxie, mais à
tous les deux, aux mêmes moments on prendra les mêmes quantités de sang :
les dosages exécutés chez l'un donneront les variations de la glycémie par le
fait seul des hémorrhagies, et leur comparaison avec les dosages exécutés chez
le second permettront d'établir l'action propre de l'asphyxie. D'après Cl. Bernard.
« quand l'animal a éprouvé des pertes de sang modérées, on voit généralement
augmenter la quantité absolue du sucre, ainsi que les différences entre le sang
artériel et le veineux. Quand l'animal a éprouvé de grandes perturbations par
suite d'opérations ou d'hémorrhagies successives, l'égalité au point de vue du
sucre tend à s'établir dans les divers vaisseaux sanguins. » L'augmentation du
sucre peut même être telle qu'il survient de la glycosurie. Ces résultats généraux ne sont pas d'ailleurs assez précis pour permettre de prévoir quelle sera
dans un cas particulier l'influence des hémorrhagies : la quantité de sang perdu,
le délai qui s'est écoulé entre les diverses prises de sang, le poids de l'animal,
l'état de jeûne ou de digestion, peut-être même la sensibilité des réactions
nerveuses, sont autant de données qui font varier les conditions du problème :

car « la glycémie, ainsi que toutes les autres propriétés des liquides et des tissus, manifeste une oscillation physiologique incessante, une sorte d'équilibre instable perpétuel, en rapport avec la mobilité des phénomènes vitaux. »

Glycémie des nourrices. A ces oscillations normales de la glycémie se rattache la question de la glycosurie physiologique des nourrices. En 1856, M. Blot fit connaître à l'Académie de médecine que l'urine des nourrices et de certaines femmes dans les derniers temps de la grossesse contient du sucre, que ce fait, loin d'être chez elles exceptionnel et pathologique, est au contraire constant et normal, et que même on peut juger la valeur d'une nourrice à la quantité de sucre que contient son urine. Les recherches avaient été faites à l'aide de la liqueur de Fehling, de la potasse caustique, de la fermentation, du polarimètre, et semblaient tout à la fois mettre hors de doute la glycosurie des nourrices et l'assimiler absolument à la glycosurie des diabétiques. M. Leconte contesta cependant le résultat des recherches de M. Blot et attribua à un excès d'acide urique toutes les réactions observées par ce dernier. Les recherches ultérieures de Wiederhold, Schunk, Riedel, Kirschten, Brücke, Iwanoff, Louvet, de Sinéty, Johannowsky, Kaltenbach, ont donné en grande partie raison à M. Blot et établissent dans les termes suivants la question de la glycosurie physiologique des nourrices. Cette glycosurie est une sorte de diabète par résorption; elle existe toutes les fois que le lait sécrété ne peut s'écouler au dehors, ou plutôt toutes les fois qu'il y a « rupture de l'équilibre entre la production et la dépense de la glande mammaire » (de Sinéty). Aussi voit-on cette glycosurie survenir surtout au moment de la fièvre de lait, ou bien lorsque la lactation est suspendue brusquement par suite d'une maladie locale. Si la suppression du lait est due à une maladie générale grave, la glycosurie fait défaut, car dans ce cas c'est la sécrétion et non l'excrétion du lait qui est entravée. Le sucre contenu dans l'urine des nourrices n'est pas de la glycose, mais de la lactose, c'est-à-dire cette variété de sucre que seule dans l'organisme la glande mammaire sait fabriquer. Comme dans tout autre cas, l'apparition du sucre dans ce liquide est la conséquence de sa présence en quantité exagérée dans le sang : sur deux chiennes dont il avait supprimé l'allaitement, de Sinéty a constaté une hyperglycémie qui a duré quelques jours. Cet auteur ne dit pas malheureusement si le sucre trouvé en excès dans le sang est de la glycose ou de la lactose. Mais, puisque l'urine contient de la lactose, on ne s'expliquerait pas que l'hyperglycémie ne fût pas due à cette variété de sucre.

Influence des toxiques sur la glycémie. L'introduction dans l'économie de certaines substances toxiques modifie le chiffre du sucre hématique. L'arsenic pris à doses suffisamment fortes et prolongées détermine l'hypoglycémie, et empêche la piqûre du bulbe de produire sur la glycogénie ses effets habituels. Les inhalations d'éther ou de chloroforme peuvent au contraire être suivies d'une glycosurie passagère; on a cru pouvoir dans ce cas incriminer l'asphyxie; mais certains auteurs ayant fait observer que l'oxygène du sang peut n'être nullement diminué par les inhalations de chloroforme, cette interprétation paraît devoir être rejetée. L'empoisonnement par le curare est également suivi d'une glycosurie ou tout au moins d'une hyperglycémie passagère; mais ce résultat a été interprété de trois façons différentes. Pour Cl. Bernard, qui l'a le premier constaté, il s'agit d'une action spéciale de la substance sur le système nerveux. Schiff d'un côté, Dastre d'un autre, rendent responsables les troubles respiratoires. On sait qu'il est impossible de conserver vivant un animal curarisé sans

lui faire la respiration artificielle. D'après Schiff, c'est à l'influence même de
cette respiration qu'il faut attribuer le diabète; mais Cl. Bernard fait observer
que le curare peut rendre un lapin diabétique avant qu'on ait commencé la
respiration artificielle. Pour Dastre, « le diabète curarique n'est qu'une forme
du diabète asphyxique » ; toutes les fois qu'en pareil cas le sang contient moins
d'oxygène, il contient plus de sucre, et l'on est maître de déterminer l'hyperglycémie et la glycosurie en ralentissant le jeu de l'appareil de la respiration
artificielle. Ces résultats, ou plutôt ces interprétations si peu semblables,
appellent le contrôle d'expériences nouvelles : provisoirement nous laisserons le
diabète curarique au nombre des diabètes toxiques. Nous rappellerons seulement
qu'il ne peut être facilement produit, ainsi que l'a montré Cl. Bernard, que
chez un animal bien portant et en digestion; cette condition est d'ailleurs nécessaire dans la plupart des cas où l'on veut déterminer un diabète artificiel. Chez un
sujet à jeun, on peut obtenir l'hyperglycémie, mais assez rarement la glycosurie.

Ce ne sont pas les seules substances capables de produire de pareils effets :
« Bernard a signalé l'oxyde de carbone; Külz, la métyldelphinine; F.-A. Hoffmann,
le nitrite d'amyle; Naunyn, l'acide chlorhydrique; Pavy, l'acide phosphorique;
Almén, la térébenthine; Rosenbach, le sublimé; et j'ai moi-même observé la
glycosurie dans l'empoisonnement mercuriel; Leconte, le nitrate d'urane;
Levinstein, Eulenburg, Eckhardt, la morphine; Feltz et Ritter, Levinstein,
l'hydrate de chloral; Goltz, l'acide lactique ingéré en grande quantité » (Bouchard).

MODIFICATIONS PATHOLOGIQUES DE LA GLYCÉMIE. Les maladies peuvent comme
les substances toxiques influencer la glycémie. L'étude de ce point est malheureusement à peine ébauchée. La saignée a été peu à peu proscrite de la pratique
médicale depuis l'époque où la présence du sucre a été reconnue dans le sang,
de telle façon qu'il est actuellement difficile de pouvoir faire sur cette question
une série de recherches suffisantes.

Certaines affections diminuent la teneur en sucre; de ce nombre sont en
général les inflammations. Il est probable que les lésions destructives du foie
(cirrhose, cancer, etc.) doivent agir dans le même sens et diminuer le sucre,
comme elles diminuent l'urée; mais ce n'est là pour ainsi dire qu'une vue
théorique, que l'examen direct n'a pas suffisamment encore sanctionnée.

Dans d'autres cas, le sucre est augmenté dans le sang. Sans nous préoccuper
encore de la pathogénie de ces affections, il est une question préalable qu'il
importe d'élucider : la glycose pathologique est-elle la même que la glycose
physiologique? Pour les Anciens, qui méconnaissaient la glycémie normale,
cette question ne se posait même pas; les premiers auteurs qui, après Cl. Bernard, étudièrent le diabète, acceptèrent sans la contrôler l'identité du sucre dans
ces circonstances si différentes; et en réalité il semble bien en être ainsi. Cependant
Cantani a cru pouvoir édifier toute une théorie sur l'opinion opposée : d'après
lui, les diabétiques présentent dans leur urine une glycose semblable à celle du
sang normal, mais leur sang contient une glycose différente, *paraglycose*, qui
se distingue par ses réactions polarimétriques et qui se transforme en vraie
glycose au moment de son passage à travers le filtre rénal. Cette hypothèse que
l'auteur étaie de l'analyse du sang de quatre diabétiques a été réfutée par
Bernard, qui a donné expérimentalement et cliniquement la preuve du contraire.
Cependant on ne saurait nier que Cantani ait ouvert une voie nouvelle; si
dans la plupart des cas le sucre diabétique est identique au sucre normal du

sang, peut-être n'en est-il pas toujours ainsi. Il existe des faits incontestables d'inosurie soit permanente, soit alternante avec la glycosurie. Si de pareils cas étaient fréquemment constatés par des observations précises, il faudrait en tenir compte dans la pathogénie du diabète. Dans la généralité des cas cependant le sucre pathologique est identique à celui du sang normal.

L'hyperglycémie est la lésion fondamentale de tout ce groupe d'affections qu'on englobe sous le nom de diabète sucré. Elle donne au sang des caractères particuliers, entre autres un défaut de coagulabilité que tous les auteurs sont d'accord à signaler. Elle entraîne comme conséquence de l'imprégnation des tissus par le sucre un grand nombre de lésions que l'on trouvera soigneusement décrites dans l'article DIABÈTE. Elle peut aboutir à des décompositions ou à des modifications chimiques du sang, dont la plus grave et la plus curieuse est l'acétonémie. Mais elle n'est elle-même que le résultat de troubles plus profonds portant sur les fonctions glycopoétiques, et l'action et le mécanisme de ces troubles qui font l'objet de la pathogénie du diabète sont loin d'être encore suffisamment connus. Nous verrons plus loin les diverses théories qui ont été proposées et que nous ne pourrons aborder qu'après avoir épuisé l'étude de toutes les questions relatives à la glycémie.

Certaines affections, sans déterminer l'hyperglycémie permanente qui caractérise le diabète véritable, peuvent momentanément se compliquer de glycosurie, c'est-à-dire provoquer un accroissement temporaire du sucre du sang. C'est ainsi que dans divers cas d'épanchement pleurétique, de fièvre typhoïde, de rhumatisme articulaire aigu, d'insuffisance aortique, M. Marc Laffont a trouvé des proportions variables de sucre dans l'urine. Les suppurations prolongées, les gangrènes étendues, la cachexie palustre, comptent souvent la glycosurie au nombre de leurs symptômes. La difficulté est grande de savoir quelle est en pareilles circonstances la cause vraie de ces hyperglycémies; si quelques-unes (pleurésie, pneumonie) peuvent être assimilées à la glycémie asphyxique, la plupart sont d'une interprétation fort obscure. Les troubles circulatoires, les excitations nerveuses, les altérations du sang, les lésions parenchymateuses des organes glycopoétiques, se rencontrent à des degrés divers réunis chez les sujets qui présentent ces glycosuries, dont une interprétation exacte ne saurait être actuellement établie.

Bock a signalé récemment la présence du sucre dans plusieurs liquides pathologiques (épanchements pleurétiques, ascite, sérosité de l'œdème) en proportion plus forte que dans le sang normal chez des sujets qui n'étaient nullement diabétiques. Quincke, sur six ponctions pratiquées chez un cirrhotique, a trouvé quatre fois du sucre dans le liquide de l'ascite. Nous-même, ayant analysé ou fait analyser à trois reprises le liquide ascitique d'un cirrhotique dans le service de M. le professeur Pitres, nous avons pu retrouver du sucre en quantité faible, mais appréciable. Ces faits ne sont pas sans quelque importance. Se rattachent-ils à une augmentation de la glycémie insuffisante pour provoquer la glycosurie? C'est peu probable, puisque la cirrhose doit plutôt abaisser qu'élever le chiffre du sucre. Dans les cas de cirrhose, on peut supposer peut-être que le sérum exhalé, provenant des vaisseaux porte, se trouve riche en sucre grâce aux produits de la digestion qu'il charrie avec lui, et que c'est à cette circonstance que l'on doit la présence de la glycose dans certaines ascites. C'est possible, mais cette interprétation ne saurait s'appliquer aux cas où il s'agit d'œdème des membres ou de pleurésie. Y aurait-il alors une production locale de sucre indépendante de l'état du sang? Les tissus malades reprendraient-ils alors leur propriété glycogénique embryonnaire? C'est à des études plus complètes qu'il appartient de décider à laquelle de ces hypothèses il convient de se ranger ou plutôt s'il n'est pas nécessaire d'en formuler d'autres.

DESTRUCTION DU SUCRE DANS L'ORGANISME. Nous avons recherché la présence du sucre dans le sang, nous en avons étudié l'origine et les oscillations. Il nous faut maintenant déterminer comment il disparaît. En effet le foie, et dans certaines conditions d'autres organes, versent continuellement du sucre dans la circulation, et cependant le chiffre de la glycose hématique reste à peu près constant. Cet état ne peut s'expliquer que par une destruction ou une élimination du sucre égale à la production. A l'état normal le sucre n'est pas rejeté de l'organisme en nature. On ne constate sa présence dans aucune sécrétion, ou du moins il n'y apparaît que rarement et en petite quantité. C'est ainsi que Brücke, Pavy et quelques autres, pensent qu'il en existe dans l'urine. Mais la difficulté même du dosage prouve que, si le fait est vrai, la proportion de glycose est si minime qu'elle est réellement de nulle importance, et que le rein ne peut à aucun titre être considéré comme le point d'écoulement du sucre contenu dans le sang. Plus récemment on en a trouvé quelques traces dans la bile; la même réflexion s'applique à cette découverte. Il paraît plus vraisemblable d'admettre avec Cl. Bernard que les glandes ne sont pas chargées physiologiquement de l'élimination du sucre, mais que dans certaines conditions non encore déterminées d'alimentation, de pression vasculaire, et peut-être d'excitation nerveuse, elles peuvent enlever au sang un peu de sa glycose, alors même que celle-ci ne dépasse pas ou dépasse de très-peu le taux normal. Il est bien entendu que ces considérations ne s'appliquent qu'à la glycémie physiologique. Lorsque dans le diabète spontané ou artificiel l'hyperglycémie atteint ou surpasse le chiffre de 5 pour 1000, alors le sucre s'échappe par le rein d'abord, puis par tous les émonctoires; il imprègne les tissus dont il modifie la composition et le fonctionnement. Mais dans tous ces phénomènes l'excès seul de la glycose est en jeu, et ils n'ont rien de commun avec la disparition du sucre dans un organisme sain.

Puisqu'il n'est pas éliminé en nature, il doit être détruit. Où et comment s'opère cette destruction? Tel est le double problème qu'il nous faut résoudre. En se fondant sur la différence de la teneur du sang veineux et du sang artériel, Cl. Bernard a pensé que le sucre disparaît au niveau des capillaires de la circulation générale. Mering et Pavy sont à peu près les seuls qui aient contesté la justesse de ces résultats et soutenu que la proportion est égale dans les deux sangs. Nous avons vu plus haut les objections et les réserves qui ont été formulées. Cl. Bernard lui-même n'avait pas toujours professé cette théorie; il avait supposé après ses premiers travaux que le sucre disparaît dans les poumons, opinion qui a été adoptée par Alvaro Reynoso et par Jaccoud. Il est de fait que chacun peut citer des résultats en faveur de sa doctrine : si, d'un côté, la plupart des dosages montrent l'infériorité en sucre du sang veineux par rapport au sang artériel, si Chauveau a trouvé une égalité parfaite entre le sang de l'artère et celui de la veine pulmonaire, il n'est pas moins vrai que dans la plupart des dosages cités par Cl. Bernard on trouve une différence des plus notables entre la teneur du sang des deux ventricules, l'infériorité appartenant au ventricule gauche, et que même, dans quelques cas, le sang artériel a été moins riche que le sang veineux. En présence de ces contestations, en présence des faibles différences signalées qui dépassent rarement 50 centigrammes pour 1000 et qui sont calculées d'après des quantités minimes de sang, en présence aussi des difficultés de dosage et des innombrables chances d'erreur, nous ne pouvons, malgré la grande autorité de Cl. Bernard, nous décider à considérer la question comme résolue et nous préférons attendre de nouvelles lumières.

Si ce premier point est encore en litige, il est difficile de bien élucider le second : le mode de destruction. On a cependant tenté de le faire. A. Reynoso, guidé par des idées théoriques et par son opinion sur le lieu de la destruction du sucre, avait pensé que le sucre disparaît par oxydation, ce qui serait en somme d'accord avec les faits plus récemment observés de glycémie asphyxique (Dastre), de glycosurie chez les vieillards dont le poumon atrophié est devenu insuffisant (Dechambre), de diminution dans la quantité quotidienne d'oxygène absorbé par les diabétiques (Voit et Pettenkofer). Mais ce ne sont que des arguments théoriques, auxquels on peut en opposer d'autres tirés des mêmes faits. Qu'importe que l'apparition du sucre en excès dans le sang coïncide avec une désoxygénation plus ou moins forte de ce liquide, si on ne prouve pas en même temps que dans ces conditions il n'y a pas excès de production ? Dans un pareil problème il y a deux termes à établir : la quantité produite et la quantité détruite. Toute opinion qui ne voit que l'une des deux est attaquable au nom de l'autre. C'est ce qu'a très-bien compris M. Bouchard qui a cherché à établir son opinion de la façon suivante : la quantité d'oxygène absorbée en un jour est de 850 grammes ; la quantité de sucre détruite dans le même temps, et calculée d'après la différence des sangs artériel et veineux et le nombre des révolutions circulatoires totales, est de 2 kilogrammes environ ; le poids d'oxygène nécessaire pour transformer toute cette glycose en eau et en acide carbonique est un peu supérieur à 2 kilogrammes, c'est-à-dire dépasse de beaucoup la quantité d'oxygène quotidiennement consommée. Donc, alors même qu'une partie du sucre disparaît par oxydation, il est matériellement impossible que la totalité subisse ce mode de destruction, puisque tout le gaz respiré n'y suffirait pas. Le procédé est à coup sûr ingénieux, mais les données sur lesquelles sont établies les conclusions sont-elles inattaquables ? On connaît sans doute par l'observation directe le poids de l'oxygène respiré par vingt-quatre heures. Mais le nombre des révolutions du sang, mais la différence des deux sangs veineux et artériel, ne sont-ils pas sujets à contestation ? Tant que ces points ne seront pas mis hors de doute, la méthode, si bonne en elle-même, proposée par Bouchard, ne sera pas applicable.

Si le sucre ne disparaît pas par oxydation, par quel procédé est-il détruit ? Pettenkofer et Voit pensent qu'il subit dans le sang des transformations inconnues et qu'il est éliminé sous forme d'eau et d'acide carbonique par la respiration. Blondeau et Hudson Fort croient qu'il passe à l'état d'acide lactique et de lactate de soude, sous l'influence d'une fermentation dans laquelle les globules sanguins joueraient un rôle important. Pour Cl. Bernard enfin, il servirait à la nutrition des tissus en se détruisant dans les capillaires sous l'influence d'une fermentation. Cette hypothèse d'une fermentation n'ajoute rien, il nous semble, à la question. Tous les actes nutritifs d'assimilation et de désassimilation ne sont-ils pas en effet de véritables fermentations ? Lorsqu'un microbe mis au contact d'un liquide le fait fermenter, que fait-il, sinon lui emprunter les éléments nécessaires à sa nutrition et à sa reproduction, et provoquer par la soustraction de ces éléments des décompositions et des dédoublements dans ce liquide ? Lorsqu'une cellule vivante puise dans le sang les matériaux qui lui sont nécessaires pour vivre et fonctionner, n'agit-elle pas d'une façon tout à fait analogue au ferment? Le microbe dans ce cas, la cellule dans l'autre, se nourrissent aux dépens du liquide qui les baigne. Les processus sont analogues, sinon identiques ; et c'est peut-être faire une distinction subtile que de vouloir à toute force isoler les ferments dans notre organisme. Pourquoi la cellule même ne serait-elle pas le ferment? Ce qu'il faudrait rechercher, si réellement, comme le dit Bernard, le sucre sert à la nutrition des tissus, ce serait quels organes, quels tissus, quels éléments anatomiques en consomment le plus, quelles sont les circonstances qui activent ou ralentissent cette consommation. Mais la science est loin d'être assez avancée pour aborder ces études ; et le problème du mode de destruction du sucre, comme celui du point précis de cette destruction, reste encore en suspens.

RÔLE PHYSIOLOGIQUE DU SUCRE DANS L'ÉCONOMIE. THÉORIES PATHOGÉNIQUES DU DIABÈTE. Les pages qui précèdent ont été surtout consacrées à l'étude des faits ; les hypothèses n'y ont tenu que peu de place. Le moment est venu de faire la synthèse des notions acquises et d'étudier si elles justifient les théories émises pour expliquer le rôle physiologique du sucre dans l'organisme et, question connexe, la pathogénie du diabète sucré. La présence du sucre dans l'organisme a été interprétée de bien des manières différentes : pour les uns, elle s'explique par les phénomènes de l'absorption intestinale, pour les autres la glycose est un produit de l'organisme, mais ceux-ci sont loin d'être d'accord entre eux, et tandis que pour certains elle est un produit purement pathologique, d'autres la considèrent comme une substance utilisable, destinée à la nutrition des tissus et, pour parler le langage classique, récrémentitielle, et les troisièmes enfin comme un résidu, comme un déchet, comme une matière excrémentitielle. Les théories, on le voit, sont nombreuses. Encore faut-il ajouter que chacune de celles que nous avons énumérées comporte plusieurs variétés, de telle façon que le nombre total ne serait pas inférieur à trente-sept.

On ne saurait dès à présent admettre dans son intégrité primitive la théorie alimentaire. Les faits sont trop précis à cet endroit. Le sucre hématique vient si peu de l'alimentation féculente ou sucrée que le premier effet de l'abstinence est d'élever légèrement le taux de la glycémie. Mais ce qui est faux de l'état physiologique ne pourrait-il pas être vrai de l'état pathologique? En d'autres termes, dans le diabète, l'hyperglycémie ne pourrait-elle pas être due à une introduction exagérée de sucre par les voies digestives? Cette supposition appartient à Bouchardat; pour lui les sucs digestifs du diabétique transforment trop rapidement en sucre les substances amylacées de l'alimentation. De là entrée dans le sang d'une quantité exagérée de glycose, hyperglycémie, glycosurie, diabète (théorie gastro-intestinale). Si certains faits cliniques semblent venir à l'appui de cette théorie en montrant que la suppression de tout aliment féculent ou sucré fait disparaître la glycosurie, d'autres peuvent au contraire être cités où un régime alimentaire purement azoté n'a nullement modifié les symptômes de la maladie. La théorie est donc au moins insuffisante.

Toutes les hypothèses relatives au diabète, qui considèrent la glycémie comme un phénomène absolument anormal, sont condamnées d'avance par les faits que nous avons étudiés et qui paraissent si clairement démontrer l'existence de la glycémie normale. Nous les rappellerons cependant brièvement :

1° Pour Pavy et pour Schiff, la glycogène contenue dans le foie ne doit pas se transformer en sucre à l'état physiologique, parce que pour le premier le ferment nécessaire à cette métamorphose est tenu par l'influence du système nerveux à l'écart de cette glycogène, et que pour le second ce ferment n'existe pas. Mais, quand cette influence s'affaiblit ou disparaît, ou bien quand l'arrêt partiel ou général de la circulation permet au ferment de se produire, la transformation de la glycogène en glycose s'opère : de là l'apparition du sucre dans le foie après la mort ou du diabète pendant la vie. Sans relever ce qu'il peut y avoir de bizarre dans l'isolement où le système nerveux tient ce ferment ou dans sa naissance spontanée à l'occasion d'un simple arrêt du sang, nous nous bornons à renvoyer aux analyses si nombreuses et si concordantes, qui ont toujours constaté la présence du sucre, sinon dans le foie, du moins dans le sang recueilli chez l'animal vivant.

2° Popper a attribué la glycémie diabétique à un tout autre mécanisme : le suc pancréatique à l'état normal aurait pour fonction de dédoubler les graisses en glycérine et en acides gras qui, transportés au foie, s'uniraient à la matière glycogène pour former l'acide cholalique. Lorsque ce suc est altéré ou fait défaut, le dédoublement n'a pas lieu et la glycogène se transforme en sucre (*théorie pancréatique*). Cette explication qui a pour elle les nombreux cas d'atrophie du pancréas chez les diabétiques (Lancereaux, Lapierre) n'a jamais été, croyons-nous, vérifiée par la constatation de l'acide cholalique dans la bile des diabétiques. Elle nous paraît contredite par ce seul fait qu'un individu sain privé d'aliments gras ne devient pas diabétique ; enfin de nombreuses expériences ont été faites chez le lapin et démontrent que la ligature du canal de Wirsung suivie de l'atrophie complète du pancréas n'amène pas la glycosurie (Arnozan et Vaillard, 1881 ; Rémy, 1882).

Ces deux théories, celle de Popper comme celle de Schiff et de Pavy, ont le grave défaut de s'appuyer sur la négation d'un fait reconnu comme vrai : la glycémie physiologique. On ne saurait faire le même reproche à l'hypothèse de Zimmer qui reconnaît au sucre diabétique une origine tout à fait morbide, mais ne nie pas pour cela la présence normale du sucre dans le sang. C'est dans une nutrition anormale des muscles, dans une transformation anormale de leur glycogène, que la glycose diabétique aurait sa source. La grande fatigue musculaire qui est un des premiers degrés du diabète, la disparition de la glycosurie par une gymnastique méthodique, pourraient dans certains cas apporter à cette opinion un appui indirect. Ajoutons que Cl. Bernard ne la réfutait pas d'une façon formelle (*voy.* plus haut : *Glycogénie musculaire*), et qu'il ne voyait ni preuves à en donner ni objections pour la réduire à néant. On ne saurait qu'imiter la réserve du grand physiologiste.

C'est par ses propres théories que nous commencerons à étudier celles qui rattachent le diabète à la glycémie normale et doivent par conséquent se préoccuper tout d'abord du rôle du sucre dans l'organisme sain. D'après Cl. Bernard, la glycose est un élément indispensable à la nutrition des tissus. Chez le fœtus, elle se forme d'abord un peu partout en raison de l'activité des processus nutritifs et, à cette époque, l'hyperglycémie est un phénomène normal. Puis à mesure, que l'organisme se constitue, le foie prend le monopole de la fabrication du sucre. Chez l'adulte, le foie arrêtant les produits de la digestion qui lui arrivent par la veine porte, glycose et peptones, les emmagasine sous forme de glycogène, grâce à une transformation régressive de l'une et à un dédoublement des autres. Cette glycogène ainsi accumulée est à son tour transformée en glycose et versée

dans la grande circulation par un débit régulier, que modifient dans certaines
limites le travail digestif, l'activité respiratoire et l'influence nerveuse. Parvenu
dans le sang, le sucre traverse sans se modifier l'appareil respiratoire, est transporté dans les capillaires, et là sert à la nutrition des tissus, principalement des
muscles. Le sang revient par les veines appauvri en glycose, jusqu'au niveau du
foie où les veines sus-hépatiques lui apportent sans cesse une provision de sucre
destinée à réparer ses pertes. Telle est, dans ses principaux traits, la doctrine
du maître, relativement à la glycémie normale. Les physiologistes, qui admettent
après lui et comme lui la présence normale du sucre dans le sang, n'ont pas
tous admis cette doctrine, et considèrent le sucre non pas comme un produit
utilisable, mais comme un résidu de la nutrition des organes. A la tête des
dissidents est Rouget, et avec lui Jaccoud. La glycose est un produit de désassimilation comme l'urée, comme la créatinine, et la plupart des tissus sont aptes
à en former par le seul fait de leur rénovation. Aussi chez le fœtus trouve-t-on
partout de la glycogène (zoamyline), et l'enfant est-il alors le diabétique. Chez
l'adulte la glycogène, moins abondante peut-être, se rencontre sur un grand
nombre de points, où peut-être elle forme aussi du sucre. Le foie en forme une
grande quantité, c'est incontestable, mais en le fabriquant il n'accomplit pas
une fonction spéciale, il ne crée pas un produit utile aux autres organes, il fait
comme ces organes eux-mêmes, il vit, il se nourrit, et verse dans le sang veineux
les déchets de sa nutrition. La glycose, en un mot, n'est qu'un produit excrémentitiel.

Ces deux théories s'appuient sur un grand nombre de faits communs : présence normale du sucre dans le sang, dissémination de la glycogène chez le fœtus,
formation considérable du sucre dans le foie. Mais elles diffèrent radicalement
sur l'interprétation qu'il convient d'accepter, et le différend ne nous semble pas
près d'être tranché. La différence entre la teneur du sang veineux et du sang
artériel, alors même qu'elle serait aussi accentuée que Cl. Bernard avait cru
pouvoir le conclure de ses analyses, ne suffirait pas à le résoudre, si importante cependant qu'elle soit. Car les veines ne sont pas les seules voies de
retour, car le sang veineux est plus dilué que le sang artériel, car il pourrait se
faire que le sucre se détruisît dans le sang sans être utilisé par les organes
(Voit et Pettenkofer), car enfin il est certain qu'une quantité notable disparaît
dans la circulation pulmonaire. Bien des raisons ont été invoquées de part et
d'autre. La comparaison avec les végétaux où l'on voit les différents amidons
subir la transformation sucrée au moment de la maturation a été signalée par
Cl. Bernard à l'appui de sa doctrine; d'un autre côté, cette spécialisation chez
l'adulte d'une fonction généralisée chez le fœtus a paru singulière aux partisans
de Rouget. Mais ce sont là des raisons de sentiment qui n'ont que peu de
valeur. Tant qu'on n'aura pas découvert d'une façon précise et incontestable,
non-seulement le lieu, mais encore le mode de destruction du sucre dans l'organisme, l'hésitation sera permise entre ces deux théories.

A ces doctrines physiologiques se rattachent parallèlement des doctrines
pathologiques entre lesquelles nous serons tenu à garder la même réserve. Pour
Rouget « ce n'est pas à une maladie d'organe, mais à un trouble de nutrition
de divers tissus, qu'est due la présence dans les liquides excrémentitiels d'une
quantité considérable de sucre (diabète) ou de principes analogues (acide
lactique, inosite). Ce trouble de nutrition, cet état diathésique, qui n'est pas
sans analogie avec celui qui caractérise l'urée en excès et qui se combine quel-

quefois avec lui (goutte) résulte de deux éléments principaux : 1° le défaut d'assimilation, de transformation en substance amylacée d'une proportion plus ou moins considérable du sucre introduit par l'alimentation dans l'organisme qu'il ne fait que traverser; 2° la désassimilation plus rapide des substances amylacées des tissus. »

La théorie physiologique de Cl. Bernard a donné lieu à plus d'une interprétation de l'hyperglycémie pathologique. Celle-ci peut être due en effet, soit à un excès de production de glycose, soit à un défaut d'utilisation. L'excès de production, dans le premier cas, serait dû à un fonctionnement exagéré du foie, et c'est en effet ce que l'on pensa aussitôt que les premiers travaux de Bernard eurent révélé l'existence de la glycogénie hépatique. Il ne faudrait pas cependant, comme on a tenté de le faire, attribuer à une lésion de l'organe cette hypersécrétion de glycose. Le foie est souvent sain chez les diabétiques, et s'il produit trop de sucre, c'est par suite d'une lésion nerveuse portant sur le pneumogastrique (Masse, de Fleury), sur le bulbe (Bernard), sur le plexus solaire (Munk et Klebs), et réalisant par suite les conditions d'excitation ou de paralysie vasculaires que nous avons étudiées, ou bien c'est comme conséquence d'un trouble général de la nutrition. Dans cette hypothèse, que l'on doit à Bernard, c'est au milieu de certains troubles nutritifs mal définis, c'est lorsque les tissus dont le sucre est un élément essentiel viendraient à ralentir leurs échanges organiques, que le foie pour lutter contre cette torpeur sécréterait du sucre en plus grande abondance. L'hyperglycémie surviendrait ainsi, non comme phénomène morbide, non comme complication, mais à titre de réaction bienfaisante et compensatrice. Cette théorie n'a pas encore reçu la sanction de l'expérience.

Plusieurs médecins ont pensé que l'hyperglycémie était due non pas à l'excès de production, mais au défaut de destruction. Nous ne reviendrons pas sur la théorie de Cantani qui, s'appuyant sur la différence de la paraglycose du sang diabétique avec la glycose du sang normal, manque de base, puisque cette différence en réalité n'existe pas. Nous laisserons aussi de côté l'opinion de Mialhe, qui attribuait la permanence du sucre dans le sang à un défaut d'alcalinité de ce liquide qui n'a jamais été démontré, cette opinion a du reste été délaissée par son auteur même. A. Reynoso suppose que le sucre se détruit dans les poumons : de là apparition du diabète toutes les fois que la respiration est gênée ou ralentie. Bouchard, qui admet que la glycose se détruit dans les tissus pour servir à leur nutrition, fait observer que la température des diabétiques est inférieure en général à la normale. Il en conclut que chez eux la nutrition est ralentie, et que ce ralentissement a pour conséquence la non-utilisation du sucre produit par le foie et par suite l'hyperglycémie. Ainsi ces auteurs, qui admettent les principes de Bernard sur la fonction glycogénique du foie, arrivent, relativement à la disparition du sucre, à des théories tout opposées et par suite interprètent très-diversement la pathogénie du diabète. Les faits sur lesquels ils construisent leurs théories sont exacts, mais en revanche que de faits contradictoires ! d'ailleurs en les étudiant de près on reconnaît que ces explications sont possibles, sont vraisemblables, mais que rien ne prouve qu'elles soient vraies. Les preuves directes font défaut. Tout se passe dans certains cas comme si elles étaient exactes; dans d'autres cas elles sont absolument inapplicables. En de telles circonstances, on ne saurait donc les généraliser.

Au milieu de ce chaos de théories, les médecins qui tentent aujourd'hui de démembrer le syndrome diabète (Jaccoud, Lancereaux) nous paraissent marcher

dans une voie plus sûre. Comme le fait observer M. le professeur Picot, dans
son *Traité des grands processus morbides*, il y a autre chose à considérer que
la glycosurie dans le diabète, si important que soit ce symptôme. L'azoturie,
qui est la preuve de la désassimilation des matériaux protéiques, est un fait des
plus importants à signaler : or tantôt elle coexiste avec la glycosurie, tantôt elle
fait défaut. Qui pourrait assimiler complétement deux cas de diabète l'un avec
l'autre sans azoturie? A un autre point de vue, comment pourrait-on comparer
deux diabétiques, l'un gras, bien portant et vivant de longues années, l'autre
amaigri, affaibli, emporté en quelques mois par les progrès de la maladie? Que
dire de ces cas où l'inosite remplace la glycose dans l'urine? Comment enfin ne
pas différencier les faits où la suppression des fécules et du sucre alimentaires,
fait disparaître le diabète de ceux où le régime le plus sévère n'amène aucune
amélioration? Il est probable que le diabète à une pathogénie multiple, qu'il
n'est que la manifestation d'une série de troubles de la nutrition d'origine
différente, aboutissant tous à ce résultat commun : l'excès dans le sang des
substances sucrées. Le progrès sera l'œuvre des observations patientes et précises ;
bien établir les circonstances étiologiques de chaque cas, les troubles nerveux et
les troubles digestifs, surveiller attentivement les progrès de la dénutrition,
rechercher dans l'urine la proportion du sucre et des autres matériaux, reconn-
naître l'influence du régime, du traitement, de l'exercice et de l'inaction, en un
mot, ne laisser échapper aucun des points visés dans les diverses théories que
nous avons énumérées et faire en outre des autopsies minutieuses, c'est là le
travail qu'il faudra s'imposer pour chaque cas, si l'on veut avoir les éléments
nécessaires pour surprendre le secret de cette affection. A ce prix, mais à ce
prix seulement, la clinique pourra, comme elle l'a fait souvent, devancer la physiologie expérimentale dans la voie des découvertes.

HISTORIQUE.   Il y a un nom qui domine toute l'histoire de la glycémie, c'est
celui de Cl. Bernard. Depuis 1847, date où il découvrit la présence normale du
sucre dans le sang, jusqu'à la fin de sa vie, le grand physiologiste a fait de
toutes les questions qui se rattachent au sucre animal son étude de prédilection,
et c'est à lui qu'appartiennent la plupart des faits importants. Pendant toute
cette période il a édifié pièce à pièce les parties de son système et défendu
avec une admirable persévérance les résultats de ses expériences si violemment
attaqués. Si au cours de ces longues polémiques il a eu parfois à modifier
certaines opinions sous l'influence de nouvelles découvertes, il n'a jamais eu à
renier les faits qu'il avait avancés : l'interprétation pouvait changer, mais les
expériences avaient leurs conditions si bien déterminées qu'elles restaient inattaquables, admirable exemple de la précision et de la méthode qu'il a apportées
dans toutes ses recherches !

Avant ses travaux, la présence du sucre dans le sang des diabétiques avait été
reconnue, mais on pensait alors que les substances amylacées ou sucrées étaient
l'apanage exclusif du règne végétal; et tel était l'empire de cette idée que,
lorsqu'on eut constaté la glycémie diabétique, on expliqua ce fait « par un
trouble profond qui avait en quelque sorte transformé les fonctions animales en
fonctions végétales, en empêchant l'animalisation ou l'assimilation de l'azote
des aliments » (Cl. Bernard). A cette période de *glycémie pathologique* succéda
une courte période de *glycémie alimentaire*. Les études sur les actes de la
digestion ayant fait connaître la transformation en glycose des aliments fécu-

lents et sucrés, la présence de la glycose dans le sang fut considérée comme la conséquence de ces phénomènes. Il ne serait pas exact de croire cependant qu'à ce moment (1830-1845) cette opinion régnait à l'exclusion de toute autre. Les avis étaient au contraire des plus partagés. « Les médecins et les chimistes qui ont recherché la présence du sucre dans le sang se sont divisés en plusieurs camps : les uns, tels que Dobson, Rollo, Ambrosiani, Mac Grégor, admirent la présence du sucre dans le sang des diabétiques; les autres, tels que Nicolas et Guedeville, Vauquelin et Ségalas, Henry et Soubeiran, la nièrent; enfin un troisième groupe d'observateurs, tels que Wollaston, Bouchardat (1839), avancèrent que la présence du sucre dans le sang des diabétiques n'est pas une chose constante. » Ces divergences tenaient surtout aux défauts des procédés d'analyse, défauts qui portaient à la fois sur les conditions où l'on recueillait le sang et sur la nature des réactifs employés.

En fixant d'une façon précise ces conditions, en établissant la technique nécessaire, Cl. Bernard fait faire un immense progrès; il découvre le sucre dans le sang normal, en cherchant simplement par une expérience de contrôle si la glycose généralement regardée comme un résultat de la digestion des fécules ne pourrait pas se rencontrer dans le sang d'un animal soumis au régime azoté. Ainsi s'ouvre la période de la *glycémie physiologique*. Les analyses comparées du sang des divers vaisseaux, les analyses du foie, l'expérience du foie lavé, amènent peu à peu Bernard à la découverte de la glycogénie hépatique et de la matière glycogène. Les contradictions de ses adversaires suivent de près ses découvertes. Leur histoire ne serait maintenant que la répétition des différents points qui ont été exposés au cours de cet article, et il semble inutile d'y revenir. Parmi les travaux qu'a suscités cette étude, beaucoup ont fait faire de réels progrès, quelques-uns ont contribué à l'obscurcir. Trop pressés d'adapter des faits physiologiques encore incomplétement connus à des faits pathologiques incomplétement observés, certains auteurs se sont laissé entraîner à édifier des théories séduisantes, qui ont troublé les idées, qui ont eu en thérapeutique un retentissement quelquefois heureux, quelquefois funeste, et qui ont certainement contribué à retarder la marche scientifique.

Conclusion. S'il est possible de résumer en quelques conclusions les faits si complexes de la glycémie, il nous semble qu'on pourrait les établir de la façon suivante :

1° Le sang normal de l'homme et des animaux contient toujours de la glycose; 2° cette glycose, sauf des cas exceptionnels et spéciaux, ne vient pas directement de l'alimentation, mais elle est fabriquée aux dépens d'une substance glycogène que l'on trouve accumulée dans le foie et peut-être dans quelques autres organes; 3° les substances génératrices de la glycogène sont les produits de la digestion, à l'exclusion des corps gras; 4° la transformation de la glycogène en glycose s'opère surtout, sinon exclusivement, dans le foie, sous l'influence du système nerveux et avec des oscillations en rapport avec les variations de la pression vasculaire; 5° la question du rôle physiologique du sucre dans l'organisme, de ses qualités excrémentitielles ou récrémentitielles, n'est pas encore tranchée; 6° la pathogénie du diabète, qui probablement est multiple, qui peut reconnaître suivant les cas des interprétations différentes, ne pourra être établie que lorsque le rôle physiologique du sucre sera nettement connu et que des observations cliniques précises auront fourni à cette étude de nouveaux matériaux; 7° le premier progrès à accomplir, celui qui seul pourra permettre les autres, c'est un progrès d'ordre purement chimique, c'est celui qui consistera à bien connaître tous les corps glycosides, toutes ces substances qui sont intermédiaires à l'amidon ou à la glycogène d'une part, à la glycose de l'autre, substances que certains réactifs révèlent comme identiques à la glycose, que d'autres ne font pas même soupçonner et qui créent ainsi des causes d'erreur inévitables dans tous les dosages (*voy.* GLYCOSURIE). ARNOZAN.

BIBLIOGRAPHIE. — ABELES. *Présence du glycogène dans les tissus animaux.* In *Centralbl. f. Medicin*, 1876. — ARNOZAN et VAILLARD. *Ligature du canal de Wirsung chez le lapin.* In *Soc. de biol.*, 1881. — BÉCHAMP. *Recherche du glucose dans les liquides fermentés.* In *Montpellier médical*, avril 1875. — CL. BERNARD. *Compt. rend. de l'Acad. des sc. de 1847 à 1878.* — *Leçons sur le diabète*, 1877. — *Leçons sur les liquides de l'organisme.* — *Phénomènes de la vie communs aux végétaux et aux animaux.* — *Physiologie expérimentale.* — *Substances toxiques et médicamenteuses.* — *Leçons sur la glycogénie* (*Revue scientifique*, 1872). — *La glycémie et la glycogénie* (*Annal. de physique et de chimie*, 1870), etc. — BERTHELOT et DE LUCA. *Sucre formé avec le glycogène hépatique.* In *Soc. de Biol.*, 3e série, t. I. — BULTZ. *Réaction du sucre.* In *Zeitschr. f. analyt. Chemie*, Bd. XVII, 1877. — BLEILE. *Sucre contenu dans le sang.* In *Arch. f. Anat. u. Phys.*, 1879. — C. BOCK. *Sucre contenu dans les liquides de l'œdème.* In *Arch. de Du Bois-Reymond*, 1873. — BŒHM et HOFFMANN. *Action du sang défibriné sur les solutions de glycogène. Transform. du glycogène dans le sang.* In *Arch. f. experim. Pathol. u. Pharmak.*, 1877-1878. — BOUCHARD. *Maladies par ralentissement de la nutrition*, 1882. — BOUCHARDAT. *Annuaire de thérapeutique*, 1839 et suiv. — BRÜCKE. *Nouvelle méthode de préparer le glycogène.* Vienne, 1871. — CHANDELON. *Influence de la ligat. des artères sur le glycogène des muscles.* In *Arch. f. die gesammt. Phys.*, 1876. — COUTURIER. *Glycosurie en obstruction de la veine porte.* Thèse de Paris, 1875. — COLRAT. Même sujet. In *Lyon médical*, 13, 1875. — DALTON. *Formation du sucre dans le foie.* In *Arch. physiol.*, 1871-1872. — DASTRE. *Glycémie asphyxique.* Thèse de Paris, 1879. — DEMANT. *Décomposition du glycogène dans les muscles.* In *Zeitschr. f. Phys. u. Chemie.* — DREYFUS. *Pathogénie et accidents nerveux du diabète sucré.* Thèse d'agrég., 1883. — DUHOMME. *Note sur la glycosurie.* In *Bull. gén. de thérap.*, 1880. — EWALD. *Présence du sucre dans le sang à l'état sain.* In *Berlin. klin. Wochenschr.*, 1875. — FILEHNE. *Glycosurie par irritation du nerf dépresseur.* In *Centralbl. f. Med.*, 1878. — FINN. *Formation du glycogène et du sucre dans le foie.* In *Verhandl. der physik. med. Gesellsch. in Würzburg*, XI, 92. — FRANÇOIS-FRANCK. *Du nerf vertébral.* In *Soc. de biol.*, 1878. — GAUTIER. *Chimie appliquée à la physiologie, à la pathologie et à l'hygiène.* — GOLDSTEIN. *Formation de la matière glycogène dans le foie.* In *Verhandl. der phys. méd. Gesellsch. in Würzburg*, VII, p. 1. — HEIDENHAIN. *Diabète sucré au point de vue de la glycogénie.* Thèse de Kœnigsberg, 1874. — HOPPE-SEYLER. *Pouvoir rotatoire de la glycose.* In *Zeitschr. f. analyt. Chemie*, t. IV, p. 303, 1875. — HUSSON FONU. *Influence de la température sur la disposition du glycogène et du sucre hépatiques.* In *New-York Med. Journ.*, 1878. — JACCOUD. Art. DIABÈTE du *Dict. de médecine et de chirurgie pratiques.* — JOHANNOWSKY. *Sucre dans l'urine des femmes en couches.* In *Arch. f. Gynäk.*, XII, 448. — KALTENBACH. *Sucre de lait dans l'urine des accouchées.* In *Zeitschr. f. Geburtshülfe*, Bd. IV. — KNAPP. *Dosage du sucre.* In *Annal. der Chemie*, CL, IV, 1876. — KONYKOW. *Influence de certaines substances sur le glycogène du foie.* Saint-Pétersbourg, 1876. — KULZ. *Glycogène du foie humain.* In *Pflüger's Arch.*, XIII, p. 267. — KULZ et FRERICHS. *Influence de la ligature du cholédoque sur la quantité de glycogène du foie.* In *Arch. f. die gesammt. Physiol.*, 1876. — LAFFONT. *Glycosurie dans ses rapports avec le système nerveux.* In *Journ. d'anat. et de physiol.*, 1880. — LAPIERRE. *Lésions du pancréas dans ses rapports avec le diabète maigre.* Thèse de Paris, 1879. — LUCHSINGER. *Formation du glycogène dans le foie.* In *Pflüger's Arch.*, VIII, 1873. — DU MÊME. *Remarques sur la physiologie du glycogène.* In *Arch. f. die gesammt. Physiol.*, t. XVIII, p. 472. — DU MÊME. *Suspension artificielle de la saccharification chez les animaux vivants.* In *Pflüger's Arch.*, 1875. — LUSSANA. *Glycosurie et glycogénie hépatiques.* In *Giorn. ven. der scienz. medic.*, 1875. — KARL MAYDL. *Origine du glycogène.* In *Zeitschr. f. Physiol. u. Chemie*, 1879. — MAYER. *Formation du glycogène dans le foie.* In *Pflüger's Arch.*, XVII, 107. — MERING. *Voies d'absorption du sucre.* In *Arch. f. Anat. u. Physiol.*, 1877. — MORIGGIA. *Glucose animal pendant la vie intra-utérine.* In *Reale acad. der Lincei*, 1873. — MUSCULUS et DE MERING. *Action de la diastase et du suc pancréatique sur l'amidon et le glycogène.* In *Bull. de la Soc. chimiq.*, 1879, XXXI. — NAUNYN. *Sucre à l'état normal dans la bile des lapins.* In *Berlin. klin. Wochenschr.*, 1875. — PAVY. *Sucre dans l'urine normale.* In *Guy's Hosp. Reports*, 1876. — DU MÊME. *Nouvelles recherches sur la physiologie du sucre dans l'organisme animal.* In *the Lancet*, juillet 1881. — DU MÊME. *Nouvelles recherches sur le diabète.* In *the Lancet*, p. 322, août 1874. — DU MÊME. *Dosage du sucre par un réactif cupro-ammoniacal.* In *Med.*

Times and Gaz., mars 1879. — Pettenkofer et Voit. *Ueber die Zersetzungsvorgänge im Thierkörper bei Fütterung mit Fleisch und Fett,* 1873. — Picot. *Les grands processus morbides,* 1878. — Pirk. *Diabète sucré au point de vue de la glycogénie.* Thèse de Königsberg, 1874. — Possoz. *Emploi des liqueurs cupro-potassiques dans le dosage du sucre.* In *Comptes rendus,* 1872. — Quincke. *Glycosurie symptomatique.* In *Berlin. klin. Wochenschr.,* 1876. — Rémy. *Ligature du canal de Wirsung chez le lapin.* In *Soc. de biol.,* 1882. — Richet et Moutard-Martin. *Influence d'injections veineuses de sucre sur la sécrétion rénale.* In *Comptes rendus,* 1870. — Robin. *Art.* Tissu musculaire du *Dict. encyclop.* — Robineaud. *Glycosurie alimentaire dans les cirrhoses du foie.* Th. de Paris, 1878. — Rouget. *Des substances amyloïdes, de leur rôle dans la constitution des tissus animaux.* In *Journ. de la physiol.,* 1859. — G. Salomon. *Formation du glycogène dans le foie.* In *Centralbl. f. d. Med.,* 1874. — Scheele. *Glycogénie dans les épithéliums normaux et pathologiques.* Thèse de Berne. — Schiffer. *Influence de la température sur la richesse englycogène des muscles de la grenouille.* In *Centralbl. f. med. Wissensch.,* 1881. — Seegen. *Transformation du glycogène par les ferments salivaire et pancréatique.* In *Pflüger's Arch.,* XIX, 106. — Du même. *Action du foie sur les peptones.* In *Arch. f. die gesammt. Physiol.,* XXV, 165. — Seegen et Kratschmer. *Formation du sucre dans le foie* In *Ach. f. d. Physiol.,* XXIV. — De Sinéty. *État du foie chez les femelles en lactation.* In *Soc. de biol.,* p. 157, 1872. — Du même. *Glycosurie des femmes enceintes.* In *Soc. de biol.,* 1873, 1876, 1877. — Tanret et Villiers. *Identité du sucre musculaire et des sucres végétaux.* In *Comptes rendus,* 1878. — Vulpian. *Vaso-moteurs.* — Von Wittich. *Distribution du glycogène dans le foie.* In *Centralbl.,* 1875, 8. — Du même. *Glycémie et diabète sucré.* In *Handbuch der Physiologie* de Hermann, 1881. — Worm Müller et Hagen. *Titrage du glucose dans l'urine humaine et les liquides animaux.* In *Arch. von Pflüger,* XVI, 567. — Worm Müller. *Sensibilité de l'acétate et du formiate de cuivre comme réactifs du glucose.* In *Arch. von Pflüger,* XVI, 561. — Zimmer. *Muscles, sources de sucre dans le diabète.* In *Deutsche Klin.,* 1873. — Consulter en outre les articles : Diabète, Fœtus, Foie, Glycosurie, Sang, et la bibliographie de ces articles; *les traités du diabète :* Seegen, Cantani, Lécorché, Cyr, etc.; *les traités de physiologie de* Beaunis, de Béclard, Küss et Mathias Duval, Longet, etc.
A.

GLYCOL (Alcool éthylénique). $C^2H^6O^2$ ou $C^2H^4(OH)^2$. Ce corps a été obtenu en premier lieu par M. Würtz, qui en fait connaître les principales propriétés, en partant de l'iodure d'éthylène $C^2H^4I^2$. En traitant ce corps par l'acétate d'argent, en présence de l'acide acétique cristallisable, on obtient le composé acétique correspondant. Celui-ci, soumis ensuite à l'action de la baryte hydratée, est converti en hydrate éthylénique et acétate barytique. Ces deux réactions sont exprimées par les équations :

$$C^2H^4I^2 + 2C^2O^2H = 2^2g^3AgI + CAH^4(C^2H^3O^2)^2$$

$$C^2H^4(C^2H^3O^2)^2 + Ba(OH)^2 = C^2H^4(OH)^2 + (C^2H^3O^2)^2Ba$$

(*Annal. Chim. Phys.* (3), t. LV, p. 400). On n'a pas tardé à remplacer l'iodure d'éthylène par le bromure, plus facile à préparer, et l'acétate d'argent par l'acétate de potassium (Atkinson, *Phil. Magaz.* (4), t. XVI, p. 433).

Voici alors comment on opère. On fait bouillir pendant deux jours, dans un appareil à reflux, 1 molécule de bromure d'éthylène avec 2 molécules d'acétate de potassium, dissous dans le double de son poids d'alcool à 80 centièmes. On sépare la solution du bromure de potassium formé et on distille, en recueillant ce qui passe entre 140 et 250 degrés. Ce produit renferme un mélange de monoacétate et de diacétate d'éthylène, de glycol et de produits condensés. On le saponifie par la baryte et on soumet le produit saponifié à la rectification. On peut aussi effectuer la saponification en chauffant le mélange des acétates avec de l'eau à 100 degrés en tubes scellés (Debus).

On obtient directement du glycol en chauffant pendant dix heures 4 parties de bromure d'éthylène avec 4 parties de carbonate potassique dissous dans 16 parties d'eau, puis soumettant à la distillation (A. Zeller et Hucfner, *Journ.*

Prakt. Chem. (2), t. X, p. 270; Lietzenmeyer, *Lieb. Annal.*, CLXXX, p. 182).

M. Maxwell Simpson a obtenu directement du glycol en traitant le chloro-iodure d'éthylène C^2H^4ICl par l'oxyde d'argent humide ou par l'eau.

Propriétés. Le glycol est un liquide incolore, un peu visqueux, inodore, doué d'une saveur sucrée. Sa densité à 0 degré est égale à 1,125. Il distille sans altération à 197°,5; un mélange d'acétate ou d'eau abaisse beaucoup son point d'ébullition. Soumis au froid produit par l'acide carbonique et l'éther, le glycol s'épaissit sans se congeler.

Le glycol est soluble en toutes proportions dans l'eau et dans l'alcool; il ne se mélange pas à l'éther. Il dissout la potasse, la chaux, le bichlorure de mercure, le chlorure de zinc, mais ce dernier l'altère.

Le sodium se dissout dans le glycol avec dégagement d'hydrogène, en donnant le glycol monosodé $C^2H^4 \begin{cases} ONa \\ OH \end{cases}$ et le glycol disodé $C^2H^4(ONa)^2$.

Action des réactifs. Le glycol est inoxydable à l'air, mais additionné d'un peu d'eau et mis en contact avec du noir de platine, en présence de l'air, il s'oxyde énergiquement et se transforme en acide glycolique $C^2H^3(OH)O^2$; la réaction peut être assez vive pour enflammer le glycol.

L'acide azotique concentré dissout le glycol et ne tarde pas à produire une vive réaction, qui donne naissance à de l'acide oxalique $C^2H^2O^4$. En modérant l'action de l'acide azotique, on obtient du glyoxal $C^2H^2O^2$ et de l'acide glyoxylique $C^2H^2O^3$ (Debus).

La potasse transforme de même, à 250 degrés, le glycol en acide oxalique, avec dégagement d'hydrogène.

L'acide chlorhydrique et l'acide bromhydrique transforment le glycol en chlorhydrine $C^2H^4(OH)Cl$ ou bromhydrine $C^2H^4(OH)Br$; l'acide iodhydrique fournit l'iodure d'éthylène $C^2H^4I^2$. Avec le perchlorure de phosphore, on obtient le chlorure d'éthylène.

L'action des chlorures d'acides sur le glycol conduit aux éthers mixtes de cet alcool diatomique. C'est ainsi que le chlorure d'acétyle fournit l'acétochlorhydrine :

$$C^2H^4(OH)^2 + C^2H^3OCl = C^2H^4 \begin{cases} Cl \\ OC^2H^3O \end{cases} + H^2O.$$

On obtient aussi ces éthers mixtes par l'action d'un mélange d'acides (par exemple, acide chlorhydrique et acide acétique).

Dérivés du glycol. *Oxyde d'éthylène* C^2H^4O. Ce composé, isomérique avec l'aldéhyde, représente l'anhydride ou éther du glycol. On l'obtient en traitant la monochlorhydrine du glycol par la potasse à une douce chaleur :

$$C^2H^4(OH)Cl + KHO = C^2H^4O + KCl + H^2O.$$

C'est un liquide incolore, qui bout à 13°,5 et qu'on peut recueillir à l'état gazeux sur la cuve à mercure légèrement chauffée. La densité de l'oxyde liquide est égale à 0,895. Il est soluble en toutes proportions dans l'eau, dans l'alcool et dans l'éther. Il ne se combine pas, comme l'aldéhyde, avec le bisulfite de sodium, et ne forme pas de combinaison cristallisée avec l'ammoniaque. Il réduit le nitrate d'argent, mais moins facilement que l'aldéhyde.

L'oxyde d'éthylène est doué d'une grande puissance de combinaison. Il s'unit directement à l'hydrogène, au brome, à l'eau, à l'ammoniaque. Il se combine, à la manière des oxydes métalliques, aux acides, en donnant les éthers du glycol, et peut même déplacer de leurs sels certains oxydes métalliques, par exemple, la magnésie. Lorsqu'on mélange sur la cuve à mercure de l'oxyde d'éthylène et du gaz chlorhydrique, il y a condensation des deux gaz et formation de glycol monochlorhydrique.

En contact prolongé avec l'eau, ou bien immédiatement à 100 degrés, l'oxyde d'éthylène s'y combine et produit du glycol.

L'hydrogène naissant convertit l'oxyde d'éthylène en alcool. L'oxygène le transforme en acide glycolique. Le brome s'unit à froid à l'oxyde d'éthylène en donnant l'*oxybromure* $(C^2H^4O)^2Br^2$, qui se dépose du jour au lendemain en beaux cristaux rouges. Ceux-ci sont décomposés par le mercure, qui s'empare du brome et produit un liquide incolore, doué d'une odeur éthérée, bouillant à 102 degrés et cristallisant à 9 degrés. C'est le *dioxyéthylène* $(C^2H^4)^2O^2$ ou $C^2H^4\diagup^{O}_{O}\diagdown C^2H^4$; densité $= 1,048$.

L'oxyde d'éthylène, qui s'unit ainsi à lui-même, peut aussi se combiner au glycol. Il produit ainsi les *alcools polyéthyléniques*[1] :

$$C^2H^4(OH)^2 + C^2H^4O = (C^2H^4)^2O(OH)^2$$
Glycol diéthylénique.

$$C^2H^4(OH)^2 + 2\,C^2H^4O = (C^2H^4)^3O^2(OH)^2$$
Glycol triéthylénique.

$$C^2H^4(OH)^2 + 3\,C^2H^4O = (C^2H^4)^4O^3(OH)^2$$
Glycol tétréthylénique.

Le *glycol diéthylénique* est un liquide incolore, épais, distillant vers 250 degrés, d'une densité égale à 1,132, soluble dans l'eau et dans l'alcool. L'acide azotique le transforme en acides glycolique et oxalique et en acide déglycolique $C^2H^4O(CO^2H)^2$, un isomère de l'acide malique.

Le *glycol triéthylénique* est un liquide épais, distillant à 285-289 degrés (Würtz, *Annal. Chim. Phys.* (3), LV, p. 427, et LXIII, p. 317 et 355 ; Lourenço, *ibid.*, t. LXVII, p. 274).

L'ammoniaque aqueuse agit dans l'oxyde d'éthylène avec dégagement de chaleur. Il se produit trois bases : l'*oxyéthylénamine* $C^2H^4.OH.AzH^2$ (isomère de l'aldéhydammoniaque) ; la *dioxéthylénamine* $(C^2H^4OH)^2AzH$ et la *trioxéthylénamine* $(C^2H^4OH)^3Az$. Ces bases sont sirupeuses, solubles dans l'eau, à réaction très-alcaline. Leurs chlorhydrates s'obtiennent directement par l'action de l'ammoniaque sur la monochlorhydrine du glycol (Würtz).

Si l'on traite la chlorhydrine par la triméthylamine, on obtient le chlorhydrate d'une base qui est identique avec la *choline* ou *névrine* retirée de la bile et qui constitue l'*hydrate de triméthyloxéthylammonium* $\left.\begin{array}{l}C^2H^4.OH\\(CH^3)^3\end{array}\right\}Az.OH$ (Würtz, *Compt. rend.*, t. LXV, p. 1015).

---

[1] Si l'on fait usage des formules de structure du glycol $\begin{array}{l}CH^2.OH\\|\\CH^2.OH\end{array}$ et de l'oxyde d'éthylène $\begin{array}{l}CH^2\\|\diagdown\\CH^2\diagup\end{array}O$, cet alcool diéthylénique, par exemple, est représenté par $O\diagup^{\displaystyle CH^2 - CH^2(OH)}_{\displaystyle CH^2 - CH^2(OH)}$.

Éthers du glycol. Par sa nature d'alcool diatomique, le glycol donne naissance à deux classes d'éthers. On les obtient, soit en partant du glycol qu'on traite par un acide, soit en partant du chlorure, du bromure ou de l'iodure d'éthylène. Ces derniers constituent les éthers halogénés complets du glycol. Nous ne décrirons ici que les principaux éthers du glycol.

Monacétine ou *glycol monacétique* $C^2H^4(OH)(OC^2H^3O)$. On l'obtient en traitant 1 molécule de bromure d'éthylène par 1 molécule d'acétate de potassium en solution alcoolique, ou bien en chauffant le glycol avec de l'acide acétique. C'est un liquide incolore, huileux, neutre, soluble dans l'eau et dans l'alcool, bouillant à 182 degrés.

Diacétine ou *glycol diacétique* $C^2H^4(OC^2H^3O)^2$. Par l'action de l'acétate d'argent sur l'iodure ou le bromure d'éthylène. Liquide incolore, distillant à 186 degrés, d'une densité égale à 1,128. Il est peu soluble dans l'eau.

Le *glycol monobutyrique* $C^2H^4(OH)(OC^4H^7O)$ est un liquide insoluble dans l'eau, soluble dans l'alcool, bouillant à 220 degrés. Le *glycol dibutyrique* bout à 240 degrés. Le *glycol acétobutyrique* $C^2H^4\left\langle{OC^2H^3O \atop OC^4H^7O}\right.$ distille à 208-215 degrés.

Le *glycol benzoïque* $C^2H^4(OC^7H^5O)^2$ cristallise dans l'éther en prismes orthorhombiques fusibles à 67 degrés. Il distille au-dessus de 366 degrés.

Glycol monochlorhydrique (monochlorhydrine) $C^2H^4(OH)Cl$. On sature le glycol par le gaz chlorhydrique, puis on distille. C'est un liquide soluble dans l'eau, bouillant à 128 degrés. La potasse le décompose à froid en dégageant de l'oxyde d'éthylène. Il se produit aussi par fixation directe de l'acide hypochloreux sur l'éthylène : $C^2H^4 + ClOH = C^2H^4\left\langle{OH \atop Cl}\right.$.

La *dichlorhydrine* n'est autre que le *chlorure d'éthylène* (liqueur des Hollandais).

Glycol monobromhydrique. $C^2H^4(OH)Br$. On l'obtient comme la monochlorhydrine, ou en chauffant le glycol avec le bromure d'éthylène. Il est peu soluble dans l'eau et distille à 147 degrés.

Le *glycol iodhydrique,* $C^2H^4(OH)I$, obtenu en chauffant la monochlorhydrine avec de l'iodure de potassium, est un liquide dense, qui ne distille pas sans décomposition.

Glycol sulfhydrique (mercaptan glycolique, thioglycol) $C^2H^4(HS)^2$. Huile incolore, d'une odeur désagréable, donnant, comme le mercaptan, des dérivés métalliques. On l'obtient en traitant le bromure d'éthylène par le sulfhydrate de potassium. En traitant de même le glycol monochlorhydrique, on obtient le *glycol monosulfhydrique* $C^2H^4.OH.SH$.

Glycol mononitrique $C^2H^4(OH)(AzO^3)$. Par le glycol monobromhydrique et l'azotate d'argent. Liquide jaunâtre, dense, soluble dans l'eau. En traitant le bromure d'éthylène, en solution alcoolique, par l'azotate d'argent, on obtient le *glycol dinitrique* $C^2H^4(AzO^3)^2$. C'est un liquide incolore, mobile, d'une densité égale à 1,4837 et faisant explosion par le choc.

Dérivés éthylés du glycol. On obtient la *monoéthyline* $C^2H^4\left\langle{OH \atop OC^2H^5}\right.$ en traitant le glycol monosodé par l'iodure d'éthyle. Liquide d'une odeur éthérée agréable, bouillant vers 135 degrés. Lorsqu'on traite ce corps par le potassium, on obtient le glycol éthylpotassique $C^2H^4(OK)(OC^2H^5)$ qui, par l'action de l'iodure d'éthyle, fournit le *glycol diéthylique* ou *diéthyline* $C^2H^4(OC^2H^5)^2$, composé isomérique avec l'acétal et qui distille à 123°,5.   Ed. Willm.

GLYCOLAMIDE. $C^2H^5AzO^2$. C'est l'*amide de l'acide glycolique* $CH^2(OH)$. $COAzH^2$, isomérique avec le glycocolle ou acide amido-acétique. On l'obtient par la distillation du tartronate d'ammonium :

$$CH(OH) \begin{cases} CO^2H \\ CO^2AzH^4 \end{cases} = CO^2 + H^2O + CH^2(OH)COAzH^2$$

(Dessaignes, *Compt. rend.*, t. XXXVIII, p. 44). Elle se forme aussi dans l'action de l'ammoniaque sur le glycolide ou sur le glycolate d'éthyle (Heintz, *Bull. Soc. Chim.*, 1863, p. 212). Elle forme des cristaux incolores, fusibles à 120 degrés. Elle ne donne pas, comme le glycocolle, de dérivés métalliques.
                    Ed. Willm.

GLYCOLIDE (*Anhydride glycolique*). $C^2H^2O^2$. Il se forme par la distillation sèche de l'acide tartronique $C^3H^4O^5$ (Dessaignes) ou en chauffant l'acide glycolique à 240 degrés (Heintz). C'est une substance blanche, incolore, insoluble dans l'eau froide. Elle fond à 180 degrés (à 240 degrés d'après Norton et Tcherniak). Un contact prolongé avec l'eau transforme le glycolide en acide glycolique. La potasse le dissout pour donner le glycolate de potassium. Il se produit aussi lorsqu'on chauffe le chloracétate de potassium (Kekulé) :

$$C^2H^2ClKO^2 = KCl + C^2H^2O^2.$$

L'ammoniaque convertit le glycolide en glycolamide. Les ammoniaques substituées agissent de même en donnant les glycolamides correspondantes, telles que la glycoléthylamine, la glycolanilide. Traitée par l'alcool absolu sous pression, le glycolide est converti en glycolate d'éthyle (Norton et Tcherniak, *Bull. Soc. Chim.*, t. XXX, p. 102).   Ed. Willm.

GLYCOLILURÉE. *Voy.* Hydantoïne.

GLYCOLIQUE (Acide) (*Acide oxacétique*). $C^2H^4O^3$ ou $CH^2(OH).CO^2H$. Cet acide a été obtenu pour la première fois par Sokolof et Strecker en traitant le glycocolle par l'acide azoteux, d'où le nom d'acide glycolique :

$$\underset{\text{Glycocolle.}}{CH^2(AzH^2).CO^2H} + AzO^2H = \underset{\text{Acide glycolique.}}{CH^2(OH).CO^2H} + Az^2 + H^2O$$

L'acide hippurique, traité par l'acide azoteux, se transforme de même en acide benzoglycolique $CH^2(C^7H^5O^2).CO^2H$ qui se dédouble facilement par fixation d'eau en acide benzoïque et acide glycolique (*Annal. Chem. Pharm.*, t. LXXX, p. 18).

Dessaignes l'a obtenu par hydratation de glycolide, préparé à l'aide de l'acide tartronique.

L'acide glycolique est un produit d'oxydation du glycol (Würtz), du glyoxal et de l'acide glyoxylique (Perkin et Duppa), ainsi que de l'alcool (Clœz, Lautemann). Inversement, il prend naissance par hydrogénation de l'acide oxalique (Schulze).

L'acide chloracétique, étant traité par un alcali, échange son chlore contre le groupe OH et est ainsi converti en acide glycolique :

$$CH^2Cl.CO^2H + KHO = CH^2(OH).CO^2H + KCl$$

Acide chloracétique.   Acide glycolique.

Cette réaction, observée en premier lieu par M. R. Hoffmann (*Annal. Chim. Phys.* (3), t. LII, p. 215), a été confirmée par les recherches de MM. Kekulé, Perkin et Duppa, Heintz. Si l'on chauffe le bromacétate d'argent, le chloracétate de potassium, les iodacétates avec de l'eau, il y a formation d'acide glycolique. Enfin, d'après MM. Fittig et Thomson, l'acide chloracétique lui-même se transforme directement en acide glycolique après quelques heures d'ébullition avec l'eau (*Annal. Chem. Pharm.*, t. CV. p. 286; *Phil. Magaz.* (4), XVIII, 54; *Pogg. Annal.*, t. CXII, p. 87; *Deut. Chem. Gesell.*, t. IX, p. 1197). M. Kekulé a observé la transformation inverse de l'acide glycolique en acide bromacétique par l'action de l'acide bromhydrique.

Pour préparer l'acide glycolique par oxydation de l'alcool, on dispose dans des éprouvettes à pied des couches successives d'alcool à 90 centièmes (500 grammes) d'eau et d'acide azotique de 1,35 de densité (440 grammes); les liquides se mélangent peu à peu par diffusion et réagissent lentement l'un sur l'autre à la température ordinaire, en dégageant des bulles de gaz. Après quelques jours, la réaction est achevée. On évapore par petites portions le liquide au bain-marie jusqu'à consistance sirupeuse. On réunit tous les résidus, on les dissout dans l'eau, on sature la solution par de la craie, et on filtre. La solution renferme les sels de chaux de l'acide glycolique et de l'acide glyoxylique, ainsi que du glyoxal. Pour effectuer la séparation des sels calciques, on les précipite par l'alcool et on reprend le précipité par l'eau bouillante. La solution aqueuse abandonne après quelques heures le glyoxylate de calcium, tandis que le glycolate reste dans les eaux-mères. Le glyoxal se retrouve dans l'eau-mère alcoolique. On peut transformer le glyoxal et l'acide glyoxylique eux-mêmes en acide glycolique par l'ébullition avec un lait de chaux; on augmente ainsi le rendement de l'acide glycolique et on en facilite la purification.

Pour mettre l'acide glycolique en liberté de son sel de chaux, on traite celui-ci par l'acide oxalique.

L'acide glycolique pur forme des cristaux incolores, fusibles à 80 degrés, très-solubles dans l'eau, l'alcool et l'éther. La distillation sèche le décompose en donnant principalement de l'aldéhyde formique.

L'acide glycolique, comme son homologue l'acide lactique, est monobasique, mais diatomique, c'est-à-dire qu'il ne renferme normalement qu'un atome d'hydrogène métallique, un second atome d'hydrogène, celui du groupe OH ayant remplacé le chlore de l'acide chloracétique, n'est remplaçable qu'exceptionnellement par un métal; mais on y substitue facilement un radical alcoolique ou un radical d'acide. Nous décrirons successivement les glycolates les plus importants, puis les dérivés par substitution alcoolique et par substitution acide.

GLYCOLATES. *Glycolate d'ammonium.* On ne connaît qu'un sel acide $C^2H^2(OH)O^2.AzH^4.C^2H^2(OH)O^3$, qui cristallise en aiguilles radiées très-solubles et qu'on ne peut sécher à 100 degrés sans décomposition.

Glycolate d'argent. $C^2H^2(OH)O^2Ag$. Il est cristallisable, peu soluble dans l'eau froide, décomposable par l'eau bouillante.

Glycolate de calcium. $[C^2H^2(OH)O^2]^2Ca + 4H^2O$. Il cristallise en fines aiguilles solubles dans 82 parties d'eau froide et dans 19 parties d'eau bouillante. Séparé de sa solution bouillante, il se présente en cristaux anhydres beaucoup moins solubles.

Glycolate de plomb. $[C^2H^2(OH)O^2]Pb$. Prismes clinorhombiques ou tables hexagonales. Il existe un glycolate basique à peu près insoluble dans l'eau.

Glycolate de zinc. $[C^2H^2(OH)O^2]^2Zn + 2H^2O$. Il se dépose par le refroidissement en croûtes cristallines. Il est soluble dans 26 parties d'eau froide.

Glycolate d'éthyle ou *éther glycolique* $C^2H^2(OH)O^2.C^2H^5$. Liquide incolore, distillant à 150 degrés. Densité $= 1.03$.

Dérivés alcooliques. Ils s'obtiennent en général par l'action des dérivés sodiques des alcools sur le chloracétate de sodium (Heintz).

Acide méthylglycolique. $C^2H^3(OCH^3)O^3$ ou $CH^2(OCH^3)CO^2H$. Liquide incolore, épais, bouillant à 198 degrés, soluble dans l'eau. C'est un isomère de l'acide lactique. Son *sel de zinc* $[C^2H^2(OCH^3)O^2]^2Zn + 2H^2O$ cristallise en octaèdres rhombiques aigus, solubles dans $5^p,6$ d'eau froide et solubles dans l'alcool.

Acide éthylglycolique. $C^2H^3(OC^2H^5)O^2$. Liquide distillant à 206-207 degrés. La chaleur le décompose en produisant de l'acide glycolique et de l'éthylglycolate d'éthyle :

$$2\; \begin{matrix} CH^2.OC^2H^5 \\ | \\ CO.OH \end{matrix} = \begin{matrix} CH^2.OH \\ | \\ CO.OH \end{matrix} + \begin{matrix} CH^2.OC^2H^5 \\ | \\ CO.OC^2H^5 \end{matrix}$$

Ce dernier éther distille à 155 degrés. L'ammoniaque le convertit en *éthylglycolamide*.

Acide phénylglycolique ou *phénoxacétique.* $C^2H^3(OC^6H^5)O^2$. Il est cristallisable, fusible et sublimable. Il est soluble dans 100 parties d'eau, plus soluble dans l'alcool.

Dérivés a radicaux d'acides. Nous nous bornerons à signaler l'existence de ces dérivés, dont le mieux connu est l'*acide benzoglycolique* $\begin{matrix} CH^2(OC^7H^5O) \\ | \\ CO^2H \end{matrix}$, qu'on obtient par l'action de l'acide azoteux sur l'acide hippurique ou benzoglycocolle (*voy.* Acide benzoglycolique).

Acide diglycolique. $C^4H^6O^5 + H^2O$. Cet acide, qui se produit dans l'oxydation du glycol diéthylénique (*voy.* p. 409), s'obtient aussi comme produit secondaire dans la préparation de l'acide glycolique à l'aide de l'acide monochloracétique. Il représente l'anhydride d'une double molécule d'acide glycolique aux dépens des deux groupes OH :

$$2C^2H^3(OH)C^2 - H^2O = C^4H^6O^5.$$

Il cristallise en gros prismes clinorhombiques incolores, fusibles à 150 degrés, solubles dans l'eau et dans l'alcool. Il est bibasique. C'est un isomère de l'acide malique (Heintz, *Poggend. Annal.*, t. CIX, p. 482; A. Würtz, *Annal. Chim. Phys.* (3), t. LXIX, p. 542). Ed. Willm.

GLYCOLS. Cette classe de composés a été découverte en 1856 par M. Würtz. Ce sont des alcools diatomiques, intermédiaires comme fonction entre les alcools ordinaires ou monatomiques et la glycérine, alcool triatomique. Ils dérivent des carbures diatomiques C^nH^{2n} par le remplacement dans leurs combinaisons halogénées (bromées) $C^nH^{2n}Br^2$ de l'halogène par 2 fois le groupement OH, pour produire le composé $C^nH^{2n}(OH)^2$, de même que les alcools $C^nH^{2n+1}.OH$ dérivent des éthers $C^nH^{2n+1}Br$. Les alcools monatomiques représentant les carbures C^nH^{2n} ayant fixé 1 molécule d'eau, les glycols représentent ces mêmes carbures, plus 1 molécule de peroxyde d'hydrogène (eau oxygénée), soit $C^nH^{2n} + H^2O^2$. Dans le fait, on a pu obtenir ainsi l'amylglycol (Carius) :

$$C^5H^{10} + H^2O^2 = C^5H^{10}(OH)^2,$$

de même qu'on obtient les éthers chlorhydriques primaires des glycols par fixation d'acide hypochloreux, par exemple :

$$C^2H^4 + ClOH = C^2H^4{<}^{Cl}_{OH} \text{ (Carius)}.$$

Le procédé le plus général pour obtenir les glycols consiste à convertir le dibromure du carbure C^nH^{2n} correspondant en diacétate, puis à décomposer cet éther par un alcali hydraté (baryte) :

$$C^2H^4Br^2 + 2C^2H^3O^2K = 2KBr + C^2H^4(C^2H^3O^2)^2$$
$$C^2H^4(C^2H^3O^2)^2 + Ba(OH)^2 = (C^2H^3O^2)^2Ba + C^2H^4(OH)^2$$

Aux glycols correspondent deux classes d'éthers, comme aux acides bibasiques correspondent deux classes de sels. En représentant les radicaux d'acides par X, X′, ces éthers sont représentés par les formules

$$C^nH^{2n}{<}^{X}_{OH} \quad \text{et} \quad C^nH^{2n}{<}^{X}_{X} \quad \text{ou} \quad C^nH^{2n}{<}^{X}_{X'}$$

Cette dernière formule générale représente un éther mixte à deux radicaux d'acides.

Le premier glycol de la série est le glycol éthylénique (*voy.* GLYCOL) $C^2H^4(OH)^2$. Le glycol méthylénique $CH^2(OH)^2$ ne paraît pas pouvoir exister. Pour les glycols suivants, ils présentent des cas d'isoméries, dont le nombre va nécessairement en croissant. Ainsi l'on connaît 2 propylglycols : le *propylglycol normal* $CH^2(OH).CH^2.CH^2.OH$ et le propylglycol ordinaire ou *isopropylglycol* $CH^3 — CH(OH) — CH^2OH$. Le premier bout à 216 degrés; le second à 188 degrés. On connaît 4 butylglycols qui, d'après leurs modes de formation, sont représentés par les formules de structure :

$$
\begin{array}{ll}
CH^3.CH(OH).CH^2.CH^2OH & \text{bouillant à 204 degrés;} \\
CH^3.CH^2.CHOH.CH^2OH & \text{— à 192 degrés;} \\
CH^3.CHOH.CHOH.CH^3 & \text{— à 183 degrés;} \\
(CH^3)^2.COH.CH^2OH & \text{— à 176 degrés.}
\end{array}
$$

On ne connaît pas le glycol butylénique normal $CH^2OH — CH^2.CH^2CH^2OH$.

Ces isoméries sont de même ordre que celles qu'offrent les alcools monatomiques.

Tous ces isomères sont caractérisés par leur mode de production, et surtout par les produits qu'ils donnent à l'oxydation. Les glycols normaux, c'est-à-dire

---

[1] $X =$, par exemple, Cl ou $O.C^2H^3O$ (oxacétyle correspondant à OH).

ceux qui dérivent des carbures normaux $CH^3.CH^2\ldots..CH^2.CH^3$, donnent par oxydation, ou un oxyacide (acide glycolique, acide lacique), ou un acide bibasique (acide oxalique ou homologues). Quant aux autres glycols, ils fournissent des produits variables, suivant leur structure moléculaire, mais ces produits renferment toujours moins de carbone, une partie de celui-ci éprouvant une combustion complète.

Glycols condensés. Les glycols, ainsi que l'a montré M. Würtz, possèdent la faculté de former des produits de condensation avec élimination d'eau (*voy.* Glycol, *alcools polyéthyléniques*, p. 409). Ed. Willm.

GLYCOLURIQUE (Acide). Acide identique avec l'acide hydantoïque, que A. Strecker et Rheineck ont obtenu en soumettant à l'action de la baryte le glycoluryle, résultant de l'hydrogénation de l'allantoïne par l'amalgame de sodium (*voy.* Acide hydantoïque). Ed. Willm.

GLYCOLURYLE. $C^4H^6Az^4O^2$. Ce produit se forme lorsqu'on traite l'allantoïne, légèrement acidulée, par l'amalgame de sodium :

$$C^4H^6Az^4O^3 + H^2 = C^4H^8Az^4O^2 + H^2O$$
Allantoïne.   Glycoluryle.

Le glycoluryle est moins soluble que l'allantoïne et cristallise en petits octaèdres ou en aiguilles. Il est précipité par l'azotate d'argent ammoniacal, en donnant le *glycoluryle argentique* $C^4H^4Ag^2Az^4O^2$.

Traité par l'eau de baryte bouillante, il donne un acide que Strecker et Rheineck avaient nommé acide glycolurique et que M. Herzog a reconnu être identique avec l'acide hydantoïque. Ce dédoublement donne lieu en même temps aux produits de décomposition de l'urée :

$$C^4H^6Az^4O^2 + 2H^2O = C^3H^4Az^2O^2 + CO^2 + 2AzH^3$$
Glycoluryle.   Acide
hydantoïque

(*Annal. Chem. Pharm.*, t. CXXXI, p. 119, et CXXXVI, p. 278; *Bul. Soc. chim.*, t. III, p. 304, et VI, p. 146) Ed. Willm.

GLYCOMALIQUE (Acide). $C^8H^8O^8$. C'est un des produits de réduction de l'éther oxalique. Pour l'obtenir, on introduit de l'amalgame de sodium pâteux dans de l'alcool à 80 centièmes, et on y ajoute peu à peu l'éther oxalique, en refroidissant pour modérer la réaction. Par l'addition d'un peu d'eau, le glycomalate de sodium se dissout seul.

L'acide glycomalique libre est très-soluble dans l'eau et incristallisable. C'est un acide bibasique. Seul son sel de baryum acide cristallise bien (Lœwig, *Journ. prakt. Chem.*, t. LXXXVI, p. 315). Ed. W.

GLYCONINE. Les jaunes d'œufs se dissolvent en nature dans la glycérine. C'est à ce glycéré, préparé avec 4 p. de jaune d'œuf et 5 de glycérine qu'on a donné le nom de glyconine. D.

GLYCOSANE. $C^{12}H^{10}O^{10}$. En chauffant la glycose à une température comprise entre 160 et 170 degrés, elle se déshydrate en perdant deux équivalents d'eau :

$$C^{12}H^{12}O^{12} \;=\; C^{12}H^{10}O^{10} \;+\; 2HO$$
$$\text{Glycose.} \qquad \text{Glycosane.} \qquad \text{Eau.}$$

Dans cette opération, il se forme un peu de caramel, et il reste de la glycose inaltérable.

La glycosane dévie à droite le plan de polarisation de la lumière, elle possède une saveur légèrement amère. Elle reprend l'eau qu'elle avait perdue en la faisant bouillir avec les acides étendus, et revient à l'état de glycose.

En la chauffant avec les acides, en présence de l'alcool, elle forme des éthers.   Lutz.

GLYCOSE. GLUCOSE. § I. **Chimie.** Sucre de raisin. $C^{12}H^{12}O^{12}$. Sous le nom de glucoses, on comprend plusieurs principes sucrés isomériques dont les caractères se rapprochent plus ou moins de la glucose ordinaire. Les principales glucoses sont : la *glucose* ordinaire ou sucre de raisin, la *lévulose* ou sucre des fruits acides, la *maltose*, résultant de l'action de la diastase sur l'empois d'amidon ou de fécule, la *galactose* ou glucose du lait.

Les caractères qui distinguent les glucoses des autres matières sucrées sont les suivants : 1° en contact avec le ferment alcoolique, elles entrent immédiatement en fermentation sans subir aucune transformation préalable; 2° leur altérabilité en présence des alcalis qui les transforment en produits ulmiques d'une couleur brune foncée, à la température de 100 degrés et même à froid; 3° l'action réductrice qu'elles exercent sur la liqueur cupro-potassique au-*dessous* du point d'ébullition.

Glucose ordinaire ou sucre de raisin. On trouve la glucose toute formée dans l'enduit farineux dont sont recouverts les pruneaux, les figues et d'autres fruits mûrs. On la rencontre aussi dans le miel, où elle est accompagnée de sucre incristallisable ou lévulose. On la rencontre en quantité plus ou moins grande dans l'urine des malades affectés du diabète sucré. On l'obtient également par la transformation des matières amylacées en glucose par l'ébullition avec de l'acide sulfurique très-étendu. Sous la même influence la cellulose se transforme également en glucose.

Les *glucosides* (*voy.* ce mot), tels que l'amygdaline, la salicine, la phloridzine, etc., peuvent se dédoubler en glucose et en d'autres substances par l'action de l'acide sulfurique étendu. Le sucre de canne interverti par les acides n'est qu'un mélange à parties égales de glucose et de lévulose.

On prépare la glucose : 1° Avec le miel. On prend de préférence du bon miel bien cristallisé de Narbonne. On le traite par de l'alcool à 95 degrés qui dissout le sucre incristallisable, et ne prend qu'une très-petite quantité de glucose qui reste pour la plus grande partie dans le résidu, on lave ce résidu à plusieurs reprises avec de l'alcool, on l'exprime, on le dissout dans l'eau, on décolore la solution par le charbon animal, on clarifie au blanc d'œuf, et on fait évaporer à une douce chaleur.

2° Pour extraire la glucose de l'urine des diabétiques, on fait évaporer l'urine à une très-douce température. Si l'urine renferme une notable quantité de glucose, elle se dépose, par le refroidissement de la liqueur sirupeuse, en cristaux mamelonnés. Après avoir lavé ces cristaux avec de l'alcool froid, on les fait dissoudre dans de l'alcool bouillant, d'où ils se déposent à l'état de pureté par le refroidissement.

3° On obtient de grandes quantités de glucose dans les fabriques par la transformation de l'amidon ou de la fécule de pomme de terre. On traite la fécule 1 partie avec 4 parties d'eau contenant de 1 à 4 pour 100 d'acide sulfurique, à une température maintenue à l'aide d'un courant de vapeur d'eau entre 100 et 104 degrés. La transformation est d'autant plus rapide que la proportion d'acide sulfurique est plus grande, elle est terminée au bout de quelques heures, ce dont on s'assure en traitant une petite quantité de la liqueur refroidie par la teinture d'iode; il ne doit plus y avoir de coloration, et l'alcool ne doit plus la précipiter. On sature alors l'acide sulfurique par de la craie, on laisse déposer le sulfate de chaux formé, on soutire le liquide clair, et, au besoin, on le décolore par le charbon animal, on filtre et on évapore en consistance sirupeuse. Le sirop ainsi préparé dépose la glucose, au bout de quelque temps, sous forme de grumeaux.

4° Pour transformer la cellulose en glucose, le procédé est le même, seulement on traite la matière (papier, chiffons de lin, de chanvre ou de coton) par 12 ou 15 fois son poids d'acide sulfurique concentré, on laisse les matières en contact pendant vingt-quatre heures, puis on fait bouillir dans une grande quantité d'eau pendant quelques heures, puis on sature par la craie, et on procède comme ci-dessus.

L'empois d'amidon traité à la température de 65 à 70 degrés par la diastase ou par un extrait de malt se transforme également en sucre, mais ce sucre, qui diffère sous quelques rapports de la glucose est la *maltose* (*voy.* ce mot).

Propriétés. La glucose cristallise de sa solution aqueuse sous forme de mamelons semi-globulaires ou de choux-fleurs indéterminables. Les cristaux renferment deux équivalents d'eau de cristallisation, qu'ils perdent dans l'air sec, à la température de 60 degrés. Par le refroidissement d'une solution alcoolique saturée à chaud, la glucose se dépose en fines aiguilles microscopiques anhydres.

La glucose est soluble en toute proportion dans l'eau bouillante; elle est beaucoup moins soluble dans l'eau froide que le sucre de canne; elle exige pour sa dissolution une fois et un tiers de son poids d'eau froide, tandis que le sucre de canne se dissout dans la moitié de son poids. Il en faut deux fois et demi autant que le sucre de canne pour sucrer au même degré le même volume d'eau. Sa solubilité dans l'alcool est également moins grande.

La solution de glucose dévie à droite le plan de polarisation de la lumière. Son pouvoir rotatoire spécifique est pour la glucose anhydre :

$$\alpha = + 52°,2$$

et pour la glucose hydratée :

$$\alpha = + 48°$$

mais elle présente sous ce rapport une anomalie singulière. Des dissolutions récemment préparées, soit de cristaux de glucose anhydre, soit de glucose hydraté, présentent, au début, un pouvoir rotatoire double du précédent. Peu à peu ce pouvoir s'abaisse jusqu'à la limite de +55°,95. La glucose fondue avant sa dissolution ne présente pas cette particularité, et donne immédiatement le pouvoir rotatoire limité.

On a tiré un grand avantage de cette propriété optique des sucres (*voy.* Polarimètre.

La glucose entre en fusion un peu au-dessous de 100 degrés; elle perd alors deux équivalents d'eau de cristallisation. Ainsi fondue, elle constitue, après refroidissement, une masse jaunâtre et transparente qui est très-hygrométrique et cristallise de nouveau en une masse grenue, opaque, quand elle a repris son eau de cristallation; chauffée à 170 degrés, elle perd deux proportions d'eau de constitution et se change en *glucosane* (*voy.* ce mot) ; à une température supérieure elle se change en caramel, et donne finalement les produits de la décomposition du sucre de canne, et en laissant un résidu de charbon. Si on les chauffe avec les acides sulfurique ou chlorhydrique étendus, il se forme des matières ulmiques, brunes ou noires.

L'acide sulfurique concentré dissout à froid la glucose sans la colorer, il se produit un acide sulfo-conjugué, l'*acide sulfo-glucique*, acide très-instable, se décomposant facilement en acide sulfurique et glucose.

L'acide azotique ordinaire transforme, à chaud, la glucose en acides saccharique et oxalique. L'acide azotique fumant produit un corps nitré, la *nitro-glucose*.

De même que le sucre de canne, la glucose se combine avec les oxydes métalliques, mais les combinaisons sont bien moins stables; quand on chauffe une solution de glucose avec de la potasse ou de la soude caustique vers 70 degrés, la solution brunit, exhale une odeur de sucre brûlé, et la glucose se transforme en acides *glucique* et *mélassique*.

La glucose possède un pouvoir réducteur bien plus considérable que le sucre de canne. Bouillie avec l'acide plombique, il se forme de l'acide carbonique qui se dégage, du carbonate et du formiate de plomb. On peut se procurer facilement par cette réaction du formiate de plomb. En ajoutant à une solution de glucose un peu de potasse caustique, puis goutte à goutte une solution de sulfate de cuivre, il se produit déjà même à froid un précipité jaune ou rouge de sous-oxyde de cuivre; une solution qui ne contiendrait que 0,00001 de glucose donne encore un précipité rouge sensible; une solution de 0,000001 produit encore une coloration sensible suivant la position dans laquelle on le tient contre la lumière.

Une solution de glucose rendue alcaline par la soude caustique additionnée de sous-nitrate de bismuth donne, lorsqu'on la chauffe, un liquide brun foncé, et un précipité gris brun. Elle réduit par l'ébullition les sels de peroxyde de fer à l'état de protoxyde; en solution alcaline, elle transforme l'indigo bleu en indigo blanc. Elle réduit le nitrate de mercure à l'état métallique, et elle agit de même sur le chlorure d'or et sur le nitrate ammoniacal d'argent, le dernier métal est précipité sous la forme d'un enduit métallique qui adhère au verre.

En prenant certaines précautions, on peut obtenir cependant des combinaisons, peu stables, à la vérité, avec la chaux, la baryte et l'oxyde de plomb, des glucosates analogues aux combinaisons formées par le sucre de canne.

Glucosate de baryte. On l'obtient en versant une solution alcoolique de glucose dans une solution alcoolique de baryte. Le précipité floconneux qui se forme est lavé à l'alcool et séché dans le vide au-dessus de l'acide sulfurique. C'est une poudre blanche très-soluble dans l'eau et d'une saveur caustique.

Glucosate de chaux. On l'obtient en précipitant par l'alcool une dissolution récente d'hydrate de chaux dans une solution aqueuse très-concentrée de glucose.

Glucosate de plomb. On fait dissoudre 35 parties d'acétate neutre de plomb et 20 parties de glucose dans 400 parties d'eau et l'on y ajoute 25 parties d'ammoniaque; le précipité est séché dans le vide au-dessus de l'acide sulfurique.

Tous ces glucosates sont très-instables; ils se décomposent à une température peu supérieure à 100 degrés.

Glucose et chlorure de sodium. Ces deux substances se combinent facilement pour former un glucosate de chlorure de sodium. On fait dissoudre dans peu d'eau un équivalent de sel marin et deux équivalents de glucose; on filtre et on évapore doucement. La combinaison des deux corps se dépose alors sous la forme de belles pyramides doubles à six faces, dures, incolores et transparentes, assez solubles dans l'eau, très-peu solubles dans l'alcool à 95 degrés. Chauffés à 100 degrés, ils perdent deux équivalents d'eau de cristallisation. Ils possèdent une saveur sucrée en même temps que salée.

Le pouvoir rotatoire d'une solution récente de ce composé diminue avec le temps, comme celui de la glucose, jusqu'à une limite qui n'est plus dépassée.

§ II. **Emploi.** La glucose pure n'est pas employée en pharmacie, elle est cependant partie constituante du miel et rentre dans la composition des médicaments préparés avec cette substance (mellites, oxymellites), etc.). Les sirops à fruits acides (sirops de groseille, de framboise, de cerise, etc.), en renferment aussi quand ils sont conservés pendant longtemps, à cause de l'action que les acides exercent sur le sucre de canne en produisant son inversion; le sucre inverti est, comme on sait, un mélange à parties égales de glucose et de lévulose.

Cependant certains fabricants peu scrupuleux substituent dans la préparation des sirops, en partie, la glucose au sucre de canne : il faut donc savoir reconnaître cette fraude; les propriétés chimiques de la glucose que nous avons indiquées ci-dessus nous guideront dans cette recherche.

Une solution de sucre de canne additionnée d'un peu de potasse caustique et portée à l'ébullition n'éprouve aucune coloration sensible, si elle renferme de la glucose, elle se colorera au contraire en brun ou en noir d'autant plus fortement que la quantité de glucose est plus considérable. Il faut remarquer cependant que le sucre de canne interverti, qui existe souvent dans les sirops à fruits acides, produit le même effet.

Une solution de sucre de canne rendue alcaline par de la potasse caustique à laquelle on ajoute quelques gouttes de sulfate de cuivre dissous devient d'un bleu foncé et reste limpide à froid. Si la potasse est en quantité convenable, on peut même porter à l'ébullition sans qu'il se précipite du protoxyde de cuivre. Si la solution renferme de la glucose, le sulfate de cuivre est réduit déjà à froid et immédiatement par l'ébullition.

Le sucre de canne est charbonné par l'acide sulfurique concentré. La glucose au contraire forme avec cet acide un acide sulfo-conjugué, l'acide sulfo-saccharique ou sulfo-glucique, qui forme avec la baryte un sel soluble. Pour constater la présence de la glucose dans le sirop, on y ajoute, après l'avoir concentré autant que possible, un léger excès d'acide sulfurique, en évitant, en refroidissant, une trop grande élévation de température. Au bout d'une heure on dissout la masse acide dans de l'eau et on triture le liquide jusqu'à saturation avec du carbonate de baryte. On filtre pour séparer l'excédant de baryte. Si dans la liqueur filtrée et neutre l'acide sulfurique étendu produit un précipité, il s'était formé de l'acide sulfo-glucique, preuve de la présence de la glucose.

Dosage de la glucose. Le dosage de la glucose peut être fait par des procédés chimiques, ou par des procédés optiques; ces derniers procédés seront décrits à l'article POLARIMÈTRE.

Le procédé chimique généralement employé pour le dosage de la glucose est basé sur la réaction que présente ce corps sur les sels de cuivre en présence des alcalis. L'oxyde de cuivre est réduit à l'état de protoxyde ou d'oxydule, et la quantité de bioxyde réduite est proportionnelle à la quantité de glucose employée.

L'analyse se fait au moyen de liqueurs titrées de tartrate cupro-potassique. Ces liqueurs, dont nous avons donné les principales formules à l'article CUIVRE, sont toutes composées de sulfate de cuivre, de tartrate de potasse, ou de sel de Seignette et de potasse ou de soude caustique, dans certaines proportions qui empêchent plus ou moins la liqueur de se décomposer par l'action du temps et de la lumière. Nous reproduirons ici la composition de la liqueur de *Fehling* qui est encore très-employée :

Faites dissoudre d'une part :
  Sulfate de cuivre pur et cristallisé 34gr,65
  Dans eau distillée . . . . 150 centimètres cubes.

Et d'autre part :
  Tartrate de potasse . . . . 187 grammes.

Faites dissoudre dans :
  Eau distillée . . . . Q. S.

Ajoutez à cette solution :
  Soude caustique liquide de 1,20 de densité (24 de Baumé) . . . . 500 centimètres cubes.

On verse peu à peu la solution cuivrique dans la liqueur alcaline, il se forme d'abord un précipité qui ne tarde pas à se dissoudre, et on ajoute assez d'eau pour que le volume total s'élève à 1 litre.

Quelle que soit la liqueur employée, il faut commencer par la titrer; le titrage s'opère de la manière suivante :

On fait dissoudre 10 grammes de glucose bien pure dans de l'eau distillée, de manière à obtenir 1000 centimètres cubes de liquide qui renferme, par conséquent, 1 centigramme de glucose par centimètre cube.

On verse dans un ballon 10 centimètres cubes de la liqueur à titrer, on y ajoute 20 ou 25 centimètres cubes d'eau distillée et on porte à l'ébullition, puis au moyen d'une burette graduée on y fait tomber goutte à goutte la liqueur sucrée. Dès que les deux liqueurs sont en contact, il se forme un précipité jaune et léger d'hydrate d'oxydule de cuivre, qui se déshydrate d'autant plus rapidement que la liqueur est plus alcaline et devient alors rouge et dense et gagne le fond. A mesure que l'opération s'avance, la couleur bleue du liquide diminue d'intensité en même temps que l'oxydule cuivreux se dépose. L'opération est terminée quand le liquide est entièrement décoloré. Le nombre des divisions de la burette employée indique le nombre de centigrammes de glucose qu'il faut pour décolorer 10 centimètres cubes de la liqueur d'épreuve.

Le dosage de la glucose en dissolution dans un liquide (de l'urine diabétique, par exemple) se fait exactement de la même manière. Le volume de ce liquide

employé pour obtenir la décoloration renferme exactement autant de glucose que
le volume de la solution sucrée qui a servi au titrage.

Quant à l'analyse d'un mélange de glucose et de sucre de canne, *voy.* les mots
SUCRE et POLARIMÈTRE.   LUTZ.

GLYCOSIDES. Il existe un grand nombre de principes immédiats des
végétaux qui sous l'influence d'un ferment spécial à chacun d'eux, ou par
l'ébullition avec l'acide sulfurique ou chlorhydrique très-dilué, ou une solution
très-faible de potasse de soude ou de baryte, se dédoublent en glycose et en
d'autres corps différents pour chaque espèce. Ces principes sont composés de
carbone, d'hydrogène et d'oxygène, quelques-uns sont azotés, et l'acide *myronique*
renferme en plus du soufre. Le dédoublement a généralement lieu avec absorption
des éléments de l'eau. Parmi ces principes nous citerons : l'amygdaline, la
convolvuline, la daphnine, la digitaline, l'elléborine, l'esculine, la phloridzine,
l'hélicine, la glycirrhizine, la jalapine, l'acide myronique, la quercitrine, la
populine, la saponine, la salicine, etc. (*voy.* ces mots). Le nombre de ces corps,
qui est déjà très-considérable, augmente encore tous les jours.   LUTZ.

GLYCOSMIS (CORR.). Genre de Rutacées-Aurantiées, qui se distingue
principalement des *Citrus* par ses 10 étamines libres et ses loges ovariennes
uniovulées. Ce sont des arbustes odorants, asiatiques et australiens. Leurs feuilles
sont employées aux mêmes usages que celles des Orangers. Le *G. citrifolia*
LINDL. a un fruit rafraîchissant.   BN.

GLYCOSURIE. Par le terme de *glycosurie*, on doit entendre simplement
le fait de la présence dans les urines d'un principe sucré. Telle est en effet la
signification étymologique de ce mot (γλυκὺς, doux, et οὐρεῖν, uriner), et telle doit
être aussi sa signification nosologique. Il a pour synonyme le terme un peu
moins employé de *melliturie* (μέλι, miel, οὐρεῖν, uriner), dont l'origine provient
sans doute de ce que, se fondant exclusivement sur la sensation gustative
éveillée par l'urine glycosique, les anciens pathologistes l'avaient comparée à
celle du miel, peut-être aussi par ce fait que, dans l'urine glycosique, comme dans
le miel, on constate surtout la présence de la glycose, sucre de raisin, dextrogyre.

Jusqu'au moment où les progrès de la physiologie ont permis de poursuivre
assez loin l'étude de l'évolution du sucre dans l'organisme animal, sinon peut-
être de l'interpréter dans toutes les circonstances, on a pu désigner par le terme
de glycosurie l'un des états morbides dans lequel ce symptôme est le plus
commun et le plus accentué. Longtemps les deux expressions de glycosurie et
de diabète ont été confondues, et, si cette erreur n'est plus commise aujourd'hui
dans le langage médical, elle a encore quelque cours dans le langage usuel,
même, on le constate à regret, chez certains physiologistes. Elle ne saurait
subsister plus longtemps, et chacun sait que, si le diabétique a presque toujours
du sucre dans ses urines, l'intensité du processus morbide dont il est le théâtre
n'est pas proportionnelle à la quantité de sucre que l'analyse de ses urines
permet d'observer, qu'enfin l'on observe la glycosurie dans une infinité d'états
physiologiques ou pathologiques parfaitement indépendants du diabète.

L'article GLYCOSURIE ne doit donc être et ne sera ici même qu'un simple
article de séméiologie. Aux mots DIABÈTE, GLYCOSE, GLYCOHÉMIE, le lecteur trouvera l'histoire complète du sucre dans l'organisme aux points de vue de la

pathologie clinique et de la chimie biologique; nous serons de plus obligé de renvoyer plus particulièrement au remarquable article GLYCOGÉNIE, qui logiquement doit précéder celui-ci. La présence du sucre dans l'urine est évidemment liée d'une façon intime à celle de ce même principe dans le sang, du moins dans l'immense majorité des cas. A moins d'admettre dans la texture même des organes urinaires l'existence d'une transformation glycosique locale dont le produit passerait dans l'urine, il faut nécessairement que la matière sucrée se trouve dans le sang avant sa pénétration dans le rein. En principe, la glycosurie est une conséquence de la présence dans le sang d'une quantité de sucre dépassant les proportions physiologiques, quelle qu'en soit du reste l'origine et l'évolution première; en un mot, elle résulte de l'*hyperglycémie*.

Envisagée au point de vue exclusivement séméiologique, l'étude de la glycosurie se divise en deux problèmes successifs:

1° Reconnaître et doser la matière sucrée des urines;

2° Interpréter nosologiquement la valeur de ce phénomène.

§ 1. RECONNAISSANCE ET DOSAGE DE LA MATIÈRE SUCRÉE DANS LES URINES. A. *Phénomènes qui peuvent faire supposer l'existence de la glycosurie.* Certaines circonstances spéciales propres soit à la glycosurie elle-même, soit à la glycémie qui la précède et l'accompagne, doivent faire soupçonner l'existence du sucre dans l'urine.

Polyurie. Le plus communément, le glycosurique est en même temps polyurique; la relation entre l'existence du sucre dans l'urine et l'hypersécrétion urinaire est tellement fréquente que *polyurie* et *diabète* semblent avoir été longtemps confondus avec la glycosurie proprement dite, qui n'est pourtant qu'un épiphénomène de ces états morbides. Il existe une polyurie simple (*voy.* le mot DIABÈTE), et il existe une polyurie diabétique; mais cependant, lorsque la polyurie est constatée, il est toujours prudent de rechercher la présence possible du sucre par les procédés que nous étudierons plus loin.

La quantité d'urine excrétée dans les vingt-quatre heures chez les glycosuriques a été fort différemment évaluée, et l'on ne saurait attacher une très-vive créance aux chiffres cités par les anciens auteurs et qui ne s'élèvent pas à moins de 100 litres (Fonseca), 78 litres (Baumes), 67 litres (Michelot), d'après un tableau inséré par M. Jaccoud dans son article DIABÈTE (*Dictionnaire de médecine et de chirurgie pratiques*, t. II, p. 258). L'on admet généralement aujourd'hui que les chiffres de 25 à 30 litres d'urines excrétées dans les vingt-quatre heures constituent un maximum exceptionnel dans la polyurie diabétique, que 12 à 15 litres sont déjà un chiffre considérable et que, dans la très-grande majorité des cas, on n'observe guère qu'une sécrétion variant de 5 à 10 litres. C'est déjà une quantité élevée, et pour l'apprécier plus physiologiquement, il convient de la rapporter au poids total du corps, en partant de ce principe qu'à l'état normal l'homme exhale en général 20 centimètres cubes d'urine par kilogramme de son poids, soit 1200 à 1300 centimètres cubes pour un adulte de 60 à 65 kilogrammes : si donc le même individu vient à rendre 4000 ou 5000 centimètres cubes d'urines dans les vingt-quatre heures, soit 4 ou 5 litres, il sera atteint d'une polyurie représentant 66 ou 83 centimètres cubes par kilogramme, s'il pèse 60 kilogrammes, 61 ou 73 centimètres cubes par kilogramme, s'il en pèse 65. Ces données, pour être sérieurement évaluées, doivent, on le comprend, ne pas porter sur un examen unique, mais sur toute une série. De plus, il est nécessaire d'évaluer très-exactement la quantité d'urine rendue par le malade et, pour ce faire, de l'inviter à uriner dans un vase jaugé, ou du moins d'y transvaser l'urine avant de la jeter. Les polyuriques ont, comme bien des malades, une tendance à exagérer leur situation en plus ou en moins suivant la tendance de leur esprit, et le clinicien, mis en garde sur ce sujet, ne s'en rapportera qu'à des données numériques précises.

La polyurie constitue-t-elle un élément grave dans la glycosurie ? Non, d'une façon absolue, et l'on peut dire avec Bouchard qu'elle est au contraire une sauvegarde du glycémique. Le sucre existant en excès dans le sang, et ne pouvant y rester sans entraîner des altérations graves des tissus et désorganiser leurs fonctions, la voie la plus prompte d'élimination réside toujours dans l'excrétion urinaire. Tandis que la sueur, émonctoire complémentaire de la sécrétion urinaire ne peut guère soustraire à l'économie que 5 grammes environ de sucre par litre, le même volume d'urine peut en entraîner de 120 à 140, 140 étant un maximum, puisque cette proportion constitue, d'après Becker, la limite de saturation de l'eau par le sucre.

On a prétendu que parfois la polyurie était arrivée à un degré tel que la quantité de liquide excrété dépassait celle des liquides ingérés On l'expliquait en admettant une déperdition rapide de tous les liquides de l'organisme. Une pareille rupture d'équilibre, si elle existait, ne pourrait se maintenir, mais le fait paraît controuvé. La proportion inverse est plus rapprochée de la vérité, lorsque l'excrétion sudorale est abondante, et le plus généralement la quantité d'urine émise en vingt-quatre heures est inférieure à celle des liquides ingérés ou arrive quelquefois à lui être sensiblement égale.

La polyurie n'est pas toujours en proportion directe avec la quantité de sucre contenue dans le sang ; elle ne le pourrait être que dans le cas où l'urine excrétée serait toujours à saturation, où la glycosurie serait par conséquent à son maximum, ce qui est l'exception, ainsi que nous le verrons tout à l'heure en évaluant la quantité de sucre contenue d'ordinaire dans l'urine des glycosuriques.

Aspect. Les urines contenant du sucre peuvent varier d'aspect, en général elles sont beaucoup moins colorées que les urines normales, et cela surtout dans le cas de polyurie, car une même quantité de la matière colorante physiologique se trouve alors diluée dans une beaucoup plus grande quantité de liquide. Cependant le fait n'est pas constant, ainsi que l'indique nettement Bouchardat, que l'on doit citer toutes les fois qu'il est question de glycosurie. Parfois les urines ont au contraire une couleur fortement ambrée en raison de la présence de matières colorantes de la bile ou parce qu'elles prennent une teinte empruntée aux boissons dont le malade a fait usage, aux substances alimentaires ou médicamenteuses qu'il a ingérées. D'autres urines sucrées, pâles après leur émission, foncent en couleur par la conservation ; il paraît probable que cette circonstance est due à l'oxydation de ses principes immédiats et peut-être, dans certains cas, à des composés ammoniacaux (Bouchardat). L'augmentation de la matière colorante dans l'urine de quelques glycosuriques tiendrait, suivant l'illustre professeur, soit à ce que les malades éliminent les principes autrement qu'à l'état normal, la fonction du rein étant troublée, soit à ce que ces substances seraient incomplétement modifiées dans le sang.

Densité. La densité de l'urine normale n'est pas fixe, on le sait ; elle varie suivant les moments de la journée, les heures des repas, le mode d'alimentation, l'activité de l'excrétion sudorale, etc..., la moyenne des vingt-quatre heures étant cependant regardée comme sensiblement de 1020 chez l'adulte. Dans l'urine glycosurique, la densité est généralement plus élevée qu'à l'état normal, elle a pu atteindre 1074 (Bouchardat), et même 1111 (Gripekoven), le plus souvent elle oscille entre 1030 et 1040. On le comprend du reste, cette augmentation de densité est en fonctions de la quantité de sucre d'une part et de la polyurie de l'autre; elle est également modifiée par la présence des matériaux de la dénutrition, toujours plus abondante après le repas que pendant la période de repos digestif.

On ne saurait donc porter un jugement sérieux sur cette densité qu'en prenant la densité de la totalité des urines excrétées dans les vingt-quatre heures; mais ici une difficulté se présente. Certaines urines sucrées entrent rapidement en fermentation, et leur densité diminue en proportion directe de la transformation de la matière sucrée en acide carbonique et alcool, et si cette fermentation se passe sourdement, sans donner lieu à de vives expansions gazeuses, comme dans le cas où le liquide est maintenu dans un vase ouvert, elle peut *à priori* passer inaperçue. En mélangeant les urines des différentes excrétions quotidiennes, on court le risque de commettre ainsi de graves erreurs en moins.

Le mieux serait alors de prendre la densité de l'urine émise chaque jour à une heure déterminée, et principalement à une période éloignée du repas. On pourrait aussi prendre la densité à différentes périodes de la journée, on aurait ainsi une échelle intéressante des oscillations diurnes et, en rapportant ces différentes densités au volume de l'urine émise par les mêmes mictions, on pourrait, au moyen d'un calcul assez simple, obtenir la densité moyenne des vingt-quatre heures.

D'une façon générale, une urine très-pâle, par conséquent pauvre en substances extractives, et dont la densité dépasse 1030, a beaucoup de probabilités d'être une urine sucrée. C'est là une donnée d'observation clinique rarement controuvée. Nous étudierons plus loin si l'on peut déduire du chiffre fourni par le densimètre la quantité de sucre que contient une urine.

Odeur. Par elle-même, l'urine sucrée n'a pas d'odeur spéciale, elle perd même en partie l'odeur de l'urine normale en raison de la moindre quantité proportionnelle des principes fixes. Mais, par la fermentation spontanée, elle peut acquérir une odeur très-caractéristique d'aldéhyde, odeur caractéristique qu'exhale la personne tout entière des glycosuriques gravement atteints. Elle est due également à l'acétone que renferment leurs urines en quantité notable. L'odeur peut être franchement alcoolique même, surtout lorsque les malades absorbent, dans un but thérapeutique ou par goût, des quantités exagérées de liquides alcooliques.

Saveur. La saveur de l'urine des glycosuriques a caractérisé longtemps l'unique moyen de diagnostic usité par les cliniciens. Quelque répugnant qu'il puisse être, ce mode de recherche a quelque valeur, mais est fort avantageusement remplacé et n'est plus guère usité. La saveur d'une urine fortement sucrée est facilement appréciable, mais telle urine cependant riche en sucre peut n'éveiller qu'une sensation gustative douteuse, si elle contient également une forte proportion de matières extractives.

Enfin il est des urines, qui n'éveillant aucune sensation sucrée, contiennent cependant un produit considéré naguère comme un sucre spécial insipide, sur lequel nous aurons à revenir et qui n'est en réalité qu'une combinaison de la glycose avec le chlorure de sodium des urines. Il en est de même de la lévulose

et de l'inosite, autres sucres également constatés dans les urines et qui n'ont point
la saveur spéciale de la glycose.

Réaction acide. Le plus généralement, les urines des glycosuriques ont
une réaction acide au moment de l'émission, et cette acidité est très-fortement
prononcée lorsque la quantité de sucre est considerable. Dans tous les cas, elle
augmente par la conservation en raison de la formation des acides lactique,
butyrique, acétique, formique. C'est également à la présence de l'acide lactique
en excès des urines glycosuriques qu'est due la réaction très-vive que nous venons
d'indiquer même dans le liquide fraîchement excrété. Bouchardat a démontré
que l'existence de cet acide est toujours proportionnelle à la quantité de sucre
contenu dans l'urine et qu'elle diminue avec lui. Par contre, on cite quelques
cas très-rares dans lesquels l'urine sucrée a fourni la réaction alcaline ; ce fait
est très-probablement dû à l'action des alcalins à haute dose dont font parfois
usage les glycosuriques, en particulier sous la forme des eaux bicarbonatées
(Vals, Vichy, etc.), mais cet effet est de courte durée, et cesse avec la cause qui
l'a produit. Ces urines alcalines ne se rencontrent probablement que dans les
cas de glycosurie faible, alors que la proportion d'acides est également assez
minime pour être neutralisée par l'effet des alcalins absorbés à titre médicamenteux.

Moisissures. On sait que les urines même normales, abandonnées à elles-
mêmes, présentent souvent des moisissures ou végétations cryptogamiques, mais
dans les urines sucrées ces productions se montrent en plus grande abondance
et d'une façon à peu près constante, à ce point que quelques auteurs, Hassall
en particulier, les regardaient comme un signe caractéristique de la glycosurie,
assez faible pour être à peine sensible aux réactifs chimiques. Ces cellules ont
une forme ronde ou ovalaire mesurant dans le premier cas $0^{mm},001$ à $0^{mm},003$
(1 ou 2 μ) de diamètre, et dans le second $0^{mm},002$ (2 μ) dans le petit diamètre
et $0^{mm},003$ à $0^{mm},005$ (3 à 5 μ) dans le grand. Les cellules circulaires affectent
souvent la disposition en forme de chapelet, parfois avec branchements latéraux,
ainsi qu'on peut le voir dans la figure 1. Pendant l'été ces cellules de ferment
prolifèrent avec une excessive rapidité, et activent la décomposition du sucre.
D'après Méhu, si l'on sème ce ferment sur une urine normale, on y voit apparaître les végétations ordinaires de l'urine qui appartiennent au genre crypto-

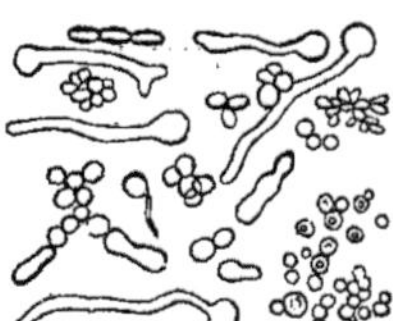
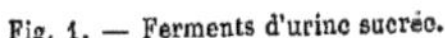

Fig. 1. — Ferments d'urine sucrée.

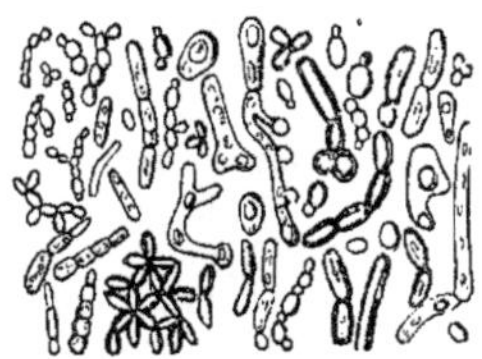

Fig. 2. — Ferments de l'urine normale.

coccus (*voy.* fig. 2), ce qui tendrait à prouver que les unes et les autres appartiennent au même organisme microbique qui, suivant les milieux, végèterait de
façon différente. Cette transformation des cellules de ferment n'est pas admise
sans conteste ; niée par Pasteur, elle est soutenue par Turpin, Trécul, Tulasne
et Ch. Robin (*Comptes rendus de l'Acad. des sciences*, 1878, t. LXXXVI, p. 52,
54, 56, 90, 435).

Il est certain que leur présence se constate non-seulement dans l'urine, mais partout où l'on trouve de la matière sucrée au contact de l'air, par exemple, au voisinage des parties génitales, entre le gland et le prépuce; chez la femme elles se rencontrent sur les replis des grandes lèvres, des petites lèvres, du clitoris. Alors même que des soins de propreté ont fait disparaître le magma qui souille parfois ces régions, on en trouve encore en grattant la surface épidermique; elles sont alors mélangées aux cellules épithéliales.

Intimement liées à la présence du sucre et à sa fermentation, les végétations cryptogamiques dont il est question n'ont jamais été rencontrées par Friedrich chez l'homme, en dehors de la glycosurie.

Par leur présence, aussi bien que par la présence même des cristaux de sucre infiniment petits, on s'explique l'irritation dont sont le siége les régions anatomiques que nous venons d'indiquer et qui constitue un des symptômes de la glycosurie. Le malade éprouve une démangeaison parfois intolérable qui, indiquée au clinicien, doit éveiller son attention, car le diagnostic glycosurie n'a parfois pour point de départ que ce premier symptôme.

La démangeaison liée à l'état de sécheresse de la peau est un phénomène du même genre; à elle seule, elle peut également faire soupçonner la glycosurie; ce symptôme, intimement lié à la glycémie, n'est pas, à vrai dire, une conséquence directe de la présence du sucre dans l'urine, mais bien du sucre dans la sueur, comme dans tous les liquides de l'organisme. Nous renvoyons donc pour ce fait à l'article GLYCOHÉMIE et à celui de DIABÈTE.

Dépôt pulvérulent. En s'évaporant, l'urine sucrée laisse un dépôt blanchâtre de sucre; si l'évaporation a lieu sur une surface colorée, le dépôt est très-visible; si au contraire le fait se passe sur une étoffe blanche, on n'aperçoit que plus difficilement la couche pulvérulente que l'on peut détacher en froissant l'étoffe. Il en résulte que chez les glycosuriques la chemise est d'ordinaire souillée de larges taches urinaires et que l'étoffe est raidie, comme empoissée. Ces taches se distinguent facilement des taches urinaires ordinaires plus jaunâtres, des taches spermatiques moins pulvérulentes. Ces dernières empoissent également l'étoffe de la chemise, mais, en vertu de la grande quantité d'albumine coagulée dans les mailles des tissus, elles sont un peu plus épaisses et plus élastiques. Les taches sucrées sont sèches, cassantes; elles exhalent une odeur acide, souvent celle de l'aldéhyde. Lorsque quelques gouttes d'urine tombent sur un pantalon de couleur foncée, la tache blanchâtre est très-visible; la brosse ne l'enlève pas complétement, la benzine ne la dissout pas, mais elle est très-soluble dans l'eau. Bouchardat cite le cas d'un garçon d'hôtel, ancien glycosurique, qui éveilla ainsi l'attention d'un voyageur dont il brossait les effets; ce dernier, jusqu'alors, avait absolument ignoré sa situation pathologique.

Des taches de même nature se retrouvent sur la peau des malades, à la portion interne des cuisses, sur les jambes, partout, en un mot, où des gouttes d'urine ont pu toucher et se dessécher.

Mousse. Portées à l'ébullition dans un matras d'essayeur, les urines sucrées moussent parfois d'une façon persistante. Si les urines sont albumineuses, ainsi qu'il n'est point rare dans la glycosurie, cette circonstance s'explique facilement. Mais Bouchardat l'a observée dans d'autres cas et l'attribue à la présence d'une matière albuminoïde spéciale, d'un dérivé de l'albumine auquel, en 1842, il donnait le nom d'*albuminose* et qui, à l'encontre de l'albumine, ne serait pas précipitée par la chaleur ou les acides. La même substance a été étudiée

par M. Mialhe, en 1846 (*Compt. rend. de l'Acad. des sciences*, t. XXIII, p. 260 ;
t. XXX, p. 745; t. XXXIII, p. 1851), et par Pellogioso (*Rendiconti del
N. Instituto Lombardo*, série 2, t. X, p. 330). Ce produit albumineux serait
une peptone, c'est-à-dire une albuminoïde qui a subi en partie l'action des
ferments digestifs (Méhu, *l'Urine normale et pathologique*, p. 205, 1880). Il
est aujourd'hui démontré que cette albuminose peut être isolée sous forme d'un
produit sec. On observe la présence de cette albuminose, soit dans des urines
exemptes d'albumine, soit conjointement à de l'albumine. Telle urine con-
tiendra à peu de jours de distance l'un ou l'autre ou les deux produits
(C. Gerhardt, *Centralblatt f. med. Wissensch.*, 1869, et *Deutsches Arch. f. klin.
Med.*, 1868, t. V, p. 212-216).

Albuminurie. Nous en venons ainsi tout naturellement à étudier la complication fréquente de l'albuminurie avec la glycosurie. Le fait n'appartient pas
aux cas d'une intensité moyenne, ni ne doit être regardé comme une circonstance
heureuse, ainsi que l'ont cru certains auteurs, se basant sur l'autorité du
nom de Dupuytren. Il paraît évident, et tel est l'avis de Bouchardat, qu'il
appartient au contraire aux cas les plus graves. La présence de l'albumine
dans l'urine glycosique peut indiquer la coexistence d'une néphrite (maladie
de Bright), conséquence du travail excessif auquel le rein est soumis par le
fait même de la polyurie et du passage du sucre, substance irritante, dans le
rein. Elle peut également, en dehors de l'existence d'une néphrite, être l'indice
d'un trouble profond de la nutrition. Dans l'un et l'autre cas, l'albuminurie
est donc une circonstance fâcheuse, mais elle peut disparaître avec la cause qui
l'a produite, et c'est pour cela que Rayer pouvait dire que l'albuminurie des
glycosuriques était moins grave que l'albuminurie isolée, celle de la néphrite
sans doute (*voy.* les mots ALBUMINURIE, NÉPHRITE, *Maladie de Bright*), car il
est bien démontré aujourd'hui que l'albuminurie transitoire peut n'avoir qu'une
importance très-secondaire.

La recherche de l'albumine dans une urine sucrée ne présente pas de difficultés et s'opère dans les conditions ordinaires. Il est préférable cependant, si
l'on veut ne pas troubler plus tard les réactions amenées par la recherche du
sucre, de ne pas ajouter un excès d'acide et surtout de ne point faire usage de
l'acide azotique. On portera le liquide à l'ébullition dans une capsule de porcelaine, et on ajoutera quelques gouttes d'acide acétique au liquide bouillant. On
recueillera l'albumine coagulée sur un filtre et on pourra ainsi doser par le
poids.

Dans le cas où l'on n'a point à se préoccuper de la recherche ultérieure du
sucre et où l'on voudra simplement constater la présence de l'albumine, il n'y
aura point lieu à des précautions spéciales, la glycose ne fait aucun obstacle au
précipité de l'albumine.

Si l'albuminurie chez un glycosique est liée à une néphrite, on peut rechercher
dans l'urine sucrée les éléments anatomiques caractéristiques de la lésion du
rein, cellules épithéliales, cylindres hyalins ou granuleux, hématies, leucocytes, etc. (*voy.* ALBUMINURIE, 1ʳᵉ sér., t. II, p. 434).

B. *Phénomènes qui donnent la certitude de la présence de la glycose.*
La glycosurie est caractérisée, nous l'avons dit en commençant, par la présence
d'un sucre dans l'urine. Ce sucre est le plus généralement celui auquel les
chimistes ont donné le nom de glycose et la formule atomique $C^6H^{12}O^6$ (*voy.* le
mot GLYCOSE). Nous n'avons point à en faire ici l'étude, ni à rappeler que la

glycose est dextrogyre, qu'elle a un pouvoir rotatoire spécifique pour les rayons jaunes ou pour la raie D, évalué à $+56$ degrés par Hoppe-Seyler, à $+53°,10$ seulement par Tollens, à $+53$ degrés par un très-grand nombre d'observateurs. D'après les travaux les plus récents de Hoppe-Seyler, la glycose extraite des urines aurait un pouvoir rotatoire de $+56°,4$, ce nombre ne variant ni avec le temps, ni avec la concentration, du moins dans les limites de 46 à 290 grammes par litre.

A côté de la glycose on trouve accidentellement dans les urines d'autres sucres, l'*inosite* $C^6H^{12}O^6 + 2H^2O$ ou sucre du tissu musculaire, la *lactose* $C^{12}H^{14}O^{12}$ ou sucre de lait. Nous ne parlerons que pour mémoire d'un *sucre insipide*, ainsi nommé par ce qu'il n'aurait pas la saveur caractéristique. Les recherches de Bouchardat, de Guibourt et autres chimistes, ont permis d'établir que cette perte de sapidité est due à une combinaison de la glycose avec le chlorure de sodium, combinaison dont le résultat est la formation d'un composé cristallisable contenant 15,3 pour 100 de chlorure de sodium, très-soluble dans l'eau et d'une saveur à la fois peu sucrée et peu salée.

La glycose exerce une action réductrice intense sur un grand nombre de composés métalliques, en particulier sur l'oxyde de cuivre, l'oxyde bismuthique, les sels de mercure, d'or et de platine, la soude et la potasse caustique, etc. Cette propriété sert de bases aux différents procédés d'analyse dont nous avons maintenant à parler, en restant, bien entendu, sur le terrain des faits cliniques, qui seuls nous doivent intéresser ici.

Essai par la potasse caustique. Lorsqu'on met de l'urine glycosique en présence de la potasse caustique et que l'on chauffe le mélange jusqu'à ébullition, on ne tarde pas à voir le liquide prendre une coloration jaune d'abord, puis brune, d'autant plus intense que la quantité en sucre est plus grande; la teinte fonce par le refroidissement. De plus, par l'ébullition il se dégage une odeur de caramel parfaitement caractérisée. Cette réaction est due à ce que la glycose, primitivement incolore, se transforme, sous l'influence de l'alcali caustique, en acide mélassique (ou sacchulmique).

Cette propriété de la glycose fournit un procédé à la fois simple et rapide de recherche qualitative, connu généralement sous le nom de procédé de Moore. On peut l'utiliser en projetant dans l'urine à analyser un fragment de potasse caustique; on trouve actuellement dans le commerce de petites pastilles de potasse préparées spécialement dans ce but. On voit alors la coloration brune se montrer d'abord dans les parties voisines du fragment alcalin; on peut aussi se servir d'une dissolution de potasse caustique préparée à l'avance comme on en trouve dans toutes les boîtes à réactif.

Le procédé de Moore est très-simple et très-caractéristique, il n'exige d'autre matériel qu'un tube à essai et une lampe à alcool ou la flamme du gaz. Il ne laisse point prise à l'inexactitude, pour peu que la quantité de glycose soit assez importante; si cette proportion est faible, il y a indication d'employer la potasse en nature plutôt qu'une dissolution aqueuse de l'alcali. Il pourrait y avoir inexactitude cependant dans le cas où l'on aurait affaire à une urine oxalique qui, dans les conditions d'expérience précitées, pourrait foncer jusqu'à prendre une teinte analogue au vieux madère. D'après Rees, il y a lieu également de s'assurer que la potasse ne contient pas de plomb qui, en présence des principes sulfurés de l'urine, pourrait donner lieu à une coloration noire et éveiller ainsi le doute.

M. Jaccoud, qui a fait de la glycosurie une étude très-complète à laquelle nous aurons souvent lieu de faire des emprunts (*Dict. de méd. et de chim. prat.,* t. XI, p. 521 et suiv.), recommande avec juste raison, dans les cas de teinte douteuse, de ne chauffer que la portion supérieure du mélange d'urine et de solution de la potasse caustique, et cela en inclinant le tube de façon que la flamme ne porte que sur un point déterminé; le liquide ne prend alors la teinte brune que dans les parties portées à ébullition. Encore faut-il cependant que les deux liquides, l'urine et la solution alcaline, aient été bien mélangés, car en raison de la différence de densité la solution potassique tombe au fond du tube; il faut également chauffer avec précaution, et saisir le tube avec des pinces de bois, afin d'éviter les projections du liquide caustique qui pourrait produire des désordres graves sur les tissus et surtout sur la peau qu'il viendrait à toucher.

L'essai par la potasse caustique ne fournit qu'un résultat qualitatif et n'a pas encore été appliqué à l'analyse quantitative de la glycose. C'est essentiellement le procédé de tous les jours, mis à la disposition du malade lui-même; cependant dans une certaine mesure, en employant chaque fois la même quantité de potasse et le même volume d'urine, on peut juger par la teinte plus ou moins foncée du plus ou moins de glycose qui se trouve en dissolution dans l'urine. Ce résultat n'est que très-approximatif.

Essai par la soude caustique. La soude caustique détermine dans l'urine la même modification colorée que la potasse caustique. Elle est un peu moins utilisée dans la pratique parce que la potasse se conserve plus facilement et est d'un usage général plus répandu. Les conditions de l'expérience sont identiques et, si la soude, comme la chaux dont nous allons parler, détermine dans les urines un précipité abondant de phosphates terreux, la réaction n'en est pas troublée.

Essai par la chaux caustique. Le principe de cette réaction est le même que le précédent, et M. Bouchardat la préfère même aux deux autres parce que, pour l'obtenir, il n'est même pas besoin de chaux caustique, de chaux vive, mais simplement d'un lait de chaux, ou mieux encore de chaux éteinte que les praticiens des campagnes et les malades peuvent trouver partout. Il ajoute à l'urine suspecte un peu de poudre de chaux desséchée ou de chaux semi-liquide, porte à l'ébullition et, si le liquide contient de la glycose, la coloration apparaît.

Essai par le bichlorure d'étain. En présence de la glycose, le bichlorure d'étain est réduit à l'état d'oxyde noir. Cette réaction a été utilisée par Maumené pour préparer des bandelettes de mérinos blanc, imbibées d'une solution concentrée de ce sel, séchées ensuite et formant ainsi une sorte de réactif solide. On projette quelques gouttes d'urine à analyser sur les bandelettes, et, si le liquide contient de la glycose, il se forme une tache noire aux points touchés, lorsque l'on chauffe la bandelette à la flamme d'une lampe. Ce procédé, simple en apparence, n'est pas très-utilisable, parce que les bandelettes de mérinos ne tardent pas à brunir d'elles-mêmes par la décomposition spontanée du bichlorure d'étain.

Essai par le sous-nitrate de bismuth. L'oxyde de bismuth, en présence d'un alcali, est réduit par la glycose à l'état de bismuth métallique noir gris. Cette réaction constitue le procédé dit de Böttger, fort utilisé, surtout en Allemagne, mais il présente un écueil à éviter. Si à côté ou même à l'exclusion du sucre se trouve dans la solution une certaine quantité d'albumine, il se forme également un précipité noir de sulfure de bismuth, la matière albuminoïde se décomposant et cédant du soufre à l'alcali caustique. Or l'urine à essayer peut être albumineuse, elle peut renfermer du pus, du sang, qui contiennent aussi une certaine proportion d'albumine. Il se forme également un précipité noir, si l'urine contient du fer, du plomb, du mercure ou du cuivre.

Pratiquement, le procédé de Böttger s'applique de la façon suivante : à 20 grammes d'urine on ajoute 1/100°, soit 0^{gr},20 de sous-nitrate de bismuth, puis 20 à 40 gouttes de solution saturée de potasse caustique, on fait bouillir le mélange dans une petite éprouvette pendant plusieurs minutes et, s'il y a de la glycose, la réaction se produit (Méhu). On peut aussi ajouter à l'urine un volume égal d'une solution concentrée de carbonate de soude au quart, puis y projeter une certaine quantité de sous-nitrate de bismuth pur, faire bouillir, et la réaction ne tarde pas à se produire par le dépôt d'une poudre gris noir dont la teinte est d'autant plus foncée que la proportion de glycose est plus considérable. M. Jaccoud préfère ce dernier procédé parce qu'il n'a jamais vu, dans ces conditions, la réaction se produire, s'il n'y a pas de glycose, tandis qu'avec la potasse au lieu de la soude des urines très-riches en urates ont pu brunir le sous-nitrate de bismuth, alors que cependant il n'y avait point de glycose dans l'urine.

Le réactif de Böttger a une grande valeur, car aucun élément de l'urine normal ne réduit l'oxyde de bismuth et que, d'autre part, la teinte noir gris est plus facilement appréciable que le brun de la réaction par la potasse caustique. Ce procédé est donc essentiellement utilisable à tous les instants, même dans la clinique extra-nosocomiale.

Reste la question déjà soulevée de la possibilité de la présence de l'albumine ou celle des sels métalliques de plomb, de fer, de mercure, de cuivre. Il n'est pas difficile de s'assurer préalablement de la présence de l'albumine, non plus que de celle des composés métalliques que l'on ne rencontre pas en dehors du cas où le malade ferait un usage thérapeutique de ces substances, à moins que, par une coïncidence singulière, il ne soit aussi sous le coup d'une intoxication saturnine.

Mais pour éviter ces inconvénients E. Brücke a proposé récemment de substituer l'iodure double de bismuth et de potassium au sous-nitrate de bismuth. Le sel iodique de bismuth se prépare lui-même en dissolvant du nitrate basique de bismuth dans une solution chaude d'iodure de potassium en présence d'acide chlorhydrique. Le procédé de recherche consiste ensuite à aciduler l'urine à essayer avec une certaine quantité, mais sans excès, d'acide chlorhydrique ; on attend qu'un précipité se forme et l'on filtre. On ajoute alors le réactif qui, à lui seul, ne doit pas donner de précipité, et l'on ajoute une solution alcaline, on fait bouillir et, s'il y a de la glycose, le bismuth est réduit à l'état métallique.

Essai par le bichromate de potasse. Le bichromate de potasse, en présence de la glycose est décomposé par réduction de l'acide chromique en sesquioxyde de chrome ou oxyde de chrome. La couleur primitivement jaune passe alors au vert. Cette réaction a été primitivement désignée sous le nom de réaction de Harley ou réaction de Krause. On fait un mélange par parties égales de chromate de potasse, en solution saturée, et de potasse caustique également en solution saturée ; le réactif, mis en présence d'une urine glycosique, y détermine rapidement une couleur vert foncé, et sa sensibilité est telle que quelques gouttes d'urine sucrée ajoutées à une grande quantité d'eau suffisent pour la rendre possible.

M. Luton a perfectionné le procédé en proposant un réactif chromique proportionnellement défini et inaltérable dont la formule est la suivante : bichromate de potasse, 1 ; eau distillée, 2 ; acide sulfurique concentré, 2. La liqueur contient alors du bisulfate de potasse, de l'acide chromique et un excès d'acide sulfurique, elle est d'une magnifique couleur rouge. Pour l'utiliser dans l'examen d'une urine, on ajoute à ce liquide le réactif de Luton jusqu'à ce que le mélange ait une teinte rouge prononcée, on chauffe, il se produit une forte effervescence par la formation d'acide carbonique provenant de la décomposition du sucre et la couleur verte ou bleu verdâtre de sesquioxyde de chrome apparaît.

Le docteur Pratesi a préparé, dans le même ordre d'idées, des bandelettes-réactifs dont il se loue beaucoup pour les recherches cliniques. Il commence par faire un mélange à froid de $2^{gr},50$ de potasse caustique dans 60 grammes de silicate de potasse liquide très-concentré, puis il ajoute 2 grammes de bichromate de potasse. Lorsque la solution est parfaite, il la verse dans un flacon à large embouchure, mais fermée au liége pour empêcher l'adhérence. Les lames-réactifs sont des bandelettes de fer-blanc de 1 centimètre de large sur 7 ou 8 de long sur l'extrémité desquelles on dépose, à l'aide d'une baguette de verre, quelques gouttes du liquide silicaté chromique. On fait sécher à une douce chaleur, puis on ajoute à plusieurs reprises de nouvelles gouttes de la solution.

Les bandelettes sont conservées avec soin. Pour les utiliser, on commence par échauffer l'extrémité de la bandelette, le mélange-réactif se gonfle et jaunit un peu. On dépose alors quelques gouttes de l'urine glycosique, on chauffe jusqu'à siccité. Si la coloration verte ne se produit pas, on reprend la même opération, mais, pour peu que la glycose existe dans la proportion de quatre ou cinq millièmes, la teinte verte se montre très-nettement.

Ces différentes manières d'obtenir par l'urine glycosique la réduction de l'acide chromique sont fort élégantes et seraient absolument acceptables, s'il était bien démontré que d'autres composés organiques que le sucre ne la produisent pas. La sensibilité du procédé même, très-réelle, devient précisément un danger (Jaccoud).

Essai par le carmin d'indigo. Le carmin d'indigo, naturellement bleu, passe à l'état d'indigo blanc jaune en perdant une partie de son oxygène. Profitant des propriétés réductrices de la glycose, on a pu trouver dans ce fait un réactif de la glycose, mais dans ce cas encore cette action réductrice de la glycose ne se produit qu'en présence d'un alcali. Le réactif de Mulder est composé d'une solution de carmin d'indigo rendue alcaline au moyen du carbonate de soude ; il ne faudrait point faire usage de soude caustique parce que, à elle seule, elle suffit pour réduire le carmin d'indigo à l'état d'indigo blanc. Une urine glycosique chauffée avec son volume de réactif de Mulder passe d'abord à la teinte verte, puis au rouge et enfin au jaune. En cessant de chauffer et en agitant à l'air le mélange, le carmin d'indigo blanc s'oxyde peu à peu et revient au bleu en passant par le rouge, puis par le vert. D'après Jaccoud, qui reconnaît ce procédé comme très-sensible et très-brillant, la caractéristique n'est pas tant la décoloration du carmin bleu d'indigo, facile à obtenir avec beaucoup de substances, que ce passage successif par les teintes verte, rouge et jaune, et le retour en sens inverse par le refroidissement.

Essai par la bile de bœuf. Pettenkofer a démontré que les solutions des acides biliaires ou de leurs sels alcalins, additionnés de quelques gouttes d'une solution de sucre de canne ou de glycose, puis d'un excès d'acide sulfurique, donnent par l'agitation du mélange une teinte violet pourpre. La réaction se produit, à la condition d'échauffer le mélange, échauffement qui devrait être artificiel, si l'addition seule d'acide sulfurique ne le déterminait pas suffisamment. En tous cas, l'opération doit être conduite avec douceur, de façon que la température ne dépasse pas 60 degrés, car alors le mélange brunirait.

On a trouvé dans ces faits un procédé de réactif pour les urines glycosiques qui consiste à ajouter à ce liquide quelques gouttes de bile de bœuf, puis un volume égal à celui de l'urine d'acide sulfurique. La couleur violet pourpre est fort belle, mais la réaction ne se produit pas en présence de l'albumine ou des substances oxydantes comme des azotates. Si l'urine était albumineuse, il conviendrait de la priver de cette albumine par une addition suffisante d'acide et par l'ébullition. Le liquide filtré pourrait alors être essayé suivant les règles ci-dessus indiquées.

Essai par le nitrate d'argent ammoniacal. Si l'on met en présence d'une urine glycosique une solution de nitrate d'argent ammoniacal, l'oxyde métallique est réduit et se précipite sous forme d'une poudre noire. Cette réaction ne peut malheureusement pas être d'une exactitude suffisante, car les sels d'argent sont réduits avec facilité par bien d'autres substances que la glycose. L'acide urique et l'urée peuvent déterminer le dépôt d'oxyde d'argent, et l'on sait que la même réaction se produit en présence de sels de fer, de plomb et surtout de mercure. Il faudrait donc, pour que l'essai au nitrate d'argent ammoniacal eût quelque valeur clinique, que l'on se fût assuré au préalable de l'absence de ces composés métalliques, aussi bien que de la non-existence d'acide urique ou d'urée en excès, ce qui, par le fait, lui ôte toute valeur pratique. Il n'est donc nécessaire de signaler ce procédé que pour mémoire.

Essai par le cyanure de mercure. Cette méthode, nouvellement introduite en chimie physiologique par Knapp, est basée sur ce fait que la glycose précipite tout le mercure d'une solution bouillante de cyanure de mercure, additionnée d'un alcali caustique. Le métal se dépose et son poids est proportionnel à celui de la glycose.

Ce procédé a donc été proposé par Knapp à la fois comme réactif et essentiellement comme méthode de dosage de la glycose.

La liqueur de Knapp qui sert pour cette opération se prépare en dissolvant dans de l'eau distillée 10 grammes de cyanure de mercure pur et sec, et 100 grammes d'une solution de soude caustique d'une densité de 1,140, de manière à obtenir en totalité 1000 centimètres cubes. Dans ces proportions 40 centimètres cubes de la liqueur d'essai sont complétement réduits par 1 décigramme de glycose.

Pour pratiquer l'essai, on place l'urine à examiner dans une burette graduée en dixièmes de centimètres cubes; il est avantageux de se servir d'un tube à essai maintenu verticalement dans un support à pince et terminé inférieurement par un robinet en verre; l'extrémité du tube est finement effilée. Après avoir fait manœuvrer le robinet pour s'assurer qu'il fonctionne bien et que l'urine peut ne s'écouler que goutte à goutte, on fait affleurer le niveau supérieur de l'urine au zéro de la graduation. Cette opération doit se faire à contre-jour et le niveau du trait zéro doit correspondre au point le plus élevé du ménisque convexe que forme l'urine.

40 grammes de la liqueur de Knapp bouillante sont placés dans une capsule de porcelaine, de cristal, ou dans un flacon sphérique bien translucide, et on laisse couler l'urine jusqu'à ce que le mercure soit absolument réduit. Mais ici

commence la difficulté, celle d'apprécier le moment où la liqueur d'essai ne contient plus de cyanure de mercure à l'état de dissolution. On y arrive au moyen d'une autre réaction. Knapp a proposé de déceler l'absence du sel mercurique en recherchant si au contact de sulfhydrate d'ammoniaque la liqueur ne donne plus de précipité noir de sulfure de mercure, mais, comme il s'agit de proportions infinitésimales, il agit de la façon suivante : un fragment de papier à filtrer est imbibé de quelques gouttes de sulfhydrate d'ammoniaque, on laisse tomber sur ce papier une goutte de la liqueur d'essai et, tant que l'on voit apparaître une tache noire, tout au moins brune, on en conclut qu'il y a encore du cyanure de mercure dans la liqueur d'essai, que, par suite, il faut continuer à laisser tomber de l'urine. La fin de l'opération se constate à l'absence définitive de la tache brune sur le papier sulfhydraté.

À ce moment, difficile à apprécier peut-être très-exactement, on vise dans la pipette ou le tube gradué le niveau de l'urine à essayer et l'on évalue le nombre de centimètres cubes plus la fraction en dixièmes qui ont dû être employés.

Partant alors du fait que cette quantité est celle qui contient 1 décigramme de glycose, puisqu'elle a réduit 40 centimètres cubes de la liqueur d'essai, au moyen d'un calcul très-rapide on établit la proportion pour 1000 centimètres cubes d'urine.

Le procédé de Knapp a de grands avantages en ce que sa liqueur d'essai se conserve fort longtemps, qu'elle ne se réduit pas spontanément comme le font souvent les liqueurs cupriques, qu'enfin elle n'est pas non plus réduite par d'autres corps qui agissent manifestement sur ces dernières.

L'inconvénient du procédé consiste dans la difficulté de déterminer très-nettement la fin de la réaction, mais nous dirons plus loin que cet inconvénient existe aussi, et à un haut degré, avec les liqueurs cupriques.

Sachse a proposé de remplacer le sulfhydrate d'ammoniaque par une solution alcaline d'oxyde de zinc, obtenue en saturant un sel de zinc avec une solution de soude. Ce liquide précipite le mercure de ses solutions alcalines avec une teinte noire ou brune, suivant sa quantité. La plus petite proportion de mercure se montre sous forme d'un précipité brun. On continue à verser du liquide à analyser jusqu'à ce que l'oxyde de zinc reste inaltéré.

Essais et dosage par les liqueurs cupriques. Comme le procédé par le cyanure de mercure, la méthode d'analyse par les liqueurs cupriques est à la fois un moyen de recherche et un moyen de dosage de la glycose. Le principe sur lequel elle repose est que la glycose exerce une action réductrice sur l'oxyde de cuivre CuO qu'elle ramène à l'état d'oxydule de cuivre ou oxyde cuivreux Cu^2O, qui est rouge. Cet effet résulte de l'oxydation de la glycose au dépens de l'oxygène de l'oxyde de cuivre, mais il ne se produit qu'en présence d'une forte proportion d'un alcali caustique.

Il existe un assez grand nombre de liqueurs cupriques qui varient entre elles, suivant la façon dont on obtient l'oxyde de cuivre libre et aussi suivant leur titre.

Le plus ancien procédé est celui de Trommer, improprement désigné parfois sous celui de Trommerz ou Frommherz, par suite d'une erreur orthographique propagée par l'usage. Dans le procédé de Trommer, l'oxyde de cuivre ne se produit qu'au moment même de la réaction : en effet, on opère dans les conditions suivantes : Dans un tube à expérience on introduit 1 gramme environ de l'urine suspectée, parfaitement filtrée, 5 grammes d'eau et 10 gouttes de solution de soude caustique, d'une densité de 1,53, puis goutte à goutte une solution de sulfate de cuivre au 20°. Immédiatement il se produit une précipitation d'oxyde de cuivre hydraté sous la forme d'un nuage jaune verdâtre, qui ne se dissout pas, si l'urine ne contient pas de sucre, mais qui se redissout par l'agitation dans le cas contraire. On ajoute alors très-progressivement quelques gouttes de la solution de sulfate de cuivre au 20°, jusqu'à ce que le nuage soit persistant, et, si à ce moment on chauffe à ébullition le mélange, on voit se former à la partie inférieure du tube un précipité rouge jaunâtre d'oxydule de cuivre. Il faut éviter d'ajouter le sulfate de cuivre en excès parce que pendant l'ébullition il se déposerait de l'oxyde noir de cuivre, qui masquerait la coloration rouge de l'oxydule cuivreux. On ne doit pas non plus chauffer le mélange avant d'avoir ajouté le sulfate de cuivre, car sous l'influence de la température élevée en présence de l'alcali caustique le sucre serait décomposé, caramélisé, et ne pourrait plus exercer son action réductrice sur l'oxyde cuivrique.

Telle est la réaction type de Trommer. M. Jaccoud y apporte dans la pratique une légère modification qui rend le procédé plus rapide et plus élégant. Il ajoute d'abord le sulfate de cuivre en petites proportions à l'urine et chauffe le tube, il ne se produit aucune modification, mais tout en maintenant le tube à la flamme il ajoute un excès de l'alcali caustique, solution de potasse; si l'urine contient de la glycose, on voit se former le nuage ou magma verdâtre, celui-ci se redissoudra, pour faire place à une coloration bleue qui disparaît au moment où l'oxydule de cuivre se précipite en rouge.

On a cherché et l'on est arrivé à préparer des liqueurs titrées dans lesquelles le sel cuprique et l'alcali caustique sont déjà en présence, et où les sels formés sont maintenus en dissolution par du bitartrate de potasse. Les plus usitées de ces solutions sont les suivantes :

La *liqueur de Barreswill* se prépare en dissolvant 50 grammes de bitartrate de potasse (crème de tartre) et 40 grammes de carbonate de soude dans 355 grammes ou centimètres cubes d'eau distillée, on ajoute à la solution 50 grammes de sulfate de cuivre, puis l'on porte le mélange à l'ébullition. D'autre part, on a fait dissoudre 40 grammes de potasse caustique dans 250 grammes d'eau distillée (250 centimètres cubes), on mélange les deux solutions et l'on ajoute de l'eau distillée pour atteindre le volume total de 1 litre ou 1000 centimètres cubes.

Les proportions de cette solution sont ainsi calculées que 1 centimètre cube soit décoloré, ou mieux que tout l'oxyde de cuivre soit réduit par 5 milligrammes de glycose.

La *liqueur de Fehling* diffère de celle de Barreswill en ce que la soude caustique remplace la potasse caustique et que le tartrate neutre de potasse est substitué au bitartrate, permettant ainsi de ne pas introduire le carbonate de soude nécessaire autrement pour neutraliser l'excès d'acide.

On en a donné différentes formules, variant entre elles suivant les doses des substances actives. Claude Bernard, qui en a fait usage dans ses recherches sur la glycose du sang, a employé la suivante :

grammes.

	grammes.
Sulfate de cuivre.	36,46
Sel de Seignette (tartrate de potasse et de soude)	200,00
Lessive de soude (24 degrés de Baumé).	500,00

Faire dissoudre et ajouter de l'eau distillée jusqu'à obtenir un volume total de 1000 centimètres cubes. 1 centimètre cube de la liqueur correspond à 5 milligrammes de glycose, et 20 centimètres cubes à 10 centigrammes (Claude Bernard, *Leçons sur le diabète*, 1877).

Une autre formule non moins usitée est celle qu'indique Hoppe-Seyler (*Traité d'analyse chimique*, 1877), d'une part :

	grammes.
Sulfate de cuivre	31,65
Eau distillée	160,00

d'autre part :

| Tartrate de potasse et de soude | 175 grammes. |
| Solution de soude à 1,12 de densité | 700 centimètres cubes. |

On mêle les deux liqueurs et on ajoute une quantité d'eau distillée suffisante pour former 1000 centimètres cubes; 20 centimètres cubes de la liqueur ainsi préparée correspondent à 10 centigrammes de glycose.

Buignet (*Manipulations de physique*, 1877) propose comme avantageuse la formule suivante :

| Sulfate de cuivre cristallisé | 40 grammes. |
| Eau distillée | 160 — |

faire une première solution :

Soude caustique solide	130 grammes.
Tartrate neutre de potasse	160 —
Eau distillée	600 —

On mêle parfaitement les deux solutions et on ajoute au mélange la quantité d'eau nécessaire pour former 1154cc,4 de liqueur à la température de + 15 degrés, 20 centimètres cubes sont entièrement décolorés par 0gr,096 de glycose.

Poggiale préparait une double solution très-voisine de la précédente, mais en différant par le volume total et par conséquent par le titre, en la composant :

SOLUTION A

| Sulfate de cuivre cristallisé | 40 grammes. |
| Eau distillée | 160 — |

SOLUTION B

Soude caustique	130 grammes.
Eau distillée	500 —
Tartrate neutre de potasse	160 —

Mélanger les solutions A et B et ajouter une quantité d'eau distillée pour obtenir 1000 centimètres cubes à la température de + 15 degrés. Le titre de la solution est tel que 20 centimètres cubes sont décolorés par 111 milligrammes (0gr,111) de glycose.

Nous mentionnerons pour mémoire les autres liqueurs suivantes qui, en réalité, sont peu différentes des précédentes (Jaccoud, article DIABÈTE in *Dictionn. méd. et chir.*, t. XI).

RÉACTIF DE SAVY

Sulfate de cuivre	20 grammes.
Tartrate neutre de potasse	58 —
Potasse caustique	77 —
Eau distillée	460 —

RÉACTIF DE BERNARD

Bitartrate de potasse.	150 grammes.
Carbonate de soude cristallisé.	150 —
Potasse à la chaux.	100 —
Sulfate de cuivre.	50
Eau distillée	Q. S. pour 1 litre.

RÉACTIF DE DONALDSON

Carbonate de soude	5 grammes.
Potasse caustique	5 —
Bitartrate de potasse	6 —
Sulfate de cuivre.	4 —
Eau distillée	32 —

RÉACTIF DE MAGNES

Potasse caustique.	60 grammes.
Tartrate neutre de potasse	—
Eau distillée.	200 —

Dissoudre et ajouter cette autre solution :

Sulfate de cuivre.	15 grammes.
Eau distillée.	50 —

Filtrez.

L'inconvénient commun de toutes ces solutions cupro-potassiques ou cupro-sodiques vient de ce que dans toutes une portion de l'oxyde de cuivre se précipite à la longue spontanément. En les maintenant dans un flacon bleu ou noir et dans un endroit obscur, on n'évite qu'en partie cette précipitation qui a pour effet d'abaisser le titre de la liqueur et par conséquent de diminuer ainsi la quantité de glycose nécessaire pour en décolorer un même volume, 20 centimètres cubes, par exemple.

Il est donc indispensable de vérifier ce titrage, aussi bien après la première préparation que plus tard, pour rechercher si elle n'a point perdu. Il faut donc faire l'opération inverse de celle qui a pour but la détermination de la glycose, en se servant d'une quantité fixe de liqueur d'essai, et prendre un poids donné de glycose pour évaluer la quantité de la liqueur d'essai qui lui correspond.

Il est fort difficile de trouver dans le commerce de la glycose parfaitement pure, aussi vaut-il mieux préparer directement du sucre de canne interverti par l'action des acides sur le sucre candi pur et parfaitement desséché. Pour ce faire, il suffit de dissoudre, par exemple, 5 grammes de ce produit dans 300 grammes d'eau distillée additionnée de 5 grammes d'acide chlorhydrique, et de faire bouillir le mélange pendant dix minutes environ. On laisse refroidir le liquide et, après avoir saturé l'acide par une solution faible de potasse caustique, on ajoute une quantité d'eau distillée suffisante pour atteindre 500 centimètres cubes à +15 degrés; 1 centimètre cube de la solution renfermera 1 centigramme de sucre de canne interverti (10 centimètres cubes en contiennent 1 décigramme).

Partant de ce point fixe, il sera facile de vérifier la quantité de glycose qui décolorera un volume déterminé de la liqueur d'essai. On introduit, au moyen d'une pipette, 20 centimètres cubes de la liqueur bleue dans un ballon d'une capacité de 100 centimètres cubes environ, l'on ajoute 30 centimètres cubes d'une solution de potasse caustique au 10° et on chauffe à ébullition. D'autre part, on a placé dans une pipette la solution sucrée en notant exactement à quel degré affleure le niveau et l'on verse goutte à goutte dans la liqueur bleue. Un nuage jaune rouge d'oxydule de cuivre se produit et la liqueur se

décolore un peu, on chauffe de nouveau et l'on ajoute encore de la liqueur
sucrée, en procédant par tâtonnements jusqu'à ce que la liqueur bleue soit
entièrement décolorée et en chauffant chaque fois. Il convient de regarder la
liqueur par transparence et sur un fond blanc, comme une feuille de papier ;
lorsque tout le cuivre est réduit la liqueur prend une couleur jaune ambrée,
un instant avant elle offrait une teinte un peu verdâtre, due au mélange de la
teinte ambrée avec un reste de teinte bleue.

La réaction terminée, on lit sur la burette la quantité de liqueur sucrée
employée et, autant on a dû verser de centimètres cubes, autant l'on a employé
de centigrammes de sucre. Supposons que ce soit exactement 10 centimètres
cubes, on en déduira que 20 centimètres cubes de la liqueur cupro-potassique
sont décolorés par 1 décigramme de sucre, ce sera le taux de la liqueur type de
Fehling. Le plus généralement on arrive à une fraction et non à un nombre
rond, mais, quelle qu'elle soit, on obtiendra ainsi le titre de la liqueur d'essai.
Pour le rendre plus exact, on fera trois opérations successives et l'on en prendra
la moyenne, le résultat pourra être considéré comme le *titre pratique*.

Le résultat devra être inscrit sur le flacon avec cette mention : 20 centimètres
cubes sont entièrement décolorés par n de glycose. Cette vérification est nécessaire de temps en temps, car, ainsi que nous le disions plus haut, toutes les
liqueurs cupro-potassiques perdent peu à peu de leur titre par précipitation
spontanée d'une certaine proportion d'oxyde de cuivre.

Nous sommes maintenant en possession de moyens suffisants pour doser la
glycose des urines avec le minimum de chances d'erreur, et voici dans quelles
conditions cette opération doit être pratiquée cliniquement.

Autant que possible, il faut recueillir très-exactement la totalité des urines
rendues dans les vingt-quatre heures et la mesurer afin de pouvoir ensuite
déterminer la quantité de glycose excrétée pendant le même espace de temps.
Dans ce cas, il convient d'opérer le mélange de toutes ces urines et de prélever
un échantillon sur l'ensemble. D'autres fois on aura quelque intérêt clinique à
chercher au contraire quelle est la proportion de glycose excrétée pendant la
nuit, pendant la digestion, après telle ou telle alimentation ; on recueillerait alors
la quantité d'urines émises pendant ce laps de temps, on doserait et on ne prélè-
verait d'échantillon que sur cette quantité. On peut, en un mot, faire varier
l'expérience suivant toutes les indications qui se présentent, mais pour évaluer
réellement la perte totale du sucre subie par l'organisme en vingt-quatre heures,
et encore par la seule voie des urines, car il s'en perd aussi par la sueur et les
autres excrétions, il faut opérer soit sur le mélange de la totalité des urines,
soit sur une série d'échantillons séparés, en tenant compte toutefois de leur
rapport avec la totalité des urines excrétées.

L'urine ainsi recueillie doit être examinée dans un temps relativement court
après l'excrétion, car certaines urines glycosiques fermentent avec rapidité,
surtout dans les temps chauds, et l'on ne peut, sans une autre opération que
nous décrirons, évaluer la quantité de sucre qui s'est ainsi décomposée. Lorsque
l'on place de l'urine glycosique dans un flacon fermé, parfois le bouchon est
chassé par l'acide carbonique ou, s'il est maintenu intact, au moment où on
ouvre le flacon, les urines moussent tumultueusement comme du vin de
Champagne.

L'urine à analyser doit être préalablement filtrée ; on en essaie une partie
par la chaleur, ou l'acide nitrique, au point de vue de la présence de l'albumine.

Si l'urine est albumineuse, il faut se débarrasser de ce produit qui entrave la réaction. Pour y arriver on prélève, par exemple, 100 centimètres cubes d'urines que l'on place dans une capsule de porcelaine, et on chauffe à ébullition, on ajoute quelques gouttes d'acide acétique et l'on voit l'albumine se précipiter en flocons. On laisse refroidir, et l'on filtre avec soin, le liquide recueilli est ramené au volume de 100 centimètres cubes avec de l'eau distillée. Ce liquide contient toute la glycose des 100 centimètres cubes de l'urine et l'on opère ensuite comme il va être dit, mais après avoir neutralisé l'acidité due à la présence de l'acide acétique par quelques gouttes de solution de potasse. Le liquide à essayer doit être absolument neutre.

La même précaution de neutralisation devrait être prise avec l'urine, même non albumineuse, pour peu qu'elle fût acide.

Le liquide à essayer, urine ou mélange, étant préparé, on procède à l'opération définitive ; si l'on recherche pour la première fois la glycose d'une urine déterminée, il est toujours bon de l'étendre au moins de trois fois son volume d'eau distillée ; cette proportion pourra même être portée beaucoup plus loin dans le cas d'une urine très-fortement glycosique. L'opération se fera avec beaucoup plus de précision et l'on n'aura qu'à tenir compte de la proportion du mélange pour multiplier ensuite, par le chiffre qui la représente, celui de la glycose qui sera décélée. Si l'on ajoute 3 volumes d'eau distillée, on aura obtenu un liquide 4 fois moins chargé, il faudra donc multiplier le résultat par 4 ; si on a ajouté 9 volumes d'eau, il faudra multiplier par 10, n représentant le nombre de volumes d'eau ajoutés, le multiplicateur définitif sera $n+1$.

On peut se servir pour l'opération d'une pipette graduée en dixièmes de centimètres cubes, mais l'opération est infiniment plus commode en se servant d'un tube de Moore également gradué, terminé à sa partie inférieure soit par une pointe effilée précédée d'un ajustage en caoutchouc muni d'une pince à pression continue, soit mieux par la même pointe effilée précédée d'un robinet en cristal fonctionnant avec précision. On lave le tube à l'eau distillée et on le vide bien. On remplit alors le tube du mélange à analyser, en dépassant un peu le zéro, on laisse écouler quelques gouttes jusqu'à ce que l'horizontale du trait zéro corresponde exactement au sommet du ménisque convexe du liquide.

D'autre part, à l'aide d'une autre pipette ou d'une éprouvette graduée en centimètres cubes, on a recueilli exactement 20 centimètres cubes de la liqueur bleue cupro-potassique, on la déverse dans un ballon à deux tubulures disposées perpendiculairement l'une à l'autre et d'une capacité de 100 centimètres cubes environ. Pour enlever de l'éprouvette la quantité minime de la liqueur d'essai qui y adhère, on la lave à l'eau distillée et l'on ajoute cette eau de lavage à la liqueur bleue contenue dans le ballon. Il est évident que cette addition ne modifie en rien le résultat définitif, il le rend même plus sensible.

Au moyen d'une lampe à alcool ou d'un bec de Berzelius à gaz, brûlant à la flamme bleue, car la flamme éclairante jaune amènerait sur le ballon un dépôt de noir de fumée qui altérerait sa transparence, on porte à l'ébullition la liqueur d'essai et l'on commence à faire tomber goutte à goutte le mélange urinaire en plaçant la plus petite des deux tubulures exactement sous la pointe effilée du tube de Moore. Au moment où l'urine glycosique tombe dans la liqueur d'essai, on voit se produire un nuage jaune rouge qui se redissout ; on reprend l'opération ; à chaque fois la liqueur devient un peu moins bleue, on chauffe à nouveau et on laisse tomber quelques gouttes d'urine jusqu'à ce qu'enfin la liqueur soit complétement décolorée et que l'oxydule de cuivre soit entièrement précipité au fond du ballon. Pratiquement il y a là un point difficile à déterminer, celui où la liqueur est absolument décolorée, mais qu'il ne faut pas dépasser, aussi peut-on regarder un premier essai comme une simple indication : d'après le nombre de centimètres cubes d'urine utilisés, on voit approximativement à partir de quel moment il faut redoubler d'attention et ne verser l'urine que goutte à goutte en chauffant chaque fois.

Quelques précautions sont encore à prendre : en chauffant il faut éviter les projections si communes avec les liquides fortement alcalins et caustiques, projections qui d'abord obligeraient à recommencer l'opération et de plus seraient dangereuses pour l'opérateur et pour ses vêtements. Il faut aussi n'interrompre l'opération que pendant les quelques secondes nécessaires à la constatation du précipité, sans quoi, sous l'influence de l'oxygène de l'air, l'oxyde cuivreux ou oxydule Cu^2O repasse à l'état d'oxyde cuivrique CuO qui se dissout.

Enfin, on examine toujours au-dessus d'une feuille de papier blanc, afin de mieux juger de la teinte, ainsi qu'il a été dit plus haut pour le titrage de la liqueur d'essai.

On a déterminé en dixièmes de centimètres cubes la quantité d'urines examinée et l'on sait, puisqu'elle a décoloré 20 centimètres cubes de la liqueur bleue, que c'est là la quantité d'urines contenant 1 décigramme de sucre ou toute autre proportion suivant le titrage marqué sur le flacon. Par une simple règle de trois, on détermine alors le rapport pour 1000, ou pour un litre auquel il faut toujours venir comme terme de comparaison.

On a trouvé qu'avec une liqueur telle, que 20 centimètres cubes sont décolorés par $0^{gr},111$ de glycose, il a fallu employer 8,7 centimètres cubes; la proportion pour 1 litre sera :

$$\frac{0,111 \times 1000}{8,7} = 12^{gr},76$$

mais, si l'on a étendu l'urine de trois volumes d'eau, il faudra multiplier 12,76 par 4, ce qui donnera définitivement les proportions de $51^{gr},04$ pour 1000 centimètres cubes ou pour 1 litre.

En désignant par a le titre de la liqueur, c'est-à-dire la quantité de glycose nécessaire pour décolorer 20 centimètres cubes, par b le nombre de centimètres cubes d'urine employés dans l'essai, par n le nombre de volumes d'eau ajoutés pour étendre l'urine, x, c'est-à-dire la quantité de glycose contenue dans un litre, sera :

$$x = (n + 1)\frac{a \times 1000}{b}$$

Lorsqu'on veut faire une recherche absolument précise, il convient de faire plusieurs essais successifs et de prendre la moyenne, car, avec quelque précaution que l'on opère, on n'aura jamais des valeurs absolument égales pour chacun des essais. Dans le cas ou l'on n'aurait qu'une urine contenant à peine des traces de glycose, il serait bon, comme l'indiquent MM. Seegen et Maly, de la décolorer d'abord par le filtrage sur du charbon animal, et de précipiter l'acide urique par l'acide chlorhydrique, en abandonnant la liqueur au repos. On ferait ensuite le dosage.

Dosage de la glycose par la fermentation. Par la fermentation spontanée se développant dans certaines conditions, la glycose se décompose en acide carbonique et alcool, plus une très-faible quantité de glycérine et d'acide succinique. En déterminant ou activant cette fermentation par l'addition d'un ferment, de la levûre de bière, par exemple, on peut arriver à déduire de la quantité d'acide carbonique produit celle du sucre qui l'a dégagé.

Théoriquement on peut concevoir l'opération de la façon suivante : Une cloche graduée est remplie de mercure et repose sur ce métal, on introduit dans son intérieur une quantité déterminée d'urine et quelques fragments de levûre de bière. Au bout de quelques jours, l'urine rendue trouble par la fermentation redevient claire, l'acide carbonique est réuni à la partie supérieure de la cloche. On mesure son volume et, en y ajoutant celui du gaz dissous dans le liquide, on en déduit la quantité de sucre contenue dans l'urine, en partant de ce principe que 100 parties en poids d'acide carbonique correspondent à 204,54 parties de glycose. Malheureusement l'opération est très-délicate, difficile à conduire, et ne donne pas un résultat absolument précis.

On peut modifier l'expérience en se servant de deux ballons dont nous empruntons le dessin et la description au récent ouvrage de Méhu, *l'Urine normale pathologique* (1880).

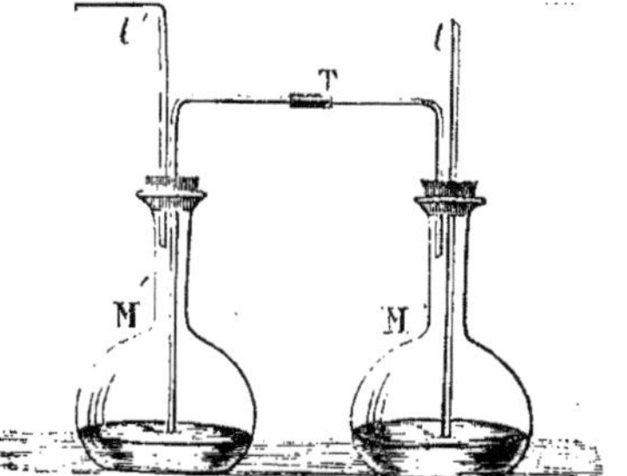

Fig. 5. — Ballons pour le dosage de la glycose par la fermentation.

Dans l'un de ces ballons M on introduit l'urine glycosique et la levûre, dans l'autre M′ de l'eau de baryte ou une solution de chlorure de baryum additionnée d'ammoniaque. L'acide carbonique passant du ballon M dans le ballon M′ sera fixé à l'état de carbonate de baryte.

On peut également avec le même appareil laisser dégager l'acide carbonique après l'avoir desséché par l'acide sulfurique. Pour ce faire, dans le flacon M on introduit l'urine glycosique, le ferment et un peu d'acide tartrique. Dans le flacon M′ on a introduit de l'acide sulfurique. L'acide carbonique se dessèche en passant dans l'acide sulfurique, se dégage par le tube T′. Lorsque la fermentation est terminée, on enlève une boule de cire dont on avait obturé le tube T et l'on fait passer de l'air dans l'appareil en aspirant par ce même tube l'acide carbonique qui était demeuré dans les deux flacons.

En pesant l'ensemble de l'appareil avant et après l'opération, on a le poids de l'acide carbonique dégagé. En multipliant ce poids par 2,1331, on a le poids de la glycose. Le chiffre 2,1331 représente le rapport entre le poids de

l'acide carbonique et celui de l'alcool formés par 100 de glycose. En tenant
compte de la fermentation d'une petite portion de glycérine et d'acide succinique,
Hoppe Seyler propose le chiffre 2,045.

L'appareil lui-même qui sert à l'opération a été indiqué par MM. Will et
Fresenius.

Ce procédé de dosage doit être surtout considéré comme une opération de
contrôle, il est délicat en ce que la pesée qu'il nécessite doit être faite avec
beaucoup de précaution et que de plus on n'est jamais certain que la fermentation était absolument terminée.

Dosage de la glycose par les procédés optiques. On sait que certaines
substances jouissent de la propriété, quand elles sont traversées dans un certain plan par un rayon de lumière polarisée, de modifier la direction de ce plan,
en le faisant tourner soit à droite, soit à gauche, d'une quantité qui varie selon
la nature et la quantité de la substance examinée. Le sens et l'énergie de la
déviation produite constituent un puissant moyen d'analyse qualitative et quantitative pour ces substances.

La glycose est dextrogyre, son pouvoir rotatoire a été reconnu égal à
$+ 56°,4$ sa proportion dans une urine peut être reconnue à l'aide du
polarimètre de Biot et en faisant application de la formule générale $p = \dfrac{aV}{l(\alpha)}$,
formule dans laquelle a représente la déviation angulaire pour l'épaisseur l et
pour la teinte sensible, V volume d'urine, et (α) le pouvoir rotatoire de la
glycose rapporté au rayon jaune. En employant un tube de 50 centimètres, la
formule qui donnera le poids p de la glycose dans 1000 centimètres cubes, ou
1 litre d'urine, devient

$$p = \frac{a \times 1000}{5 \times 56,4}$$

a reste à déterminer par l'observation directe, et ce n'est point ici le lieu de
décrire le mode d'emploi du polarimètre de Biot. La seule difficulté de cette
analyse est de décolorer suffisamment l'urine, ce à quoi on arrive en la traitant
successivement par le sous-acétate de plomb, puis par le filtrage sur le charbon.

L'urine est déposée dans un verre à pied, on laisse tomber goutte à goutte le
sous-acétate de plomb liquide jusqu'à ce qu'une nouvelle addition ne donne
plus lieu au précipité, on filtre sur le papier, on ajoute au liquide de filtration
la moitié de son volume de noir animal lavé, on filtre à nouveau, et le liquide
est limpide et incolore.

On a construit pour le dosage industriel du sucre des appareils spéciaux, les
saccharimètres, qui sont naturellement applicables à la recherche de la glycose
dans l'urine. Tandis que, avec le polarimètre de Biot, le principe de l'appareil
réside dans la mesure de la déviation angulaire que le plan de polarisation éprouve
par l'effet de la substance active, les saccharimètres sont construits en prenant
comme point de départ la neutralisation de cette déviation au moyen d'une
seconde substance qu'on oppose à la première et dont on fait varier l'épaisseur
jusqu'à ce que les deux actions contraires soient anéanties. Le titrage du sucre
sera donc déterminé non pas par l'amplitude de la rotation qu'elle imprime
au plan de polarisation, mais par l'épaisseur de la lame compensatrice de sens
inverse qu'on lui oppose.

La matière compensatrice que l'on emploie est le cristal de roche ou quartz, dont il existe deux variétés, l'une dextrogyre, l'autre lévogyre, mais d'un pouvoir rotatoire égal, quoique de signe différent ; le pouvoir (α) est de $\pm$ 2400, soit 45 fois plus fort que celui de la glycose.

Le saccharimètre-Soleil se compose, comme on peut le voir dans la figure 4, de deux appareils optiques entre lesquels est placé un tube D de 20 centimètres dans lequel est introduite la liqueur à analyser. La lumière est empruntée à une lampe carcel ou mieux à un bec de gaz ; le rayon lumineux traverse d'abord en *b* un prisme de Nicol, elle se polarise et se partage en deux rayons, le rayon ordinaire est rejeté en dehors de l'appareil, le rayon extraordinaire traverse en E une plaque circulaire formée de deux moitiés de quartz, l'une dextro, l'autre lévogyre et d'épaisseur égale, puis traverse, dans le tube, la liqueur à analyser. Au sortir du tube le rayon traverse une plaque de quartz d'une épaisseur déterminée, puis deux autres de même pouvoir rotatoire, mais différent de celui de la plaque précédente. Elles peuvent glisser l'une sur l'autre, et étant taillées obliquement,

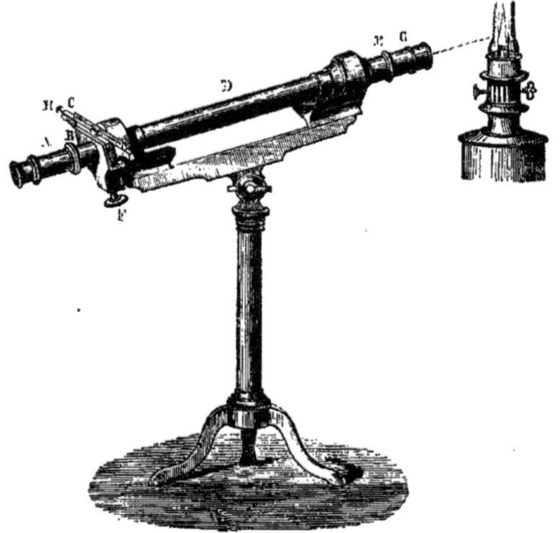

Fig. 4. — Saccharimètre de Soleil.

on peut leur donner une épaisseur différente de la plaque précédente, inférieure ou supérieure. Le mouvement s'effectue à l'aide d'une crémaillère et une règle d'ivoire *c* indique le sens du mouvement et son intensité. Lorsque les deux systèmes de plaque, la simple et la double, sont de même épaisseur, l'effet de l'une est compensé par celui de l'autre et le repère est au zéro. De même, si le tube D contient un liquide inactif, l'effet général est encore nul, car celui de la plaque E formé de deux moitiés est composé par le système des plaques postérieures.

Mais, si le tube D contient une substance dextrogyre, l'effet de cette substance s'ajoute à celui de la demi-plaque dextro et diminue d'autant celui de la demi-plaque lévogyre. Pour rétablir l'équilibre optique, il faut alors faire glisser l'une sur l'autre les deux plaques mobiles postérieures et *compenser* d'une quantité que l'échelle graduée déterminera par le déplacement du zéro. On compense à droite pour une substance lévogyre, à gauche pour une dextrogyre. Un prisme biréfringent sert d'analyseur, il donne la teinte sensible, c'est-à-dire celle qui fait le mieux apprécier la plus minime différence de coloration entre les deux moitiés de la plaque de quartz. Cette teinte sensible est produite par un système de prismes et de lentilles ; placés plus en avant du prisme biréfringent se trouvent un quartz taillé perpendiculairement à l'axe, puis une lunette de Galilée, enfin un prisme de Nicol qui tourne à volonté, agit comme analyseur vis-à-vis du dernier quartz et donne la teinte sensible la plus favorable à l'œil de l'observateur, teinte gris bleu, fleur de lin ou telle autre suivant l'organisation de la vue de chacun (*voy.* Méhu, *l'Urine normale et pathologique*, p. 244, 1880).

Pour faire à l'aide du saccharimètre-Soleil un dosage de glycose, on procède ainsi qu'il suit : tout d'abord il faut régler l'appareil. Le tube D est rempli d'eau pure et on vise par l'oculaire A en faisant varier le tube mobile AB jusqu'à distinguer nettement le trait qui sépare les deux moitiés de la plaque de quartz E. Les deux moitiés de cette plaque doivent avoir la même teinte, sinon on les y ramène en agissant sur le bouton F. Quant à la règle graduée, on la fait mouvoir à l'aide d'un petit bouton H jusqu'à ce que le O corresponde avec le trait de l'indicateur.

C'est à ce moment que chaque observateur doit rechercher quelle est la teinte qui pour un très-faible mouvement de la vis F décèle de plus grandes variations dans les deux moitiés du disque E, et pour ce faire il suffit de faire tourner légèrement l'anneau qui sert d'oculaire. D'ordinaire, avons-nous dit, c'est la teinte gris fleur de lin.

L'appareil ainsi réglé, on remplace le tube D par un tube de même longueur, 20 centimètres, rempli de l'urine à analyser décolorée comme il a été dit plus haut pour l'analyse au polarimètre de Biot. Immédiatement, s'il y a de la glycose, les deux parties du disque E prennent une teinte différente ; pour les ramener à égalité, on doit faire agir la vis F qui rapproche ou éloigne les deux points du compensateur, le nombre de degrés marqués par le déplacement de la règle indique la proportion de glycose, chaque degré correspondant à 2^{gr},256, chiffre donné par le réglage et le calcul de l'appareil. Celui-ci fonctionne également pour la recherche du sucre de canne et de la lactose, mais dans le premier cas un degré correspond à 1^{gr},647, dans le second à 1^{gr},019.

M. Laurent a construit un saccharimètre qui n'exige pas des liqueurs aussi décolorées que l'appareil de Soleil.

Le rayon lumineux est fourni par la combustion du sodium dans une cuillère A au contact d'une flamme de gaz. L'appareil est d'abord réglé comme celui de Soleil en interposant un tube de 20 centimètres rempli d'eau distillée. On vise au travers de l'oculaire O pour recevoir le rayon lumineux A en faisant mouvoir la grande vis élévatoire Q et en ouvrant l'entrée de la lumière par le mouvement du levier H. On doit apercevoir un disque de deux parties de couleur jaune, séparées par un trait net. La teinte identique est obtenue par le mouvement du bouton F.

Si l'on interpose un tube rempli d'urine glycosique, la teinte change dans les deux moitiés du disque, on les ramène à l'identité par le mouvement du bouton *b* et on lit au moyen de la loupe L le nombre de degrés nécessaires pour cette opération. Si le premier a dû tourner à droite, le pouvoir rotatoire est à droite ; s'il est à gauche, on a dû tourner le premier à gauche.

Les degrés des *saccharimètres-Laurent* correspondent aux mêmes quantités de sucre qu'avec le saccharimètre-Soleil.

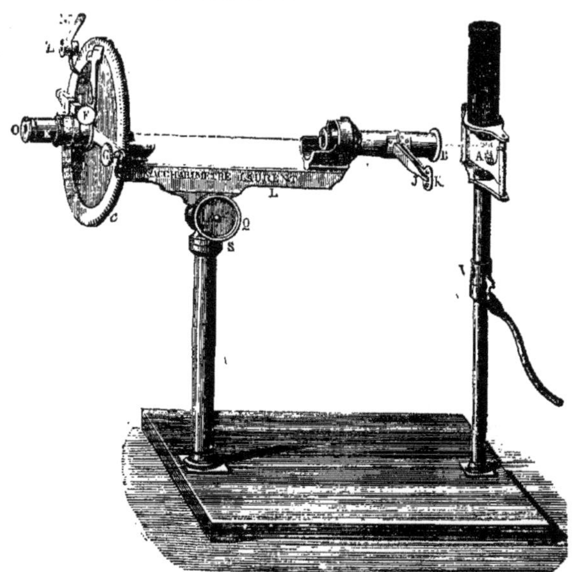

Fig. 5. — Saccharimètre-Laurent.

Avec l'un et l'autre appareil, lorsqu'il est nécessaire de décolorer le liquide par le sous-acétate de plomb, on emploie pratiquement un petit matras de verre portant deux traits gravés 50 et 55 centimètres cubes ; on remplit jusqu'au 50 avec l'urine et on ajoute le sous-acétate de plomb jusqu'au 55, on agite et l'on filtre. Seulement on devra, après le calcul qui a fourni la quantité de sucre, nombre de degrés × 2,256, ajouter 1 dixième pour compenser la dilution au 1/10 provenant de l'addition du sous-acétate de plomb.

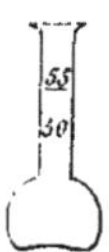

Fig. 6. — Flacon pour la décoloration de l'urine.

L'appareil de Soleil a été modifié en Allemagne par Ventzke, les changements n'ayant pas en réalité une bien grande importance. Il est connu des physiciens allemands sous le nom de *saccharimètre-Soleil-Ventzke.*

M. Robiquet a construit un saccharimètre spécialement applicable à l'évaluation du sucre de diabète, et lui a donné le nom de *diabétomètre,* chaque degré correspond à 1 gramme de glycose, ce qui évite le petit calcul terminal.

En pratique le saccharimètre-Soleil et celui de Laurent sont de beaucoup les plus employés et suffisent aux recherches cliniques de la glycosurie, tout en étant applicables aux autres recherches saccharimétriques de la chimie industrielle.

Dosage de la glycose par l'uromètre de Bouchardat. La présence de glycose dans l'urine en augmente naturellement la densité, mais le rapport entre la densité de l'urine et la quantité de matières fixes qu'elle contient n'est pas constant, il varie suivant la nature de ces matières fixes et leur proportion. M. Bouchardat, dont l'autorité est si grande en matière de diabète et de glycosurie et remonte à près d'un demi-siècle, estime que dans les urines glycosiques, à la température de + 15 degrés, chaque degré densimétrique supérieur à 1000 représente 2,1, pratiquement 2 grammes de matières fixes; de plus, chez ces mêmes glycosuriques, on doit évaluer au maximum comme 60 grammes la proportion des matières fixes autres que la glycose. Enfin, toute urine d'une densité supérieure à 1040 serait presque fatalement glycosique. De ces conclusions, basées sur une très-longue et très-grande expérience et sur un nombre considérable d'analyses, un glycosurique dont l'urine marquerait 1044, par exemple, devrait être considéré comme présentant 88 grammes de matières fixes et glycose par litre et 88-60 = 24 grammes de glycose par un même volume. Si d'autre part il excrétait 3 litres d'urine par jour à la même densité, sa perte totale en glycose serait $24 \times 3 = 72$ grammes.

Ce sont là, croyons-nous, des données qui ne peuvent être considérées comme absolues; dans certains cas le glycosurique ne perdra pas 60 grammes par litre de matières fixes autres que la glycose, surtout s'il est polyurique, et alors, en adoptant uniformément le chiffre 60, on risque de rester au-dessous de l'évaluation. Mais à coup sûr ce procédé, facile à appliquer, peut fournir des indications *approximatives* très-suffisantes, alors surtout qu'elles portent sur le même individu.

On peut prendre la densité de l'urine avec tous les densimètres, mais dans la pratique on a construit des densimètres spéciaux dont le 0 correspond à 1000, densité de l'eau distillée, et qui sont ensuite gradués de 0 à 50, représentant ainsi les densités de 1000 à 1050; M. Bouchardat estime en effet qu'il est infiniment rare de rencontrer des urines glycosiques d'une densité supérieure à 1050. Ces densimètres spéciaux sont les *uromètres* et l'appareil en lui-même est connu sous le nom d'uromètre de Bouchardat.

L'uromètre, comme les densimètres, est titré pour la température de + 15 degrés. Il y a donc lieu de faire subir une correction, variable suivant la température, au degré indiqué par l'instrument. M. Bouchardat a établi une table spéciale pour les urines glycosiques.

TABLE DE BOUCHARDAT POUR LES CORRECTIONS A FAIRE SUBIR AU DEGRÉ DENSIMÉTRIQUE
DES URINES SUCRÉES.

Au-dessous de 15 degrés retrancher du degré obtenu.		Au-dessus de 15 degrés ajouter au degré obtenu.	
Température centigrade.		Température centigrade.	
0 degré	1,5	15 degrés	0,0
1	1,3	16	0,2
2	1,3	17	0,4

Au-dessous de 15 degrés retrancher du degré obtenu.		Au-dessus de 15 degrés ajouter au degré obtenu.	
Température centigrade.		Température centigrade.	
3	1,5	18	0,6
4	1,5	19	0,8
5	1,5	20	1,0
6	1,2	21	1,2
7	1,1	22	1,4
8	1,0	23	1,6
9	0,9	24	1,9
10	0,8	25	2,2
11	0,7	26	2,5
12	0,6	27	2,8
13	0,4	28	3,1
14	0,2	29	3,4
15	0,0	30	3,7
		31	4,0
		32	4,3
		33	4,7
		34	5,1
		35	5,5

Il est facile de voir combien il faut tenir compte de la correction, sous peine de commettre une erreur considérable dans l'évaluation de la proportion de sucre.

Quant à l'opération elle-même, elle est tellement simple qu'il est inutile de la décrire, non plus que celle de l'évaluation de la température.

Quantité de glycose contenue dans l'urine. Nous avons déjà incidemment touché à cette question en indiquant d'une part la polyurie comme l'une des conséquences physiologiques de la glycémie et par suite de la glycosurie, et d'autre part en évaluant à 140 grammes au maximum la quantité de glycose qui peut être dissoute dans 1000 grammes d'urine.

En principe, la quantité de sucre constatée dans l'urine a donc une certaine connexion avec le degré de polyurie, mais il s'en faut de beaucoup que la glycose soit toujours dissoute à saturation dans l'urine. Une proportion de 40 à 50 grammes de glycose par litre est déjà considérable et, si elle correspond à une excrétion quotidienne de 4 à 5 litres d'urine, on a affaire à une glycosurie intense. Dans les cas excessifs, on a cité des maximums de 1200 à 1300 grammes par jour, mais ces faits, quoique démontrés (*voy.* article DIABÈTE, 1re série, t. XXVIII, p. 557), doivent être considérés comme exceptionnels. Une perte de 80 à 100 grammes doit être considérée comme très-sérieuse, une perte de 150 à 200 grammes comme très-grave.

Différentes circonstances peuvent faire varier la proportion de glycose contenue dans l'urine ; tout d'abord l'intensité du processus morbide, la nature de la glycosurie, transitoire, intermittente ou continue, la cause de la glycosurie ou du moins sa relation avec le trouble fonctionnel plus ou moins grand de la nutrition qui la détermine. Les proportions élevées de la glycosurie correspondent plutôt aux formes graves, chroniques, du diabète (*voy.* ce mot, *loc. cit.*) glycosurique, qu'aux nombreuses circonstances cliniques qui peuvent amener fortuitement la présence de glycose dans l'urine, par suite d'une hyperglycémie pathologique.

D'un autre côté, même chez un glycosurique diabétique, le repos, l'abstinence, le régime azoté, la médication alcaline ou d'autres, les influences morales surtout, font encore varier la quantité de glycose contenue dans un même volume d'urine. Il est rare de trouver la même proportion de glycose aux différentes heures de la journée et par suite de pouvoir conclure, d'une seule opération volumétrique, la quantité de glycose excrétée par vingt-quatre heures.

Autres principes que la glycose rencontrés dans l'urine des glycosuriques. — Nous avons déjà signalé dans le cours de cet article un composé sucré indiqué pour la première fois par Bence-Jones dans certaines formes du diabète, et désigné sous le nom de *sucre insipide*, que Bouchardat et d'autres chimistes ont démontré n'être qu'un mélange de glycose et de chlorure de sodium, plus une certaine quantité d'urée et des autres matières extractives azotées de l'urine (*voy.* article GLYCOSE, p. 419 de ce volume).

La *lactose* $C^{12}H^{24}O^{12}$ ou sucre de lait a été rencontrée en particulier au cours de la grossesse, de l'accouchement, et pendant la lactation. Franz Hofmeister (*Zeitschrift f. physiol. Chemie*, t. I) et Vincenz Johannowky (*Archiv f. Gynäko-logie*, t. XII, et *Centralblatt f. med. Wissenschaften*, 1878, t. XVI, p. 831) ont récemment repris ces recherches déjà indiquées par Blot, en 1856 (*Comptes rendus Acad. des sciences*, 1856) et confirmées par Lecoq, en 1863 (*Gaz. hebdomad.*, n°s 1, 2, 3, 1863). La lactose existe, dans ces conditions, à côté d'une certaine proportion de glycose. Pour isoler la lactose, on doit se baser sur ce fait que les solutions aqueuses de sucre de lait sont totalement précipitées par un mélange d'acétate de plomb et d'ammoniaque. On ajoute donc ce mélange à l'urine tant que le liquide filtré exerce une action sur la lumière polarisée ; le précipité est décomposé par l'hydrogène sulfuré, privé de ses acides par l'oxyde d'argent, puis filtré à nouveau. L'excès d'argent est précipité par le carbonate de baryum et le liquide, enfin obtenu, dépose par concentration une masse cristalline que l'analyse et l'examen polarimétrique font reconnaître pour la lactose.

Gorup-Besanez en 1872, plus tard Zimmer et Czapeck, ont trouvé dans des urines diabétiques une certaine proportion de *lévulose*, matière sucrée ou glycose lévogyre d'un pouvoir rotatoire $\alpha = - 106$ degrés, quand il est complétement isolé de la glycose dextrogyre, à laquelle cependant il est généralement associé. Cette matière sucrée, qui se trouve originairement dans les fruits et dans le miel, a paru aux chimistes que nous venons de citer pouvoir exister dans l'urine en dehors de toute origine alimentaire.

L'*inosite*, $C^{6}H^{12}O^{6} + 2H^{2}O$, matière sucrée existant normalement dans certains légumes verts, les haricots en particulier, dans le jus de raisin, dans le vin et même dans certains tissus animaux, comme le muscle cardiaque, les poumons, le rein, le cerveau, a été signalé parfois en minimes proportions dans les urines glycosiques et même simplement dans les urines des polyuriques qui font usage de grandes quantités d'eau.

L'inosite en solution ne réduit pas les liqueurs cupro-potassiques et ne brunit pas au contact des alcalis caustiques ; on peut la reconnaître cependant en chauffant quelques gouttes de la solution sur une lame de platine avec addition d'acide azotique. Le résidu desséché, étant humecté avec une solution de chlorure de calcium et un peu d'ammoniaque, se colore en rose vif en se desséchant à nouveau.

On obtient également une réaction très-sensible en additionnant l'urine, concentrée d'une goutte d'azotate de bioxyde de mercure aussi neutre que possible. Il se forme un précipité jaune. En étalant ce précipité sur la surface de la capsule de porcelaine et chauffant graduellement, le précipité rougit, puis redevient jaune par refroidissement. Avant de procéder à cette réaction il faut avoir débarrassé l'urine de toute trace d'albumine, car celle-ci devient également rouge dans les mêmes conditions d'expérience.

L. Reichardt a trouvé une certaine proportion de *dextrine* dans certaines urines diabétiques ne contenant presque plus de sucre. Le fait n'est pas surprenant, en raison de l'étroite parenté qui unit la glycose à la dextrine.

L'acétone $C^6H^6O^2$, principe volatil d'une odeur assez agréable, a été signalé dans les urines glycosiques par Gerhardt, et sa présence récemment étudiée par W. Markonikoff (*Annalen der Chemie*, 1876, t. CLXXXII, p. 362) et par Rüpstein (*Centralblatt f. medicin. Wissenshaften*, 1874). Ces observateurs l'ont rencontrée dans l'urine glycosique dès le début et même avant l'apparition du sucre. Pour l'extraire, on acidule l'urine avec de l'acide tartrique et on la réduit des deux tiers par distillation. On distille en trois fois en ajoutant chaque fois du sulfate de magnésie et enfin on traite le liquide par la potasse fondue. L'acétone est souillée d'un liquide ayant une odeur de fumier ou de matière fécale. On la rend inodore en la distillant au bain-marie. Pour la purifier des substances étrangères de nature alcoolique, on l'abandonne pendant longtemps avec du chlorure de calcium, puis on la distille à nouveau au bain-marie.

Les quantités d'acétone ainsi retrouvées ont été très-variables, 33 grammes dans 76 litres d'urine provenant d'un diabétique de seize ans, 5 grammes dans 82 litres fournis par une jeune fille.

On trouve donc dans les urines glycosiques de l'acétone et de l'alcool; Rüpstein pense que ce sont des produits de décomposition d'un éther acétique préalablement formé.

A côté de la glycose, les principes dont l'existence dans l'urine ont le plus d'importance sont les composés azotés, en particulier l'*urée*. Leur présence constitue l'*azoturie*, qui peut exister comme complication du diabète glycosurique, qui peut aussi exister seule en constituant alors le *diabète azoturique* (*voy.* ce mot, 1ʳᵉ série, t. XXVIII, p. 661). Mais à côté de l'urée d'autres substances azotées telles que l'acide urique, la créatine, la xanthine, l'acide hippurique, etc...., ont évidemment un rôle considérable que les recherches de la chimie pathologique n'ont pas encore suffisamment élucidé. L'étude de l'azoturie glycosique est actuellement bornée à celle de la présence de l'urée. Cette question a été déjà traitée à l'article Diabète, et l'importance de l'élimination exagérée de l'urée considérée au point de vue clinique (*voy.* également Urée, Urémie). Rappelons seulement que, si chez l'adulte et à l'état physiologique l'excrétion de l'urée se chiffre par 22 ou 25 grammes et même 28 à 30 grammes chez les individus à régime très-plastique, dans les cas de glycosurie azoturique on voit l'urée atteindre 40, 60 grammes et même les chiffres exceptionnels de 93 grammes (Bouchard), 110 grammes (Lécorché), 143 grammes (Dickinson), enfin 165 grammes (Fürbringer).

La coexistence de l'azoturie avec le diabète a été regardée presque comme la règle par beaucoup d'auteurs. Ch. Bouchard, dans son récent traité des *Maladies par ralentissement de la nutrition*, Paris, 1882 (p. 210), admet au contraire que l'azoturie n'existerait au plus que dans la moitié des cas et que sur 100 cas de glycosurie azoturique la moitié seulement devrait être rangée dans la catégorie des cas graves.

La *phosphaturie* est commune dans la glycosurie diabétique et, dans les quatre cinquièmes des cas marche de pair avec l'azoturie. Un adulte perdant environ 3ᵍʳ,19 d'acide phosphorique par jour, dans la glycosurie diabétique la pèrte s'élève à 3, 5, 8 et 11 grammes (Ch. Bouchard). La phosphaturie alterne parfois avec la glycosurie.

Enfin on voit fréquemment de l'*oxalurie* survenir dans la glycosurie ou se substituer à elle (*voy.* OXALURIE).

La *glycosurie simulée*. Il n'est pas rare, dans les hôpitaux surtout, de rencontrer des malades qui simulent la glycosurie en additionnant leurs urines d'une certaine quantité de sucre. Si, mis au courant des recherches de la chimie analytique, ils avaient ajouté à leurs urines du miel ou de la glycose, l'expertise chimique seule ne pourrait pas déceler la fraude, et l'on devrait faire appel aux procédés généraux habituels pour la preuve de la simulation dans les maladies. Mais, le plus souvent, le fraudeur ajoutera à ses urines le sucre de canne qu'il a facilement sous la main. Or ce sucre est sans action sur les liqueurs cupro-potassiques, mais sa solution dans l'urine s'altère peu à peu et finit par agir comme agent réducteur. De ce côté, il y aurait donc un peu d'incertitude.

Il est préférable d'analyser l'urine, récemment émise, au saccharimètre, de constater la déviation à droite, puis de traiter l'urine par un dixième de son volume d'acide chlorhydrique, en chauffant graduellement jusqu'à 68 degrés, afin de transformer le sucre de canne en sucre interverti, lévogyre. Reprenant alors l'examen au saccharimètre, on reconnaîtra la déviation à gauche, ce qui n'aurait pas lieu, si l'urine avait contenu de la glycose, laquelle ne subit pas l'interversion.

§ 2. INTERPRÉTATION ET VALEUR DU SYMPTÔME GLYCOSURIE. Au début de cet article nous disions que la glycosurie, longtemps regardée comme une entité morbide, n'était et ne pouvait être aujourd'hui dans la nosologie qu'un symptôme, important sans contredit, mais commun à plusieurs formes morbides cliniques et subordonné avant tout à un autre élément pathologique : l'hyperglycémie. La glycose existe dans le sang en proportion plus grande qu'à l'état physiologique, son élimination se fait par la voie de l'émonctoire urinaire, de là : glycosurie. Tel est le fait réduit à sa plus grande simplicité.

La glycosurie est donc simplement l'indice extérieur d'une glycémie pathologique, et dès lors c'est l'interprétation de cette glycémie qui se pose comme problème au clinicien. La question a reculé d'un pas, la difficulté de sa solution n'en a pas diminué. On trouve à l'article GLYCÉMIE de ce Dictionnaire l'état actuel de la question du sucre dans le sang au point de vue physiologique, ainsi qu'au point de vue pathologique et, fidèle à notre raisonnement, nous pourrions renvoyer absolument le lecteur à ce travail pour l'interprétation clinique du symptôme glycosurie.

Néanmoins il peut être utile de revenir rapidement sur les principaux états morbides dans lesquels la glycosurie a jusqu'à présent été observée. On l'a dit avec raison, la glycosurie en elle-même, c'est-à-dire la présence d'un sucre analogue à la glycose dans l'urine, est un symptôme banal, fréquent même, car plus on le recherche et plus on l'observe dans des conditions où *à priori* on ne le soupçonnait pas.

Pour rassembler dans un même faisceau ces différentes conditions cliniques, pour montrer le lien commun qui les unit, il faudrait avoir une base absolue, solide et certaine, il faudrait connaître d'une façon complète l'évolution du sucre dans l'organisme, les conditions qui président à sa formation, à sa transformation, à son élimination, rechercher dans quels cas et pourquoi, l'un de ces

termes physiologiques venant à manquer ou à être troublé, l'évolution glycogénique change de face et la glycose apparaît en excès dans le sang et passe dans
l'urine. Or cette base solide, cette interprétation de la fonction glycogénique, nous
manque ou du moins n'est pas suffisamment fixée.

On admet généralement que la glycosurie apparaît dès que le sang contient
plus de 4 à 6 grammes de sucre par kilogramme, quoique Claude Bernard ait
vu ce phénomène apparaître avec une hyperglycémie de 2,5 à 3 pour 1000 seulement. Partant de ce fait, Ch. Bouchard, dans ses remarquables leçons sur les
Maladies par ralentissement de la nutrition, Paris, 1882, p. 157 et suiv.,
étudie quelles sont les conditions qui, la glycosurie existant, peuvent l'exagérer.
Ces causes, il les range en trois groupes :

1° Celles qui empêchent le sucre alimentaire ou substances analogues de se
fixer dans le foie;

2° Celles qui activent la formation du sucre dans le sang ;

3° Celles qui aggravent le défaut de destruction ou de fixation du sucre dans
les tissus.

Dans le premier groupe on peut ranger les obstructions de la veine porte,
dont l'influence sur la glycosurie, physiologiquement démontrée par Pavy dans
ses expériences sur la ligature de ce vaisseau ou par son abouchement dans la
veine rénale droite, a été trouvée cliniquement par Andral en 1856, par Colrat, puis par Couturier en 1875. Inversement, les dilatations de la veine porte,
activant trop la circulation hépatique, peuvent également empêcher les générateurs glycogéniques de se fixer dans le foie et les verser dans le sang, d'où
hyperglycémie. Ce serait peut-être là, suivant Bouchard, l'explication de certaines glycosuries d'origine nerveuse par suite d'actions vaso-dilatatrices ou
vaso-paralytiques.

Dans le même ordre d'idées doivent être rangées, parmi les origines de la
glycosurie, les altérations des cellules hépatiques, en particulier celles qui sont
consécutives à la cirrhose, ainsi que l'a démontré Lépine en 1876. Les glycosuries
observées à la suite de certaines intoxications, comme celles par le phosphore et
l'arsenic, qui détruisent si rapidement les cellules hépatiques, n'auraient pas
d'autres explications. Une surchage fonctionnelle de ces mêmes cellules, entraînant non pas leur destruction, mais une simple viciation nutritive, peut vraisemblablement amener les mêmes résultats : c'est ainsi que s'expliquent
l'augmentation de la glycosurie à la suite de l'ingestion de sucre, son apparition
même lorsqu'il y a surabondance d'aliments sucrés chez les non glycosuriques,
enfin la lactosurie des femmes en couche ou des nourrices.

Les causes qui activent la fabrication du sucre dans le foie et en augmentant,
l'hyperglycémie, entraînent la glycosurie, sont celles qui stimulent la nutrition
des cellules hépatiques et exagèrent le mouvement d'assimilation et de désassimilation. Tels peuvent être les phénomènes nerveux entraînant une congestion
modérée du foie, l'augmentation de l'apport des générateurs alimentaires ou
organiques du glycogène, comme certains aliments, agissant par leur nature ou
par leur quantité.

Le sucre existant dans le sang et dans les veines peut ne pas s'y fixer ou ne
pas s'y détruire, de là une troisième classe de causes productrices de la glycosurie, suivant Ch. Bouchard. Elles comprennent en premier lieu tout ce qui
ralentit le mouvement nutritif, soit par suite d'un vice congénital ou acquis,
soit par suite de diminution de l'action trophique du système nerveux, les trou-

bles circulatoires ou cardiaques, les modifications physiques ou chimiques de l'irrigation hématique.

Dans ces dernières origines de la glycosurie l'on devrait ranger le défaut d'alcalinité du sang, qui, comme l'ont démontré les travaux de Chevreul, rend les oxydations moins actives ; y rentreraient encore des glycosuries liées à des insuffisances respiratoires ou d'une façon générale à toute cause qui entrave l'hématose, les asphyxies en premier lieu (Dechambre et Reynoso).

Si, partant de ces considérations de physiologie pathologique, on descend sur le terrain de la clinique et l'on veut rechercher dans quelles circonstances nosologiques se rencontre le plus souvent le phénomène glycosurie, il est tout d'abord une forme morbide dans laquelle on la trouve au plus haut degré, celle que l'on a longtemps considérée comme la *glycosurie idiopathique*, et qui porte aujourd'hui le nom de *diabète* ou mieux *diabète glycosurique* (*voy.* ce mot). Là ce symptôme acquiert une importance considérable et là aussi l'élimination du sucre atteint le maximum. C'est dans ces conditions que l'on a trouvé ces proportions effrayantes de 1200 et 1500 grammes de glycose éliminés dans les vingt-quatre heures. A côté du diabète devront se ranger les maladies caractérisées par un trouble profond de la nutrition, par un ralentissement de cette fonction surtout, la *goutte*, l'*arthritisme*, l'*obésité*, dans lesquelles la glycosurie apparaît souvent comme phénomène, sinon ultime, au moins des dernières périodes.

Un autre groupe, en apparence éloigné de celui-ci, mais s'y reliant cependant par la fonctionnalité nervosique, est celui des *affections du système nerveux* central ou médullaire. Les lésions traumatiques du cerveau, qu'elles retentissent ou non sur le plancher du quatrième ventricule, les tumeurs, la syphilis cérébrale, les foyers hémorrhagiques, les ramollissements, agissent vraisemblablement, ainsi que nous le disions plus haut, en modifiant la circulation parenchymateuse du foie, en troublant l'équilibre circulatoire ils entravent la nutrition générale et sont fréquemment accompagnés de glycosurie. A ce groupe se rattachent naturellement les glycosuries transitoires que l'on observe à la suite de commotions physiques générales, de surmènement intellectuel, de chagrins, glycosuries qui d'ordinaire disparaissent avec la cause qui les a produites.

D'une façon générale, toutes les fois qu'une circonstance quelconque, d'origine extérieure ou intérieure, physique ou morale, vient troubler la nutrition générale, on est exposé à rencontrer de la glycosurie, parfois de peu de durée et de peu d'intensité, parfois se prolongeant comme la cause qui l'a produite. C'est à ce titre que sont fort intéressantes les *glycosuries paludiques*, ou mieux les glycosuries concomittantes à la fièvre d'accès, à l'empoisonnement par l'agent fébrigène, sur lesquelles l'attention a été portée récemment à la suite d'une discussion soulevée en 1881 à l'Académie de médecine par le professeur Verneuil. La relation de concomittance signalée depuis longtemps par Sydenham, Cullen, Barthez, entre la fièvre intermittente et le diabète, a été reprise par Burdel (de Vierzon) et soutenue par M. Verneuil, qui a signalé de plus la gravité du traumatisme chez les paludo-diabétiques. Il semble résulter des observations et des recherches auxquelles cette question a donné lieu que, si l'on observe fréquemment une glycosurie passagère en même temps qu'évolue le ferment fébrigène, par suite du trouble de la nutrition, il est infiniment rare de voir le diabète glycosurique s'établir comme conséquence de la cachexie palustre, de cette déchéance organique qui caractérise l'intoxication profonde causée par l'agent fébrigène, de cette déchéance consécutive aux troubles si graves de la nutrition générale et du fonctionnement nerveux qu'entraîne la présence dans l'organisme de cet élément morbide. Il n'est pas impossible cependant qu'on puisse dans ces conditions rencontrer le diabète glycosurique comme on le rencontre dans un grand nombre d'intoxications. Nous en avons déjà indiqué quelques-unes en nommant spécialement le phosphore et l'arsenic, mais aux *glycosuries toxiques* il faut encore joindre celles qui succèdent à l'empoisonnement par le curare, l'oxyde de carbone, le chloroforme, la thérébenthine, la plupart des acides, le mercure, le chloral, etc.

Longue serait l'énumération de tous les cas cliniques où l'on a pu, surtout où l'on pourra trouver une glycosurie plus ou moins persistante. Toutes les fois que le système nerveux central, troublé même superficiellement, ne régira plus comme il le doit la circulation générale, en particulier celle des parenchymes ou des organes essentiels à la nutrition, toutes les fois que cette nutrition sera atteinte et que l'équilibre sera rompu en plus ou en moins, l'une des grandes fonctions vitales, la glycogénie venant à s'altérer, soit qu'il y ait arrêt dans la fixation du sucre ou dans son élimination, l'on est exposé à voir apparaître l'hyperglycémie et comme conséquence fatale la glycosurie.

Tel nous paraît être en quelques mots le résumé philosophique de cette importante question nosologique, dont l'étude doit se compléter par celle du DIABÈTE, de la GLYCOHÉMIE, de la NUTRITION, mots auxquels nous renvoyons le lecteur.

G. MORACHE.

BIBLIOGRAPHIE. — La bibliographie de l'article GLYCOSURIE rentre implicitement dans celle qui a été faite de la façon la plus complète pour le mot DIABÈTE et que nous engageons à consulter. Cependant nous signalerons, outre les ouvrages généraux de séméiologie, de clinique et de pathologie, les quelques travaux suivants plus particulièrement dirigés vers l'étude de la glycosurie symptomatique et des modes d'investigation qu'elle comporte.
ANDRAL. *Documents pour servir à l'histoire de la glycosurie.* In *Acad. d. sc.*, 1875. — LIONEL BEALE. *De l'urine, des dépôts urinaires et des calculs*, traduit de l'anglais par Ollivier et Bergeron. Paris, 1865. — J. BÉCHAMP. *De la recherche du glucose et des dextrines dans les liquides fermentés.* In *Montpellier méd.*, avril 1875, p. 342. — E. BECQUEREL. *Séméiotique des urines.* Paris, 1841. — BERTOLACCI. *A Modified Methode of Quantitatively Estimating Diabetic Sugar by Fehlings Volumetric Solution and a Description of a New Urinometer* (*Nouvelle méthode de dosage du sucre à l'aide de la liqueur de Fehling et description d'un nouvel urinomètre*). In *Saint-George's Hosp. Rep.*, t. X, p. 643, 1880. — BILTZ. *Reaction auf Zucker* (*Réaction du sucre*). In *Zeitschr. für analytische Chemie*, t. XVII, p. 247, 1877. — GOLDING BIRD. *De l'urine et des dépôts urinaires*, traduit de l'anglais par O'Rorke. Paris, 1861. — BLOT et DE SINÉTY. *Glycosurie physiologique des femmes en couche.* In *Soc. de biol.*, 17 et 24 juin 1876. — CH. BOUCHARD. *Maladies par ralentissement de la nutrition* (Cours de pathologie générale. Paris, 1882). — EDGARD BRANLY. *Analyse chimique des urines au point de vue clinique.* Thèse de Paris, 1877. — E. BRÜCKE. *Ueber eine neue Art die Böttger'sche Zuckerprobe anzustellen* (*Sur une nouvelle manière de produire la réaction de Böttger*). In *Zeitschr. für analytische Chemie*, t. XV, p. 100, 1876. — BRUMME. *Eine neue Methode quantitiver Bestimmung des Zuckers* (*Sur une nouvelle Méthode de dosage du sucre*). In *Zeitschr. f. analyt. Chemie*, t. XVI, p. 121, 1877. — LUNDER BRANTON. *On the Cause of the Non Precipitation of Oxide of Copper in Testing Certains Cases of Diabetic Urine* (*Sur la cause de la non-précipitation de l'oxyde de cuivre dans certains cas d'urine glycosurique*). In *Saint Bartholomew's Hosp. Rep.*, t. XVI, p. 235, 1880. — BUZZARD. *Glycosurie consécutive à une commotion cérébrale.* In *British Med. Journ.*, mai 1876, p. 581. — H. BYASSON. *Sur un nouveau procédé d'analyse des urines.* In *Bull. gén. de thérapeutique*, t. LXXXVIII, p. 498, 1875. — CALMETTE. *Des rapports entre la glycosurie, le diabète, l'oxalurie et les différentes formes de l'impaludisme.* In *Gaz. hebd. de méd.*, 1882, p. 801. — M. CHEADLE. *Observation de glycosurie associée à une accélération extrême du cœur et des désordres des centres nerveux.* In *Med. Times and Gaz.*, t. I, p. 233, 1877. — CHOQUART. *Considérations sur la pathogénie de la glycosurie.* Thèse de Paris, 1878. — COLRAT. *De la glycosurie dans les obstructions partielles ou totales de la veine porte.* In *Lyon médical*, 1875, n° 15. — L. COUTURIER. *Idem.* Thèses de Paris, n° 209, 1875. — J. CYR. *Étiologie et*

pronostic de la glycosurie et du diabète. 1 vol. in-8°. Paris, 1879. — F. Czapeck. *Recherche du sucre dans l'urine au moyen de la lumière polarisée.* In *Allgem. Wien. med. Zeitung*, 1, 8, 15 août 1876. — Davach de la Rivière. *Le miroir des urines par lesquelles on voit et on connaît les différents tempéraments, les humeurs dominantes, les siéges et les causes des maladies de chacun.* Paris, 1700. — A. Deich-Müller. *Ueber diabetische Acetonurie (Sur l'acétonurie diabétique).* In *Annal. der Chemie*, t. CCIX, p. 50. — E. Delefosse. *Procédés pratiques pour l'analyse des urines, des dépôts et des calculs urinaires,* in-8°. Paris, 1876. — Dieu. *Note sur la glycosurie et le paludisme.* In *Gaz. hebd. de méd.*, 1882, p. 768. — Dubuc. *Note sur un cas de glycosurie intermittente.* In *Gaz. des hôp.*, n° 204, 1875. — A. Duhomme. *Saccharimétrie clinique.* In *Bull. gén. de thérapeutique*, t. LXXXVIII, p. 163, 1875. — Du même. *Note sur la glycosurie.* In *Bulletin général de thérap.*, p. 124, 1880. — W. Filehne. *Melliturie nach Depressor-Reizung beim Kaninchen (Glycosurie par irritation du nerf dépresseur chez le lapin).* In *Centralbl. f. d. medicin. Wissensch.*, p. 321, mai 1878. — Fowler (de New-York). *Examen chimique de l'urine des glycosuriques.* In *New-York Medical Journ.*, sept. 1874, p. 272. — G. Harley. *De l'urine et de ses altérations pathologiques étudiées au point de vue de la chimie physiologique et de ses applications au diagnostic et au traitement des maladies générales et locales,* 1 vol. Traduit de l'anglais par L. Hahn, 1875. — Hempel. *De la glycosurie dans les couches.* In *Arch. f. Gynäkologie*, 1876, p. 313. — Fr. Hofmeister. *Ueber Lactosurie (De la lactosurie).* In *Zeitschr. f. physiolog. Chemie*, t. I, p. 101, 1877. — F. Hoppe-Seyler. *Traité d'analyse chimique appliquée à la physiologie et à la pathologie,* traduit de l'allemand par Schlagdenhaufen. Paris, 1877. — Julien. *Contribution à l'étude du diabète chez les paludéens.* In *Gazette hebdomadaire*, 1882, p. 226. — Klein. *Du diabète sucré.* In *Revue des sciences médicales*, t. VII, p. 783. Consulter la bibliographie spéciale qui précède ce mémoire. — Knapp. *Sur une nouvelle méthode de dosage de la glycose.* In *Annal. der Chemie*, t. CLIV, p. 252, 1876. — E. Külz (de Marbourg). *Ueber das eigenthümliche Verhalten eines diabetischen Harns (Sur la réaction spéciale d'une urine diabétique).* In *Berlin. klin. Wochenschr.*, 1875, p. 584. — Marc. Laffont. *Recherches sur la vascularisation du foie et des viscères abdominaux au point de vue du diabète par insuffisance nerveuse.* In *Progrès médical*, 6 mars 1880. — Du même. *Recherches expérimentales sur la glycosurie considérée dans ses rapports avec le système nerveux.* Thèse de Paris, 1880. — G. Lencoeux. *De la glycosurie symptomatique.* Thèse de Paris, n° 149, 1878. — R. Lépine. *Note sur la production d'une glycosurie alimentaire chez les cirrhotiques.* In *Gaz. méd. de Paris*, n° 11, 1876. — N. Markonikoff. *Das Aceton im Harne der Diabetiker (L'acétone dans l'urine des diabétiques).* In *Annal. der Chemie*, t. CLXXXII, p. 362, 1876. — C. Méhu. *L'urine normale et pathologique.* Paris, 1880. — Alexander Morison. *Observations de maladie du bulbe et de la couche optique avec glycosurie, paralysies multiples.* In *Edinburgh Med. Journ.*, p. 801, 1878. — W. Müller. *Ueber die Empfindlichkeit der essigsauren und ameisensauren Kupfersalze als Reagentien auf Traubenzucker (Sur la sensibilité de l'acétate et du formiate de cuivre comme réactifs du glucose).* In *Arch. für die gesammte Physiologie von Pflüger*, t. XVI, p. 551, 1878. — W. Müller et J. Hagen. *Die Titrirung des Traubenzuckers im menschlichen Harne und in thierischen Flüssigkeiten (Du titrage du glucose dans l'urine humaine et dans les liquides animaux).* In *Arch. für die gesammte Physiologie von Pflüger*, t. XVI, p. 567, 1878. — L. Nisseron. *De l'urine, nouvelles données séméiologiques.* Paris, 1860. — F. Pavy. *On the Recognition of Sugar in Healthy Urine (De la constatation du sucre dans l'urine normale).* In *Guy's Hosp. Rep.*, t. XXI, p. 413, 1876. — Gaetano Paolucci. *Influence de l'alimentation sur la glycosurie.* In *il Morgagni*, octobre 1876. — J. Possoz. *Sur l'emploi des liqueurs cupriques pour le dosage des sucres.* In *Compt. rend. de l'Acad. d. sc.*, t. LXXV, p. 1856, 1872. — C. Pratesi. *Ricerca del glucosio nelle orine dei diabetici (Recherche clinique de la glycose dans les urines des diabétiques).* In *lo Sperimentale*, f. 7, p. 97, 1873. — P. Prevost. *Étude sur la glycosurie passagère et en particulier celle observée dans la suppuration.* Thèse de Paris, 1877. — Ravel. *Fièvre intermittente, glycosurie, diabète sucré.* Br. Clermont, 1881. — J. Robineau. *Étude sur la glycosurie alimentaire dans les cirrhoses du foie.* Thèse de Paris, n° 147, 1878. — Salkowski. *Ueber die Verbindung des Traubenzuckers mit Kupfer in die Trommer'sche Probe (Combinaison de sucre de diabète et de cuivre dans la réaction de Trommer). Kleinere Mittheilungen physiologisch-chemischen Inhalts.* In *Pflüger's Arch.*, t. VII, p. 207, 1872. — Seegen. *Ueber die reducirende Wirkung von Zucker und Harnsäure in der Kälte (Sur l'action réductrice à froid du sucre et de l'acide urique).* In *Centralbl. für d. medic. Wissensch.*, p. 323, 1875. — De Sinéty. *Sur la glycosurie dans l'état puerpéral.* In *Soc. de biol.*, 11 juin et 19 novembre 1876. — Sorel. *Recherche de la glycosurie chez les paludiques.* In *Gaz. hebdomad.*, 1882, p. 85, 107, 190, 241, 718. — W. Thudichum. *Traité de la pathologie de l'urine, avec guide pour ses analyses.* Londres, 1877. — Verneuil. *Glycosurie chez les paludiques.* In *Bull. Acad. de méd.*, 6, 13 et 20 déc. 1881. — Yvon. *De l'analyse de l'urine normale et pathologique au point de vue des appli-*

cations pratiques à la pathologie. In *Tribune médicale*, p. 790, 1875. — Zimmer. *Présence de lévulose dans l'urine des diabétiques.* In *Deutsche medic. Wochenschr.*, juillet 1870.

G. M.

GLYCYRRHIZA. *Voy*. Réglisse.

GLYCYRRHIZINE. $C^{24}H^{36}O^9(?)$. C'est le nom que l'on a donné au glucoside contenu dans la racine de réglisse (*Glycyrrhiza glabra* et *Gl. œschinata*). Pour l'obtenir, on fait bouillir l'extrait de réglisse avec de l'eau et on concentre la solution filtrée par évaporation. On ajoute de l'acide sulfurique étendu à la solution concentrée, aussi longtemps qu'il s'y produit un précipité floconneux; celui-ci se transforme en une masse résineuse qu'on lave à l'eau et qu'on dissout dans l'alcool. On débarrasse la solution d'une matière brune qu'elle renferme en ajoutant de l'éther, qui la précipite.

L'évaporation de la solution éthéro-alcoolique abandonne la glycyrrhizine sous la forme d'une poudre jaunâtre, ressemblant au tannin. Elle est peu soluble dans l'eau froide, soluble dans l'eau chaude, dans l'alcool et dans l'éther. Sa saveur est à la fois amère et sucrée. Sa solution aqueuse donne avec le sous-acétate de plomb un précipité floconneux qui renferme $C^{24}H^{36}O^9.3PbO + 2H^2O$. Soumise à l'ébullition avec les acides étendus, elle se dédouble en glucose et en une résine brune, la *glycyrrhétine*, à laquelle M. Gorup-Besanez a assigné la formule $C^{18}H^{26}O^4$:

$$C^{24}H^{36}O^9 + H^2O = C^{18}H^{26}O^4 + C^6H^{12}O^6.$$

La glycyrrhétine est insoluble dans l'eau, soluble dans l'alcool et dans les alcalis. Fondue avec de la potasse, elle fournit de l'acide paroxybenzoïque.

La composition de ces corps n'est pas nettement établie (Robiquet, *Ann. de chim.*, t. LXXII, p. 143. — A. Vogel, *Annal. Chem. Pharm.*, t. XLVII, p. 247. — Gorup-Besanez, *ibid.*, CXVIII, p. 259, et *Rép. ch. pure*, 1862, p. 30).

D'après les dernières recherches de J. Habermann (*Annal. Chem. Pharm.*, t. CLXXXVII, p. 105; *Bull. Soc. chim.*, t. XXXIV, p. 277) confirmant, du reste, les indications de M. Z. Roussin, le principe sucré du bois de réglisse est un acide azoté, l'*acide glycyrrhizique*, qui cristallise dans l'acide acétique en aiguilles groupées en amas hémisphériques. Ces cristaux constituent un sel ammoniacal acide, ayant pour composition $C^{44}H^{62}AzO^{18}(AzH^4)$. Le sel neutre $C^{44}H^{60}AzO^{18}(AzH^4)^3$ est gommeux, très-soluble dans l'eau et dans l'alcool. Le sel de potassium neutre est précipité par l'alcool de la solution aqueuse en flocons résineux. Ce sel dissous dans l'acide acétique bouillant fournit par le refroidissement le sel acide $C^{44}H^{62}AzO^{18}K$ en petits cristaux grenus, incolores. Ce sel se distingue entre tous par sa forte saveur sucrée.

L'acide glycyrrhizique libre $C^{44}H^{63}AzO^{18}$ ressemble à l'albumine. Il réduit le tartrate cupro-potassique.

Ed. Willm.

GLYCYS. Nom grec qui paraît se rapporter à l'Aurone, *Artemisia abrotanum* L.

Pl.

GLYCYZIDA. Le mot de Γλυχυσίδη est employé par les auteurs grecs, notamment par Hippocrate et Dioscoride, pour désigner diverses espèces de Pivoines (*Pæsonia*).

Bibliographie. — Hippocrate. *Morb. mul.*, I, 64. — Dioscoride. *Materia medica*, III, 157. Pl.

GLYOXAL. $C^2H^2O^2$. Ce composé, qui représente la dialdéhyde du glycol $C^2H^6O^2$, s'obtient comme produit secondaire dans la préparation de l'acide glycolique *(voy.* ce mot) par l'action de l'acide azotique sur l'alcool. Pour l'isoler, on évapore à consistance sirupeuse les eaux mères alcooliques d'où se sont séparés le glycolate et le glyoxylate de chaux et on traite le résidu par le bisulfite de soude. Au bout de quelques heures, il se forme des croûtes cristallines de sulfite de glyoxal-sodium. Après avoir transformé ce sel en combinaison barytique, on décompose celle-ci par l'acide sulfurique faible.

Le glyoxal est un corps solide, déliquescent, très-soluble dans l'eau, l'alcool et l'éther. Il possède tous les caractères d'une aldéhyde; il réduit le nitrate d'argent ammoniacal et se combine aux bisulfites en donnant des sels bien cristallisés. Il se combine à l'ammoniaque anhydre. La potasse convertit le glyoxal en acide glycolique :

$$C^2H^2O^2 + KHO = C^2H^2(OH)KO^2.$$

L'ammoniaque aqueuse concentrée convertit le glyoxal en deux bases, la *glycosine* et la *glyoxaline.*

Traité par l'acide azotique, le glyoxal se transforme en acide glyoxylique $C^2H^2O^3$ et en acide oxalique $C^2H^2O^4$.

Soumis à l'action de l'acide cyanhydrique, en présence d'acide chlorhydrique, le glyoxal est converti en *acide paratartrique* (racémique) (Debus, *Annal. Chim. Phys.* (3), t. LII, p. 114; LIV, p. 509; LVI, p. 337).   Ed. Willm.

GLYOXALINE. $C^3H^4Az^2$. Cette base se produit, en même temps que la glycosine, lorsqu'on traite le glyoxal par l'ammoniaque aqueuse concentrée, vers 60 degrés. On obtient au bout de quelque temps des petites aiguilles qu'on lave à l'eau froide. Elles constituent la *glycosine* $C^6H^4Az^4$. Les eaux mères renferment la glyoxaline, qu'on transforme en oxalate. Ce sel cristallise en beaux cristaux. On en isole la glyoxaline en la traitant par la craie et concentrant la solution filtrée. La solution sirupeuse de glyoxaline l'abandonne en cristaux déliquescents. Elle fond à 88-89 degrés et distille à 250 degrés. Elle est très-soluble, à réaction fortement alcaline. Elle précipite les solutions métalliques. Le brome la transforme en *tribromo-glyoxaline* $C^3HBr^3Az^2$, qui cristallise en aiguilles (Debus, *Annal. Chem. Pharm.*, t. CVII, p. 199. — G. Wyss; *Deut. Chem. Gesell.*, 1876, p. 1543).   Ed. Willm.

GLYOXYLIQUE (Acide). $C^2H^2O^3$. Cet acide prend naissance en même temps que l'acide glycolique, dans l'oxydation lente de l'alcool par l'acide azotique (*voy.* Acide glycolique). Il se forme aussi lorqu'on chauffe l'acide dichloracétique avec de l'oxyde d'argent et de l'eau, ou l'éther dichloracétique avec l'eau à 120 degrés :

$$C^2H^2Cl^2O^2 + Ag^2O = C^2H^2O^3 + 2AgCl.$$

Enfin, il se produit aussi par la réduction de l'acide oxalique.

L'acide glyoxylique cristallise en prismes clinorhombiques renfermant $C^2H^2O^3 + H^2O$. Il est très-soluble et se volatilise avec la vapeur d'eau.

On n'est pas fixé sur la véritable nature de l'acide glyoxylique. Suivant certains auteurs, il a pour composition $C^2H^4O^4$, ce qui en ferait l'acide dioxacétique $C^2H^2(OH)^2O^2$. Selon d'autres, il doit être envisagé comme renfermant $C^2H^2O^3$ et comme constituant la première aldéhyde de l'acide oxalique $\begin{matrix} CHO \\ | \\ CO^2H \end{matrix}$, le glyoxal for-

mant la seconde aldéhyde $\begin{matrix} CHO \\ | \\ CHO \end{matrix}$. Ce qui rend cette formule assez probable, c'est le caractère aldéhydique de l'acide glyoxylique. Cet acide se combine aux bisulfites.

Les glyoxylates renferment tous de l'eau, aussi leur composition peut elle être exprimée par $C^2HMO^5 + H^2O$ ou par $C^2H^5MO^4$. Cependant le *sel d'ammonium* $C^2H(AzH^4)O^5$ est anhydre. Ce sel cristallise en petits prismes incolores. Le sel de calcium $(C^2HO^5)^2 Ca + 2H^2O$ cristallise en prismes durs peu solubles (Debus, *Ann. Chim. Phys.* (3) XLIX, p. 216 et LVII, p. 336. — Perkin et Duppa, *Bull. Soc. Chim.*, t. X, p. 254. — H. Church, *Ann. Chim. Phys.* (4) t. I, p. 126).

Ed. WILLM

GMELIN (Les). Célèbre famille de médecins et de naturalistes allemands, dont la filiation se trouve établie dans le tableau ci-joint.

L'ancêtre de la famille, Johann-Georg Gmelin, paraît n'avoir rien publié. Nous apprenons par l'*Histoire de la chimie* de Johann-Friedrich Gmelin (t. II, p. 639), que ce savant pharmacien fit ses études sous Urban Hjärne et fut, pour son temps, un chimiste de grande valeur.

Gmelin (Johann-Conrad). Le fils aîné du précédent, né à Tubingue, en 1707, mort en 1759, exerça à la fois la médecine et la pharmacie dans sa ville natale. Il se distingua également comme chimiste, et J.-F. Gmelin énumère ses travaux dans son *Histoire de la chimie* (t. II, p. 640).

Gmelin (Johann-Georg). Célèbre voyageur, botaniste et chimiste, vint au monde à Tubingue, le 12 juin 1709. Il était le frère du précédent. Son père lui fit suivre les cours de l'Université, dès l'âge de quatorze ans, et chercha à lui inspirer le goût des sciences naturelles. Gmelin étudia la médecine sous Kammerer et l'anatomie sous Duverney et Mauchard. En 1725, il soutint une dispute académique *De glandularum mesentericarum in chylum actione retardativa;* il fut reçu docteur en 1727 et encore la même année se rendit à Pétersbourg, à l'exemple de ses professeurs, qui y avaient été appelés. Il y gagna les bonnes grâces du président de l'Académie, Laurent Blumentrost, qui lui octroya la permission d'assister aux séances et de se servir, pour ses études, des collections de l'Académie, et lui procura même, en 1728, une bourse annuelle. Gmelin eut l'occasion de disséquer un éléphant avec Duverney et de se perfectionner dans l'étude de l'anatomie comparée. En 1729, il résolut de revenir dans sa patrie, mais l'Académie de Pétersbourg, pour le retenir, lui ouvrit ses portes et le fit nommer, en 1731, professeur de chimie et d'histoire naturelle. Il remplit ses fonctions avec autant de zèle que de talent, pendant trois ans, et à l'expiration de son engagement il s'offrit pour faire partie de l'expédition que l'impératrice Anne voulait envoyer en Sibérie et au Kamtschatka. C'était la réalisation de l'un des vœux de Pierre le Grand. Gmelin fit donc partie comme naturaliste de la Société savante nommée à cet effet et partit le 19 août 1733, avec l'historien Müller, l'astronome De l'Isle de la Croyère, etc. Après avoir parcouru la Sibérie dans tous les sens, Gmelin revint à Pétersbourg, au mois de février 1743, après une absence de dix ans.

JOHANN-GEORG **Gmelin**. — Pharmacien à Tubingue, né en 1674, mort à Tubingue en 1728.

JOHANN-CONRAD Gmelin,
Médecin distingué et pharmacien à Tubingue, né à Tubingue en 1707, mort dans cette ville en 1759.

JOHANN-GEORG Gmelin,
Né à Tubingue le 12 juin 1709, mort dans cette ville le 20 mai 1755, médecin, naturaliste, célèbre par son voyage en Sibérie.

PHILIPP-FRIEDRICH Gmelin,
Né à Tubingue le 9 avril 1721, mort dans cette ville le 9 mai 1788, y fut professeur de botanique et de chimie.

SAMUEL-GOTTLIEB Gmelin,
Médecin et naturaliste, célèbre voyageur, né à Tubingue le 25 juin 1743, mort à Achmetkeat, en Crimée, le 27 juillet 1774.

CHRISTIAN-GOTTLOB Gmelin,
Né à Tubingue en 1749, mort dans cette ville le 8 décembre 1809, y exerça la médecine et la pharmacie.

CHRISTIAN von Gmelin,
Né à Tubingue en 1750, mort dans cette ville en 1820, fut un jurisconsulte distingué.

EBERHARD Gmelin,
Né à Tubingue le 1er mai 1751, mort en 1808 à Heilbronn, où il était médecin pensionné.

JOHANN-FRIEDRICH Gmelin,
Médecin distingué, professeur ordinaire de médecine à Gottingue, né à Tubingue le 8 août 1748, mort à Gottingue le 1er décembre 1804.

CHRISTIAN-GOTTLIEB von Gmelin,
Né à Tubingue en 1749, mort dans cette ville en 1818, y fut professeur en droit. Écrivain célèbre.

FERDINAND-GOTTLOB von Gmelin,
Né à Tubingue le 10 mars 1782, mort dans cette ville le 21 décembre 1848. Il fut professeur ordinaire de médecine et d'histoire naturelle.

HERMANN-AUGUST Gmelin,
Né à Tubingue en 1786, fut conseiller au tribunal d'Esslingen.

CHRISTIAN-GOTTLOB Gmelin,
Né à Tubingue le 12 octobre 1792, mort dans cette ville le 13 mai 1860, y fut professeur ordinaire de pharmacie et de chimie.

EDUARD Gmelin,
Procureur à la cour de Tubingue.

LEOPOLD Gmelin,
Médecin distingué, professeur ordinaire de médecine et de chimie à Heidelberg, né à Gottingue le 2 août 1788, mort à Heidelberg le 13 avril 1853.

CHRISTIAN-HEINRICH von Gmelin,
Né à Tubingue en 1780, professa le droit à Berne et à Tubingue et fut conseiller à la cour d'Ulm, où il mourut en 1824.

FRIEDRICH-LUDWIG von Gmelin,
Né à Tubingue en 1784, fut conseiller à la cour de Stuttgard et membre de la deuxième chambre wurtembergeoise.

LUDWIG-OTTO von Gmelin,
Jurisconsulte, juge, député aux chambres wurtembergeoises, né en 1786.

« Nulle expédition, celle d'Égypte exceptée, n'a rendu d'aussi importants services aux sciences que celle de Gmelin, et il fallait toute sa patience, tout son courage, pour triompher pendant si longtemps des obstacles de mille espèces qui naissaient, pour ainsi dire, à chaque instant sous ses pas. Pendant trois ans, il s'occupa sans relâche à mettre en ordre les nombreux matériaux qu'il avait recueillis; mais enfin le désir bien naturel de revoir sa patrie lui fit solliciter un congé que le président de l'Académie lui accorda en 1747 sous la condition expresse de revenir en Russie au bout d'une année. Gmelin s'empressa de se rendre à Tubingue, où il fut reçu avec les plus grandes marques d'estime. A l'expiration de son congé, il était sur le point de retourner en Russie, lorsque l'Université lui offrit, en 1749, la chaire de professeur de botanique et de chimie que la mort de Baemeister laissait vacante. Il accepta cette place, dont sa constitution épuisée par le travail et les fatigues ne lui permit pas de jouir longtemps. Une mort prématurée termina sa carrière, le 20 mai 1755, avant qu'il eût pu mettre en ordre toutes ses observations et toutes ses notes. Linné lui a dédié un genre de plantes (*Gmelina*) de la famille des Pyrénacées » (*Biogr. méd.* de Panck.). Gmelin a publié :

I. *Diss. sistens examen acidularum Deciuacensium atque spiritus vitrioli volatilis ejusdemque phlegmatis per reagentia.* Tubingae, 1727, in-4°. — II. *Flora Sibirica sive historia plantarum Siberiae.* Saint-Pétersbourg, 1747-1770, 4 vol. in-4° (les deux derniers volumes ont été publiés par Samuel Gottlieb Gmelin). — III. *Leben Herrn Georg Wilhelm Steller's, gewesenen Adjuncti der Kaiserl. Academie der Wissenschaften zu St. Petersburg.* Frankfurt, 1748, in-8°. — IV. *Sermo academica de novorum vegetabilium post creationem divinam exortu.* Tubingae, 1750, in-8°. — V. *Reisen durch Sibirien, von dem Jahr 1733 bis 1743.* Göttingen, 1751-1752, 4 vol. in-8°. Trad. holland. par Elverfelt. Harlem, 1752-1757, 4 vol. in-8°. Trad. franç. avec des abréviations et des altérations par Keralio. Paris, 1767, 2 vol. in-8°. — VI. *Dissert. de rhabarbaro officinarum.* Tubingae, 1752, in-4°. — VII. *Diss. de febre miliari.* Tubingae, 1752, in-4°. — VIII. *Diss. de coffec.* Tubingae, 1752, in-4°. — IX. *Progr. diluens quæstionem quomodo balsama, unguenta et linimenta in humanum agant corpus.* Tubingae, 1753, in-4°. — X. *Diss. qua novum febrium acutarum specificum Anglicanum proponitur* (resp. T.-B. Faber). Tubingae, 1755, in-4°. — XI. *Diss. de tactu pulsus, certo in morbis criterio.* Tubingae, 1753, in-4°. — XII. *Diss. de viis urinæ ordinariis et extraordinariis.* Tubingae, 1755, in-4. — XIII. *Diss. singulare anthropogeniae specimen exhibens* (resp. L. H. Ricke). Tubingae, 1752, in-4°. — XIV. *Diss. de innocuo et egregio corticis peruviani in febribus intermittentibus usu* (resp. G. C. Helcer). Tubingae, 1754, in-4°. — XV. *De augmento ponderis quod capiunt quædam corpora dum igne calcinantur.* In *Comment. Acad. Petropolit.*, 1738, t. V. — XVI. *De salibus alcalibus fixis plantarum.* Ibid., id. — XVII. *De frigore et calore glacici, nivis et aquae.* Ibid., 1747, t. X. — XVIII. *De colore coccineo ex ligno Fernambucci elicito.* In *Acta Acad. nat. Curios.*, 1733, t. III. — XIX. *Relatio de itinere Kamtschatkensi.* In *Commerc. litt. Norimb.*, t. IV. — XX. *Von der Alchemie.* In *Petersb. Anmerk. zu den Zeitungen*, 1731. — XXI. *Vom Porzellanmachen.* Ibid., 1732. — XXII. *Ueber Vulcane.* Ibid., 1732.

L. Hn.

Gmelin (Philipp-Friedrich). Frère du précédent, vit le jour à Tubingue, le 19 août 1721. Dès l'âge de quinze ans, il suivit les cours de la faculté de médecine, et quelques années après fit des voyages scientifiques en Allemagne, en Hollande et en Angleterre. Il ne revint à Tubingue qu'en 1744 et, en 1750, fut nommé professeur extraordinaire de médecine. Peu après, il devint médecin pensionné et, en 1755, obtint la chaire de botanique et de chimie, vacante par la mort de son frère. Ce n'est qu'à ce moment qu'il prit le grade de docteur, dont il n'était pas encore revêtu. Gmelin mourut le 9 mai 1768, laissant :

I. *Diss. de lumbrico terete in ductu pancreatico reperto.* Tubingae, 1738, in-4°. — II. *Diss. de hypopyo.* Tubingae, 1742, in-4°. — III. *Diss. de specifico antidoto novo, adversus effectus morsus rabidi canis, febres malignas, peste proximas, et exanthematicas varias, inflammatorias, singultui junctas, manias et melancholias.* Tubingae, 1750, in-4°. — IV. *Oratio de imperio animœ in vernos involuntario.* Tubingae, 1750, in-4°, inséré aussi dans les *Novae amœnitates litterariae* de Il. G. Clemm. — V. *Progr. de singulari quodam ossis petrosi humani fœtus foramine, occasione fœtus bicipitis nuperrime dissecti obscrvato.* Tubingae, 1752, in-4°. Trad. en allemand. Tubingae, 1753, in-8°. — VI. *Diss. de boanicae ct chimicae ad medicam applicatae praxim illustriis quibusdam excmplis.* Tubingae, 1755, in-4°. — VII. *Oratio de necessitate docendae in accdemiis botanicae et chimicae.* Tubingae, 1755, in-4°. — VIII. *Progr. de vinculo historiae naturalis cum botanica et medicina.* Tubingae, 1755, in-4°. — IX. *Diss. de vitro antimonii cerato.* Tubingae, 1756, in-4°. — X. *Progr. de stellis marinis.* Tubingae, 1758, in-4°. — XI. *Diss. de tincturis antimonii minus usitatis utcunque saluberrimis.* Tubingae, 1759, in-4°. — XII. *Otia botanica, quibus in usum prœlectionum academicarum definitionibus et observationibus illustratum reddidit prodromum florae Leydensis Adriani Van Royen.* Tubingae, 1760, in-4°. — XIII. *Gesammelte Nachrichten von dem Reutlinger Gesundbrunnen.* Tubingae, 1761, in-8°. — XIV. *Diss. de choletithis humanis.* Tubingae, 1763, in-4°. — XV. *Diss. de probato tuloque usu interno vitrioli ferri factitii adversus hœmorrhagias spontaneas largiores.* Tubingae, 1763, in-4°. — XVI. *Diss. sistens fasciculum plantarum patriae urbi vicinarum, sponte crescentium cultarumque, cum usu carum plebeio.* Tubingae, 1764, in-4°. — XVII. *Diss. sistens theoriam solutionis chemicae.* Tubingae, 1765, in-4°. — XVIII. *Diss. de materia toxicorum hominis vegetabilium simplicium in medicamentum convertenda.* Tubingae, 1765, in-4°. — XIX. *Diss. de sero lactis Hoffmanniano.* Tubingae, 1765, in-4°. — XX. Gmelin a pris part à l'*Onomatologia medica completa* ou *Medicinisches Lexicon* publié par Haller (Ulm, Frankfurt u. Leipzig, 1754-1755, 2 vol. in-8°), et au *Thesaurus rei herbariae hortensisque universalis* (le texte est de Gmelin, les planches de Kuorr). Nuremberg, 1750, et suiv. — XXI. Autres articles dans *Novae amœnitates litterariae* de Clemm, *Transactions philosophiques*, *Biblioth. raisonnée, Berichte von gelehrten Sachen*, etc.

L. Hn.

Gmelin (Samuel-Gottlieb). Fils de Jean-Conrad Gmelin, naquit à Tubingue, le 23 juin 1743. « Il fit ses études médicales dans cette ville et, après y avoir pris le grade de docteur en 1763, alla les terminer en Hollande. Comme il était passionné pour l'histoire naturelle, la conformité de goût le lia bientôt avec Pallas, qui se trouvait alors à Leyde. Il forma aussi le projet de passer aux Indes, mais, ses ressources n'étant pas suffisantes, il fut contraint, en attendant des secours de sa famille, de s'établir dans la petite ville de la Brille, où il employa son temps à recueillir les plantes qui croissent au sein de la mer. Il se rendit ensuite à Paris, d'où il retourna bientôt à Tubingue. Après un séjour de courte durée dans cette ville, il se rendit à Saint-Pétersbourg, en 1766, pour y professer la botanique. L'année suivante, Catherine II ayant résolu, à l'occasion du passage de Vénus sur le soleil, de faire voyager des savants dans les diverses parties de son empire, Gmelin fut désigné avec Guldenstaedt pour aller examiner le gouvernement d'Astrakhan. Il partit donc au mois de juin 1768, employa toute l'année suivante à parcourir la rive occidentale du Don, et passa l'hiver à Astrakhan. En 1770 et 1771, il visita les provinces de la Perse, situées au sud et au sud-ouest de la mer Caspienne, et, en 1773, il revint à Astrakhan, d'où il partit pour examiner le cours du Volga ; en 1773, il se trouvait sur les côtes orientales de la mer Caspienne, où il reçut l'ordre de repasser en Russie. Il n'était plus qu'à trois journées de Kislar, place frontière, sur le Terek, lorsqu'Usmey, khan des Khaïtakes, le fit arrêter et le plongea dans un cachot, exigeant trente mille roubles pour sa rançon. L'impératrice n'attendit pas que l'Académie intervînt en sa faveur et ordonna qu'on prît les armes pour le rendre à la liberté. Mais Gmelin, incapable de supporter la rigueur de sa captivité et les traitements barbares que le khan lui avait fait endurer, tomba malade et mourut le 27 juillet à Achmetkent, dans le Caucase. Tous ses compagnons furent aussitôt remis en liberté ; le khan leur permit d'emporter son corps, qu'ils ne purent transporter jusqu'à Kislar, et qui fut enterré près du village de Kajadent » (*Biogr.* Panck.). Nous connaissons de lui :

I. *Diss. de analepticis quibusdam nobilioribus e cinnamomo, aniso stellato et asa fœtida.*
Tubingae, 1763, in-4°. — II. *Historia fucorum.* Petropoli, 1768, in-4°. — III. *Reise durch
Russland zur Untersuchung der drei Naturreiche.* Petersburg. 1771-1774, 3 vol. in-4°. Un
4° volume (1784, in-4°) a été publié par Pallas. L'ouvrage a été traduit partiellement en
français dans l'*Hist. des découvertes faites par divers savants voyageurs* (La Haye, 1779,
2 vol. in-4°). — IV. Gmelin a publié les deux derniers volumes de la *Flore de Sibérie* de son
oncle Johann Georg et a inséré 4 mémoires dans la collection de ceux de l'Académie des
sciences de Saint-Pétersbourg.
                                                                              L. Hn.

Gmelin (Eberhard).   Fils de Johann-Georg, né à Tubingue, le 1er mai 1751,
fut médecin pensionné à Heilbronn, où il mourut en 1808. Grand partisan du
magnétisme animal, il a publié plusieurs ouvrages sur ce sujet. Nous connaissons :

I. *Ueber thierischen Magnetismus, in einem Brief an Herrn geheimen Rath Hoffmann in
Mains.* Tübingen, 1787, in-8°. — II. *Neue Untersuchungen über den thierischen Magnetismus.* Tübingen, 1789, in-8°. — III. *Materialien für die Anthropologie.* Tübingen, 1791-
1793, 2 vol. in-8°.
                                                                              L. Hn.

Gmelin (Johann-Friedrich).   Fils de Philipp-Friedrich Gmelin. Dezeimeris
lui a consacré la notice suivante : « Docteur en philosophie et en médecine,
professeur de médecine et de chimie à l'Université de Gottingue, conseiller du
roi de la Grande-Bretagne et du duc de Brunswick-Lunebourg, mourut à
Gottingue, le 1er novembre 1804, dans sa cinquante-sixième année. Il était né à
Tubingue, le 8 août 1748, s'était livré très-jeune à l'étude des sciences naturelles et médicales, avait voyagé trois ans en Hollande, en Angleterre et en
Autriche, avait fait à Tubingue des leçons d'histoire naturelle et de botanique,
avait été nommé, en 1775, professeur ordinaire de philosophie et extraordinaire
de médecine à l'Université de Gottingue, y était devenu professeur ordinaire de
médecine en 1780, et s'était fait un nom célèbre par ses écrits sur l'histoire
naturelle, la physique, la chimie, la matière médicale, la pharmacie et la
technologie. Parmi tant de travaux, son *Histoire de la chimie* est son plus beau
titre de gloire. »

I. *Rede über die Frage : warum schöpft der Mensch Athem?* Tübingen, 1767, in-4°. —
II. *Irritabilitas vegetabilium in singulis plantarum partibus explorata, ulterioribus experi-
mentis confirmata.* Tubingae, 1768, in-4°. — III. *Enumeratio stirpium agro Tubingensi
indigenarum.* Tubingae, 1773, in-8°, 334 pp., préf. ind. (ouvrage très-estimable sous le
rapport botanique, et auquel l'auteur a donné de l'intérêt en indiquant les usages médicaux
ou économiques des plantes qu'il décrit). — IV. *Diss. an adstringentia et robarantia stricte
sic dicta ferreo principio suam debeant efficaciam.* Tubingae, 1773, in-4°. — V. *Abhandlung von den giftigen Gewächsen, so in Teutschland wild wachsen.* Ulm, 1775, in-8°. —
VI. *Programma de alcalinibus et præcipitationibus chemicis ope earum factis.* Gottingae,
1775, in-4° (discours inaugural pour la prise de possession de la chaire de médecine). —
VII. *Von dem Einfluss der Naturgeschichte in die Haushaltungskunst.* In *Magazin für Aerzte
von Baldinger*, 1775. — VIII. *Von den Gewächsen deren knollichte Wurzeln gespeiset werden.*
Ibid. — IX. *Abhandlung von denjenigen Rinden, welche die Stellen der Fieberrinde ver-
treten können.* Ibid. — X. *Versuche über eine bessere Art das Spiesgrasöl zu machen.* Ibid. —
XI. *Onomatologia botanica completa, oder Vollständiges botanisches Wörterbuch, nach der
Lehrart des Ritters von Linné abgefasst.* Frankfurt u. Leipzig (Nürnberg), 1771-1777, in-8°,
9 parties. *Lateinisches und Teutsches Register über alle 9 Theile der onomatologiae botanicae.* Nürnberg, 1778 (Gmelin est seul auteur des 8 premières parties; il a eu des collaborateurs pour la dernière). — XII. *Allgemeine Geschichte der Gifte.* 1. Theil. Leipzig,
1776, in-8°. 2. Theil. *Allgemeine Geschichte der Pflanzengifte.* Nürnberg, 1777, in-8°.
3. Theil, nebst Register über alle 2 Theile. Nürnberg, 1777, in-8°; 2e édit. Göttingen, 1801
(Toxicologie considérée longtemps comme la meilleure et la plus complète). — XIII. *Abhandlung von den Arten des Unkrauts und von dessen Benutzung, nebst einer Zugabe von Aus-
rottung desselben.* Lübeck, 1779, in-8°. — XIV. *Einleitung in die Chemie, zum Gebrauch
der Universitäten.* Nürnberg, 1780, in-8°. — XV. *Einleitung in die Mineralogie zum Ge-

brauch akademischer Vorlesungen. Nürnberg, 1780, in-8°. — XVI. *Einleitung in die Pharmacie.* Nürnberg, 1781, in-8°. — XVII. *Ueber die neuern Entdeckungen in der Lehre von
der Luft und deren Anwendung auf Arzneykunst.* In *Briefen an einen Arzt.* Berlin, 1784,
in-8°. — XVIII. *Grundsätze der technischen Chemie.* Halle, 1786, in-8°; 2° édit. Göttingen,
1795-1796, 2 vol. in-8°. — XIX. *Chemische Grundsätze der Probir- und Schmelzkunst.* Halle,
1786, in-8°. — XX. *Abhandlung über Wurntrockniss.* Leipzig, 1787, in-8°. — XXI. *Anhang
dazu, bestehend in Aktenstücken, die Trockniss am Harze betreffend, und Auszügen aus
denselbigen.* Leipzig, 1787, in-8°. — XXII. *Grundriss der allgemeinen Chemie, zum Gebrauch
bey Vorlesungen.* Göttingen, 1789, 2 vol. ir-8°; 2° édit., 1804. — XXIII. *Grundriss der Mineralogie.* Göttingen, 1790, in-8°. — XXIV. *Grundriss der Pharmacie, zum Gebrauche bey
seinen Vorlesungen.* Göttingen, 1792, in-8° — XXV. *Göttingisches Journal der Naturwissenschaften,* 1-4 Heft. Göttingen, 1797-1798, in-8°, fig. — XXVI. *Geschichte der Chemie.* Götting.,
1797-1799, 3 vol. in-8°. — XXVII. *Progr. Beytrag zu den Nachrichten von dem ersten
Ursprung der pneumatischen Chemie.* Göttingen, 1798, in-8°. — XXVIII. *Progr. de aeris
vitiosi exploratione.* Gottingae, 1794, in-4°. — XXIX. *Apparatus medicaminum tam simplicium quam compositorum in praxeos adjumentum consideratus.* P. II. Gottingae, 1795-
1796, 2 vol. in-8° (complément de l'*Apparatus* de Murray). — XXX. *Eine chemische Untersuchung des geheimen Mittels*..... In *Versamml. d. k. Ges. d. Wiss. zu Göttingen,* 1793. —
XXXI. Articles dans *Crell's chem. Annalen,* etc. On lui doit la 13° édit. du *Systema naturae*
de Linné, etc.   L. Hn.

Gmelin (FERDINAND-GOTTLOB von). Neveu de Samuel Gottlob Gmelin, vit le
jour à Tubingue, le 10 mars 1782, et s'y fit recevoir docteur en 1802. Immédiatement après, il fit un voyage scientifique en Allemagne, en Hongrie, en
Italie et en France. En 1805, il fut nommé professeur extraordinaire de médecine à l'Université et, en 1810, professeur ordinaire de médecine et d'histoire
naturelle. Il devint en 1823, chevalier de l'ordre de la couronne de Wurtemberg
et mourut à Tubingue, le 21 décembre 1848. Nous citerons de lui :

I. *Dissert. inaug. sistens observationes physices et chemices de electricitate et galvanismo*
(præs. C. F. Kielmayer). Tubingae, 1802, in-8°. — II. *Allgemeine Pathologie des menschlichen Körpers.* Stuttgart u. Tübingen, 1813, gr. in-8°. 2. verm. Aufl., ibid., 1821, gr
in-8°. — III. *Allgemeine Therapie der Krankheiten des Menschen.* Tübingen, 1830, in-8°. —
IV. *Die Behandlung der Ostindischen Cholera nach ihren verschiedenen Graden, Formen
und Stadien.* Tübingen, 1832, gr. in-8°. — V. *Kritik der Principien der Homöopathie.*
Tübingen, 1835, gr. in-8°. — VI. *Une traduction : John Mason Good. Die ostindische Cholera.
Aus dem Engl. übers*..... Tübingen, 1831, 1832, gr. in-8°. — VII. *Vorrede zu Geo. Cless :
Geschichte der Schleimfieber-Epidemieen Stuttgarts.* Stuttgart, 1837, in-8°. — VIII. Diverses
dissertations soutenues par ses élèves.   L. Hn.

Gmelin (CHRISTIAN-GOTTLOB). Frère du précédent, né à Tubingue, le
12 octobre 1792. Il obtint le diplôme de docteur en médecine à l'Université de
sa ville natale en 1814, puis entreprit d'importants voyages en France, dans
l'Allemagne du Nord, en Suède, en Norvége et en Angleterre. En Suède, il fut
l'un des élèves de Berzelius. A son retour, en 1817, il fut nommé professeur
ordinaire de chimie et de pharmacie, puis, en 1823, chevalier de la couronne
de Wurtemberg. Il mourut à Tubingue, le 13 mai 1860, laissant la réputation
d'un chimiste distingué. Nous mentionnerons de lui :

I. *Dissert. inaug. sistens analysin chemicam renum hominis, vaccae et felis* (præs.
Fd. Gli. Gmelin). Tubingae, 1814. — II. *Diss. analysis chemica Petalitis et chemica lithonis
disquisit.* Tubingae, 1819. — III. *Experimenta electricitatem quae contactu evolvitur
spectantia.* Tubingae, 1820. — IV. *Chemische Untersuchung der Seidelbastrinde.* Tübingen,
1822, in-8°. — V. *Versuche über die Wirkungen des Baryts, Strontians, Chroms, u. s. w.,
auf dem thierischen Organismus.* Tübingen, 1824, gr. in-8°. — VI. *Einleitung in die Chemie.*
Tübingen, 1835-1837, 2 vol. in-8°. — VII. *Analyse des Turmalins.* In *Schweigger's Journ.,*
Bd. XXXI, 1821, u. Bd. XXXVIII, 1823. — VIII. *Untersuchung der Rinde von Daphne alpina.*
Ibid., Bd. XXXV, 1822. — IX. *Ueber die Coagulation des Eiweisses durch galvanische Elek-
tricität.* Ibid., Bd. XXXVI, 1822. — X. *Ueber die angebliche Zersetzung des Kochsalzes*

durch wasserfreie Schwefelsäure. Ibid., Bd. XXXVII, 1823. — XI. *Darstellung des Ultramarins auf chemischem Wege.* Ibid., Bd. LII u. LIV, 1828. — XII. Breithaupt : *Untersuchung des Erlans.* Ibid., Bd. XXXVII, 1823. — XIII. Avec Baer : *Untersuchung der Rinde von Daphne mezereum.* Ibid., Bd. XXXV, 1822. — XIV. *Entwickelung von Ammoniak beim Glühen einiger Fossilien.* In *Gilbert's Annal.*, Bd. LXIV, 1820.   L. Hn.

Gmelin (Léopold). Médecin et chimiste distingué, fils de Johann-Friedrich Gmelin, naquit à Gottingue, le 2 août 1788. Il fit ses études dans sa ville natale et fut reçu docteur en 1812. Nommé, en 1813, *privat-docent* à l'Université d'Heidelberg, en 1814, professeur extraordinaire, il devint en 1817 professeur ordinaire de médecine et de chimie, et remplit ces fonctions jusqu'en 1851, où il obtint sa retraite. Il mourut à Heidelberg, le 13 avril 1853.

Gmelin était conseiller intime du grand-duché de Bade et membre d'un grand nombre de sociétés savantes. On a de lui :

I. *Diss. inaug. chemico-physiol. sistens indagationem chemicam pigmenti nigri oculorum taurinorum et vitulinorum, adnexis quibusdam in id animadversionibus physiologicis.* Gottingae, 1812, in-8°. Edit. nova. Heidelbergae, 1814, in-8°. — II. *Handbuch der theoretischen Chemie, zum Behuf seiner Vorlesungen entworfen.* Frankfurt a. M., 1817-1819, 3 vol. gr. in-8°; 4. Aufl. Heidelberg, 1844-1855, 6 vol. gr. in-8° (le dernier volume est de Schlossberger et K. List). Cet ouvrage a eu une suite publiée par K. List, C. G. Lehmann, F. Rochleder, etc. Trad. franç. : *Chimie organique, appliquée à la physiologie et à la médecine.* Trad. de l'allem. par J. Meiken avec des notes par Virey. Paris, 1823, in-8°. — III. *Lehrbuch der Chemie*, Bd. I. Heidelberg, 1844, in-8°. — IV. Avec Tiedemann : *Versuche über die Wege auf welchen Substanzen aus dem Magen und Darmkanale ins Blut gelangen, über die Verrichtung der Milz und die geheimen Harnwege.* Heidelberg, 1820, gr. in-8°. — V. Avec le même : *Die Verdauung nach Versuchen*, Heidelberg, 1826-1827, 2 vol. gr. in-4°. — VI. Avec v. Leonhard : *Nephelin im Dolerit vom Katzenbuckel.* Heidelberg, 1822, in-8°. — VII. *Ueber ein besonderes Cyaneisenkalium*, etc. In *Schweigger's Journ. f. Chem. u. Phys.*, Bd. XXXIV, p. 325, 1822. — VIII. *Ueber Gallensteinfett*, etc. Ibid., Bd. XXXV, 1822. — IX. *Ueber Umbildung organischer Substanzen.* Ibid., Bd. LVIII, 1830. — X. *Untersuchung der Krokonsäure.* In *Poggendorff's Annal.*, Bd. IV, 1825. — XI. *Ueber Wiesbaden's Heilquellen.* Ibid., Bd. VII, 1826. — XII. *Ueber das Blut.* Ibid., Bd. XXXI, 1834. — XIII. *Analyse des Badsinters von Ems.* Ibid., Bd. XXXVII, 1836. — XIV. *Ueber den Holzgeist.* Ibid., Bd. XLIII, 1838. — XV. *Versuch einer elektro-chemischen Theorie.* Ibid., Bd. XLIV, 1838. — XVI. *Analyse eines Lungensteins.* In *Liebig's Annal.*, Bd. XIII, 1835. — XVII. *Ueber Holzgeist und Lignon.* Ibid., Bd. XXV, 1838. — XVIII. *Ueber Atomzahl.* Ibid., Bd. XL, 1842. — XIX. *Ueber einige im Gehirn des Menschen vorkommenden Fettarten.* In *Zeitschr. f. Phys.*, Bd. I, p. 119, 1824. — XX. Avec Tiedemann : *Einige neue Bestandtheile der Galle des Ochsen.* In *Gilbert's Annal. der Physik*, Bd. LXXXV, p. 326, 1827. Etc.   L. Hn.

Gmelin (Carl-Christian). Nous ignorons si ce savant médecin botaniste a été parent des précédents. Il naquit le 18 mars 1762, à Badenweiler où son père, Isaac Gmelin, était pasteur. Il fit ses premières études médicales à Strasbourg, de 1779 à 1781, sous R. Spielmann et sous J. Hermann, puis il passa deux années à Erlangen, où il gagna l'affection du fameux Schreber. Il s'y fit recevoir docteur en médecine en 1784 et revint à Carlsruhe. Là, il fut présenté à la margravine Caroline-Louise, qui cultivait la botanique, et engagea le jeune Gmelin à rédiger un *Flora badensis*, dont elle lui communiqua le plan. En octobre 1784, il fut nommé professeur d'histoire naturelle au Gymnase de Carlsruhe et en 1786 directeur des Musées et des Jardins du margraviat. Pour se perfectionner dans l'anatomie et la zoologie, Gmelin alla passer, en 1787, avec l'autorisation du margrave Charles-Frédéric, une année à Strasbourg, où il fréquenta spécialement les cours de L. Hermann, qui l'honora de son amitié. A cette époque, Gmelin fit diverses courses botaniques en Alsace. En 1789, le margrave lui permit de faire un voyage en Espagne, où il devait étudier l'élève des brebismérinos, mais il aima mieux s'occuper des plantes rares que lui offraient le

GÖBEL. Parmi les nombreux médecins allemands de ce nom, nous mentionnerons :

Göbel (Johann). De Zwickau, était médecin de l'électeur de Saxe et florissait vers la fin du seizième siècle. Il a mis au jour l'ouvrage suivant :

De aquis thermalibus apud Hermunduros sitis prope Annabergam et Wolckensteinium, libri II. Annaberg, 1675, in-12. Trad. en allem. Dresde, 1756, in-12.   **L. Hn.**

Göbel (Severin). Naquit à Königsberg, le 25 juin 1530. Il fut l'un des premiers élèves inscrits sur les registres de l'Université nouvellement établie dans cette ville. Il se rendit, en 1553, à Wittenberg, où il fut reçu docteur en médecine en même temps que le fils de Luther. L'année suivante, il fut nommé médecin du landgrave Philippe de Hesse et, en 1561, médecin du margrave Albert de Prusse. A la mort de ce dernier, il remplit les mêmes fonctions auprès du prince de Saxe-Cobourg. Il occupa ensuite pendant sept ans la charge de médecin pensionné de la ville de Dantzig, et enfin revint à Königsberg comme médecin du margrave Albert-Frédéric. C'est là qu'il devint en 1583 professeur ordinaire de médecine, emploi qu'il remplit pendant dix ans. Il mourut le 5 janvier 1612, laissant :

I. *Tractatus de alce.* — II. *Bericht wie die Pest zu verhüten und zu heilen.* — III. *De succino.* Mémoires insérés dans le livre *De fossilibus* de Conrad Gessner, et dans les *Acta Borussica.* — IV. *Epistolae ad Mart. Chemnitzium,* publiées par Leuckfeld dans son *Historia Heshusiana.*   **L. Hn.**

Göbel (Severin). Fils du précédent, né à Königsberg, le 14 janvier 1569, étudia la médecine dans sa ville natale, à Leipzig et à Padoue, où il prit le grade de docteur en 1596. L'année suivante, il fut nommé médecin du margrave de Prusse et, en 1603, devint professeur ordinaire de médecine à Königsberg; mais le mauvais état de sa santé le força à résigner ses fonctions au bout de dix ans. Il mourut le 9 avril 1627, sans avoir publié autre chose que sa dissertation inaugurale :

Diss. de cerebro ejusque partibus. Ticini, 1596.   **L. Hn.**

Göbel (Carl-Cristian-Traugott-Friedemann). Né à Nieder-Rossla, dans le grand-duché de Weimar, le 21 février 1794, fut pharmacien de l'Université et *privat-docent* à Iéna en 1819, directeur d'un institut pharmaceutique fondé par lui à Dorpat en 1821, professeur extraordinaire de pharmacie à l'Université d'Iéna en 1825, professeur de physique, de chimie et de pharmacie, à l'Université de Dorpat depuis 1828. Il mourut à Dorpat le 26 mai 1851 (ancien style). Nous nous bornerons à citer de lui :

I. *Grundlinien der pharmaceutischen Chemie.* Iena, 1821, gr. in-8°; 2. Aufl. Eisenach, 1827, in-8°. — II. *Arzneimittel-Prüfungslehre.* Schmalkalden, 1824, in-8°; neue Aufl. Leipzig, 1833, in-8°. — III. *De acido pyro-tartarico.* Ienae, 1825. — IV. *Ueber die wissenschaftliche Ausbildung junger Pharmaceuten, in Beziehung auf die Lehranstalt des Verfassers.* Iena, 1826. — V. Avec G. Kunze : *Pharmaceutische Waarenkunde.* Eisenach, 1827-1828, gr. in-4°, pl. — VI. *Reise in die Steppen des südlichen Russlands.* Dorpat, 1837, 2 vol. in-4°. — VII. Articles nombreux dans les journaux de pharmacie, de chimie, etc.   **L. Hn.**

Göbel (Gottlob-Friedrich-Wilhelm). Pharmacien à Plauen, dans le Voigtland, né vers 1802, mort à Plauen, le 6 décembre 1857. Nous le nommons ici

parce qu'il est l'inventeur du réfrigérant désigné ordinairement sous le nom de
réfrigérant de Liebig. L. HN.

GOBELET D'EAU ou **ÉCUELLE D'EAU.** Nom vulgaire de l'*Hydrocotyle
vulgaris* (*voy.* HYDROCOTYLE). PL.

GOBELETS MÉDICAMENTEUX. Outre les gobelets dans lesquels on
buvait les préparations médicinales, les anciens médecins se servaient aussi
de vases faits de matières propres à servir elles-mêmes de médicament, et
dans lesquels entraient le cuivre (*æs*), l'*électrum* (composé d'or et d'argent),
le *stibium* (antimoine), la corne, les bois médicamenteux. Le *gobelet émétique*
était fait de stibium : on y laissait séjourner du vin blanc qui devenait ainsi
émétique et purgatif. De nos jours, on a inventé les gobelets en bois de *quassia
amara*, en usage aux repas, et dans lesquels on verse l'eau et le vin. Ils ont
l'inconvénient de forcer le buveur, s'il veut user d'une infusion toujours égale,
à faire attention à la durée du séjour de la boisson dans le vase. D.

GOBE-MOUCHE. Dans le *Règne animal* (éd. 1817), G. Cuvier plaçait
dans l'ordre des Passereaux Dentirostres (*voy.* ce dernier mot) un groupe qu'il
donnait comme équivalent au genre *Muscicapa* de Linné et dans lequel il
faisait rentrer des oiseaux au bec déprimé horizontalement, garni de poils à sa
base et muni à la pointe d'un crochet ou d'une échancrure plus ou moins
accentuée. Ces oiseaux, disait Cuvier, ont en général les mœurs des Pies-
grièches et, suivant leur grandeur, vivent de petits oiseaux et d'insectes; mais
les plus faibles d'entre eux passent insensiblement aux Becs-fins; ils se divisent
en Tyrans (*Tyrannus* Cuv.), Moucherolles (*Muscipeta* Cuv.) et Gobe-Mouches
proprement dits (*Muscicapa* Cuv.), sans parler de deux ou trois espèces américaines qui ont aussi le bec large et déprimé, mais qui se distinguent par des
jambes hautes et une queue courte et qui se nourrissent de fourmis, ce qui les
avait fait réunir aux Fourmiliers. Notre grand naturaliste constatait aussi que
certains Gobe-Mouches, chez lesquels l'arête supérieure du bec était plus relevée
et se courbait en arc vers la pointe, conduisaient insensiblement aux Traquets,
et que, d'autre part, divers genres ou sous-genres d'oiseaux, comme les Gymno-
céphales, les Céphaloptères et les Cotingas, tenaient d'assez près à certains
chaînons de la série des Gobe-Mouches.

Cette série était donc, du temps de Cuvier, déjà assez mal définie, mais
aujourd'hui il serait presque impossible d'en tracer les limites : en effet, on
n'a pas seulement découvert de nouveaux points de contact entre l'ancien genre
Muscicapa et les autres genres de Passereaux; mais on a aussi reconnu que
sous le nom de *Muscicapa* se trouvaient confondues des formes qui n'avaient
entre elles que de très-faibles affinités. Dans ces conditions la plupart des ornithologistes ont cru devoir supprimer le groupe des Gobe-Mouches établi par
Cuvier, et constituer avec ses éléments deux ou trois familles distinctes.

C'est ainsi que dans son *Catalogue des Oiseaux du Musée britannique*
(*Handlist of Birds of the British Museum*) M. G. R. Gray a classé dans la
famille des *Tyrannidæ* les Tyrans et une partie des Moucherolles de G. Cuvier,
et dans la famille des *Muscicapidæ*, subdivisée elle-même au *Muscicapinæ*,
Myiagrinæ et *Campephaginæ*, les Gobe-Mouches proprement dits et le reste
des Moucherolles. A une date plus récente la tribu des *Campephaginæ* ou

Campophaginæ a été elle-même élevée au rang de famille sous le nom de *Campophagidæ*, ce qui porte à trois le nombre des grandes subdivisions établies aux dépens de l'ancien genre *Muscicapa*.

Dans le Catalogue des *Campophagidæ* et des *Muscicapidæ* publié dernièrement par M. R. Bowdler Sharpe, les *Muscicapidæ* ou les vrais Gobe-Mouches n'occupent pas moins d'un demi-volume de plus de 360 pages; ils comprennent plusieurs centaines d'espèces se répartissant en 69 genres. Parmi ces genres il y en a un grand nombre que G. Cuvier ne connaissait pas et qui ont été découverts dans le cours de ces dernières années, mais il y en a aussi que ce naturaliste rangeait et que plusieurs ornithologistes modernes rangent encore dans d'autres groupes. Tels sont, par exemple, les genres *Pratincola* ou Traquet (*voy.* ce mot) et Gerygone, qui sont souvent placés parmi les Becs-fins ou Sylviidæ (*voy.* les mots Passereaux et Déodactyles). D'autres genres enfin de *Muscicapidæ* ont des affinités incontestables soit avec les *Timeliidæ*, soit avec les Merles ou *Turdidæ*, tandis que les *Terpsiphone* (ou *Tchitrea*), les *Rhipidura* et les *Myiagra*, qui ont le bec très-large, très-déprimé, et muni à sa base de longues soies rigides, offrent dans toute leur pureté les caractères essentiels de Gobe-Mouches.

Les Muscicapidés appartiennent à la faune de l'Ancien Monde et de l'Océanie et sont représentés dans le Nouveau Monde par les Tyrannidés. Ils vivent pour la plupart dans les pays chauds, dans l'Inde, à la Nouvelle Guinée, en Australie, dans les îles de la Polynésie, en Afrique, à Madagascar, et ne comptent dans notre pays qu'un seul genre, le genre *Muscicapa*, qui d'ailleurs constitue le type même de la famille. Ce genre que l'on a voulu partager en trois, *Muscicapa*, *Butalis* et *Erythrosterna*, d'après des considérations de peu d'importance, offre les caractères suivants : taille faible; ailes médiocres, n'atteignant pas l'extrémité ou ne dépassant pas le milieu de la queue dont le bord postérieur est droit ou à peine échancré; tarses peu élevés; bec largement fendu, déprimé, mais assez court, avec une arête vive, des bords droits, une pointe faiblement recourbée et des scies peu développées à sa base.

Dans ce genre rentrent quatre espèces françaises : le Gobe-Mouche noir (*Muscicapa nigra* Briss.), le Gobe-Mouche à collier (*M. collaris* Bechst.), le Gobe-Mouche gris (*M. grisola* L. ou *Butalis grisola* Boie) et le Gobe-Mouche rougeâtre ou Petit Gobe-Mouche (*Muscicapa parva* Bechst., *Erythrosterna parva* Bp.). Le Gobe-Mouche noir, que Buffon appelait le Gobe-Mouche de Lorraine et qui est un peu plus petit qu'un Moineau, est particulièrement remarquable par les différences que présentent les deux sexes à l'état adulte, le mâle en été ayant les parties supérieures du corps d'un noir profond et les parties inférieures ainsi que deux petites taches sur le front, les grandes et les moyennes couvertures alaires d'un blanc pur, la femelle, au contraire, dans la même saison, étant en dessus d'un cendré roussâtre, en dessous d'un blanc plus ou moins pur, avec du blanc sur les ailes et les côtés de la queue. Chez le mâle en hiver les teintes sont moins tranchées et chez le jeune la livrée est à peu près la même que chez la femelle. Ce Gobe-Mouche habite principalement les contrées méridionales de l'Europe, arrive en Provence au mois d'avril et en repart dans les premiers jours de septembre; il est de passage dans le nord de la France vers la fin de l'été et niche parfois dans nos départements du centre. Son nid placé sur une branche ou dans le creux d'un arbre renferme cinq à six œufs d'un bleu clair ou verdâtre.

Le Gobe-Mouche à collier diffère du précédent par le collier blanc qui, chez le mâle du moins, orne la partie inférieure du cou. Il est assez répandu pendant la belle saison dans diverses localités de la France et principalement en Lorraine.

Le Gobe-Mouche gris porte une livrée plus modeste, qui est la même pour les deux sexes, et qui consiste en un manteau gris varié de brunâtre et en un plastron blanchâtre rayé sur les côtés de stries fuligineuses. On le trouve dans les régions tempérées de l'Europe, et on peut le voir fréquemment en été dans les jardins et les bosquets. Il fait son nid sur des buissons ou sur des arbres, dans des trous, dans les crevasses des vieux murs, à une faible distance du sol, et pond quatre ou cinq œufs d'un blanc sale, azuré ou verdâtre, avec des taches rougeâtres.

Enfin le Gobe-Mouche rougeâtre doit son nom aux teintes rougeâtres ou rousses qui, sur les parties supérieures de son corps, se mélangent au gris cendré et qui s'étendent aussi sur les côtés de sa poitrine. Le mâle adulte a d'ailleurs la gorge et la poitrine d'un jaune vif et rappelle un peu par ce caractère notre Rouge-gorge. Dans ses allures, le Gobe-Mouche rougeâtre diffère aussi quelque peu des Gobe-Mouches ordinaires pour se rapprocher des Traquets. Comme ces derniers il a la singulière habitude, tandis qu'il est perché au sommet d'une branche ou d'un poteau, de baisser lentement la queue, de l'étaler, et de la relever brusquement, en répétant plusieurs fois de suite la même série de mouvements. Les œufs de cette espèce sont d'une teinte café au lait ou gris rougeâtre pâle, avec de nombreuses taches et stries grises ou roussâtres.

Les Gobe-Mouches pour la plupart ne se nourrissent pas seulement d'insectes, mais vers la fin de l'été et en automne mangent aussi des baies et des fruits succulents. Ils deviennent souvent très-gras à l'arrière-saison, et sous le nom de *Bec-figues* ou *Becque-figues*, que l'on applique parfois aussi, mais à tort, à des Alouettes ou à des Fauvettes, ils sont très-recherchés pour la table dans nos départements méridionaux.   E. OUSTALET.

BIBLIOGRAPHIE. — BUISSON. *Ornithologie*, 1760, t. II, p. 381. — LINNÉ. *Systema Naturæ*, 1766, t. I. p. 226. — DAUBENTON. *Pl. enl. de Buffon*, 1770, p. 565. — G. CUVIER. *Règne animal*, 1817, t. I, p. 343. — BOIE. *Isis*, 1826, p. 973. — CH.-L. BOXAPARTE. *Geogr. and comp. List of the Birds of Europe and North-America*, 1838. — J. GOULD. *Birds of Europe*, 1838, p. 65. — DEGLAND et GERBE. *Ornithologie européenne*, 2e édit., 1867, t. I, p. 578. — G.-R. GRAY. *Handlist of Birds*, 1879, t. I, p. 17 et 369. — R.-B. SHARPE. *Catalogue of Birds in the Collection of the British Museum*, 1869, t. IV, *Passeriformes*, part. I, *Ciclomorphæ*. — H.-E. DRESSER. *A History of the Birds of Europe*. Londres, 1871-1881, t. III, p. 445, et pl. 156 à 159.   E. O.

GOBLEY (NICOLAS-THÉODORE). Pharmacien et chimiste distingué, né vers 1810, reçu en 1835, dirigea d'abord une officine importante rue du Bac, puis devint professeur agrégé à l'École de pharmacie. En 1861, il fut élu membre de l'Académie de médecine, et ne tarda pas à devenir trésorier et membre du Conseil d'administration de cette savante compagnie. Gobley fut en outre membre de la Société de pharmacie, du Conseil d'hygiène et de salubrité du département de la Seine et d'un grand nombre de sociétés savantes et industrielles. Dès 1851, il fut appelé à faire partie de la Commission des logements insalubres. Gobley remplit toujours avec une exactitude rigoureuse les obligations multiples que ces charges diverses lui imposaient. Il assistait à toutes les séances des sociétés dont il faisait partie, ne faisait jamais attendre les rapports dont il était chargé, et apportait dans la discussion une grande netteté de jugement et un bon sens fin et éclairé. Charitable sans ostentation, il remplit pendant de longues années les fonctions d'administrateur, puis de vice-président de l'un des bureaux de bienfaisance de Paris. Gobley succomba à une maladie accidentelle à Bagnères-de-Luchon au commencement de septembre 1876.

Gobley était le neveu d'un homme que la spéculation pharmaceutique avait enrichi et qui laissa ses millions au jeune pharmacien de la rue du Bac. La fortune ne pouvait d'ailleurs mieux s'adresser qu'à cet homme simple et bon. « D'un abord réservé, quoique doux et bienveillant, dit Delpech, il semblait d'une santé délicate et presque faible, mais sous cette frêle enveloppe vivait une âme fortement trempée, douée d'une volonté persistante et tenace, animée d'une ardeur constante pour le travail, toujours poussée en avant par le sentiment du devoir... Suivant la trace d'illustres prédécesseurs, qui ont trouvé dans les études du laboratoire de la pharmacie une initiation à des études plus hautes, dans lesquelles ils ont conquis la gloire, entraîné par l'exemple de Robiquet, dont il avait été l'élève, et qui l'avait choisi pour gendre, il entre de plain-pied dans les recherches les plus difficiles de la chimie organique. »

Gobley a laissé un nombre considérable de mémoires originaux, de notes, de rapports, de revues, d'articles de dictionnaire, etc. Une grande partie de ces travaux appartient à la pharmacie pure, d'autres et des plus importants à la chimie biologique. Mentionnons ceux, entre autres, qui ont trait à la composition chimique de l'œuf des oiseaux et des poissons, de la laitance de carpe, des matières grasses du sang veineux de l'homme, de celles de la bile et du cerveau; les études chimiques sur le cerveau de l'homme méritent d'être placées au premier rang; les résultats auxquels Gobley est arrivé font autorité dans la science. « Un fait capital résulte de l'examen des mémoires que nous venons d'énumérer : c'est que, dans les différents points des organismes variés où elle se rencontre, la matière grasse phosphorée affecte une composition identique, soit qu'on la recherche dans les œufs, dans la laitance, dans le sang veineux ou dans le cerveau, et cette loi, féconde en déductions physiologiques, est un des plus beaux titres scientifiques de Gobley » (Delpech).

Ajoutons qu'on doit à Gobley un *élaïomètre* ou aréomètre pour différencier entre elles les huiles végétales. Il fonda en outre un prix biennal de la valeur de 2000 francs destiné à l'auteur du meilleur travail soit sur une question proposée par l'École de pharmacie, soit sur un sujet quelconque se rattachant aux sciences pharmaceutiques. Gobley fut l'un des collaborateurs les plus distingués de ce Dictionnaire.

Citons de lui :

I. *Note sur l'élaïomètre, nouvel instrument d'essai pour les huiles d'olive.* In *Journ. de pharmacie*, t. IV, p. 285, 1843. — II. *Sur la coloration de diverses fécules par la vapeur d'iode.* In *Journ. de chim. méd.*, t. X, p. 121, 1844. — III. *Recherches sur le perchlorure de fer.* In *Journ. de pharm.*, t. V, p. 301, 1844. — IV. *Application de l'élaïomètre à l'essai de l'huile d'amandes douces et des huiles médicamenteuses.* Ibid., t. V, p. 67, 306, et t. VI, p. 25, 1844. — V. *Sur le lactate de chaux.* Ibid., t. VI, p. 52, 1844. — VI. *Rech. chimiq. sur le jaune d'œuf.* Ibid., t. IX, 1845; t. XI et XII, 1847. — VII. *Expér. pour servir à l'histoire chimico-pharmaceutique des feuilles de laurier-cerise, de leur eau distillée*, etc. Ibid., t. XV, p. 40, 1849. — VIII. *Sur le principe odorant des feuilles de faham.* Ibid., t. XVII, p. 348, 1850. — IX. *Recherches chimiques sur les œufs de carpe.* Ibid., t. XVII et XVIII, 1850. — X. *Sur la cause de la coloration de l'argent par les œufs qui ont été soumis à l'action de la chaleur.* Ibid., t. XVIII, p. 347, 1850. — XI. *Rech. chimiques sur la laitance de carpe.* Ibid., t. XIX, p. 406, 1851. — XII. *Rech. chimiques*

sur les matières grasses du sang veineux de l'homme. Ibid., t. XXI, p. 211, 1852. —
XIII. *Sur un nouveau sulfure de potasse concret.* Ibid., t. XXIII, p. 350, 1853. — XIV. *Observ.
sur la préparation du perchlorure de fer.* Ibid., t. XXV, p. 259, 1854. — XV. *Rech. chimiq
sur les champignons vénéneux.* Ibid., t. XXIX, p. 81, 1856. — XVI. *Rech. sur la nature
chimique et les propriétés des matières grasses contenues dans la bile.* Ibid., t. XXX,
p. 241, 1856. — XVII. *Essais analytiques sur le liquide lactiforme de MM. Gaudin et
Choumara.* Ibid., p. 271. — XVIII. *Sur la préparation de l'iodure de chlorure mercureux.*
Ibid., t. XXXII, p. 51, 1857. — XIX. *Rech. chimiq. sur le limaçon de vigne.* Ibid., t. XXXIII,
p. 161, 1858. — XX. *Rech. sur le principe odorant de la vanille.* Ibid., 1858, t. XXXIV,
p. 401. — XXI. *Rech. chimiq. sur la racine de Kawa.* Ibid., t. XXXVII, p. 19, 1860. —
XXII. *Examen chimique d'un calcul biliaire, suivi de considérations sur les différentes
phases de sa formation et sur les meilleurs dissolvants des calculs biliaires.* Ibid., t. LX,
p. 84, 1861. — XXIII. *Examen chimique d'une tumeur extraite de la paupière supérieure.*
Ibid., t. I, p. 223, 1865. — XXIV. *De l'action de l'ammoniaque sur la lécithine.* Ibid.,
t. XII, p. 10, et Compt. rend. de l'Acad. des sc., 1870, t. LXX, p. 1297, 1870. — XXV. Avec
A. Chevallier. *Essai sur la recherche de l'iode et du brome dans les eaux minérales.* In
Journ. de chimie méd., t. IV, p. 73, 1848. — XXVI. Avec A. Chevallier. *Rech. sur la présence
de l'arsenic dans les eaux minérales,* etc. In *Journ. de pharm.,* t. XIII, p. 324, 1848.
XXVII. Avec Chevallier et Journeil. *Essais sur les vinaigres.* In *Journ. de chim. méd.,*
t. IX, p. 489, 1843. — XXVIII. Avec Poiseuille. *Rech. sur l'urée.* In *Compt. rend. de l'Acad.
des sc.,* t. XLIX, p. 164, 1859. — XXIX. Avec Soubeiran. *Appareil pour préparer les
extraits dans le vide.* In *Journ. de pharm.,* t. XXIII, p. 5, 1853.   L. Hn.

GOCKEL (Les).

Gockel (EBERHARD). Médecin et érudit allemand, né à Ulm, le 13 juin 1636,
mort dans cette ville le 14 février 1703. Il était le fils de Balthazar Gockel,
pasteur évangélique. Il exerça d'abord la médecine à Geisslingen et à Giengen,
puis fut médecin pensionné à Ulm à partir de 1675, et devint médecin du duc
de Wurtemberg. Gockel fut membre de l'Académie des Curieux de la nature
sous le nom d'*Alector.* Il eut la réputation d'un habile praticien et fut l'un des
promoteurs du système iatro-chimique en Allemagne. On cite de lui :

I. *Fidus Achates, oder Frauen und Kinderbüchlein.* Ulm, 1665, in-8°. — II. *Politisch-
historisch und medicinische Betrachtung des Zorns, und deren daraus entstehenden Krankheiten.* Halle, 1668, in-8°. — III. *Epitome theoriae practicae de odontalgia, oder Bericht
von dem Zahnweh.* Nordlingen, 1668, in-8°. — IV. *Enchiridion medico practicum de peste,
atque ejus origine, causis et signis prognosticis, quin etiam praeservationis ac curationis
modo et antidotis ; partim ex probatissimorum medicorum ; utpote Josephi Quercetani,
Gregorii Hostii, Raymundi Mundereri, Athanasii Kircheri, aliarumque scriptis ; partim
ex autopsia et practicis observationibus Dn. parentis concinnatum, cui annexus est libellus
de venenis.* Augustae Vindelic., 1669, in-8°. — V. *Von den wüthenden Hundesbissen.* Augs-
burg, 1679, in-8°. — VI. *Consiliarum et observationum medicinalium decades VI. Collectae
et per experientiam comprobatae.* Augustae Vind., 1682, in-8°. — VII. *Beschreibung des
durch das Silberglett versüssten sauern Weins, und der davon entstandenen neuen, vor-
mahls unerhörten Weinkrankheit.* Ulm, 1697, in-8°. — VIII. *Kurze und curiöse Beschreibung
des Gockelhahns und des sogenannten Hahnen- oder Basiliken-Eyes.* Ulm, 1697, in-8°. —
IX. *Der Eyerlegende Hahn.* Ulm, 1697, in-8°. — X. *Polyhistoricus magico-curiosus.* Francofurti, 1699, in-8°. — XI. *Bericht von dem Beschreyen und Verzaubern, und denen daraus
entstandenen Krankheiten.* Leipzig, 1699, in-8°; Frankfurt u. Leipzig, 1717, in-8°. — XII.
*Gallicinium medico-practicum, sive consiliorum, observationum et curationum medicina-
lium novarum centuriae duae cum dimidia, in quibus omnibus non solum varii singulares
casus enumerantur, sed etiam per causas, rationes et principia tam antiquorum quam
neotericorum medicorum dilucide pertractantur ac resolvuntur, atque selectioribus per
44 annos propria experientia comprobatis remediis, illustrantur,* etc. Ulmae, 1700, in-4°;
ibid., 1722, in-4°. — XIII. Un grand nombre d'observations dans les *Ephém. des Curieux de
la nature.*   L. Hn.

Gockel (CHRISTIAN-LUDWIG). Autre médecin allemand, né le 31 décembre 1662, à Tonna, près de Gotha, en Saxe, fit ses humanités au gymnase
de sa ville natale, puis étudia la médecine à Iéna, sous la direction du fameux

Wedel. Il obtint le grade de docteur en 1685, puis, sur la recommandation de
Volkamer, fut nommé médecin pensionné à Hersbruck, ce qui le mit dans la
nécessité de se faire agréger au Collége des médecins de Nuremberg. Il ne tarda
pas à jouir d'une grande réputation qui lui valut les faveurs de plusieurs
princes minuscules de l'empire germanique, la dignité de médecin et de conseiller privé du prince de Saxe-Gotha (1692), et son admission parmi les
membres de l'Académie des Curieux de la nature sous le nom d'*Alexippe*. En
1711, il obtint la place de médecin du margrave de Bade, qu'il accompagna
dans ses voyages en Allemagne et en Italie. A Rome, le pape Clément XI le
consulta et se trouva bien de ses conseils. En 1722, Gockel devint le médecin
du duc de Wurtemberg ; onze ans après il passa à la cour de Bayreuth, puis
vint à Nuremberg, où il mourut le 23 août 1756. Outre quelques observations
publiées dans le Recueil de l'Académie des Curieux de la nature, Gockel a mis
au jour :

I. *Diss. de convulsione ad praxin clinicam accommodata.* Ienae, 1683, in-4°. — II. *Diss.
de purgantibus.* Ienae, 1684, in-4°. — III. *Diss. de hydrope.* Ienae, 1685, in-4°.　L. Hn.

Gockel (CHRISTOPH-LUDWIG). Fils du précédent, né à Hersbruck en 1689,
étudia la médecine à Tubingue et à Iéna, et obtint le titre de docteur à cette dernière Université en 1710. Il fit ensuite un voyage en Allemagne, en Hollande,
en Angleterre et en France, puis se fixa à Nuremberg, où il fut nommé médecin
pensionné. L'Académie des Curieux de la nature le reçut dans son sein sous le
nom de *Philostorgius*. Il a publié plusieurs observations dans le recueil de
cette société. Sa thèse de doctorat a pour titre :

Diss. de serpentaria Virginiane. Ienae, 1710, in-4°.　　　　L. Hn.

Gockel (CHRISTIAN-FRIEDRICH). Frère du précédent, vint au monde à Nuremberg, le 4 février 1717. Il fit ses études à Altdorf, puis à Iéna, où enseignaient
alors Wedel, Teichmeyer, Hilscher et Hamberger. Reçu docteur à Helmstädt en
1740 sous la présidence de Heister, il fit un voyage en Allemagne, fit un séjour
à Strasbourg pour se perfectionner dans les accouchements et alla passer quelque
temps à Paris. De retour à Nuremberg, en 1752, il se fit agréger au Collége des
médecins et en 1754 fut nommé médecin pensionné à Erlangen. On cite de lui :

I. *Diss. de hydrope et quartana per corticem peruvianam curatis.* Helmstadtii, 1739,
in-4°. — II. *Diss. de ossium tumoribus.* Helmstadtii, 1740, in-4°.　　L. Hn.

GÖCKEL (PHILIPP-CASPER). Médecin allemand, né à Nuremberg, le
31 août 1720, était fils d'un jurisconsulte. Il fit ses études à Iéna et à Helmstädt,
obtint le diplôme de docteur en 1741 sous la présidence de Heister, et, après
plusieurs voyages, vint s'établir dans sa ville natale. Il y devint membre du
Collége de médecine, y fit des cours d'anatomie et de chirurgie, obtint en 1752
la place de médecin de la garnison et mourut le 4 février 1759. On a de lui :

I. *Diss. de nova methodo sexuali plantarum Linnaei.* Helmstadtii, 1741, in-4°. — II. *An-
genehmer und nützlicher Zeitvertreib, mit Betrachtung curiöser Vorstellungen allerhand
kriechender, fliegender und schwimmender, auf dem Land und Wasser sich befindender
und nährender Thiere, sowohl nach ihrer Gestalt und äusserlicher Beschaffenheit, als
auch nach der accuratest davon verfertigten Structur ihrer Scelete.* Nürnberg, 1748, in-fol.
(Göckel n'a contribué à cet ouvrage que jusqu'à la lettre E.).　　　　L. Hn.

GOCKLÉNIUS (RODOLPH). Fils de Rodolphe Gocklénius, professeur de

logique à Marbourg, ce médecin est né à Wittemberg, le 1er mars 1547, et est
mort le 8 juin 1628. Il avait été reçu docteur à Marbourg en 1601, nommé
professeur de physique en 1608 et de mathématiques en 1612 à l'Université
de cette ville. Ce fut un fécond polygraphe, mais, zélateur ardent de Paracelse,
il a rempli ses écrits d'assertions qui annoncent un esprit porté vers une cré-
dulité puérile et un enthousiasme aveugle. On recherche cependant ces écrits
à cause précisément de leur excentricité. Aussi croyons-nous devoir en donner
une liste à peu près complète. On y trouvera un traité *De crepitu ventris*.
L'auteur aurait pu, sur ce sujet scatologique, y mettre au moins un peu d'esprit; il n'a réussi qu'à fatiguer le lecteur par une surabondance d'érudition
hors de saison.

I. *Physiologia crepitus ventris et risus recognita, explanata*..... Francofurti. 1607,
n-8°. — II. *De vita proroganda*..... Moguntiæ, 1608, in-8°. — III. *Loimographia, in qua
graves quædam arduæque quæstiones medicorum quorundam ignorantiam et errorem in
curanda peste detegentes explicantur*..... Francofurti, 1613, in-12. — IV. *Tractatus novus
de magnetica vulnerum curatione*. Francof., 1613, in-8° (s. l.); 1634, in-12, avec *Oratio de
luxuriosis et prodigiosis nostri ævi conviviis* (33 251). — V. *Lexicon philosophicum, quo
tanquam clave philosophiæ fores aperiuntur*. Francof., 1615, in-4°. — VI. *Urania cum
geminis filiabus, hoc est, Astronomia et Astrologia speciali*..... Francof., 1615, in-8°. —
VII. *Synarthrosis magnetica opposita infaustæ anatomiæ Joh. Roberti*..... Marpurgi.
1619, in-8°. — VIII. *Curationes magneticæ et unguenti armarii ruina*..... Luxemburgi.
1618, in-8°. — IX. *Morosophia Joannis Roberti D. Jesuitæ, in refutatione synarthroseos
goclenianæ, anno 1618*. Luxemburgi, 1619, in-8°. — X. *Synopsis Geometriæ, Astronomiæ,
Astrologiæ, Opticæ et Geographiæ*..... Francofurti, 1620, in-8°. — XI. *Physignomica et
chiromantica specialia*..... Hamburgi, 1661, in-8°. — XII. *Positiones physicæ et ethicæ.*
Marburg., 1594, in-4°. — XIII. *De pestis febrisque pestilentialis causis, differentiis et
cursis.* Marburg., 1607, in-8°. — XIV. *G. Apollinaris enchiridion remediorum facile para-
bilium latine reddidit.* Francof., 1610, in-8°. — XV. *Essentia medicinæ universalis adversus
universalem vulgo jactatam.* Francof., 1620, in-4°. — XVI. *Tractatus physicus et medicus
de Sanorum diæta*..... Francof., 1643, in-8°. — XVII. *Tractatus de portentosis ac luxuriosis
nostri seculi conviciis.* Marpurgi, 1617, in-8°. — XVIII. *De risu et lacrymis*, in-8°.

A. C.

GOÇVANI ÇIVANANDABHATTA. Un petit livre sur la pathologie médicale, assez moderne, appartenant à la littérature sanscrite, et ayant pour titre
Vaidyavinoda, c'est-à-dire le passe-temps médical, est attribué à cet auteur,
par le texte même du manuscrit. L'ouvrage est peu considérable, puisqu'il ne
consiste qu'en 77 feuilles, écrites en caractères dévanagaris. Il est consacré au
diagnostic, à la description et à la thérapeutique d'un certain nombre de maladies. Le premier chapitre traite de l'exploration du pouls. Ce manuscrit fait
partie de la collection de l'ancienne compagnie des Indes, et a été signalé par
Dietz, qui a fait remarquer que l'énoncé placé à la fin du premier et du second
chapitre donne à l'ouvrage un titre différent.

Il le nomme *Vaidyaratna*, c'est-à-dire le joyau de la médecine. Dietz lui
rattache, sans doute après comparaison des deux manuscrits, un commentaire
anonyme appartenant à la même collection, intitulé *Vaidyaratna tikâ* (tîkâ,
commentaire). Mais c'est aussi le titre d'un petit traité différent du *Vaidyavinoda*,
et qu'on attribue ordinairement à un autre auteur du nom de Vidyapatibhatta,
c'est-à-dire le savant maître de la connaissance. Nous ne saurions dire s'il s'agit
ici du même auteur, parce que nous ne possédons aucun renseignement sur
Goçvani Çivananda. Le même nom se retrouve néanmoins dans la littérature
religieuse de l'Inde, en tête d'un manuel de liturgie à l'usage des adorateurs de
Vishnou, où Çivananda Goçvani est dit fils de Jaganivaça Goçvani.

Une traduction du *Vaidyaratna* en langue hindi a été publiée à Agra, en 1864.

La bibliothèque de Vienne possède un manuscrit, intitulé aussi *Vaidyavinoda*, qui a pour auteur, d'après le titre, *Çankara*, fils de Crîgandavançottansa Crîmadanantabhatta, et que le savant Weber regarde comme un ouvrage différent du premier. Mais il est à remarquer que chacun d'eux débute par un chapitre traitant de l'examen du pouls, et que le second nom du père de Çankara pourrait bien être une altération du nom Çivanandabhatta, due à un copiste maladroit. Le manuscrit du fort William, à Calcutta, donne, pour l'auteur du Vaidyavinoda, le même Çankara; celui du palais de Tanjore est anonyme.

G. Liétard.

Bibliographie. — Weber. *Handschriften-Verzeichnisse der kœnigl. Bibliothek*, etc., t. I. *Sanscrit-Handschriften*, p. 299, cod. 975. — Oppert (G.). *List of Sanskrit Manuscr. in Private Libraries of Southern India*, etc. Madras, 1880, in-8°, t. I, cod. 8200. — Dietz. *Analecta medica*, etc. Leipzig, 1833, in-8°, p. 134, cod. 16; p. 138, cod. 29; p. 142, cod. 36, 2. — *Vaidyaratna; the Jewel in Medicine in Hindi*. Agra, 1864, in-8°. 92 p. In *Trübner's Record*, fév. 1869, p. 379. G. Ld.

GODARD (Guillaume-Lambert). Médecin de Verviers, membre de l'Académie de Dijon et de celle de Bruxelles, vivait dans la seconde moitié du dix-huitième siècle. Il est l'auteur des mémoires et articles suivants insérés la plupart dans l'ancien *Journal de médecine, de chirurgie et de pharmacie :*

I. *La physique de l'âme humaine*. Berlin, 1755, 2 vol. in-8° (appartient peut-être à un homonyme). — II. *Observation sur une fièvre urticaire ou érisypélateuse de la rare espèce*. In *Journ. de méd., chir. et pharm.*, 1759, t. X, p. 316 à 319. — III. *Marque singulière de la grossesse du sexe*. Ibid., 1759, t. XI, p. 529 à 532. — IV. *Observation sur une excroissance à la racine de la langue, extirpée par la ligature*. Ibid., 1760, t. XIII, p. 66-67. — V. *Histoire d'une plaie accompagnée de différents symptômes*. Ibid., 1760, t. XIII, p. 250 à 264. — VI. *Guérison d'une épilepsie qui rendait les yeux microscopiques*. Ibid., 1700, t. XIII, p. 395 à 408. — VII. *Histoire d'une fièvre continue qui dégénéra en intermittente anomale*. Ibid., 1761, t. XIV, p. 203 à 211. — VIII. *Mort subite causée par le trop d'embonpoint*. Ibid., 1761, t. XIV, p. 401 à 410. — IX. *Hydropisie guérie par une attaque d'apoplexie*. Ibid., 1761, t. XIV, p. 409 à 503. — X. *Observation sur une fièvre cachectique*. Ibid., 1763, t. XVIII, p. 324 à 329. — XI. *Dissertation sur la nature, la manière d'agir, les espèces et les usages des antispasmodiques proprement dits, qui a remporté le prix de l'Académie de Dijon en 1764*. Dijon, 1765, in-8°. — XII. *Dissertation sur les antiseptiques, qui a obtenu l'accessit de la même Académie; imprimé dans les dissert. sur les antiseptiques*. Dijon, 1769, in-8°. — XIII. *Dissertation sur la vertu des noix de Galle prises intérieurement*. In *Journ. de méd , chir. et pharm.*, 1778, t. XLIX, p. 242. A. D.

GODARD (Jean-Ernest). Né le 18 août 1827 à Cognac, était le petit-fils, par sa mère, du docteur Marquet, élève favori et ami du chirurgien Desault. Son père dirigeait à Bordeaux une importante maison de commerce en relations avec nos diverses colonies, et sa mère, femme d'un esprit supérieur et d'une grande intelligence, s'était chargée de la première éducation de ses enfants, mission élevée des plus profitables qu'elle sut accomplir et mener à bien avec tant de sollicitude, que ceux-ci ne firent jamais rien sans son assentiment. Ernest Godard était destiné à succéder à son père, mais ses goûts l'entraînaient vers la science. A l'âge de dix-neuf ans, il vint à Paris achever ses études littéraires et prendre sa première inscription à la Faculté de médecine. Dès 1854, il se livre à peu près exclusivement à l'anatomie et à la physiologie et communique à la Société anatomique, alors florissante, plusieurs mémoires sur des sujets de tératologie. En 1857, il communique à la Société de biologie un travail remarqué et remarquable sur la *monorchidie et la cryptorchidie chez l'homme*, travail dans lequel il donne, pour la première fois, une histoire complète de la cryptorchidie. Ce mémoire lui avait demandé plusieurs années; il fut récompensé de ce labeur opiniâtre par une haute récompense de l'Institut. A la suite d'une chute, Godard est atteint d'une arthrite qui l'oblige à prendre les eaux des Pyrénées. Il en profite pour visiter l'Espagne, d'où il revient avec le goût des voyages. Il passe sa thèse de doctorat en 1858, thèse originale sur l'absence congénitale du testicule. Dans ce travail, il établit d'une manière précise le diagnostic différentiel de l'anorchidie double et de la cryptorchidie. Il part ensuite pour l'Algérie où il va étudier sur place les mœurs et les coutumes de l'Orient, et il rapporte de son voyage des notes intéressantes qui doivent être publiées un jour. Il reprend ses études de tératologie et fait paraître, en 1860, un nouveau mémoire intitulé : *Recherches tératologiques sur l'appareil séminal de l'homme*, travail qui devait être complété par un ouvrage analogue sur les anomalies de l'appareil sexuel observées chez la femme. Il s'occupe de l'hybridité chez divers animaux et de la consanguinité, participant d'une manière toujours active aux travaux et à l'administration des sociétés dont il fait partie, notamment de la Société d'anthropologie de Paris. Son désir d'étudier, le goût des explorations, ses relations avec les savants, ses nombreuses lectures, l'incitent à un nouveau voyage en Orient, et il dirige ses pas vers l'Égypte, chargé d'une mission scientifique. Embarqué à Marseille le 3 février 1861, il visite successivement Alexandrie, le Caire, les cataractes du Nil, étudiant et observant sans cesse, jamais arrêté par les difficultés de sa mission périlleuse. C'est ainsi que le drogman qu'il a pris à son service et les matelots de la felouque qu'il a louée complotent de le voler et de l'abandonner dans le désert; et Godard, qui a surpris le complot, est obligé bientôt, le pistolet au poing, de défendre sa vie contre douze hommes. Puis le climat s'en mêle, et jusqu'à ses instruments d'optique et de physique qui se fendent et s'abîment sous l'influence de la chaleur.

Il est atteint bientôt par une dangereuse affection, le *bouton du Nil*. Peu enclin à s'écouter et à demeurer en route, il continue ses excursions, pénétrant partout, soignant partout les autres, travaillant et dessinant sans cesse ; les accidents des maux dont il est affecté s'aggravent et, après avoir visité Damiette, Jérusalem, il écrit ses diverses volontés. En septembre il se met en route pour Jaffa, incapable de marcher, et couche dans une litière portée par six hommes. Après douze jours de ce pénible voyage, il arrive dans cette ville, atteint d'une péritonite, et il écrit aussitôt à sa mère cette lettre touchante :
« Reçois, lui dit-il, les adieux de ton fils mourant par zèle pour la science ;
« il lui manque la consolation des baisers des siens, et surtout les baisers de
« sa mère. Donne un souvenir à mes amis, fais un musée de mes collections,
« et plus tard donne-le, en mon nom, à la ville de Bordeaux. Donne mes
« travaux en train à mon ami le professeur Robin, les autres à M. le pro-
« fesseur Gosselin. Adieu, pauvre mère! je t'embrasse comme je t'aime, et je
« songe à ta douleur, en te voyant privée de ton fils. » Quelques jours après,
le 21 septembre 1862, il n'était plus. Godard était aimé de tous, maîtres, amis, camarades et collègues, et, lorsque la nouvelle de sa mort parvint en France, ce fut un véritable deuil dans les sociétés savantes dont il faisait partie ou dont il avait été lauréat. Loin d'elles, il y pensait sans cesse, et il laissait, par testament, à chacune, à l'Institut, à l'Académie de médecine, aux Sociétés d'ana-

tomie, d'anthropologie et de biologie, de quoi fonder un prix perpétuel sur un détail de la science se rattachant à leurs programmes. Ernest Godard était un esprit droit et honnête, vers lequel on se sentait attiré, serviable sans bruit et tout dévoué à la science; il était artiste par goût et par tempérament. Il a laissé un grand nombre de notes et de dessins qui ont servi à la publication de l'ouvrage *Egypte et Palestine*. Nous connaissons de lui :

I. *Sur une valvule du canal de l'urèthre.* In *Bull. de la Soc. anat.*, t. XXIX, 1854, p. 137. — II. *Testicule tuberculeux. Épdidyme paraissant complétement sain. Tubercule de la tunique albuginée.* Ibid., t. XXX, 1855, p. 428. — III. *Femme ayant deux vagins séparés par une cloison verticale complète et deux cols utérins de forme et de volume différents.* Ibid., p. 431. — IV. *Vice de conformation des organes génito-urinaires. Vagin ayant 3 centimètres et demi de profondeur, communiquant avec la cavité utérine par un canal étroit de même longueur et formé par la moitié postérieure du vagin rétréci.* Ibid., p. 435. — V. *Testicule tuberculeux.* Ibid., p. 529. — VI. *Testicule cancéreux.* Ibid., p. 548. — VII. *Tumeur érectile cutanée traitée par le perchlorure de fer appliqué localement. Note sur l'anatomie, le mode de développement et le traitement des nœvi cutanés.* Ibid., p. 552. — VIII. *Trois cas d'atrésie du rectum.* In *Compt. rend. de la Soc. de biol.*, 1855. — IX. *Sur la structure des tumeurs érectiles.* Ibid., 1856. — X. *Observations d'épididymite aiguë.* Ibid., — XI. *Étude sur monorchidie et la cryptorchidie chez l'homme.* Paris, 1857, in-8°; et *Compt. rend. de la Soc. de biol.*, 1857. — XII. *Recherches sur la substitution graisseuse du rein.* Paris, 1858, in-8°. — XIII. *Études sur l'absence congénitale du testicule.* Thèse de Paris, 1858, in-4°. — XIV. *Recherches tératologiques sur l'appareil séminal de l'homme.* Paris, 1860, in-8°. — XV. *Égypte et Palestine. Observations médicales et scientifiques.* Paris, 1867, in-8°, et atlas, in-4°.   A. D.

GODDARD (Jonathan). Médecin anglais né à Greenwich vers 1617. Il commença ses études médicales à la célèbre Université d'Oxford et il les termina à Cambridge, où il fut reçu docteur en 1643. Établi à Londres, il fut nommé fellow du Collége des médecins en 1646 et fut chargé, en 1648, des *Gulstonian Lectures*. Entré dans le corps de santé militaire, il fut nommé médecin en chef de l'armée anglaise par Cromwell qu'il accompagna en Irlande, puis en Écosse. Rentré à Londres, après la bataille de Worcester, il fut placé par le Protecteur à la tête du collége de Merton et reçut le titre de docteur en médecine d'Oxford, Cromwell étant chancelier de cette Université. Celui-ci l'emmena de nouveau avec lui en Écosse, et il fut au nombre des délégués chargés de régler les détails administratifs de la réunion de ce pays à l'Angleterre. Après la dissolution du Parlement, Goddard représenta l'Université à la nouvelle assemblée législative de 1652 et il fut bientôt nommé conseiller d'État. Professeur de médecine au collége de Gresham depuis 1855, il fit partie de la Société royale, et on lui a attribué longtemps, dans son pays, la construction des premiers télescopes. Lorsque Charles II monta sur le trône, Goddard perdit toutes ses places, mais il reprit sa chaire de médecine à Gresham, où il fit ses cours avec succès. Il y mourut d'apoplexie le 24 mars 1674. Nous citerons de lui :

I. *A Discourse concerning Physic and the Many Abuses thereof by the Apothecaries.* Londres, 1668, in-8°. — II. *A Discourse setting forth Unhappy Condition of the Practice of Physic in London.* Londres, 1660, in-4°. — III. *The Colledge of Physicians vindicated.* Londres, 1676, in-4°. — IV. *Arcana Goddardiana;* inséré à la fin de la deuxième édition de la *Pharmacopœia Bateana.* Londres, 1681, in-8°.   A. D.

GODEFROY (Les deux).

Godefroy (Victor). Né à Rennes en 1804, reçu officier de santé dans cette ville, accompagnait, en cette qualité, une mission scientifique envoyée à Manille par le gouvernement, lors de l'invasion du choléra. A peine arrivée, la Commission fut obligée de se démembrer, plusieurs de ses membres ayant été tués dans une émeute populaire. Là, comme ailleurs, le peuple accusait les médecins et les savants d'avoir empoisonné l'eau. Victor Godefroy fut grièvement blessé, et l'un de ses frères, Félix, qui l'accompagnait comme naturaliste, fut tué.   A. D.

Godefroy (Auguste-César-François). Frère du précédent, né à Rennes en 1805, a été reçu docteur de la Faculté de Paris, le 21 avril 1836. Aussitôt muni de son diplôme, il s'établit dans sa ville natale et ne tarda pas à se livrer à la pratique des accouchements. Il acquit bientôt en obstétrique une réputation méritée et fut nommé professeur d'accouchements à l'École de médecine de Rennes. C'est en cette qualité qu'il dirigea avec succès le cours d'instruction des élèves sages-femmes. Laborieux et actif, il recueillait toutes les observations intéressantes, tant de sa clientèle que de sa pratique d'hôpital, et il avait commencé de réunir aussi une collection de pièces ostéologiques, bassins, etc., qu'il destinait au musée de l'école. Rien que médecin, et absorbé par sa profession, il n'accepta jamais les fonctions municipales ou administratives qui, à diverses reprises, lui furent offertes par ses concitoyens, et il est mort le 3 juillet 1875, dans sa soixante et onzième année, après avoir commencé un accouchement, qu'il ne put terminer. Il a publié un grand nombre de mémoires et d'articles originaux, insérés la plupart dans la *Revue de thérapeutique médico-chirurgicale*, de Martin Lauzer, dont il était le condisciple. Nous citerons les principaux :

I. *De l'asthme essentiel comme névrose des bronches.* Paris, 1836, in-4°. Thèse de doct. — II. *Opération césarienne avec suture de la matrice.* In *Journ. des connaissances médico-chirurgicales,* 8ᵉ année, 1841, t. II, p. 145. — III. *Note sur une nouvelle manœuvre applicable à quelques cas de version,* année IX, 1841, t. I, p. 198. — IV. *Antéversions de matrice à quatre mois de grossesse réduites au moyen de la position seule.* Ibid., t. II, p. 165. — V. *Compte rendu de la clinique d'accouchements de l'École préparatoire de médecine et de pharmacie de Rennes,* 12ᵉ année, 1844, t. I, p. 49. — VI. *Thérapeutique du thrombus vulvaire.* Ibid., p. 105. — VII. *Thérapeutique du croup.* Ibid., 13ᵉ année, 1845, t. I, p. 10, *Compte rendu de la clinique d'accouchements de l'École de médecine et de pharmacie de Rennes,* pour l'année 1844. Ibid., p. 92. — VIII. *Du traitement de la rétroversion utérine pendant la grossesse.* Ibid., 14ᵉ année, 1846, t. I, p. 54. — IX. *De l'application du forceps au détroit supérieur,* 20ᵉ ann., 1852, 2ᵉ série, t. II, p. 125. — X. *Traitement des hémorrhagies par inertie de l'utérus. La main de l'accoucheur est le meilleur hémostatique.* Ibid., p. 225 et 253. — XI. *Corps étranger dans le rectum.* In *Revue de thérapeutique médico-chirurgicale,* 1853, p. 602. — XII. *Sur la contagion de l'ecthyma.* Ibid., 1855, p. 238. — XIII. *Ecthyma; développement à l'avant-bras du médecin à la suite d'un accouchement.* In *Gaz. médic.,* 1855. — XIV. *Observations d'accouchements prématurés artificiels au moyen de douches d'eau à 30 degrés Réaumur.* In *Revue de thérapeutique médico-chirurgicale,* 1857, p. 644. — XV. *Observation d'opération césarienne vaginale dans l'éclampsie des femmes en travail.* Ibid., 1858, p. 540. — XVI. *Dystocie par rétrécissement du vagin.* Ibid., 1861, p. 564. — XVII. *De la rétroversion de l'utérus au cinquième mois de la grossesse et de sa réduction par un nouveau procédé.* Ibid., 1862, p. 31, 59. — XVIII. *Dystocie hydrocéphalique.* Ibid., p. 116. — XIX. *Du fucus vesicolosus contre l'obésité.* Ibid., p. 319. — XX. *Des semences de citrouille contre le ténia.* Ibid., 456. — XXI. *Dystocie par oblitération complète du col utérin; opération césarienne vaginale.* Ibid., p. 568. — XXII. *Examen des organes génitaux et du bassin de la femme vide ou grosse.* Ibid., 1863, p. 91, 121, 148, 172. — XXIII. *De la position à donner à la femme dans les cas ou l'art doit venir au secours de la nature.* Ibid., p. 260, 312. — XXIV. *Du tamponnement du vagin et de ses indications dans les hémorrhagies utérines.* Ibid., p. 480. — XXV. *Hygiène des femmes en couche.* Ibid., 1864, p. 227, 261. — XXVI. *Du forceps et de son emploi.* Ibid., p. 535, 564. — XXVII. *De la délivrance.* Ibid., 1865, p. 88. — XXVIII. *Du bassin conique.* Ibid., p. 341. — XXIX. *Atrésie de l'anus.* Ibid., p. 342. — XXX. *Traitement palliatif et même curatif de la chute de la matrice par la substitution de l'éponge au pessaire.* Ibid., 1866, p. 535. —

XXXI. *Hémorrhagie intra-utérine à huit mois de grossesse ayant déterminé l'accouchement et la mort du fœtus.* Ibid., p. 564. — XXXII. *Rétroversion utérine à quatre mois et demi de grossesse. Réduction instantanée par mon procédé.* Ibid., 1867, p. 594. — XXXIII. *De l'éclampsie puerpérale et de son traitement.* Ibid., 1868, p. 52, 59, 87, 115 et 143. — XXXIV. *De la persistance de la membrane hymen après le coït et au moment de l'accouchement. La persistance de cette membrane peut pendant la grossesse induire en erreur touchant l'état de la personne visitée et être une cause de dystocie au moment de l'accouchement.* Ibid., 1870-1871, p. 59 et 86. — XXXV. *De l'acide phénique dans la variole.* Ibid., p. 315. — XXXVI. *Des présentations de l'épaule et de leurs diverses terminaisons.* Ibid., p. 619. — XXXVII. *Accouchement prématuré artificiel dans le but de prévenir la mort intra-utérine du fœtus.* Ibid., p. 982. — XXXVIII. *Grossesse double; version spontanée de l'un des fœtus; version par manœuvre externe de l'autre; Accouchement spontané; dents congénitales chez les deux enfants.* Ibid., 1872, p. 291. — XXXIX. *Hymen persistant après cinq années de mariage.* Ibid., p. 542. — XL. *De l'accouchement forcé.* Ibid., 1873, p. 543. — XLI. *Ramollissement des symphyses du bassin pendant la grossesse; divulsion des symphyses pubiennes et sacro-iliaques pendant une application de forceps au-dessus du détroit supérieur; mort de la femme.* Ibid., p. 596. — XLII. *Rachitisme et fracture congénitale.* Ibid., p. 597. — XLIII. *De l'accouchement prématuré artificiel.* Ibid., 1875, p. 40. — XLIV. *Dystocie essentielle du côté de la mère due à la présence dans le petit bassin de deux kystes ovariens; opération césarienne et ovariotomie; enfant vivant; mort de la mère; études des kystes qui contiennent des monstres parasites endocymiens, du genre endocyme.* Ibid., p. 515. A. D.

GÖDEN (Hans-Adolph). Médecin allemand, né à Friedland, dans le Mecklembourg, le 14 mai 1785, étudia la médecine à Gottingue et à Berlin, et fut reçu docteur à cette dernière Université en 1806. Il exerça l'art de guérir tout d'abord à Dargun, fut en 1812 privat-docent à Berlin, se fixa en 1814 à Bunzlau, en Silésie, et enfin à Friedland en 1818. Il mourut dans cette ville le 14 novembre 1826.

« Ses ouvrages, dit Dezeimeris, écrits dans le goût de la *Philosophie de la nature* et d'après des principes qui lui sont propres, paraissent avoir obtenu quelque faveur en Allemagne. On les aurait accueillis moins favorablement en France. »

Citons de lui :

I. *Andeutung der Idee des Lebens.* Berlin (1808), in-8°. — II. *Ein Fragment zum System der Krankheiten des Menschen.* Berlin, 1806, in-8°. — III. *Theorie der Entzündung, ein nosologisches Fragment, als Ankündigung seines Werks über den Typhus.* Berlin, 1811, in-8°. — IV. *Ueber die Natur und Behandlung des Typhus. Ein Versuch in wissenschaftlich erfahrnem Sinne. Herausgegeben und mit einer Vorrede versehen von Dr. Ernst Horn.* Berlin, 1811, in-8°. — V. *Bemerkungen über die Natur und Behandlung der Gicht.* In *Horn's Archiv für med. Erfahrung,* Bd. II, 1811. — VI. *Bemerkungen über die Febris nervosa epigastrica.* Ibid., Bd. I, 1812. — VII. *Bemerkungen über das gastrische Fieber.* Ibid., Bd. II, 1812. — VIII. *Bemerkungen über das Wesen der Bösartigkeit im Fieber.* Ibid., 1814, p. 273. — IX. *Die Geschichte des ansteckenden Typhus, in vier Büchern,* 1. Band, 1. Buch. *Das Wissenschaftliche.* Breslau, 1816, in-8°. — X. *Von der Arzneikraft der Phosphorsäure gegen den ansteckenden Typhus.* Berlin, 1815, in-8°. — XI. *Von dem Wesen der Medizin, eine Einladungsschrift zu seinen Vorlesungen,* etc. Berlin, 1812, in-4°. — XII. *Von der Bedeutung und Heilmethode der Wasserscheu.* Breslau, 1816, in-8°. — XIII. *Von dem Wesen und Heilmethode des Scharlach-Fiebers.* Berlin, 1822, in-8°. — XIV. *Von dem Delirium tremens.* Berlin, 1826, in-8°. — XV. *Thomas Sydenham; über seine Bedeutung in der Heilkunst.* Berlin, 1827, in-8°. L. Hn.

GODERNAUX (Poudre de). La composition de cette poudre autrefois célèbre sous le nom de *poudre unique* n'est pas bien connue, ou, du moins, l'analyse qui en a été faite par divers chimistes n'a pas donné toujours les mêmes résultats, ce qui peut faire présumer que sa composition a varié. On y a trouvé du mercure métallique, du calomel, de l'antimoine, du charbon. On l'employait contre les dartres, l'épilepsie, la syphilis, etc. D.

GODI (Giovanni-Antonio). Médecin italien du dix-septième siècle, fut reçu docteur en médecine et en philosophie, en 1619, à l'Université de Bologne, où il enseigna l'année suivante la logique; plus tard il obtint la chaire de médecine théorique et, probablement en 1631, celle de chirurgie et d'anatomie. Guglielmini et Mazzetti le citent comme un anatomiste vraiment distingué, ce dont fait aussi foi l'inscription suivante placée sur les murs de l'École de Bologne : *D. O. M. Quod dissecta secretioris anatomes præcordia, labyrinteosque recessus fideliter subjecerit oculis, et non dubio inhiantis juventæ tectui extricaverit ; quod manu facillima, lenissimisque medelis populatos humani corporis artus attrectandi in pristinam salutem, ac decorem restituendi certam normam monstraverit. Io. Ant. Godium Bonon. ingenio, arte, doctrina, eloquio ævi sui philosophis ac medicis omnibus parem utraq. Artist. Univer. hoc grati animi monumento veneratur. An. Redempt. Orbis 1633 Mens. Decemb.* (Medici).

L. Hn.

GODIER (Frédéric). Né en 1800 à Angers, fit ses études médicales à Paris, où il fut reçu docteur en 1825. Il s'établit ensuite dans cette ville, et s'occupa surtout du traitement des déviations et déformations de la taille, ayant formé l'un des premiers établissements orthopédiques. Il est mort en 1842. On connaît de lui :

I. *De l'érysipèle flegmoneux.* Thèse de Paris, 1825, in-4°. — II. *Mémoire sur l'emploi des chlorures à l'intérieur.* In *Journ. gén. de méd.*, 1827. — III. *Mémoire sur l'emploi de l'hydrate de potasse à l'intérieur dans le traitement de la goutte.* Ibid., 1828. — IV. *Chlorure d'oxyde de sodium interne et externe contre les maladies scrofuleuses.* In *Journal gén. de méd.*, 1829. — V. *Observation d'épilepsie traitée par le sedum acre*, analysé par M. Caventou. Ibid., 1830. — VI. *Précis de rachidiorthosie, nouvelle méthode pour le redressement de la taille sans lits mécaniques ni opérations chirurgicales.* Paris, 1842, in-8° (avec J.-N. Chailly). — VII. *Conversion d'un médecin.* Paris, 1845, in-8°. A. D.

GODIN (Nicolas). Médecin du seizième siècle, né à Arras, dont il était le médecin pensionné. Il est l'auteur de deux ouvrages devenus très-rares :

I. *La chirurgie pratique de Jean de Vigo.* Trad. du latin. Paris, 1531, in-8°, Lyon, 1537. — II. *La chirurgie militaire, très-utile à tous chirurgiens*, composée par Nicolas Godin d'Arras, translatée du latin en françoys, par M. Jean Blondel, avec un recueil d'aucunes erreurs aijoutté par le dit Goddin. Gand, 1553, in-12; Anvers, 1558, in-8°. Cette dernière édition porte le nom de Jacques Blondel seul dans quelques bibliographes. A. D.

GODMAN (John-D.). Médecin américain distingué, né à Annapolis, dans le Maryland, vers la fin du dix-huitième siècle. Il eut le malheur de perdre de bonne heure son père et fut mis en apprentissage chez un imprimeur de Baltimore ; mais, le métier ne lui plaisant pas, il s'engagea comme matelot, vers 1813, dans la flottille en station dans la baie de Chesapeake, et combattit bravement les Anglais sous le commodore Barney. A la fin de la guerre, âgé seulement de quinze ans, il commença l'étude de la médecine. Il eut pour premier maître Lucket, de Lancaster, en Pennsylvanie, puis revint à Baltimore, où il se mit au service de Davidge, alors professeur d'anatomie à l'Université de Maryland. Il travailla avec une telle ardeur et se distingua à un tel point de tous ses condisciples, qu'il fut chargé, avant même d'avoir obtenu ses degrés, d'enseigner l'anatomie à la place de son maître, empêché par une fracture de faire son cours. Il s'acquitta de sa tâche brillamment et peu après prit le bonnet de docteur.

Godman se fixa ensuite dans un petit village d'Anne-Arundel county, dans le Maryland. Il consacra ses loisirs à l'étude des sciences naturelles, mais, ne trouvant pas le champ assez vaste pour ses études, il retourna à Baltimore et se livra avec passion à l'anatomie. Quelque temps après, vers 1821, il alla s'établir à Philadelphie, mais à peine fixé dans cette cité il reçut une invitation pressante pour occuper la chaire d'anatomie du Collége médical d'Ohio, qui venait d'être fondé à Cincinnati, mais il ne conserva ce poste que pendant un an (1822), et rentra à Philadelphie, plutôt pour continuer ses études scientifiques que pour se créer de la clientèle. Il fonda un cours privé d'anatomie qui, quelques années après, était suivi par cent élèves ; mais il ne se contenta pas d'enseigner et de passer ses journées dans la salle de dissection, il employait ses nuits à rédiger ses observations d'anatomie et de physiologie, à écrire des articles pour les journaux médicaux et scientifiques, à travailler à son histoire naturelle, etc., et par suite de ses fatigues excessives acquit le germe de la phthisie qui devait l'emporter peu d'années après.

La réputation de Godman comme anatomiste s'était étendue dans toute l'Union, de sorte qu'en 1826, quatre ou cinq ans après son établissement à Philadelphie, il fut appelé à occuper la chaire d'anatomie du *Rutgers Medical College* à New-York. Ici, comme partout où il passa, il acquit une extrême popularité et eut un auditoire très-nombreux d'élèves et d'admirateurs. Mais le mauvais état de santé et le climat rigoureux de New-York ne lui permirent pas de conserver ce poste pendant plus de deux ans, et il dut rechercher une résidence dans un climat plus doux. Il se rendit avec sa famille dans les Antilles, puis en été alla se fixer à Germantown. C'est là et à Philadelphie qu'il passa le reste de sa vie. Il mourut en 1830, unanimement regretté comme homme et comme savant de premier ordre.

Godman a beaucoup fait pour le journalisme médical en Amérique ; il rédigea avec Dewees et Chapman le *Philadelphia Journal of the Medical and Physical Sciences*, fondé par Chapman en 1820 ; il continua avec Littell le *Journal of Foreign Medical Literature*, fondé en 1821 par Emlen et Price, et en 1822 fonda lui-même à Cincinnati le *Western Quarterly Reporter*, le premier journal qui parut dans la vallée du Mississipi ; quoique ce recueil n'ait vécu que peu de temps, il n'en fut pas moins le point de départ, dans l'Ouest, d'un grand nombre de publications similaires.

Godman est encore l'auteur d'un grand nombre d'excellents ouvrages sur l'anatomie, la physiologie, l'histoire naturelle, etc. Nous citerons :

I. *Neurological Table, exhibiting a View of the Head.* Philadelphia, 1823. — II. *Analytic Anatomy, a Lecture Introductory to a Course delivered in the Philadelphia Anatomical Rooms, Session of* 1823..... Philadelphia, 1824, in-8°. — III. *Anatomical Investigations, comprehending a Description of Various Fasciae of the Human Body, the Discoveries on Formation of Pericardium by the Fascia superficialis,* etc. Philadelphia, 1824, in-8°, 10 pl. — IV. *Anatomy taught by Analysis; an Introductory Lecture.* Philadelphia, 1826, in-8°. — V. *Introductory Lectures to the Course of Anatomy and Physiology, in Rutger Medical College, delivered* 1826.....1827. New York, 1827, 1828, in-8°. — VI. *Addresses delivered on Various Public Occasions with an Appendix containing a Brief Explanation of the Injurious Effects of Tight Lacing upon the Organs and Functions of Respiration, Circulation, Digestion,* etc. Philadelphia, 1829, in-8°. — VII. *A System of Natural History of American Quadrupeds.* Philadelphia, 1826, 3 vol. in-8°. — VIII. *Eambles of a Naturalist.* Philadelphia, 1830, in-8° (posthum). — IX. Godman publia l'édition américaine d'Astley Cooper : *On Dislocations.* Philadelphia, 1825, in-8°, pl. ; 2d Amer. Edit. Ibid., 1831, in-8°, et une édition de J. et Ch. Bell : *The Anatomy and Physiology of the Human Body,* 2 vol. in-8°. — X. Traductions : J. Coster, *Manual of Surgical Operations, translated from the*

French with Notes. Philadelphia, 1825, gr. in-12; Jul. Cloquet, *Manual of Descriptive Anatomy of the Human Body.* Boston, 1827, in-4°. — XI. *Note on the Actions of the Muscular System.* In *Philad. Journ. Acad. Nat. Sc.*, t. I, p. 270, 1820. — XII. *Some Observations on the Propriety of Explaining the Actions of the Animal Economy by the Assistance of the Physical Sciences.* Ibid., t. III, p. 46, 1821. — XIII. *Description of the Os hyoides of the Mastodon.* Ibid., t. IV, p. 67, 1824. — XIV. *Contributions to Physiological and Pathological Anatomy.* In *Chapman's Philad. Journ. of Med. a. Phys. Sc.*, t. IX, p. 340, et t. X, p. 78, 1825, 2 pl. — XV. *Note of an Interesting Fact connected with the Physiology of Vision.* In *Amer. Journ. of Med. Sc.*, t. I, p. 163, 1827. — XVI. Un grand nombre d'autres articles dans les journaux médicaux et scientifiques et tous les articles d'histoire naturelle de l'*Encyclopédie américaine*, jusqu'à la lettre D.   L. Hn.

GODOMOLLA. Nom donné à Java à une plante qui est réputée diurétique. D'après Horsfield, ce serait une sorte d'armoise, l'*Artemisia maderas patana*, qui fait actuellement partie du genre *Grangea* (*voy.* ce mot).

Pl.

Bibliographie. — Horsfield. *Catalogue des plants de Java.* — Mérat et De Lens. *Dictionn. mat. médicale*, III, 391.   Pl.

GODOY (Les). Parmi les savants espagnols de ce nom, nous citerons :

Godoy (Juan-Gutierrez de). Né à Jaen, vers la fin du seizième siècle, étudia la médecine à l'Université d'Alcala de Henares, où il fut l'un des élèves de Pedro Garcia Carrera. Il s'y fit recevoir docteur en philosophie et en médecine, puis se fixa dans sa ville natale où il exerça l'art de guérir avec réputation pendant un grand nombre d'années. Il devint médecin du cardinal Don Baltasar Moscoso y Sandoval, évêque de Jaen, et plus tard médecin de la chambre du roi d'Espagne. Nous connaissons de lui :

I. *Disputationes philosophicae ac medicae super libros Aristotelis de memoria et reminiscentia, phisicis utiles, medicis necessariae, duobus libris contentae.* Jaen, 1629, in-4°. — II. *Tres discursos para probar que están obligados á criar sus hijos á sus pechos todas las madres, cuando tienen buena salud, fuerzas, buen temperamento, buena leche, y suficiente para alimentarlos.* Jaen, 1629, in-4°. — III. *Advertencias y preceptos generales con los cuales pueden fácilmente los médicos tasar cualquier receta de las boticas.* Jaen, 1832, in-4°. — IV. *Quæstio medica : Utrum, in apertione fonticulorum actuali cauterio necessario perforanda sit utraque cutis; an vero sufficiat inurere externam cuticulam?* S. l. n. d (Jaen). — V. *Quæstio medica non vulgaris, an possibile sit in rabientium urinis canes parvos generari?* S. l. n. d. — VI. *Quæstio medico-practica de ministranda aqua nive refrigerata ægroto die expurgationis.* S. l. n. d.   L. Hn.

Godoy (Francisco de). Médecin du dix-septième siècle, né à Malaga, a pratiqué son art à Séville et écrit un ouvrage curieux au sujet d'un cadavre qui se conserva sans altération durant vingt-cinq ans ; il y combat les croyances au miracle ou à une influence diabolique que ce fait avait fait naître, pour indiquer les causes naturelles du phénomène :

Discurso filosofico, moral y politico, en que se describen las causas que pueden preservar un cuerpo de corrupcion; motivado de un cadaver que despues de 25 años que se sepultó, el presento de 1674 fue hallado incorrupto en la parroquia de San Miguel de esta nobilisima ciudad. Sevilla, 1675, in-4°.   L. Hn.

Godoy (Pedro de). N'était pas médecin, mais mérite d'être cité pour avoir combattu à outrance et avec beaucoup d'esprit les idées bizarres d'Aldrete et sa prétendue découverte d'une panacée pour tous les maux.

I. *Discurso serio-jocoso sobre la nueva invencion del agua de la vida, y sus apologias, en que, entre burlas y veras, se dicen veras y burlas*, etc. Madrid, 1682, in-4°. — II. *Segundo discurso serio-jocoso sobre la nueva invencion del agua de la vida, en que respondiendo á una apologia, entre veras y burlas, se hacen las burlas veras*, etc. 1682, in-4°.   L. Hn.

GODRONNÉ (Canal) ou canal de Petit. Espace compris entre le corps vitré et le corps ciliaire (*voy.* Œil). On appelle *godrons* les plis en forme de tuyaux qu'on imprime avec le fer chaud aux garnitures des bonnets, aux jabots, aux fraises, etc.

D.

GŒBEL. *Voy.* Göbel.

GŒDART (Jean). Naturaliste et peintre hollandais, né en 1620, mort en 1668. Le premier il observa avec soin et décrivit les mœurs des insectes. « Ses descriptions cependant n'embrassent que la figure extérieure des corps et ne pénètrent pas encore dans l'anatomie et le jeu physiologique des organes. Aussi a-t-il commis de graves erreurs, comme lorsqu'il établit sans en comprendre la cause que les chenilles produisent quelquefois des mouches au lieu de papillons ». Il a cependant fait un grand nombre d'observations exactes et a constaté, entre autres, le rôle des ailes dans la stridulation de la sauterelle.

Sa *Description de l'origine, de l'espèce et des métamorphoses des vers*, etc., d'abord publiée en hollandais (Middelbourg, 3 part. in-8 sans date, avec 150 planches ; la dédicace est de 1662), a paru en latin sous le titre : *Metamorphosis et historia naturalis Insectorum cum commentario Io. de Mey*, etc. (Middelb., 1662-1667), et en français sous le titre : *Histoire des Insectes*, etc. (Amsterdam, 1700, 3 vol. in-12). Il en existe une traduction anglaise par Lister (York, 1682, in-4) et une édition latine par le même auteur, avec additions (Londres, 1685, in-8, 14 pl.).   L. Hn.

GOÈLAND. Les Goëlands, qu'on ne peut séparer des Mouettes, sont, comme chacun sait, des oiseaux de l'ordre des Palmipèdes (*voy.* ce mot). Ils constituent la principale tribu (*Larinæ*, de la famille des Laridés (*Laridæ*), qui renferme aussi les Stercoraires (*Lestrinæ* et les Sternes ou Hirondelles de mer (*Sterninæ*), dont il est question dans une autre partie du Dictionnaire (*voy.* les mots Stercoraire et Sterne).

Les Lariens (*Larinæ*) correspondent en partie à l'ancien genre *Larus* de Linné ; ils diffèrent des Sterniens et des Stercorariens par la forme de leur bec, qui n'est ni recouvert à sa base par une portion membraneuse comme chez les derniers, ni grêle et effilé comme chez les Hirondelles de mer ; la mandibule supérieure, solide dans toute son étendue et crochue à la pointe, porte les ouvertures nasales percées, à quelques exceptions près, dans sa portion médiane, et la mandibule inférieure présente un angle plus ou moins saillant au point de rencontre de ses branches. Les tarses, de hauteur moyenne, se terminent par trois doigts antérieurs réunis au moyen d'une membrane et par un pouce libre, inséré en arrière ; quelquefois, cependant, ce quatrième doigt est complétement atrophié. Les ailes sont pointues, et la queue, formée de douze pennes, n'affecte que très-rarement une forme conique, et se trouve presque toujours coupée carrément à l'extrémité. Le plumage, chez les individus adultes, offre constamment sur les parties inférieures du corps du blanc pur ou du blanc rosé, et, sur les parties supérieures, du gris ardoisé ou du gris cendré plus ou moins foncé. En outre, dans quelques espèces, la tête se couvre, dans la saison des amours, d'un capuchon de couleur sombre.

Cette tribu compte des représentants sur toute la surface du globe, mais surtout dans les régions septentrionales. La plupart d'entre eux se tiennent sur les côtes ou dans leur voisinage, et, par leur présence, annoncent aux marins presque infailliblement la proximité de la terre ferme. Quelquefois ces oiseaux remontent les grands fleuves et, principalement à la suite des tempêtes, se montrent dans l'intérieur des terres; mais, nous le répétons, ce sont les rivages de la mer qui constituent leur séjour de prédilection. C'est là qu'au printemps, sans se donner la peine de faire un nid, ils déposent, sous l'abri d'un rocher ou dans une simple excavation du sol garnie d'un peu de mousse ou d'herbes marines, trois ou quatre œufs parsemés de nombreuses taches brunes sur un fond gris, brunâtre ou verdâtre. Les petits naissent couverts d'un duvet épais et sont pendant longtemps nourris par leurs parents. Ce n'est guère qu'au bout de la deuxième ou de la troisième année que les jeunes ressemblent aux adultes sous le rapport du plumage, et, quand ils sont tenus en captivité, ils prennent plus tard encore leur livrée définitive, qui est la même pour les deux sexes. Les proportions seules diffèrent, la femelle étant généralement un peu plus petite que le mâle.

Le régime des Goëlands et des Mouettes est exclusivement animal. Ces oiseaux se nourrissent principalement de poissons, de mollusques et de crustacés qu'ils pêchent le long des côtes, mais ils se jettent aussi avec avidité sur les corps en décomposition que le flot ramène sur le rivage, et sur les débris de cuisine qui sont rejetés par-dessus bord. Aussi voit-on fréquemment des troupes de Mouettes volant ou nageant autour des navires à l'ancre dans le port, ou courant sur la grève où sont échouées les barques de pêche. Quand ces animaux voraces ont découvert quelque proie, ils se la disputent en poussant des cris aigus, qui parfois ressemblent à un éclat de rire. Aussi certaines espèces ont-elles reçu les noms de Mouette rieuse, de Goëland rieur (*Larus ridibundus, Larus cachinnans*).

Les Goëlands marchent à pas précipités; ils nagent admirablement, mais ne plongent pas volontiers; leur vol est léger sans être rapide, et ils peuvent pendant des heures entières flotter gracieusement dans les airs, à la manière de certains oiseaux de proie. Quand un objet brillant attire leur attention, ils se précipitent souvent avec une grande impétuosité pour l'atteindre, et c'est ainsi que dans les contrées où on leur fait la chasse on parvient à les attirer en jetant en l'air un mouchoir blanc. Une fois qu'on est parvenu à abattre un premier individu, on se sert de celui-ci comme appât et on peut ainsi descendre à coup de fusil toute une troupe en quelques instants. Ailleurs, on prend ces oiseaux dans des collets ou dans des filets, ou bien encore avec des hameçons amorcés avec du poisson. Un Goëland adulte est cependant un triste gibier, et les jeunes seuls méritent quelque estime, encore faut-il que leur chair soit bien préparée. Au contraire les œufs sont assez recherchés et entrent pour une assez large part dans l'alimentation des Norvégiens et des Groënlandais, qui se servent aussi des petites plumes des Mouettes pour remplacer l'édredon.

Un grand nombre d'auteurs se sont occupés successivement de l'étude des Lariens, et ont essayé de rendre plus facile la connaissance des diverses espèces de ce groupe en les distribuant en un grand nombre de genres formés aux dépens de l'ancien genre *Larus;* mais trop souvent leurs efforts n'ont contribué qu'à jeter de la confusion dans un sujet qui par lui-même était déjà très-compliqué. C'est ainsi que le prince Ch.-L. Bonaparte, dans son *Tableau des Longipennes,* a admis presque autant de genres de Mouettes qu'il y a d'espèces! De tous ces genres cinq seulement : *Pagophila*, *Rissa*, *Larus Rhodostethia* et *Xema*, méritent d'être conservés.

Les Pagophiles (*Pagophila* Kaup) ont le bec épais, robuste et beaucoup plus court que la tête, les ailes très-aiguës, avec les rémiges falciformes, la queue longue et égale, les tarses très-courts, scutellés en avant, réticulés en arrière, les doigts antérieurs réunis par des membranes profondément échancrées et armés d'ongles recourbés et le pouce lui-même rattaché au doigt interne au moyen d'une membrane dentelée. On ne connaît qu'une seule espèce de ce genre, la Pagophile blanche (*P. eburnea* Phipps), qui à l'âge adulte et pendant l'été porte une livrée blanche, nuancée de rose principalement sur les parties inférieures, et qui a le bec jaune, les pattes noires, les yeux bruns, avec un cercle rouge formé par le bord libre des paupières. Cette espèce habite les régions arctiques, de la Nouvelle-Zemble à la baie de Baffin, et la partie orientale de l'Amérique boréale ; elle s'égare parfois jusque sur nos côtes.

Les Mouettes tridactyles (*Rissa* Leach) se distinguent en général des autres Mouettes, comme leur nom même l'indique, par la présence de trois doigts seulement, le pouce ayant avorté. Ce caractère toutefois n'est pas constant, M. le docteur Coues s'en est assuré en examinant des centaines de Mouettes provenant des côtes septentrionales de l'océan Pacifique et de l'céan Atlantique, et quelques individus du genre *Rissa* ont même le pouce aussi bien développé que les Mouettes ordinaires. Néanmoins, ces individus ne sauraient être rapportés au genre *Larus* proprement dit, car, d'après M. H. Saunders, ils ont, comme tous les représentants du genre *Rissa*, le tarse d'une brièveté remarquable, le bec fortement arqué en dessus, la queue légèrement fourchue, et dans leur jeune âge ils portent une livrée toute particulière. La Mouette tridactyle ordinaire (*Rissa tridactyla* L.), qui est d'un blanc de neige, avec le manteau bleuâtre, les tarses jaunâtres, les pieds noirs, le bec jaune citron, les yeux rouges cerclés de brun, habite les régions arctiques et subarctiques, et ne descend pas très-loin vers le sud sur les côtes de l'océan Pacifique, tandis que dans l'Atlantique elle s'avance, au moins pendant l'hiver, jusqu'aux Açores et aux îles Canaries. La Mouette tridactyle à bec court (*Rissa brevirostris* Brandt), qui se reconnaît à son manteau de couleur plus foncée, à son bec obtus, à ses pattes d'un jaune orangé, paraît confinée dans le nord de l'océan Pacifique, mais est extrêmement abondante entre l'Alaska et le Kamtschatka.

Les Mouettes et les Goëlands proprement dits (*Larus* L. *part.*), qui présentent tous les caractères distinctifs de la famille, sont tantôt de taille assez forte et dépourvus de capuchon à tous les âges et dans tous les plumages, tantôt de taille moyenne et ornés à l'âge adulte et dans le plumage de noces d'un capuchon gris de fer, brun ou noir. Dans ce dernier cas on les nomme généralement *Mouettes*, tandis que dans le premier on les appelle *Goëlands;* mais cette distinction ne repose que sur des caractères de bien minime importance, qu'il est même impossible de reconnaître à certaines saisons et chez de jeunes individus.

Dans sa *Monographie des Lariens (On the Larinæ or Gulls)*, M. H. Saunders admet encore dans le genre *Larus* quarante-trois espèces qui diffèrent les unes des autres par les proportions des diverses parties du corps, la teinte du manteau, la présence ou l'absence de capuchon, la coloration de ce capuchon, le mode de nidification, la distribution géographique, etc. Quelques-unes seulement de ces espèces se rencontrent sur nos côtes. Tels sont le Goëland marin (*Larus marinus* L.), qui à l'âge adulte est d'un blanc de neige avec un manteau noir, le

Goëland brun (*Larus fuscus* L.), qui ressemble au précédent, mais est constamment de taille plus faible, le Goëland argenté (*Larus argentatus* Gm.), presque aussi gros que le Goëland marin, mais portant un manteau gris cendré, le Goëland bourgmestre (*Laurus glaucus* Fabr.), le Goëland cendré (*Larus capus* L.), le Goëland leucoptère (*Larus leucopterus* Faber) et le Goëland railleur (*Larus gelastes* Licht.), qui sont des formes réduites du Goëland argenté et qui offrent des teintes encore plus claires sur le dos et les ailes, le Goëland leucophthalme (*Larus leucopthalmus* Licht.) et le Goëland atricille (*Larus atricilla* L.), au manteau d'un gris brun chez l'adulte, au capuchon gris, le Goëland ichthyaète (*Larus ichthyaetus* Pall.), la Mouette rieuse (*Larus ridibundus* L.), la Mouette mélanocéphale (*Larus melanocephalus* Natt.), la Mouette de Bonaparte (*Larus Bonapartei* Swains. et Rich.) ou Mouette de Philadelphie (*Larus Philadelphiæ* Ord.) et la Mouette naine (*Larus minutus* Pall.), qui ont tous le manteau de nuances claires, mais qui se distinguent les uns des autres par la teinte du capuchon, noir chez la Mouette mélanocéphale, brun chez la Mouette rieuse, etc.

De ces différentes espèces, les deux dernières que nous avons citées, la Mouette rieuse et la Mouette à tête noire ou mélanocéphale sont peut-être les plus jolies et les plus gracieuses. La première est plus abondante sur les côtes de la Manche, tandis que la seconde est plus répandue dans la Méditerranée; mais toutes sont fréquemment gardées en captivité dans les jardins zoologiques, où elles deviennent en peu de temps très-familières.

Les Rhodostéthies (*Rhodostethia* Macgill.), dont on ne connaît qu'une seule espèce, *Rhodostethia rosea* Macgill., doivent leur nom à la belle teinte rose qui s'étend sur leur gorge, leur poitrine et leur abdomen; elles portent un manteau d'un gris perle et ont sur le milieu du cou un collier noir, étroit et incomplet. Leur bec est noir, avec les bords des mandibules d'un jaune orangé, couleur qui se retrouve sur le bord libre des paupières, et leurs pieds sont d'un rouge vermeil. Ces jolies Mouettes, que l'on trouvait jadis, paraît-il, aux îles Féroé, à Heligoland et même sur les côtes d'Angleterre, sont maintenant reléguées dans les parages de la péninsule Melville et du Groënland.

Enfin, la Mouette à queue fourchue (*Xema furcatum* Néboux), découverte sur les côtes de Californie et retrouvée aux îles Galapagos, et la Mouette de Sabine (*Xema Sabinii* J. Sab.), qui vit dans l'extrême nord de l'Amérique, à l'Alaska et au Groënland, sont facilement reconnaissables à leur queue fourchue méritent d'être placées dans un genre particulier de la tribu des Lariens.

E. Oustalet.

Bibliographie. — Dr Bruch. *Monographische Uebersicht der Gattung Larus.* In *Journ. für Ornith.*, 1853, p 90, et pl. 2 et 3. — Du même. *Revision der Gattung Larus.* Ibid., 1855, p. 273, et pl. 4 et 5. — Ch.-L. Bonaparte. *Tableau des Longipennes.* In *Compt. rend. de l'Acad. des sc.*, 1855, t. XLII, et tirage à part, 1856. — Degland et Gerbe. *Ornithologie européenne*, 2ᵉ édit., 1867, t. II, p. 401. — Dr E. Coues. *Monograph of the North-Americ. Laridae.* In *Birds of the N. W.*, 1874. Washington, in-8º (*Un. St. Geol. Surv. Misc. Public*, nº 3). — H. Saunders. *On the Larinae or Gulls.* In *Proceed. Zool. Soc. London*, 1878. — Brehm. *Vie des animaux*, édit. Z. Gerbe, *Oiseaux*, t. IV, p. 799.

E. O.

GOEMŒRY (David). Médecin hongrois, né en 1708, à Rosnau, dans le district de Goemœr, vivait encore en 1778. Il fit ses études à Iéna et y obtint le diplôme de docteur en 1753. Il alla ensuite se fixer à Raab et obtint en 1741 des titres de noblesse. On cite de lui :

I. *Diss. de syllogismo.* Ienae, 1732, in-4°. — II. *Diss. de peripneumonia.* Ienae, 1735, in-4°. — III. *Sur la guérison de la peste* (en hongrois). Raab, 1739, in-8°. — IV. *Praxis medica usui apothecae manualis pharmaceuticae accommodata.* S. l. n. d., in-fol. — V. Un grand nombre d'écrits sur l'alchimie et diverses sciences.   L. Hn.

GOERCE (Hugues-Wilhem). Médecin hollandais, mort à Middelbourg vers 1643. Une fois reçu docteur, il se fixa à Middelbourg et y acquit une grande célébrité. Goerce était en même temps théologien et linguiste distingué. Il connaissait très-bien les dialectes du nord de l'Europe et les langues classiques, et dans ses loisirs s'occupait d'archéologie. On a de lui :

De Republyk der Hebreen, of gemeene best der Joden, etc. Amsterdam, 1682, in-12 ; autre édition, ibid., 1701, 4 vol. in-12. Trad. en franç., ibid., 1705, 3 vol. in-12.   L. Hn.

Goerce (Wilhem). Fils du précédent, né à Middelbourg, le 11 décembre 1635, mort à Amsterdam, le 3 mai 1711, est, comme le précédent, cité par Eloy. Comme il n'eut pas les moyens de faire des études, il se fit libraire, ce qui ne l'empêcha pas de s'occuper avec succès de lettres, de beaux-arts, de sciences, entre autres de botanique et de médecine. Il a publié plusieurs ouvrages importants ; le seul qui nous intéresse a pour titre :

Natuurlik en schilderkunstig ontwerp der menschkunde. Amsterdam, 1704, in-4°.

Goerce eut un fils, Jan Goerce (1670-1731), qui se distingua en peinture et en littérature.   L. Hn.

GŒTHE. *Voy.* Göthe.

GŒUTOT (Jean). Médecin du roi de France, François Ier, est l'auteur d'un ouvrage devenu extrêmement rare aujourd'hui et intitulé :

Summaire tres-singulier de toute médecine et cirurgie specialement contre toutes les maladies sourvenant quotidiennement au corps humain, composé par maistre Jehan Gœutot, médecin du roy François Premier ; Item un regime contre la peste. S. l. n. d., pet. in-8° gothique (*Biogr.* Didot).   L. Hn.

GOFFRES (Joseph-Marie). Chirurgien français né à Toulouse, le 7 janvier 1808, fit ses premières études dans sa ville natale et y apprit les premiers éléments de la médecine. Il entra au service en 1828 et fut nommé élève à l'hôpital militaire d'instruction de Strasbourg ; il ne tarda pas à s'y faire remarquer par son travail assidu et dès 1829 obtint une mention honorable. Nommé sous-aide en 1830, il prit part en cette qualité à l'expédition en Algérie, puis rentra en France en 1831, après les événements de Juillet. Il fut attaché à l'hôpital militaire de Calais et y resta jusqu'au 5 juillet 1832, époque à laquelle il passa à l'hôpital d'instruction de Lille. Vers la fin de la même année, il devint aide-major aux ambulances de l'armée de réserve de la Meuse et assista au siége d'Anvers, après quoi il passa au 8° régiment de dragons. Sur ces entrefaites, le 18 mars 1835, il se fit recevoir docteur à Montpellier. Nommé aide-major en 1836. il passa peu après au 9° de hussards, puis au 1er régiment du génie à Montpellier. Il y suivit les leçons de Delpech, de Lallemand, de Serre, etc., et en 1859 affronta le concours d'agrégation, section de chirurgie. Il fut nommé et obtint, deux ans après, à la suite d'un concours brillant, la chaire de médecine opératoire et de pathologie externe, vacante à l'hôpital militaire d'instruction de Metz. De 1841 à 1850, il fut successivement attaché aux écoles de Metz, de Strasbourg et du Val-de-Grâce, et partout enseigna avec le plus grand succès. Pendant son professorat, Goffres fut nommé successivement médecin-major de 2e classe en 1842, de 1re classe en 1845, et chevalier de la Légion d'honneur en 1848. En 1850, il fut nommé chirurgien en chef de l'hôpital du Gros-Caillou, où il succéda au baron H. Larrey. Deux ans après, il passa au grade de médecin principal de 2e classe, et encore la même année au grade supérieur. A ce moment, il dut partir pour l'Algérie, mais il rentra en France en 1855 et devint chirurgien en chef de l'hôpital militaire de la citadelle de Montpellier, et peu après fut attaché aux salles militaires de l'hôpital Saint-Éloy. Mais il refusa le service des fiévreux qu'on voulait lui attribuer, et pour ce motif fut envoyé à Toulon. Il y passa deux ans et, en 1858, obtint la direction médicale de l'hôpital de Vincennes, qu'il ne quitta que pour faire des séjours au camp de Châlons en 1864, 1865 et 1866, et pour aller mourir à Toulouse, le 4 juillet 1869. Il était officier de la Légion d'honneur depuis 1860.

« Comme chirurgien d'hôpital ou d'armée, il s'est toujours montré habile opérateur, bon organisateur et plein de sollicitude pour ses malades. De plus, il portait haut la dignité professionnelle et n'a jamais souffert qu'en sa personne elle fût atteinte. Il mettait même une sorte de raideur à soutenir ses droits, ce qui a pu parfois lui occasionner quelques tourments. Il n'est pas toujours prudent de défendre ce que l'on croit juste. Le nom de Goffres restera désormais à côté des noms des hommes éminents qui, par leurs travaux et leur habileté pratique, ont jeté sur la chirurgie militaire française l'éclat dont elle brille aujourd'hui » (Bouisson).

Goffres a beaucoup écrit; en 1836 et 1838, la Société de médecine de Toulouse a décerné une médaille d'argent à deux de ses mémoires, l'un *Sur la ligature des artères*, qui parut dans le *Journ. méd. de Toulouse* en 1839-1840, l'autre qui traite *De l'emphysème traumatique et principalement de l'emphysème compliquant les plaies de poitrine*, qui fut publié dans le même recueil en 1842. A l'époque où il enseignait à Strasbourg (1845 et années suivantes), il collabora au *Traité de médecine opératoire* de Sédillot pour la partie relative aux opérations pratiquées sur les organes urinaires de l'homme et de la femme. Goffres ne manqua pas de mentionner cette collaboration dans l'exposé de ses titres présenté à la Faculté de médecine de Montpellier en 1856, à l'occasion de sa candidature à la chaire vacante d'opérations et d'appareils. En 1850, il publia, dans le *Bullet. de thérap.*, un mémoire, avec figures, *Sur le traitement des fractures des membres inférieurs par l'appareil de Baudens*. Pendant son séjour au camp de Châlons, il fit une foule d'observations intéressantes qu'il publia dans les tomes XIII et XIV du *Recueil de mémoires de médecine, de chirurgie et de pharmacie militaires*. Nous en passons. Mais son ouvrage le plus important est sans contredit son *Précis iconographique*, etc., cité ci-dessous. Mentionnons de lui :

I. *L'asthme*. Thèse de Montpellier, 1835. — II. *Précis iconographique de bandages, pansements et appareils*. Ouvrage contenant 81 planches, dessinées d'après nature et gravées au burin sur acier. Paris, 1854, 1858, gr. in-12. — III. *Considérations historiques, hygiéniques et médicales, sur le camp de Châlons*. Paris, 1865.　　　　L. Hn.

GOHIER (Jean-Baptiste). Vétérinaire français distingué, né en 1776 à Branges (Aisne), mort à Lyon, le 1er octobre 1819. Il était fils d'un ancien maréchal-ferrant de l'armée; le curé de son village lui donna quelques leçons, et obtint pour lui une place gratuite à l'École d'Alfort, où le jeune élève, après avoir remporté plusieurs prix, mérita d'être employé comme répétiteur. Conscrit, il fut envoyé dans un régiment d'infanterie, mais bientôt le colonel du 20e régiment de chasseurs le fit passer dans ce corps comme vétérinaire. Un concours s'étant ouvert, en 1802, à l'École vétérinaire de Lyon, pour une chaire de maréchalerie et de jurisprudence vétérinaire, Gohier se mit sur les rangs et fut nommé. Aux succès qu'il obtint dans ses leçons comme professeur se joignirent ceux que lui méritèrent des mémoires et divers écrits sur son art, fruits de ses observations, de ses recherches et d'une correspondance étendue qu'il entretenait de toutes parts (Biogr. Didot). On a de lui :

I. Des effets des pailles rouillées, ou exposé des rapports, recherches et expériences sur les pailles affectées de rouille délivrées pendant le dernier trimestre de l'an IX aux chevaux du 20e régiment de chasseurs. Lyon et Paris, 1803, in-8°. — *II. Mémoire sur une épizootie qui se manifesta dans le mois de germinal an VIII sur les chevaux du dépôt de chasseurs en garnison à Metz; suivi d'un aperçu de celle qui a régné en thermidor an XI sur les bêtes à cornes de la commune de Tramois.* Lyon et Paris, 1803, in-8°. — *III. Tableaux synoptiques des différentes ferrures le plus souvent pratiquées aux pieds des chevaux monodactyles ou solipèdes.* Lyon et Paris, 1803, in-folio, fig. — *IV. Mémoires sur les causes qui dans la cavalerie donnent lieu à la perte d'une grande quantité de chevaux.* Paris et Lyon, 1804, in-4°. — *V. Mémoires et observat. sur la chirurgie et la médecine vétérinaires. Ouvrages couronnés en grande partie par la Société centrale d'agriculture de départ. de la Seine,* 1813, 1816, 2 vol. in-8°, fig. — *VI. Mémoire sur la maladie épizootique qui règne en ce moment (1814) sur les bêtes à cornes dans le départ. du Rhône et ailleurs.* Paris et Lyon, 1814, in-8°, tab. synopt. — *VII. Tableau synoptique des coutumes suivies dans la plupart des ci-devant provinces de la France à l'égard des cas rédhibitoires des animaux.* Paris et Lyon, 1814, in-fol. — VIII. Grand nombre de manuscrits légués à M. Huzard père, inspecteur général des écoles vétérinaires.   L. Hn.

GOHIER (Eau minérale de). *Athermale, bicarbonatée ferrugineuse faible, carbonique faible,* dans le département de Maine-et-Loire, dans l'arrondissement et à 21 kilomètres d'Angers, émerge une source connue dans le pays sous le nom de *fontaine de la butte de Gohier.* L'eau de cette source a un débit peu abondant et elle est submergée pendant les crues du fleuve, sur les bords duquel elle a son griffon. Elle laisse déposer sur les parois intérieures de sa fontaine une couche notable de rouille, elle est ensuite d'une clarté et d'une limpidité parfaites; elle n'a ni odeur, ni couleur, son goût est manifestement ferrugineux; des bulles gazeuses la traversent rarement et s'attachent en petit nombre à l'intérieur des vases dans lesquels on la reçoit; sa température est de 13°,2 centigrade, l'air extérieur étant à 16°,8 centigrade. Sa densité n'est pas exactement connue; Ménière et Godefroy, qui en ont fait l'analyse chimique, ont trouvé que 1000 grammes contiennent les principes suivants :

Bicarbonate de magnésie	0,133
— chaux	0,107
— fer	0,050
— manganèse	traces.
Sulfate de chaux	0,075
— soude	0,067
— alumine	0,050
Chlorure de calcium	0,047
— magnésium	0,025
— sodium	0,017
Silice	0,053
Matière organique azotée	0,017
Principe arsénical	traces.
Total des matières fixes.	0,601
Gaz acide carbonique et azote	indéterminés.

Le rendement de l'eau de la fontaine de la butte de Gohier est trop peu considérable pour qu'on y ait fait construire un établissement, et cette eau est exclusivement employée par les malades des environs qui viennent lui demander la guérison de leur anémie ou de leur chlorose. A. ROTUREAU.

GOHL (JOHANN-DANIEL). Naquit à Berlin, en 1675, étudia la médecine à Halle, y obtint le grade de docteur en 1698, puis s'établit dans sa ville natale, fut nommé membre de la Société royale et de l'Académie des Curieux de la nature et devint, en 1711, inspecteur des eaux minérales de Freyenwald. Il quitta cette place en 1721 pour celle de médecin du cercle du Haut-Barnim, à Wrizen. Il mourut en 1731.

Gohl était un disciple fervent de Stahl, et l'on considère sa dissertation inaugurale comme l'œuvre du maître. Il eut à soutenir des disputes fort vives contre Stenzel et Burggrav. Haller, dans un long article qu'il lui a consacré dans sa bibliothèque de médecine, le caractérise de la manière suivante : « *Acris Stahlii assecla et defensor, chemiæ et clinicæ addictior, a botanicis, anatomicis et elegantioribus studiis alienior.* » Nous connaissons de lui :

I. *Diss. de morborum ætatum fundamentis pathologico-therapeuticis.* Halae, 1698, in-4°. Ibid., 1707, in-4°. — II. *Diss. epistolaris de motus tonici demonstratione per revulsionem et derivationem veterum.* Halae, 1707, in-4°. — III. *Diss. epistolaris de regimine febrium acutarum.* Halae, 1708, in-4°. — IV. *Historia pestis, das ist wahrheitsgemäse Nachricht von der Natur und Cur der Pest in kurze Thesen verfasset.* Berlin, 1709, in-4°. Ibid., 1719, in-4°. — V. *Gedanken vom gesunden und langen Leben des Menschen.* Berlin, 1709, in-4°. — VI. *De polypo cordis ex neglectis hæmorrhoidibus, seu de motu asthmatis convulsivi.* Berolini, 1710, in-4°. Trad. en allem. Berlin, 1710, in-4° — VII. *Compendium oder Einleitung zur Praxis clinica.* Francofurti, 1715, in-8°. Lipsiae, 1733, in-8°. Berolini, 1739, in-8°. Ibid., 1755, in-8°. — VIII. *Ganz generale Instruction von der Tugend und dem Gebrauch des Freyenwalder Gesundbrunnens.* Berlin, 1716, in-8°. — IX. *Unterricht vom Gebrauch des Selzerwassers.* Berlin, 1720, in-4°. — X. *Versuch patriotischer Gedanken über den verwirrten kranken Verstand, besonders in der Therapie.* Berlin, 1727, in-8°. — XI. *Aufrichtige Gedanken über den von Vorurtheilen kranken Verstand.* Halle, 1733, in-4°. — XII. *Medicina practica clinica et farensis.* Lipsiae, 1735, in-4°. — XIII. *Abhandlung von der a. 1729, 1730 und 1731 in der Mittelmark und dem Oberbarnimschen Kreise grassirenden Viehseuche.* Berlin, 1735, in-4°. Leipzig, 1741, in-4°. — XIV. *Acta medicorum Berolinensium in incrementum artis et scientiarum collecta et digesta.* Berolini, 1717-1731, 2 vol. in-8°. — XV. *Compendium oder kurze Einleitung zur Praxis chirurgica cum præfatione J. Trew von den Eigenschaften eines guten Chirurgi.* Nürnberg, 1736, in-8°. L. HN.

GOIFFON (JEAN-BAPTISTE). C'est à Cerdon, village du département de l'Ain, non loin de la patrie de notre grand Bichat, que naquit ce médecin en 1658. C'est à Montpellier qu'il reçut le grade de docteur en médecine après avoir commencé ses études à Lyon. Un hasard l'ayant appelé auprès d'un commandant militaire grièvement blessé, et le succès ayant répondu à ses soins, il fut désigné pour être médecin de l'armée d'Italie. C'est en cette qualité qu'il accompagna le maréchal Catinat, envoyé dans la Péninsule pour combattre le prince Eugène, commandant de l'empereur. On sait l'histoire malheureuse de cette campagne, où les Français durent abandonner tout le pays entre l'Adige et l'Adda. A l'époque de la paix, Goiffon revint à Lyon où il exerça avec un grand succès jusqu'en 1705, époque où il accompagna le maréchal de Tessé en Espagne. On assure que le souverain de ce royaume, Charles II, lui offrit la place de premier médecin, mais que Goiffon refusa, aimant mieux aller finir doucement le reste de son existence à Lyon, où ses concitoyens le nommèrent échevin en 1712. C'est là qu'il mourut le 30 septembre 1730, laissant les ouvrages suivants :

I. *Réponse aux observations de Chicoyneau, Vernier et Soullier, sur la nature, les événements et le traitement de la peste de Marseille.* Lyon, 1721, in-12. — II. *Relations et dissertation sur la peste du Gévaudan.* Lyon, 1722, in-8°.   A. C.

GOITRE (en allemand, *Kropf;* en anglais, *Wen;* en italien, *gozzo;* en espagnol, *papera*).   Ce mot vient du latin *guttur*, gorge, gosier; son emploi pour désigner les tumeurs du corps thyroïde est d'origine relativement récente. Fabrice de Hilden paraît en effet être le premier qui désigna sous le nom de *gutturosi* les individus atteints de ce genre d'affection. Avant cet auteur on comprenait sous la même dénomination toutes les tumeurs de la partie antérieure du cou, auxquelles on appliqua suivant les époques des noms fort différents. C'est ainsi que l'on trouve dans Galenus (Cf. *de Compos. medic. per genera*, lib. VI, cap. xiv) et Paul d'Égine (lib. VI, cap. xiv) les noms de *bronchocele* et de *tracheocele;* ce dernier en distingue même deux variétés, l'une *steatode*, l'autre *eurysmatode*. Les auteurs latins ne créent guère de mots nouveaux; ils emploient ceux que les Grecs leur ont transmis (*bronchocele, hernia gutturis*) ou se contentent d'adjoindre au mot *guttur* quelques épithètes telles que *tumidum* seu *turgidum*. L'école de Salerne (de Renzi, *Collect. salernit.*, t. II, p. 463, 599, 602) substitua tout à coup à ces dénominations celle peu significative de *botium* ou *bocius*. Plus tard, au seizième siècle, Guill. Paradin (*Chronique de Savoie*, Lyon, 1561, p. 20, 21 [cité par Fodéré, p. 63 et 71]) nous apprend qu'en Savoie les expressions de *strumositas* et *strumosus*, sont employées comme synonymes de *grosse gorge*, de *gros gosier*, pour désigner un état goîtreux. Cette dénomination, basée sur l'étiologie, prouve que les liens unissant la scrofule et le crétinisme n'avaient pas échappé aux observateurs de ce temps. Elle ne fut cependant pas acceptée sans conteste, et dans le siècle suivant nous voyons deux écrivains de talent, Riolan (*Opera omnia*, Paris, 1610, p. 632) et Fabrice de Hilden (*Observ. et curat. chirurg. Cent. III*, 1614, p. 157, 160; *Obs.* 34 et 35) soutenir, l'un la distinction entre la bronchocèle et les *strumes* ou *scrophules*, l'autre se servir indistinctement des deux expressions. Ce fut cette dernière théorie qui prévalut généralement jusqu'au dix-huitième siècle. A cette époque, Kortum, restreignant encore le sens du mot *struma*, l'employa exclusivement pour désigner les tumeurs du corps thyroïde; cette expression fit fortune chez les auteurs allemands, qui l'emploient souvent encore aujourd'hui (Virchow, *Traité des tumeurs*, t. III, p. 195); mais en France on refusa toujours au mot *struma* cette signification.

L'organe aux dépens duquel se développe le goître fut longtemps ignoré, comme en font foi les expressions de bronchocèle, de trachéocèle, et toutes les tentatives faites pour préciser son siége exact échouèrent pendant longtemps; Kortum, le premier, désigna le corps thyroïde comme point de départ exclusif du mal; les recherches de Hauslcutner (*Horn's Archiv*, 1810, t. X, p. 7) vinrent confirmer cette opinion. En 1838, Alibert (*Nosologie naturelle.* Paris, 1838, p. 464), qui appelle le goître *thyrophraxie*, en distingua deux formes, l'une simple, l'autre composée, suivant que la tumeur est formée exclusivement aux dépens du corps thyroïde ou que le tissu cellulaire avoisinant participe également à sa constitution. A peu près vers la même époque, Albers (*Erlaüterungen zu dem Atlas der pathol. Anatomie*, 2ᵉ part. Bonn, 1839, p. 302) essaya d'établir une distinction entre les goîtres développés aux dépens de la capsule et ceux qui naissent du parenchyme lui-même; mais les travaux récents ont montré que cette distinction était impossible et que dans ce genre d'affections tous les éléments étaient intéressés, bien qu'à des degrés différents.

Dans ces derniers temps on a cherché à enlever au mot goitre sa signification primitive et à en faire un terme générique servant à désigner toutes les maladies du corps thyroïde. C'est ainsi que sous les noms de goitre congestif, inflammatoire, cancéreux, hydatique, on a décrit la congestion, l'inflammation, le cancer et les hydatides de la thyroïde. Mais, afin d'éviter toute équivoque, nous conserverons au mot goitre le sens consacré par l'usage, c'est-à-dire que nous comprendrons sous ce nom toutes les *tumeurs* de la glande d'*origine hypertrophique*.

On divise les goitres en goitre *endémique* et goitre *sporadique*, suivant que leur développement est soumis ou non à une influence tellurique. A ces deux variétés il faut ajouter l'affection décrite par Graves et Basedow sous le nom de *goitre exophthalmique :* ce dernier, n'intéressant que secondairement le corps thyroïde, est, dans ce Dictionnaire, l'objet d'un article spécial. Quant au *goitre endémique*, ses relations étroites avec le *crétinisme* ont nécessité de le décrire en même temps que cette affection. Nous renvoyons donc pour tout ce qui le concerne au travail que nous avons publié ici même, en collaboration avec M. Baillarger (*voy.* Crétinisme et Goître endémique).

Nous ajouterons cependant en passant, et sauf à y revenir dans un instant, que cette division étiologique, qui, il faut le dire, est moins bien tranchée qu'elle ne paraît l'être au premier abord, est loin d'être absolue, et que nous l'acceptons faute de mieux, et parce qu'elle facilite la description en établissant des espèces cliniques.

En résumé, cet article sera surtout destiné à la description du *goitre sporadique*, auquel il est nécessaire de joindre le *goitre épidémique*, espèce hybride, encore peu connue, tenant de la thyroïdite par ses lésions et des maladies infectieuses par son mode de développement. Enfin, pour éviter des répétitions inutiles, nous serons amenés forcément à étudier à part les *goîtres aériens*, le *cancer*, les *tubercules* et les *kystes hydatiques* du corps thyroïde. Cette façon de procéder aura à notre sens l'avantage de réunir en un seul chapitre l'histoire de toutes les tumeurs de cet organe, et d'en faire ressortir plus facilement les points de contact et les dissemblances, tout en répondant mieux aux exigences du Dictionnaire.

GOITRE SPORADIQUE. I. **Anatomie pathologique.** Avant d'entreprendre l'étude des diverses variétés de goitre, il est utile de jeter un rapide coup d'œil sur la structure et le développement du corps thyroïde. On sait que cet organe est formé de lobes, de lobules et de granulations séparés par des cloisons conjonctives de plus en plus minces à mesure qu'on envisage une division plus élémentaire ; tous ces lobes sont renfermés dans une enveloppe commune analogue à la capsule de Glisson.

Les granulations qui représentent ici l'élément primitif sont constituées d'après M. Sappey par des vésicules glandulaires ou follicules clos identiques à ceux de la rate et de l'intestin. Virchow (*Ibid.*, p. 201) admet au contraire que ces « corps d'apparence vésiculaire sont en connexions multiples les uns avec les autres ; ils auraient des prolongements ramifiés qui se trouvent rarement dans le même plan et qui, par suite, paraissent, suivant la direction de la coupe, tantôt isolés, tantôt réunis, ronds, ovales ou allongés et de grandeurs différentes. » M. Boëchat (*Recherches sur la structure normale du corps thyroïde,* thèse de Paris, 1873) a rendu cette disposition très-manifeste en injectant dans le corps thyroïde du chien de la gélatine au nitrate d'argent d'après la méthode de Ranvier; grâce à ce procécé, il a pu, en exposant les coupes à la lumière diffuse, reconnaître la continuité de la couche épithéliale qui forme à la surface des vésicules une mosaïque élégante et établit la communication des vésicules entre elles.

Virchow nie cette lame épithéliale, mais il dit que le contenu des vésicules est constitué par un amas de cellules analogues à celles des ganglions lymphatiques. Presque tous les auteurs admettent qu'il est constitué par un liquide limpide et légèrement visqueux qui tient en suspension des cellules et des noyaux de cellules. Souvent aussi, d'après M. Robin, il contiendrait en suspension des *sympexions*, c'est-à-dire des corpuscules arrondis, transparents et homogènes, caractérisés surtout par leur solidité et leur friabilité. Un autre élément beaucoup plus important, sur lequel nous aurons longuement à revenir plus loin, est la matière colloïde qui existe dans presque tous les follicules, et à tel point que sa présence a été considérée comme normale par beaucoup d'anatomistes. C'est cette substance opaline et grisâtre d'une consistance pulpeuse que M. Robin considère comme formée de *corpuscules albuminoïdes*.

Les artères de la thyroïde naissent de la carotide externe et de la sous-clavière, et sont disposées en quatre groupes qui abordent la glande par chacun des angles; elles sont si nombreuses et si volumineuses que, d'après Liebermeister (*Ueber eine besondere Ursache der Ohnmacht* [*Prag Vierteljahrschr*, t. XXXIII, p. 31, 1864]), leur nombre et leur calibre ne seraient guère inférieurs à ceux des artères de l'encéphale; elles sont souvent très-flexueuses, même à l'état normal, et décrivent alors des anses serpentines qui recouvrent les artères carotides, d'où le nom d'anses thyroïdiennes ou précarotidiennes que leur a donné Barkow (*Die Verkrümmungen der Gefässe*. Breslau, 1869). Une fois engagées dans l'épaisseur de la glande, les artères suivent le trajet des cloisons fibreuses, se divisent chemin faisant en branches de plus en plus ténues, et viennent à la surface des vésicules former un réseau à mailles fines qui les recouvre presque entièrement.

Les veines qui leur correspondent, encore plus nombreuses et plus volumineuses que les artères, forment à la surface de l'organe un lacis vasculaire à mailles serrées, et s'y creusent parfois des sillons profonds.

Les lymphatiques, d'après Boëchat (*Ibid.*), pourraient être suivis jusque dans les espaces qui séparent les vésicules; ces *fentes lymphatiques* seraient tapissées d'endothélium et formeraient un vaste réseau caverneux, dont l'injection ferait doubler ou tripler le volume de la glande. De ce réseau partent des troncules qui suivent les cloisons interlobulaires et se réunissent en troncs qui vont se jeter, les uns dans les ganglions que recouvre le sterno-cléido-mastoïdien, les autres dans les ganglions situés à l'entrée du thorax.

Le développement de la thyroïde est encore entouré d'une certaine obscurité. Remak le premier admit qu'elle se développait aux dépens du feuillet interne, par l'intermédiaire de la paroi antérieure du conduit œsophagien, sous forme de bourgeon creux, qui se comblait peu à peu et perdait bientôt toute attache avec le tube digestif. Des recherches récentes entreprises par Müller (cité par Sappey, t. IV, p. 889) concordent avec celles de Remak; c'est aussi cette opinion qui est soutenue par MM. Foster et Balfour (cités par Sappey, t. IV, p. 889). D'après M. Robin (note manuscrite dans la *Revue critique de Berger* [*Archiv. de méd.*, p. 82]), au contraire, les muqueuses œsophagienne et laryngo-trachéale seraient une dépendance de la portion sous-encéphalique du feuillet externe, et le corps thyroïde, naissant de la muqueuse laryngo-trachéale, serait formé lui-même aux dépens du feuillet externe. Quelle que soit l'opinion à laquelle on se range, il y a un fait qu'il ne faut pas oublier, c'est qu'à côté de la glande thyroïde normale on trouve parfois de petites *glandes supplémentaires* isolées ou reliées à la glande mère par un pédicule. Ces satellites ont la même structure que la glande principale, et sont les analogues des organes supplémentaires que l'on trouve autour du foie, de la rate, des reins, etc., d'après la loi de diffusion signalée par Béraud.

Les nombreuses classifications proposées pour distinguer entre elles les diverses variétés de goître peuvent se grouper sous trois chefs principaux suivant que l'on a en vue la variété de la lésion, le point de départ anatomique de la tumeur, ou enfin son contenu. La première, proposée par M. Sanson (Thèse soutenue en 1841 pour une chaire de professeur à la Faculté de Strasbourg), est fondée sur la *variété de la lésion* et comprend cinq espèces. La deuxième, adoptée par M. Bach (*Mém. de l'Acad. de Méd.*, t. XIX, p. 538, 1855), est basée sur le siége anatomique; elle compte trois grandes variétés, suivant que le point de départ de la tumeur se trouve dans les vaisseaux, le tissu glandulaire ou le tissu cellulaire. L'auteur les a désignées sous les noms de :

A. Goîtres vasculaires parenchymateux;

B. Goîtres glandulaires parenchymateux;

C. Goîtres cellulaires.

La troisième est due à M. Houel (*Th. d'agrég.*, 1860, p. 11); elle ne tient compte que du contenu de la tumeur, et à ce titre se subdivise en trois genres :

1° Tumeurs gazeuses emphysémateuses;

2° Tumeurs solides ou concrètes;

3° Tumeurs liquides ou kystes.

En outre, chacune de ces divisions comprend un certain nombre de variétés : ainsi les tumeurs solides sont divisées en : hypertrophiques, crétacées, tuberculeuses et cancéreuses; les tumeurs liquides, à leur tour, comprennent les kystes hydatiques, séreux, hématiques et purulents.

Ces classifications, très-simples au premier abord, sont loin de répondre à toutes les exigences de la clinique; en premier lieu, elles ont l'inconvénient de placer les unes à côté des autres comme des variétés d'un même mal des altérations de nature fort diverses, comme les kystes hydatiques, le cancer, etc. Il arrive fréquemment, en outre, qu'on ait affaire à une tumeur de nature complexe et que l'on n'ait pas de raisons suffisantes pour la classer dans une catégorie plutôt que dans une autre. Il y a longtemps déjà que Dehaën, au dire de Boyer (*OEuv. chir.*, t. VII, p. 65), trouva dans un seul goître « presque tous les genres de tumeurs: dans un endroit on voyait un stéatome, dans un autre un athérome; là était un foyer purulent, ici une hydatide, dans un autre endroit du sang, ailleurs un fluide; dans quelques points une matière gélatineuse, dans d'autres une matière calcaire, etc. » Ces cas complexes, qui sont loin d'être des exceptions, ne répondent, on le voit, à aucune des divisions de MM. Sanson, Bach et Houel, ou plutôt ils les englobent presque toutes. Jusqu'à Virchow on les considéra comme dus à la réunion fortuite dans une même tumeur de lésions anatomiques dissemblables et, suivant la classification adoptée, on la faisait rentrer dans tel ou tel groupe; c'est au professeur de Berlin que revient le mérite d'avoir montré le lien qui unit toutes ces lésions, d'avoir bien indiqué les phases par lesquelles elles passent, les transformations qu'elles peuvent subir avec le temps, celles qui peuvent surgir à un moment donné, suivant que tel ou tel élément anatomique est atteint plus particulièrement. D'après cet auteur, on peut toujours, étant donné un goître, reconstituer les diverses phases qu'il a traversées avant de présenter les caractères qu'il possède en dernier lieu. Aussi, laissant de côté pour l'instant les goîtres aériens, le cancer, les tubercules et les hydatides du corps thyroïde, diviserons-nous, avec Virchow, les goîtres en *folliculaires, fibreux, vasculaires, colloïdes, kystiques* et *osseux*.

Caractères généraux. Quelle que soit la variété à laquelle on ait affaire, tout goître présente un certain nombre de caractères généraux que nous allons esquisser rapidement. En premier lieu nous placerons l'augmentation de volume et de poids : le poids normal du corps thyroïde étant de 24 grammes au maximum, toute glande dont le poids est supérieur à celui-ci pourra être considérée comme hypertrophiée. Cette condition a dans l'espèce son importance, car, ainsi que nous le verrons plus loin, parfois le corps thyroïde présente à l'œil nu et au microscope les mêmes lésions que certains goîtres, sans que pour cela il soit possible de les ranger parmi ces derniers.

Tantôt l'augmentation de volume est à peine appréciable, si bien que l'on hésite à la qualifier du nom de tumeur; tantôt, au contraire, la glande a doublé, triplé, quintuplé de volume; dans quelques cas, elle s'accroît au point de pendre sur la poitrine en la recouvrant presque en entier; elle atteint même les membres inférieurs, ainsi que Mittermayer (*De strumis ac scrophulis Büsgensium*. Diss. inaug. Erford, 1723, tab. I, II), Gautieri (*Tyrolensium, Carynthiorum Styriorumque struma*. Vindob., 1794, p. 101) et Heidenreich (*Der Kropf*, p. 152), en ont publié des exemples. Toutefois, ces hypertrophies considérables sont bien plus fréquentes dans le goître endémique que dans le goître sporadique.

Lorsque l'hypertrophie envahit uniformément la totalité de la glande, cas rare, la tumeur reproduit, en l'exagérant, la forme de l'organe; ses contours sont nettement dessinés, et, si la tumeur est peu volumineuse, la recherche du poids exact sera d'un grand secours pour faire juger du degré de l'hypertrophie. Si celle-ci prédomine d'un côté, c'est généralement au niveau des lobes qu'on observe la prédominance. Enfin, lorsque l'hypertrophie porte exclusivement sur un lobe, celui de droite est plus souvent intéressé que celui de gauche; quant aux goîtres limités à l'isthme, ils sont rares; le plus souvent, cette partie est affectée en même temps que l'un des lobes, ou bien, si elle paraît l'être seule, c'est que le point de départ de la tumeur a été souvent dans l'un des lobes, près de la face interne, et qu'en se développant elle a empiété sur l'isthme ; une coupe du goître permettra toujours de reconnaître le point aux dépens duquel il s'est développé.

Au lieu d'envahir tout un lobe, la production peut naître en un point très-limité, comme la pyramide de Lalouette, ou les cornes latérales, s'isoler par la suite et n'être plus rattachée à la glande que par un pédicule long et grêle qui peut contenir des vaisseaux volumineux. Poland (*Guy's Hosp. Rep.*, 1871), Lücke (*Handb. d. allg. u. spec. Chirurg. v. Pitha u. Billeroth*, 1869, II⁰ vol., I⁰ partie, 2⁰ fasc., p. 285), font remarquer avec raison que ces goîtres accessoires ne sont jamais dus à la néoformation de tissu glandulaire en dehors de la thyroïde, mais qu'ils sont constitués par l'hypertrophie d'une languette de tissu thyroïdien, ou bien qu'ils se montrent en des points où existaient des restes de germes glandulaires. On les trouve surtout entre l'os hyoïde et le cartilage thyroïde, sur les côtés de l'œsophage qu'ils compriment parfois, ou au devant de la crosse aortique (goître aortique de Wölfler [*Wien. med. Wochenschrift-* 1879. n° 8, p. 198]; ils ont souvent été pris pour des ganglions lymphatiques hypertrophiés, d'où le nom de *goîtres ganglionnaires* qui leur a été donné par Albers (cité par Virchow, p. 207).

La *surface* de la tumeur peut être lisse, uniforme; mais il est très-fréquent d'y observer des bosselures, des nodosités qui peuvent tenir, soit à ce que la tumeur a progressé par poussées, les différents points de l'organe étant envahis à des époques différentes, soit à ce que dans une tumeur uniformément développée au début la régression, la transformation ultérieure a suivi une marche inégale dans les différents points; dans ce cas, les nodosités auront apparu sur une tumeur lisse au début; dans l'autre, au contraire, la tumeur sera bosselée dès le commencement.

La consistance du goître diffère pour chaque variété; rappelant celle de la glande saine pour les goîtres folliculaire et vasculaire, elle acquiert une dureté ligneuse dans le goître fibreux, et se rapproche de celle de la pierre dans le goître osseux. Les goîtres colloïde et kystique, au contraire, sont rénitents, élastiques, quelquefois même fluctuants. Dans les cas complexes on trouve disséminés çà et là tous les degrés de consistance que nous venons d'énumérer : ce caractère est donc un signe précieux en clinique, mais il ne faut pas lui attribuer une importance exagérée, car de nombreuses causes peuvent le modifier, et par conséquent induire en erreur le chirurgien.

A la coupe l'aspect change complétement, suivant la variété que l'on a sous les yeux : aussi est-il impossible d'en donner une idée générale satisfaisante. Abordons donc maintenant l'étude des diverses variétés de goîtres.

Caractères particuliers. 1° *Goître folliculaire* (goître hyperplasique folliculaire, glandulaire, glandulaire mou, vésiculaire, parenchymateux). Le goître folliculaire peut être pris comme type des tumeurs bénignes du corps thyroïde, et toutes les autres variétés être considérées comme des dérivés de celle-ci. Virchow en a décrit de main de maître le mode de formation dans le passage suivant : « L'hypertrophie, ou plus exactement l'hyperplasie, ne présente rien autre chose qu'une continuation des conditions naturelles de croissance. Les cellules des follicules s'augmentent par scission, et habituellement même, dans quelques endroits, ce sont les follicules eux-mêmes qui se divisent. Ainsi se produisent des bouchons solides qui se glissent au dehors, s'enfoncent dans le tissu mou, interstitiel, reproduisent de nouveaux bouchons et se ramifient de plus en plus. Le tissu interstitiel peut, de son côté, être irrité, augmenter de volume et étrangler quelques fragments de ces bouchons; toutefois, je n'ai jamais vu qu'il se soit produit ainsi de nouveaux dépôts de substance glandulaire. Sur des coupes examinées au miscroscope on obtient facilement des figures qui montrent de petites accumulations de cellules au milieu du tissu interstitiel, mais ce sont des coupes de ces bouchons cellulaires; plus ces coupes sont épaisses, mieux on voit leur relation avec les autres follicules. Plus tard ces bouchons s'excavent, des parties liquides se séparent et ils prennent une structure vésiculeuse. Tel est le vrai goître hyperplasique folliculaire » (p. 208 et 209). Le plus souvent quelques points seulement sont atteints de cette hyperplasie, de sorte que, si la partie intéressée est près de la périphérie, le tissu de nouvelle formation vient faire issue au dehors sous forme de nodosité; si au contraire elle est centrale, elle repousse en tous sens le tissu sain qui finit par s'atrophier. Il arrive même parfois que ce tissu refoulé et atrophié forme une véritable coque à la partie malade qui apparaît alors comme enkystée : aussi Stromeyer (*Archiv für physiol. Heilkunde*, 1850, 9ᵉ ann., p. 85. — *Handbuch der Chirurg.*, Freib. i. Br., 1865, t. II, 2ᵉ p., p. 594) a-t-il donné aux tumeurs de ce genre le nom de *goître glandulaire enkysté*.

Dans l'opinion de Virchow, la formation de la capsule qui a lieu aux dépens du tissu interstitiel *ancien* et l'hyperplasie folliculaire proviennent du parenchyme *ancien*. « Il n'existe pas de kyste véritable, dit-il, bien que plus tard les nodosités puissent en produire ». Tout autre est l'interprétation donnée par Müller (*Joh. Müller. Ueber den feineren Bau der Geschwülste*, 1858, p. 55), Beck (*Arch. f. phys. Heilk.*, 1849, 8ᵉ ann., p. 156) et Rokitansky (*Lehrb. d. path. Anat.*, Vienne, 1861, t. III, p. 105) : d'après eux, en effet, on aurait affaire dans ces cas à un goître kystique dont la paroi donnerait naissance à du tissu glandulaire à l'état embryonnaire; ce serait, en un mot, une variété de ces *proliferous cystic tumours* décrites dans d'autres organes glandulaires, la mamelle, par exemple. Ce tissu embryonnaire est d'un gris jaunâtre, très-mou, et se laisse facilement exprimer et énucléer. Les cellules qui le constituent adhèrent entre elles et forment une mosaïque régulière à la façon d'un épithélium; elles constituent ainsi de petits saccules arrondis, ovoïdes ou ramifiés, dont le centre est occupé par un liquide visqueux; dans ce dernier baignent parfois d'abondants cristaux octaédriques d'oxalate de chaux. Les cellules embryonnaires qui entourent ces saccules ont souvent la forme de cylindres étroits, pourvus à leur base d'un prolongement ou pédicule.

Dans les goîtres folliculaires ordinaires, la surface de la tumeur présente parfois des nodosités dues à son accroissement irrégulier; son volume varie avec le nombre des lobules atteints et l'activité de la prolifération. Dans certains cas même ces nodosités principales en supportent de plus petites dues à l'accroissement irrégulier des diverses parties qui les constituent. A la coupe, lorsque le goître a eu un développement régulier, on trouve un aspect qui se rapproche sensiblement de l'état normal; dans les cas au contraire où la tumeur est bosselée à côté de lobules normaux, on trouve des lobules hypertrophiés plus pâles, séparés des précédents par une zone fibreuse, indice d'une dégénérescence secondaire commençante.

2° *Goître fibreux* (goître fibro-aréolaire, charnu, squirrheux, des Anciens. D'après Rokitansky (*Zur Anat. des Kropfes*, p. 7) le goître fibreux n'existerait jamais d'emblée; il ne serait que la transformation d'un goître folliculaire déjà existant. Celle-ci serait due à un processus irritatif, à une sorte de thyroïdite chronique développée dans une glande malade; le fait est que cette transformation fibreuse a été obtenue à la suite d'injections irritantes pratiquées dans un but thérapeutique et que, d'autre part, la forme fibreuse ne se rencontre que chez des individus portant un goître depuis longtemps. Dans quelques cas, on aurait observé que la tumeur diminuerait de volume, comme si elle était le siége d'une rétraction : il se passerait donc là ce que l'on a constaté dans la sclérose de divers autres organes glandulaires, le foie et les reins, par exemple. Il ne faudrait pas croire toutefois que l'apparition du tissu fibreux dans un goître folliculaire soit liée fatalement à la dégénérescence totale de la tumeur: il arrive fréquemment en effet que le centre est envahi par la dégénérescence fibreuse, alors qu'à la périphérie les follicules continuent à proliférer et la tumeur à s'accroître.

Rarement la totalité de la glande est envahie, ordinairement on trouve dans

un lobe ou dans les deux des *nodosités* dont la densité augmente de la périphérie
au centre; elles sont d'un blanc bleuâtre ou d'un blanc jaunâtre, et leur volume
varie entre celui d'une noisette et celui du poing; elles refoulent le tissu glandulaire voisin et finissent par atteindre la périphérie de l'organe. Du noyau de la
nodosité, comme d'un centre, partent des rayons fibreux qui vont en divergeant
et donnent à la coupe l'aspect d'un lobule hépatique ou d'une orange; parfois
ces rayons s'arrêtent à la périphérie de la nodosité, qui est alors facilement
énucléable; mais dans d'autres cas ils s'enfoncent dans le tissu glandulaire et
vont s'anastomoser avec des rayons semblables issus des nodosités voisines. Les
intervalles qui séparent ces tractus fibreux sont remplis de follicules tantôt
embryonnaires, tantôt normaux, ou qui parfois contiennent de la graisse; dans
tous les cas, à mesure que le nombre et l'épaisseur des tractus augmentent,
les follicules s'atrophient et finissent par disparaître; à la périphérie de la nodosité quelques-uns peuvent survivre, mais ils se remplissent de matière colloïde,
et ainsi se trouvent constitués de petits kystes; dans d'autres cas, les capillaires
qui rampent à la surface des follicules se rompent, de petites hémorrhagies
interstitielles se produisent et la périphérie de la nodosité présente un piqueté
rouge qui tranche sur le fond blanc *exsangue* de la tumeur.

Ce tissu fibreux provient de la multiplication des éléments conjonctifs intercellulaires; ces derniers augmentent d'abord de quantité, prennent un aspect
transparent, comme fibrineux, qui avait fait admettre à Rokitansky l'existence
d'un exsudat fibrineux; peu à peu les éléments jeunes qui le constituent se
transforment en tissu conjonctif parfait, rétractile, ce qui explique l'induration
progressive de la tumeur, enfin elle peut à la longue s'infiltrer des sels calcaires.
Au dire d'Albers (*Erlaüterungstafeln*, etc., p. 309, 313, 323, 426. Explic. des
planches, p. 22), il pourrait même s'y déposer des cellules cartilagineuses
capables de donner de la chondrine par ébullition.

3° *Goître vasculaire*. Lorsqu'on examine de près un goître folliculaire, on
observe presque toujours dans son intérieur une légère dilatation vasculaire
intéressant surtout les petits vaisseaux, et trouvant sa raison d'être dans l'hypertrophie qui atteint les autres éléments de la glande et qui nécessite un afflux
sanguin plus considérable qu'à l'état normal; cette ectasie, en un mot, fait partie
constituante des lésions qui constituent le goître folliculaire et à ce titre elle ne
doit pas être décrite à part. Aussi réserverons-nous le nom de goître vasculaire
aux tumeurs dans lesquelles la dilatation des vaisseaux l'emportera sur celle des
autres éléments, ou constituera à elle seule toute la tumeur. Le goître *vasculaire* ainsi entendu comprend deux variétés, suivant que la prédominance de la
dilatation porte sur les artères ou sur les veines; dans le premier cas, le goître
est *anévrysmatique;* il est *variqueux* dans le second.

Le goître *anévrysmatique* doit son nom à Walther (*Neue Heilart des Kropfes*,
p. 10), qui sous cette dénomination rangeait non-seulement la dilatation des
artères du corps thyroïde, mais aussi celle des veines et des capillaires. Heidenreich (*loc. cit.*, p. 87), le premier, donna à cette expression la signification qu'elle
a actuellement. Certains auteurs et avec eux Houel (Thèse citée, p. 24) ont
cherché à établir des degrés dans cette affection, suivant que le sang est contenu
dans les vaisseaux ou qu'il en est sorti: or, nous croyons que cet épanchement
de sang dans l'épaisseur de la glande, cette *apoplexie thyroïdienne*, en un mot,
est un accident fréquent, mais non obligé, de la maladie, et que par conséquent
il doit être décrit à part comme complication et non comme période du mal.

Les grosses artères sont généralement atteintes les premières; c'est dans cette forme en effet que l'on rencontre principalement ces thyroïdiennes volumineuses et tortueuses qui recouvrent de leurs troncs et de leurs anastomoses le paquet vasculo-nerveux du cou. Ordinairement la lésion ne s'étend pas plus loin, mais parfois elle gagne les artérioles et les capillaires, ainsi qu'Ecker l'a démontré le premier. Dans ce dernier cas, à mesure que les branches contournées en tire-bouchon s'enfoncent dans l'épaisseur de la tumeur, on voit la dilatation devenir de moins en moins régulière et sur les artérioles on peut trouver des anévrysmes ampullaires ou sacciformes tout à fait comparables aux anévrysmes miliaires des artères cérébrales. Parfois les rameaux anastomotiques sont eux-mêmes dilatés irrégulièrement et il se forme ainsi un véritable tissu spongieux érectile qui rappelle celui de l'anévrysme cirsoïde.

La structure (Secchi, *Arch. gén. de méd.*, 2e sér., t. II, p. 246) des parois artérielles est généralement normale, à l'inverse de ce qui a lieu pour les anévrysmes des autres régions, ce qui s'explique par le développement de l'anévrysme sur des artères saines; toutefois, à la longue, la paroi peut s'amincir ou au contraire s'épaissir; l'examen microscopique révèle presque toujours alors une altération de la tunique moyenne (Houel, p. 23). Les veines surtout, dans leur portion extra-glandulaire, sont dilatées, variqueuses, et tracent des sillons à la surface de la tumeur. En même temps que cette dilatation vasculaire, on trouve presque toujours le parenchyme de l'organe hypertrophié, et les lobules de nouvelle formation apparaissent alors comme entourés d'un lacis vasculaire et pénétrés eux-mêmes par des capillaires de nouvelle formation.

Le *goître variqueux* est beaucoup plus souvent que le précédent lié à une autre variété de goître, la forme parenchymateuse, par exemple. Toutes les veines de la glande sont dilatées, mais ce sont surtout les troncs périphériques qui atteignent un volume considérable. Il ne s'agit plus ici, à l'inverse de ce qui a lieu dans les formes ordinaires du goître anévrysmatique, de dilatation régulière, mais bien de varices ampullaires, sacciformes et en chapelet, avec amincissement de la paroi veineuse et disparition de la couche transversale de fibres lisses. Lorsque le goître variqueux vient compliquer une autre forme de goître, il peut arriver qu'il soit partiel, mais dans les cas contraires il est ordinairement général.

Le goître vasculaire, quelle que soit sa variété, débute généralement de très-bonne heure; Heidenreich et Virchow (*Ibid.*, p. 218 et 219) sont très-disposés à en faire une affection congénitale, ce qui expliquerait sa fréquence dans la forme endémique.

Les vaisseaux dilatés peuvent présenter des dégénérescences dont les deux principales sont la dégénérescence *calcaire* et la dégénérescence *amyloïde*. La première ne diffère en rien de ce qu'elle est dans d'autres tumeurs; quant à la seconde, la découverte de son existence est due à Friedreich (*Virchow's Archiv*, 1857, t. XI, p. 389, 391). Depuis la publication du mémoire de cet auteur, Beckmann (*Virchow's Archiv*, 1858, t. XIII, p. 95), Laycock (*Edinb. Med. Journ.*, 1863, p. 5) et Virchow (*Ibid.*, p. 220), en ont publié des exemples. Elle se présente en général sous forme de nodosités analogues d'aspect à celles du goître folliculaire, mais prenant sous l'influence de la teinture d'iode la teinte rouge vineuse des tissus atteints de cette dégénérescence. Au microscope, on trouve que le nombre des follicules, loin d'être augmenté, est diminué, et que par places même ils ont complétement disparu. Le centre du nodule est occupé par un lacis vasculaire très-serré à parois épaissies et violacées; cette couleur se retrouve du reste, sur les vaisseaux situés en dehors de la nodosité, indice d'une dégénérescence en voie d'évolution. Ce *goître cireux* ou *amyloïde*, comme l'appelle Beckmann, se complique souvent de goître colloïde, kystique ou fibreux.

Si le goître est très-ancien ou s'il a été l'objet d'un traumatisme, si le malade est exposé par sa profession à de fréquents efforts et souvent même sans cause appréciable, les vaisseaux dilatés se rompent et il se forme ainsi une véritable *apoplexie thyroïdienne*. Béclard et J. Cloquet ont les premiers cité des faits de ce genre ; Bach dans sa thèse en a rapporté deux observations personnelles ; Ecker a rencontré cette lésion chez une femme de quatre-vingt-cinq ans. Enfin plus récemment M. Guyon (*Arch. de phys.*, 1870, p. 167) a publié un cas d'apoplexie thyroïdienne survenu chez un homme exempt de goître à la suite d'un effort violent. Ce qui distingue cette lésion des kystes hématiques de la thyroïdienne, c'est que l'épanchement a lieu dans l'épaisseur même du parenchyme thyroïdien et non pas à l'intérieur d'une cavité préparée à le recevoir. Dans l'apoplexie thyroïdienne, en un mot, comme dans l'apoplexie pulmonaire en foyer, il y a déchirure du tissu, ce qui n'a pas lieu dans les kystes hématiques. Une fois sorti du vaisseau, le sang subit, comme dans les autres organes, les métamorphoses habituelles, pouvant en dernier terme s'entourer d'une enveloppe conjonctive, s'enkyster pour donner naissance à un kyste hématique secondaire, ou bien au contraire se résorber, laissant alors comme trace de son passage une cicatrice fibreuse. Celle-ci peut devenir le centre d'une nodosité fibreuse qui enverra des irradiations dans diverses directions et produira une rétraction fibreuse de la tumeur : c'est ainsi qu'une portion d'un goître vasculaire peut se transformer en goître fibreux.

4° *Goître colloïde* (lymphatique, gélatineux). Il est presque de règle de trouver dans les corps thyroïdes des vieillards les vésicules remplies d'une matière gélatineuse ne différant en rien de celle qui constitue le goître colloïde ; mais les glandes ainsi dégénérées ne présentent aucune tuméfaction ou, si elle existe, elle est légère et peut être négligée. Ce phénomène est dû à ce que dans le corps thyroïde dégénéré, mais non goitreux, le nombre des follicules n'est pas augmenté, tandis qu'au contraire ce qui constitue en propre le goître colloïde, c'est la multiplication des éléments glandulaires de l'organe (Virchow, p. 204. — Lancereaux, *Anat. path.*, p. 157).

Ces néo-follicules présentent d'abord les mêmes caractères que ceux du goître parenchymateux ; ce n'est que secondairement qu'on y constate la présence de la matière colloïde : ainsi se trouve rattachée la variété qui nous occupe à celle que nous avons décrite comme type de toutes les autres.

Le contenu des follicules est constitué par une matière visqueuse, jaunâtre ou grisâtre, transparente, ayant l'aspect et la consistance de la gélatine ; elle a été comparée par Laennec à une solution de colle forte, d'où le nom de *colloïde* qu'il lui a donné. D'après Virchow (p. 199), il en existerait deux sortes : l'une, correspondant à ce que Kohlrausch (*Müller's Archiv*, 1853, p. 145) a décrit sous l'épithète de *protéide*, se dissout dans une grande quantité d'eau et présente les mêmes réactions que les solutions albumineuses ; l'autre, presque complétement insoluble, résiste longtemps à l'action de l'eau froide ou chaude et se trouble à une température élevée. L'acide acétique et l'acide chlorhydrique étendus, même bouillants, ne la dissolvent pas complétement, mais la colorent en violet, l'alcool la durcit. On peut reproduire à volonté ces dérivés de l'albumine en ajoutant du chlorure de sodium à une solution sodique d'albumine ; la quantité de sels, la durée d'action de ces corps les uns sur les autres et la température du mélange, décident de la production de corps solubles ou insolubles.

Le mode de formation de la matière colloïde dans le corps thyroïde sain ou goîtreux n'est pas encore complétement élucidé. Bach la faisait naître en dehors du follicule et pénétrer par endosmose dans sa cavité. Wedl (*Grundzüge der path. Histologie*, Wien, 1854, p. 286) et Bruch (*Zeitschr. f. rat. Med.*, 1849, t. VIII, p. 106, tab. 6; fig. 6), à l'exemple des auteurs anciens, la considérait comme un produit exsudatif développé dans l'intérieur du follicule. Frerichs (*Ueber Gallert-oder Colloidgeschwülste*, Göttingen, 1847, p. 23, tab. 1, fig. 5), Ecker (*Zeitschr. f. rat. Med.*, 1847, t. VI, p. 154, tab. 2, fig. 17, 20), Rokitansky (*Zur Anat. des Kropfes*, Wien, 1849, p. 5, fig. 2), en ont fait un produit dégénéré des cellules intra-folliculaires. Virchow enfin nie cette *métamorphose colloïde* des cellules et admet que ces dernières sécrètent une matière albumineuse qui se transforme secondairement en granulations colloïdes sous l'influence des sels et des alcalins contenus dans les liquides de l'organisme. Ordinairement cette transformation s'effectue lentement, mais sous l'influence de congestions intenses de la glande elle pourrait se produire beaucoup plus rapidement.

Sur une coupe on retrouve la disposition en lobes, lobules et vésicules de tout corps thyroïde normal, apparaissant sous forme d'aréoles élégantes, et de dimensions inégales ; mais, quelle que soit la partie examinée, elle a toujours un volume plus considérable qu'à l'état sain. Si le développement de la tumeur a été lent, les vésicules ont une forme sphéroïdale régulière ; si au contraire l'affection a marché rapidement, on voit les vésicules, surtout celles de la périphérie, devenir polyédriques par pression réciproque, s'aplatir et enfin être fusiformes, à tel point que la tumeur à un examen superficiel ressemble à un cancer colloïde ou à un sarcome fasciculé (Virchow, p. 223). Si la quantité de liquide qu'elles contiennent augmente, leur paroi disparaît et les vésicules d'un lobule finissent par se fusionner pour former une seule masse gélatineuse ayant les dimensions d'une noisette.

Le tissu conjonctif interlobulaire et interlobaire s'atrophie à la longue et disparaît, en sorte que les groupes de vésicules, se trouvant en contact immédiat, se réunissent en un seul ayant pour enveloppe la trame conjonctive périphérique de la glande : ainsi se produit insensiblement la transformation du goître colloïde en goître kystique. Indépendamment de la matière colloïde on trouve alors dans la masse gélatineuse des cellules des granulations graisseuses, des dépôts calcaires, derniers vestiges des tissus disparus.

Le goître colloïde est de tous celui qui est susceptible d'atteindre les plus grandes dimensions ; c'est à cette variété qu'il faut rattacher ces *goîtres gigantesques* décrits par Gautieri et Heidenreich (*loc. cit.*). Il atteint généralement la totalité de la glande ; sa surface est lisse ou bien présente, çà et là, des bosselures énormes tenant à la prédominance de la lésion en ces points ; à mesure que son développement s'effectue on peut observer des modifications dans sa forme générale, modifications qu'il faut rattacher à l'envahissement successif des divers points de la glande.

5° *Goître kystique* (goître séreux, hydrocèle du cou, bronchocèle aqueuse, kystes séreux du corps thyroïde). Connus depuis longtemps sous diverses dénominations, les kystes du corps thyroïde ont été de la part de Maunoir (de Genève) (1815) l'objet de la première étude approfondie ; plus récemment Laugier dans le *Dictionnaire en 30 volumes*, Fleury et Marchesseaux dans les *Archives de médecine* (1839), ainsi que Bonnet et Desgranges, en ont donné de bonnes descriptions. Velpeau, dans son mémoire sur *Les cavités closes naturelles ou accidentelles* (*Annales de chirurgie française et étrangère*, 1843), indique le corps thyroïde comme l'un des trois points d'origine possible des cavités closes du cou. Avant lui, la plupart des auteurs avaient confondu les kystes séreux du cou avec ceux de la glande thyroïde. Voillemier (Thèse d'agrégation. Paris, 1851 [*Kystes séreux du cou*]) lui-même dans sa thèse d'agrégation a commis cette erreur due à ce que certains kystes du corps thyroïde deviennent de plus en plus superficiels en se développant et finissent par se porter en dehors, repoussant le reste de la glande du côté opposé à celui où ils siégent. Il arrive ainsi un moment où il est difficile au premier abord de dire quel est le point de départ de la tumeur ; mais en y regardant de plus près on constate que, tandis que les organes voisins, vaisseaux, nerfs, glanglions, n'ont que des rapports de *contiguïté* avec elle ou ne lui adhèrent que par un tissu cellulaire lâche, il existe toujours du côté opposé un point qui est en *continuité* avec le corps thyroïde auquel elle adhère intimement. Beck (*Ueber den Kropf*, Freib., 1, 1853) signala le premier cette cause d'erreur et indiqua nettement le moyen de l'éviter, ce qui n'empêcha pas Voillemier de taxer d'hypothèse l'observation judicieuse du chirurgien suisse.

Nous avons vu plus haut par quel *processus* le goître kystique dérive du goître colloïde ; mais, s'il en est ainsi dans la majorité des cas, il peut arriver au dire de Virchow (p. 226) que « la transformation en goître kystique se fasse sans qu'il se forme aucunement de matière gélatineuse provenant d'un goître mère folliculaire. Alors les follicules se distendent uniquement par l'accumulation d'une grande quantité de liquide albumineux, au milieu duquel les cellules subissent toutes les métamorphoses, surtout la métamorphose graisseuse, et disparaissent ainsi. La transformation de cette forme en kyste se fait de telle manière que les follicules isolés deviennent de plus en plus grands, les cloisons s'atrophient, les follicules deviennent confluents et finissent par former de grandes cavités au milieu de tumeurs hyperplasiques. » Beck et Ecker (*Archiv f. physiol. Heilk.*, 1849, 8ᵉ année. *Klinische Beiträge zur Histologie u. Therapie der Pseudoplasmen*. Freib., 1857) ont admis en outre que le sang épanché dans l'intérieur d'un goître parenchymateux ou vasculaire pouvait s'enkyster et donner naissance à une variété de goître kystique ; au dire de Houel (thèse citée, p. 72), même un grand nombre de kystes du corps thyroïde ne reconnaîtraient pas d'autre cause. Enfin Lücke (*Handb. d. allg. u. spec. Chirurgie*, vol. II, 1ʳᵉ part., 2ᵉ fasc., p. 120) considère les kystes comme dus au ramollissement d'une tumeur quelconque du corps thyroïde et à la rigueur comme produits par un dépôt de liquide dans l'intérieur d'un corps thyroïde dont l'enveloppe serait considérablement hypertrophiée.

La transformation du goître colloïde en goître kystique étant généralement admise comme le mode de formation le plus fréquent de ce genre de tumeurs, il nous faut maintenant examiner les métamorphoses subies par la matière gélatineuse pour se transformer en liquide et étudier les caractères de ce dernier.

Lorsque par suite de l'accolement des vésicules et des lobules la masse gélatineuse a acquis le volume d'une noisette ou d'une noix, elle commence à se ramollir par ses bords ; ce ramollissement gagne peu à peu le centre de la masse, les cellules de la paroi subissent la dégénérescence graisseuse, tombent sous forme de corps granulés dans la cavité du kyste ; enfin le *liquide* augmente dans la suite par le fait d'une sécrétion dont la paroi du kyste est le siége.

Lorsqu'il est exempt de toute altération, le contenu du kyste se présente sous l'aspect d'un liquide incolore ou légèrement teinté en jaune, clair, onctueux et filant. Hoppe-Seyler (*Ueber die Extravasate der Kropfcysten*, in *Virchow's Archiv*, XXVII, p. 392, 394; 1863), qui l'a étudié au point de vue chimique, a trouvé que le liquide des petits kystes contenait peu d'albumine, mais beaucoup de mucine, tandis que celui des grands kystes était riche surtout en *paralbumine*; sa concentration serait d'après lui plus grande que celle du sérum du sang, de sorte que les globules sanguins s'y rétracteraient.

Les corps granulés provenant de la transformation graisseuse des cellules de la paroi donnent naissance à la longue à des cristaux de cholestérine découverts pour la première fois par H. Nasse (*Müller's Archiv*, 1840, p. 267). Ces paillettes qui se présentent sous l'aspect de plaques de corne (Valentin, in *Repertorium für Anat. u. Physiol.*, 1837, t. II, p. 266, tab. 1, fig. 18) peuvent être tellement abondantes qu'elles remplissent toute la cavité du kyste, et en transforment le contenu en bouillie, ce qui les a fait décrire sous le nom d'*athéromes* (de Haen, *Rationis med.*, 7ᵉ part. Vienne, 1762, p. 131). La *paroi* du kyste est tantôt lisse, tantôt pourvue de trabécules de cloisons incomplètes qui rappellent la disposition des parois ventriculaires du cœur ou celle des kystes multiloculaires de l'ovaire; ces cloisons incomplètes qui font saillie dans l'intérieur du kyste sont constituées par du tissu glandulaire qui a résisté à la dégénérescence ou qui présente un état maladif moins avancé que dans les points environnants: aussi peuvent-elles renfermer elles-mêmes de petites cavités closes qui font ressembler la tumeur à un kyste hydatique. Rokitansky (*Anat. des Kropfes*, p. 6) a regardé cette disposition comme le résultat d'un bourgeonnement, d'une prolifération glandulaire dans l'intérieur de la cavité.

D'abord mince, transparente, l'enveloppe du kyste s'épaissit à la longue, devient membraniforme, et acquiert souvent une consistance lardacée. Elle est formée de tissu cellulo-fibreux lâche près de la face externe, condensé au voisinage de la face interne; mais il est impossible soit par la dissection, soit au microscope, d'y distinguer deux couches comme certains auteurs l'ont prétendu. Houel (p. 75) admet que, lorsque le kyste n'est pas trop volumineux et qu'il n'a pas été altéré par l'inflammation, la surface interne de la poche est tapissée par une couche épithéliale, mais les auteurs qui se sont occupés le plus récemment de la question se taisent à ce sujet, ce qui rend l'existence de cette couche épithéliale au moins problématique. La paroi kystique contient dans son épaisseur de nombreux vaisseaux variqueux et fragiles qui font saillie dans la cavité par une de leurs faces et qui jouent un rôle considérable dans les changements dont le contenu du kyste est le siége. Il est presque de règle, en effet, lorsqu'on ouvre un kyste volumineux, d'y trouver un liquide jaunâtre, brunâtre, brun café, parfois noirâtre; ces diverses teintes sont dues à des exsudations sanguines qui se font dans l'intérieur du kyste, soit spontanément, soit à la suite de traumatisme. Hoppe-Seyler a étudié les modifications subies par le sang ainsi épanché et a pu les reproduire artificiellement en versant du sang dans une solution saline saturée. Sous l'influence du liquide albumineux concentré du kyste, les globules se rétractent, une partie de l'hémoglobine reste fixée au globule, tandis que l'autre partie s'en sépare et tombe dans le liquide. L'hématine de cette dernière se dissout et colore le contenu du kyste, tandis que le reste se transforme à la longue en cholépyrrhine. Dans un cas étudié par Hoppe-Seyler cette dernière modification mit plus de trois mois à s'effectuer sur le vivant et ne put être reproduite artificiellement. Ces *kystes sanguins* renferment rarement du sang pur ou en caillots, ce qui est dû à la lenteur de l'extravasation. Toutefois, sous l'influence d'un traumatisme, d'un effort, la rupture peut porter sur un grand nombre de vaisseaux et amener l'épanchement d'une quantité énorme de sang. Nélaton en a rapporté un bel exemple dans son *Traité de pathologie* (t. V, p. 565) ; M. Pasturaud (*Bull. de la Soc. anat.*, 1873) a présenté en 1873 à la Société anatomique un fait de ce genre : il s'agissait d'un kyste sanguin dans lequel, en l'ouvrant, on trouva des caillots volumineux, irréguliers et fibreux à leur centre. Plus récemment M. Giraudeau (communication orale) nous a dit avoir observé une vieille femme atteinte de démence sénile et porteur depuis de longues années d'un goître kystique volumineux qui ne la gênait nullement. Sous l'influence de cris violents, la tumeur augmenta brusquement de volume, un accès de suffocation survint et la malade mourut au bout de quelques heures après avoir présenté tous les signes d'une compression intense de la trachée. A l'autopsie on trouva le corps thyroïde transformé en deux poches distinctes occupant chacune l'un des lobes de l'organe. Le kyste de droite était rempli par un liquide filant, de couleur brunâtre ; celui de gauche beaucoup plus volumineux atteignait les dimensions des deux poings ; il était rempli de caillots noirâtres, mous, évidemment d'origine récente et baignant au milieu d'un liquide filant, noirâtre, qui devait présenter avant la production de l'hémorrhagie les mêmes caractères que celui du kyste de droite. La paroi de ce dernier était épaisse, colorée en rouge vif par imbibition, et présentait par places de véritables ecchymoses correspondant au siége des vaisseaux qui, en se rompant, avaient donné naissance à l'hémorrhagie.

Ces *hématocèles du cou* présentent, on le voit, avec les hématocèles vaginales, de grandes similitudes de développement ; dans les deux cas, en effet, il existe au début une cavité close remplie d'un liquide séreux et dont la paroi se vascularise peu à peu ; ces vaisseaux de nouvelle formation, variqueux et fragiles, baignent dans le liquide par une de leurs faces et ne demandent qu'à se rompre, modifiant ainsi la nature de la tumeur que l'on a sous les yeux.

Cette transformation des kystes séreux de la thyroïde en hématocèle peut aussi être le résultat d'une intervention chirurgicale, d'après un mécanisme qui a été nettement exposé par Nélaton (*Élém. de path. chirurg.*, t. III, p. 574). Lorsqu'on vide un kyste du corps thyroïde par la ponction, il arrive en effet parfois que le liquide, d'abord clair, se colore peu à peu en rouge et finit par être constitué par du sang pur ; plus rarement cet écoulement de sang se fait dès que le liquide commence à couler. Ce phénomène est dû à ce qu'au moment de la ponction, le kyste étant tendu, le liquide exerce sur la paroi une pression supérieure à celle du sang contenu dans les vaisseaux ; mais, lorsque l'écoulement d'une certaine quantité de liquide a fait baisser cette pression, les vaisseaux dilatés et variqueux ne peuvent plus supporter l'effort du sang qu'ils contiennent, ils se rompent et une véritable hémorrhagie intra-kystique se produit. Il suffit parfois d'une soustraction minime de liquide pour donner lieu à cette rupture : de là des différences notables dans le moment d'apparition du sang à travers la canule.

6° *Goître osseux* (calcaire, cartilagineux). Il arrive fréquemment, lorsqu'on examine un goître à une époque éloignée de son début, de trouver dans son intérieur des masses ayant l'aspect grossier du tissu cartilagineux ou osseux. Constituées d'abord par du tissu fibreux, dense, elles deviennent homogènes.

difficiles à couper, puis s'infiltrent de sels calcaires qui augmentent peu à peu de nombre et finissent par transformer la masse en un bloc friable, criant sous le scalpel, ou, au contraire, ne pouvant être attaqué qu'avec la scie. De semblables productions prennent naissance dans la paroi des kystes ou dans l'épaisseur des goîtres fibreux. Lorsqu'elles siégent dans le premier point, elles forment à la cavité close une coque inextensible qui s'oppose à son développement ultérieur; on trouve parfois, dans ces cas, que l'infiltration calcaire n'a atteint que la moitié externe de la paroi, de sorte que la moitié interne fibreuse contraste avec la précédente, et a pu être considérée comme une couche distincte. Lorsqu'au contraire le dépôt calcaire se fait dans l'épaisseur d'un goître fibreux, il se présente sous la forme d'un noyau dur qui émet en divers sens des prolongements sous forme d'aiguilles. Valentin (*Repertorium für Anat. u. Physiol.* Berlin, 1836, t. I, p. 523), le premier, fit remarquer qu'il ne s'agissait pas de tissu cartilagineux et osseux véritables, mais bien de dépôts ostéoïdes. Des recherches ultérieures ont en effet montré qu'il n'existait jamais dans l'intérieur de ces masses ni chondroplastes, ni ostéoplastes, ni canaux de Havers, et qu'elles devaient être placées à côté des productions calcaires de la plèvre, de l'utérus, des artères, etc. Cependant Bach, décrivant les dégénérescences que peuvent subir les goîtres, signale les transformations cartilagineuses et osseuses, mais sans donner aucune preuve à l'appui de son hypothèse. Plus récemment, Parsons (*Med. Times and Gaz.*, 27 décembre 1862) aurait extrait du lobe droit de la thyroïde d'une jeune fille une tumeur formée de tissu osseux parfait; cette affirmation, sans examen histologique à l'appui, est insuffisante pour entraîner la conviction; nous en dirons autant de deux observations d'enchondrome et de chondrome kystique du corps thyroïde publiées tout récemment par M. Lebovicz dans la *Gazette hebdomadaire*, 18 novembre 1881.

Au microscope, ce tissu ostéoïde apparaît comme une crétification hyaline, très-dense, uniforme, à figures peu arrondies et dentelées, de formes très-irrégulières et de cohésion à peine accentuée entre elles (Virchow, p. 254). Il est constitué par des carbonates et des phosphates de chaux, dont les proportions diffèrent suivant les cas, ce qui explique la couleur blanchâtre ou jaunâtre, brunâtre même, qu'il présente, ainsi que son degré variable de dureté.

Ces dépôts calcaires peuvent aussi se rencontrer dans l'intérieur des kystes par suite de la transformation des globules sanguins qui s'y rencontrent fréquemment. Tantôt ils apparaissent sous forme d'une bouillie crayeuse remplissant toute la cavité, comme dans le cas de Michaux de Louvain, tantôt sous celle de calculs plus ou moins volumineux, ainsi que Daake (*Oxalsaurer Kalk in der Schilddrüse* [*H. u. Pf's Zeitschr. f. rat. Med.*, 1864, 3e série, t. XXIII, p. 525]) en a rapporté un exemple. Dans ce dernier cas, il existait dans les follicules d'un goître colloïde de nombreux cristaux d'oxalate de chaux et en un point, indépendamment de plusieurs petites concrétions, un calcul résistant de la grosseur d'une noisette, formé de couches alternantes de phosphate et de carbonate de chaux.

M. Gosselin (*Clin. chir. de la Charité*, t. II, p. 611, 1873) a extrait de la cavité d'un kyste thyroïdien suppuré sept ou huit calculs ayant la grosseur d'un pois; la paroi du kyste était infiltrée de plaques calcaires ayant la même composition que celles qui étaient libres. Il est probable que, dans ces cas, les calculs se seront détachés peu à peu de la paroi et que, devenus libres, ils seront tombés dans le liquide du kyste ; ce mode de formation des calculs intra-kystiques doit être assez fréquent ; il suffit de le signaler.

On peut enfin trouver, dans le goître amyloïde, des vaisseaux envahis par une dégénérescence calcaire, ce qui les fait ressembler à des artères athéromateuses. Cette dégénérescence gagne jusqu'aux plus petits vaisseaux que l'on voit alors parfaitement s'enfoncer dans l'épaisseur de la tumeur sous forme d'arborisations fines. Par la suite, la crétification s'étend des vaisseaux aux autres éléments de la tumeur.

Nous avons étudié séparément les diverses variétés anatomiques que peut présenter le goître, nous avons montré comment elles s'enchaînent et quelles phases elles traversent avant d'atteindre les dégénérescences kystique et crétacée qui peuvent être considérées comme les derniers termes du mal ; mais, en procédant ainsi, nous n'avions en vue que la facilité et la clarté de l'exposition : les goîtres, en effet, n'arrivent pas tous à ces degrés ultimes de dégénérescence, et il est très-fréquent de trouver des goîtres parenchymateux ou fibreux datant de longtemps, et dans lesquels tout processus dégénérateur est éteint. Les cas types que nous avons décrits isolément sont l'exception, et il est, pour ainsi dire, de règle de trouver dans le même goître tantôt un lobule parenchymateux hypertrophié, tantôt un noyau fibreux, plus loin une masse colloïde ou un kyste ; tel goître présentera réunies deux variétés quelconques, tel autre en présentera trois, quatre, ou bien les réunira toutes ; mais presque toujours l'une d'elles prédominera, ce qui permettra, en clinique, de négliger les autres.

Une exception doit être faite cependant à la loi de Virchow en faveur du goître congénital qui, bien que de date récente, offre rarement les caractères du goître vésiculaire simple ; le plus souvent il est colloïde ou kystique ; souvent aussi il est vasculaire ; enfin la présence du tissu cartilagineux y aurait été constatée plus fréquemment que chez l'adulte.

État des organes voisins. Toutes les variétés de goître peuvent agir sur les organes voisins de deux façons différentes, en les refoulant et en les comprimant. Les désordres ainsi produits varient avec la nature des organes atteints ; mais l'étude de ces lésions, à laquelle se rattache celle si intéressante du goître constricteur, est trop intimement liée à la description des complications pour que nous puissions l'en séparer. Disons toutefois qu'indépendamment de ces lésions mécaniques l'un des organes le plus souvent intéressé, la trachée, peut présenter des altérations de structure, consistant en un ramollissement de sa paroi et surtout de ses anneaux cartilagineux, ce qui, ainsi que Rose (de Zurich) l'a démontré, l'empêche quelquefois de reprendre sa forme primitive, alors même que la tumeur thyroïdienne a été enlevée. Dans quelques cas enfin, la trachée a été perforée, et des fragments de kystes ont pu être rejetés par expectoration (Gooch, cité par Thelliez, Thèse de Paris, *Compression des organes du cou par les tum. de la gl. thyroïde*, 1862).

II. Symptômes. Parmi les symptômes du goître, les uns sont *communs* à toutes les variétés, les autres appartiennent en *propre* à quelques-unes d'entre elles ; nous les décrirons successivement.

A. Symptômes communs. *L'augmentation de volume* du cou est généralement le phénomène qui attire le premier l'attention. Elle débute le plus souvent par la partie inférieure de la région sous-hyoïdienne, et part de là pour envahir toute la moitié inférieure du cou ; elle consiste d'abord en une saillie médiane qui a la forme d'un croissant à concavité supérieure. A mesure qu'elle se développe, les deux cornes du croissant s'émoussent et finissent par acquérir un volume supérieur à celui de la partie médiane, de sorte que la déformation du cou porte surtout sur les côtés du cou dans les points correspondants aux lobes du corps thyroïde; elle peut être symétrique, phénomène dû à l'envahissement de la glande par un processus égal en tous les points; mais fréquemment elle prédomine ou existe d'un seul côté et reproduit alors assez bien l'aspect que prendrait le cou, si un fragment de sphère ou d'ovoïde avait été glissé sous les téguments. Dans les cas ordinaires, les limites que nous avons assignées au goître ne sont pas dépassées; parfois cependant le goître remonte dans la région sous-maxillaire et atteint même le niveau des apophyses mastoïdes. Dans quelques cas rares il peut remonter jusqu'à la nuque (Bach); dans ce cas, la tête paraît comme enchassée entre les deux lobes du corps thyroïde hypertrophié. Plus souvent, la tumeur, entraînée par son poids, tend à se propager vers le bas, soit qu'elle s'engage derrière le sternum, soit qu'elle le déborde en avant. Nous avons déjà dit qu'on a vu des goîtres énormes recouvrir la partie antérieure de la poitrine, de l'abdomen, et descendre même jusqu'au niveau des membres inférieurs; dans plusieurs cas, la tumeur pouvait être soulevée et rejetée sur l'une des épaules.

Près de la ligne médiane, la tumeur est séparée de la peau par les couches très-minces des muscles sous-hyoïdiens et peut être facilement explorée; mais sur les côtés les muscles sterno-cléido-mastoïdiens soulevés s'étalent à sa surface, et en se contractant peuvent masquer plusieurs de ses caractères : il faut donc toujours mettre ces muscles dans le relâchement avant de procéder à l'examen du goître. Ces précautions prises, on reconnaît que la surface de la tumeur est lisse, arrondie, ou bien présente de petits mamelons séparés par des sillons à peine perceptibles à la palpation; parfois, au contraire, elle est bosselée, irrégulière, inégale; les bosselures peuvent atteindre un volume considérable, et le corps thyroïde semble alors présenter trois ou quatre lobes.

La *consistance* du goître est l'un des symptômes les plus variables et les plus trompeurs; elle change avec chaque variété, et dans un même goître diffère suivant le point que l'on examine; elle change encore, suivant l'âge de la maladie, sa marche et les complications dont elle a été le siége antérieurement. Il est donc impossible d'établir à cet égard une règle générale.

Un symptôme auquel on a attaché une importance beaucoup plus grande est la *mobilité* de la tumeur qui peut être reconnue en la saisissant entre les doigts et en lui faisant exécuter des mouvements de latéralité sur les parties profondes. A mesure que la tumeur se développe, elle est bridée par les muscles sous-jacents, contracte des adhérences avec les parties profondes, et il devient beaucoup plus difficile de provoquer des mouvements. Plus importante au point de vue du diagnostic est la mobilité que l'on observe, lorsqu'on fait exécuter au malade des mouvements de déglutition; par suite des liens anatomiques qui unissent le corps thyroïde à l'arbre aérien, la tumeur suit ce dernier dans tous ses mouvements, quel que soit le volume de la tumeur. Il ne faudrait pas cependant faire de ce signe un caractère pathognomonique des tumeurs du corps thyroïde, comme quelques auteurs l'ont prétendu, car certains goîtres, s'enfonçant derrière le sternum, ne présentent plus cette mobilité physiologique. C'est ce qui existait, au dire de Houel (p. 44), chez un malade atteint de goître vasculaire observé par Nélaton; dans ce cas particulier, la glande avait contracté des adhérences avec la crosse aortique, et l'auscultation pratiquée au niveau de la fourchette du sternum permettait d'entendre nettement, par propagation, les bruits de souffle d'une double lésion aortique concomitante. Ce phénomène, joint à l'immobilité de la tumeur, rendit longtemps le diagnostic incertain. Inversement, les tumeurs ganglionnaires du cou contractent parfois des adhérences avec la trachée et se déplacent alors en même temps qu'elle. Enfin, certains goîtres accessoires, à pédicule long et grêle, sont situés à une distance trop considérable de la trachée pour pouvoir être influencés par ses mouvements; c'est ce qui s'était passé dans un fait de ce genre, présenté par M. Rendu à la Société anatomique, août 1871, et dans un autre, signalé par Bryant (cité par Berger, p. 213).

La *peau* qui recouvre le goître est lisse et pâle; elle laisse voir souvent par transparence des veines superficielles dilatées et sinueuses, apparaissant sous forme de cordons bleuâtres et d'autant plus apparentes que la tumeur est plus volumineuse. Ce phénomène, d'ordre tout mécanique, ne présente rien de particulier au goître, il est dû à la gêne de la circulation profonde, et se retrouve dans les tumeurs des autres régions, quelle qu'en soit la nature.

En dehors de toute complication, le goître jouit d'une *indolence* absolue, sauf chez certaines femmes qui aux approches de leurs règles et pendant le cours de la grossesse éprouvent à son niveau une sensibilité passagère liée à une tuméfaction notable. Lorsque le volume du goître devient trop considérable, il gêne par son poids, inconvénient qu'on peut faire cesser en soutenant la tumeur. Enfin l'intégrité de toutes les fonctions de l'économie, et l'absence de retentissement sur la santé générale, suffiraient à elles seules pour différencier dans certains cas le goître sporadique du goître endémique, et en feraient une infirmité plutôt qu'une maladie réelle, s'il n'était parfois le siége de complications graves qui sont communes aux deux formes.

B. Caractères propres a chaque variété. Le *goître parenchymateux* est de tous celui dont la consistance au début se rapproche le plus de la consistance normale du corps thyroïde; mais, à mesure que l'on s'éloigne de son moment d'apparition, il présente souvent, par places, une fausse fluctuation due à la dégénérescence colloïde de ses éléments, tandis que d'autres points deviennent au contraire plus résistants et donnent au toucher la sensation du tissu fibreux. De lisse qu'elle était, sa surface présente alors des saillies, des nodosités, conséquence des dégénérescences secondaires dont il est le siége. Cette forme, qui est la plus fréquente, est aussi celle dans laquelle la totalité de la glande est envahie le plus souvent; c'est elle qui constitue ce qu'on a appelé le *gros cou*, la *grosse gorge*, le *cou de biche*. Lorsqu'elle n'est le siége d'aucune transformation, son volume peut être assez considérable; mais il n'atteint jamais les dimensions énormes que l'on observe dans le goître colloïde et ne donne que rarement lieu à des accidents de compression.

Le *goître fibreux* présente au début, suivant Weichmann, une consistance spongieuse; il cède sous le doigt et donne une sensation qui rappelle jusqu'à un certain point celle de l'emphysème sous-cutané. Si cette sensation s'observe réellement, elle disparaît vite; la caractéristique de cette variété est une dureté augmentant graduellement jusqu'à atteindre la consistance du bois ou de la pierre, surtout lorsqu'il s'infiltre dans son intérieur des sels calcaires. De toutes les variétés, ce sont les tumeurs dures qui présentent le volume le moins considérable, caractère qui doit être opposé dès maintenant à la gravité toute particulière qu'elles possèdent comme agent de compression sur les organes du cou.

Le *goître colloïde* se fait remarquer au contraire par son volume souvent énorme (c'est lui qui constitue ces *goîtres gigantesques* dont nous avons parlé plus haut), par les bosselures qu'il présente et par sa mollesse tellement prononcée chez certains malades, que toute la masse est tremblotante au toucher et *semble* être fluctuante.

Dans le *goître vasculaire*, au dire du baron Larrey, la tuméfaction débuterait par la partie supérieure du corps thyroïde pour se propager de là aux points sous-jacents. Houel (p. 43) dit en outre que, d'aplatie au début, la tumeur devient de plus en plus arrondie, qu'elle est rénitente et quelquefois même douloureuse. La majorité des auteurs s'accorde à reconnaître qu'elle est molle et parfois même faussement fluctuante. Lorsqu'on la comprime, elle s'affaisse dans le point correspondant à la pression pour reprendre sa forme dès qu'on cesse de la comprimer. Dans un cas rapporté par Libermann (*Gazette des hôpitaux*, 1856, 27 décembre), l'affaissement produit par la pression s'accompagnait d'une augmentation de volume dans un lobe voisin ; ici ce phénomène devait être rattaché, non pas à la dilatation des vaisseaux, mais bien à la coexistence de kystes en communication les uns avec les autres. La main appliquée à sa surface perçoit des battements qui incommodent le malade et qui s'accompagnent de mouvements d'expansion correspondant à la diastole artérielle. Ces mouvements d'expansion, qui existent en même temps que les battements, doivent être recherchés avec soin, car dans les autres variétés de goître on observe un soulèvement de la tumeur dû aux pulsations carotidiennes, et qui au premier abord peuvent faire supposer un goître vasculaire. Pour distinguer si ces battements se passent dans la tumeur ou en dehors d'elle, il est utile de faire fléchir la tête en avant et de l'incliner du côté malade ; dans cette position la tumeur s'écarte de la carotide et son soulèvement par les battements de cette dernière devient impossible. Boyer (p. 73, t. VII), Voillemier (thèse pour le professorat), recommandent en outre de circonscrire la tumeur avec les doigts, et de l'attirer en avant afin de la soustraire au contact des artères du cou. L'auscultation y fait reconnaître l'existence d'un bruit de souffle intermittent unique ou double qui était analogue dans un cas de Nélaton au bruit de souffle utérin. Walther aurait constaté en outre, dans la région correspondante à la tumeur, une élévation de température appréciable à la main. Tous ces phénomènes semblent appartenir plutôt à la *forme anévrysmale* qu'à la *forme variqueuse*, sans que l'on puisse rien préciser à cet égard, le nombre d'autopsies des goîtres vasculaires étant encore trop peu considérable. M. Nivet (p. 182) dit cependant qu'à la forme variqueuse doivent être rattachées les cas dans lesquels la tumeur, peu volumineuse à l'état normal, se gonfle aussitôt que le malade fait un effort, pour reprendre ses dimensions normales, dès que le repos se produit. Il ajoute même que, lorsque la dilatation atteint les petites veines seules, la tumeur augmente plus lentement, que son soulèvement est moins marqué, et que le goître ne reprend son volume primitif qu'au bout de quelques instants. Malheureusement M. Nivet ne cite aucun fait à l'appui de son opinion.

La plupart des auteurs s'accordent à reconnaître que le *goître kystique* est ordinairement unilatéral, et que son développement se fait assez vite. D'abord arrondi, globuleux, il devient en grossissant ovoïde, piriforme, allongé de haut en bas, se développant, en un mot, dans le sens où il trouve le moins de résistance ; presque toujours alors le larynx et la trachée sont repoussés du côté opposé, et cela sans que la respiration soit gênée, au début du moins. Le goître

kystique dépasse rarement le volume du poing; cependant Delpech cite le cas
d'un malade qui portait un kyste gros comme la tête et contenant deux kilogrammes de liquide.

Les kystes petits sont durs, rénitents, mais, à mesure qu'ils grossissent, ils
deviennent élastiques et souvent même fluctuants. Dans certains cas cette fluctuation est des plus manifestes, mais dans d'autres il est extrêmement difficile
d'être affirmatif à cet égard; de nombreuses causes d'erreur peuvent se glisser
dans l'examen : nous signalerons en premier lieu l'impossibilité de refouler la
tumeur sur un plan résistant profond, sans comprimer la trachée et amener une
gêne respiratoire des plus pénibles pour le malade; puis la tension trop grande
du liquide à l'intérieur du kyste, et surtout l'épaississement de sa paroi ou l'infiltration de sels calcaires. Chez certains malades, la paroi du kyste a une épaisseur inégale dans ses divers points, et on parvient, lorsque le kyste est volumineux, à trouver des points fluctuants à côté de points rénitents. Cette fluctuation
a encore été notée dans les cas de kystes multiloculaires, lorsque les loges communiquent entre elles, et que le liquide a dans chacune d'elles une tension
modérée.

On peut alors la constater en appliquant les doigts sur des bosselures très-
éloignées les unes des autres, comme cela avait lieu dans le cas de Libermann,
cité plus haut. On ne peut guère compter trouver de transparence dans les
tumeurs de ce genre, car, ainsi que nous l'avons vu à propos de l'anatomie
pathologique, le liquide qu'elles contiennent est le plus souvent coloré en brun
plus ou moins foncé et, alors même qu'il est clair, l'épaisseur de la poche est
trop grande pour se laisser traverser par les rayons lumineux. Ajoutons que le
volume du kyste est rarement assez considérable pour permettre l'exploration dans
des conditions convenables. Dans quelques observations cependant on signale la
transparence au nombre des symptômes différentiels qui ont permis d'établir le
diagnostic de goître kystique : ce phénomène devra donc être toujours recherché,
mais sans attacher toutefois à son absence une importance trop grande.

III. Marche et terminaisons. Le début du goître sporadique est des plus
obscurs en général; l'accroissement de volume qui en est le premier symptôme se
faisant lentement et sans douleur, le malade ne peut préciser l'époque d'apparition
de la tumeur. Une fois constitué, il croît insensiblement ou, au contraire, par
poussées qui, chez les femmes, correspondent aux époques des règles et de la
grossesse. Certaines variétés, surtout le goître colloïde, sont susceptibles d'un
développement presque indéfini; d'autres au contraire, comme le goître fibreux,
ont de la tendance à rester stationnaires, après avoir acquis un certain développement. On observe du reste à cet égard les plus grandes différences, non-seulement suivant la variété, mais dans chaque variété suivant les individus qui en
sont atteints. Au dire de Nélaton (p. 365, t. V), le goître vasculaire est celui
dont le développement est le plus rapide; le goître kystique est également susceptible de s'accroître rapidement; dans cette dernière variété on observe des
poussées qui, d'un moment à l'autre, peuvent augmenter considérablement le
volume du kyste : ce phénomène doit être rattaché dans ces cas à l'épanchement
de sang dans l'intérieur du kyste, sous l'influence d'efforts, de cris, parfois
même spontanément, ou au moins sans cause appréciable. Certains goîtres restent stationnaires toute la vie et n'incommodent nullement le malade. D'autres
enfin, après avoir présenté un accroissement de volume pendant plusieurs an-

nées, se mettent à décroître par le fait de dégénérescences secondaires dont il sont le siége. C'est à des faits de ce genre sans doute qu'il faut rattacher les goîtres décrits par Savoyen sous les noms d'*hyperémique* et d'*anémique*.

Tous les auteurs ont signalé la résolution comme l'un des modes de terminaison possibles de cette affection ; les éléments de nouvelle formation subiraient alors la dégénérescence graisseuse, se résorberaient, et le corps thyroïde reprendrait son volume normal. Ces faits sont fort exceptionnels et le petit nombre de ceux qui ont été signalés se rapportent à des goîtres parenchymateux de petites dimensions.

IV. **Complications.** Toutes les variétés de goître que nous venons d'étudier peuvent donner lieu à des accidents ; les uns prennent leur point de départ dans la glande elle-même, telles sont les hémorrhagies et les inflammations ; les autres sont des phénomènes de voisinage dus à la compression des organes du cou (vaisseaux, nerfs, tube digestif, arbre aérien).

A. Hémorrhagies. Les détails dans lesquels nous sommes entré à ce sujet à l'occasion de l'anatomo-pathologie du goître nous permettent d'être bref au sujet des hémorrhagies. Rappelons toutefois que l'hémorrhagie peut se produire dans l'épaisseur même du parenchyme glandulaire qui se déchire sous l'effort duliquide : c'est l'apoplexie thyroïdienne proprement dite ; elle peut avoir lieu aussi dans l'intérieur d'un kyste où le sang trouve une cavité prête à le recevoir : c'est l'hématocèle du cou de Michaux (de Louvain) ; si l'hémorrhagie se fait brusquement, elle s'annonce par une douleur vive, ayant son maximum en un point limité du goître et s'exaspérant par la pression ; en même temps la tumeur augmente de volume et devient rénitente. L'épanchement est-il peu abondant, les symptômes que nous venons d'énumérer s'observent seuls et bientôt le goître reprend son volume habituel ; mais, si une grande quantité de sang a fait irruption hors du vaisseau, il peut s'y joindre des troubles respiratoires dus à la compression de la trachée. Cette complication est fort grave ; la mort immédiate peut en être la conséquence, ainsi que nous en avons rapporté plus haut des exemples. Chez d'autres malades, les troubles respiratoires se montrent beaucoup plus tard, lorsque, le foyer sanguin étant en partie résorbé, la zone fibreuse qui s'est développée à son pourtour a subi la rétraction inodulaire. Dans un cas observé par le docteur Lexur de Rauwolz (*Gaz. des hôpit.*, 1874, 7 novembre) une de ces hémorrhagies subites fut accompagnée de *glossite* tellement intense que le malade faillit mourir asphyxié et les accidents ne cessèrent que lorsqu'il eut été pratiqué une abondante saignée locale, en réséquant de chaque côté de la langue un lambeau de muqueuse.

B. Inflammation. L'inflammation des goîtres est un accident relativement fréquent qui peut survenir à la suite d'une plaie, d'une contusion, d'un refroidissement ; elle se produit aussi dans le cours d'une maladie fébrile générale, la puerpéralité (Laure, Soc. méd. de Lyon, janv. 1873), par exemple, ou la fièvre typhoïde, ainsi que M. Veil en a présenté un cas à la Société clinique (1880).

La cause directe de l'inflammation du goître ne peut pas toujours être reconnue. Elle s'annonce par une tuméfaction très-rapide de la tumeur qui est en même temps douloureuse la pression et devient le siége de douleurs lancinantes fort pénibles. La température locale s'élève ; mais ce n'est qu'au bout de quelques jours que la peau rougit ; parfois même elle reste pâle pendant toute la durée de l'inflammation. L'un de ses principaux dangers est de provoquer ou d'exagérer les phénomènes de compression sur la trachée-artère et d'amener des accidents asphyxiques redoutables qui nécessitent une intervention rapide. Souvent au bout de quelques jours les phénomènes inflammatoires s'amendent, la tuméfaction disparaît et les troubles respiratoires, s'ils existaient, cessent de se produire. Cette inflammation peut devenir dès lors le point de départ d'une rétraction du goître, qui amènera sa diminution ou sa disparition. Dans d'autres cas, l'inflammation aboutit à la *suppuration :* cette terminaison est beaucoup plus fréquente dans les cas de goîtres kystiques que dans ceux de goîtres parenchymateux; en revanche, elle est accompagnée dans ces derniers de phénomènes généraux beaucoup plus graves. Lorsque la suppuration envahit un goître parenchymateux, le pus peut être infiltré dans toute l'épaisseur de la tumeur, ou bien au contraire la disséquer dans divers sens de son étendue; le point où la collection purulente s'ouvre est variable; ordinairement c'est à l'extérieur par suite des adhérences contractées entre le goître et la peau; mais dans certains cas cette ouverture peut se faire à l'intérieur dans l'un des organes du cou ou du thorax. Kocher (in *Klinische Wochenschr*, n° 17, p. 247, Berlin, 29 avril 1878) a relevé l'issue du pus dans le médiastin antérieur (1 cas, Lücke), dans le médiastin postérieur (1 cas, Lebert), dans la cavité pleurale (1 cas, Lebert), dans l'œsophage (2 cas, Kocher), dans le larynx (1 cas, Lebert), dans la trachée (1 cas, Kocher). A ces derniers nous pourrions ajouter les 6 cas rapportés par Riberi à la Société de chirurgie (1855-56, p. 435), celui de M. Veil, cité plus haut, et un qui nous est personnel. Bauchet (*De la thyroïdite et des goîtres enflammés* [*Gaz hebd.*, 9 janv. 1857]), et plus récemment Kocher (*loc. cit.*), ont signalé la phlébite et la septicémie, comme étant très-fréquentes à la suite de ces suppurations. Dans les cas de kyste suppuré, il peut s'échapper par l'ouverture en même temps que le pus des calculs d'oxalate de chaux, ainsi que M. Gosselin (*Cliniq. de la Charité*, t. II) en a rapporté un exemple. Souvent aussi il s'établit une fistule qui est très-longue à se tarir, car la poche, souvent épaisse, a peu de tendance à revenir sur elle-même, et d'un autre côté les mouvements incessants de la tumeur empêchent la cicatrisation de s'effectuer. Lebert et Virchow (p. 257) ont enfin décrit à part une inflammation qui s'accompagne d'une *exsudation* très-abondante et qui peut atteindre aussi bien les goîtres folliculaires ou colloïdes que les goîtres kystiques; dans ces cas, la tuméfaction du début persiste lorsque les phénomènes inflammatoires ont disparu, et pour les goîtres kystiques en particulier on peut voir le liquide se reproduire très-vite dans une poche dont on vient d'évacuer le contenu à cause des phénomènes inflammatoires existant.

C. Les PHÉNOMÈNES DE COMPRESSION varient avec l'organe intéressé; le plus souvent la compression porte sur plusieurs organes en même temps; mais l'attention n'est attirée que sur celui dont le trouble fonctionnel produit les accidents les plus redoutables. Ainsi la compression des *carotides* s'accompagne parfois de troubles anémiques du côté de l'encéphale, celle des *jugulaires* donne lieu à un état vultueux ou violacé de la face avec céphalalgie et tendance au sommeil; la circulation profonde étant gênée, les veines superficielles se dilatent considérablement et, au dire de Bach, il se produirait parfois des hémorrhagies cérébrales. La compression des *nerfs* est inconstante et tardive, excepté en ce qui concerne les *récurrents :* la raucité de la voix et même l'aphonie sont en effet l'un des premiers troubles que l'on observe et leur constatation doit faire craindre pour l'avenir des complications plus graves; l'engourdissement et les douleurs du bras peuvent être la conséquence de la compression du *plexus brachial.* Dans un cas même Persons (*Med. Times and. Gazette,* 27 décembre 1862) observa chez une jeune fille une paralysie motrice et sensitive du bras *gauche* qui cessa deux jours après l'ablation d'une tumeur calcaire du lobe *droit* du corps thryoïde. Le siége de la paralysie et sa disparition rapide font penser à M. Berger (*Arch. de méd.,* 1873, p. 223) qu'il s'agissait là de troubles réflexes et non pas d'une compression nerveuse; la rétraction du ventre dans l'inspiration, indice de paralysie diaphragmatique, a été signalée par Bonnet (Acad. des sciences, 1855) comme conséquence de la compression du *phrénique;* l'inégalité des pupilles, l'exophthalmie, la rougeur d'un des côtés de la face, notées dans quelques observations, ont été attribuées à la compression du *sympathique.* M. Boursier (thèse d'agrég., 1880) rapporte une observation de ce genre qui lui a été communiquée par M. le professeur Trélat.

La dysphagie par compression de l'*œsophage* est un des troubles les plus fréquents; on la trouve signalée dans un grand nombre d'observations, principalement lorsque la tumeur prend naissance à la partie postérieure des lobes (Demme, p. 15) et occupe le côté gauche du cou, à cause de la déviation normale de l'œsophage à ce niveau. Elle est rarement assez prononcée pour compromettre les jours du malade; mais elle tire sa gravité de sa liaison presque constante avec les troubles de la respiration; dans quelques cas même, elle les précède, et cette particularité devrait faire penser à l'existence d'un goître rétropharyngien, ainsi que Bœckel (Soc. de chirurgie, 9 avril 1879) en a rapporté un exemple. D'après Rose, ces troubles de la déglutition s'observeraient plus fréquemment dans les cas de cancer que dans ceux de tumeurs bénignes. La pression exercée par le goître sur l'œsophage peut être si considérable que ce canal a été trouvé ulcéré et que des fragments de tumeur ont pu être expulsés par les voies digestives (Gooch et Lebert). Dans un cas observé par Cruveilhier (*Anat. path.,* t. II, p. 253), il existait à la paroi postérieure du pharynx une ulcération circulaire qui était le résultat de la pression exercée par les bords postérieurs du cartilage thyroïde poussé en arrière par la tumeur et appuyant fortement contre cette paroi postérieure.

De tous les phénomènes de compression ceux de la *trachée* sont les plus graves et aussi les plus fréquents, en raison du siége anatomique du corps thyroïde.

On a réuni sous la dénomination de *goître suffocant* tous les cas dans lesquels ces troubles respiratoires se manifestent, bien que les lésions les plus variées puissent leur donner naissance. Nous avons déjà vu comment certains goîtres enflammés, comment les hémorrhagies intra-goîtreuses, pouvaient les produire en augmentant brusquement le volume de la tumeur; la compression des nerfs récurrents, l'œdème de la glotte, œdème collatéral qui accompagne parfois l'inflammation du goître, peuvent se produire également. Il nous reste à étudier les cas auxquels le nom de *goître suffocant* convient le mieux, c'est-à-dire ceux dans lesquels la respiration est gênée par la nature et par la conformation même de la tumeur, en dehors de toute autre complication. Signalons d'abord, pour n'en plus parler, ces goîtres volumineux gigantesques qui agissent par leur poids et dans lesquels la dyspnée existe surtout dans le décubitus horizontal, pour cesser dans la station debout, ou lorsque le malade se penche en avant. Il est admis au contraire que les goîtres qui provoquent des troubles respiratoires les plus graves apparaissent fort peu à l'extérieur; ce sont ceux qui se développent *en dedans,* c'est-à-dire dans la profondeur. Ces *goîtres en dedans* envahissent rarement toute la glande; ils naissent le plus souvent des parties postérieures des lobes du corps thyroïde et par conséquent se trouvent en contact immédiat avec la trachée. Demme (*Du rétrécissement de la trachée, suite de compression*, in *Medizin Zeitschrift*, Würzburg, 1861, t. II) a attiré l'attention sur la fréquence des goîtres suffocants de nature kystique, mais la plupart des auteurs s'accordent à reconnaître que les goîtres fibreux lui donnent au moins aussi souvent naissance. Dans ces cas, la consistance de la tumeur, son défaut d'élasticité, le peu de tendance qu'elle a à se mouler sur les parties voisines et surtout la *rétraction* dont s'accompagne ce genre de dégénérescence, interviennent pour la produire. Ainsi se trouvent expliquées la fréquence des goîtres suffocants à la suite des apoplexies thyroïdiennes, point de départ d'un noyau fibreux par une sorte d'inflammation lente, de thyroïdite chronique, et celle que l'on observe dans les cas de goîtres parenchymateux devenant fibreux par la suite, sans que le volume total de la tumeur augmente.

Le sens dans lequel se développe le goître joue aussi un grand rôle dans la production des accidents respiratoires : ainsi ceux qui s'enfoncent *derrière le sternum* ont été signalés depuis longtemps comme pouvant leur donner naissance à cause de l'exiguïté et de la rigidité du défilé osseux et aponévrotique qu'ils traversent avant de s'engager dans le médiastin antérieur. La compression subie par la trachée est surtout prononcée, d'après Demme (*loc. cit.*, p. 260), lorsque la dilatation de l'orifice supérieur du thorax est limitée par une synostose des cartilages costaux et des articulations sterno-claviculaires, conséquence du rachitisme ou d'une périchondrite chronique de voisinage produite par le goître. Deux causes physiologiques principales jouent le rôle d'adjuvant dans la production de ces goîtres *plongeants* ou *rétro-sternaux*, d'une part, la compression exercée sur la tumeur par les muscles sterno-cléido-mastoïdiens qui la brident et la refoulent en arrière et en bas, d'autre part l'aspiration qui se fait sur les organes du cou à chaque mouvement respiratoire (Bonnet, Acad. des sc., 1855).

Cruveilhier (*loc. cit.*, p. 250), tout en reconnaissant la possibilité des goîtres plongeants développés aux dépens des lobes latéraux, dit que la majorité des goîtres rétro-sternaux tirent leur origine de l'isthme du corps thyroïde. Le fait est exact, si l'on entend par là que de deux goîtres, l'un développé aux dépens de l'isthme, l'autre aux dépens d'un lobe latéral, le premier a plus de chance que le second d'enrayer un prolongement rétro-sternal ; mais il n'en sera plus de même, si l'on envisage la question d'une façon absolue, car nous avons vu que le nombre des goîtres développés aux dépens de l'isthme est infiniment moins considérable que celui des goîtres développés dans les autres points de la glande. La raison qu'il donne de cette prédisposition est qu'au niveau de la ligne médiane l'aponévrose cervicale et les muscles de la région sous-hyoïdienne opposent au développement du goître vers l'extérieur une barrière beaucoup plus résistante que sur les côtés où l'aponévrose cervicale existe seule et a peu d'épaisseur. Nous ajouterons que sur la ligne médiane l'espace compris entre la trachée et la face postérieure du sternum est moins considérable que celui qui sépare sur les côtés la trachée des premières côtes.

Une fois engagés derrière le sternum, les goîtres plongeants descendent dans la cavité thoracique en refoulant et en comprimant les organes qu'ils rencontrent. Ainsi Adelmann (cité par Virchow, p. 240) a observé un goître qui refoulait fortement le poumon gauche et arrivait jusqu'à la crosse de l'aorte. Virchow a eu entre les mains un kyste multiloculaire que l'on avait trouvé dans la cavité pleurale d'un invalide et dont on n'avait pas reconnu la nature goîtreuse. Dans un autre cas (*London Med. Gaz.*, 1850), l'artère brachio-céphalique était englobée dans la tumeur. Dans une observation de Piorry (février 1862, cité par M. Berger) le goître comprimait l'artère sous-clavière gauche et n'était plus qu'à 4 ou 5 millimètres de la veine cave. Les troubles occasionnés par la compression de la trachée artère peuvent s'accroître dans ces cas de ceux produits par la compression des organes intra-thoraciques; le diagnostic devient alors fort difficile, car la saillie du cou est presque toujours fort peu considérable et peut être facilement méconnue.

Une autre variété de goître suffocant a été bien étudiée par Chassaignac et Baché (Thèse de Chaboureau, de Strasbourg, 1869) sous le nom de *goître constricteur*. Ici la tumeur, née aux dépens de la partie postérieure des lobes, s'insinue entre l'œsophage et la trachée et, par suite de la rétraction dont elle devient le siége, l'arbre aérien se trouve étranglé comme dans un anneau inextensible. Dans d'autres cas, ce goître est *rétro-pharyngien* (Tarnier, Soc. de chirurgie, 29 juin 1870. — Chaboureau. — Natal. Guill., cité in thèse de Thelliez), c'est-à-dire qu'il s'engage entre le pharynx et la colonne vertébrale, étreignant ainsi à la fois le pharynx et la trachée; ailleurs un noyau fibreux ou un kyste s'engage derrière le pharynx et repousse d'arrière en avant les deux conduits qui viennent s'aplatir sur la poignée du sternum.

Le goître peut agir sur la trachée de deux façons, en la comprimant ou en la refoulant ; dans un grand nombre de cas, ces deux modes d'action sont combinés. Bonnet (Ac. des scienc., 1855) a rapporté à trois variétés ces déformations de la trachée, à savoir l'*aplatissement d'avant en arrière*, la *déviation latérale*, l'*aplatissement latéral* ou *bilatéral*.

L'aplatissement d'avant en arrière s'observe quand la tumeur est située sur la ligne médiane; Cruveilhier (*Anat. path.*, t. II, p. 250) insiste sur la fréquence de ce genre de lésion produit par les tumeurs du lobe médian; mais on peut aussi la rencontrer lorsque le goître naît aux dépens d'un lobe latéral et se porte ensuite vers la ligne médiane ; dans des cas plus rares, l'aplatissement peut se faire d'arrière en avant : c'est ce que l'on observe dans une variété de goître rétro-pharyngien étudiée plus haut. L'aplatissement latéral existe ordinairement de deux côtés ; il se rencontre principalement dans le goître congénital, dans les goîtres volumineux qui atteignent les parties postérieures, supérieures ou inférieures des cornes, et dans certains goîtres gélatineux qui embrassent très-loin en arrière et en haut la trachée, ainsi que l'œsophage ou le pharynx (Virchow, p. 239). Chez l'enfant, la trachée peut s'aplatir complétement, mais chez l'adulte la résistance des cartilages empêche qu'il en soit ainsi dans un grand nombre de cas; le conduit aérien prend alors la forme d'un ovale à grand diamètre antéro-postérieur ou d'un ovoïde à grosse extrémité postérieure, ou enfin d'un triangle isocèle à base postérieure et à sommet antérieur. Ce sont là des variétés de ce que Demme (*loc. cit.*) a décrit sous le nom de *trachée en fourreau de sabre*. Bonnet (*loc. cit.*) croit que la tumeur seule serait incapable de produire cette déformation, si les muscles sterno-cléido-mastoïdiens en se contractant ne s'opposaient à son développement en dehors et ne se conduisaient vis-à-vis des goîtres latéraux absolument comme le sternum vis-à-vis des goîtres médians.

Dans les cas de goîtres unilatéraux, le peu de fixité de la trachée lui permet d'être *déviée* de sa direction normale, d'être rejetée sur le côté sans présenter

de grands changements dans son calibre ; parfois cependant, sous l'influence
d'une péritrachéite antérieure ou de l'ossification des ligaments thyro-hyoïdiens
et stylo-hyoïdiens (Demme), elle est immobilisée et se coude à angle plus ou
moins aigu, d'où résulte un rétrécissement considérable de son calibre.

Le siège du rétrécissement trachéal varie avec la nature de la déformation
qui lui a donné naissance : ainsi le rétrécissement latéral ou bilatéral siége
généralement un peu au-dessus du sternum si la contraction musculaire est
très-énergique; dans le cas de goître plongeant le maximum du rétrécissement
correspond au niveau de la poignée du sternum ou de l'extrémité interne de la
clavicule ; au contraire, s'il s'agit d'une inflexion, le point rétréci se trouvera
immédiatement au-dessous du cartilage cricoïde (Demme).

L'atrophie et la flaccidité des parois trachéales qui en résulte aux points de
contact avec la tumeur produisent l'inflexion de la trachée dans un grand nombre de
cas. Rose (*Rétrécissement et altérations de la trachée par le goître* [*Correspond.-
Bl. für schweiz. Aerzte*, 1877, p. 524, n° 17]), qui a fait de ce *ramollissement
trachéal* l'objet d'un mémoire bien étudié, a constaté que, lorsque la compression
de la trachée dure depuis un certain temps, il se produit une dégénérescence
graisseuse des cerceaux cartilagineux, suite d'un travail inflammatoire qui débute
généralement par les anneaux supérieurs et gagne de proche en proche jusqu'à
la limite inférieure du goître. Ces *trachées en ruban* seraient incapables, d'après
le professeur de Zurich, de reprendre leurs dimensions normales, alors même
que le goître serait enlevé, et c'est ainsi qu'il faut expliquer d'après lui la
persistance des troubles respiratoires après certaines thyroïdectomies. Plus
rarement, les anneaux cartilagineux, au lieu de se ramollir, s'incrustent de sels
calcaires qui peuvent même envahir le tissu sous-muqueux; c'est ce qui avait
lieu dans une des observations de M. Demme (*loc. cit*) : la trachée se trouve
alors transformée en un tube à parois rigides qui résistent à la compression et
assurent dans une certaine mesure le passage de l'air. Indépendamment de ces
altérations, la muqueuse trachéale présente une inflammation catarrhale chronique qui peut envahir les bronches, même celles d'un petit calibre. Au-dessus
et au-dessous des points comprimés, les parois trachéales sont fréquemment
épaissies, et cette hypertrophie porte surtout sur la muqueuse et le tissu sous-
muqueux; mais elle peut également envahir les éléments musculaires et les
anneaux cartilagineux. Par suite des efforts d'expiration, il se produit au-dessous du point rétréci une *ectasie à tergo* qui dans un cas de M. Demme (*loc.
cit.*) occupait les bronches ainsi que la trachée et atteignait des dimensions
énormes. Lorsque le début des troubles respiratoires remonte à une époque
éloignée, on peut observer le catarrhe pulmonaire, l'emphysème, l'atélectasie
localisée, l'œdème pulmonaire et même la dilatation du cœur droit, tous phénomènes d'une interprétation facile.

Les muscles qui avoisinent la tumeur, et principalement les sterno-cléido-
mastoïdiens, peuvent être le siége d'une hypertrophie qui atteint surtout leurs
éléments actifs et qui leur permet de lutter contre le développement en dehors des
goîtres. Souvent, au contraire, ils sont amincis, atrophiés, pâles, et subissent même
parfois une dégénérescence graisseuse complète, ainsi que Virchow l'a observé.

La marche des troubles respiratoires dans les goîtres est variable; le plus
souvent ces troubles ne consistent pendant longtemps qu'en un peu d'oppression, un essoufflement léger lorsque le malade marche vite, monte un escalier
ou fait un effort; il est obligé de reprendre fréquemment haleine, sa parole est

brève, entrecoupée; sa voix rauque a un timbre tout particulier qui lui a fait donner le nom de *voix goîtreuse;* enfin sa respiration est bruyante, surtout à l'inspiration, et s'entend à distance (*voy.* notre article CORNAGE de ce Dictionnaire).

L'*examen laryngoscopique* a été pratiqué un grand nombre de fois dans ces circonstances; Türck insiste beaucoup sur l'aspect lisse et rosé de la muqueuse trachéale et sur la saillie qui correspond au point maximum du rétrécissement et qui permet de préciser à l'avance la déformation de la trachée. Dans d'autres cas, on ne constate qu'une rougeur généralisée, indice de laryngo-trachéite pouvant aller jusqu'à l'œdème glottique et sus-glottique (Bœckel). Türck a observé en outre dans un cas une paralysie des lèvres de la glotte.

Un phénomène assez fréquent dans le goître, quel qu'en soit le contenu, c'est la paralysie de l'une des deux cordes vocales à la suite de la compression du récurrent; nous ne connaissons pas d'exemple de paralysie double des rubans vocaux, dû au goître, mais il est possible que pareil phénomène se produise et que les accidents de suffocation aient été alors, à défaut d'examen laryngoscopique, attribués à la compression directe de la trachée. Nous n'avons personnellement pas observé de paralysie double, mais par contre nous avons dûment constaté la paralysie unilatérale, qui, sur les trois observations que nous avons relevées, s'était invariablement produite du côté droit. La voix était altérée, mais la respiration à l'état de repos était normale. Au moment des grands mouvements, il se produisait de l'oppression.

A mesure que la compression de la trachée augmente, les troubles s'accusent davantage et présentent des périodes d'exacerbation qui correspondent aux bronchites intercurrentes que peut contracter le malade. Sous l'influence d'un traumatisme, d'un effort violent, etc., la tumeur se congestionne, s'enflamme, et on voit alors se produire une véritable dyspnée continue, accompagnée de cornage inspiratoire et expiratoire et d'agitation incessante au point que le malade ne peut garder le décubitus horizontal. Parfois tous ces phénomènes s'amendent au bout de quelques jours, mais dans d'autres cas ils aboutissent à un accès de suffocation véritable, avec cyanose de la face, tirage, cornage, en un mot, tous les signes d'une dyspnée de cause mécanique.

Ces accès peuvent donc être le terme ultime d'une oppression sans cesse croissante, mais ils peuvent aussi apparaître d'emblée chez un individu n'ayant ressenti aucun trouble respiratoire antérieur, et acquérir tout à coup une intensité telle que la mort en est la conséquence presque immédiate. Généralement cependant il n'en est pas ainsi : l'accès se calme pour faire place à une période de repos *relatif* pendant laquelle la dyspnée est modérée et l'état général à peu près bon ; mais bientôt les accès se reproduisent, ils se rapprochent, les forces du malade s'épuisent, il tombe dans le collapsus et meurt avec tous les signes de l'asphyxie lente.

V. Causes. L'étiologie du goître sporadique est le chapitre de son histoire qui est de beaucoup le moins connu, à l'inverse de ce qui a lieu pour le goître endémique. Avant d'en entreprendre l'étude, nous ferons une remarque qui, dans l'espèce, a son importance. Un certain nombre d'individus atteints de goître observé en dehors du pays où cette affection est endémique sont à un degré quelconque originaires d'un pays à goître, ou bien y ont séjourné un temps plus ou moins long; si le malade déclare porter depuis longtemps sa tumeur, le doute n'est pas possible; mais il arrive parfois que le développement du goître semble ne remonter qu'à une époque postérieure à celle où le malade a quitté le pays contaminé. Dans ce cas deux hypothèses sont possibles : la première et la plus vraisemblable, c'est que le goitre existe depuis longtemps, qu'il a passé inaperçu au début, et que ce n'est qu'en augmentant de volume qu'il a attiré l'attention; la deuxième, c'est qu'il s'est passé ici ce que l'on constate parfois dans les pays à malaria où l'on voit des individus rester réfractaires à l'intoxication paludéenne, tant qu'ils séjournent dans le pays et chez lesquels le premier accès de fièvre intermittente correspond à leur départ de la région infectée. Bien que ces cas soient rares, exceptionnels même, nous avons cru devoir y insister afin d'attirer l'attention sur eux, persuadé que leur nombre deviendra plus considérable, à mesure que l'attention des observateurs se dirigera de ce côté. M. Giraudeau a observé deux cas rentrant parfaitement dans cette catégorie (*Communic. orale*). Le premier a trait à un étudiant en médecine originaire de la Creuse qui arriva à Paris en 1876 ; à cette époque il n'avait aucune trace de goitre et on a pu assister pour ainsi dire jour par jour à l'accroissement de volume de son corps thyroïde. Au moment où l'observation fut relevée tout le lobe droit était envahi par une dégénérescence parenchymateuse. Le deuxième cas, non moins probant, est celui d'une femme de trente-cinq ans, née à Paris, qui habita le Valais de 1876 à 1879 ; avant son départ pour la Suisse elle n'avait pas de goitre; ce ne fut que six mois après son retour à Paris que son cou commença à grossir; un examen plus approfondi montra qu'il s'agissait d'un petit kyste développé aux dépens de l'isthme ; depuis cette époque ce kyste a crû graduellement, et il a actuellement le volume d'une noix.

Ces cas, tout rares qu'ils soient, ont pour effet d'augmenter le chiffre des goitres endémiques comparé à celui des goitres sporadiques.

Les chiffres nous manquent pour établir la fréquence comparative de ces deux variétés ; dans les tableaux de goitreux dressés par les conseils de révision, il n'est tenu compte que du lieu de naissance des conscrits sans s'inquiéter de la nature de l'affection (Nivet, *Traité du goitre*, p. 262 et suiv.), et alors même que cette distinction serait faite, on serait encore loin de la vérité, attendu qu'il n'y serait pas tenu compte des cas observés chez les sujets morts avant d'avoir atteint leur vingtième année, ni des goitres qui apparaissent passé cet âge. En outre, cette statistique ne donnerait qu'une idée approximative de ce que l'on observe dans le sexe masculin : or tous les auteurs s'accordent à reconnaître que le goitre, aussi bien endémique que sporadique, est plus fréquent chez la femme que chez l'homme. Sur 551 cas pris indistinctement, Laycock (*Edinb. Med. Journ.*, juillet 1863, p. 8) n'en a trouvé que 26 chez l'homme. En Écosse, sur 100 individus atteints de goitre, Mitchell, au dire de Virchow, aurait compté de 80 à 90 femmes. En 1854, Tourdes (*Du goitre à Strasbourg et dans le département du Bas-Rhin*. Strasbourg, 1854, p. 60) signalait cette plus grande fréquence chez la femme comme un fait général à Strasbourg.

Le goitre se développe à tout *âge*, mais principalement de sept à dix ans d'après Fodéré, de huit à douze d'après Prosser (Gr. Maffei, *Neue Untersuchungen über den Kretinismus*. Erlangen, 1844, p. 132). Au dire de Hansleutner (*loc. cit.*, p. 6) il ne se montrerait jamais passé quarante ans. On l'a observé quelquefois au moment de la naissance et même sur des fœtus non arrivés à terme. Sans tenir compte de ces congestions du corps thyroïde signalées par les accoucheurs sur les enfants venus au monde par la face, Betz (de Tubingen)

(*Zeitschr. für rat. Med.*, t. IX, p. 233) a réuni dans un mémoire sur la *bronchocèle congénitale* plusieurs cas de ce genre. Depuis la publication de son travail, Stóltz et Bach (cités par Tourdes, *loc. cit.*, p. 23) en ont cité des exemples ; en 1861, Béraud (*Union médicale*, 1861, t. IX, p. 333, 352) a montré à la Société de chirurgie un fœtus de cinq mois et demi porteur d'un goître volumineux du poids de 16 grammes (au lieu de 2 grammes qui est le poids normal du corps thyroïde à cet âge). Dix ans auparavant Malgaigne avait rapporté l'observation d'un nouveau-né atteint de goître qui succomba à une opération dirigée contre cette tumeur. Citons encore les cas observés par MM. Hecker (*Monatsschr. f. Geburtsk.*, XXXI, 2 et 3, p. 119, 1868), Boucher (*Kystes congénitaux du cou*. Thèse de Paris, 1868, p. 81) et Houel (Soc. anat., 3 oct. 1873). Une fois le goître était si volumineux, qu'il fut un obstacle pendant l'accouchemènt. Virchow a appelé l'attention sur une variété de goître congénital qu'il a décrit sous le nom de *goître latent*. « On ne trouve pas toujours, dit cet auteur, chez les nouveau-nés, la glande à l'endroit où on la cherche habituellement. Trèssouvent elle est située assez haut, quelquefois immédiatement au-dessous de l'os hyoïde, et ses prolongements, en augmentant de volume et en s'élevant latéralement, arrivent en passant derrière le pharynx jusqu'à l'atlas et à l'angle de la mâchoire. Il en résulte des difficultés considérables de respiration ; j'ai vu un cas de suffocation de ce genre chez un nouveau-né.... Dans ces cas latents, le trouble respiratoire, l'*asthme thyroïde*, révèle la tuméfaction non apparente de la glande » (p. 248).

L'*hérédité*, qui paraît exercer de l'influence sur le développement du goître endémique, aurait, au dire de plusieurs auteurs, une action manifeste sur la production du goître sporadique. Friedreich (*Virchow's Handb. d. spec. Path.* Erlangen, 1858, t. V, pl. 1, p. 523) rapporte à ce sujet l'observation d'une famille dans laquelle le père et cinq enfants étaient atteints d'hypertrophie du côté droit de la glande thyroïde, et cela dans une localité où le goître n'était pas endémique. Cette transmission par hérédité a été également signalée chez les animaux : ainsi Rayer (cité par Lebert, p. 136) mentionne le cas d'un étalon goîtreux qui transmettait l'affection à tous les poulains de sa provenance ; et Geddis, au dire de Barton (*Abhandlung über den Kropf sowie er sich in verschiedenen Theilen von Nordamerika haüfig findet*, traduit par Liebsch, Gött., 1802, p. 53), aurait observé une brebis que l'on fut obligé d'abattre parce que tous ses agneaux étaient atteints de la même maladie.

L'influence du *climat*, des *saisons*, de l'*altitude*, est nulle en ce qui concerne le goître sporadique.

Les statistiques établies pour les diverses *races* montrent que le goître atteint son maximum de fréquence en Europe et que l'Indien américain y est moins prédisposé que le créole. La race juive est de toutes celle qui y est le moins exposée, et les femmes juives n'en seraient jamais atteintes, si l'on s'en rapporte à cette question proposée au concours par la Société médicale de Metz (1880) : « Pourquoi la femme juive est-elle exempte de goître ? »

Toutefois la proposition me paraît excessive, car j'ai observé chez une juive d'Alsace d'une cinquantaine d'années un goître volumineux.

Le *tempérament*, la *constitution*, ont été signalés depuis longtemps, à tort ou à raison, comme ayant une influence sur le développement du goître. Le *lymphatisme*, la *scrofule*, sont de toutes les diathèses celles qui ont été le plus fréquemment invoquées. La dénomination de *struma* employée par les Allemands pour désigner le goitre serait bien propre à confirmer cette hypothèse, si nous n'avions montré plus haut qu'ils emploient ce mot simplement pour rappeler la similitude anatomo-pathologique qui existe entre les lésions scrofuleu-es et l'hypertrophie thyroïdienne. Ainsi Virchow, qui, dans son *Traité des tumeurs*, place le goitre en tête des tumeurs strumeuses, dit plus loin (p. 255) que « dans les contrées où la scrofule est très-répandue, comme les grandes villes, les goitres sont très-rares. A Berlin, où la scrofule n'est que trop fréquente, le goitre se voit très-rarement. » Cependant Boyer (*OEuvres chirurgic.*, édit. 1821, t. VII, p. 66), parlant du goitre sporadique, s'exprime ainsi : « Il survient de préférence aux personnes d'un tempérament lymphatique, d'une constitution lâche, qui ont la peau très-blanche. » Telle est aussi l'opinion de Bazin (*Traité de la scrofule*).

On a voulu trouver des relations entre le développement du goitre et la *diathèse tuberculeuse* : ainsi Cassau (*Arch. gén. de méd.*, 1827, t. XIII, p. 76) cite le cas d'une famille dans laquelle la tuberculose et le goitre étaient héréditaires et présentaient une certaine alternance en ce sens que les phthisiques n'étaient pas goitreux et que les goitreux étaient préservés de la phthisie : ce fait unique ne suffit pas pour établir une relation de cause à effet entre ces deux affections.

Que penser enfin des rapports établis par quelques auteurs entre l'*impaludisme* et le développement du goitre sporadique? S'agit-il dans ce cas de congestions paludéennes du corps thyroïde de même nature que celles de la rate, organe avec lequel il offre tant de similitude au point de vue anatomique et physiologique, et sous l'influence de ces congestions répétées arrive-t-il à se scléroser comme la rate, et comme elle aussi conserve-t-il son augmentation de volume alors même que les accès fébriles ont disparu? Barton (*loc. cit.*, p. 86), on le sait, a insisté sur cette explication. Ou bien au contraire a-t-on affaire à la réunion fortuite dans une même localité de deux affections distinctes, le goitre et l'impaludisme, comme on le constate en Souabe au dire d'Osiander? (cité par Barton, *loc. cit.*, p. 154, note du traducteur). Quelle que soit l'opinion à laquelle on se rallie, on ne peut nier que l'on soit en présence d'une influence tellurique et que les goitres de cette variété doivent être rattachés aux goitres endémiques et non pas aux goitres sporadiques.

A ces causes *prédisposantes* il faut joindre un certain nombre de causes *déterminantes* qui pour la plupart peuvent être rapportées à des congestions répétées de la glande. M le professeur Guyon (*Archives de physiologie*, 1868, p. 60 et 1870, p. 168), dans un travail publié en 1868 dans les *Archives de physiologie*, et avant lui M. Maignien (*Examinateur médical*, 1842, et *Bulletins acad. des sciences*, t. XIV, p. 75, et t. XVI, p. 1200), ont démontré, on le sait, que pendant le phénomène de l'effort la glande thyroïde devient turgescente, comprime les carotides et s'oppose ainsi à l'afflux du sang vers le cerveau. Voici, du reste, d'après quel mécanisme, au dire de M. Guyon, se fait cette compression : « Un des premiers résultats de l'effort est l'immobilisation de tout l'appareil hyo-laryngien et par conséquent de la thyroïde au devant de la colonne vertébrale; un effet non moins nécessaire de l'effort violent et prolongé, c'est la contraction musculaire et en particulier des muscles du tronc et du cou. »

« La gaîne musculaire et aponévrotique », qui a des « connexions intimes avec la thyroïde, participe nécessairement à la tension des muscles de la région. Aussi, lorsque l'effort se prolonge et que la thyroïde se gonfle sous l'afflux du sang veineux, ne peut-elle librement se développer qu'en arrière. Les carotides primitives sont alors comprimées par les lobes de la thyroïde contre la colonne vertébrale et leur compression peut être poussée assez loin pour qu'il y ait arrêt momentané de la circulation carotidienne, etc., » (p. 64) : le même phénomène se reproduit, quelle que soit la cause de l'effort. Pendant l'accouchement, à la suite d'une course rapide ou de cris violents, on constate en effet une augmentation de volume de la glande. Au bout de peu d'instants la tuméfaction disparaît, mais, si l'effort se répète, il peut arriver à la longue qu'elle ne s'affaisse pas complétement et que peu à peu une véritable tumeur soit constituée. C'est à des faits de cette nature, non moins qu'à l'influence de l'altitude, qu'il faut rattacher les cas de goître observés par M. Colin (*Mémoires de méd. et de chir. milit.*, 1857, 3e série, t. II, p. 91) dans la garnison de Briançon où les soldats sont soumis à des marches fatigantes et à des ascensions continuelles.

Virchow (*Hygiène des écoles*, cité par Berger [*Arch. de médecine*, 1874, t. II, p. 85]), dans son travail sur l'hygiène des écoles, cite la statistique de Guillaume qui aurait observé 414 cas de goître chez des écoliers travaillant le cou tendu et les aurait toujours vus disparaître pendant les vacances.

A l'occasion du compte rendu de ce travail à l'Académie des sciences le général Morin (Acad. des sciences, octobre 1869) cita le cas de deux officiers qui, ayant été chargés de reproduire des plans, travaillaient toute la journée en uniforme le cou tendu. Au bout de quelque temps, ils furent obligés d'interrompre leur travail à cause de l'augmentation de volume notable de leur corps thyroïde. Cette tuméfaction ayant disparu au bout de quelques semaines de repos, ils reprirent leurs occupations; mais ils furent bientôt obligés de les interrompre définitivement, le même accident morbide s'étant reproduit de nouveau.

Hahn (Acad. des sciences, oct. 1869) rapporta à ce propos le fait des ouvrières en dentelles de Luzarches qui travaillaient le cou tendu en avant, et qui étaient presque toutes atteintes de goître. Cette infirmité ne cessa qu'avec la disparition de leur industrie. A ces faits il faut ajouter ceux observés par M. Brunet (Acad. des sciences, oct. 1869) dans la Côte-d'Or. Signalons encore les cas de goître observés chez les femmes habituées à porter des fardeaux, chez les coureurs de profession, chez les hystériques (Alibert, *Nosologie naturelle*, p. 471), etc. « Il nous semble difficile », d'après ces faits, dit M. Guyon (*Arch. de physiol.*, 1868, p. 65), « de nier l'influence des congestions répétées sur la production du goître, et de ne pas admettre que l'effort sous toutes ses formes est l'agent le plus efficace de ces congestions. »

Une autre cause de congestion est l'action du froid sur le cou. M. Nivet (*Traité du goître*, p. III), dans son *Traité du goître*, cite le cas d'un ouvrier serrurier qui, ayant l'habitude de travailler le cou nu et de boire, étant en sueur, de grandes quantités d'eau froide, fut atteint d'une tuméfaction générale du corps thyroïde qui persista plus de deux mois. M. Artigues (*Recueil des mém. de méd., de chirurg. et de pharm. milit.*, t. XIII, 2e série, 1854) a publié un fait semblable observé sur un soldat de son régiment à la suite d'une marche militaire. Le docteur Cros (*Gaz. hebd. de méd. et de chirurg.*, août et sept. 1862) enfin a rapporté l'observation d'une femme chez laquelle on pouvait, à volonté, déterminer un engorgement congestif de la glande thyroïde, en lui faisant boire quelques verres d'eau froide. Nous aurons à revenir sur ces faits en les commentant lorsque nous nous occuperons du goître épidémique.

Il nous faut mentionner aussi l'influence de la menstruation et de la grossesse sur la formation de ces hypertrophies thyroïdiennes.

On a observé que certaines femmes aux approches de leurs règles présentent une sensibilité et une turgescence du corps thyroïde (goîtres lunaires, mensuels) qui disparaissent généralement au bout de quelques jours, mais qui en se répétant finissent par augmenter le volume total de la glande. Le même fait se produit parfois pendant le cours de la grossesse; mais ici la congestion, ayant une durée plus longue, donne naissance à un travail hyperplasique qui aboutit à la persistance de cette hypertrophie. Il n'est pas rare dans ces conditions de voir à chaque grossesse le goître subir une nouvelle poussée et ne pas rétrograder après l'accouchement. Ce rôle de la menstruation et de la grossesse est si manifeste que c'est à ces deux états physiologiques que l'on doit rapporter la plus grande fréquence du goître chez la femme.

L'influence des *passions vives*, des *chagrins concentrés et durables*, signalée par Foderé (*Hist. du goître et du crétinisme*) et plus récemment par Gosse et Foville (*Ann. d'hyg. publiq. et de méd. lég.*, t. XIV, 2ᵉ série, p. 214), sur la naissance des goîtres sporadiques, nous semble au moins problématique. M. Foville dit cependant à cet égard : « Les causes morales exercent, par effet réflexe, une action paralysante sur les nerfs vaso-moteurs des vaisseaux capillaires de la glande thyroïde, et l'état prolongé de distension de ces vaisseaux entraîne à son tour l'hyperplasie des tissus connectif et glandulaire, ce qui, à la longue, constitue le goître. » Or cette théorie vaso-motrice a été précisément invoquée par un grand nombre d'auteurs pour expliquer la formation du goître exophthalmique. Aussi sommes-nous assez porté à admettre que les cas observés par M. Foville doivent être rangés dans cette dernière catégorie, qu'il a peut-être eu affaire à des cas frustes, comme Trousseau (*Cliniq. médic.*, t. II, p. 580 et suiv.) en a signalé des exemples, mais que certainement ils ne peuvent entrer dans le groupe des goîtres sporadiques, les seuls que nous ayons en vue dans cet article.

On voit, d'après ce qui précède, que, parmi les causes invoquées pour expliquer la production du goître sporadique, il n'en est pas une seule qui ait une valeur indiscutable.

Les congestions répétées, sous quelque influence qu'elles se produisent, sont celles qui réunissent actuellement le plus de partisans; et c'est de ce côté qu'on dirige généralement l'interrogatoire des malades. Néanmoins, comme un certain nombre de goîtres ne peuvent être rapportés à cette cause, on est obligé, faute de mieux, d'admettre qu'il existe chez certains malades une prédisposition, ou, pour nous servir du terme consacré, une idiosyncrasie dont la nature nous est complétement inconnue.

Comme nous l'avons annoncé en commençant, nous allons étudier certaines altérations de la glande thyroïde qui en déterminent le gonflement et forment des espèces particulières de goître.

Tumeurs gazeuses périthyroïdiennes (bronchocèle, aérocèle, struma aera ventosa, pneumatophyma, goître aérien ou pneumo-guttural [Larrey, *Clin. chir.*, t. II, p. 81], goître venteux, flatulent [Heidenreich, *Der Kropf*, Ansbach, 1845], trachéocèle [Devalz, Société de chirurgie, 1ᵉʳ octobre 1873], laryngocèle ventriculaire, trachectasies kystiques [Virchow, t. III, p. 229, et t. I, p. 263]. Si nous employons cette dénomination de préférence à celle de goîtres aériens, c'est pour bien montrer que dans l'état actuel de la science il n'existe aucune observation absolument probante de tumeurs gazeuses développées à l'intérieur de la thyroïde sans qu'il y ait eu, au préalable, communication de la glande, soit avec l'air extérieur, soit avec l'arbre aérien. Signalons cependant une observation de Heidenreich (*Traité du goître*), dans laquelle il est dit que la tumeur gazeuse siégeait dans l'épaisseur même du parenchyme glandulaire et était entourée par une paroi résistante de trois lignes d'épaisseur, sans solution de continuité aucune; nous verrons plus loin comment on peut interpréter ce fait sans invoquer l'apparition spontanée de gaz dans un organe *sain*, phénomène qui ne se produit nulle part ailleurs.

Ces réserves faites, voyons ce qu'il faut entendre par goître aérien. Richter en admettait trois variétés pouvant reconnaître pour cause : 1º la pénétration d'air dans la glande thyroïde, sans rupture apparente; 2º la rupture, pendant un effort de toux, de la muqueuse, entre deux cartilages, ou entre les anneaux trachéaux; 3º la hernie de la muqueuse intacte entre les cartilages ou les anneaux trachéaux. Heidenreich en ajouta une quatrième, due à la dilatation des anneaux trachéaux eux-mêmes. Il nous paraît cependant que toutes les variétés peuvent être réduites à deux, soit : 1º celle produite par une rupture du conduit aérien et, consécutivement, par un épanchement d'air dans les régions voisines; 2º celle due à une hernie des parties molles entre les pièces cartilagineuses, constituant la trachée et le larynx. Dans les deux cas il s'agit donc constamment d'une tumeur périthyroïdienne.

La première variété s'annonce par l'apparition brusque d'une tuméfaction molle, dépressible, crépitante et siégeant le plus souvent dans le tissu cellulaire du cou où elle s'étale bientôt et constitue l'emphysème de cette région. Cet épanchement d'air suit la marche qu'on observe dans les autres régions celluleuses, c'est-à-dire qu'il se résorbe et que tout rentre bientôt dans l'ordre, à moins qu'une nouvelle quantité de gaz ne vienne s'ajouter à la première, auquel cas il se produit un emphysème généralisé. Quelquefois cependant cet air peut s'enkyster et former une tumeur gazeuse périthyroïdienne *persistante;* mais, toutes les observations de ce genre étant anciennes et presque aucune n'ayant eu un contrôle anatomique rigoureux, elles ne doivent être acceptées qu'avec réserve. Enfin, dans des cas tout à fait exceptionnels, l'épanchement pourrait se faire dans l'épaisseur de la glande thyroïde et les gaz s'y enkyster. Il est probable que l'observation d'Heidenreich, qui est unique, rentre dans cette catégorie.

Les hernies de la muqueuse trachéale entre les pièces cartilagineuses de la trachée, tout en étant très-rares, sont beaucoup plus certaines; ce sont elles qui constituent les goîtres aériens proprement dits. Virchow (t. I, p. 263), qui en a observé plusieurs, les a décrites sous le nom de *trachectasies kystiques.* Elles débutent par la partie postérieure de la trachée, c'est-à-dire par celle qui offre le moins de résistance: on observerait en général, suivant lui, au début, une série de dépressions qui finissent par se réunir en une seule poche; et comme cette poche ne peut se développer en arrière, où elle rencontre la colonne vertébrale résistante, c'est généralement vers les parties latérales qu'elle vient faire saillie. L'orifice de communication, d'abord large, se rétrécit peu à peu, la tumeur se pédiculise, et parfois, l'orifice de communication s'oblitérant, la poche, qui d'abord contenait du gaz, se remplit de mucus clair et filant, sécrété par la paroi kystique. Leur siége ordinaire est cette partie de la trachée située un peu au-dessus et en arrière de la fourchette du sternum, au-dessous et en arrière du corps thyroïde. Textor opéra avec succès, au dire de Virchow, un kyste de cette espèce. M. Devalz a présenté en 1873 à la Société de chirurgie une observation de *trachéocèle,* dans laquelle la hernie des parties molles s'était faite à travers la partie antérieure de la trachée et s'était établie sous forme de tumeur bilobée des deux côtés du cou, le lobe droit descendant plus bas que le gauche. M. Faucon (Soc. de chir., 10 déc. 1875) admet en outre une *trachéocèle congénitale*, résultat d'un arrêt de développement des parois de la trachée, qu'il a rencontrée chez un enfant atteint de cette monstruosité décrite par Geoffroy Saint-Hilaire père sous le nom d'hypognathe.

Ailleurs la hernie se fait plus haut entre le cricoïde et le premier anneau de la trachée, par exemple, ou entre l'os hyoïde et le thyroïde, sous forme d'une petite tumeur du volume d'une noisette. Larrey (*Clin. chir.*, t. II, p. 81), qui a eu plusieurs fois l'occasion d'observer des cas de ce genre en Égypte et chez les sous-officiers instructeurs, dit que pendant les efforts violents le tissu cellulo-muqueux qui tapisse les voies aériennes se laisse distendre et que peu à peu de petites tumeurs gazeuses se forment en dehors des pièces cartilagineuses.

Virchow (t. III, p. 229) a décrit en outre, sous le nom de *laryngocèle ventriculaire*, une disposition anatomique que M. Sappey (t. IV, p. 108) considère comme normale chez certains individus et qui consiste dans la prolongation de la cavité des ventricules du larynx jusqu'au niveau de l'os hyoïde, parfois même jusqu'au niveau de la muqueuse sublinguale. Cette petite poche aérienne reproduit en petit les *sacs laryngés* (Broca, *Mém. d'anthropol.*, t. III, p. 117) que l'on trouve chez le gorille et chez l'orang, et ne peut guère être qualifiée du nom de goître aérien ; elle siége toujours en dedans du corps thyroïde et de l'os hyoïde, et ne fait pas saillie à l'extérieur. Une seule fois Virchow a trouvé un petit kyste gazeux situé immédiatement au-dessous de la muqueuse de l'épiglotte et non loin du sac ventriculaire. Il admet que ce petit kyste tapissé d'épithélium vibratile, comme la muqueuse laryngée, était dû à l'étranglement d'une portion du sac voisin.

Toutes ces tumeurs gazeuses que nous venons d'étudier atteignent rarement un volume considérable ; elles sont sonores à la percussion, molles, fluctuantes, parfois crépitantes, et, si la communication avec l'arbre aérien est large, elles s'affaissent par la pression pour revenir à leurs dimensions premières, lorsqu'on cesse de les comprimer : la communication est-elle étroite, la réduction ne s'effectue pas : aussi pourrait-on croire avoir affaire à une cavité close alors qu'il n'en est rien. Elles augmentent au contraire de volume pendant les cris et d'une façon générale pendant tout effort. La voix peut-être rauque ou voilée (Devalz), chevrotante (Faucon) ou complétement abolie ; dans ces derniers cas, Larrey a observé qu'en comprimant la tumeur la voix reparaissait en partie. A l'auscultation de la poitrine, le murmure vésiculaire peut être affaibli, voilé, et, lorsque la tumeur descend près de la clavicule, on peut entendre au niveau du sommet du poumon un souffle amphorique et de la pectoriloquie (Devalz), qui, au premier abord, semblent avoir leur siége dans cet organe ; il n'en est rien cependant, car la pression exercée sur la tumeur les fait disparaître.

Elles se montrent généralement à la suite d'efforts violents, pendant l'accouchement, le vomissement, le chant, les éclats de rire, le jeu des instruments à vent, et chez les individus atteints de bronchites chroniques pendant les quintes de toux ; elles sont indolentes, ne donnent lieu à aucun trouble fonctionnel, si ce n'est à des troubles vocaux, et ne nécessitent aucune intervention chirurgicale.

Tubercules du corps thyroïde. Les tubercules du corps thyroïde sont extrèmement rares, de l'avis commun de tous les auteurs, et constituent plutôt une curiosité anatomique qu'une affection susceptible d'être reconnue sur le vivant. Ferrus (art. GOÎTRE, *Dict. en 30 vol.*) a rapporté, sous ce titre, l'observation d'un individu, sur lequel il aurait trouvé un cancer encéphaloïde et des tubercules du corps thyroïde. Lebert (*Anat. path*) semble être le premier qui ait observé positivement un fait de ce genre : il s'agissait d'une femme morte de tuberculose généralisée à forme typhoïde et qui présentait des tubercules miliaires dans l'intérieur du corps thyroïde. Klob (*Wiener Wochenschrift*, juillet 1865) et Virchow (t. III, p. 256, et t. I, p. 110) ont publié des faits analogues ; ce dernier fait remarquer que les tubercules du corps thyroïde sont toujours consécutifs à la tuberculisation d'un autre organe : ainsi, dans un cas, le corps thyroïde contenait des noyaux caséeux du volume d'une cerise, situés tout près de la surface de la glande et en contact presque immédiat avec les ganglions cervicaux atteints de la même dégénérescence. Chez deux autres sujets morts de tuberculose généralisée, il existait une tuberculose miliaire très-étendue du corps thyroïde sans hypertrophie de l'organe. L'un des sujets était un enfant de huit mois, ce qui n'a pas lieu de surprendre, si l'on songe à la fréquence relative de la tuberculose viscérale à cet âge ; peut-être même, si dans les autopsies d'enfants l'attention était attirée plus souvent du côté du corps thyroïde, arriverait-on à multiplier les observations de tuberculose de cet organe. MM. Cornil et Ranvier (*Manuel d'histol.*, p. 205), qui ont eu entre les mains un corps thyroïde tuberculeux, s'en sont servis pour montrer que le tubercule, envisagé d'une manière générale, peut naître aux dépens d'autres éléments que le tissu conjonctif et la moelle osseuse. D'après eux, en effet, les cellules épithéliales pavimenteuses qui tapissent les vésicules closes prolifèrent et repoussent la matière colloïde ; de son côté, le tissu conjonctif s'enflamme, et c'est au milieu de cette masse de tissu embryonnaire que se développe le tubercule.

En résumé, on voit que les tubercules du corps thyroïde constituent une lésion rare, qui s'observe chez des sujets de tout âge, généralement déjà tuberculeux, et surtout chez ceux qui sont atteints de granulie ; ils revêtent le plus souvent la forme miliaire et sont en général découverts à l'autopsie. Nélaton cependant, qui, dans son *Traité de pathologie* (t. III, p. 382), consacre quelques lignes à cette localisation de la tuberculose, dit que les tumeurs tuberculeuses du corps thyroïde passent par deux périodes de crudité et de ramollissement, et donnent lieu à des abcès qui s'ouvrent à l'extérieur et ont tendance à rester fistuleux.

Kystes hydatiques. Les kystes hydatiques du corps thyroïde constituent une des affections les plus rares de cet organe, à l'inverse de ce que pensait Hunter. Bach et Rullier, au dire de Houel, en auraient rapporté des exemples, mais ils sont peu probants. Gurlt (*Die Cystengeschwülste des Halses*, p. 273) serait parvenu à réunir sept observations empruntées à divers auteurs. Davaine (*Traité des entozoaires*, p. 559 et suiv. Paris, 1860), enfin, a consigné, mais sous toutes réserves, trois cas dus à de Haen, Lieutaud et Laennec. Dans les deux derniers, la présence des hydatides est indiscutable, mais leur développement dans le corps thyroïde n'est guère vraisemblable. Dans une observation de Laennec il est dit que la poche « recouvrait par sa partie interne et postérieure le côté droit et un peu la partie antérieure du larynx et des premiers anneaux cartilagineux de la trachée artère..... et qu'*elle refoulait à gauche le lobe droit de la glande thyroïde* qui était petit et allongé. Pour celle de Lieutaud le doute n'est pas possible ; on y lit que « le corps thyroïde lui-même était parfaitement sain dans son tissu, mais la compression à laquelle il avait été soumis l'avait fait se mouler sur la poche. » Dans l'observation de de Haen la tumeur siégeait bien dans la glande thyroïde, mais il n'est pas certain qu'elle renfermait un kyste hydatique; le passage qui a trait à ce dernier point est ainsi conçu : *Hic enim steatoma, ibi atheroma, alio in loco purulentus tumor, in alio hydaticus, in alio erat coagulatus sanguis, fluidus fere in alio, imo hinc glutine loculus plenus erat, alibi calce cum sebo mixta.* Davaine se demande s'il ne s'agissait pas là d'un kyste hydatique dégénéré; mais il nous semble plus rationnel d'y voir un goître de nature complexe comme on en rencontre fréquemment, et de croire que ce que de Haen appelle hydatide n'était autre qu'un bloc de matière colloïde. Houel a rapporté un exemple qui est emprunté à la pratique de Nélaton et qui peut être considéré comme un modèle du genre. En voici l'analyse : Un homme, âgé de trente-six ans, portait au cou, depuis l'âge de douze à quinze ans, une tumeur du volume d'un œuf de poule siégeant à l'intérieur du lobe gauche du corps thyroïde et considérée comme un goître par tous les médecins. Après être resté stationnaire pendant longtemps, la tumeur devint douloureuse, occasionna de la dyspnée et de l'enrouement; finalement, un abcès se forma et son incision donna issue à une grande quantité de pus louable. La cicatrisation se fit rapidement, mais il restait profondément une tumeur au moins aussi volumineuse que celle existant avant la production de l'abcès. Six mois plus tard, la tumeur s'enflamma de nouveau et Nélaton pratiqua alors une large ouverture par laquelle s'échappa un flot de pus mélangé à des hydatides nombreuses. Les jours suivants, de nouvelles hydatides furent expulsées, des injections iodées furent pratiquées, afin de s'opposer à la décomposition putride du pus, et finalement la cicatrisation s'obtint après une suppuration prolongée.

Cancer du corps thyroïde. Le cancer du corps thyroïde appelé aussi depuis Walther (*Neue Heilart des Kropfes,* p. 13) *goître squirrheux* ou *cancéreux* est une affection plus rare que ne le croyaient les Anciens, qui qualifiaient souvent du nom de cancer des goîtres dont l'aspect macroscopique seul pouvait éveiller l'idée de cette dernière affection. Les observations récentes sont plus probantes : l'attention ayant été attirée depuis peu sur la nature anatomique des tumeurs du corps thyroïde à la suite des procédés opératoires dirigés contre elle, un certain nombre de cas de cancer ont été dûment constatés et permettent d'en entreprendre la description.

Le cancer du corps thyroïde peut être *primitif* ou *secondaire,* sans qu'il soit encore possible de fixer la fréquence relative de ces deux variétés, les auteurs étant en désaccord sur ce point. Cette divergence d'opinions tient, croyons-nous, à ce que très-souvent le pharynx et l'œsophage sont envahis en même temps, et comme il n'existe alors qu'un bloc cancéreux, il est fort difficile de déterminer le point de départ exact du mal. Dans quelques cas cependant, le cancer est bien manifestement secondaire, comme en fait foi le malade observé par Virchow (t. III, p. 244), qui avait été opéré deux ans auparavant d'un cancer du testicule. Stromeyer (*Handbuch der Chirurgie,* t. II, p. 595), Lebert (*loc. cit.,* p. 256), Lücke et Virchow, ont observé que le cancer du corps thyroïde se montre de préférence chez les gens atteints de goître : de là sa prédilection pour les pays où cette affection est endémique.

La totalité de la glande est rarement envahie par le néoplasme, ordinairement un lobe latéral seul est pris et est transformé en une masse unique dont les caractères diffèrent selon la variété histologique du mal. Dans d'autres cas, la glande est le siége d'un grand nombre de noyaux cancéreux disséminés et

séparés par des zones de tissu sain qui peuvent cependant être envahies consécutivement ; le néoplasme aboutit alors à la première forme. Au dire de Houel,
le cancer infiltré se rencontre surtout dans les néoplasmes primitifs et les
noyaux multiples dans le cancer secondaire.

Au point de vue histologique, Lücke (*Cancroid der Schilddrüse mit sehr
akutem Verlauf* [*Archiv f. klin Chir.*, 1867, vol. IX, p. 88]) en étudie trois
variétés : squirrhe, encéphaloïde et épithélioma. MM. Cornil et Ranvier (p. 997)
admettent l'encéphaloïde, mais le considèrent comme très-rare et croient que la
plupart des cancers primitifs sont constitués par des épithéliomas. Rose (*Archiv
f. klin. Chir.*, vol. XXIII, fasc. 1, p. 1), sur les 24 observations de cancer qu'il
rapporte, aurait observé 3 cas de sarcome. En résumé, le cancer du corps
thyroïde peut revêtir diverses formes qui paraissent être par ordre de fréquence
l'épithélioma, l'encéphaloïde, le squirrhe et le sarcome.

L'*encéphaloïde* atteint le volume le plus considérable ; il est mou et présente
souvent des cavités kystiques dans lesquelles se font des épanchements sanguins ;
il débute par les follicules clos dont les cellules épithéliales prolifèrent, infiltrent
le tissu conjonctif qui s'atrophie et limitent ainsi des alvéoles de nouvelle formation dont le centre subit la dégénérescence graisseuse ou colloïde, tandis que
les parois peuvent s'infiltrer de sels calcaires. L'aspect présenté par la coupe de
la tumeur est alors fort complexe et il est impossible d'affirmer à première vue
(en ne tenant compte que des lésions du corps thyroïde) si l'on a affaire à un
cancer ou à un goître calcifié. Une observation de ce genre a été relevée récemment à l'hôpital Lariboisière, dans les salles de M. Proust, par M. Giraudeau,
interne du service ; il s'agissait d'un cancer qui avait envahi le lobe gauche du
corps thyroïde hypertrophié et qui présentait une foule de petites cavités de la
capacité d'un pois, limitées par des parois calcaires et remplies de tissu de
nouvelle formation, mou et rose. Ce néoplasme se continuait avec une tumeur
intéressant le pharynx et faisant saillie dans la cavité du larynx ; l'examen
microscopique démontra la structure encéphaloïde de la tumeur.

Il est fort difficile parfois de distinguer l'*épithélioma* de l'*encéphaloïde*
lorsque les néoformations de tissu conjonctif ne présentent pas l'aspect régulier
du stroma carcinomateux et que la prolifération épithéliale est le fait dominant
de la préparation. Dans un cas de ce genre observé par Cornil et Ranvier (p. 298)
et qualifié par eux d'épithélioma, les cellules épithéliales des follicules s'étaient
transformées *in situ* en de grosses cellules claires, munies de noyaux et de
nucléoles volumineux. Par places, on observait des végétations cellulo-vascu-
laires recouvertes d'une couche de ces cellules et faisant saillie dans l'intérieur
du follicule. Le centre de la végétation présentait des cellules embryonnaires
ainsi que le tissu conjonctif périvésiculaire, et à côté de vésicules malades on en
trouvait de saines contenant encore de la matière colloïde. Dans une autre observation
publiée dans la thèse d'agrégation de M. Boursier (p. 184) l'examen histologique
pratiqué par M. Malassez montra qu'indépendamment des lésions vésiculaires
sus-mentionnées il existait une prolifération cellulaire infiltrant les travées conjonctives qui avaient subi un développement inverse de celui des masses cellulaires : aussi M. Malassez range-t-il cette tumeur parmi les cancers encéphaloïdes
du corps thyroïde d'origine épithéliale, et M. Boursier, faisant allusion à un
cas examiné par MM. Cornil et Ranvier, se demande-t-il s'il ne s'agissait pas là
d'un encéphaloïde en voie d'évolution.

L'histoire anatomique du sarcome du corps thyroïde est encore incomplète ;

dans une observation de ce genre présentée par M. Mathieu (*Progrès médical,*
10 décembre 1881) à la Société anatomique, il est dit que les éléments normaux de la glande avaient disparu par places et étaient remplacés par des amas
de cellules embryonnaires de petit volume, arrondies, très-nombreuses ; en
d'autres endroits les follicules clos étaient encore reconnaissables et apparaissaient
sous forme de masses jaunes, homogènes, réfringentes, séparées par des cloisons
conjonctives amincies : çà et là les travées avaient disparu et les vésicules communiquant alors entre elles se présentaient sous l'aspect d'une grande cavité
pleine de la substance jaune dont nous venons de parler. Dans des points moins
malades, on voyait des bourgeons sarcomateux pénétrer dans les follicules et
repousser la matière colloïde qu'ils contenaient; de loin en loin on trouvait de
petits blocs colloïdes non circonscrits par une couche épithéliale et qui repré-
sentaient sans doute un mode de disparition de ces éléments. Le tissu conjonctif
avait disparu dans les points les plus malades, mais dans ceux où la transformation sarcomateuse n'était pas complète, on trouvait des faisceaux conjonctifs
servant de support aux éléments embryonnaires.

Quelle que soit la variété de cancer, on trouve généralement les organes
voisins refoulés, comprimés, ou englobés dans la masse de la tumeur. La
trachée, le larynx, l'œsophage, peuvent être perforés et des fragments de néoplasme
expulsés par les voies naturelles (Lebert, *Anat. path.*, p. 202 à 215). La veine
jugulaire peut être oblitérée ou au contraire perforée et des bourgeons cancéreux
faire saillie dans son intérieur. Les carotides résistent en général plus longtemps,
mais Lebert cite cependant un cas de perforation d'un de ces vaisseaux suivie
d'hémorrhagie mortelle. Les nerfs pneumogastriques et récurrents peuvent être
dissociés, détruits, et ces lésions à elles seules suffisent chez certains malades
pour expliquer les troubles respiratoires et l'altération de la voix. Signalons
enfin la nécrose des cartilages du larynx qui a été observée dans un cas.

La généralisation du cancer du corps thyroïde est presque la règle; les poumons et les médiastins sont les organes où les foyers métastatiques s'observent
le plus souvent; le pharynx, l'œsophage, la trachée, le larynx et les ganglions
cervicaux sont envahis souvent par continuité; les os du bassin et du crâne peuvent même présenter des noyaux cancéreux secondaires, ainsi que M. Müller en
a rapporté deux exemples. Le cœur lui-même peut être le siége de ces foyers
métastatiques : dans un cas d'encéphaloïde du corps thyroïde observé par M. Mathieu (*Prog. méd.*, 1882) la marche de la généralisation était des plus
curieuses et des plus évidentes. Les veines thyroïdiennes étaient envahies par des
bourgeons cancéreux qui faisaient saillie dans leur intérieur et avaient envoyé
des embolies dans le ventricule droit. Arrivées là, celles-ci s'étaient greffées sur
l'endocarde et avaient donné naissance à un énorme foyer cancéreux qui occupait toute la pointe du cœur et faisait saillie par places dans le ventricule droit,
tandis qu'au niveau du ventricule gauche il était séparé de l'endocarde par une
couche assez épaisse de myocarde sain. Du ventricule droit étaient parties des
embolies secondaires qui s'étaient engagées dans l'artère pulmonaire et avaient
elles-mêmes donné naissance à des noyaux cancéreux pulmonaires.

Goitre métastatique.   A côté du cancer du corps thyroïde nous placerons une
affection encore mal connue et qui a reçu le nom de *goître métastatique.* Lücke
(*Archiv für klin. Chir.*, 1867, t IX, p. 88), Müller, Cohnheim (*Goitre gélatineux avec métastase* [*Archiv für path. Anat. und Phys.*, t. LXVIII, p. 567]),

Gernel (*Ibid.*, t. XLVI, p. 524), Runge (*Ibid.*, t. LXVI, p. 560), Eberth (*Ibid.*, t. LV, p. 254), en ont cité des exemples ; il s'agit là de goîtres présentant l'aspect colloïde ou même parenchymateux et envoyant, soit dans les os, soit dans les viscères, des foyers métastatiques qui reproduisent les caractères histologiques du goître. Bien qu'il ne puisse être question ici de cancer proprement dit, nous avons tenu à les décrire à cause de leur marche rapidement fatale.

Le cancer unilatéral peut être arrondi, bosselé, mais, lorsqu'il envahit toute la glande, il est aplati, étalé, et se confond sur les parties latérales avec les ganglions cervicaux dégénérés. On a alors sous les yeux une tumeur dont la consistance est différente selon la variété de cancer et qui embrasse pour ainsi dire toute la moitié inférieure du cou à laquelle elle forme une sorte de plastron ; dans ces cas, la mobilité provoquée par les mouvements de déglutition est beaucoup moins nette que lorsqu'une portion de la glande seule est envahie. La mobilité de la masse saisie entre les doigts est aussi beaucoup moins manifeste que dans les cas de goître, à cause des adhérences contractées avec les parties voisines ; la peau elle-même peut être envahie par le néoplasme ; elle prend alors une teinte rouge sombre, adhère aux parties profondes, mais se perfore rarement pour donner issue aux bourgeons cancéreux. La main appliquée sur la tumeur perçoit les battements propagés de la carotide, mais parfois aussi elle a la sensation d'un mouvement d'expansion due à la vascularisation très-grande du cancer, c'est ce qui avait lieu dans un cas de sarcome présenté par M. Vallérian à la Société anatomique (voy. *Bullet.*, 1874). Dans ces conditions on peut entendre alors un susurrus ou un souffle doux dont le siége est dans le néoplasme lui-même.

Le malade accuse au niveau des parties latérales du cou des douleurs lancinantes très-vives et très-précoces et qui par cela même ont une grande importance au point de vue du diagnostic. Bientôt apparaissent les phénomènes de compression que nous avons décrits à propos du goître suffocant ; nous n'y reviendrons pas. Signalons toutefois les douleurs irradiées dans la région mastoïdienne et dans la tête (Nélaton, t. III, p. 580), douleurs qui sont beaucoup plus fréquentes que dans le goître ; notons encore l'expectoration mucoso-purulente ou sanglante qui indique généralement l'issue du néoplasme dans la trachée ou la production de noyaux cancéreux pulmonaires. L'auscultation lèvera les doutes à cet égard ; l'irrégularité des battements du cœur enfin pourra faire *soupçonner* l'envahissement de cet organe par le cancer (1 cas Mathieu, obs. d'encéphaloïde).

L'état général ne tarde pas à devenir mauvais, le malade maigrit, des œdèmes cachectiques se montrent et la mort arrive au bout d'un an au maximum, à moins que ne se produisent l'ulcération de la peau et des phénomènes de septicémie rapidement mortels. Le plus souvent cependant, la mort est la conséquence de la dyspnée qui peut être progressive, continue ou au contraire intermittente ; dans ces cas la terminaison peut survenir trois à quatre mois après le début du mal, alors que l'état général est encore bon ; il en est de même lorsque l'ulcération de la carotide se produit. Enfin, chez quelques malades, c'est une complication pulmonaire (broncho-pneumonie ou pneumonie lobaire) qui termine la scène.

VI. **Diagnostic.** Le diagnostic des tumeurs du corps thyroïde impose un examen à divers points de vue :

1° La tumeur dépend-elle du corps thyroïde ?

2° Est-elle réellement goîtreuse?

3° Quelle en est la variété?

4° Existe-t-il des complications et quelles sont-elles?

1° *La tumeur est-elle développée aux dépens du corps thyroïde?* Sans vouloir répéter ici ce que nous avons dit à propos de la symptomatologie du goître, nous rappellerons seulement que les tumeurs développées aux dépens de la glande thyroïde se reconnaissent surtout à ce qu'elles sont situées sur la ligne médiane ou immédiatement sur les côtés de cette ligne, qu'elles occupent en général la partie inférieure du cou et peuvent même s'enfoncer derrière le sternum ou l'extrémité interne de la clavicule, qu'elles sont le plus souvent indolentes, qu'elles n'adhèrent pas à la peau, qu'elles sont mobiles sur les parties profondes lorsqu'on les saisit entre les doigts, et surtout qu'elles se déplacent avec le larynx dans les mouvements de déglutition. Nous devons toutefois faire une exception en ce qui concerne les *goîtres accessoires :* ici, en effet, le pédicule du lobe erratique hypertrophié peut être assez long pour que la tumeur ne fasse pas corps avec le reste de l'organe et pour que la tumeur ne se déplace pas pendant les mouvements de déglutition. Le développement d'une tumeur *unique* chez un individu bien portant exempt de scrofule, de syphilis ou de cancer, son unilatéralité, son indolence, son accroissement lent, autoriseront seuls à *soupçonner* son existence; encore cette hypothèse ne devra-t-elle être émise qu'après plusieurs examens répétés à de longs intervalles et ayant donné des résultats à peu près identiques.

Les autres tumeurs du cou présentent avec le goître certains caractères différentiels qui permettent de les distinguer assez facilement. Ainsi les *adénites chroniques* se reconnaîtront à la multiplicité des tumeurs, à leur développement plus en dehors que les tumeurs de la glande thyroïde, aux poussées inflammatoires qu'elles présentent souvent, aux adhérences qu'elles contractent alors avec la peau, aux abcès qu'elles provoquent et aux cicatrices déprimées qui en sont la conséquence, à leur indépendance d'avec le larynx, enfin à la constitution scrofuleuse du malade.

Les *tumeurs cancéreuses* des ganglions lymphatiques, les *lympho-sarcomes*, se reconnaîtront à leur développement rapide, à leur adhérence précoce avec la peau qui devient rouge sombre et bosselée, et aux douleurs qu'elles provoquent. Dans l'hypothèse d'un cancer ganglionnaire, on devra s'assurer qu'il n'existe pas de néoplasme ailleurs, dans l'œsophage, par exemple, ainsi qu'on en a observé un cas dans le service de M. Verneuil. L'âge du malade rendra encore ici de grands services, car le cancer est une affection de l'âge adulte et de la vieillesse; le goître au contraire se développe de préférence dans la première moitié de la vie.

Nous ne signalerons que pour les rejeter, au point de vue du diagnostic, ces engorgements ganglionnaires multiples qui se compliquent d'altérations graves du sang et qui font partie du cadre symptomatique de l'*adénie* et de la *leucocythémie.*

Les *kystes congénitaux* du cou sont unilatéraux et siègent le plus souvent à gauche; ils sont mous, fluctuants et transparents, caractères que l'on ne retrouve pas dans le goître congénital même d'origine kystique, car, sans parler de la rareté extrême de cette dernière variété, le goître congénital est plutôt médian et s'accompagne de troubles respiratoires graves. Certains kystes multiloculaires d'origine complexe prêteront plus à confusion, car la brièveté du cou de l'enfant, la bilatéralité des tumeurs qui empiètent sur la ligne médiane, empêcheront de préciser leur point de départ; cependant en général cette variété de kystes fait plus saillie sur les côtés du cou que vers la ligne médiane, parfois même ces kystes empiètent dans la région sus-hyoïdienne et viennent faire saillie sous la langue, ce qui n'a jamais lieu pour le goître. Le baron Larrey (*Bull. de la Soc. de chirurgie*, t. III, p. 489, 503 et 607) a décrit il est vrai, sous le nom de *kyste canaliculé du cou*, un cas de kyste congénital médian d'origine branchiale probablement composé de deux poches, l'une située dans le voisinage de l'espace hyo-thyroïdien, l'autre au-dessus de la fourchette sternale, et reliées entre elles par un cordon canaliculé, qui aurait pu faire penser à une tumeur du corps thyroïde, si le siége même de la poche supérieure n'était venu lever les doutes; c'était encore la proximité de la tumeur de l'espace hyo-thyroïdien qui permettait d'éliminer l'hypothèse de goître dans l'observation de *kyste dermoïde médian*, rapporté par M. Panas (*Bulletin de la Soc. de chirurgie*, t. III, p. 235).

Les *kystes séreux* non congénitaux se montrent ordinairement fort loin du siége anatomique de la thyroïde et ne prêtent guère à confusion; toutefois les *hygromas* développés dans les bourses séreuses préthyroïdienne et hyo-thyroïdienne pourraient induire en erreur à cause de leur ascension pendant les mouvements de déglutition. Mais leur rareté, leur développement au-dessus et en avant du corps thyroïde, la suppuration qui les envahit à un moment donné, suffiront pour les faire diagnostiquer.

Les *anévrysmes* des artères carotides, ceux des sous-clavières et de la crosse de l'aorte, pourraient être confondus avec certains goîtres pulsatiles, si l'existence d'une tumeur cervicale unilatérale ou intra-thoracique, les bruits de souffle propagés dans les artères tributaires, et l'inégalité des pulsations artérielles des deux côtés du corps, ne permettaient d'éviter l'erreur; cependant, ainsi que nous en avons montré des exemples précédemment, le doute est possible lorsque le goître pénètre dans le thorax et contracte des adhérences avec la crosse de l'aorte.

Enfin certains cancers du pharynx et de la partie supérieure de l'œsophage présentant une forme arrondie, une consistance considérable, bien que susceptibles de se déplacer par les mouvements de déglutition, se distinguent du goître par leur situation plus profonde et par leur indépendance d'avec la trachée et le larynx; dans quelques cas cependant ces cancers envoient des prolongements dans le corps thyroïde et arrivent à ne former avec lui qu'une seule masse; la marche de la maladie permettra seule alors de dire quel organe aura été envahi le premier.

2º La tumeur étant développée aux dépens du corps thyroïde, on doit se demander *s'il faut la ranger parmi les goîtres.*

La *thyroïdite aiguë* s'annonce en effet par la tuméfaction du corps thyroïde, mais son développement est rapide, et s'accompagne de douleur vive à la pression, de gêne respiratoire précoce, de dysphagie, de fièvre, et aboutit souvent à la suppuration, tous caractères qui la différencient suffisamment du *goître aigu, sporadique* ou *épidémique*, avec lequel on pourrait surtout la confondre.

Le diagnostic de la *thyroïdite chronique* sera presque impossible, à moins qu'elle ne succède à la thyroïdite aiguë; du reste, la distinction sera ici de fort peu d'importance; on sait que l'inflammation chronique de la thyroïde se complique souvent de sclérose avec rétraction consécutive et qu'elle constitue par conséquent l'une des formes du goître suffocant.

Au *goître exophthalmique*, outre la tuméfaction du corps thyroïde, se joignent la saillie des globes oculaires, des palpitations et des battements exagérés des carotides. Cette triade symptomatique lui appartient en propre et suffit pour le faire reconnaître ; on a signalé, il est vrai, des cas de maladies de Basedow frustes dans lesquels un ou plusieurs de ces signes peuvent manquer ; mais comme c'est l'hypertrophie thyroïdienne qui fait le plus souvent défaut, ces cas f.ustes ne doivent guère entrer en ligne de compte au point de vue du diagnostic qui nous occupe. Beaucoup plus difficile sera le diagnostic de ces goîtres sporadiques ou endémiques dans lesquels il existe en même temps de l'exophthalmie, ainsi qu'on en a rapporté quelques exemples ; mais l'existence ou l'absence de palpitations et de battements des carotides, qui constituent en définitive le symptôme le plus constant du goître exophthalmique, permettra de se rallier à l'une ou à l'autre de ces hypothèses.

Le *cancer du corps thyroïde*, fort difficile à reconnaître au début, lorsqu'il est primitif, et surtout lorsqu'il se développe dans un corps thyroïde déjà atteint de goître, sera reconnu à son développement rapide, aux douleurs lancinantes qu'il provoque et qui s'irradient jusque dans la tête, à l'adhérence précoce avec la peau, à l'engorgement consécutif des ganglions et aux troubles respiratoires graves qui l'accompagnent très-rapidement.

Les *goîtres aériens* enfin, par leur sonorité, leur réductibilité, leur développement en dehors du corps thyroïde, seront généralement faciles à reconnaître ; dans quelques cas cependant, au dire de Demarquay, on pourrait les confondre avec la *pneumocèle ;* mais on devra se souvenir que la hernie du poumon déborde la clavicule dans une étendue peu considérable, qu'elle se continue avec le reste du poumon caché derrière la paroi costale, tandis que la hernie de la muqueuse trachéale siége au niveau du cou, qu'elle est séparée de la clavicule par un espace considérable et qu'elle peut être circonscrite avec les doigts.

3° L'existence d'un goître étant démontrée, il faut en reconnaître la *variété étiologique* et *anatomique*.

Le goître *endémique* se montre, on le sait, chez les habitants de certaines régions ou chez des sujets ayant séjourné dans un pays à goître ; indépendamment de cette condition *sine quâ non*, il est accompagné souvent soit chez l'individu qui en est atteint, soit chez ses collatéraux ou ses descendants, de cette déchéance de tout l'organisme qui constitue le crétinisme. Peu accusée chez certains goîtreux au point de passer inaperçue, elle atteindra chez d'autres une intensité telle que ce sera cette déchéance et non pas le goître qui attirera surtout l'attention.

Le *goître sporadique* peut bien être héréditaire, mais c'est l'exception ; en général, il se montre chez les sujets exposés à des efforts répétés et surtout chez les femmes au moment de la puberté, pendant la grossesse ou après des accouchements répétés. Il peut donner lieu aux troubles locaux les plus graves, mais ne retentit jamais sur tout l'organisme.

Le goître *parenchymateux* se distingue par son développement à peu près uniforme dans les divers points de la glande, à sa consistance qui rappelle celle de la glande thyroïde normale, à sa surface lisse ou légèrement lobulée. Le goître *colloïde* au contraire acquiert souvent un volume énorme, présente des bosselures considérables et une consistance demi-solide, tremblotante, parfois faussement fluctuante.

Les *kystes* du corps thyroïde, lorsqu'ils sont uniques, ont une surface arrondie, à moins qu'ils ne soient bridés par des muscles et des aponévroses, auquel cas ils peuvent être bilobés et atteindre un volume qui peut dépasser celui du poing ; ils sont parfois fluctuants. Cette fluctuation, qui est un élément important de diagnostic, manque cependant lorsque la paroi kystique est épaisse ou lorsque le liquide qu'ils contiennent est soumis à une tension considérable ; elle est en revanche très-manifeste quand plusieurs kystes communiquent entre eux. Quant à la transparence, on pourra la rechercher, si le siége et le volume du kyste le permettent : mais on ne devra jamais rien conclure de son absence qui est presque la règle. La nature du liquide ne pourra qu'être soupçonnée suivant la marche de la maladie : ainsi un kyste à développement régulier et indolent sera plutôt séreux ou légèrement coloré ; un kyste sanguin au contraire sera très-probable, si la tumeur a crû subitement de volume à la suite d'un effort ou d'un traumatisme ; on pourra admettre au moins que dans ce kyste l'élément sanguin prédomine ; si la tumeur enfin a été le siége de poussées inflammatoires répétées, accompagnées de fièvre et de frissons, on devra penser à l'existence de pus dans la poche.

Voudra-t-on fixer approximativement l'épaisseur de la poche, on devra se baser sur l'époque du début de l'affection, sur la résistance qu'elle offre au doigt et sur la facilité avec laquelle elle revient sur elle-même lorsqu'on cesse la compression.

L'existence d'un *goître vasculaire* est toujours difficile à affirmer ; plusieurs de ses caractères, à savoir la mollesse, la fausse fluctuation, et le développement des veines superficielles de la région cervicale, se retrouvent dans d'autres variétés de goître ; cependant la réductibilité même partielle, les bruits de souffle, les battements, les mouvements d'expansion, le développement de la tumeur qui d'aplatie devient de plus en plus arrondie, l'envahissement primitif de la portion supérieure de la glande, sont des signes qui lui appartiennent en propre.

L'existence d'un goître peu volumineux, très-dur, bosselé, ayant plus de tendance à se développer vers les parties profondes que vers la périphérie, devra faire penser au *goître fibreux*, et les phénomènes de compression auxquels il donnera lieu indiqueront la direction dans laquelle il aura envoyé des prolongements. Enfin les goîtres dits *osseux* et cartilagineux ne présenteront guère, comme caractères particuliers, que leur consistance extrêmement dure et leur petit volume, à moins toutefois que ces productions ne se soient faites dans un goître déjà existant, de nature complexe, auquel cas, à côté de points osseux, on pourra trouver des points fluctuants.

4° Existe-t-il des complications et quelles sont-elles? En présence d'accidents survenus chez un individu goîtreux, on devra toujours se demander si ces accidents doivent être rattachés à la présence du goître, car les goîtreux peuvent, au même titre que tous autres sujets, présenter du côté des voies respiratoires et digestives certains troubles qui ne dépendent pas de l'augmentation de volume du corps thyroïde. Cette réserve, si inutile qu'elle puisse paraître au premier abord, a dans l'espèce son importance : ainsi les affections aiguës et chroniques du larynx et de l'œsophage, et notamment le rétrécissement de ce dernier organe, devront être jugés selon leurs signes propres et en s'aidant, suivant les cas, du laryngoscope et du cathétérisme de l'œsophage. Lorsque ces moyens d'exploration ne fourniront aucun renseignement et qu'il existera une dyspnée progressive, continue ou entrecoupée d'accès de suffocation chez un individu porteur d'un goître, on devra penser à un *goître suffocant.* Un examen approfondi du cou permettra alors d'établir l'existence du *goitre rétro-sternal* ou *goitre rétro-pharyngien*. Dans cette dernière variété il pourra exister en même temps des troubles de la déglutition, et dans quelques cas exceptionnels ce seront eux qui ouvriront la scène.

Les mêmes accidents survenant brusquement à la suite d'un effort et s'accompagnant d'augmentation de volume du goitre, sans cependant qu'il y ait de fièvre, rendront probable l'apparition d'une *hémorrhagie* intra-thyroïdienne développée, soit dans un kyste préexistant (Michaux), soit dans le parenchyme glandulaire lui-même (Guyon).

Enfin, si à la suite d'une fièvre typhoïde, d'une variole, d'un accouchement laborieux, d'une ponction exploratrice, d'un refroidissement, le goitre devient rénitent, chaud ; s'il augmente de volume, s'il existe en même temps de la fièvre, des frissons, une douleur vive au niveau du corps thyroïde avec irradiations dans la tête, et si des troubles respiratoires et dysphagiques se montrent, on diagnostiquera une *thyroïdite* développée dans un goitre préexistant et l'on saura que la suppuration peut en être la conséquence ; on examinera alors attentivement la tumeur pour voir s'il n'existe pas quelque point fluctuant, et on recherchera la présence du pus dans les crachats et les vomissements, ce qui permettra d'affirmer l'ouverture de l'abcès dans les voies respiratoires ou digestives.

VII. **Traitement.** Les méthodes thérapeutiques proposées pour la cure du goitre peuvent être rangées sous deux chefs principaux, suivant qu'elles relèvent du domaine de la médecine ou de la chirurgie.

Les moyens *médicaux* sont applicables à tous les cas des tumeurs bénignes du corps thyroïde et doivent être mis en pratique dès leur apparition ; ici, comme pour le goitre endémique, l'incurie des malades est souvent une entrave à leur application. Les uns, simplement prophylactiques, consistent dans la suspension des travaux corporels lorsque le développement du goitre semble favorisé par une tension du cou trop souvent répétée, ou par des efforts trop considérables, comme nous en avons rapporté plus haut des exemples. Les autres consistent dans l'emploi de l'iode, soit à l'intérieur, soit à l'extérieur, sous forme de topiques, en suivant les règles que nous avons tracées à propos du goitre endémique. Il y aurait une étude comparative intéressante à faire de l'action de ce médicament dans le goitre sporadique et dans le goitre endémique, étude qui n'a pas encore été entreprise. Une seule donnée est absolument acquise, c'est que le traitement iodé interne, presque invariablement efficace dans le goitre endémique, échoue bien fréquemment quand il s'agit de la forme sporadique de l'affection. Comme il existe — nous l'avons suffisamment fait ressortir — des cas intermédiaires, il y a lieu de se demander s'il ne faut pas toujours rattacher à l'endémie un goitre guéri par le traitement iodé interne, alors même qu'en apparence la tumeur paraît être sporadique. Le médicament jouerait à peu près, dans ce cas, le rôle qui lui appartient dans les manifestations secondaires et tertiaires de la syphilis.

Quoi qu'il en soit, le traitement intérieur par l'iode demande à être continué pendant longtemps pour donner des résultats favorables, et il doit être commencé de bonne heure, alors que le goitre a encore un volume peu considérable et que la glande n'a pas subi une dégénérescence trop avancée. Dans les cas où le goitre remonterait à une époque éloignée, le traitement iodé trouverait encore son application, mais seulement pour arrêter le processus de dégénérescence, sans qu'on soit en droit d'espérer la disparition du tissu fibreux de date ancienne, des dépôts crétacés et des cavités kystiques.

La forme d'administration du médicament le plus habituellement adoptée est l'iodure de potassium (de 5 centigrammes à 2 grammes et même de 4 et 6 grammes par jour et au delà). A moins qu'il ne s'agisse d'un goître suffocant qui exige une intervention très-énergique et qui justifie l'administration de très-fortes doses, la meilleure pratique consiste à donner l'iodure de potassium à de très-petites doses et à en continuer l'usage pendant un temps fort long (des mois et même des années). Quelques praticiens préfèrent la teinture d'iode à l'iodure de potassium (1 à 10 gouttes par jour) ou bien les applications de sachets; la teinture d'iode en application locale est fort peu efficace (*voy.* Cré-TINISME et GOITRE de ce Dictionnaire, Baillarger et Krishaber).

On a employé les frictions mercurielles, l'emplâtre de Vigo, l'emplâtre composé d'ammoniaque et de mercure, dont l'action est beaucoup moins certaine que celle de l'iode, mais qui cependant auraient donné de bons résultats à quelques auteurs parmi lesquels nous citerons Bell, Larrey, Clarke.

Le *traitement chirurgical* du goître n'étant applicable qu'à un certain nombre de cas, il importe de bien connaître ses indications et ses contre-indications.

Le volume du goître en l'absence de troubles fonctionnels ne devra guère déterminer le chirurgien à intervenir activement; ici plus que dans d'autres régions ces opérations de complaisance exposent le malade à des accidents redoutables au nombre desquels les hémorrhagies et la septicémie figurent en première ligne. Sédillot (*Bull. Acad. de méd.*, 1850), à propos d'une opération de ce genre pratiquée par Roux, désigne les cas qui ne se compliquent pas de troubles fonctionnels, de goître, « contre lesquels le chirurgien n'a rien à faire ». Lücke (*Mal. du corps thyroïde*, Stuttgard, 1875) et Erüberger (*Deutsche milit. Zeitschrift*, p. 447, 1876), vont même plus loin et placent le volume énorme du goître au nombre des contre-indications de l'intervention chirurgicale. Toutefois, ainsi que le fait remarquer M. Boursier (Th. cit., p. 18), si le volume sans cesse croissant de la tumeur fait redouter l'apparition de phénomènes de compression, on pourra à la rigueur intervenir avant leur apparition dans les cas où le traitement médical a échoué et où l'état général du malade déjà mauvais s'aggrave au fur et à mesure que se prolonge l'expectation.

Lücke et Bruberger pensent que, lorsque la base du néoplasme est très-large, il faut se garder d'opérer; Mayard (Soc. de chir., 1857, et Perassi (*lo Sperimentale*, 1878, t. XLI, p. 568), à propos des cas d'extirpation qu'ils ont publiés, insistent sur la pédiculisation des tumeurs comme sur une disposition favorable à l'ablation. Cependant dans la majeure partie des cas la forme importe peu, et c'est même parmi les tumeurs qui demandent une intervention active précoce, le goître rétro-sternal ou constricteur, par exemple, que l'on trouve les tumeurs ayant la base la plus large.

La nature de la tumeur a une importance beaucoup plus grande qui justifie la division classique des tumeurs du corps thyroïde en goîtres proprement dits et en cancers. Tandis que tous les goîtres sont susceptibles, bien qu'à des degrés différents, d'être opérés, la question de l'ablation des cancers de cette glande est actuellement encore diversement envisagée par les chirurgiens. Les uns repoussent d'une manière absolue toute opération, les autres au contraire, et c'est aujourd'hui la majorité, opèrent, mais après s'être assurés que le corps thyroïde est bien réellement le siége *primitif* du mal, que le point envahi est nettement

circonscrit, que les ganglions voisins sont sains, qu'il n'existe nulle part ailleurs
de noyaux secondaires, et que l'état général est suffisamment bon pour résister
aux chances d'une suppuration, dont la durée peut être fort longue. Il va sans
dire que nous ne parlons ici que d'une opération radicale, et que dans la majorité
des cas les opérations palliatives susceptibles d'accorder un peu de survie aux
malades seront toujours indiquées. Rose [*Archiv für klin. Chir.*, vol. XXIII,
fasc. 1, p. 1]), dans son mémoire sur le traitement des goîtres cancéreux, a
réuni 24 cas, dont 23 furent suivis de mort. Sur ce dernier nombre, 11 furent
traités par divers procédés, et la mort arriva en moyenne au bout de trois mois,
tandis que dans les 12 autres la maladie fut abandonnée à elle-même et n'occasionna la mort qu'au bout de six mois, ce qui semblerait prouver, si l'on
s'en tenait à ces chiffres, que les opérations dirigées contre le cancer du corps
thyroïde n'ont d'autre effet que d'abréger la durée de la vie. Dans un cas cependant rapporté par Rose et dû à Schub la guérison survint après l'ablation d'un
goître cancéreux. Pesme dans sa Thèse rapporte une observation due à Gurlt,
dans laquelle un cancer du corps thyroïde fut guéri par une double extirpation.
Billroth enfin, au dire de Wölfler (*Trait. chir. du goître* [*Arch. für klin. Chir.*,
1879, n° 27]), aurait obtenu deux autres cas de guérison.

Parmi les goîtres proprement dits, ceux qui offrent de beaucoup le plus de
prise au chirurgien sont les goîtres kystiques. Viennent ensuite les goîtres
parenchymateux et colloïdes, enfin les goîtres fibreux et les goîtres vasculaires.
Tous ne sont pas susceptibles des mêmes moyens de traitement, nous indiquerons,
chemin faisant, ceux qui doivent être employés pour tel cas déterminé.

Les troubles fonctionnels qui nécessitent une opération sont surtout ceux de la
respiration et de la déglutition, qu'ils existent seuls ou simultanément. Ceux dans
lesquels une dyspnée continue est entrecoupée d'accès de suffocation sont ceux
dans lesquels l'intervention est le plus légitime; au contraire, si l'on a affaire à
un goître ordinairement bien supporté et présentant une poussée inflammatoire
accompagnée d'accès de suffocation, on pourra retarder l'opération tout en se
tenant prêt à intervenir en cas d'urgence, car ces thyroïdites se résolvent
fréquemment et sont parfois le point de départ d'une sclérose qui est l'un des
modes de guérison spontanée du goître. Les autres phénomènes de compression
ont une importance beaucoup moindre, car d'une part ils manquent fréquemment,
et d'autre part, lorsqu'ils apparaissent, ceux que nous avons indiqués précédemment existent déjà depuis plus ou moins longtemps.

L'état général doit aussi entrer en ligne de compte pour régler la conduite du
chirurgien, cependant il ne faut pas y attacher une importance trop grande et ne
pas perdre de temps à chercher à améliorer une situation qui empire par l'expectation, ce qui s'explique du reste facilement, si l'on songe à l'entrave apportée par
le goître à deux fonctions aussi importantes que la déglutition et la respiration.

Les nombreux moyens chirurgicaux dirigés contre le goître peuvent être
divisés en méthodes curatives et méthodes palliatives.

I. MÉTHODES CURATIVES. — Les unes ont pour but de modifier la nature de la
tumeur, d'y développer le plus souvent un travail inflammatoire dont le résultat
est l'atrophie de la tumeur ou sa disparition, dans les cas de kyste, par exemple :
les autres s'attaquent directement au néoplasme, le détruisent sur place; le type
en est représenté par la *thyroïdectomie* qui, en vogue depuis plusieurs années
en Allemagne, tend à se vulgariser parmi nous, après avoir été combattue par
les chirurgiens les plus éminents.

A. Opérations modificatrices. Elles diffèrent sensiblement suivant que l'on a en vue la guérison d'un goître parenchymateux, vasculaire ou kystique.

α. *Goîtres parenchymateux.* Le *séton* est l'un des plus anciens moyens de traitement dirigés contre cette variété de tumeurs. Monro, Heister, Quadri, Maunoir, Dupuytren, y avaient souvent recours pour détruire les goîtres par la suppuration. Ces chirurgiens appliquaient tantôt le séton simple, tantôt le séton caustique, et multipliaient les foyers de suppuration en se basant sur le volume de la tumeur et sur la tolérance des tissus morbides. De nombreuses critiques se sont élevées contre ce procédé toujours long, douloureux (Bouillaud et Ratier, *Dict. en 15 vol.*), infidèle et entraînant souvent à sa suite des accidents graves, tels que les fusées purulentes (Huguier, *Soc. chir.*, t. IV, 1re sér., 1854, p. 112), les phlegmons du cou, les hémorrhagies (Lücke, *Compend.* de Pitha et Billroth), la gangrène, l'érysipèle, la pyohémie (Duplay, t. V, p. 218). Cependant il a encore quelques partisans à l'étranger, au nombre desquels il faut surtout signaler Lennox Browne. M. Cazalis en a récemment obtenu de bons résultats dans un cas de goître colloïde (*Ann. des mal. de l'or. et du lar.*, 1877, t. III, p. 141).

La *cautérisation*, qui n'est plus guère employée aujourd'hui, peut être superficielle, n'intéresser que la périphérie de l'organe et par conséquent avoir peu d'action sur la tumeur elle-même; en revanche, elle a l'avantage de provoquer des adhérences avec les parties voisines et à ce titre elle mérite d'être conservée, surtout lorsqu'on l'associe à une méthode palliative, le soulèvement de la tumeur, ainsi que faisait Bonnet. Elle pourra donc trouver son emploi dans les cas où la tumeur par son poids, par son siége anatomique, a de la tendance à s'enfoncer derrière le sternum. Sur 9 cas où Bonnet y a eu recours, il a obtenu 8 succès.

La cautérisation *profonde* au contraire pratiquée à l'aide de flèches caustiques introduites dans l'épaisseur même de la tumeur doit être proscrite à cause du voisinage des gros vaisseaux du cou, de la résistance variable des tissus morbides, de la difficulté de limiter l'action du procédé, enfin de la réaction inflammatoire intense à laquelle elle donne lieu.

Le *broiement sous-cutané* ne compte encore à son actif qu'un trop petit nombre de cas pour qu'on soit aujourd'hui fixé sur sa valeur. M. Gaillet (de Reims) l'a employé le premier dans deux cas consignés dans la Thèse de M. Levêque (Paris, 1872); dans l'un il s'agit d'un goître parenchymateux qui se rompit sous ses doigts pendant l'exploration, en donnant naissance à une crépitation amidonnée et qui acheva de se résorber sans aucune réaction inflammatoire après un broiement méthodique entre les doigts. Encouragé par ce succès, M. Gaillet l'a employé une fois depuis de propos délibéré et a obtenu une réussite complète. A ces deux faits nous pourrions joindre la tentative de Billroth rapportée par son élève M. Bovet (*Gaz. des hôp.*, 4 mars 1865), e ayant pour but la transformation des goîtres parenchymateux en goîtres kystiques, et la guérison consécutive de ces derniers par la ponction et l'injection iodée. A cet effet, ce chirurgien enfonçait un trocart dans la tumeur, puis, la canule étant seule laissée en place, il lui faisait exécuter des mouvements en tous sens, de façon à dilacérer le tissu glandulaire et à le réduire en bouillie. Il était obligé le plus souvent de pratiquer plusieurs séances de broiement pour obtenir le ramollissement d'une portion minime de la tumeur : aussi Billroth lui-même a-t-il abandonné cette méthode et fait son propre procès au Congrès de médecine de la Basse-Autriche, en 1877.

Les *injections interstitielles* constituent l'un des moyens de traitement du goître parenchymateux les plus en faveur et les plus efficaces. Un grand nombre de liquides ont été employés pour les pratiquer ; le perchlorure de fer semble avoir été celui à qui on eut d'abord recours à l'exemple de d'Erichsen. Deux ans plus tard, Alquié (de Montpellier) signalait plusieurs guérisons obtenues par cette méthode ; il s'agissait dans ces cas de goîtres parenchymateux et vasculaires. Luton et Thomas (de Reims), ainsi que Lévêque, l'auraient également employé contre des goîtres vasculaires. Schwalbe (*Berliner klinische Wochenschrift*, n° 13, p. 171, 1875) et Stœrk (*Wiener medicin. Wochenschrift*, n° 4, janv. 1873, et Erlangen, 1874) ont eu recours avec succès à l'alcool dans plusieurs cas, et M. Boursier dans sa Thèse d'agrégation (p. 79) cite un cas emprunté à M. le professeur Le Fort, où la guérison a été obtenue à l'aide de ce liquide ; mais comme il avait été fait usage d'une solution *alcoolique* de chlorure de zinc, on est en droit de se demander à laquelle des deux substances on doit attribuer la guérison. Signalons aussi les injections de chlorure de potassium et de sodium (Eau minérale de Salsomaggiore de Parme) préconisées par Parona (*Deutsch. Klinik*, n° 41, 42, et *Gaz. hebd.*, 1872) et l'emploi récent des solutions d'ergotine qui ont été surtout essayées en Amérique par Pepper (*Boston Med. and Surgic. Journ.*, 25 oct. 1877), et en Angleterre par S. Coghill (*the Lancet*, 1877, t. 1, p. 158). Ce dernier ne fait pas pénétrer l'injection dans l'intérieur même de la glande, mais se borne à la pousser dans le tissu cellulaire sous-cutané comme on l'a recommandé récemment pour les fibro-myomes utérins ; ces injections répétées un grand nombre de fois auraient amené la disparition en deux mois d'un goître fibro-vasculaire.

Mais le liquide auquel la plupart des chirurgiens donnent la préférence est la teinture d'iode. Velpeau et Bouchacourt sont les premiers qui en aient fait usage, mais c'est M. Luton (*Arch. de méd.*, 1867, oct. et nov.) qui a réellement vulgarisé cette méthode en l'appliquant à un grand nombre de tumeurs. Le manuel opératoire varie un peu avec les auteurs : ainsi, tandis que Bertin de Gray (*Arch. de méd.*, 1868) se sert d'une solution iodée étendue de moitié son volume d'eau, Luton, Levêque, Gosselin (*Gaz. des hôp.*, 4 nov. 1879, p. 1009), Billroth (*Wien. med. Presse*, XVIII, p. 47-48, 1877), l'emploient pure, afin d'obtenir une action plus efficace et, disent-ils, une irritation moins forte des tissus malades. Un fait généralement reconnu, c'est que les solutions iodo-iodurées exposent beaucoup plus souvent que les précédentes aux accidents attribués à l'intoxication iodique ainsi qu'aux thyroïdites suppurées. Tous recommandent d'enfoncer profondément l'aiguille dans l'intérieur du goître, afin de limiter l'action du liquide à la tumeur, sous peine de voir se développer des phlegmons, des abcès du cou et même des plaques gangréneuses de la peau. La quantité de liquide injectée ne doit pas dépasser cinq grammes, mais le plus souvent on devra se contenter pour chaque séance d'une injection de 1 à 2 grammes. Du reste le volume de la tumeur, sa conformation et la susceptibilité propre à chaque malade, serviront de guide en général. L'injection une fois faite, le malade éprouve une sensation de chaleur, de brûlure, qui irradie jusqu'à l'épaule et au côté de la face correspondant à celui où l'on a opéré, mais qui se calme bientôt ; en même temps, le malade accuse dans la bouche un goût d'iode et l'on retrouve très-rapidement cette substance dans l'urine ; puis le goître se tuméfie, devient douloureux, augmente de consistance, et un léger accès fébrile se manifeste. La rétraction de la tumeur se fait lentement et il faut parfois plusieurs mois pour qu'elle devienne apparente.

En général, les injections doivent être répétées un nombre assez considérable de fois pour donner lieu à cette rétraction ; dans quelques observations cependant citées par M. Levêque ce résultat a été obtenu à la suite d'une seule injection, et, phénomène curieux, l'atrophie aurait porté aussi bien dans les points opposés à ceux où l'injection était faite, ce qui tendrait à prouver, ainsi que le fait remarquer M. Boursier, que l'iode agit peut-être plus comme médicament général que comme médicament irritant.

En dehors de ces cas exceptionnels M. Gosselin conseille d'attendre quatre ou cinq jours avant de recommencer l'opération. On devra du reste se guider sur les phénomènes locaux qui accompagnent chaque injection et sur l'état général du malade pour rapprocher les séances ou au contraire suspendre le traitement, sauf à le reprendre plus tard. Malgré toutes les précautions prises, ce procédé donne lieu parfois à des poussées inflammatoires que le chirurgien doit combattre comme s'il s'agissait d'une thyroïdite spontanée.

La proportion des cas de guérison est relativement considérable : ainsi M. Levêque, qui a réuni dans sa thèse 45 observations, empruntées pour la plupart à Luton et à Bertin, les divise de la façon suivante : guérison complète, 32 cas ; amélioration notable, 12 ; récidive et amélioration après une nouvelle injection, 1 ; double récidive après double guérison, 1 ; résultat nul, 2. M. Morell Mackenzie (*British Med. Journ.*, 16 mai 1874, p. 648) a relevé des résultats qui concordent avec les précédents ; ainsi sur 73 observations réunies par lui il compte : guérison, 59 ; amélioration, 9 ; résultat nul, 3 ; terminaison inconnue, 2.

Au dire de Lücke (*loc. cit.*) et de Karl Stœrk (*Wiener med. Wochenschrift*, 1873) les goîtres folliculaires et colloïdes seraient ceux auxquels cette méthode serait surtout applicable ; quant aux goîtres vasculaires, Stœrk considère comme dangereux d'y avoir recours.

L'*électricité* sous forme d'*électro-puncture* a été essayée dès 1853 par Jobert (*Gaz. des hôp.*, 1853, p. 52) pour le traitement des goîtres ; mais ce n'est réellement que dans ces dernières années que son emploi s'est généralisé. Les résultats obtenus par cette méthode ont été en général peu satisfaisants ; elle est toujours longue et souvent inefficace, ainsi que MM. Gherini, Althaus (*British Med. Journal*, 15 nov. 1876), Maury et Le Fort (observ. IV, th. Boursier), ont pu le constater ; cependant en 1869 Franz. Chvosteck (de Vienne) (*Œsterreich. Zeitschrift für prakt. Heilkunde*, 1869, n° 51) a publié 30 observations de goîtres améliorés par l'électro-puncture. C'est surtout dans les cas de goîtres mous et vasculaires qu'elle sera employée avec succès, au dire de Scoutteten. Les accidents qu'elle détermine sont peu nombreux ; cependant il faudra toujours avoir soin d'éviter le contact de la partie non isolée des aiguilles, avec la peau, sous peine de voir se produire des eschares profondes et plus tard des foyers de suppuration, source d'accidents fort graves, ainsi que J. Duncan (*Lect. on Electrolysis*, in *British Med. Journ.*, 10 juin 1876) en a rapporté une observation.

La *ligature des artères thyroïdiennes* préconisée surtout pour la cure du goître vasculaire, mais mise en pratique plusieurs fois pour des goîtres parenchymateux, a été pratiquée tout d'abord par W. Blizard, bien que l'idée première doive en être attribuée à Ch. Lange (*Dissert. de strumis et scrofulis*. Wittemberg, 1807) et à Jones (1807). Le malade de Blizard, après avoir présenté une amélioration passagère, mourut de pourriture d'hôpital. Le premier succès a été obtenu par Walther en 1814 ; depuis cette époque cette opération a été pratiquée un grand nombre de fois, entre autres par Coates, Earle (*Arch. de méd.*, 1827, t. XIII,

1re sér.), Green, Larrey (10 fois), Langenbeck (*Arch. de méd.*, 1829, t. XXIX,
p. 118), Chelius (*Arch. de méd.*, 1835, t. XX, p. 230), Porta (*Gaz. méd. de
Paris*, 1852). si bien que M. L. Le Fort (*Méd. opératoire*) a pu en réunir 51 cas.
Aujourd'hui on tend de plus en plus à délaisser cette opération en tant que
moyen curatif du goître, à cause de la difficulté de trouver les artères thyroïdiennes dans une région déformée, à cause aussi de leur développement énorme,
des altérations subies par leurs parois et de l'impossibilité de prévoir les cas où le
corps thyroïde reçoit des artères supplémentaires, comme l'artère de Neubauer.

Du reste, la plupart des observations publiées ne peuvent pas être comparées
entre elles, car le plus souvent les opérateurs se sont bornés à lier une ou deux
de ces artères sans se soucier des anastomoses innombrables établies entre
elles. Dans quelques cas cependant la guérison a été obtenue à la suite de ces
opérations incomplètes, et même la proportion des cas de guérison de ce genre
est presque aussi forte que celle des cas traités par la ligature de toutes les
artères thyroïdiennes; bien plus, dans un fait observé par Boileau (*Arch. de
méd.*, 1re sér., t. VIII, p. 65, 1825), la ligature de la carotide primitive faite
pour une lésion traumatique du cou chez un goîtreux amena l'atrophie de sa
tumeur.

β. *Goîtres kystiques.* De toutes les tumeurs du corps thyroïde ce sont celles
contre lesquelles les procédés opératoires employés sont les plus nombreux et
aussi les plus efficaces; nous les étudierons successivement.

La *ponction* employée souvent comme moyen palliatif peut être parfois curative; dans ces cas il s'agit presque toujours alors de tumeurs peu volumineuses,
à parois souples, minces et de date récente. Le contenu du kyste dans ces conditions est presque toujours séreux, mais serait-il constitué par du sang, on ne
devrait pas voir là une contre-indication formelle à l'opération, car, si dans un
cas rapporté par M. Poinsot la mort survint par septicémie, dans deux autres cas
observés l'un par M. Durdos, l'autre par M. Ollier, la guérison survint sans accident; toutefois on devra se souvenir que les kystes hématiques ont beaucoup
plus de tendance à s'enflammer et à suppurer que les kystes séreux. La ponction
au bistouri telle que la faisait Stromeyer a été généralement remplacée par la
ponction aspiratrice; l'évacuation complète du liquide donnant très-fréquem-
ment lieu à un écoulement sanguin abondant vers la fin de l'opération par
suite de la rupture des néo-capillaires qui tapissent la paroi du kyste, doit être
remplacée par l'évacuation d'une petite quantité de liquide suffisante pour faire
cesser les accidents de compression, quitte à recommencer dès que le liquide se
sera reproduit. En général, un assez grand nombre de ponctions sont nécessaires
pour que la guérison soit complète; toutefois dans un cas publié par M. le professeur Duplay (*Ann. des mal. du larynx*, 1878, n° 5, p. 253), deux ponctions
avec aspiration de petites quantités du liquide suffirent à amener la guérison.
MM. Lannelongue (de Bordeaux), Ollier, Gosselin (*Ann. mal. or. et laryn.*,
1877, t. III, p. 196), ont même observé la disparition du kyste après une seule
ponction incomplète.

Les *injections irritantes* consécutives à la ponction, suivant la méthode généralement adoptée pour la cure des hydrocèles, ont été introduites dans la
pratique par Maunoir (de Genève). Il faisait usage de vin rouge; mais la plupart des opérateurs lui ont substitué aujourd'hui la teinture d'iode, à l'exemple
de Velpeau et Bonnafacourt (*Bullet. de thérap.*, 1844, t. XXVII, p. 191). Le
but que l'on se propose ici est de provoquer une inflammation de la paroi du

kyste, inflammation qui peut être simplement plastique (Gosselin) et amener
l'accolement des parois sans suppuration; mais souvent elle provoque la suppuration. Cette terminaison est même tellement fréquente qu'elle ne doit pas être
considérée, en définitive, comme une complication. Cette opération doit être
faite à l'aide d'un trocart de trousse et non d'un trocart capillaire, afin de permettre l'écoulement des particules solides nageant au milieu du liquide. Lücke
conseille, en outre, après l'évacuation du contenu du kyste, de laver l'intérieur
avec de l'eau tiède et de ne pousser l'injection que lorsque celle-ci ressort parfaitement pure. La solution injectée au tiers (Gosselin, Fleury [de Clermont]), au
cinquième (Piachaud [de Genève]), doit être maintenue dans la cavité de cinq à
dix minutes au maximum, sous peine de produire une inflammation trop violente ou de voir se développer des accidents d'iodisme. Lorsque le liquide a été
évacué, on assiste à une poussée inflammatoire qui est ordinairement légère
et de courte durée; mais le volume du kyste reste longtemps stationnaire, et ce
n'est qu'après trois ou quatre semaines, souvent même après plusieurs mois, que
la régression est achevée. Lorsque le résultat de l'opération est nul, M. Gosselin
conseille de ne la recommencer qu'au bout de deux mois et demi environ, sous
peine de voir la suppuration en être la conséquence, ainsi que cela lui est arrivé
une fois.

Les résultats obtenus par cette méthode expliquent l'emploi fréquent qu'en
font les chirurgiens, surtout dans les cas de kystes peu volumineux à parois
souples et minces. Sur 24 cas d'injection iodée, M. Fleury (*Union médicale*,
1869) a enregistré 15 succès, 2 morts et 7 résultats incertains. M. Gosselin,
(*Clin. Charité*, t. XIII, p. 196) sur 15 malades traités par ce procédé, a eu
9 guérisons après une seule injection, 2 après deux injections, 2 avec nécessité
ultérieure d'une ponction et 2 après suppuration du kyste.

Une modification du procédé que nous venons de décrire consiste à évacuer,
ainsi que le veut M. Stœrk, par la ponction, une petite quantité de liquide, puis
à le remplacer par de la teinture d'iode à doses minimes 0^{gr},60, 1^{gr},20, 1^{gr},80.
Ces ponctions sont répétées tous les trois ou quatre jours jusqu'à ce que le liquide
du kyste soit chargé de flocons albumineux; à ce moment il convient de retirer
par la méthode aspiratrice une certaine quantité de liquide et d'abandonner les
choses à elles-mêmes; la modification apportée ainsi à la constitution des parois
du kyste serait assez vive pour amener sa disparition.

Lorsque les injections de teinture d'iode ont échoué, on peut avoir recours à
un autre liquide, comme le perchlorure de fer, le chlorure de zinc (Th. Anger,
Soc. de Chirurgie, 1875) ou l'alcool; mais avec les deux premiers l'action
curative ne peut être obtenue sans suppuration. M. Morell Mackenzie (*the British. Med. Journ.*, 16 mai 1874, p. 648) emploie même d'emblée le perchlorure de fer qu'il conseille de manier de la façon suivante : après avoir vidé
le kyste par une ponction faite avec un trocart ordinaire à la partie la plus
déclive de la tumeur, on injecte une solution de perchlorure dont le titre varie
de 4 à 8 pour 100, puis on oblitère l'extrémité libre de la canule et on laisse le
liquide en place deux ou trois jours; au bout de ce temps on le laisse s'écouler;
la suppuration s'établit bientôt, le pus est évacué par la canule et celle-ci n'est
retirée que lorsque la suppuration commence à se tarir. En général la guérison
demande de trois à huit semaines pour se produire. Sur 59 cas où il l'a employé,
M. Morell Mackenzie a eu 58 guérisons et 1 cas de mort par entrée de l'air dans
les veines. En France, ce procédé n'a encore été employé qu'un trop petit nombre

de fois pour qu'il soit possible d'établir une statistique à son égard. Il en est de
même du chlorure de zinc; cependant M. Anger, qui l'a expérimenté plusieurs
fois, a obtenu par ce moyen plusieurs cas de guérison. Signalons enfin les
injections d'alcool employées par M. Monod (Soc. de chir. et *Gaz. des hôpit.*,
1874, p. 104) dans le but de déterminer à l'intérieur du kyste une inflammation
moins violente qu'avec la teinture d'iode. Ces injections, réglées comme nous
avons vu plus haut M. Stœrk le faire avec la teinture d'iode, c'est-à-dire par la
méthode de substitution, amènent la guérison après un temps toujours fort long :
aussi ne sont elles applicables qu'à un petit nombre de cas.

La *cautérisation* des parois kystiques a surtout été employée par les chirurgiens lyonnais à l'exemple de Bonnet qui, le premier, y a eu recours. Elle comprend plusieurs modes d'application : le *séton caustique* qui a réuni peu d'a-
deptes à cause de son infidélité et de la longueur du traitement, consistait à
traverser le kyste avec un séton chargé de chlorure de zinc en même temps
qu'une application de pâte caustique était faite sur la peau dans la même direction que celle du séton; de cette façon Bonnet se proposait d'agir à la fois de
dehors en dedans et de dedans en dehors. Ce procédé n'est plus employé, mais
nous avons cru devoir le signaler, car c'est lui qui a suggéré à Valette (*Clin.
chir. de l'Hôtel-Dieu de Lyon*, 1875) le mode de cautérisation auquel il a attaché
son nom et qui consiste à vider à moitié le kyste à l'aide d'un trocart, puis à
remplacer cet instrument par un mandrin courbe portant sur l'une de ses faces
une cannelure que l'on remplit de caustique. On applique d'autre part à la surface de la tumeur une tige concave chargée également de caustique et dirigée
de telle façon qu'elle correspond exactement à la convexité du mandrin intérieur. Les deux porte-caustiques sont ensuite rapprochés par des vis à pression
continue et comprennent entre elles la peau et l'enveloppe du kyste; au bout
de quelques jours on enlève la branche superficielle et on trouve au-dessous
d'elle une eschare qui se continue avec celle produite à la face interne de la
paroi par la branche profonde: l'incision de cette eschare amène l'ouverture du
kyste qui entre alors en suppuration. Pour favoriser l'écoulement du pus, Valette
introduisait dans l'ouverture ainsi produite une canule à trachéotomie qui permettait en outre de laver la cavité.

Le second procédé de cautérisation également dû à Bonnet, et qui a été
employé un grand nombre de fois depuis la publication de sa méthode, consiste
dans l'ouverture du kyste par des applications répétées de chlorure de zinc à la
surface de la tumeur. Chaque application dure vingt-quatre heures, au bout de
ce temps on enlève la partie superficielle de l'eschare et on remet du caustique
dans le sillon ainsi produit. Après l'ouverture du kyste, les liquides qui y sont
contenus s'écoulent à l'extérieur et la poche revient sur elle-même. On applique
alors à sa surface interne, dans les points les plus saillants, des rondelles de pâte
de Canquoin; à la chute des eschares ainsi produites, la suppuration s'établit,
la poche est éliminée en totalité ou en partie et la cicatrisation se fait lentement;
elle n'est guère complète qu'au bout de plusieurs mois. Cette méthode de
traitement est l'une des plus sûres, mais elle entraîne parfois à sa suite des
complications fort redoutables au nombre desquelles nous signalerons l'ouverture des artères thyroïdiennes donnant lieu à une hémorrhagie secondaire
mortelle (1 cas, Lépine, *Valeur de la cautérisation dans le traitement des
goîtres kystiques*, Lyon, 1862) ou l'ulcération des grosses veines pariétales qui
rampent dans l'épaisseur des parois kystiques. Aussi Lépine recommande-t-il

d'explorer avec le doigt la surface interne du kyste et de n'appliquer les rondelles de pâte de Canquoin que dans les points où on ne rencontre pas de vaisseaux. La difficulté de limiter exactement l'action du caustique doit faire craindre l'ouverture de la trachée et la nécessité d'une trachéotomie immédiate, ainsi que M. Dron (*Bulletin Soc. des sc. méd. de Lyon*, 1862) en a rapporté un cas; mais de tous les accidents ceux qui sont les plus fréquents et les plus redoutables, ce sont les accidents infectieux à tous les degrés.

Diverses modifications ont été proposées à la méthode de Bonnet : ainsi M. Pomies (*Gaz. méd. de Lyon*, 16 mars 1865) remplace le chlorure de zinc par la potasse caustique; mais la difficulté de limiter l'action de cet agent malgré toutes les précautions prises doit le faire rejeter de la pratique. M. Desgranges, en vue de s'opposer aux hémorrhagies, cautérise la paroi interne du kyste avec des tampons de charpie imbibés de perchlorure de fer. Enfin M. Gaillet aurait obtenu vingt-quatre cas de guérison en suspendant à un fil un morceau de caustique et en le laissant ainsi libre dans la cavité kystique, de façon à l'empêcher de reposer sur la paroi et à le laisser agir à distance. Nous n'avons trouvé nulle part d'observations analogues à celles de M. Gaillet.

L'*incision* peut être pratiquée, soit pour un kyste atteint de suppuration spontanée ou provoquée par une méthode thérapeutique qui a échoué; dans ces cas elle s'impose au chirurgien; soit pour un kyste non enflammé, elle présente alors une gravité telle que beaucoup de chirurgiens français l'ont abandonnée. De nombreux accidents peuvent en effet en être la conséquence; signalons en premier lieu les hémorrhagies se produisant au moment même de l'opération; elles prennent alors leur source dans les vaisseaux de la paroi sectionnés par l'instrument tranchant ou dans ceux qui rampent à la surface interne du kyste par suite de la diminution de pression qui se fait dans cette cavité après l'évacuation du contenu. Pour remédier aux premières, on opérera couche par couche, liant les vaisseaux à mesure qu'on les rencontre, ou bien suivant le conseil de Lücke on suturera la paroi du kyste avec la peau et on n'incisera que consécutivement, à peu près comme il est de règle de le faire pour l'ouverture de l'intestin, lorsqu'on pratique un anus artificiel. Si malgré ces précautions un vaisseau donne, il suffira pour arrêter l'écoulement, de placer à ce niveau un point de suture. Bruns, pour la même raison, a proposé d'ouvrir le kyste au galvano-cautère, et Stromeyer (*Gaz. méd. de Paris*, 1855, p. 117) conseille de placer une série de petits sétons filiformes rapprochés les uns des autres qui, lorsque la suppuration s'établit, sectionnent la peau dans les points intermédiaires.

Pour remédier à la rupture des vaisseaux pariétaux, on réglera l'écoulement du liquide de façon que les modifications de pression s'établissent graduellement. Si néanmoins l'hémorrhagie se produit, il faut bourrer l'intérieur du kyste avec de la charpie imbibée d'un liquide hémostatique. MM. Michel (de Nancy) (Thèse de Ferrail Couvat. Nancy, 8 août 1874) et Ollier (*loc. cit.*) emploient un procédé opératoire mixte, en ce qu'il tient à la fois de l'incision et de la cautérisation. Le premier arrive par une incision jusque sur la paroi antérieure du kyste qu'il met à nu dans une grande étendue, puis il applique à la surface de celle-ci une lanière de pâte de Canquoin, après avoir évacué, à l'aide d'un petit trocart explorateur, une certaine quantité de liquide. La chute de l'eschare entraîne l'ouverture du kyste sur une étendue notable et l'on peut alors, si besoin est, cautériser la surface interne du kyste pour favoriser l'élimination des points saillants. M. Ollier, après être arrivé sur la surface antérieure du kyste, applique aux deux extrémités de l'incision une rondelle de pâte de Canquoin. Le kyste une fois ouvert, il introduit dans sa cavité un drain qui ressort par les deux ouvertures et permet le lavage de la poche. Ces deux chirurgiens arrivent ainsi à limiter la durée de la suppuration toujours fort longue lorsqu'elle est abandonnée à elle-même, à diminuer les chances de septicémie et à rendre moins difformes les cicatrices telles qu'on les observe à la suite de l'ouverture exclusive de la poche par les caustiques. La suppuration consécutive à ce mode de traitement dure néanmoins encore plusieurs mois; elle est très-abondante, fétide, et peut se compliquer de fusées purulentes dans les interstices musculaires du cou (Billroth), d'hémorrhagies secondaires (Hecker), de tétanos (Schwarer), mais surtout de septicémie. Les accidents de cette nature sont de beaucoup les plus fréquents et les plus graves, ce sont eux qui font le danger réel de cette méthode et qui motivent le peu d'empressement que les chirurgiens français mettent actuellement à l'employer. En Allemagne cependant, on l'emploie assez volontiers, et Schinzinger (*Centralblatt für Chirurg.* 1879), qui en est l'un des plus chauds partisans, a réuni 100 observations empruntées à divers auteurs; le nombre des morts dans cette statistique ne serait que de 3.

L'*excision* d'une portion de la poche est un dérivé de la méthode précédente; elle a été employée par divers chirurgiens, entre autres par Billroth, Beck (de Fribourg) (*Arch. de méd.*, 1857, t. XIII, 2ᵉ série) et Fleury (de Clermont) (*Gaz. méd. de Paris*, 1856), dans le but de diminuer la durée du traitement; mais cette opération nécessite un traumatisme étendu et entraîne à sa suite des hémorrhagies (4 cas sur 7, Fleury) et des accidents septicémiques fréquents (1 cas sur 3, Beck) : aussi, tout en ayant la gravité inhérente au manuel opératoire de l'extirpation, comme elle ne présente aucun de ses avantages, il n'y a guère de raisons pour l'employer aujourd'hui.

L'*extirpation* des goîtres, tour à tour acceptée et repoussée, semble depuis quelques années, grâce aux perfectionnements apportés au manuel opératoire et à la vulgarisation de la méthode antiseptique, pouvoir être comptée au nombre des opérations praticables et utiles.

Jusqu'en 1792, époque à laquelle Giraud (*Journal de Desault*, janv. 1792) publia la première extirpation de goître faite par Desault et suivie de guérison, cette opération n'avait été tentée, sans grand succès, que par Hedenne père (1770), de Graefe et Grooch (Rullier, Thèse de Paris, 1808).

Dupuytren, quelques années après, pratiqua deux opérations analogues; les malades moururent d'hémorrhagie. Pour se mettre à l'abri de cet accident, Mayor (de Lausanne) (*Traité de la ligat. en masse*, p. 35-293. Paris, 1826), et plus tard Rigal (de Gaillac), ainsi que Ballard (*Arch. de méd.*, 4ᵉ série, t. XI, p. 222, 1846), eurent l'idée de lier le pédicule de la tumeur, afin d'en amener la mortification, mais les dangers de l'intoxication putride et de la suppuration attachés à ce mode opératoire le firent abandonner. Aussi Bouillaud et Ratier (*Dictionnaire en 15 vol.*), ainsi que Ferrus (*Dictionnaire en 30 vol.*), repoussent-ils formellement l'extirpation des goîtres comme opération trop dangereuse.

De 1835 à 1850, la question resta à peu près dans le *statu quo*; de loin en loin seulement on trouve le récit d'opérations tentées par quelques chirurgiens, au nombre desquels nous devons citer : Nélaton (Soc. anat., 1835, t. X, p. 100), Voisin (de Limoges) (*Gaz. hebd.*, 1856, p. 372), Blondin (*Dict. en*

30, 1856) et Roux (*Arch. de méd.*, 1856, t. X, p. 25; Soc. anat., 1848; Acad. méd., 1850). C'est à l'occasion d'une troisième thyroïdectomie, faite en 1850 par ce dernier, que fut soulevée à l'Académie de médecine une discussion fort remarquable à laquelle prirent part Sédillot et Velpeau, et qui aboutit au rejet presque unanime de l'ablation des goîtres.

La question paraissait jugée en France, lorsque des chirurgiens anglais et allemands, sans se laisser rebuter par les insuccès obtenus jusqu'alors, entreprirent de modifier le manuel opératoire, d'en régler l'application et d'utiliser les divers procédés de pansement antiseptique alors à l'étude. L'énumération des noms des principaux opérateurs trouvera sa place lorsque nous étudierons chacun des procédés opératoires. Qu'il nous suffise pour le moment de citer les noms de Voos (*British. Med. Journ.*, 1862, 8 févr., p. 144), Wood (*British. Med. Journ.*, 1878, 25 févr.), Parson (*Arch. de méd.*, 1865, 6ᵉ série, t. I, p. 227), Smith (*American Medical Times*, 8 oct. 1865), Hamilton (*Quart. Journal. Dublin*, 1865, t. XI, p. 513), en Angleterre, et ceux de Billroth, Lücke, Emmert, en Allemagne, comme ayant lutté le plus énergiquement contre le discrédit dans lequel était tombée la thyroïdectomie.

A peu près vers la même époque (1867), Bœckel (de Strasbourg) inspira la thèse de Pesmo (Strasbourg, 1867) et en 1871 Brière d'Yverdon (Lausanne, 1871) entreprit franchement la réhabilitation de l'extirpation; M. Michel (de Nancy) ne tarda pas à en prendre la défense, tandis qu'à l'étranger M. Héron Watson, p. 783, préconisait contre l'hémorrhagie la ligature préalable des artères thyroïdiennes, et MM. Kocher (de Berne) et Rossander (de Stokholm), l'évidement intra-capsulaire de la tumeur.

La thyroïdectomie ainsi perfectionnée et réhabilitée en Allemagne, en Amérique, en Angleterre et en Suisse, ne tarda pas à être remise à l'étude par les chirurgiens français, et aujourd'hui les opérations faites par MM. L. Le Fort, Trélat, Tillaux, Richelot, L. Labbé, etc., etc., montrent qu'elle tend à se vulgariser parmi nous.

Nous allons décrire séparément et par ordre chronologique les divers procédés qui ont été mis en pratique, bien que plusieurs ne soient plus employés depuis longtemps.

La *ligature de la tumeur*, préconisée par Mayor de Lausanne, consistait, après avoir mis à découvert toute la face antérieure de la tumeur, à la pédiculiser à l'aide d'un fil que l'on serrait tous les jours davantage; la partie ainsi étranglée se sphacélait et se détachait d'elle-même. Par ce procédé, le malade n'était pas exposé aux dangers d'une hémorrhagie immédiate, mais on lui faisait courir tous les risques d'une intoxication putride et d'une suppuration prolongée. C'est pour remédier à cet inconvénient que Rigal (de Gaillac) le modifia en pratiquant la ligature sous-cutanée de la tumeur, qui, comme le procédé ci-dessus, en amenait la mortification, sans nécessiter la mise à découvert préalable de l'organe malade.

Ces deux opérateurs trouvèrent quelques imitateurs, au nombre desquels il faut citer Hirtz de Strasbourg, Back, Sédillot, Mayor fils (Soc. de chir., 15 octobre 1857) et Ballard; mais le procédé n'en fut pas moins abandonné.

L'*écrasement linéaire* fut appliqué une seule fois par Chassaignac à l'extirpation du goître. Pendant le cours même de l'opération il survint des accès de suffocation qui obligèrent le chirurgien à pratiquer la section du pédicule.

L'*anse galvanique*, préconisée en 1859 par M. Schub, ne mettant pas, ainsi qu'on l'avait pensé tout d'abord, à l'abri des hémorrhagies, a été rejetée par tous les chirurgiens, malgré les quelques succès que ce procédé aurait donnés à Middeldorpf, Guret, et malgré les avantages que lui attribue M. Pesme dans sa thèse inaugurale.

L'*extirpation au bistouri*, la seule employée de nos jours, comprend trois temps : 1° incision et dissection de la peau; 2° énucléation de la tumeur; 3° hémostase.

L'*incision cutanée* varie de forme avec les chirurgiens : Roux pratiquait une incision longitudinale; Dupuytren, une incision cruciale.

Quelques-uns préfèrent une incision en H, formant ainsi un lambeau supérieur et un lambeau inférieur; Michel (de Nancy) donnait à son incision la forme d'un ⊐ couché, de façon à avoir deux lambeaux latéraux. Le professeur Rose isole un lambeau à convexité inférieure, et M. Tillaux, dans l'opération qu'il a pratiquée en 1880, a dirigé son incision de façon à avoir un lambeau rectangulaire à bord adhérent supérieur. Quel que soit le mode de lambeau adopté, l'incision cutanée une fois faite, il reste à le disséquer, en liant tous les petits vaisseaux que l'on rencontre.

L'*énucléation* de la tumeur constitue le second temps de l'opération. M. Brière d'Yverdon en a donné une description, à laquelle il y a peu à ajouter : « Le second temps de l'opération, dit ce chirurgien, dans lequel se fait l'isolement de la tumeur, est le plus important. Aussi est-ce celui qui réclame toute l'adresse, tout le sang-froid et la patience de l'opérateur. Ici il faut mettre autant que possible de côté tout instrument tranchant, et déchirer, avec de grands ménagements, au moyen du doigt, du manche du scalpel, les adhérences de la tumeur aux parties voisines, plutôt que de les couper. Les vaisseaux qui entrent et sortent de la tumeur forment des brides plus résistantes. On doit les isoler en usant des mêmes précautions au moyen de la sonde cannelée, des ciseaux fermés, etc., passer dessous une aiguille courbe, armée d'un fil double; on fait deux ligatures, l'une près de la tumeur, l'autre près du tégument, et on coupe entre les deux. Il est indispensable de lier doublement toute artère, toute veine, car aussi longtemps que la tumeur reçoit du sang le bout périphérique continue à donner. Il faut s'interrompre toutes les fois qu'il y a la moindre hémorrhagie, et s'arrêter avant d'aller plus loin. Quelquefois les adhérences sont si résistantes, qu'on est forcé d'avoir recours au scalpel, mais il faut toujours le faire avec la plus extrême prudence. »

Enfin, lorsqu'on est arrivé sur le pédicule de la tumeur, il reste à l'isoler, à appliquer sur lui une ligature solide et à le sectionner.

L'adhérence souvent intime de la glande aux parties voisines et en particulier à la trachée a poussé Kocher et Rossander à énucléer la tumeur après avoir incisé préalablement la capsule qui la recouvre; c'est ce qu'il appelle l'*évidement* du goître; de cette façon, la capsule reste en place et s'oppose dans une certaine mesure aux fusées purulentes qui constituent l'un des accidents consécutifs les plus redoutables de la thyroïdectomie. Si l'on a pris soin de lier les vaisseaux au fur et à mesure qu'on les rencontre, l'*hémostase* après l'ablation de la tumeur sera rendue beaucoup moins laborieuse, mais néanmoins il restera toujours un certain nombre de petits vaisseaux à tordre ou à lier et à remplacer les pinces à forcipressure employées pendant l'opération par des fils à ligature en catgut ou en soie phéniquée.

Le *pansement*, presque uniquement en usage de nos jours à la suite de la thyroïdectomie, est le pansement antiseptique de Lister, ou différant peu de celui du chirurgien anglais; la plupart des opérateurs exercent à la surface de la plaie une compression assez forte, de façon à faciliter l'accolement de la peau avec les tissus sous-jacents. Reverdin (de Genève) applique en outre un pansement fait de bandes de mousseline qui immobilisent la tête et le cou, de façon à s'opposer au glissement de la peau. Avant l'emploi du pansement phéniqué on n'obtenait presque jamais la réunion par première intention, et l'emploi des sutures était inutile; aujourd'hui, au contraire, comme cette réunion est plus ou moins obtenue, il faut y avoir recours dans tous les cas, et suturer les bords de la plaie dans la majeure partie de leur étendue, ou même dans tout leur trajet, en réservant seulement, à chaque angle, un espace libre pour le passage d'un tube à drainage. Ce dernier même a été supprimé dans l'opération faite par Albert en 1879, mais sa conduite n'a guère été imitée.

Lorsqu'aucun accident ne vient retarder la guérison, elle a lieu en général dans l'espace d'un temps qui varie de une à quatre semaines (Wolfer). Le professeur Bottini a obtenu des guérisons complètes après vingt, vingt et un et vingt-huit jours.

Dans les cas de M. Reverdin, dont nous avons parlé plus haut, les malades guérirent l'un en huit jours, l'autre en six.

Récemment, deux opérations *préliminaires* à l'extirpation du goitre ont été proposées, afin de rendre celle-ci moins laborieuse pour le chirurgien et moins dangereuse pour l'opéré. La première est la *trachéotomie préliminaire*, mise en pratique par le professeur Rose (*Arch. f. klinisch. Chirurg.*, t. XXII, 1878, fasc. 1, p. 1); elle a pour but d'assurer le passage de l'air par la trachée lorsque celle-ci a subi des altérations de texture qui rendent les parois flasques et dépressibles, et de s'opposer en outre à ces morts subites que l'on a signalées pendant la thyroïdectomie et qui ne reconnaîtraient pas d'autres causes que cet aplatissement trachéal. Pour l'effectuer, M. Rose conseille aussitôt la mise à nu de la tumeur, de rompre les adhérences qui unissent le goitre au conduit aérien, en allant de bas en haut, de façon à arriver aussi près que possible de l'extrémité supérieure de celle-ci. Ces précautions prises, on incise trois à quatre anneaux trachéaux et on introduit une canule très-longue, de manière à dépasser la limite inférieure du point ramolli.

Cette opération, qui rend de grands services, ne peut cependant être effectuée dans tous les cas; il s'en faut de beaucoup que la *trachée en ruban* soit une conséquence forcée du goitre : aussi a-t-elle été rejetée par des chirurgiens très-compétents, tels que M. Reverdin (communication personnelle rapportée par M. Boursier dans sa thèse), Bœckel, Lücke, Kocher, Bottini (*Gaz. med. ital. Lombardia*, 6 décembre 1879).

La seconde opération préliminaire est la ligature primitive des artères thyroïdiennes mise à exécution pour la première fois par Waren Green, 1871, puis par M. Héron-Watson, 1873. Ce dernier, qui y a eu souvent recours, conseille, aussitôt la tumeur dénudée, d'aller rechercher, aux quatre angles, le faisceau artério-veineux qui s'y rend et d'y poser une ligature, afin de diminuer considérablement l'écoulement sanguin pendant l'opération. Billroth, qui l'a pratiquée une seule fois, aurait eu à s'en louer. Malheureusement il n'est pas toujours facile, lorsqu'on opère dans une région aussi déformée que la partie antérieure du cou chez les goitreux, de tomber sur les pédicules vasculaires, les rapports normaux n'étant plus conservés.

Les deux opérations que nous venons de décrire ont pour but de remédier aux deux accidents *immédiats* les plus fréquents et les plus graves de la thyroïdectomie, c'est-à-dire les troubles respiratoires et l'hémorrhagie. Celle-ci a été parfois tellement abondante, que dans plusieurs observations la mort en fut la conséquence au cours même de l'opération : témoin les faits de Gooch, Rulsier, Wood, etc., et que dans un certain nombre d'autres on fut obligé de suspendre l'opération, ce qui n'a pas toujours évité la mort. On se souvient en outre que c'était là le principal argument indiqué par Velpeau et Bégin contre la thyroïdectomie.

Nous n'insisterons pas sur les autres accidents immédiats qui peuvent surgir pendant la thyroïdectomie, tels que la mort subite pendant la chloroformisation, les adhérences et la dénudation des vaisseaux du cou, l'entrée de l'air dans les veines, la section des nerfs pneumogastriques qui peuvent se rencontrer dans l'ablation de n'importe quelle tumeur cervicale; qu'il nous soit permis cependant d'insister un peu sur la blessure des nerfs laryngés, surtout celle des récurrents, qui ont souvent été sectionnés ou liés pendant l'opération. Roux, le premier, signala cet accident qui donna lieu au moment de sa production à une dyspnée intense et plus tard à de l'aphonie presque complète. Dupuytren, Golen, Billroth, Brüberger, etc., ont cité des faits analogues, et toujours cette section donna lieu par la suite à de la raucité, quelquefois même à l'extinction totale de la voix. Nous-même avons eu l'occasion d'examiner dans le service de M. Tillaux et de M. Richelot un opéré de goître, aphone, chez lequel la section d'un récurrent avait été faite. Les résultats de notre examen ont été consignés dans les *Bulletins de la Société de biologie* (1881).

Consécutivement on peut voir survenir des hémorrhagies secondaires souvent fort abondantes, qui nécessitent une intervention active, parfois même la ligature des carotides, mais alors même qu'elles ne sont pas si abondantes, elles retardent toujours la guérison en obligeant à enlever les sutures et à aller à la recherche des vaisseaux béants.

La *suppuration du cou*, beaucoup moins fréquente de nos jours depuis que l'on a recours au pansement de Lister, a une gravité exceptionnelle à cause de la laxité du tissu cellulaire de la région et de la facile propagation du pus au médiastin. Rose explique cette propagation par l'aspiration forcée qui se fait du cou vers le thorax dans les cas de ramollissement trachéal, et à ce titre il considère la trachéotomie préliminaire comme un moyen excellent pour l'éviter ; c'est aussi pour diminuer ces chances de suppuration diffuse que Koclier a imaginé son procédé d'évidement intra-capsulaire, afin de limiter l'inflammation à cette poche fibreuse. Parmi les autres moyens préventifs, signalons l'importance du drain laissé dans la plaie, afin de faciliter l'écoulement des liquides pathologiques et du pus, la position déclive de la tête, l'immobilité et le silence (Billroth), après l'opération.

Une fois développés, ces accidents devront être combattus par les moyens habituels qui, il faut le dire, sont le plus souvent sans résultat; la mort arrivera alors, soit par infection purulente, péricardite, pleurésie purulente de voisinage, ou bien par quelque inflammation broncho-pulmonaire, ces dernières pouvant du reste se montrer en dehors de toute suppuration (Roux, Maury, Trélat).

B. Opérations palliatives. Elles ont pour but de remédier aux accidents de compression qui caractérisent le goître suffocant; parmi ceux-ci ce sont surtout les troubles respiratoires qui en légitiment l'emploi. Plusieurs de ces opérations ne sont plus guère employées, aussi ne ferons-nous que les mentionner.

a. *La section des muscles et des aponévroses du cou.* L'une des plus anciennes, puisque Dupuytren y a eu recours souvent (Lücke), était motivée par cette croyance que le corps thyroïde, bridé par les tendons des muscles soushyoïdiens et principalement du sterno-cléido-mastoïdien, ne pouvait se porter en avant, et comprimait forcément la trachée en se développant. C'est à ce titre que Bonnet, Liston, Billroth et M. Gosselin l'ont pratiquée plusieurs fois, mais sans avantage pour le malade, car, lorsque le goître est volumineux (et ce n'est que dans ce cas que la ténotomie pourrait paraître légitime), les muscles soushyoïdiens sont distendus, aplatis, dégénérés, et ne peuvent être accusés de comprimer activement le corps thyroïde; la même remarque peut s'appliquer aux aponévroses du cou que le docteur Gross a proposé récemment de débrider.

b. *Le déplacement de la tumeur*, imaginé par Bonnet, repose sur ce fait que dans certains goîtres dits plongeants les troubles respiratoires sont dus à la compression de la trachée au niveau de la poignée du sternum, point de résistance fixe, et sur la disparition de ces troubles, si l'on vient à soulever le goître avec les doigts.

Il restait donc à rendre permanent ce déplacement de la tumeur. Pour cela, Bonnet imagina d'abord de la traverser avec un fil dont les deux extrémités étaient nouées derrière la nuque et qu'il remplaçait bientôt par un compresseur spécial, enfin par des épingles implantées dans le goître. Peu satisfait des résultats obtenus, il fit construire un instrument en forme de fourchette dont les dents s'implantaient dans la tumeur, tandis que l'autre extrémité était fixée sur le thorax; de cette façon on pouvait à volonté soulever plus ou moins le goître, et provoquer consécutivement des adhérences de ce dernier avec la peau, par des cautérisations répétées. Bonnet aurait obtenu ainsi 8 guérisons sur 9 cas; récemment, M. Terrillon a répété à peu près la même opération, avec succès, sur un malade qu'il a présenté à la Société de chirurgie (1880, 16 juin).

M. Ollier, au lieu de soulever la tumeur, a imaginé de s'opposer à sa descente derrière le sternum, c'est-à-dire de fixer le goître dans la position qu'il occupe, pensant ainsi éviter la compression des faisceaux vasculo-nerveux qui accompagne parfois l'emploi de la méthode de Bonnet; pour arriver à ce résultat il fixe l'extrémité supérieure du goître avec la peau du cou au moyen d'applications répétées de pâte de Vienne.

Ces procédés de déplacement et de fixation du goître peuvent rendre service dans quelques cas, mais on ne doit pas oublier que, si la tumeur continue à se développer, les mêmes accidents ne tarderont pas à se reproduire, et qu'alors on sera dans des conditions moins favorables pour tenter l'extirpation.

La *trachéotomie d'urgence*, enfin, s'impose au chirurgien lorsqu'il assiste à un de ces accès de suffocation qui menacent d'emporter le malade et contre lesquels il faut agir sans retard. Opération sérieuse, toujours grave pour le malade, la trachéotomie faite dans ces conditions revêt de telles difficultés qu'elle peut être rangée au nombre des opérations les plus laborieuses. Les déviations de la trachée, l'épaisseur et la vascularité des tissus à traverser, sont des conditions que le chirurgien doit toujours avoir présentes à l'esprit lorsqu'il se dispose à la pratiquer. Traverser toute l'épaisseur du goître pour atteindre directement la trachée n'est guère possible que lorsque la tumeur est manifestement bilobée, et que l'isthme qui réunit ces lobes est peu volumineux, condition très-rarement réalisée; dans ces conditions la section de l'isthme devrait être faite entre deux ligatures (Rose, cité par Lücke), ou bien à l'aide de l'écraseur linéaire (Legros, *Arch. de méd.*, 6e série, t. II, p. 629, 1863). Si le goître est peu volumineux et ne descend pas trop bas, on peut songer à ouvrir la trachée au-dessous de son bord inférieur, ou bien décoller celui-ci de la trachée à l'aide d'un instrument mousse, afin de le relever et d'introduire la canule dans cette portion du conduit aérien ainsi dénudée (Lücke). Si l'on tombe ainsi sur le point de jonction des lobes hypertrophiés (Français, *Bulletin acad. méd.*, 10 juin 1859), on pourra rompre les adhérences qui les unissent et tomber ainsi sur la trachée. Mais, si l'on se souvient combien sont fréquentes les dévia-tions de la trachée à ce niveau et la rapidité avec laquelle il faut agir dans ces circonstances, on sera plus disposé à attaquer l'arbre aérien au-dessus de la tumeur, soit au niveau du cricoïde, comme l'ont proposé Bœckel (*Laryngo-trachéotomie* [Soc. chirurg., 1868, t. V]) et Kaufmann (*Die struma maligna* [*Deutsche Zeitschrift für Chirurgie*, 1879]), soit au niveau de l'espace *intercri-co-thyroïdien*, ainsi que nous l'avons fait dans deux cas difficiles (*Bullet. de l'Acad. de médecine*, 1878, et *Ann. des mal. de l'or. et du larynx*, 1879). En opérant ainsi, on a toujours un point de repère fixe et facile à trouver, le larynx, et une épaisseur beaucoup moins considérable de tissus vasculaires à traverser (*voy.* notre *Mémoire sur la laryngotomie intercrico-thyroïdienne. In Ann. des mal. de l'or. et du larynx*, 1878). Il va sans dire que l'écoulement sanguin pourra toujours être diminué d'abondance en faisant usage du thermo-cautère, procédé auquel nous avons recours depuis plusieurs années déjà et dont l'initiative appartient à M. Verneuil.

La canule dont on fera choix alors devra être assez longue pour dépasser le bord inférieur du goître, en évitant toutefois de lui donner des dimensions exagérées pour ne pas irriter les parois trachéales et produire l'ulcération (Français). Afin de remédier à cet inconvénient, divers modèles de canules ont été pro-posés par Bœckel (*Laryngo-trachéotomie* [Soc. chirurg., 1868, t. V]) et Kœnig (*Lehrbuch der speciellen Chirurgie für Aerzte und Studierende*. Berlin, 1878. B. E.); elles sont formées de deux portions métalliques articulées entre elles ou bien séparées par une troisième partie flexible. Celle-ci aura en outre l'avantage de servir de *tuteur* à la trachée ramollie et, une fois l'extirpation du goître effectuée, de lui faire reprendre et sa place et sa forme pendant que l'altération de ses parois disparaîtra peu à peu. La disparition de ce ramollisse-ment trachéal sera annoncée par la facilité de la respiration après l'ablation temporaire de la canule (Rose) : il faudra donc y avoir recours plusieurs fois avant de se décider à l'enlever définitivement.

GOITRE ÉPIDÉMIQUE.   La dénomination de goître épidémique a été employée pour désigner des engorgements thyroïdiens à marche rapide qui atteignent simultanément un grand nombre d'individus vivant de la même vie : de là sa fréquence dans les casernes, les pensions et les prisons. Son apparition presque exclusive dans les pays où le goître est endémique, ou dans des localités très-voisines des régions goîtrigènes, a fait penser depuis longtemps que le goître épidémique n'était qu'une variété du goître endémique et ne devait pas en être séparé (Colin, *Maladies épidémiques*. Paris, 1879, p. 879); Rozan, Gérard, Halbron, *Recueil des mém. de méd. et de chir.*, t. X, 3e série; t. XIII, 2e sé-rie; t. XIII, 3e série). C'est également à cette opinion que s'est rangé M. Baillarger (*Recueil des travaux du comité consultatif d'hygiène de France*, 1873, t. II), dans son enquête sur le goître et le crétinisme. Toutes les autres causes que nous étudierons plus loin ne jouent que le rôle de causes adjuvantes, et c'est à tort, croyons-nous, que certains auteurs ont voulu leur faire jouer un rôle capital dans la production de cette affection (Nivet, *Études sur le goître épidémique*, 1873, et *Traité du goître*).

Lorsqu'on parcourt le tableau des trente-quatre principales épidémies de goître qui ont sévi en France depuis 1780 jusqu'en 1873 (Laveran, *Épidémies des armées*. Paris, 1875, p. 597), on est frappé de voir que les noms des mêmes localités reviennent sans cesse : ainsi Briançon, Clermont-Ferrand, Colmar, Riom, Embrun, Neuf-Brisach, Saint-Étienne, Mont-Dauphin, Besançon et Annecy, sont les villes qui ont été le plus souvent atteintes ; on y constate en outre que certaines villes sont plus souvent que les autres visitées par ces épidémies : ainsi Briançon l'a été douze fois et Clermont-Ferrand huit fois. À l'étranger cette affection est peu connue ; cependant Haneke (*Hufeland's Journal*, 1858) rapporte que sur 580 soldats bavarois en garnison au fort Silberberg 100 furent atteints de goître aigu après un mois de séjour dans ce fort. Mais ce qui démontre bien que toutes les races peuvent être atteintes de goître épidémique, c'est le fait des prisonniers anglais internés à Briançon en 1812, et qui au bout de quelques mois présentaient presque tous des goîtres aigus (*Recueil des mém. de méd. et de chir. milit.*, 1853, 2ᵉ série, t. XII).

Les individus sur lesquels la maladie a le plus de prise sont parmi les adultes les sujets jeunes et bien constitués (Nivet, *loc. cit.* ; Laveran, *loc. cit.*, p. 599) : aussi dans les régiments le plus grand tribut est-il payé par les soldats de vingt-deux à vingt-cinq ans ; dans les pensionnats la maladie sévit sur les élèves de dix à dix-huit ans (Nivet, p. 128), tandis que les enfants au-dessous de dix ans restent le plus souvent indemnes ; les professeurs sont en général épargnés.

Le plus souvent les individus atteints n'habitent la localité goîtrigène que depuis peu de temps, et c'est dans les premiers mois qui suivent leur arrivée que le goître se déclare ; les choses se passent là comme pour la fièvre typhoïde, la fièvre jaune, la malaria, dans les pays où ces affections sont endémiques ; il y a pour les habitants mêmes du pays une immunité plus ou moins complète par accoutumance, mais par contre susceptibilité très-grande pour les nouveaux arrivants.

Le fait avait été signalé il y a longtemps déjà à Clermont-Ferrand par le docteur J.-B. Fleury (Discours prononcé en 1833 à l'école de Clermont, cité par Nivet [*Études sur le goître épidémique*, p. 13]), sur les jeunes filles que l'on envoie en pension dans cette ville, et on a eu fréquemment l'occasion de constater le même fait depuis dans les régiments qui arrivent en garnison dans les pays contaminés.

La plupart des épidémies prennent naissance en été ou en automne, mais le nom de *goître estival* que lui a donné Nivet (*Études sur le goître épidémique*, p. 24) n'est pas absolument exact, ainsi que le prouvent les épidémies observées à Briançon en 1850 et en 1863, à Colmar et à Embrun en 1863, qui débutèrent au milieu d'un hiver rigoureux (Collin, *loc. cit.*, p. 878). Habituellement l'affection née en été se prolonge en hiver par une série de poussées successives.

La proportion des individus atteints varie avec chaque épidémie ; elle peut s'élever au cinquième et même au tiers des individus vivant en commun. Dans l'épidémie de Riom, rapportée par M. Lunier à la Commission française, sur

800 détenus, 259 devinrent goîtreux; dans celle de Colmar, Goujet compta 107 goîtreux sur environ 600 hommes de garnison (*Recueil, id.*, t. VII, 3e série, 1862); enfin pendant l'été de 1877, à Belfort, sur un effectif de 5300 hommes MM. Viry et Richard ont eu à traiter 900 cas de goîtres aigus (voy. *Gaz. hebd.*, 22 et 29 juillet 1881).

Au nombre des causes adjuvantes qui ont été le plus souvent invoquées on trouve les *refroidissements* auxquels sont exposés les soldats à la suite des marches ou des corvées de l'été. Il a été remarqué que les conscrits non habitués au frottement du col de la tunique s'empressent de l'ôter à toutes les haltes. L'ingestion de boissons glacées, le cou étant tendu, la tête rejetée en arrière, dans la position prise pour boire *à la régalade*, lorsque le corps est en sueur, a été aussi fréquemment incriminée. Pendant l'été de 1822, une épidémie de goîtres éclata au collége de Clermont-Ferrand et atteignit cinquante élèves dans l'espace de quelques jours. L'enquête dirigée en vue d'en rechercher la cause fit découvrir que pendant la récréation, c'est-à-dire lorsqu'ils étaient en sueur, les élèves allaient boire au robinet d'une fontaine (température + 11 degrés centigrades) le cou tendu, la tête portée en arrière. Sur les conseils du médecin, le robinet fut fermé et les cas de goître diminuèrent aussitôt considérablement.

M. Gérard (*Recueil, id.*, 1854, 2e série, t. XIII) a vu à Besançon pendant quatre années consécutives de 1848 à 1851 survenir l'épidémie par suite de l'excès d'eau froide que buvaient les soldats en garnison dans cette ville. MM. Chevalier (*Recueil, id.*, 1830, 2e série, t. XXIX), Artigues (*Recueil, id.*, 1854, 2e série, t. XIII), Dourif (*Mémoires de l'académie de Clermont*, 1862) et Barberet (*Compte rendu des travaux des Conseils d'hygiène et de salubrité publiques du Puy-de-Dôme*, 1876), ont cité des faits analogues.

M. Nivet invoque encore comme cause le séjour durant la nuit d'un trop grand nombre de personnes dans des dortoirs mal aérés, où elles respirent un air chaud, humide et chargé de miasmes organiques, subissant dans ces conditions des sueurs abondantes qui les débilitent; toutes conditions que réunissent au premier chef les casernes et les maisons d'éducation. Nous ferons remarquer qu'elles se retrouvent cependant bien fréquemment dans les casernes des grandes villes, sans donner lieu à la production du goître épidémique qui ne survient que dans les pays où le goître est endémique.

Les changements brusques de température, les vents froids qui viennent des montagnes, ont été invoqués pour expliquer ces épidémies que l'on observe parfois sur les journaliers pauvres de la Limagne (Nivet, *loc. cit.*, p. 117) qui, mal nourris, mal vêtus passent leur journée à travailler sur des pentes rapides et sont exposés aux vents glacés qui ont traversé les monts Dômes.

La tension du cou nécessitée par le port du col avait semblé au baron H. Larrey (Soc. de chirurgie, mars 1853) une cause suffisante pour expliquer le développement du goître épidémique chez les conscrits; mais depuis de longues années déjà le col a été supprimé et les épidémies de goître n'en sont pas moins fréquentes.

La traction exercée sur le cou par le sac ne doit pas non plus être incriminée, car, ainsi que le fait remarquer M. Laveran (*loc. cit.*, p. 599), cette mesure est générale et, si telle était la cause véritable du goître épidémique, pourquoi ne l'observerait-on pas aussi bien à Bordeaux ou à Lille qu'à Briançon et à Clermont-Ferrand?

Le goître aigu qui, lorsqu'il frappe un grand nombre d'individus soumis à la même influence, revêt les caractères épidémiques, prend au contraire l'apparence sporadique lorsqu'il atteint isolément un petit nombre de sujets n'ayant entre eux aucun lien d'existence; mais dans les deux cas la cause du mal est la même.

Nous sommes donc loin de partager l'opinion des auteurs sur les causes multiples que nous venons de signaler, c'est-à-dire les corvées, l'habitude de boire à la régalade, le cou tendu ou serré; les changements brusques de température, le manque de soleil dans les vallées encaissées, la mauvaise nourriture, etc. Toutes ces conditions, nous le répétons, se trouvent réunies partout ailleurs que dans les pays où le goître est endémique, et ne produisent nullement l'épidémie du goître; mais il est une condition que l'on ne trouve que dans les pays goîtrigènes : c'est l'influence fâcheuse de l'eau qui jaillit de leur sol. De nombreux exemples prouvent surabondamment que les individus qui s'abstiennent de boire l'eau du pays goîtrigène ne sont jamais atteints de goître épidémique. Nous l'avons déjà démontré pour le goître endémique, et les preuves très-nombreuses que nous avons invoquées à l'appui de cette thèse (Baillarger et Krishaber. *Crétinisme et goître endémique* [*Dictionnaire des sciences médicales*, série 1, t. XXIII, p. 168 et suiv.]) trouvent encore leur application pour le goître épidémique qui n'est autre, en somme, que la manifestation aiguë de l'endémie.

La constatation des épidémies et la façon dont elles se circonscrivent aux individus vivant en commun devait éveiller l'idée de *contagion* dans certains esprits. Récemment on avait avancé l'hypothèse (Viry et E. Richard, *Gaz. hebd.*, 29 juillet 1881) que le goître épidémique est une maladie infectieuse, transmissible d'homme à homme et dont l'agent étiologique est un germe animé. C'est une pure supposition jusqu'à présent, bien qu'elle soit très-admissible; quant à la contagion directe d'un individu à l'autre, les faits ne prouvent nullement qu'elle se produise. Personne n'a essayé jusqu'ici d'inoculer le contenu du goître épidémique ou endémique : on est donc aussi peu autorisé à affirmer qu'à nier sa transmissibilité; mais en ce qui concerne la contagion par simple cohabitation, elle ne peut être admise : les individus atteints de goître épidémique ont été souvent très-éloignés des pays où ils avaient contracté leur mal, et on n'a jamais pu fournir un seul exemple de goître survenu dans les contrées non contaminées où furent expédiés les malades. Bien mieux, M. Czernicki (*Gaz. hebd.*, même année) a renfermé pendant plus d'un mois douze soldats atteints de goître épidémique avec dix convalescents de fièvre, débilités, affaiblis et qu'il supposait éminemment aptes à contracter une maladie infectieuse : pas un seul de ces derniers n'a contracté le goître.

C'est à tort, croyons-nous, qu'on a établi une comparaison entre les épidémies de goître et celles d'oreillons ou d'orchites, que l'on observe souvent dans les casernes et les écoles. M. Nivet (*loc. cit*, p. 133), sans admettre la contagion, incline cependant à penser que toutes ces affections sont de nature rhumatismale et que telle épidémie pourra revêtir la forme d'oreillons, telle autre celle de goître, sans qu'il soit possible d'expliquer le motif de cette distinction. Nous laissons à cet auteur la responsabilité de cette interprétation que nous sommes bien loin d'admettre.

L'anatomie pathologique du goître épidémique est encore à établir. M. Collin (*Recueil, id.*, 1861, 3e série, t. VI) a eu toutefois l'occasion de faire en 1861

l'autopsie d'un soldat atteint de goître épidémique qui mourut de scarlatine :
le tissu du corps thyroïde était décoloré, grisâtre, dur ; il y avait hypertrophie
des éléments fibreux et coexistence de deux petits kystes (l'un dans le lobe médian, l'autre dans le lobe droit) gros comme un pois et remplis d'un liquide
gluant, jaune brunâtre. Dans un autre cas dû à Lebert, le tissu glandulaire était
rouge, gorgé de sang, très-vasculaire ; à l'examen microscopique on trouvait
l'épithélium des vésicules infiltré de granulations.

La marche insidieuse du goître épidémique s'explique par son indolence
presque complète ; le premier phénomène qui attire en général l'attention des
malades, c'est la difficulté qu'ils éprouvent à boutonner le col de leur chemise
ou de leur tunique. Il est vrai que dans quelques cas rares (Savart, Gérard,
Gouet, Dourif (*loc. cit.*), la glande est le siége d'une douleur vive qui augmente par la pression et qui dirige de ce côté l'attention. Le volume du goître
est en général peu considérable ; lorsque toute la glande est envahie, la tuméfaction prédomine vers la partie moyenne ou vers la partie inférieure qui semble
s'enfoncer derrière le sternum. Si le corps thyroïde n'est pas pris dans toute son
étendue, le lobe droit l'est plus souvent que le gauche. MM. Fleury, Rozon,
Halbron et Nivet, ont signalé l'augmentation de volume du goître vers le soir
(*loc. cit.*) ; M. Goujet, au contraire, aurait remarqué une hypertrophie plus considérable le matin.

La maladie est apyrétique, elle ne donne lieu qu'à un état fébrile éphémère
que n'accompagne ordinairement aucun trouble de la santé générale ; quelques
auteurs cependant ont signalé certains accidents qui peuvent être mis pour la
plupart sur le compte de la compression légère exercée par le corps thyroïde
tuméfié sur les organes du cou. Tels sont la raucité de la voix, la gêne de la
respiration qui devient bruyante, la dysphagie, la rougeur de la face, les battements exagérés des carotides et l'exophthalmie qui ont pu, dans un cas
observé par M. Goujet (*loc. cit.*), faire redouter le début d'un goître exophthalmique. Les bruits de souffle carotidien plusieurs fois notés peuvent aussi
bien être mis sur le compte de l'anémie que de la compression. MM. Dourif et
Gérard ont signalé en outre chez quelques-uns de leurs malades l'engorgement
des ganglions cervicaux et sous-maxillaires.

La marche du goître épidémique est lente, progressive, après une période
d'augment dont il est difficile de préciser le début (à moins qu'il ne s'agisse
de goîtres développés à la suite d'ingestion de grandes quantités d'eau froide),
la maladie reste stationnaire, puis décroît lentement. La durée d'un goître varie
dans chaque épidémie ; Nivet parle de 7 à 8 jours, comme durée moyenne dans
l'épidémie observée par lui, en 1851, à Clermont ; les autres auteurs lui assignent
en général une durée plus longue. Chevalier donne comme moyenne 15 à
21 jours, Gérard 26, Collin 37, Tellier 56, Goujet, 69. Quant à la durée totale
de l'épidémie, elle est des plus variables ; le plus souvent elle est de 2 ou 5 mois,
parfois de 5 ou 6, et dans ces derniers il n'est pas rare de voir le nombre des
goîtres diminuer pendant l'hiver pour augmenter au printemps suivant.

La guérison est la règle ; cependant on a signalé le passage à l'état chronique ; presque toujours alors on a affaire à des goîtres kystiques, dont l'origine
doit être attribuée vraisemblablement à la réplétion des follicules normaux, pendant l'état aigu, par un liquide d'exsudation.

Les mesures prophylactiques doivent consister surtout dans la suppression
absolue de l'eau du pays ; mieux vaudrait encore éloigner les malades ; de toute

façon il leur faut une alimentation abondante et pour boisson du vin. Les officiers, qui boivent en général du vin, sont bien plus rarement atteints que les simples soldats.

On évitera en outre les refroidissements brusques et en général toutes les causes de mauvaise hygiène qui, en débilitant l'organisme, peuvent lui imprimer un certain degré de réceptivité morbide.

Le goître une fois développé, il faudra avoir recours au traitement par excellence de cette affection, à l'emploi de l'*iode*. A l'intérieur, l'iodure de potassium pourra être donné à la dose de 50 centigrammes à 2 grammes par jour, la teinture à la dose de 10 gouttes matin et soir; l'iodure de fer, l'huile de foie de morue, trouveront aussi leur application chez les individus lymphatiques. A l'extérieur, les badigeonnages à la teinture d'iode, les frictions à l'aide de pommades iodées et iodurées pourront être employés comme succédanés; ce traitement devra être continué tant que durera la maladie; si cependant aucun résultat n'était obtenu au bout d'un mois, il faudrait suspendre immédiatement tout traitement.

On a cité en effet des cas dans lesquels l'iode n'agissait que lorsque l'emploi en avait été suspendu depuis quelque temps (Nivet, *loc. cit.*, p. 61). Dans les cas rebelles la glace appliquée sur le corps thyroïde, les douches froides sur le cou, ont amené la guérison alors même que l'iode avait échoué. Dans les cas rares où le goître est dur, douloureux, et donne lieu à des phénomènes de compression, l'emploi des révulsifs et même des émissions sanguines locales serait indiqué.

Le moyen de guérison le plus efficace sera toujours le changement de résidence et le séjour des malades dans des pays où le goître endémique est inconnu.   M. KRISHABER.

BIBLIOGRAPHIE. — Contenue dans le texte.

GOITRE EXOPHTHALMIQUE.

GOITRE EXOPHTHALMIQUE. SYNONYMES : Maladie exophthalmique, cachexie exophthalmique, névrose thyro exophthalmique, procidence anémique des globes oculaires, tachycardia strumosa, maladie de Graves, maladie de Basedow.

Sous ces dénominations variées, on décrit un syndrome morbide caractérisé par un gonflement du corps thyroïde analogue au goître, une saillie prononcée des globes oculaires, et une perturbation fonctionnelle du cœur qui ne fait presque jamais défaut. Nous disons qu'il s'agit là d'un syndrome morbide parce que, en réalité, l'affection qui nous occupe est loin d'être toujours comparable à elle-même, et qu'elle comporte une série d'éléments symptomatiques variables. De là cette profusion de dénominations qui indiquent bien par quelles phases ont passé les idées médicales au sujet de cette maladie, et sous combien de points de vue multiples elle a été envisagée.

Il est peu d'affections, en effet, qui aient été l'objet d'autant de discussions que le goître exophthalmique. De connaissance relativement récente, puisqu'elle a été signalée il y a à peine un demi-siècle, elle présente dans ses causes, dans ses lésions, dans sa nature et sa pathogénie, une foule de points controversés sur lesquels la lumière est loin d'être faite. Il n'est pas jusqu'à son historique qui n'ait été présenté sous un jour bien différent par les médecins anglais ou allemands, jaloux d'attribuer à leurs compatriotes la priorité sinon de la découverte, du moins de la description de cette curieuse affection. Nous allons chercher, en nous appuyant sur des documents précis, à éclaircir la question en litige, sans apporter dans cette recherche d'autre préoccupation que celle de l'exactitude et de la vérité historique.

HISTORIQUE. Il semble naturel de supposer que les premiers cas de goître exophthalmique aient dû être décrits par les oculistes; la saillie des globes oculaires qui caractérise cette maladie est, en effet, un symptôme assez remarquable pour attirer tout d'abord l'attention des observateurs. C'est probablement en raison de cette vraisemblance qu'on a prétendu retrouver dans les écrits du chirurgien français Saint-Yves (*Traité des maladies des yeux*, 1722) les premières données relatives à la maladie exophthalmique. Cet auteur, qui écrivait en 1722, rapporte bien, il est vrai, trois cas d'exorbitis, l'un observé chez un scrofuleux, l'autre consécutif à une inflammation diffuse de l'œil, le troisième survenu sans cause appréciable; mais il est réellement impossible de voir dans ces trois faits l'indication même ébauchée de la maladie qui a été décrite depuis.

Nous dirons la même chose des oculistes du commencement du dix-neuvième siècle, qui ont très-certainement vu des cas de goître exophthalmique, mais sans savoir y démêler une entité pathologique nouvelle. Nous ne pouvons considérer comme une description de la maladie le passage suivant de Demours, que M. Galezowski a voulu récemment opposer au mémoire de Basedow, en attribuant la priorité de la découverte au médecin français : « La cause la plus commune de l'exophthalmie, dit-il, est la tuméfaction du tissu adipeux situé au fond de l'orbite. Je donne actuellement des soins à une jeune fille âgée de onze ans. Son œil *gauche* proémine d'une ligne et demie depuis trois ans : elle a, depuis sa naissance, une disposition à un engorgement de la glande thyroïde : sa mère, qui a apporté en naissant la même disposition, a un goître depuis sa première couche. » Assurément, on ne saurait reconnaître dans cette phrase le tableau, même incomplet, de la maladie, et la coexistence fortuite d'une exophthalmie unilatérale et d'un goître n'a, dans l'espèce, que peu de valeur.

Stokes a cru retrouver dans un texte de Flajani la première description authentique de la maladie. Cet auteur rapporte en effet l'histoire d'un jeune Espagnol qui depuis trois ans souffrait d'une tumeur située au devant du cou, laquelle amenait de la dyspnée et des battements de cœur. Le pouls était rapide et irrégulier. Sous l'influence d'applications de compresses d'eau froide additionnée de sel ammoniac et de vinaigre, la tumeur thyroïdienne diminua, et les palpitations disparurent. Il est possible que ce soit réellement un exemple de goître exophthalmique; mais comme il n'est pas fait mention de l'exorbitis, on ne saurait y voir un type clinique normal : à coup sûr l'observation serait passée inaperçue sans les travaux de Graves et de Basedow. Il en est de même de la coïncidence signalée par Testa, dans son *Traité des maladies du cœur* (1811), entre la saillie des globes oculaires et les troubles cardiaques : il n'est nullement prouvé que cet auteur ait observé de véritables exemples de goître exophthalmique.

Le premier qui ait donné de la maladie une description sérieuse et presque irréprochable est le médecin anglais Parry, dont les œuvres ont été éditées en 1825. Nous croyons devoir citer textuellement le passage où il fait attention à cette nouvelle entité morbide : « Il est, dit-il, une maladie que j'ai vue cinq fois coïncider avec une dilatation apparente du cœur et qui, je pense, n'a pas été signalée sous ce rapport par les écrivains médicaux, c'est l'augmentation de la glande thyroïde. Le premier cas que j'ai observé est celui d'une femme de trente-sept ans, *au mois d'août* 1786. Six ans auparavant, elle avait eu un rhumatisme qui lui avait laissé des palpitations. Celles-ci étant devenues excessives, chaque

systole cardiaque secouait tout le thorax; le pouls battait 156 fois par minute;
il était plein, dur, irrégulier et intermittent par intervalles. La malade n'avait
ni toux, ni cyanose, mais des accès d'étouffement accompagnés de sensation
de constriction et de douleurs sternales. Au bout de trois mois, une saillie du
corps thyroïde apparut au niveau du cou, et atteignit des dimensions excessives.
Les artères carotides étaient distendues, les yeux saillants hors de leurs orbites,
l'aspect général de la malade, celui d'une agitation et d'une anxiété singulières.
Les règles s'étaient supprimées. Depuis quelques semaines était survenu de
l'œdème des jambes. Une saignée soulagea la dyspnée et la douleur sternale,
mais l'œdème augmenta, gagna l'ombilic, et la malade succomba. »

Il est impossible, à cette description si claire et si saisissante, de méconnaître
les principaux traits du goître exophthalmique; pourtant cette observation n'a
pas trouvé grâce devant la critique, et M. Jaccoud (note de la traduction de
Graves, t. II, p. 297), se fondant sur ce que la malade de Parry avait eu un rhumatisme et qu'elle a fini par succomber à une affection du cœur, ne la regarde
pas comme un type clinique indiscutable. Au point de vue de l'historique de la
maladie, cette objection nous semble négligeable, car nous aurons l'occasion de
montrer que la cachexie exophthalmique se termine fréquemment par de véritables affections du cœur. Ce que nous tenons à mettre en relief, c'est que Parry
avait bien vu qu'il avait affaire à une entité pathologique spéciale, dans laquelle
l'état nerveux jouait un rôle prédominant. Dans les quatre autres observations
qu'il rapporte, la saillie des globes oculaires n'est pas notée, il est vrai, mais les
palpitations et l'augmentation de la glande thyroïde coexistaient avec un état de
nervosisme prononcé : aussi considérait-il le désordre cardiaque comme étant le
phénomène initial, et le goître comme une conséquence secondaire. Il nous paraît
donc certain que Parry a bien vu des cas de goître exophthalmique; et puisque
la question de priorité a été soulevée, elle nous semble incontestablement devoir
être résolue en sa faveur.

C'est en 1835 que Graves, dans ses leçons cliniques professées à l'hôpital de
Dublin, insista sur les caractères d'une entité morbide dont il ne connaissait
pas auparavant d'exemple. A propos ces palpitations qui peuvent survenir sous
l'influence de causes diverses, il signala la coïncidence de troubles cardiaques
violents et prolongés chez trois femmes qui présentaient un développement
anormal de la glande thyroïde. « Lorsque les palpitations étaient très-violentes,
dit-il, la glande se tuméfiait, comme si elle était soudainement distendue par
l'infiltration interstitielle d'un liquide. Dès que les palpitations diminuaient
d'intensité, la tumeur commençait à s'affaisser, et dans l'intervalle des accès le
volume de la glande était invariable. La troisième observation est surtout remarquable. Il s'agissait d'une jeune dame de vingt ans, sujette depuis deux ans à
des accidents nerveux hystériformes. Au bout de deux mois, on s'aperçut que
son pouls devenait rapide et qu'elle maigrissait; un an plus tard, on constata
de l'exophthalmie ainsi qu'une tuméfaction en fer à cheval du corps thyroïde :
il y avait disproportion entre les pulsations des carotides et celles des radiales.
Quatorze mois après, le cœur présentait tous les caractères assignés par Laennec
à l'anévrysme passif.

Ainsi, Graves, qui, nous le répétons, semble n'avoir pas eu connaissance des
observations de Parry, indiquait, dès 1835 [1], que le goître exophthalmique était

---

[1] Cette date de 1835 a été contestée. Dans une revue critique intéressante, M. Tapret

une affection à part, différant essentiellement des goîtres ordinaires, et montrait le rapport intime qui existe entre les palpitations cardiaques et la tuméfaction congestive du corps thyroïde.

La même année, en Allemagne, Bruck signalait la coïncidence de l'exophthalmie chez des femmes hystériques (*Ammon's Zeitschr.*, Bd. IV, 1835).

Le terrain était donc préparé, et les faits cliniques partiellement entrevus, quand, cinq ans plus tard, Basedow fit paraître le célèbre mémoire qui fixa définitivement la science sur l'existence de la nouvelle entité morbide. Hâtons-nous de dire que, de même que Graves ignorait le fait de Parry, l'auteur allemand ne pouvait avoir pris connaissance des recherches du clinicien du Dublin : car les leçons de celui-ci, professées en 1835, ne furent publiées qu'en 1843. Ainsi s'explique l'assertion des médecins qui, au nom de la chronologie stricte, attribuent la priorité de la découverte à Basedow dont le mémoire date de 1840. En réalité, dans ces revendications, tout le monde a raison par quelque côté : car les Allemands allèguent justement la date de publication des deux mémoires respectifs, tandis que les Anglais peuvent tout aussi justement soutenir que Graves a été le précurseur de Basedow, puisqu'il professait cinq ans auparavant. Ce qui est vrai, c'est que Parry, Graves et Basedow, tous trois observateurs exacts et doués d'une sagacité clinique remarquable, ont chacun de leur côté reconnu l'existence d'une maladie étrange, insolite, qui ne répondait à aucune description classique et ne rentrait point dans le cadre nosologique habituel. Ce qui appartient en propre à Basedow, c'est d'avoir affirmé plus nettement que ses devanciers que la nouvelle affection est une maladie générale, une véritable dyscrasie. Après avoir donné l'histoire de deux femmes qui aux symptômes déjà mentionnés par Graves joignaient des accidents viscéraux singuliers, tels que de l'ictère, des vomissements de sang et de la diarrhée, il ajoute : « Je considère cette affection comme une manifestation secondaire d'un trouble de la circulation, comme une dyscrasie amenée par la scrofule. Je me fonde pour cela sur l'existence de la scrofule que j'ai observée dans tous les cas, sur les troubles circulatoires du cœur et des gros vaisseaux et sur le teint chlorotique. »

Nous nous sommes étendu assez longuement sur cet historique, parce que, outre l'intérêt que présente la découverte d'une nouvelle entité morbide, il s'agit de savoir quelle dénomination est la plus juste, et s'il convient mieux de l'appeler avec Trousseau maladie de Graves, ou avec les auteurs allemands maladie de Basedow. Ce que nous venons de dire nous dispense de justifier nos préférences. En réalité, s'il y avait lieu de dénommer l'affection du nom de celui qui l'a le premier décrite, nous n'hésiterions pas à l'appeler maladie de Parry, puis-

(*Arch. gén. méd.*, nov. 1880, p. 502) fait remarquer que les leçons de Graves, de 1832 à 1834, parurent dans le *London Medical and Surg. Journ.*, et celles de 1834 et 1835 dans le *London Medical Gazette* : or ces deux journaux ne contiennent aucune mention du goître exophthalmique. La première publication de Graves serait donc de 1843. D'autre part, il ressort nettement d'une communication faite à la Société pathologique de Dublin par Henry Marsh le 5 janvier 1841 que depuis plusieurs années cet auteur connaissait la maladie en question, et qu'il avait parfaitement compris qu'il s'agissait d'une espèce nosologique particulière. A ne regarder que les dates, la communication de M. Marsh est antérieure à celle de Graves, mais il n'est pas douteux que ces deux éminents cliniciens connussent tous deux simultanément la maladie, puisqu'ils soignaient à la fois le même malade (ainsi qu'il résulte de l'observation publiée par Graves lui-même). Dès lors, quand Stokes, leur collaborateur et presque leur contemporain, affirme que c'est en 1835 que Graves publiait ses idées sur le goître exophthalmique, il n'y a guère de raison de supposer qu'il s'est trompé et que sa mémoire a été infidèle.

que dès 1786 cet auteur en reproduisait trait pour trait les principaux caractères avec une fidélité frappante. Mais, puisque l'usage a prévalu, nous continuerons à la dénommer indifféremment tantôt maladie de Graves, et tantôt maladie de Basedow, car il nous semble avéré que tous deux ont une part égale de mérite dans sa découverte. Nous continuerons également à nous servir de la dénomination de goître exophthalmique, terme mauvais en soi, mais consacré par l'usage, et qui a au moins l'avantage de ne rien préjuger sur la nature de la maladie.

Cela dit une fois pour toutes, reprenons rapidement l'historique de l'affection qui nous occupe. A partir de Basedow, les mémoires se multiplient : James Begbie, à Édimbourg, publie un important travail où il relate quatre nouveaux cas inédits ; Stokes y consacre un chapitre de son admirable *Traité des maladies du cœur*. En Allemagne, Henoch, Helfft, Lubarsch, Heusinger, publient des observations ; Romberg en fait l'objet d'un mémoire détaillé ; Schoch et Kœben prennent le goître exophthalmique pour sujet de leur Dissertation inaugurale ; de Graefe et Praël signalent les troubles oculaires et les modifications du fond de l'œil chez les exophthalmiques.

En France, pendant longtemps les travaux étrangers restèrent ignorés. Ce n'est qu'en 1856, seize ans après la publication du mémoire de Basedow, que M. Charcot fit connaître le premier fait de goître exophthalmique recueilli dans les hôpitaux de Paris. Un second mémoire (1859) suivit de près cette note, confirmée en 1861 par une troisième observation additionnelle. A cette époque, la question était entrée dans une phase nouvelle. Le mémoire de Fischer sur l'exophthalmie cachectique (*Arch. gén. méd.*, II, 1859) venait de donner un résumé très-complet des travaux parus à l'étranger, et une communication d'Aran avait transporté le débat (1860) devant l'Académie de médecine. C'est alors que Trousseau, chargé du rapport sur ce fait, provoqua au sein de cette Société une discussion célèbre dans laquelle Bouillaud, Piorry, Beau, firent contre la nouvelle entité morbide des objections auxquelles il répondit victorieusement, et d'où sortit, définitivement établie, la description du goître exophthalmique.

Le nom de Trousseau est devenu inséparable de celui de Graves et de Basedow. Tout le monde connaît les admirables leçons cliniques dans lesquelles, reprenant la question sous toutes ses faces, il montre les diverses formes par lesquelles se traduit la névrose, en discute avec une sagacité rare la pathogénie et la nature, et décrit dans ce langage imagé dont il avait le secret la physionomie spéciale et l'aspect si caractéristique des malades.

Avec Trousseau, on peut dire que l'histoire clinique du goître est faite. Depuis, il est vrai, un nombre considérable d'observations ont été publiées ; des détails nouveaux, des formes insolites ont été mis au jour ; les relations de la névrose thyro-exophthalmique avec les diathèses et les autres manifestations névropathiques ont été mieux précisées, mais, en somme, on a peu ajouté à la description du maître. Ce qui appartient à notre époque, ce sont les recherches d'anatomie pathologique et de physiologie expérimentale, par lesquelles on a essayé de pénétrer le mécanisme des troubles fonctionnels et l'enchaînement des symptômes morbides ; nous aurons l'occasion dans le cours de cet article d'indiquer les nombreux travaux qui se rapportent à cet ordre d'idées, mais malheureusement aussi nous aurons trop souvent à constater que les efforts tentés dans cette voie n'ont pas encore réussi complétement à faire la lumière.

Symptomatologie. Le tableau symptomatique que présentent les malades atteints de goître exophthalmique est tellement frappant qu'il s'impose pour ainsi dire à l'observateur dès le premier coup d'œil. En général, il s'agit de femmes jeunes, prédisposées soit par tempérament, soit par leurs conditions hygiéniques ou sociales, aux manifestations nerveuses. Après une période prodromique variable, caractérisée par une irritabilité singulière, par un sentiment de plénitude à la tête, ou par des bouffées congestives, surviennent des palpitations d'abord passagères, puis permanentes; une excitabilité insolite du cœur qui bat dans la poitrine avec violence. En même temps, les artères du cou et de la face sont soulevées par des pulsations intenses, dont les malades ont conscience et qui provoquent une sensation pénible. Bientôt on voit se produire au niveau du cou un gonflement de la glande thyroïde; en quelques semaines, parfois en quelques jours, elle est susceptible d'acquérir un développement considérable. Ce goître est pulsatile, variable dans son volume, s'exagérant au moment où les pulsations cardiaques redoublent de violence, diminuant au contraire dans les périodes de calme; la main appliquée au devant du cou, y perçoit des vibrations distinctes et un frémissement qui rappelle le thrill des anévrysmes artério-veineux. Presque simultanément, un nouveau symptôme, le plus frappant de tous, apparaît : les globes oculaires prennent un aspect brillant et une expression étrange; petit à petit, on les voit devenir plus saillants, proéminer entre les paupières, et sortir presque complétement de leur orbite, ce qui donne au regard une fixité singulière et quelque chose d'égaré.

A ces symptômes se joignent des manifestations d'un nervosisme exagéré; une insomnie persistante, des altérations de caractère, une perversion intellectuelle et morale qui fait rarement défaut, enfin des troubles digestifs et sécrétoires multiples. Un certain nombre de malades atteints de vomissements et de diarrhée s'alimentent mal et arrivent à ne plus pouvoir tolérer aucune nourriture ; d'autres ont des sueurs profuses, de l'ictère, de la polyurie. Presque constamment des troubles menstruels, caractérisés par de la leucorrhée, de l'aménorrhée, plus rarement par des hémorrhagies utérines, viennent s'ajouter au tableau de la maladie, et amener un état général grave qui aboutit à une cachexie véritable. Dans les cas les plus invétérés, l'albuminurie, l'œdème des jambes, précèdent de quelques semaines la terminaison fatale; le plus souvent, heureusement, une grande partie des symptômes s'amendent, et les malades recouvrent, soit temporairement, soit définitivement, leur santé primitive.

Tel est, esquissé à grands traits, le tableau clinique de la maladie de Graves. Il est facile de voir qu'il s'agit là d'un complexus morbide spécial, caractérisé par trois symptômes capitaux qui ne manquent presque jamais, et par des troubles nerveux et des désordres viscéraux qui ne se montrent pas d'une façon constante. Les palpitations, la congestion du corps thyroïde et l'exophthalmie, constituent la triade symptomatique devenue classique depuis la magistrale description de Trousseau; mais ce n'est là, il ne faut pas l'oublier, qu'une partie de la maladie. Les modifications sécrétoires, les altérations de la nutrition, la perversion profonde du système nerveux, constituent tout un côté de l'histoire de l'affection, pour le moins aussi intéressant et encore mal connu, sur lequel nous devrons nous appesantir avec quelque détail.

Reprenons d'abord chacun des grands symptômes de la maladie confirmée, sans nous préoccuper pour le moment des phénomènes précurseurs et des différents modes de début, variables suivant les cas, sur lesquels nous aurons occasion de revenir.

Les *perturbations cardiaques* ouvrent presque toujours la scène, et constituent chez un grand nombre de malades le symptôme prédominant. Elles sont de deux ordres : les unes consistent dans de simples troubles fonctionnels ; c'est le cas le plus fréquent ; les autres amènent à la longue des modifications de structure de la fibre musculaire et peuvent aboutir à de véritables altérations organiques du cœur.

Les *palpitations* ne manquent pour ainsi dire jamais chez les malades atteints de goître exophthalmique, mais elles sont loin d'offrir toujours les mêmes caractères. D'ordinaire, les battements du cœur conservent leur régularité, mais leur fréquence est considérablement accrue : au repos, et sans aucune excitation de l'organe, on ne compte guère moins de 100 à 120 pulsations par minute, et ce chiffre est presque toujours dépassé dès que le malade fait quelque effort ou éprouve quelque émotion morale. Nous avons vu un homme atteint de maladie de Basedow, chez lequel le premier symptôme de l'affection fut une accélération des battements cardiaques qui se maintenaient en moyenne entre 140 et 150 pulsations par minute dans les moments de calme. Mac Donnell (*Dublin Journ. of. Med.*, XXVII, p. 210) rapporte un cas où ils atteignaient le chiffre de 200 ; plusieurs fois ils étaient pour ainsi dire incomptables (Gildemeester).

Cette accélération singulière des contractions cardiaques n'est souvent pas perçue par le malade, au moins dans les commencements de l'affection ; cependant elle a coutume de se traduire par un sentiment d'anxiété respiratoire et d'oppression habituelle qui rendent les mouvements et les efforts pénibles. Le plus ordinairement, les palpitations sont douloureuses et causent aux patients une angoisse insupportable, parce qu'à la fréquence extrême des battements du cœur s'ajoute un accroissement évident de l'impulsion cardiaque. A chaque systole ventriculaire, la paroi thoracique est violemment soulevée : toute la poitrine vibre pour ainsi dire, et le choc du cœur peut être tellement considérable, qu'on a signalé des cas où il devenait perceptible à distance (Trousseau). Il est juste de dire que les palpitations atteignent rarement ce degré exceptionnel, où il semble que le cœur soit près de se rompre ; mais il est certain que la rapidité des pulsations cardiaques, jointe à la brusquerie du choc précordial, imprime un caractère tout spécial à ce trouble fonctionnel.

Les sensations des malades ne répondent pas toujours à la violence apparente des contractions cardiaques. Nous avons déjà dit que l'excitation cardiovasculaire existe souvent sans que ceux-ci en aient conscience : de même des palpitations qui semblent excessives peuvent provoquer de médiocres désordres fonctionnels. Inversement, on voit des malades affectés d'une angoisse indescriptible, et d'une sensation de défaillance imminente, alors que le choc précordial n'est pas très-violent, ce qui fait supposer que l'hyperesthésie de la paroi thoracique joue vraisemblablement un certain rôle dans le degré d'anxiété qu'ils éprouvent.

La fréquence et la force des battements du cœur sont donc la règle dans le goître exophthalmique ; mais à côté de ce type, qui est le plus fréquent, on constate des malades chez lesquels la régularité du rhythme cardiaque est profondément troublée. Chez eux, soit d'une façon permanente, soit à certains moments, le cœur semble s'affoler : des pulsations précipitées, inégales, irrégulières, des faux pas, des redoublements, des contractions avortées, impuissantes à transmettre une onde de vibrations jusqu'à la radiale, montrent jusqu'à quel point l'innervation du cœur est affectée. Cette arhythmie se traduit d'ailleurs par des symptômes très-variables. Quelques malades n'en ont pas pour ainsi dire conscience et n'éprouvent que des malaises fonctionnels peu intenses, à la façon des fumeurs qui ont le pouls irrégulier sans en souffrir. Mais chez d'autres elle provoque des sensations très-pénibles, et des accidents comparables dans une certaine mesure aux accès d'asthme cardiaque. On voit alors survenir une asystolie véritable, de la cyanose, une anxiété singulière, des vertiges, des sueurs froides, des tendances à la syncope, tous phénomènes en rapport avec l'ataxie du cœur, et qui semblent devoir mettre immédiatement la vie des malades en danger.

Ainsi les palpitations cardiaques, constantes pour ainsi dire dans la maladie de Graves, sont loin de présenter toujours les mêmes allures. Les unes consistent en une augmentation de fréquence et de force des battements du cœur ; les autres se compliquent d'arhythmie véritable. Ces deux ordres de phénomènes ont-ils cliniquement la même valeur, ou offrent-ils une signification pronostique différente? en d'autres termes, faut-il voir dans un cas l'expression d'une suractivité fonctionnelle cardiaque, tandis que l'arhythmie représenterait une altération organique ou tout au moins une défaillance du cœur? C'est là une question des plus importantes, sur laquelle il est utile d'insister avec quelque détail.

Il est des cas, et nous croyons que ce sont les plus nombreux, où les battements de cœur constituent un trouble purement fonctionnel, sans aucune lésion cardiaque. Il est facile de voir que l'organe a conservé son volume normal, la pointe bat toujours au niveau de la ligne verticale mamelonnaire, la matité absolue et relative de la région précordiale n'a point augmenté : sauf l'accroissement du choc du cœur, et la netteté insolite avec laquelle se perçoivent les bruits valvulaires, rien n'est changé dans les conditions physiques de la révolution cardiaque. C'est ce qui a lieu toutes les fois que l'on ausculte les malades dès le début de leur affection, et il ne paraît pas douteux que dans la grande majorité des cas les choses en restent là. Il suffit, pour en être convaincu, de voir la parfaite intégrité du cœur chez beaucoup de malades antérieurement affectés de goître exophthalmique.

Les phénomènes sthétoscopiques ne sont pas toujours aussi simples, et bien souvent, en présence des troubles cardiaques auxquels on assiste, on peut et on doit se demander si le cœur n'est pas réellement atteint d'une affection organique. Ce n'est pas la violence des palpitations qui impose cette présomption, car il y a longtemps qu'on sait, surtout depuis Stokes, que l'intensité des troubles fonctionnels est loin d'être en raison directe de la gravité des lésions. Ce n'est pas non plus l'arhythmie du cœur qui doit faire craindre l'existence d'une affection organique (bien que ce symptôme accompagne fréquemment la myocardite et les altérations ventriculaires), car l'irrégularité des contractions cardiaques suppose plutôt un trouble de l'innervation qu'une altération valvulaire. Mais chez toute une catégorie de malades on voit se produire une série de signes physiques anormaux qui, à première vue, feraient croire à la lésion organique, si l'on n'avait soin de les interpréter d'une façon rigoureuse, et en tenant compte des nuances les plus minutieuses.

La voussure précordiale, phénomène souvent signalé dans les observations (Trousseau, Basedow), peut tout d'abord en imposer et faire croire à une véritable hypertrophie du cœur. Mais c'est souvent une apparence trompeuse, qui tient à une illusion de la vue. Quand les palpitations sont violentes et le choc précordial énergique, tout le thorax est ébranlé à chaque systole ventriculaire, et le

soulèvement de la paroi n'est plus seulement circonscrit au point correspondant
à la pointe du cœur, il se fait sentir sur une certaine étendue : de là une sorte
de voussure qui paraît d'autant plus manifeste que le côté droit de la poitrine
est relativement immobile. Il faut tenir compte aussi d'un certain degré de
parésie des muscles intercostaux, au niveau de la région précordiale. Cette sorte
d'inertie des parois musculaires de la poitrine se remarque toutes les fois qu'il
y a déplacement brusque du cœur par le fait de palpitations, et aussi quand il
y a inflammation du péricarde sous-jacent. Il y a longtemps que Gendrin a fait
remarquer l'apparition précoce de la voussure dans la péricardite, alors qu'il
n'y a point encore d'épanchement. Donc, la constatation de ce signe chez des
malades atteints de goître exophthalmique, ne suffit pas pour faire affirmer
l'existence d'un cœur hypertrophié : il en est de même de l'impulsion cardiaque
augmentée et perçue sur une plus large surface; l'exagération seule de la
secousse musculaire suffit à produire ce phénomène.

L'auscultation présente aussi de grandes difficultés d'interprétation. On l'a
dit avec raison : au lit du malade, il est parfois plus malaisé de diagnostiquer
s'il existe réellement une affection du cœur que de localiser la lésion valvulaire.
Nulle part la justification de cet adage n'apparaît plus clairement que pour le
goître exophthalmique. En effet, dans près de la moitié des cas, l'oreille
appliquée sur la poitrine perçoit des souffles qui par leur siége et leur intensité
peuvent faire croire à la présence de lésions valvulaires. Ces souffles sont
presque toujours systoliques, tantôt doux, tantôt rudes et vibrants; en rapport
avec l'énergie de la contraction cardiaque, ils se propagent souvent assez loin de
leur foyer d'origine, à la façon des bruits organiques; autant de caractères
qui induisent aisément en erreur.

Pour ce qui concerne les souffles systoliques de la base du cœur, cependant,
le doute est rarement possible. Ces bruits, qui siégent de préférence au niveau
du deuxième espace intercostal gauche, vers le point d'émergence de l'artère
pulmonaire, ne sauraient être interprétés dans le sens d'une affection aortique,
et se rapprochent plutôt, comme caractères, des souffles de l'anémie, avec cette
différence qu'ils sont amplifiés et ont généralement un timbre plus rude. Pourtant la différence est assez peu tranchée pour qu'on soit autorisé à les considérer
fréquemment comme de véritables murmures anémiques. Pour James Begbie et
d'autres auteurs anglais, la chose ne serait pas douteuse; et de fait, la pâleur
habituelle des malades, leur faiblesse souvent considérable, justifient ce rapprochement symptomatique avec la chlorose.

Les bruits de souffle de la pointe sont d'une interprétation plus délicate. Nul
doute que dans un certain nombre de cas le souffle systolique se passe réellement au foyer des bruits auriculo-ventriculaires, et indique véritablement
la présence d'une lésion organique. Il y a des malades qui ont incontestablement
de l'insuffisance mitrale, et cette altération peut devenir chez eux le point de
départ d'une affection du cœur incurable. Mais nous pensons avec Stokes,
Trousseau, Teissier, que ces cas constituent l'exception, et que les souffles
perçus à la pointe du cœur et au premier temps n'ont pas ordinairement une
signification aussi sérieuse. Très-vraisemblablement, chez un certain nombre de
malades, il s'agit de ces bruits extra-cardiaques qui, décrits et signalés par
M. Potain, se rencontrent si fréquemment, pour peu que les battements du
cœur soient énergiques et que la locomotion de l'organe ait augmenté d'amplitude. On peut affirmer qu'il en est ainsi, quand on perçoit nettement le claque-

ment des valvules auriculo-ventriculaires, et quand le souffle, au lieu de partir immédiatement du moment de la systole, ne commence qu'après un intervalle de temps appréciable pour l'oreille pendant le petit silence. Nous avons très-distinctement saisi ce rhythme du souffle (lequel est alors post-systolique) dans un cas de maladie de Graves où la guérison a été obtenue sans laisser de complications cardiaques persistantes.

Peut-être faut-il rapprocher de ces souffles extra-cardiaques les murmures systoliques dits fébriles, qui semblent également être la conséquence d'une locomotion cardiaque exagérée. Quelques-uns de ces bruits paraissent franchement systoliques, mais ils ont généralement un timbre doux et une localisation assez vague non pas à la pointe du cœur, mais au-dessus, et sans propagation bien manifeste vers la région axillaire. Ces souffles ont été diversement interprétés : pour un certain nombre de médecins, notamment pour M. le professeur Sée, ils seraient l'indice d'un fonctionnement incomplet des muscles papillaires, lequel amènerait d'une façon passagère une insuffisance relative des orifices auriculo-ventriculaires. Quoi qu'il en soit de cette théorie, il suffit de savoir que cliniquement ces souffles n'ont aucune signification pronostique, et qu'ils indiquent seulement un certain degré d'excitation fonctionnelle du cœur.

En résumé, ni la constatation de la voussure précordiale, ni l'auscultation des souffles cardiaques, sauf dans un petit nombre de cas bien nets, ne sauraient faire affirmer l'existence d'une lésion organique du cœur chez les malades atteints de goître exophthalmique. Reste la matité précordiale. C'est là un symptôme qui dans l'espèce offre une haute valeur et qui mérite d'être discuté avec soin.

Les premiers auteurs qui se sont occupés de la maladie de Graves ont constaté fréquemment l'augmentation de la matité cardiaque. Aran se fondait même sur ce caractère, qu'il croyait constant, pour admettre que dans tous les cas de goître exopthalmique il existe une augmentation de volume du cœur (*Bull. Acad. méd.*, 1860, t. XXVI, p. 122). Comme l'a d'abord fait observer Trousseau, il y a lieu de distinguer la matité absolue de la région précordiale de la matité relative : la première est normalement de 4 ou 5 centimètres carrés ; la seconde peut aller à 12 ou 14 centimètres dans le sens transversal ; 10 à 12 dans le sens vertical. Or, suivant que le cœur bat plus ou moins énergiquement, il semble présenter des rapports plus ou moins étendus avec la paroi thoracique, c'est là une première cause d'erreur. En second lieu, en admettant que réellement la matité cardiaque, absolue et relative, soit accrue, il ne faut pas trop se hâter de conclure à l'hypertrophie vraie du cœur. L'observation journalière nous montre des variations considérables dans le volume apparent du cœur, correspondant à des alternatives de plus ou moins grande réplétion de l'organe. Ce qui est vrai, et ce qui manque rarement de se produire, soit brusquement, soit à la longue, dans le cours du goître exophthalmique, c'est une dilatation des cavités du cœur qui peut en imposer pour une hypertrophie véritable. Mais, comme nous le montrerons dans le cours de cet article, bien souvent ces symptômes si inquiétants finissent par disparaître et, l'excitation cardiaque une fois calmée, le cœur reprend son volume normal, preuve qu'il ne s'agissait pas d'une lésion permanente.

Ces développements, peut-être un peu longs, nous semblent nécessaires pour expliquer toutes les divergences et les contradictions des auteurs qui ont parlé du goître exophthalmique. En effet, si tous sont d'accord sur l'existence de troubles fonctionnels sérieux qui consistent dans des palpitations et de l'arhythmie cardiaque, l'accord cesse dès qu'il s'agit d'établir à quelles altérations réelles correspondent ces symptômes. Pour les uns, il n'y a jamais ou presque jamais de maladie de cœur; c'est une simple suractivité fonctionnelle; pour les autres, il y a presque toujours hypertrophie du cœur; les plus éclectiques admettent la dilatation de l'organe passagère d'abord, puis susceptible de dégénérer en maladie organique définitive.

Nous croyons, d'après l'analyse minutieuse des symptômes et des observations publiées, que l'on est dans le vrai en adoptant une opinion moyenne. Parmi les malades atteints de goître exophthalmique, la plus grande partie ne présentent point de lésions valvulaires ni de modifications organiques; quelques-uns, au contraire, ont véritablement des altérations matérielles du cœur définitives et incurables. Entre ces deux types extrêmes on trouve des cas où les cavités cardiaques subissent une réelle dilatation, tantôt temporaire, à la façon de celle qui a été signalée pendant la grossesse (Trousseau), tantôt plus ou moins permanente (Romberg). Il n'y a donc aucune parité à établir, au point de vue des manifestations cardiaques, entre les malades atteints de goître exopthalmique ; les uns souffrent de simples troubles d'innervation avec intégrité du cœur, les autres ont de véritables maladies organiques vérifiées à l'autopsie (fait de Parry, de Praël, *Arch. für Ophth.*, p. 187, 1857, d'Hervieux, etc.). Quant à savoir quelles relations existent entre les palpitations fonctionnelles et les lésions matérielles, et dans quelle mesure les unes conduisent aux autres, c'est une question de pathogénie que nous aborderons quand nous essayerons de traiter la physiologie pathologique de la maladie.

Aux symptômes cardiaques répondent les *symptômes vasculaires*, phénomène pour ainsi dire constant dans le goître exophthalmique.

Nous avons déjà signalé la fréquence extrême du pouls, conséquence de l'excitation du cœur : cette excitation circulatoire se retrouve surtout dans la sphère des vaisseaux du cou, qui battent d'une façon exagérée. Les grosses artères du thorax et de la tête sont le siége de pulsations violentes, plus intenses et plus visibles que dans l'insuffisance aortique. Chez certains malades, le cou, les tempes, sont soulevés incessamment par un battement expansif, comme s'il existait un vaste anévrysme étendu depuis le cuir chevelu jusqu'au sternum. Vient-on à poser le doigt sur la région pretrachéale, on sent qu'il est soulevé énergiquement comme par un ressort et en même temps ou perçoit une vibration comparable au thrill des anévrysmes artério-veineux. Applique-t-on le stéthoscope sur la région carotidienne, on entend un souffle, tantôt doux, tantôt d'une rudesse singulière, correspondant à la diastole artérielle, si l'on ausculte les carotides, continu avec renforcement au niveau des veines jugulaires.

Les battements carotidiens et les souffles vasculaires n'indiquent pas seulement la force, la violence de l'impulsion cardiaque ; ils sont l'expression d'une excitation circulatoire toute spéciale localisée presque exclusivement à la région cervicale. Ce phénomène curieux, qui montre bien physiologiquement l'autonomie des circulations locales, a été signalé tout d'abord par Graves. Cet éminent clinicien avait vu que, tandis que les vaisseaux du cou battaient avec violence, le pouls était faible et plutôt mou que tendu et serré : Stokes fait la même remarque. « En comparant les battements des carotides à ceux des artères radiales, dit-il, on constate des différences remarquables : faibles et petits au poignet, ces battéments ont au cou une violence extrême. » Il faut donc en conclure, ajoute-t-il, que l'excitation nerveuse se propage directement aux artères du cou : « en effet, la force des contractions du cœur ne suffit pas pour expliquer les phénomènes observés. »

Ce qui est tout à fait remarquable dans ce phénomène, c'est que des vaisseaux volumineux, placés au voisinage immédiat de l'aorte et recevant instantanément l'ondée sanguine du cœur, ne participent que faiblement à l'état d'éréthisme de la circulation cervicale et céphalique. Ainsi, il est assez fréquent de voir l'aorte abdominale conserver son état physiologique, alors que la crosse de l'aorte et les artères qui en émanent sont animées de pulsations violentes. Pourtant il est juste de dire que l'excitation vasculaire s'étend souvent à la sphère des gros vaisseaux de l'abdomen. On sent alors le tronc cœliaque battre comme s'il existait un anévrysme sous-diaphragmatique, et l'on constate distinctement le soulèvement de la paroi épigastrique à chaque systole cardiaque (faits de Trousseau, de Dumont, de Gildemeester, de Chvostek, etc.). Mais, nous le répétons, de ce que le cœur présente une suractivité fonctionnelle exagérée, il ne s'ensuit nullement que cet excès d'action se transmette à tout le système vasculaire; et dans tous les cas ce n'est guère qu'à la région abdominale que se fait cette extension de l'éréthisme artériel. Si parfois l'on a signalé les battements du tronc cœliaque et la congestion des viscères qui en sont tributaires (Trousseau), jamais, croyons-nous, on n'a constaté nettement la propagation des pulsations vasculaires aux iliaques et aux fémorales. Il semble donc que ce soient spécialement les artères viscérales, c'est-à-dire celles qui reçoivent le plus de filets du grand sympathique, qui soient le siége de cette excitation circulatoire.

Cette localisation de l'action nerveuse circulatoire sur certains groupes de vaisseaux amène quelquefois des symptômes insolites qui ont pu en imposer pour des anévrysmes. Perres rapporte un fait très-curieux de ce genre (*Wien. med. Woch.*, n° 46, 1874): Une paysanne de trente ans, atteinte de palpitations, avait vu se développer un léger goître, et ces phénomènes s'étaient accompagnés de faiblesse et d'un certain degré d'amaigrissement. Au niveau du sternum et de la fosse sus-claviculaire droite on entendait un souffle artériel intense : le pouls de la radiale correspondante était très-petit, et au contraire des pulsations violentes soulevaient la région cervicale inférieure : on diagnostiqua un anévrysme du tronc brachio-céphalique compliquant une maladie de Basedow. Cependant un traitement galvanique par les courants continus fit disparaître tous ces symptômes et rétablit l'équilibre de la circulation chez la malade: il s'agissait d'une excitation circulatoire localisée presque exclusivement au tronc brachio-céphalique.

Ces phénomènes d'éréthisme vasculaire déterminent à la longue des modifications de structure appréciables dans la paroi des vaisseaux. Non-seulement les artères paraissent distendues par une ondée sanguine plus large, mais, en réalité, leur calibre augmente, leurs tuniques s'épaississent et s'hypertrophient, et cet excès de nutrition se fait même sentir jusqu'aux veines. Celles-ci deviennent flexueuses, dilatées et proéminentes, surtout au devant du corps thyroïde où elles dessinent un plexus variqueux. On peut même quelquefois surprendre dans les veines, ainsi artérialisées pour ainsi dire, des pulsations appréciables, indépendantes de tout reflux du sang par l'oreillette droite. C'est ainsi que Friedreich a constaté dans deux cas un pouls veineux jugulaire, avec souffle diastolique perceptible au niveau du bulbe de la veine.

La *tumeur thyroïdienne* est, avec les troubles cardiaques, un des symptômes qui manquent le moins dans le goître exophthalmique. Elle commence à se montrer au bout d'un temps variable. Parfois très-rapide dans son développement, le plus souvent elle ne s'accroît que progressivement, par poussées successives, correspondant à des périodes plus accentuées de troubles circulatoires. Cette seule particularité montre bien que l'élément vasculaire joue un rôle capital dans la tuméfaction de la glande: d'où le nom de bronchocèle vasculaire que lui donnent les Anglais. Pour Graves même, l'élément glandulaire de la thyroïde ne subirait point de modifications, et son hypertrophie apparente serait exclusivement le résultat de la fluxion vasculaire. Mais l'examen attentif des caractères, de la marche de la tumeur, et la constatation de ses lésions anatomiques après la mort des malades, ne permettent pas d'accepter cette opinion dans ce qu'elle a d'absolu. Cliniquement, en effet, la tumeur atteint parfois un volume considérable qui ne saurait être exclusivement imputé à l'accroissement de l'élément vasculaire; elle offre ensuite une consistance variable; parfois molle et comme fluctuante (ce qui correspond à la transformation colloïde d'une partie du parenchyme glandulaire), d'autres fois d'apparence fibreuse. Il est juste de dire pourtant que les faits dans lesquels on a signalé un énorme développement du corps thyroïde sont exceptionnels; à l'inverse du goître endémique, qui donne lieu à des tumeurs considérables, la maladie de Graves détermine le plus ordinairement un élargissement de la base du cou plutôt qu'une tumeur véritable. Lorsque l'on palpe attentivement la région thyroïdienne, on sent distinctement les deux lobes de la glande, d'ordinaire inégalement développés, le droit plus volumineux que le gauche (Stokes, Trousseau, Basedow). La sensation que perçoit la main est complexe: d'une part, on constate une rénitence profonde, une sorte de mollesse des tissus, lesquels par la compression subissent une réduction appréciable. Mais ce qui domine, c'est le mouvement d'expansion qui soulève à chaque systole cardiaque toute la région cervicale inférieure, et le frémissement vibratoire superficiel qui traduit le rapide passage de l'ondée sanguine à travers les vaisseaux thyroïdiens dilatés.

Les symptômes fonctionnels auxquels donne lieu l'hypertrophie de la glande thyroïde sont très-variables. Chez un certain nombre de malades, elle se fait lentement, sans éveiller aucune manifestation pénible: ce n'est que fortuitement qu'ils s'aperçoivent que leur cou grossit, par la nécessité où ils se trouvent de faire élargir périodiquement leur col de chemise. Ces formes latentes se montrent de préférence lorsque la tumeur n'est point pulsatile, circonstance qui se voit quelquefois, même chez des sujets atteints manifestement de tous les symptômes de la maladie de Graves (fait de Ferréol, Soc. des hôp., 1874). Mais, pour peu que le goître soit animé de battements, il ne tarde pas à provoquer des troubles fonctionnels plus ou moins intenses. Malgré le développement en général médiocre de la tumeur, elle détermine souvent une gêne notable de la respiration, qui se traduit par la difficulté du décubitus horizontal. Parfois même, sous l'influence de congestions subites dont le corps thyroïde devient le siége, la trachée se trouve comprimée, comme il arrive pour les goîtres qui se développent en dedans: alors éclatent des accès de suffocation qui mettent les malades dans un état de danger imminent. La face se cyanose, devient vultueuse, les vaisseaux du cou distendus semblent près d'éclater, l'angoisse respiratoire est à son comble; en effet, aux troubles circulatoires résultant de l'accélération du cou s'ajoutent la difficulté mécanique de la pénétration de l'air, et une sorte de contraction spasmodique de la trachée et de l'œsophage. Dans ces conditions, beaucoup de malades éprouvent une sensation de constriction à la base du cou,

comparable au phénomène de la boule hystérique qui annonce le début des grandes
attaques de nerfs. Trousseau a tracé magistralement le tableau de ces paroxysmes
aigus qui mettent l'existence en péril.

Dans certains cas, le développement de la tumeur thyroïdienne comprime à
la fois la trachée et les nerfs récurrents : de là des phénomènes laryngés qui,
moins communs que les troubles respiratoires, se rencontrent pourtant chez
quelques malades. On a noté en effet plusieurs fois de la faiblesse et de la raucité de la voix qui paraissent se rapporter à cette cause : cependant nous n'avons
point trouvé d'observation dans laquelle l'examen laryngoscopique ait démontré
l'existence de la paralysie de la corde vocale gauche, si souvent signalée dans le
cours des anévrysmes de l'aorte.

Une particularité de la tumeur thyroïdienne qui manque absolument dans le
goître ordinaire, c'est l'existence de pulsations souvent unilatérales, susceptibles
d'être prises pour une tumeur anévrysmale circonscrite. Trousseau et M. Vidal
ont signalé des faits de ce genre. Nous trouvons noté dans une observation fort
curieuse de Burney Yeo (*Br. med. Journ.*, 1877) ce phénomène remarquable que
la tumeur pulsatile s'était d'abord exclusivement développée dans le lobe droit
de la thyroïde, alors que l'exophthalmie restait circonscrite à l'œil gauche. C'est
là encore une nouvelle preuve des modifications vasculaires locales, indépendantes
de la circulation générale, qui peuvent survenir sous l'influence des troubles
nerveux de la maladie de Graves.

La tumeur thyroïdienne, nous l'avons vu, est surtout de nature vasculaire.
Comme telle, elle subit le contre-coup de toutes les influences qui, agissant sur
le système nerveux, modifient la circulation vasculaire. Ainsi, rien n'est plus
fréquent que de la voir s'accroître considérablement au moment des règles, ou
sous l'empire d'une impression morale, d'une émotion, d'une colère, ou encore à
la suite d'un travail musculaire qui nécessite une action respiratoire énergique,
tel que la danse, l'ascension rapide d'un escalier, le coït, etc. Inversement, après
avoir passé par des phases d'ampliation rapide, elle peut subir des temps d'arrêt
et décroître sensiblement, pour peu que les conditions générales de la circulation soient meilleures et que le cœur ralentisse ses battements. En général, les
modifications d'allure et de volume du goître sont directement en rapport avec
l'état de la circulation cardiaque, l'hypertrophie apparente de la glande augmentant
avec l'accroissement des palpitations et réciproquement. Toutefois, il n'y a pas
toujours corrélation nécessaire entre ces deux facteurs pathologiques, et ici
encore nous retrouvons l'indépendance respective des organes, au point de vue
de leurs modifications circulatoires et nutritives.

L'analogie se poursuit entre le cœur et la glande thyroïde, lorsque l'on compare les troubles fonctionnels aux altérations viscérales. De même que les palpitations cardiaques, après avoir persisté des mois et parfois des années, finissent
par se compliquer de véritables lésions du cœur, de même, à la longue, la congestion de la glande thyroïde s'accompagne de modifications de structure du
parenchyme lui-même. Nous verrons, au chapitre de l'*Anatomie pathologique*,
que les lésions rencontrées aux autopsies sont loin d'être comparables, mais elles
existent, et sont même la règle : on ne peut donc pas dire que la maladie de
Graves se lie à une variété spéciale de goître, mais on n'est pas davantage en droit
d'affirmer qu'elle se réduit à de simples troubles fonctionnels. C'est là du reste
un résultat qu'à défaut de preuves anatomiques la clinique suffirait à mettre
en lumière, car rien n'est plus commun que de voir persister la tumeur

thyroïdienne longtemps après que les manifestations cardiaques et vasculaires ont disparu, chez des personnes guéries de leur névrose. L'hypertrophie de la glande subsiste comme un témoignage indélébile des désordres de nutrition dont elle a été le siége.

L'*exophthalmie* constitue le troisième terme de la triade symptomatique qui caractérise la maladie de Graves. En même temps qu'apparaît le gonflement du corps thyroïde, ou peu après, les yeux des malades commencent à prendre une allure singulière : ils deviennent plus brillants que de coutume, plus ouverts pour ainsi dire : la pupille, ordinairement un peu dilatée, la sclérotique, plus découverte dans l'intervalle de la fente palpébrale, donnent au regard une expression insolite et bizarre : quelque chose d'étonné et d'égaré, qui parfois va jusqu'à la sauvagerie quand les malades sont sous le coup d'une impression morale vive. Bientôt les globes oculaires commencent à faire saillie au dehors des cavités orbitaires, et l'exophthalmie est constituée. Elle peut être parfois très-considérable : il est facile alors d'apercevoir l'insertion des muscles droits sur la sclérotique, caractérisée par une vascularisation plus fine, d'aspect bleuâtre.

L'exophthalmie est presque toujours double et symétrique : elle survient d'emblée, ou progressivement, mais les deux yeux sont simultanément affectés, sans prédominance d'un côté ou de l'autre : pourtant cette règle n'est pas sans exception. On a signalé plusieurs fois le développement inégal de la saillie des globes oculaires (Praël) : dans l'observation de Burney Yeo, l'œil gauche fut atteint le premier, en même temps qu'apparaissait une hypertrophie du lobe latéral droit de la glande thyroïde ; plus tard seulement l'exophthalmie gagna l'œil droit, et le lobe gauche de la thyroïde se prit à son tour. Enfin, dans un cas qui jusqu'à présent est resté unique, Eales a vu l'exophthalmie persister unilatérale pendant presque toute la durée de la maladie (*British Med. Journ.*, mars 1878, p. 302). Si exceptionnels qu'ils soient, ces faits n'en offrent pas moins un haut intérêt, parce qu'ils sont de même ordre que les troubles de circulation locale du cou et de la glande thyroïde et paraissent comme eux soumis aux mêmes influences nerveuses.

Dans les cas moyens, l'exophthalmie n'éveille aucune gêne fonctionnelle chez les malades, et ce sont fréquemment les personnes de leur entourage qui sont les premières à les avertir des changements que subissent leurs yeux.

L'intégrité de la vision et des mouvements oculaires se maintient fort longtemps, même quand l'exophthalmie est devenue considérable ; il est même remarquable de voir combien peu la vue est affectée, alors que les globes oculaires semblent près de sortir de leurs orbites. Pourtant, quand la saillie des yeux est excessive, il s'ensuit des inconvénients sérieux, qui compromettent dans une certaine mesure les fonctions et même l'intégrité de l'organe visuel. Ainsi, par le fait de la propulsion exagérée de l'œil, les insertions musculaires sont tiraillées, et parfois les malades éprouvent de la gêne dans les mouvements oculaires (Chvostek, *Wien. medic. Presse*, nº 41, 1871). L'occlusion des paupières devenant insuffisante, les yeux ne sont plus protégés pendant le sommeil, et restent exposés à l'air. Bien que les mouvements de rotation du globe de l'œil suppléent alors instinctivement à l'absence du clignement palpébral, ce qui compense en partie cette disposition défectueuse, les conjonctives finissent souvent par être irritées, et il en résulte du larmoiement, qui tantôt reste à l'état de trouble purement fonctionnel, tantôt coïncide avec un certain degré de conjonctivite. Enfin, il n'est pas très-rare de voir la cornée participer à l'inflammation de la conjonctive, soit par le fait de l'action directe de l'air sur les cellules épithéliales cornéennes, soit, plus vraisemblablement, par suite de l'irritation des nerfs ciliaires. On conçoit en effet que la distension du globe oculaire, jointe à la congestion veineuse, en changeant les rapports de ces filets nerveux peu extensibles, y détermine des phénomènes de compression et des tiraillements qui amènent une véritable névrite ciliaire. Quoi qu'il en soit de cette explication, le fait a été souvent signalé. Basedow, Neumann et surtout de Graefe (*Arch.'f. Ophth.*, 1857, p. 278), ont fait connaître des cas où l'irritation cornéenne était allée jusqu'à l'érosion. Teissier (*Gaz. méd. de Lyon*, n°s 1 et 2, 1865) a rapporté l'histoire d'une femme de vingt-neuf ans qui, deux ans après le début des accidents, avait une exophthalmie telle, qu'elle ne pouvait fermer les paupières. La cornée, jusque-là restée indemne de toute altération, s'enflamma, devint opaque ; finalement il se produisit un staphylome et une hernie de l'iris, accidents qui compromirent la vision de l'œil d'une façon irrémédiable. Un cas analogue a été publié par Patchett (*Lancet*, 15 juin, 1872). Là encore la cornée droite s'ulcéra et pendant quelques semaines l'œil fut très-malade ; pourtant, la malade ayant guéri, l'exophthalmie se réduisit progressivement, et la cornée redevint transparente. C'est là une éventualité favorable qui malheureusement ne se produit pas toujours ; trop souvent ces kératites ulcéreuses ont pour conséquence la perforation de la chambre antérieure et la fonte de l'œil. Fatum a publié (*Medic. Times and Gaz.*, 23 janv. 1864) une observation dans laquelle un double accident de ce genre entraîna une cécité absolue.

A côté de ces troubles fonctionnels, dus à la saillie exagérée des globes oculaires et à l'absence de protection des paupières, il existe assez fréquemment des modifications plus ou moins profondes de la vision, qui tiennent aux changements de rapport et de forme du globe oculaire. La plupart des malades ont une certaine peine à fixer les objets, surtout quand ces objets sont de petite dimension : ainsi, la plupart se fatiguent assez vite à lire les caractères fins, à travailler à la couture, à la broderie. Au bout de quelques instants, leur vue se brouille et, bien que momentanément elle n'ait rien perdu de sa netteté, l'acuïté visuelle ne se soutient pas comme à l'état physiologique. D'autres fois, c'est de la diplopie qui a été signalée, avec un certain degré d'amblyopie qui fait paraître les contours des objets indécis. On a également noté comme phénomène rare du strabisme passager, circonstance qui paraît tenir à une parésie incomplète de certains muscles de l'œil. L'étude de ces troubles paralytiques fugaces n'a pas été suffisamment faite pour qu'il soit possible de les signaler avec plus de détails. Enfin les modifications qui surviennent dans la courbure de l'œil entraînent des troubles d'accommodation assez variés. Trousseau, de Graefe, Corlieu, Galezowski, indiquent la presbytie comme conséquence de l'aplatissement de la cornée ; d'autres fois c'est au contraire un certain degré de myopie qui se prononce. La puissance d'adaptation de l'œil est pourtant conservée, même dans des cas d'exophthalmie intense ; seulement les malades présentent souvent des modifications individuelles assez bizarres. Ainsi Trousseau rapporte (*Clinique*, II, p. 527, 3° édit.) qu'un de ses malades pouvait lire à des distances variées, en même temps que le globe de l'œil et la pupille subissaient certains changements : par exemple, il y avait strabisme convergent et mydriase quand l'objet était rapproché des yeux, tandis que les phénomènes inverses survenaient quand l'objet était éloigné.

Tous ces troubles fonctionnels peuvent dans une certaine mesure être considérés comme d'origine mécanique et produits par la saillie insolite des globes oculaires. Il en est d'autres qui, eux, paraissent tenir à l'état de la circulation du fond de l'œil et surtout à l'exaltation du système nerveux : celle-ci, dans le goître exophthalmique, atteint en effet aussi bien les appareils de sensibilité spéciale que ceux de sensibilité générale. M. Galezowski insiste sur ce que presque tous les malades supportent difficilement la lumière et offrent un degré de photophobie plus ou moins prononcé. Cette excitabilité rétinienne se traduit pour quelques sujets par des sensations visuelles lumineuses et la perception de flammèches ; il s'y joint, comme phénomène réflexe, du larmoiement et des mouches volantes. Ces symptômes ne sont pas nécessairement liés au degré d'exophthalmie ; ils peuvent manquer chez des sujets dont les yeux sont très-saillants et inversement être fort accusés dans des cas où l'exophthalmie est presque nulle. Nous avons eu l'occasion de voir un fait de ce genre très-instructif : Une dame atteinte de palpitations excessives, de battements artériels considérables, et surtout d'une irritabilité spinale extrême, offrait un léger degré d'hypertrophie thyroïdienne, mais point d'exophthalmie : la seule modification oculaire appréciable était l'aspect brillant et un peu sauvage du regard. Chez elle, la photophobie existait d'une manière excessive. Durant plusieurs mois, il lui fut impossible de se tenir dans une chambre à moins d'avoir les rideaux hermétiquement fermés ; la vue d'une bougie, la lueur même d'une veilleuse, provoquaient chez elle une sorte d'accès spasmodique pendant lequel le sang affluait au visage et le cœur battait d'une façon désordonnée. Cette hyperesthésie rétinienne disparut progressivement avec les autres symptômes, mais un an après la malade ne pouvait pas encore lire sans être reprise de mouches volantes et de sensations lumineuses. Trousseau rapporte un exemple analogue.

Telles sont les principales manifestations fonctionnelles qu'éprouvent les malades souffrants du goître exophthalmique. Il est assez remarquable de voir que chez eux, malgré les pulsations vasculaires très-considérables qui se transmettent à toute la région cervicale et céphalique, il n'existe jamais dans les yeux cette sensation de battement, ni de bruissement oculaire, qu'éprouvent si manifestement les sujets atteints d'anévrysmes artério-veineux et de tumeur cirsoïde de l'orbite. Et cependant on a signalé parfois, au milieu des paroxysmes de la maladie, de véritables pulsations rhythmiques qui soulèvent la région orbito-oculaire, mais c'est là un phénomène tout à fait insolite.

L'exploration de l'œil rend bien compte des symptômes relativement peu prononcés qu'éprouvent la plupart des malades. La palpation méthodique du globe oculaire ne donne pas cette sensation de dureté et de tension exagérée qui existe dans le glaucome ; il n'y a pas non plus d'ampliation de l'organe ni rien qui ressemble à la distension progressive des membres de l'œil, si caractéristique de la buphthalmie. Sous ce rapport, on ne saurait accepter l'idée de Stokes, qui voyait dans la saillie des globes oculaires la conséquence d'une sécrétion aqueuse intra-oculaire, d'une véritable hydrophthalmie. C'est parce que la masse de l'œil est soulevée et propulsée en avant que l'exophthalmie se produit : les modifications de l'œil lui-même ne sont pour rien dans le phénomène. Les changements de courbure très-légers qu'il subit dépendent du tiraillement des muscles et de leur allongement, mais ils ne sont pas appréciables à l'exploration directe, au moins dans la grande majorité des cas.

L'examen de la pupille donne des résultats assez variables. Le plus souvent, elle est normale et conserve son diamètre physiologique ; d'autres fois au con-

traire il y a un certain degré de mydriase. Ceci, croyons-nous, se voit de préférence chez les malades dont le teint est pâle et qui présentent des symptômes
d'anémie. Inversement, nous avons vu deux sujets qui pendant les paroxysmes
avaient la conjonctive injectée, la face très-vultueuse, et chez lesquels le diamètre de la pupille était manifestement rétréci, bien que la contraction pupillaire
n'approchât pas de ce qu'elle est sous l'influence de l'opium ou de l'ésérine.

Nous insistons sur cette variabilité du diamètre de la pupille, parce qu'au
point de vue théorique c'est là un signe important. Nous verrons en effet, en
discutant la nature et la pathogénie de l'affection, qu'il y a des objections
graves à opposer à toutes les théories vasomotrices qu'on a mises en avant, et
l'état de la pupille est un des arguments les plus sérieux contre cette manière
de voir.

L'exploration du fond de l'œil ne fournit pas non plus de résultats constants
ni bien significatifs. Dans la grande majorité des cas, on ne rencontre aucune
altération appréciable : les milieux de l'œil sont transparents, la rétine n'est
pas plus injectée que de coutume. D'autres fois, au contraire, il existe une
hyperémie rétinienne assez accentuée, caractérisée par la rougeur et la dilatation
des veines du fond de l'œil. Withuisen, qui a tout spécialement étudié ce point
de l'histoire du goître exophthalmique, a constaté une vive injection des vaisseaux, avec coloration rouge jaunâtre de la papille ; les vaisseaux centraux
étaient plus développés qu'à l'état physiologique, notamment les artères ;
toutefois elles n'étaient pas le siége de pulsations. Ce dernier symptôme vient
d'être retrouvé et signalé par Otto Becker (*Klin. Monatsblatt für Augenheilkunde*, janvier 1880), qui a vu dans certains cas l'artère centrale de la rétine être
animée de battements spontanés. Ainsi se complète l'analogie avec ce qui se
passe du côté du cou et de la face, où la circulation est plus riche et plus active
que dans les conditions normales. Quant à la choroïde, elle participe, en sa
qualité de membrane vasculaire, à l'injection de la rétine, et de plus elle
présente parfois des modifications dans la distribution de sa couche pigmentaire. Ainsi, Argyll Robertson, cité par James Begbie, a vu un cas où le pigment
choroïdien faisait défaut dans la zone antérieure de la choroïde, et où cette
absence de coloration était surtout manifeste au niveau du bord de la papille
de l'œil gauche. Par contre, Withuisen a noté, dans le cas que relate Trousseau,
une abondance de taches pigmentaires, de forme semi-lunaire et de couleur
noire, disposées autour de la papille du nerf optique. Bien que certains ophthalmologistes, notamment Galezowski, regardent cette apparence comme normale,
il n'est pas sans intérêt de rappeler ici par anticipation, que fréquemment le
goître exophthalmique s'accompagne de troubles dans la pigmentation cutanée :
il y a donc un rapprochement à établir entre ces deux ordres de symptômes.

Ces altérations du fond de l'œil (sauf, bien entendu, les taches pigmentaires
qui sont indélébiles) ne persistent pas définitivement. Il est vraisemblable,
quoique non démontré, que l'hyperémie rétinienne suit les variations de la
circulation cervicale et céphalique et que, au moment où les palpitations cardiaques atteignent leur summum, elle devient beaucoup plus accentuée. Ce
qui rend cette supposition plausible, c'est que souvent alors (pas toujours) les
conjonctives bulbaires et palpébrales sont injectées pendant les paroxysmes.

Par contre, chez les malades qui guérissent de leur exophthalmie, on constate
pendant la convalescence la diminution de l'hyperémie et la disparition complète des phénomènes congestifs. L'élément essentiel de l'exophthalmie est donc

une sorte d'éréthisme de la circulation orbito-oculaire, tout à fait comparable
à la tuméfaction du corps thyroïde et soumise aux mêmes influences.

Avant de quitter l'exposé des phénomènes oculaires de la maladie de Graves,
il convient de mentionner une particularité intéressante, signalée par de Graefe
(*Berl. klin. Woch.*, 1864), et qui, d'après cet éminent ophthalmologiste, serait
presque pathognomonique : nous voulons parler du défaut d'harmonie qui existe
souvent entre les mouvements des paupières et ceux du globe oculaire. Lorsqu'à
l'état normal on élève ou on abaisse le regard, on sait que la paupière supérieure se meut dans le même sens. Or cette association de mouvements d'origine
réflexe ne se rencontre pas toujours chez les malades atteints de goître exophthalmique, et la cornée ne suit pas la paupière dans ses mouvements d'élévation.
On pourrait croire qu'il s'agit là d'un simple trouble mécanique dû à la saillie
des globes oculaires, mais la comparaison avec d'autres variétés d'exophthalmie
montre que ce phénomène a une tout autre cause. Quand les yeux sont soulevés par une tumeur orbitaire, on n'observe jamais cette dissociation des mouvements oculo-palpébraux. D'autre part, de Graefe l'a constatée dans les formes
les plus légères de la maladie de Basedow, et dans les cas frustes où le goître
fait défaut, où les yeux font à peine saillie, et où l'affection se borne à des
palpitations cardiaques. Il est donc évident que le déplacement mécanique de
l'œil ne joue qu'un rôle très-secondaire dans la production de ce phénomène,
et qu'il est plus rationnel d'y voir, avec de Graefe, la conséquence d'un trouble
d'innervation de la paupière, peut-être dépendant du grand sympathique. On
sait en effet que la paupière reçoit ses rameaux nerveux de plusieurs sources différentes : au facial elle emprunte des filets moteurs, au trijumeau des filets
sensitifs. Enfin Müller a démontré qu'elle reçoit également des ramuscules émanés du sympathique. Ce serait ce nerf qui, d'après de Graefe, harmoniserait
dans les conditions physiologiques les mouvements du globe de l'œil et ceux de
la paupière.

Comme les autres troubles fonctionnels de la maladie de Basedow, la dissociation des mouvements oculo-palpébraux n'est ni un phénomène constant ni
un phénomène permanent. Fréquemment on le voit s'atténuer dans le cours de
la maladie, soit spontanément, soit en même temps que s'amendent l'exophthalmie et les autres accidents généraux. De Graefe l'a fait disparaître sous
l'influence d'injections hypodermiques de morphine : le bromure de potassium
peut rendre les mêmes services.

Avec les trois symptômes fondamentaux que nous venons de passer en revue
la maladie de Graves se trouve constituée dans ce qu'elle a d'essentiel. Mais
les palpitations, la tuméfaction du corps thyroïde et l'exophthalmie, n'en sont
que les manifestations les plus saillantes, et ce serait s'en faire une idée très-
fausse que de la restreindre à ces trois termes. Nous croyons pouvoir affirmer,
en effet, la constance absolue de deux ordres de symptômes, les uns purement
nerveux, les autres constituant ce qu'on pourrait appeler les manifestations
viscérales du goître exophthalmique. Ces phénomènes, qu'on relègue au second
plan dans tous les ouvrages classiques, méritent d'être étudiés avec d'autant
plus de soin qu'ils peuvent jeter quelque lumière sur la pathogénie de la
maladie et sur les affinités qui les rattachent aux autres névroses.

Symptômes nerveux. Ce qui frappe chez tous les malades, indépendamment
des trois phénomènes capitaux que nous venons d'étudier en détail, c'est une
excitabilité nerveuse générale et indéfinissable. Un des premiers phénomènes

qui annoncent l'apparition prochaine des accidents est un changement complet d'allures, une modification profonde dans le caractère des personnes atteintes. En général, elles présentent une activité insolite, un besoin de déplacement, une mobilité, une instabilité, qu'on ne leur connaissait pas. De taciturnes et réservés, on les voit devenir loquaces, parler avec une volubilité singulière, s'exciter en parlant, soutenir des paradoxes tout à fait en désaccord avec leur manière de voir ordinaire. En même temps leur caractère s'altère, beaucoup de malades deviennent quinteux et irascibles, passant avec la plus extrême rapidité de l'enthousiasme à la tristesse, de l'expansion à l'accablement. Leurs qualités affectives se modifient; ils deviennent brusques, d'humeur inégale, difficiles à vivre, impatients, peu sociables. Enfin un symptôme pour ainsi dire constant, l'insomnie, vient encore exagérer cette disposition à l'excitabilité nerveuse et à l'instabilité psychique.

La plupart du temps, les désordres cérébraux en restent là, et tout se borne à des modifications de caractère suffisamment accentuées pour être remarquées de l'entourage des malades, pas assez pour inspirer de l'inquiétude. Mais il n'en est pas toujours ainsi. Chez quelques personnes, sous l'influence de l'insomnie, et vraisemblablement aussi des sensations subjectives qui se passent dans la rétine, de véritables hallucinations se produisent et peuvent atteindre un haut degré d'intensité. Nous avons observé un cas de ce genre : Une femme atteinte de goître exophthalmique avec insomnie se plaignait de cauchemars insupportables : il lui semblait voir une foule d'objets lumineux d'apparence vague qui pendant la nuit s'agitaient autour de son lit ; bientôt ces objets prenaient des contours déterminés et devenaient des formes humaines ; aux hallucinations de la vue se joignaient des hallucinations de l'ouïe : au milieu de l'obscurité elle entendait distinctement des voix qui l'appelaient et la jetaient dans une angoisse inexprimable. Cette malade, fort intelligente, exprimait parfaitement ses impres-. sions successives : au début elle sentait qu'il s'agissait de purs cauchemars et n'y faisait point d'attention; puis elle avait conscience que son cerveau se prenait, et qu'elle n'avait plus d'empire sur elle-même ; le lendemain, elle était encore sous l'influence de cette idée fixe, et restait persuadée qu'elle allait perdre la raison. Ces accidents durèrent une quinzaine de jours et disparurent.

Dans les formes les plus accentuées, on a vu survenir de véritables accès de manie temporaire. Une des premières observations de goître exophthalmique publiées, celle de Macdonnell, concerne une femme de vingt-deux ans, qui fut prise de palpitations, de battements du corps thyroïde et d'accidents cérébraux maniaques. Trousseau, Brück, Geigel, Morell Mackenzie, Meynert, ont noté cette association de la folie passagère et du goître exophthalmique. En général, le délire des malades est assez tranquille : c'est une loquacité exagérée, une mobilité intellectuelle accompagnée d'un certain degré d'incohérence, plutôt que des accès de folie aiguë. Telle se présentait une malade que nous avons vue pendant notre internat à l'hôpital Saint-Antoine, en 1870. Cette femme passait sa journée à errer dans les salles, causant avec volubilité, tenant des conversations incohérentes, et impatiente du repos. Elle était d'humeur fantasque, quinteuse, et ne pouvait vivre avec aucune de ses compagnes sans provoquer des querelles. A la suite d'une dispute, elle quitta brusquement l'hôpital et dut être placée à la Salpêtrière. D'autres fois, les accidents maniaques ont une acuïté plus considérable et peuvent devenir le caractère dominant de la maladie. Robertson a publié (*Journ. of Mental Sc.*, juin 1875) l'histoire d'un homme

qui, atteint de goître exophthalmique, fut pris brusquement, dans le cours de
son affection, d'une agitation maniaque excessive, laquelle persista jusqu'à la
mort. C'est là un cas d'une intensité exceptionnelle. D'ordinaire, après des
phénomènes d'excitation passagère, pendant lesquels on note souvent de l'hyperesthésie génitale et sensorielle, on voit graduellement les troubles cérébraux
s'amender, et le calme revenir; mais il reste souvent une mobilité d'idées singulière et un manque d'équilibre intellectuel susceptible de ramener les mêmes
accidents sous l'influence de la moindre cause occasionnelle.

A côté de ces phénomènes d'excitation cérébrale, quoique plus rarement, on
observe parfois dans le cours du goître exophthalmique des accès de dépression
et de lypémanie. C'est là une association symptomatique qui n'est pas rare dans
un grand nombre de névroses, et la succession de troubles maniaques et mélan-
coliques peut se rencontrer chez le même sujet, presque au début de la maladie.
Ainsi Paul rapporte (*Berlin klin. Wch.*, n° 27, 1865) l'observation d'une fille
de vingt-trois ans qui a la suite d'un refroidissement vit ses règles supprimées.
Presque en même temps elle tomba dans un état de prostration et de mélancolie profondes : quelques semaines plus tard apparurent les symptômes classiques de la maladie de Basedow. Sans aller jusqu'à la lypémanie, un certain
nombre de malades, tourmentés par l'idée qu'ils ont une maladie de cœur,
souffrant de palpitations intenses et d'un malaise indéfinissable, deviennent en
proie à des préoccupations continuelles et gardent un mutisme permanent.

Les troubles psychiques ne sont pas les seuls qu'on observe dans la maladie
de Graves, quoiqu'ils soient peut-être les plus fréquents après les trois grands
symptômes fondamentaux de l'affection. Le désordre du système nerveux se
traduit également par des phénomènes d'excitation périphérique, ou au contraire
par des paralysies partielles et fugitives.

Les *convulsions*, qui répondent à ce premier ordre de symptômes, sont tout
à fait exceptionnelles dans la maladie de Graves; pourtant elles ont été signalées
dans un cas de Lauder Brunton (*Saint-Bart. Hosp. Rep.*, X, 1874); ce sont alors
des secousses partielles, portant de préférence sur les membres supérieurs, et
ne rappelant en rien les caractères des convulsions généralisées épileptiformes.

Les accès d'épilepsie vraie ont été, à la vérité, mentionnés chez un certain
nombre de malades. M. Delasiauve, notamment, a faire connaître (*Bull. Soc.
méd. hôp.*, p. 1874) l'histoire d'une jeune femme qui avec les symptômes de
la maladie de Basedow présentait de loin en loin des attaques du mal comitial :
mais nous croyons qu'il s'agissait d'une épileptique accidentellement atteinte
de goître exophthalmique, et nous n'oserions voir dans les accès convulsifs
une manifestation de la névrose exophthalmique. Par contre, il semble bien
prouvé que des spasmes partiels, des crampes musculaires, peuvent rentrer dans
le cadre des troubles symptomatiques de la maladie de Graves. Chvostek a publié
le cas (*Wien. med. Presse*, 1875) d'un malade qui présentait une sorte de
trémulation spasmodique des muscles du visage, laquelle se produisait sous
l'influence de la moindre excitation périphérique : ce phénomène s'accentuait
singulièrement quand les palpitations cardiaques et les pulsations cervicales
augmentaient d'intensité; il s'y joignait des crampes douloureuses et des secousses
cloniques qui s'étendaient au cou et à l'épaule, dans la sphère d'innervation
de la moelle cervicale.

Le *tremblement*, phénomène d'ordre tantôt spasmodique, tantôt paralytique,
a été observé plusieurs fois dans le cours de la maladie de Graves. Le cas le

plus complet a été présenté à la Société médicale des hôpitaux en 1874 par
Féréol (*Bull. Soc. méd. hôp.*, 1874, p. 279). Il s'agissait d'un homme de
quarante et un ans, atteint depuis douze mois des premiers symptômes du
goître exophthalmique, à savoir d'une tuméfaction unilatérale de la thyroïde,
d'une exophthalmie légère, et de palpitations violentes du cœur et des vaisseaux
du cou. Un jour, cet homme fut pris d'une céphalée intense, avec vertige,
titubation, tremblement généralisé des membres, ataxie motrice, propulsion
irrésistible vers la droite, et diminution de la force musculaire du côté droit.
L'analyse détaillée des symptômes montra que les vaisseaux, eux aussi, avaient
perdu de leur tonicité, surtout du côté droit. Le tremblement était général;
il offrait ceci de particulier, qu'il était presque aussi marqué à l'état de repos,
bien qu'il s'exagérât légèrement dans les mouvements du malade. Non-seulement il y avait une trépidation générale, mais les muscles individuellement
étaient atteints de tremblement fibrillaire, dès que l'on venait à les exciter sur
un point quelconque de leur surface.

Ce fait, à coup sûr, est insolite, et dans la discussion qui suivit sa présen-
tation plusieurs membres se demandèrent s'il n'y avait pas chez cet homme
réunion de deux maladies différentes, l'hémiplégie avec tremblement n'ayant
rien à voir avec le goître exophthalmique. Sans oser préjuger la question, nous
croyons que ces phénomènes nerveux appartiennent bien à la maladie de
Basedow. Il nous a été donné de voir chez une femme (la même qui présentait
une hyperesthésie rétinienne si extraordinaire) des accès de tremblement généralisé survenant au moment où les crises de palpitations atteignaient leur
paroxysme. La malade était prise de phénomènes congestifs qui se traduisaient
par une rougeur violacée de la face; il lui semblait que sa tête allait se briser, et
en même temps ses membres commençaient à être agités de secousses rhythmiques généralisées, qui duraient quelques minutes et s'exagéraient dès qu'elle
faisait un mouvement. Pendant cette phase convulsive, la station d bout eût
été à peu près impossible : il y avait à la fois tremblement spasmodique et
faiblesse paralytique des jambes. Tous ces accidents ont disparu en même temps
que les phénomènes d'excitation cardio-vasculaire.

Nous venons de voir l'association du tremblement avec certains *accidents
paralytiques*. La parésie des membres, encore plus rare que les convulsions,
peut se montrer dans le goître exophthalmique, mais c'est plutôt un affaiblissement qu'une paralysie véritable. Un certain nombre de malades, il est facile
de le constater au dynamomètre, ont perdu notablement de leur force musculaire, même à une période de l'affection où la nutrition générale n'est nullement
troublée. Mais on n'a jamais signalé de perte incomplète de la motilité d'un
membre, sauf tout à fait à la période terminale de la phase cachectique (obs.
de Laqueur (*de Morbo Basedowico. Dissert. inaug.*, 1861). Par contre, on a
noté quelquefois des parésies de certains nerfs crâniens : ainsi le malade de
M. Féréol, examiné par M. Galezowski, offrait une paralysie de la quatrième
paire ; M. le professeur Potain a vu chez deux malades une légère paralysie
faciale avec déviation de la commissure labiale et de la luette.

Mais ce sont là des anomalies qui n'entrent pas dans le tableau classique de
la maladie de Basedow, et que nous nous contenterons de signaler.

Beaucoup plus fréquents sont les *troubles nerveux sensitifs*, qui se caractérisent quelquefois par de l'hyperesthésie, le plus souvent par des névralgies à
siége variable.

L'*hyperesthésie* n'est pas un phénomène fréquent, mais elle se montre accidentellement au moment des crises paroxystiques du goître exophthalmique.
Rarement générale (fait de Corlieu *Soc. méd. pratique*, 6 août 1863), elle est
prononcée de préférence au niveau de la tête et du cou, à la partie postérieure
de la nuque; elle est parfois assez pénible pour gêner le décubitus dorsal et
pour rendre tout mouvement difficile; d'autres fois, elle affecte les allures
d'une hémicrânie et rappelle par sa distribution et ses caractères la céphalée
de la migraine. Rœssner a insisté sur ce symptôme, qu'il a vu persister pendant plusieurs mois chez deux femmes, avant l'apparition des signes caractéristiques de la maladie de Basedow (*Beiträge zur Lehre vomm orbus Basedowii.
Dissert. inaug.* Breslau, 1875).

Au lieu d'une douleur diffuse et d'une exaltation de la sensibilité cutanée,
il n'est pas rare de constater des douleurs localisées le long du trajet des nerfs,
de véritables *névralgies*. Tantôt ces phénomènes coïncident avec les autres
symptômes de la maladie confirmée, tantôt ils en sont les précurseurs parfois
lointains. Dans une de nos observations nous voyons une malade affectée en
1862 de névralgies faciales tenaces avec dilatation pupillaire : pour la première
fois, à cette époque, elle éprouve des troubles de la vue, une hyperesthésie des
globes oculaires, et va consulter M. Desmarres qui lui trouve de la congestion
choroïdienne. Ces accidents disparaissent jusqu'en 1869. A partir de cette
époque, à chaque automne, des crises névralgiques fronto-temporales et oculaires reviennent périodiquement jusqu'au jour où éclatent les symptômes
cardio-vasculaires et l'exophthalmie. Il nous paraît difficile de voir dans ces
névralgies tenaces accompagnées chaque fois de congestion oculaire et de photophobie une simple coïncidence.

Ce qu'il importe de noter, c'est le siége et la distribution de ces névralgies.
De même que l'hyperesthésie, elles sont de préférence localisées dans la sphère
du système nerveux supérieur. A côté de la névralgie frontale et oculaire, qui
est une des plus fréquentes, on note des douleurs occipitales qui partent de
la nuque et vont irradier à la partie postérieure de la tête. Une autre forme de
névralgie très-tenace et très-fixe, qui a été souvent signalée dans la maladie de
Basedow, siége au niveau des vertèbres cervicales, un peu au-dessous de la
nuque (obs. de Cheadle, *Saint-George's Hosp. Rep.*, VII, p. 81, 1875). En ce
point certains malades accusent une souffrance aiguë, continue, susceptible
d'exacerbations très-pénibles et d'irradiations latérales au moment des crises. Il
leur semble souvent avoir la sensation d'un fer chaud, d'une brûlure : le contact
de leurs vêtements leur est insupportable, et les mouvements de flexion et
d'extension du cou augmentent la douleur. La pression sur les apophyses
épineuses, tantôt exaspère la souffrance, tantôt est indifférente; on ne constate
pas non plus que les points douloureux soient exactement circonscrits au lieu
d'émergence des nerfs cervicaux postérieurs : c'est donc une sorte d'hyperesthésie localisée plutôt qu'une névralgie classique, quelque chose qui rappelle
à la région cervicale le clou hystérique du sommet de la tête.

Les phénomènes douloureux de la maladie de Basedow ne se bornent pas à ces
névralgies périphériques; il existe également des *hyperesthésies viscérales*,
qui paraissent siéger au niveau des plexus nerveux du grand sympathique. Certains malades éprouvent des accès d'angoisse douloureuse rétro-sternale rappelant
dans une certaine mesure l'angine de poitrine. Laqueur a rapporté l'histoire
d'une femme de vingt-deux ans qui, dans le cours d'un goître exophthalmique

à symptômes très-sévères, fut prise d'accès périodiques de sternalgie, avec irradiations vers les clavicules et le bras gauche. La malade succomba à des complications cérébrales, et à l'autopsie on ne trouva aucune lésion (sauf une hypertrophie cardiaque) capable d'expliquer les phénomènes d'angine de poitrine. C'est là un symptôme insolite. Bien plus souvent, c'est vers le plexus solaire et mésentérique que les malades éprouvent des douleurs névralgiques. Dans un assez grand nombre d'observations, on trouve mentionnées des crises gastriques, un peu analogues à celles qu'éprouvent les ataxiques; des douleurs profondes, paroxystiques, irradiant vers les intestins et prenant parfois le caractère de coliques. La malade de Rössner, en même temps que ses accès d'hémicrânie, souffrait de crises névralgiques intra-abdominales, qui se jugeaient par une diarrhée paroxystique. Un homme de quarante-sept ans, dont l'histoire a été rapportée par Perry (*Glascow Med. Journ.*, mai 1873), avait eu pendant plus d'un mois des accès douloureux localisés à l'épigastre, et la signification de ces douleurs n'avait été comprise que plus tard, au moment où se montrèrent les palpitations, le goître et l'exophthalmie.

Les névralgies viscérales, de même que celles des nerfs périphériques, sont donc susceptibles d'apparaître comme symptôme initial de la névrose.

Enfin, on a signalé quelquefois la présence d'*arthralgies douloureuses* qui ont pu en imposer, soit pour une affection articulaire, soit pour un phénomène hystérique. Laycock raconte l'histoire d'une fille qui, après une chute, fut prise de souffrances vives localisées au genou et à la hanche, au bout de quelques semaines survinrent des sueurs profuses, des palpitations et de la tuméfaction de la thyroïde, phénomènes qui montrèrent bien qu'il s'agissait d'un goître exophthalmique, et non de simples accidents hystériques, comme on l'avait supposé d'abord.

Les *troubles sécrétoires* et *vaso-moteurs* ne manquent presque jamais dans la maladie de Graves, et achèvent de préciser le caractère névropathique de cette affection. Tous les auteurs ont noté, au moment du paroxysme, un afflux sanguin vers la tête, accompagné de rougeur des téguments et de sueurs abondantes. Ces sueurs sont tantôt localisées à la tête, au cou et à la poitrine, tantôt au contraire elles sont générales (Laycock). On pourrait croire, tout d'abord, qu'elles sont l'expression d'un mouvement fébrile, et en rapport avec l'augmentation de la température; mais certains faits, aussi démonstratifs qu'une expérience physiologique, montrent bien que la diaphorèse est sous la dépendance directe du système nerveux. Ainsi Chvostek (*Wien med. Woch.*, n°s 19 et 20, 1872) et Ebstein (in Fränckel, *Dissert. inaug.* Breslau, 1874) ont observé des malades chez lesquels existait, au moment des accès congestifs et même d'une façon habituelle, une éphidrose unilatérale de la face accompagnée d'un rétrécissement de la pupille du côté correspondant.

Les autres sécrétions sont également influencées, et cela dans des conditions qui rendent évidente la participation du système nerveux central. Bien que les urines demeurent en général tout à fait normales, certains malades, à la façon des hystériques, ont, soit pendant les accès, soit dans l'intervalle, de la *polyurie*. Les urines, abondantes et limpides, présentent à un haut degré les caractères des urines dites nerveuses et, comme il arrive dans ces circonstances, les besoins de la miction sont fréquents et impérieux. Dans un des premiers cas de goître exophthalmique qui aient été publiés, Christison (*Monthl. Journ. of Med. Sc.*, p. 548, 1849) a noté avec soin ce symptôme, qui chez sa malade était l'indice

précurseur du retour des accidents. Chaque fois que les pulsations cardio-vasculaires devaient s'accélérer, elle était prise de diarrhée, de besoins fréquents
d'uriner, et de polyurie ; inversement, ce symptôme disparaissait quand
l'exophthalmie et les palpitations cessaient de se produire.

Ce qui achève de mettre en relief le rôle du système nerveux central dans la
genèse de la polyurie, c'est son association accidentelle avec la *glycosurie*.
M. le professeur Potain a eu l'occasion de constater la présence du sucre chez
une personne affectée de goître exophthalmique, et qui urinait par jour une
grande quantité de liquide (*Bull. de la Soc. méd. des hôpit.*, p. 285, 1874). En
Angleterre, Wilks (*Lancet*, p. 571, 1875) a fait connaître un cas analogue, qu'il
considéra comme un exemple de goître exophthalmique survenu chez un diabétique. On peut se demander si chez ce malade la glycosurie n'était pas un
phénomène nerveux soumis à la même influence que les palpitations cardiaques
à l'exophthalmie.

Faut-il rapprocher de ces troubles de la sécrétion rénale. l'*albuminurie*, qui
d'après Warburton Begbie ne manquerait presque jamais dans le cours du
goître exophthalmique (*Edinb. Med. Journ.*, p. 880, avril, 1874) ? Cette interprétation semble assez plausible, au moins chez un certain nombre de malades,
car les caractères de l'albuminurie en pareil cas ne paraissent guère indiquer
l'existence d'une lésion organique du rein. Voici, en effet, comment se comporte,
d'après l'auteur anglais, l'albuminurie de la maladie de Graves. Elle peut se
rencontrer à toutes les périodes de l'affection, non-seulement quand il y a un
état cachectique général (en rapport possible avec une altération des viscères),
mais presque au début, alors qu'il existe exclusivement des troubles fonctionnels imputables à la névrose. Cette albuminurie, quoique souvent fort abondante,
est passagère ; elle peut manquer à certaines heures de la journée, être au
contraire fort accusée à d'autres moments ; en général, elle coïncide avec la période de la digestion ; parfois elle accompagne les paroxysmes cardio vasculaires, et
alors elle semble bien de nature congestive. Elle n'est associée nécessairement ni à la polyurie, ni à la glycosurie, par suite, il serait téméraire de
préjuger la question de son origine nerveuse. Toutefois, si l'on considère que
par l'excitation du plancher du quatrième ventricule on peut expérimentalement produire ces trois symptômes chez les animaux, on ne peut s'empêcher
d'établir un rapprochement entre ces divers phénomènes, lorsqu'on les voit se
rencontrer dans le cours du goître exophthalmique, maladie nerveuse par
excellence.

L'analogie se poursuit, si l'on analyse les *phénomènes vaso-moteurs* et les
troubles de calorification que présentent les malades. Nous avons déjà indiqué
les bouffées de chaleur, les poussées congestives subites qui envahissent le cou,
la face et les yeux, au moment des accès, et cette rougeur intense des téguments
qui va parfois jusqu'à la cyanose. Ce sont là des phénomènes vaso-moteurs au
premier chef, qui traduisent l'afflux vasculaire dont les régions supérieures sont
le siége. Chez les sujets pâles, un autre phénomène qui a été signalé pour la
première fois par M. Peter, alors chef de clinique de M. Trousseau, montre la
diffusion de ces troubles vaso-moteurs. Nous voulons parler de la tache dite
cérébrale qui se produit dans ces conditions avec la plus grande facilité. On sait
en quoi consiste ce symptôme : lorsque l'on irrite légèrement l'épiderme, on
voit apparaître une marque rouge qui persiste longtemps, souvent plusieurs
minutes. Or, c'est là une preuve de l'excitabilité des capillaires cutanés et de

leur défaut de tonicité, caractères que l'on retrouve à un plus ou moins haut degré dans la plupart des maladies nerveuses ou des pyrexies asthéniques.

Une autre particularité de même ordre et que l'on constate dans d'autres névroses (la paralysie agitante, par exemple), c'est une augmentation de caloricité singulière, dont se plaignent la plupart des malades. Ce symptôme, signalé d'abord par Christison (d'Édimbourg) (*Monthly Journ.*, 1849), a été depuis étudié particulièrement par M. Tessier (de Lyon) (*Gaz. méd. de Lyon*, nᵒˢ 1, 2, 1863), et signalé dans un grand nombre d'observations ultérieures (Trousseau, Geigel, Cheadle, Ollivier et Fournier, etc.). Les malades, dont le pouls est fréquent et précipité, se plaignent presque tous d'une sensation de chaleur insupportable. Ils rejettent loin d'eux leurs couvertures, endurent à peine un drap, et même au fort de l'hiver ont un besoin de fraîcheur qui contraste souvent avec leur apparence anémique et avec la façon dont ils supportaient la température extérieure avant leur maladie. Lorsque l'on recherche quelle est la chaleur véritable de la peau, on voit qu'elle est loin de répondre à cette sensation brûlante intérieure : chez un certain nombre de malades, elle est tout à fait normale. D'autres, au contraire, ont réellement une élévation de la température périphérique. Le thermomètre appliqué sur les téguments, au lieu de marquer 36 degrés, comme à l'état physiologique, s'élève à 37 degrés, quelquefois même un peu au-dessus : mais cet accroissement de la température ne rend pas un compte suffisant de la sensation de chaleur souvent intolérable dont se plaignent les malades. Il faut donc voir dans ce phénomène l'indice d'un trouble nerveux, qui intéresse le centre affecté à la calorification générale, situé, comme on le sait, au voisinage du centre vaso-moteur, vers les confins du bulbe et de la protubérance (Owsjannikow-Tscheschischin). La coexistence fréquente de ces troubles vaso-moteurs et calorifiques chez les malades affectés de goître exophthalmique ne doit pas être perdue de vue, lorsqu'il s'agit d'interpréter la physiologie pathologique de cette affection.

L'association de ces phénomènes, rapidité du pouls, élévation de la température périphérique et rougeur des téguments, réalise les conditions apparentes de la fièvre et peut en imposer pour une maladie éruptive, comme dans une observation que rapporte Trousseau, mais ce qui prouve bien qu'il s'agit surtout de phénomènes nerveux, c'est la circonscription de ces symptômes chez quelques malades. Ainsi Laycock a vu un cas où existait une hyperémie limitée aux mains, avec chaleur, rougeur et sueurs locales ; Cuffer a rapporté un fait où des troubles vaso-moteurs multiples, prédominants au côté gauche du corps, avaient marqué le début de la maladie de Basedow (*France médicale*, 13 juillet 1878).

Ainsi tout, dans le goître exophthalmique, montre la part prépondérante du système nerveux : altérations du caractère, troubles cérébraux, manifestations périphériques motrices et sensitives, perturbations sécrétoires, désordres de la vascularisation et de la calorification, sont autant de symptômes qui relèvent d'une même cause originelle ; si le tableau n'est pas complet pour chaque malade, chez la plupart du moins on peut en retrouver les éléments.

Symptômes viscéraux. Les mêmes analogies se poursuivent lorsque l'on analyse les *manifestations viscérales* du goître exophthalmique. Ici encore on constate une double série de phénomènes, troubles nerveux fonctionnels d'une part, congestions et modifications sécrétoires de l'autre ; seulement, en raison de l'importance physiologique des organes, ces symptômes entraînent de bien plus graves conséquences.

L'*appareil digestif* est un de ceux qui subissent le plus immédiatement l'influence fâcheuse de la maladie de Graves. Nous avons déjà signalé les douleurs épigastriques qui accompagnent fréquemment les palpitations cardio-vasculaires, et qui paraissent siéger au niveau du plexus solaire. De là des accès de gastralgie pénibles qui entravent le fonctionnement régulier de l'estomac. La plupart des malades sont dyspeptiques : les battements violents qui soulèvent le creux épigastrique sont une cause de gêne et même de véritable souffrance, lorsqu'il y a de l'hyperesthésie de la paroi abdominale, ce qui n'est pas rare. A ces désordres vasculaires d'origine mécanique pour ainsi dire s'ajoutent des perturbations fonctionnelles. L'appétit est inégal, capricieux, irrégulier, comme le caractère des malades; tantôt le besoin des aliments est excessif et la faim insatiable, plus souvent, il est languissant, ou nul ; et le dégout de la nourriture peut être porté à un très-haut degré. Ces troubles disparates se voient quelquefois chez le même malade, qui, après avoir présenté pendant quelques semaines de la boulimie, tombe dans un état d'anorexie absolue ; ailleurs, ce sont des perversions du goût singulières qu'on observe, rappelant tout à fait les troubles nerveux des hystériques, et peut-être réellement imputables chez certaines malades à cette névrose. Le goître exophthalmique, en effet, ne s'accompagne pas nécessairement de désordres digestifs. Nous avons suivi pendant deux ans une malade atteinte de maladie de Graves, et chez laquelle les fonctions de l'estomac s'exécutaient avec une régularité parfaite ; mais s'il est parfois difficile de dissocier ce qui appartient à l'hystérie de ce qui est le fait du goître exophthalmique, il n'en reste pas moins prouvé que cette dernière maladie suffit parfaitement pour donner lieu à des dyspepsies intenses et tenaces. Il est facile de le constater lorsque les malades atteints de cette névrose sont des hommes que l'on ne peut guère soupçonner d'hystérie.

Malgré les malaises dont l'estomac est le siége, ordinairement la digestion gastrique se fait sans trop de peine ; et les vomissements sont chose tout à fait exceptionnelle. On les a signalés cependant, et l'on conçoit que, s'ils se répètent, ils puissent entraver notablement la nutrition, mais le plus souvent ils sont passagers et n'ont qu'une importance secondaire.

Le trouble des voies digestives le plus constant et le plus grave est la *diarrhée*. Il est rare qu'à une certaine période de la maladie elle ne se montre pas, soit à titre d'accident passager, soit comme manifestation permanente. Les conditions dans lesquelles se montre cette complication sont fort variables. Tantôt c'est au moment du paroxysme, alors que les battements cardio-vasculaires et l'exophthalmie atteignent leur maximum, que le flux intestinal se produit ; le plus souvent, la maladie est déjà déclarée depuis plusieurs mois et les désordres intestinaux viennent aggraver un état sérieux par lui-même (Trousseau). D'autres fois, au contraire, la diarrhée peut ouvrir la scène et être le premier phénomène qui annonce l'apparition des accidents ultérieurs. Chez l'un des malades de Macdonnell (*the Dublin Journ. of Med. Sc.*, XXVII, p. 200, 1845), elle durait depuis plusieurs mois, lorsque le goître et les palpitations commencèrent à se montrer. Enfin on a signalé des cas dans lesquels le flux intestinal paraissait alterner avec d'autres manifestations viscérales ; dans le cas de Laqueur, il existait tantôt des poussées congestives vers le poumon, tantôt de la recrudescence de la diarrhée.

Quelle que soit la période d'apparition de la diarrhée, par rapport aux autres symptômes de la maladie de Graves, elle offre certains caractères assez spéciaux qui lui donnent une physionomie à part. C'est en effet de la *lientérie* que l'on constate chez presque tous les malades. Les garde-robes sont constituées par des sécrétions intestinales fluides, plus ou moins bilieuses, au milieu desquelles on retrouve, parfaitement reconnaissables, les aliments ingérés quelques heures auparavant. Il semble donc que les sucs digestifs soient altérés, et impuissants à transformer les substances alimentaires en peptones, et en même temps que les mouvements péristaltiques de l'intestin soient exagérés, au point de chasser les aliments comme des corps étrangers non assimilables. Quoi qu'il en soit, cette forme de lientérie (que l'on rencontre également chez les sujets fatigués par des excès vénériens) offre les caractères d'une diarrhée nerveuse, et elle a cela de particulier, qu'elle est parfois périodique et souvent paroxystique. Nombre de malades ont tous les matins ou vers la fin de la nuit une série de garde-robes liquides, et dans la journée la diarrhée cesse pour reparaître le lendemain vers la même heure. Comme souvent, pendant cette période, l'*appétit* est extrême, et que les malades font volontiers des repas copieux, il y a là une cause d'entretien et d'aggravation de la diarrhée, en sorte qu'au bout de quelque temps le flux intestinal, qui avait commencé par un simple trouble nerveux, se complique d'un élément inflammatoire et devient une véritable entérite.

La *sécrétion biliaire*, de même que les sécrétions intestinales, peut être altérée dans le cours de la maladie de Basedow, et nombre d'observateurs ont signalé l'*ictère* comme un accident sinon fréquent, au moins sérieux, de cette affection. Notre cher maître, M. J. Guyot, nous a fait voir un malade chez lequel environ un an après le début du goître exophthalmique survinrent des troubles intestinaux et un ictère intense, qui dura près de trois mois avec des accidents généraux de la dernière gravité. M. Dumontpallier nous a raconté un fait analogue de sa clientèle, et M. Luton en cite également une observation personnelle (article Goître. *Dict. de méd. et de chir. prat.*, p. 500, t. XVI). C'est donc un accident qui n'est peut-être pas aussi rare qu'on le pense, mais sur la nature duquel les données précises manquent. Les quelques observations publiées mentionnent à peine s'il existait de la diarrhée chez les malades, et si l'ictère était en rapport avec le catarrhe intestinal ou bien symptomatique d'une altération du foie liée elle-même au trouble fonctionnel du cœur. Il y a toute une série de recherches à faire sur ce point de l'histoire du goître exophthalmique. Dans deux cas, publiés en Angleterre, l'autopsie n'a rien révélé de net au sujet du mécanisme de cette jaunisse, bien que c'eût été le symptôme clinique prédominant. L'un d'eux, qui appartient à James Begbie (*Contrib. to Pratic. Medic.*, p. 143. Edinb., 1862), a trait à un homme de trente-trois ans, chez lequel se développe en 1851 un ictère chronique, lequel persiste douze mois consécutifs ; pendant cette période apparaissent les palpitations, le goître et l'exophthalmie. Amélioration notable pendant deux ans, et disparition de l'ictère ; mais, en mars 1854, après un refroidissement, ce symptôme se reproduit, avec l'engorgement du foie, et les signes d'une affection organique du cœur qui devient mortelle. Les détails de l'autopsie sont muets quant à la cause de l'ictère, le foie était congestionné et volumineux.

Le second fait, publié par Habershon (*the Lancet*, 11 avril 1874, p. 510), concerne une fille de vingt ans, atteinte depuis deux ans d'exophthalmie avec goître et souffle organique du cœur. Dans le cours de la maladie survint un ictère foncé qui hâta le moment de la mort. L'autopsie fit voir une endocardite mitrale et aortique et une congestion intense du foie. La cause de l'ictère parut être le gonflement de l'orifice du canal cholédoque. Il est impossible avec des documents aussi vagues d'apprécier la nature et la valeur pronostique de l'ictère qui survient comme complication de la maladie de Basedow. Nous croyons néanmoins que c'est là un symptôme grave, dont l'apparition est d'un fâcheux augure.

L'*appareil pulmonaire* est le siége de manifestations multiples qui relèvent également de troubles congestifs et sécrétoires. Le plus ordinairement, avons-nous vu, la violence des palpitations cardiaques provoque une dyspnée habituelle, qui s'exaspère à chaque effort des malades ; mais l'auscultation ne révèle aucun trouble pulmonaire. Il n'en est pas toujours ainsi. A certains moments, sans cause occasionnelle, surviennent des fluxions congestives vers le poumon, qui donnent lieu à une véritable détresse respiratoire. Si l'on examine la poitrine des malades pendant ces paroxysmes intenses, qui ressemblent par certains côtés à des accès d'asthme, on entend des râles sibilants et ronflants qui remplissent la poitrine. D'autres fois, sans que les troubles dyspnéiques soient à beaucoup près aussi accusés, on retrouve des rhonchus vibrants, indice d'une hyperémie bronchique persistante, et les malades sont gênés par des accès de toux quinteuse et fatigante. Par contre, chez d'autres sujets ce sont les signes stéthoscopiques qui sont nuls, et pourtant surviennent des accès d'oppression paroxystique, ce qui montre bien qu'il n'y a pas une corrélation nécessaire entre les phénomènes de catarrhe bronchique et les troubles nerveux. Ce sont ces derniers qui, lorsqu'ils prédominent, entraînent les manifestations symptomatiques les plus alarmantes.

Les *fonctions génitales* sont presque toujours profondément troublées, et c'est même là un caractère qui pendant longtemps a fait considérer le goître exophthalmique comme une variété particulière de chlorose (Begbie). La plus grande fréquence de la maladie chez les femmes, la constance des troubles utérins, justifient jusqu'à un certain point cette manière de voir. La déviation des règles, en effet, est un phénomène qui ne manque presque jamais dans la maladie de Graves ; souvent, bien avant toute manifestation de l'exophthalmie ou du goître, les femmes cessent de voir leur écoulement menstruel, et cette aménorrhée persiste tant que durent les accidents cardio-vasculaires. Presque jamais on n'observe de métrorrhagies, mais fréquemment de la leucorrhée qui par son abondance vient ajouter encore aux causes d'affaiblissement déjà si nombreuses. Enfin, chez quelques femmes, les désordres utérins se compliquent de douleurs lombaires, de pesanteur abdominale, de névralgies irradiées aux aines et aux cuisses, qui deviennent parfois les symptômes prédominants. Comme il arrive souvent, ces malaises génitaux retentissent sur les fonctions digestives, amènent de l'anorexie, des vomissements, et contribuent à augmenter l'anémie dont la plupart des malades sont atteintes.

L'interprétation de ces troubles utérins soulève quelques difficultés. Entrent-ils comme élément symptomatique essentiel de la maladie de Graves, ou n'y sont-ils qu'à titre d'élément accessoire, en rapport avec un état de chlorose véritable qui vient compliquer la névrose? Il est malaisé de donner sur ce point une réponse catégorique. On peut en effet supposer que les règles se suppriment parce que la maladie exophthalmique retentit sur l'état général, et affecte l'appareil utérin comme le cœur ou la thyroïde ; réciproquement il est permis

de se demander si des malades mal réglées et chlorotiques ne voient pas
survenir les accidents nerveux de la maladie de Basedow, en raison même de
leur chlorose, qui exagère chez elles la susceptibilité nerveuse. Les deux opinions sont soutenables, cependant nous inclinerions plus volontiers vers la
première. D'abord l'aménorrhée est un symptôme commun à une foule d'états
pathologiques divers et nullement caractéristique de la seule chlorose; en second
lieu, ce qui se passe chez les malades du sexe masculin atteints de goître
exophthalmique autorise à supposer une influence directe de la névrose sur le
système génital. On a signalé en effet, chez cette catégorie de malades, tantôt de
l'exaltation du sens génésique, ce qui est rare, plus souvent de l'alanguissement
et de la frigidité, parfois même une véritable impuissance passagère. Or ces
phénomènes sont de même ordre que l'aménorrhée, et doivent reconnaître vraisemblablement la même origine.

Chose remarquable, le goître exophthalmique, qui provoque des troubles
utérins incontestables, se trouve fréquemment modifié dans un sens favorable
lorsque survient une grossesse intercurrente. Cet état physiologique, qui dans
les conditions ordinaires provoque si souvent des malaises gastriques, des palpitations, de l'écœurement, atténue ces mêmes symptômes chez les femmes
atteintes de maladies de Graves. M. Charcot a été l'un des premiers à mettre
en relief cette particularité clinique, et depuis, le fait a été constaté chez un
certain nombre de malades.

Par contre, si la grossesse paraît être une circonstance favorable, il n'en est
point de même de l'accouchement et surtout de la lactation, causes trop réelles
de débilitation. Sous l'influence de l'allaitement, on voit se réveiller des accidents qui semblaient momentanément apaisés; l'essoufflement, qui avait à peu
près disparu pendant la grossesse, reparaît, les battements du cœur et de la
thyroïde augmentent de fréquence et d'intensité, et les phénomènes deviennent
assez menaçants pour qu'il soit impossible aux femmes de continuer à nourrir
leurs enfants. Trousseau a rapporté un fait de ce genre aussi démonstratif que
possible (*Clin. médic.*, II, p. 558, 3° édit.).

A côté des troubles de la menstruation, il convient de mentionner certains
phénomènes singuliers qui se produisent du côté des mamelles chez certaines
femmes atteintes de goître exophthalmique. Ordinairement, à une certaine
période de l'affection, les glandes mammaires s'atrophient d'une façon très-
rapide, et cette atrophie n'est pas le résultat exclusif de l'émaciation générale
et du mauvais état de la nutrition, car elle se produit parfois dès le début des
accidents, avant que les fonctions digestives aient été troublées, et sans qu'il
y ait un amaigrissement sensible des masses musculaires (W. Foot). Quelquefois même la disparition des mamelles précède la venue des symptômes cardio-
vasculaires et prélude au dérangement de la santé générale (Trousseau). Inversement, on a signalé chez quelques malades une déviation nutritive toute différente. Sur une femme atteinte de goître exophthalmique, Barth a vu les
mamelles augmenter de volume et s'hypertrophier, alors que tout le corps était
le siége d'un amaigrissement appréciable (cité par Trousseau, Acad. de méd.,
26 avril 1862).

Ces faits, jusqu'à présent exceptionnels, et comparables peut-être à l'adipose
sous-cutanée qui masque certaines formes d'atrophie musculaire, appartiennent
à la série des troubles de nutrition, si fréquents dans les maladies du système
nerveux. Nous avons observé un phénomène de même ordre, qui n'a pas été

signalé, croyons-nous, jusqu'à présent dans le goître exophthalmique, mais qui n'est pas très-rare chez les hystériques. Nous voulons parler d'une sorte de tuméfaction œdémateuse qui occupe symétriquement les creux sus-claviculaires. Ce gonflement singulier de la région cervicale latérale ressemble assez, au premier abord, à une double hernie du poumon qui pointerait au-dessus des clavicules ; il donne la sensation d'un empâtement diffus, d'un œdème dur et rénitent, parfaitement indolent, non fluctuant, mat à la percussion, et semble produit par une sorte de fluxion congestive du tissu cellulaire sous-cutané. Ce phénomène, sur lequel M. Potain appelle depuis longtemps l'attention de ses élèves, ne se voit guère que chez les femmes névropathiques, et paraît être sous la dépendance d'un trouble de l'innervation cervicale.

Certaines *modifications de la peau*, qui viennent d'être étudiées dans ces derniers temps, sont également l'expression de la perturbation du système nerveux ; elles consistent dans des altérations pigmentaires et des éruptions cutanées.

Le *vitiligo* se rencontre assez communément dans la maladie de Basedow, et ce fait, signalé d'abord à titre de simple coïncidence, paraît bien réellement avoir la valeur d'un trouble trophique. En 1875, Noël Raynaud a recueilli trois faits dans lesquels ce symptôme était très-évident (Thèse de Paris et *Arch. génér. de méd.*, juin 1875). Des observations du même genre avaient été publiées antérieurement par Delasiauve et Dujardin-Beaumetz (*Bull. de thérap.*, 1874), et Trousseau avait mentionné cette particularité chez une de ses malades. En Amérique, Bartholow (*Chicago Journ. of Med.*, juillet 1878) a fait connaître un nouveau cas, enfin Rollard a résumé, dans sa thèse inaugurale, tous les faits publiés. Il ressort de ces observations que le vitiligo se montre de préférence au cou et à la nuque, sous la forme de taches blanchâtres, dépourvues de pigment, et entourées d'une zone pigmentaire plus ou moins foncée. Quelquefois ces plaques de vitiligo restent ainsi localisées ; chez d'autres malades elles occupent le tronc, les membres et le visage, au point de simuler, par l'abondance de la pigmentation, l'aspect de la maladie d'Addison. Enfin (ce qui montre bien leur origine nerveuse), on les a vues régner symétriquement aux membres, sous forme de bandes, de taches ou de zébrures disposées identiquement de la même façon, par rapport au plan du corps. Ces altérations pigmentaires, même dans les cas où les accidents nerveux de la maladie de Graves disparaissent sont ineffaçables.

Les *éruptions cutanées* sont de plusieurs ordres. Cheadle a mentionné (*Saint-George's Hosp. Rep.*, IX, p. 787, 1878) l'acné rosacée confluente chez une de ses malades, ce qu'il attribue à la congestion chronique de la peau du visage ; mais ce paraît être une simple coïncidence. Par contre, Neumann (*Lehrb. der Hautkrankh.*, 3ᵉ édit., p. 154) a signalé une forme d'éruption caractérisée par des élevures qui ressemblent à de l'érythème noueux, mais qui affectent une marche chronique ; cette éruption dépend vraisemblablement d'un désordre du système nerveux. Il en est de même de l'urticaire, que Bulkley a signalée comme fréquemment associée au goître exophthalmique (*Chicago Journ.*, oct. 1875) et qui offre pour caractères de persister des semaines entières avec des exacerbations variables.

Citons enfin, pour clore cette série de troubles trophiques assez disparates, un singulier phénomène qui a été noté quelquefois, c'est la *chute des cils et des sourcils*. L'observation de Burney Yeo, que nous avons déjà citée (*Br. Med. Journ.*, p. 320, 1877), en est un exemple. Nous connaissons également un

jeune homme, fils d'une mère affectée de goître exophthalmique, sujet lui-même
à des palpitations cardiaques violentes et à des troubles nerveux bizarres, qui,
après quelques jours d'hyperesthésie cutanée, vit les poils de sa barbe, de ses
sourcils et de ses cils, tomber comme s'il avait la pelade. Cette disparition du
système pileux se propagea au cuir chevelu, sur une zone correspondant au
trajet du nerf frontal à droite et à gauche. Ces accidents furent passagers, et
disparurent en même temps que les palpitations.

Tels sont, indépendamment des symptômes fondamentaux de la maladie de
Graves, les nombreux troubles nerveux et viscéraux qui peuvent se rencontrer
dans cette maladie. Mais il faudrait bien se garder de croire que le tableau
symptomatique du goître exophthalmique fût toujours aussi complet ; assez
fréquemment, au contraire, nombre de détails manquent, ce qui change singulièrement les allures cliniques de la maladie. C'est à ces variétés incomplètes ou
insolites de l'affection que Trousseau a donné le nom de formes frustes, et il
faut relire, dans son magistral exposé, le récit des observations qui montrent
la triade symptomatique intervertie ou réduite à l'un ou l'autre de ses termes.

En général, on peut dire que l'élément fondamental de la maladie de Graves
est l'excitabilité cardiaque. Les palpitations, ou tout au moins l'accélération des
battements du cœur, ne font presque jamais défaut : elles existent souvent même
sans que les malades en aient conscience, ce qui explique peut-être certains cas,
trop légèrement admis, dans lesquels les phénomènes initiaux apparents ont
été l'exophthalmie et le goître. Ces troubles cardiaques peuvent constituer
l'unique manifestation de l'affection, comme cela s'observe dans certaines
familles où la névrose est héréditaire, et où d'autres personnes présentent au
complet la triade symptomatique. A plus forte raison n'est-il pas très-rare de
voir manquer soit le goître, soit l'exophthalmie, chez des malades qui offrent les
deux autres séries de symptômes. Trousseau, dans ses leçons cliniques, a
montré des faits de ce genre ; Teissier a constaté quatre fois l'absence de l'exorbitisme chez des sujets qui avaient des battements de cœur avec expansion et
turgescence de la glande thyroïde ; d'autres fois, au contraire, la saillie oculaire
existe seule, sans que la circulation cardiaque ni thyroïdienne paraisse modifiée
(Bartholow, *Chicago Med.*, 1875 ; Chisolm, *Philad. Med. Times*, oct. 1870) :
ces cas sont les plus rares de tous, et nous croyons même qu'on ne doit les
accepter qu'avec beaucoup de réserve.

Ordinairement, en effet, l'évolution régulière des accidents est la suivante :
les battements de cœur ouvrent la marche ; l'hypertrophie thyroïdienne et
l'exophthalmie suivent, soit simultanément, soit successivement ; les troubles
viscéraux arrivent vers la même époque, et nous avons vu qu'ils peuvent précéder
toute autre manifestation morbide. Il n'y a donc pas un ordre mathématique
dans la succession des troubles fonctionnels ; relevant tous d'une seule et unique
cause, ils sont plus ou moins accentués chez les sujets, mais, si l'expression
symptomatique change, la maladie reste la même, et ce qui le prouve bien,
c'est que tel cas de goître exophthalmique, incomplet d'abord, est susceptible de
présenter, au moment des paroxysmes, l'ensemble des accidents morbides
classiques. Ces formes frustes n'ont donc nosologiquement qu'une importance
médiocre, mais cliniquement elles offrent un grand intérêt, car il faut savoir
reconnaître la maladie de Basedow avant son développement complet, ce qui,
comme nous le verrons, est loin d'être toujours facile.

Marche. Durée, Terminaison. Le goître exophthalmique affecte une marche irrégulière, et ses débuts surtout sont souvent masqués par des phénomènes accessoires qui peuvent faire méconnaître, pendant quelque temps, la véritable nature de l'affection.

Avec Trousseau, il convient d'établir d'abord une division fondamentale, suivant que la maladie suit une marche aiguë, ou bien, au contraire, affecte des allures chroniques. Le premier cas est le moins fréquent. D'ordinaire, cette forme de maladie succède à une violente impression morale. Les phénomènes qui ouvrent la scène sont une irritabilité nerveuse extraordinaire, une loquacité insolite, des poussées congestives vers le visage, un sentiment de plénitude habituel et de l'essoufflement. Au bout de quelques jours, les battements du cœur apparaissent, sous forme d'accès de palpitations violentes; puis la tuméfaction du cou et la saillie des globes oculaires ne laissent aucune place au doute. On a signalé des cas (Foot) où, en moins de dix jours, la triade symptomatique était complète.

L'accélération du pouls, la vive impulsion du cœur et l'apparence congestive des téguments donnent lieu parfois, dans ces formes aiguës, à un complexus symptomatique tout à fait analogue à la fièvre. Il faut bien connaître cette circonstance, car en présence d'un début fébrile on ne songe guère ordinairement à diagnostiquer une névrose commençante. Cette sorte de fièvre symptomatique peut affecter tantôt des allures intermittentes, tantôt un caractère pseudo-continu. Trousseau rapporte l'histoire d'une dame qui, au début de sa maladie, fut prise d'un état fébrile quotidien, avec exacerbations vespérales, si bien que le diagnostic de fièvre intermittente fut porté et maintenu pendant plusieurs mois, jusqu'au moment où survinrent l'oppression, les étouffements et les battements du cœur, qui mirent hors de doute l'existence du goître exophthalmique. Ici, la durée de la fièvre, la résistance au sulfate de quinine, l'insomnie et la céphalée qui l'accompagnaient, pouvaient faire concevoir quelques doutes sur la réalité de l'impaludisme, mais l'erreur était difficile à éviter. Arthur Whynne Foot (*Irish Hosp. Gazette*, p. 179, 1874) a également publié le cas d'un homme atteint brusquement d'une forme fébrile de maladie de Graves. Deux jours après un excès de danse, surviennent des frissons, de la fièvre, de l'élévation de la température; pendant deux semaines, l'état reste le même, un peu analogue à celui d'une fièvre continue, moins la stupeur; à ce moment apparaissent, pour la première fois, le gonflement de la thyroïde, la saillie des yeux, qui donnent l'explication de l'excitation du cœur et de l'apparence fébrile.

C'est dans ces cas que l'exploration thermométrique offre une réelle importance. Même dans ces formes aiguës, en effet, il est rare que le thermomètre marque une température en rapport avec celle que semblerait indiquer l'accélération du pouls. Nous nous souvenons d'avoir vu, avec M. Guyot, un malade qui, dès le début de ses accidents, avait constamment la face vultueuse, le pouls à 130 pulsations, de l'excitation cérébrale, toutes les apparences de la fièvre, en un mot, mais chez lui le thermomètre ne marquait jamais plus de 37°,5, et les progrès de l'affection ne permirent pas de méconnaître la névrose exophthalmique.

D'autres formes aiguës de la maladie de Graves débutent, non plus par des accidents fébriles, mais par des phénomènes thoraciques simulant des accès d'asthme, des quintes de toux opiniâtres, sans expectoration. L'apparition du goître, la fréquence insolite des pulsations artérielles, ne tardent pas à rendre à l'affection son caractère ordinaire.

Lorsque la maladie se développe d'une façon lente et graduelle, ce qui est de beaucoup le cas le plus fréquent, elle est loin de présenter une évolution toujours identique, et sous ce rapport on peut distinguer plusieurs catégories de malades.

Dans un certain nombre de cas, les signes extérieurs de l'affection sont les premiers indices de l'état morbide. Sans autre souffrance qu'une excitabilité nerveuse plus prononcée, accompagnée parfois de légers troubles utérins, quelques femmes s'aperçoivent de la saillie progressive des globes oculaires, et s'inquiètent de l'expression singulière que prend leur regard. Ici, l'exophthalmie et le goître précèdent les désordres fonctionnels, et la maladie se trouve constituée presque sans malaises prémonitoires.

Le plus souvent, c'est l'inverse qui se produit, et bien avant l'apparition du goître et de l'exorbitisme les malades se plaignent d'étouffements, de palpitations, de bouffées congestives, de troubles nerveux multiples. C'est là le type classique, sur lequel il n'y a pas lieu de revenir.

D'autres fois, ce sont les désordres généraux de la santé qui précèdent de longue date l'apparition de la triade symptomatique. De même que certains phthisiques maigrissent et perdent leurs forces bien avant de présenter des signes de bronchite, de même dans la maladie de Basedow on voit parfois survenir l'affaiblissement, l'émaciation, avant l'apparition des désordres cardio-vasculaires. La malade dont Chvostek a publié l'histoire se plaignait depuis plusieurs mois d'une courbature générale, d'un alanguissement tout particulier, elle avait de l'irrégularité des règles, du refroidissement des membres inférieurs, des troubles de la vue, avant de s'être aperçue de la présence des palpitations. Enfin les symptômes viscéraux peuvent être les premiers en date, alors qu'il n'est point encore question de goître ni d'exophthalmie ; telle la malade de Macdonnell, qui, depuis près d'un an, était dyspeptique et souffrait d'une diarrhée lientérique, jusqu'au jour où la saillie des yeux et l'excitation du cœur et des artères firent comprendre la signification de ces troubles viscéraux.

Quel que soit le mode de début des accidents, lorsque la maladie est confirmée, elle ne suit pas en général une marche régulière. C'est par poussées successives qu'elle procède ; de temps en temps, sous l'influence d'un effort, d'une émotion morale, de l'époque menstruelle, d'un trouble nerveux souvent à peine appréciable, on voit survenir des paroxysmes aigus pendant lesquels tous les phénomènes morbides sont portés à leur comble. En quelques heures, on voit le cou grossir, le goître prendre des proportions notables, la saillie des yeux s'accentuer au point que l'on a signalé la luxation du globe oculaire en dehors de la fente palpébrale (Trousseau), les battements de cœur arrivent à un état de violence et de fréquence qui détermine, chez les malades, une véritable détresse ; l'angoisse cardiaque se complique de gêne respiratoire ; c'est le tableau complet d'une attaque d'asystolie, la respiration est sifflante, la poitrine se remplit de râles. L'apparence extérieure des malades est alors effrayante ; les yeux sortis de leurs orbites, le cou gonflé, animé de battements expansifs visibles à distance, condamnés à une immobilité absolue, de peur d'augmenter encore la suffocation, ils sont en proie à une anxiété extraordinaire ; tantôt leur visage est d'une pâleur extrême, tantôt, au contraire, il se cyanose, devient bleuâtre, et l'asphyxie paraît imminente.

Dans ces paroxysmes aigus, la vie peut être immédiatement en danger, et quelquefois il a fallu pratiquer la trachéotomie d'urgence pour parer à la suffocation prochaine. Le plus ordinairement, heureusement, l'accès se calme, et, au bout de quelques heures, les accidents subissent un apaisement relatif. Mais chacune de ces crises laisse après elle un accroissement d'irritabilité nerveuse et une augmentation du goître et de l'exophthalmie : elles marquent donc une étape de la maladie en avant, et constituent une aggravation réelle, surtout par la dilatation cardiaque qu'elles provoquent. Dans les cas les plus intenses, en même temps que les paroxysmes se multiplient, ils augmentent d'intensité et de fréquence, et l'état cachectique est rapidement constitué; dans les formes plus bénignes, l'excitation cardio-vasculaire se maintient dans des limites relativement modérées, et les crises nerveuses que nous venons de décrire ne se montrent que de loin en loin.

Lorsque la maladie évolue dans un sens favorable, on voit tous les phénomènes décroître d'une façon progressive. Ordinairement le retour des règles donne le signal de la marche rétrograde de l'affection. Graduellement, la saillie des globes oculaires, la tuméfaction du corps thyroïde, deviennent moins visibles, les battements cardiaques diminuent d'ampleur et de fréquence; la circulation générale tend à reprendre son équilibre normal. Pourtant il est rare qu'il ne reste aucune trace de l'affection : la plupart des malades gardent une légère augmentation du cou, quelquefois même un goître permanent; les yeux conservent leur aspect brillant, et restent un peu proéminents; enfin la susceptibilité nerveuse persiste, et sous la moindre impression morale les palpitations se réveillent accidentellement; le cœur, bien que calmé, se maintient dans une sorte d'équilibre instable que la cause occasionnelle la plus légère peut rompre.

Cette disparition graduelle des accidents est une terminaison assez commune, et d'une façon générale la guérison finit par survenir. Malheureusement il n'en est pas toujours ainsi. Trop souvent, après la période d'excitation vasculaire et d'exophthalmie se déclarent les complications viscérales, et, parmi celles-ci, la dyspepsie et la diarrhée, comme nous l'avons vu, tiennent la première place. Sous cette double influence, les fonctions nutritives languissent, l'amaigrissement fait des progrès rapides; fréquemment des hémorrhagies multiples viennent accroître la faiblesse des malades, en même temps que l'albuminurie s'installe d'une façon permanente. Enfin l'ictère, par l'anorexie qu'il détermine, et par l'espèce d'empoisonnement biliaire qu'il provoque, est une complication des plus sérieuses. Toutes ces causes d'affaiblissement concourent à développer, chez les malades, un état de cachexie profonde. Ils perdent leurs forces, deviennent anémiques, leur peau se dessèche et fonctionne mal, les jambes s'œdématient, et l'aspect général est comparable au marasme de certains cardiaques ou de certains albuminuriques.

Lorsque le mal est arrivé à ce degré, la mort est la terminaison presque inévitable, mais elle ne se produit pas toujours de la même manière. Tantôt ce sont les progrès de la cachexie et l'envahissement de l'hydropisie qui précipitent le collapsus final (obs. de Paul. *Berlin. klin. Woch.*, 1865); plus rarement l'asphyxie survient au milieu d'un accès de dyspnée qui aboutit rapidement à l'asystolie (fait de Baumblatt. *Bayer. Ærztl. Intell.-Blatt*, n° 33, 1874).

Chez d'autres malades, la gravité de l'affection naît de ce qu'à la longue le cœur finit par épuiser sa contractilité et devient définitivement hypertrophié. Les exemples d'affections cardiaques organiques consécutives au goître exophthalmiques ne sont que trop fréquents (Perry, Vogt), et pour notre compte nous avons vu mourir de cette manière un homme qui, sept ans auparavant, avait été atteint de cette affection. En pareil cas, le tableau des accidents terminaux est celui, bien connu, des maladies de cœur ; une infiltration successive gagne les membres inférieurs, l'abdomen, les principaux viscères, et la mort survient, soit par asphyxie progressive, soit par hémorrhagie pulmonaire, soit enfin dans le collapsus, à la suite d'accidents comateux.

Dans cette période ultime de la maladie de Basedow, même quand le cœur est relativement sain, des coagulations spontanées, des thromboses veineuses ou artérielles, peuvent se produire et amener des gangrènes partielles. C'est ce qui eut lieu dans un cas étudié très-complétement par MM. Fournier et Ollivier (Soc. méd. des hôp., 2e sér., t. IV, 1867, p. 312). La malade, une femme de cinquante-huit ans, atteinte de tous les symptômes du goître exophthalmique, fut prise inopinément d'une vaste gangrène de la jambe et du tiers inférieur de la cuisse gauche, offrant la marche et les allures de la gangrène sénile momifiante. Bientôt d'autres gangrènes s'annoncèrent vers la main gauche et le pied droit par la disparition des pulsations artérielles, le refroidissement, l'anesthésie et la cyanose des régions envahies. La mort survint au milieu de ce cortège d'accidents, et à l'autopsie on trouva les artères complétement oblitérées par des caillots, quoiqu'elles ne fussent point athéromateuses. Il est à noter que la malade n'était point diabétique, ni albuminurique, par conséquent la thrombose artérielle était imputable à la seule cachexie.

On a vu parfois se produire des complications cérébrales qui deviennent la cause prochaine de la mort. Dans un fait de Laqueur (*Dissert. inaug.*, Berlin, 1861), la malade fut prise de convulsions, de délire et de coma ; les derniers jours de sa vie, elle était devenue hémiplégique. Une hémorrhagie méningée rendit compte à l'autopsie des symptômes insolites qui avaient terminé la maladie. Plus rarement, une hémorrhagie pulmonaire ou intestinale se produit à titre d'accident ultime. Enfin, comme dans toute maladie cachectisante, des suppurations multiples, ou l'apparition de tubercules, deviennent l'occasion de la mort. La malade observée par Dobell (*Brit. Med. Journ.*, 1873) succomba aux progrès de la tuberculose. Dans le cas de Howse, ce fut un large abcès de la région axillaire qui hâta la terminaison fatale (*Trans. of the Path. Soc.*, XXVIII. p. 115, 1877).

Il est remarquable qu'une fois la période des accidents viscéraux commencée la maladie de Basedow semble perdre de son acuïté. Tandis que, en réalité, la situation des malades s'aggrave, en apparence l'intensité des symptômes diminue. La saillie des globes oculaires disparaît, le goître s'affaisse presque complétement, les palpitations, quoique plus tenaces, s'atténuent, au fur et à mesure que la cachexie s'accentue davantage (obs. de Vogt, in *Norsk. Magazin. för Laegevidenskab*, p. 563. 1876). Quelque chose d'analogue se produit chez les diabétiques, qui cessent d'être glycosuriques peu de jours avant leur mort.

La durée de la maladie de Graves est éminemment variable, et cela s'explique aisément par la marche fort irrégulière que présente cette névrose. Les cas aigus peuvent évoluer en quelques mois, peut-être même en quelques semaines : c'est la grande exception. Le plus ordinairement, le goître exophthalmique est une maladie chronique, traversé par des épisodes aigus plus ou moins éloignés. De là une très-grande tendance aux rechutes et aux récidives, même quand l'affection semble tout à fait disparue. Réciproquement, il est assez commun de voir des périodes de rémission fort longues, pendant lesquelles la guérison paraît complète, succéder à des poussées aiguës qui annonçaient une marche en apparence rapide. Handfield Jones a publié un fait bien probant sous ce rapport (*Medic. Times and Gaz.*, janv. 1864). Une jeune fille est atteinte brusquement de palpitations, de goître et d'exophthalmie ; en quelques semaines, la triade est complète, et tout présage une évolution aiguë de la névrose, lorsque, fort rapidement, les accidents s'atténuent, puis disparaissent ; cette rémission dure quatre années entières, jusqu'au moment où, sous l'influence d'une cause occasionnelle, l'affection se reproduit. De là l'impossibilité d'assigner une limite approximative à la maladie. En général, elle persiste de un à trois ans : c'est, croyons-nous, la durée moyenne, mais elle peut se prolonger bien davantage. Trousseau cite un cas dans lequel le début du mal remontait à onze années ; Henrot (de Reims) a publié un fait de goître exophthalmique datant de douze ans (*Notes de cliniq. médic.*, p. 54. Reims, 1877). M. Luton, dans son article, rapporte l'exemple d'une de ses clientes atteinte depuis dix ans de cette névrose. Il serait facile de multiplier les exemples. En réalité, certaines malades passent une partie de leur vie avec un état nerveux tout spécial, qui est déjà de la maladie, mais qui ne dépasse pas de beaucoup l'excitabilité nerveuse de beaucoup de femmes. De loin en loin éclatent les accidents aigus du goître exophthalmique, et alors on a l'explication de ce nervosisme qui offrait quelque chose d'insolite ; puis les manifestations actives de la névrose s'éloignent, et l'on retombe comme auparavant dans cet état bizarre, intermédiaire entre la santé et la maladie. Comme type de cette marche oscillante, traversée tantôt par les accidents de la triade symptomatique, tantôt par des complications viscérales, nous croyons devoir résumer une des plus anciennes observations connues, celle de Christison (*Monthl. Journ. of Med.*, 1849). La voici en substance : A l'âge de trente-huit ans, madame X..., sous l'influence de l'excitation causée par un séjour au bord de la mer, commence à avoir le pouls fréquent, le cœur agité, une chaleur excessive à la peau, une singulière insensibilité au froid. Son caractère devient inégal et bizarre. Neuf mois plus tard, en 1844, se montrent des troubles intestinaux ; la malade est dyspeptique, elle a de la diarrhée, de la polyurie passagère ; mais tous ces phénomènes se calment au bout de quelques semaines et, sauf un certain degré de nervosisme, pendant deux ans la santé reste bonne. En 1846, sans cause connue, elle commence à maigrir et à se sentir oppressée. Vers cette époque apparaît un gonflement du corps thyroïde, avec des pulsations artérielles et de l'exophthalmie. Un changement de résidence fait disparaître tous ces accidents, mais pour quelques mois seulement. En février 1847, ils reparaissent avec plus de gravité, et cette fois s'accompagnent de diarrhée, d'œdème des jambes. Toute l'année se passe dans des alternatives d'amélioration et d'aggravation. En janvier 1848, l'état général est fort mauvais. La diarrhée, les besoins d'uriner incessants persistent, les règles se sont supprimées, les palpitations ont reparu, avec les battements du cou et l'exophthalmie. Pourtant, au mois d'avril, une nouvelle sédation se produit, et les accidents cardio-vasculaires se calment, mais sans amener la disparition de la diarrhée. En juillet, les irrégularités du cœur se montrent de nouveau avec des signes de dilatation ventriculaire, et dès lors la malade entre dans la phase cachectique. La mort survient en janvier 1849 par le fait d'une complication pulmonaire.

Ainsi, dans cette remarquable observation, nous voyons pendant plus de cinq ans apparaître et disparaître les manifestations aiguës de la névrose, tandis que le fond morbide chronique persiste. C'est là l'histoire de la plupart des malades, et c'est ce qui fait que l'on doit toujours être réservé quant à la durée possible et au pronostic ultérieur de l'affection.

Diagnostic. Ce que nous avons dit des formes cliniques de la maladie de Basedow, de ses modes de début et de sa marche, nous dispense d'entrer dans de longs détails sur son diagnostic. On peut dire en effet que, suivant les cas, aucune affection n'est plus facile à reconnaître, comme inversement aucune n'est plus malaisée à découvrir dans ses premières périodes.

Lorsque le goître exophthalmique est confirmé, il suffit d'un coup d'œil jeté sur les malades pour le diagnostiquer. Nulle autre affection ne donne lieu à cet aspect étrange, à ces pulsations thyroïdiennes, à cette saillie symétrique des globes oculaires. Un seul instant de réflexion fera éliminer la supposition d'une tumeur rétro-orbitaire, d'un anévrysme de l'aorte et du tronc brachio-céphalique ou d'un goître simple.

Lorsque l'affection se borne à provoquer de l'excitabilité nerveuse et des palpitations, elle est beaucoup plus difficile à discerner. Une disposition névropathique, en effet, un état anémique, sont susceptibles de provoquer des battements de cœur; l'abus du café, du thé, du tabac, chez l'homme, déterminent également des troubles cardiaques fonctionnels de même ordre. En pareil cas, c'est à l'interrogation détaillée des malades, à la recherche de leurs antécédents pathologiques et de leurs habitudes hygiéniques, qu'il faudra avoir recours pour se faire une opinion, et presque toujours on ne trouvera aucune cause plausible pour expliquer ces palpitations, en face d'un cas de goître exophthalmique commençant. Un détail qui offre également de l'importance, c'est la fréquence ordinairement considérable des battements de cœur, et leur constance, hors de proportion avec les palpitations d'origine anémique ou nicotique. Enfin, l'insomnie, phénomène presque constant au début du goître exophthalmique, est également un caractère dont il faudra tenir compte, car, tandis que les palpitations cèdent ordinairement pendant la nuit, ici l'excitation cardiaque persiste, et surtout elle s'étend très-promptement aux vaisseaux du cou, signe tout à fait distinctif de la maladie de Graves.

La force et la violence des battements du cœur en imposent parfois pour une *hypertrophie cardiaque* commençante et il est souvent d'autant plus difficile de faire un diagnostic précis, que le cœur peut réellement devenir malade et se dilater dans le cours de la maladie de Basedow. Nous avons cherché à montrer, en parlant des symptômes cardiaques de cette affection (p. 564), comment la présence de souffles fébriles, ou de souffles extra-cardiaques, pouvait faire soupçonner une affection organique là où il n'y a que l'exagération de phénomènes fonctionnels. Nous rappellerons que les meilleurs signes sont fournis, pour ce diagnostic différentiel, non pas par l'auscultation, mais par la percussion du cœur; encore faut-il songer à la possibilité d'une dilatation passagère du ventricule, qui constitue une lésion temporaire et curable. Signalons encore, à ce propos, la nécessité d'examiner les urines des malades et de constater si elles ne renferment point d'albumine, car la néphrite interstitielle a souvent pour symptômes fonctionnels prédominants des palpitations cardiaques, et l'on doit penser à cette affection avant de diagnostiquer par exclusion la maladie de Basedow.

Dans les formes de goître exophthalmique à début graduel, la véritable difficulté clinique consiste à distinguer l'affection de certaines *hystéries accompagnées de chlorose*. Les malades de cette catégorie offrent en effet bien des

symptômes communs : d'abord, la disposition nerveuse et l'impressionnabilité
extrême qui forme le fond des deux névroses ; en second lieu, la fréquence des
battements du cœur, la constatation des souffles cardiaques et vasculaires, l'affaiblissement des forces, les troubles dyspeptiques et les désordres menstruels, la pâleur habituelle du visage et la mobilité des fluxions vasculaires qui
s'y produisent. Ce sont là autant de traits qui peuvent s'appliquer aussi justement à l'une et à l'autre de ces maladies. Il faut donc très-attentivement examiner les nuances qui les distinguent. On se fondera, pour admettre la névrose
exophthalmique, plutôt que la chlorose : sur la continuité des troubles cardio-
vasculaires ; sur les battements expansifs des artères, et surtout sur l'inégalité
de l'impulsion carotidienne et de l'impulsion radiale ; sur l'aspect brillant et un
peu étrange du regard qui, même en l'absence de l'exophthalmie, manque
rarement quand les troubles cardiaques de la maladie de Graves sont confirmés ;
enfin sur la sensation de chaleur insolite et le besoin d'air qu'éprouvent les
malades, comparés à l'impression habituelle de froid que ressentent les chlorotiques. Ajoutons que les vertiges, les étourdissements, symptômes de l'anémie
cérébrale, sont bien plus communs dans la chlorose que dans le goître exophthalmique, que les troubles cérébraux, dans cette dernière maladie, se
traduisent par une excitation habituelle du cerveau, une loquacité insolite,
tandis que les chlorotiques ont plutôt l'intelligence éteinte et paresseuse ; enfin
que l'amaigrissement se prononce souvent très-vite dans la maladie de Graves,
alors que des hystériques chlorotiques arrivent à une décoloration des téguments
absolue sans perdre leur embonpoint. Tous ces caractères différentiels, vrais
individuellement, n'empêchent pas d'hésiter dans certains cas, où réellement
il est fort difficile de se prononcer. Nous nous rappelons, pendant notre internat
dans le service de M. Potain, une malade qui, à la suite d'une émotion morale,
avait été prise de palpitations violentes. Ses règles s'étaient supprimées ; elle
avait des souffles vasculaires, une mobilité circulatoire insolite, des battements
carotidiens intenses ; mais elle n'eut jamais ni goître, ni exophthalmie, et,
sous l'influence d'un traitement dont l'hydrothérapie et les ferrugineux firent
les frais, elle guérit complétement. Chez cette femme, presque jusqu'au dernier
moment, le diagnostic resta en suspens.

Lorsque les phénomènes thoraciques et l'oppression sont prédominants, on
peut méconnaître le début du goître exophthalmique et croire à une *maladie
de poitrine commençante*. Nous avons vu un jeune homme, après un chagrin
très-vif, être pris d'insomnie, d'un état fébrile apparent caractérisé par une
accélération extrême du pouls et une sensation de chaleur insupportable ; la
respiration était anxieuse, la toux sèche et fréquente, l'amaigrissement assez
prononcé. Tous ces symptômes réunis avaient fait craindre l'invasion d'une
phthisie aiguë, et plusieurs médecins éminents avaient porté ce diagnostic,
quand le cou se mit à grossir et l'exophthalmie à s'accentuer. En pareil cas,
l'exploration thermométrique est indispensable, car la phthisie aiguë, même
dans les formes où elle reste pour ainsi dire latente et ne se traduit par aucun
phénomène stéthoscopique, entraîne toujours une fièvre véritable et une élévation sensible de la température. Au contraire, même dans les cas où le pouls
bat 140 pulsations à la minute, il est rare de constater plus de 37 degrés et
quelques dixièmes chez les malades atteints de goître exophthalmique. C'est
donc là un signe différentiel d'une haute valeur.

Enfin, nous devons mentionner, pour finir ce qui a trait au diagnostic, la possibilité de confondre la maladie de Basedow avec *l'iodisme chronique.* A l'époque où Aran et Trousseau faisaient connaître le goître exophthalmique, on parlait beaucoup de l'iodisme, et l'usage souvent abusif qu'on faisait de l'iode dans le traitement du goître expliquait la possibilité de l'erreur. On sait en effet que, sous l'influence de l'iode, et surtout de l'iodure de potassium, on voit survenir parfois de l'excitation cérébrale, de l'éréthisme vasculaire, une tendance aux transpirations, du catarrhe oculo-nasal et bronchique, en un mot, une série de symptômes qui rappellent de loin quelques-uns des caractères de la maladie de Graves. Mais il est inutile d'insister sur les différences profondes qui séparent ces deux états. Tandis que les palpitations forment la note dominante du goître exophthalmique, elles manquent d'ordinaire chez les individus saturés d'iode; le catarrhe oculaire et nasal, au contraire, exceptionnel dans la première de ces affections, est constant dans l'intoxication iodique. Enfin, les commémoratifs et la notion de la médication suivie par le malade achèvent de dissiper les doutes. Le seul cas où l'hésitation soit permise est celui d'un malade qui commencerait à présenter les symptômes du goître exophthalmique après un traitement par l'iodure de potassium; mais c'est là supposer une série de coïncidences cliniques assez difficilement réalisables.

Étiologie. Les conditions dans lesquelles se développe le goître exophthalmique sont multiples et, s'il fallait relever dans les observations publiées toutes les circonstances qui ont précédé l'invasion des accidents, on arriverait à une étiologie des plus disparates. Au milieu de cette multitude de causes secondaires, dont l'influence nous semble fort discutable, il en est cependant quelques-unes d'une importance indubitable, qui exercent évidemment une action directe sur l'apparition de la névrose.

Un premier fait général ressort de l'observation unanime de tous les médecins qui se sont occupés de la maladie de Graves : c'est sa prédominance presque exclusive chez la femme. D'une façon générale on peut dire, avec M. Sée, que 6 fois sur 7. ce sont des femmes qui en sont atteintes. La statistique déjà ancienne de Wilhuisen, sur un total de 50 cas, donne une proportion de 42 femmes pour 8 hommes; Romberg et Henoch, sur 27 malades, n'ont vu que 5 hommes; Cheadle, 1 seulement pour 8 femmes; Hammond (*Traité des mal. du syst. nerveux,* p. 956) a donné ses soins à 11 malades, toutes du sexe féminin. Seul, Eulenburg (*Die Basedow'sche Krankheit,* in *Ziemssen's Handbuch,* XII, p. 75, 1875) admet une proportion un peu différente, et pense qu'il y a, en moyenne, la moitié moins d'hommes affectés du goître exophthalmique. Quoi qu'il en soit de ces divergences de statistique, le fait est que les femmes sont incontestablement plus exposées que les hommes à contracter cette névrose, et c'est là un des arguments qui avaient été invoqués pour faire considérer l'affection comme une forme, ou tout au moins comme une complication de la chlorose.

L'*âge* des malades mérite également d'être pris en considération. D'une manière générale, c'est pendant la vie menstruelle de la femme qu'on voit la maladie se développer, et de préférence à l'âge où les fonctions utérines sont le plus actives, c'est-à-dire entre vingt et trente ans. D'après Stokes, elle ne se montrerait jamais avant la puberté, et serait tout à fait insolite au-dessous de vingt ans; mais quelques observations, peu nombreuses, à la vérité, montrent qu'il ne faut pas accepter cette assertion dans toute sa rigueur. Nous trouvons, dans la clinique de Trousseau, mentionné le fait d'un jeune garçon de quatorze ans atteint de symptômes aigus de goître exophthalmique et, ajoute l'auteur, on avait remarqué depuis deux ans que les bains de mer lui étaient défavorables, preuve d'une certaine excitabilité nerveuse qui était déjà le prélude de la maladie. En Amérique, W. Pepper a publié (*New-York Med. Record.*, septembre 1877) trois cas de goître exophthalmique relatifs à des adolescents de quinze à dix-sept ans ; mais il est parfaitement certain que jamais on n'a signalé la présence de l'affection chez de jeunes enfants, comme on l'a vu pour d'autres névroses, telles que l'asthme, par exemple. Réciproquement, il est assez rare de voir le goître exophthalmique se déclarer chez des personnes âgées, après la période de la ménopause ; toutefois la chose est possible : Stokes en a vu un cas chez une femme ayant dépassé la soixantaine, et Fischer chez une dame de soixante-cinq ans. Entre quarante et cinquante ans, la maladie est relativement commune.

L'*hérédité* paraît jouer un certain rôle dans le développement de la névrose. Le fait clinique est indubitable. Trousseau en a signalé un exemple ; Mackenzie a soigné deux sœurs qui en étaient manifestement atteintes ; Cheadle (*Saint-George's Hosp. Rep.*, VII, p. 81, 1875) a vu dans la même famille se succéder quatre cas de goître exophthalmique ; Pepper a noté la coïncidence de l'affection chez la mère et le fils ; nous connaissons un exemple analogue. Ordinairement, en pareil cas, l'hérédité est directe et se transmet d'emblée de l'un des ascendants (la mère presque toujours) à l'enfant. Pourtant l'hérédité peut être collatérale, et dans le fait de Cheadle c'était une tante et ses trois nièces qui avaient été presque simultanément atteintes.

Si la succession du goître exophthalmique avec ses caractères classiques est rare dans une famille, par contre il est très-souvent possible de retrouver dans les ascendants des malades une disposition névropathique marquée, ainsi que la constatation de névroses plus ou moins graves. Un assez grand nombre de femmes atteintes de maladies de Graves sont filles de mères hystériques, ou tout au moins bizarres ; quelques-unes comptent dans leurs ascendants des aliénés, voire même des épileptiques et des paralytiques généraux ; en sorte que, sans qu'il y ait une affinité étroite entre toutes ces névroses, il existe cependant un certain lien de parenté dont on retrouve parfois la trace. Il y a donc sous ce rapport, dans l'étiologie du goître exophthalmique, une certaine analogie avec ce que l'on constate d'une manière si nette pour l'épilepsie ; seulement, l'alcoolisme des ascendants, cette cause si incontestable d'épilepsie, ne paraît pas jusqu'ici avoir été mentionnée comme origine possible de la maladie de Graves.

Les causes déterminantes de la névrose sont multiples, mais la mieux démontrée est l'*influence des émotions morales*. Lorsqu'on dépouille les observations publiées, on constate à chaque instant la fréquence de cet ordre de causes. Tantôt c'est une frayeur subite qui a donné lieu à une brusque suppression de règles (Foot), tantôt des chagrins de famille, des préoccupations pénibles (Hammond). Beaucoup de malades sont des femmes mariées, séparées de leurs maris presque toujours par incompatibilité d'humeur ; car il est à remarquer que l'irritabilité nerveuse et l'instabilité du caractère précèdent souvent de fort longtemps l'invasion des accidents morbides, circonstance qui devient une cause de désaccords fréquents dans les ménages. D'autres fois, la maladie a éclaté chez des femmes qui, soignant leurs maris atteints d'une affection chronique, avaient épuisé leur force et leur énergie morale (Cheadle). Ailleurs, ce sont des industriels, qui, engagés dans des entreprises hasardeuses, et sentant leur fortune compromise,

commencent à éprouver des palpitations et des battements du corps thyroïde ;
nous avons vu un exemple de ce genre.

Dans une de ses leçons cliniques (1876), nous avons entendu M. Potain
insister sur la fréquence insolite des cas qui s'étaient déclarés en Alsace-Lorraine
à la suite des calamiteux événements de la guerre franco-allemande, et des
émotions de tout genre qui en avaient été la conséquence. En un mot, toute
cause dépressive, quelle qu'elle soit, qui, par son intensité, et surtout par sa
continuité, est susceptible d'agir fortement sur le moral, peut devenir l'occasion
de la maladie de Basedow.

Nous disons l'occasion, car, malgré la netteté apparente de certains faits, nous
ne sommes pas convaincus que les influences psychiques soient capables à elles
seules de développer de toutes pièces la névrose. Il faut une prédisposition
antérieure, un terrain nerveux préparé parfois de longue date ; la peine morale,
la frayeur, etc., ne servent que de cause déterminante, incontestable d'ailleurs,
pour accélérer l'évolution des accidents. En voici un exemple, qui s'est passé
sous nos yeux : Une dame, d'une quarantaine d'années, apprend que son fils,
engagé dans un régiment de l'armée, vient d'être puni pour un acte d'indisci-
pline qui compromet son avenir militaire ; le soir même, elle est prise d'un
accès d'étouffements, passe la nuit sur un fauteuil, dans une angoisse excessive,
avec des palpitations cardiaques et thyroïdiennes violentes ; tous les signes de la
maladie de Basedow, moins l'exophthalmie, se déclarent, et la malade reste
plusieurs semaines dans un état fort pénible. Ici, l'influence morale était
indéniable et semblait être exclusivement en cause : or, l'interrogatoire attentif
de la malade apprit que depuis longues années elle était d'une impressionnabilité excessive, qu'à plusieurs reprises elle avait souffert de palpitations intenses,
et qu'à la suite d'une grossesse elle avait eu un accès de manie aiguë qui avait
duré une quinzaine de jours. La prédisposition nerveuse était donc évidente et
la mauvaise nouvelle n'avait fait que déterminer une crise. De même, M. Sée a
rapporté (*Diagn. et trait. des mal. du cœur*, p. 284, 1879) l'histoire d'un
négociant de sa clientèle, dont la santé est excellente tant que son commerce
prospère, et chez lequel les accidents du goître exophthalmique surviennent
lorsque ses affaires deviennent difficiles.

Les troubles menstruels, ainsi que l'*anémie* qui les accompagne, se rencontrent
si communément dans les antécédents des malades atteints de goître exophthalmique, qu'on les a regardés comme un facteur étiologique important de cette
affection. Toutefois c'est là une question en litige, et malgré l'autorité de
maîtres tels que Bouillaud (qui ne voyait dans le goître exophthalmique qu'une
forme d'anémie), cette influence pathogénique n'est nullement prouvée. Si l'on
se reporte, en effet, au tableau que nous avons tracé de la maladie, on
voit que bien longtemps avant toute manifestation de la névrose il existe presque
toujours un état nerveux prononcé, se traduisant par des altérations du caractère, et par une impressionnabilité exagérée : or dans ces conditions rien n'est
plus fréquent que de voir les fonctions utérines s'accomplir irrégulièrement, et
la nutrition générale en souffrir. L'anémie, en pareil cas, paraît donc être la
conséquence d'un état morbide antérieur, tout comme la perturbation menstruelle
elle-même. Il est vrai que réciproquement l'existence de désordres génitaux,
en exagérant singulièrement la disposition aux accidents nerveux, contribue à
précipiter l'apparition des phénomènes aigus de la névrose ; en ce sens, il est
juste d'attribuer à cette cause une valeur pathogénique réelle ; mais elle n'agit

que secondairement, et nous croyons que plus souvent elle est la conséquence de troubles nerveux préexistants. dont on méconnaissait l'existence parce qu'ils étaient trop peu accentués pour attirer l'attention.

Ce qui prouve, d'ailleurs, que les troubles utérins n'ont pas une influence pathogénique immédiate, c'est, d'une part, l'excessive fréquence des malades qui souffrent de désordres menstruels, sans que les phénomènes du goître exophthalmique aient la moindre tendance à se manifester, et inversement, la possibilité de rencontrer les signes les plus évidents de la névrose thyro-exophthalmique chez des femmes qui continuent à être bien réglées et n'ont aucun symptôme d'affection utérine.

Les mêmes considérations sont applicables à la chlorose. Sans doute, parmi les malades atteints de goître exophthalmique, la plupart offrent les attributs extérieurs et les symptômes de la chlorose, mais il y a des exceptions à la règle. A côté de malades pâles, anémiques, souffrant de leucorrhée et d'aménorrhée, on en voit qui ont le teint coloré, congestif, l'apparence pléthorique, et dont le système musculaire ne laisse rien à désirer comme vigueur. A vrai dire, ces apparences peuvent être trompeuses, et ces femmes rentrent souvent dans la catégorie des chlorotiques florides dont parle Trousseau; mais à côté de ce type il y a très-certainement des malades qui ont non-seulement l'apparence, mais la réalité de la pléthore sanguine. On ne peut donc pas dire que ce soit la pauvreté du sang qui détermine en pareil cas l'excitabilité nerveuse; et c'est là un argument qui, dès 1863, avait été mis en avant avec beaucoup de raison par M. Teissier, pour repousser l'identité de la chlorose et de la maladie de Basedow. Ce clinicien éminent avait parfaitement vu que sur 12 malades 4 étaient fortes et vigoureuses, nullement entachées de chlorose; 5 de constitution moyenne, et 3 seulement franchement anémiques; encore ces dernières n'avaient-elles contracté leur anémie qu'au bout de plusieurs mois de maladie.

Ces réserves faites, nous acceptons parfaitement la chlorose à titre d'influence débilitante, capable d'exalter la susceptibilité nerveuse dans des proportions morbides, et pouvant dès lors favoriser l'apparition des symptômes du goître exophthalmique. La chlorose n'agit point alors différemment des autres influences pathologiques déprimantes, telles que le rhumatisme, dont on a noté parfois la coïncidence (Habershon), ou la syphilis, qui a été signalée aussi dans les antécédents des malades (Chvostek). Il est incontestable que toutes les causes qui affaiblissent l'organisme peuvent concourir au même résultat. Ainsi s'explique l'influence défavorable que l'on a attribuée à l'accouchement et aux suites de couches (Trousseau, Fischer, Charcot), aux métrorrhagies, à la leucorrhée persistante (Dobell), à la diarrhée chronique. Nous avons eu l'occasion de montrer que cette dernière est souvent déjà symptomatique de la maladie de Basedow, et qu'elle précède parfois l'apparition des palpitations, du gonflement thyroïdien et de l'exophthalmie. De même, l'onanisme, auquel Bouillaud attachait une grande importance, n'a qu'une influence indirecte, par l'épuisement du système nerveux dont cette funeste habitude devient le point de départ.

Il y a cependant, en dehors de ces circonstances banales, certaines influences qui paraissent avoir une action déterminante sur l'apparition des accidents: nous voulons parler des efforts musculaires et des exercices violents. On a constaté quelques exemples de goître à marche aiguë qui semblent avoir succédé immédiatement à cet ordre de causes. Mackenzie a vu l'affection se déclarer après une marche forcée; Walshe, après une ascension pénible en montagne; Laycock, chez une domestique surmenée de travail. A. Whynne Foot a fait connaître l'histoire curieuse d'un jeune homme qui, après avoir dansé toute une nuit, fut pris deux jours après de symptômes fébriles et qui, très-rapidement, présenta tous les symptômes de la maladie de Basedow. Enfin, on a vu la névrose éclater à la suite d'excès de coït, mais il est permis de se demander si à côté de l'effort musculaire il n'y a pas bien plutôt à invoquer en pareil cas l'ébranlement du système nerveux et l'impression morale qui accompagne cet acte physiologique.

On s'est demandé s'il existait quelque affinité étiologique entre le goître exophthalmique et le goître endémique. C'est là une question qui a été peu étudiée, et sur laquelle les documents précis manquent. Mais nous croyons qu'il n'y a aucun rapport à établir entre ces deux maladies, de nature absolument différente. En Suisse et dans le canton de Vaud, où règne endémiquement le goître, la névrose thyro-exophthalmique ne paraît pas plus commune qu'ailleurs; d'autre part, en Irlande, pays classique de la maladie de Basedow, les goîtreux sont rares. Nous croyons donc que les cas où la névrose éclate chez des personnes antérieurement affectées d'hypertrophie thyroïdienne sont de pures coïncidences.

Nous devons rechercher maintenant, avant de quitter l'étude des causes encore bien obscures du goître exophthalmique, quelles sont les affinités qui rattachent cette névrose aux affections constitutionnelles et diathésiques.

La scrofule, au premier abord, semble avoir quelques points de contact avec le goître exophthalmique. Beaucoup de scrofuleux ont de l'engorgement du cou, de la tendance au goitre, fréquemment il s'y joint des troubles viscéraux, tels que des désordres menstruels et des palpitations. On pourrait donc croire à quelque relation pathogénique entre la strume et la maladie de Basedow. Mais en réalité il n'existe aucun rapprochement à établir entre ces deux états morbides. Il est assez rare que l'on retrouve des antécédents de scrofule chez les malades atteints de la névrose thyro-exophthalmique, et beaucoup d'entre eux, loin de présenter les attributs du tempérament lymphatique, sont au contraire d'une excellente constitution et n'ont aucun engorgement ganglionnaire.

Il n'en est pas de même de l'arthritis. Cette influence constitutionnelle paraît se retrouver assez fréquemment dans les ascendants des malades, tantôt sous la forme de goutte, tantôt sous la forme de rhumatismes. Sur 3 malades que nous avons pu suivre et dont nous connaissons la famille, nous avons pu relever très-manifestement cette filiation diathésique. L'une, femme de quarante-trois ans aujourd'hui, est la fille d'un père goutteux et d'une mère atteinte d'eczéma; elle a deux sœurs, dont l'aînée est rhumatisante, la seconde a eu des accès d'asthme et des coliques hépatiques; elle-même, avant d'être atteinte d'exophthalmie et de palpitations, a eu fréquemment de l'arthrite rhumatismale et même de l'endocardite. Dans cette famille, l'influence de l'arthritisme n'est point douteuse. Chez la seconde malade, femme de cinquante-deux ans, il n'y a point eu d'antécédents rhumatismaux personnels, mais le grand-père maternel était goutteux, et la mère avait eu des douleurs de jointures avec déformations des doigts. Dumont (*Dissert. inaug.*, Berlin, 1863) a publié une observation où cette filiation diathésique existait également.

Ce qui vient à l'appui de cette manière de voir, c'est que l'on rencontre de temps en temps le goître exophthalmique associé à certains états morbides qui relèvent d'ordinaire de la goutte, ou plus généralement de l'arthritis. Ainsi chacun sait l'affinité étroite qui relie la chorée avec le rhumatisme : or M. Gagnon a fait connaître l'histoire d'une jeune fille de donze ans qui, en 1872, présenta tous les signes du goître exophthalmique et qui, deux ans plus tard, fut atteinte de chorée (*Assoc. franç. pour l'avancement des sciences*, p. 880, 1876).

Cette coïncideuce paraît être lu reste assez exceptionnelle. Une complication qui l'est moins et qui, comme on le sait également, est souvent d'origine arthritique, le diabète, a été signalée plusieurs fois chez des malades en même temps que le goître exophthalmique. Lauder Brunton (*Saint-Barth. Hosp. Rep.*, X, p. 253) et Wilks (*the Lancet*, p. 371, 1875) en ont fait connaître des exemples.

Quant aux autres névroses, leurs affinités avec la maladie de Basedow n'est pas niable. Nous avons déjà vu, en parlant des troubles psychiques de cette affection, que la manie, l'aliénation mentale, étaient assez communément rencontrées, soit comme phénomènes concomitants, soit comme antécédents chez les malades. Il en est de même de l'épilepsie, qui a été signalée dans de nombreuses observations et qui ne se rattache pas seulement à la période d'état de la maladie, à titre d'accidents convulsifs passagers, mais présente bien les caractères du mal comitial essentiel (faits de Gildemeester, *Allg. Wien. med. Ztung*, sept. 1863 ; de Finck, *Wurtemberg med. Corr.-Blatt.*, n° 20, 1866 ; de Delasiauve, Soc. méd. des hôp., XI, 1874, p. 282).

En résumé, ce qui ressort de cette étude étiologique, c'est que, comme les autres névroses, le goître exophthalmique dépend surtout de causes morales, et que les influences psychiques ont sur sa production une importance prépondérante. Si les fatigues, les excès, les maladies débilitantes, paraissent agir sur le développement des accidents, cette action est d'ordre tout à fait secondaire. Mais, quelle que soit la cause déterminante, elle ne peut s'exercer que si le terrain nerveux est préparé, et c'est ce nervosisme antérieur qui constitue en réalité la cause première de laquelle dérivent toutes les autres. Or, sans oser affirmer une question encore à l'étude, il semble que fréquemment ce soit dans les familles où la goutte ou l'arthritis est héréditaire que l'on voit apparaître la névrose thyro-exophthalmique. Par ce côté, elle se rattache aux influences diathésiques obscures, mais cliniquement prouvées, qui gouvernent la plupart des autres névroses.

ANATOMIE PATHOLOGIQUE. Nous avons laissé de côté jusqu'à présent l'étude de l'anatomie pathologique de la maladie de Basedow, parce qu'elle est moins connue que celle des symptômes, et aussi parce qu'elle nous servira de trait d'union tout naturel pour aborder l'examen de la nature de l'affection et la physiologie pathologique des accidents.

Les lésions anatomiques du goître exophthalmique, en effet, sont loin d'être constantes et par cela même caractéristiques. Si l'on se bornait à enregistrer toutes les altérations qui ont été rencontrées à l'autopsie des malades, sans doute la liste pourrait être longue ; mais cette richesse apparente n'aboutirait qu'à une confusion réelle. Il faut en effet distinguer, parmi les résultats de l'autopsie, ceux qui sont de pures coïncidences, et ceux qui dépendent véritablement de la maladie ; encore, parmi ces dernières lésions, en est-il quelques-unes qui semblent être la conséquence des fluxions congestives viscérales et qui, par elles-mêmes, ne donnent nullement la clef des symptômes cliniques.

Tout d'abord, un point sur lequel on ne saurait trop insister, c'est que dans beaucoup d'autopsies, même relativement récentes, on n'a trouvé aucune lésion notable à laquelle on pût rattacher la mort. Tout dernièrement encore, notre collègue et ami M. Henri Barth nous confiait l'observation d'un malade atteint de goître exophthalmique compliqué d'accidents viscéraux qui à l'autopsie ne présenta pas d'autre lésion qu'une néphrite évidemment accidentelle, en rapport avec une rétention d'urine constatée pendant la vie. L'examen le plus approfondi des nerfs, de la moelle et du grand sympathique, pratiqué par M. Déjerine, ne révéla aucune altération appréciable.

Il peut donc y avoir des cas où les symptômes de la maladie de Graves soient très-accentués et indiscutables, sans que l'examen cadavérique vienne fournir l'explication des phénomènes cliniques. Sous ce rapport, la névrose thyro-exophthalmique se comporte absolument comme l'épilepsie, la chorée, l'hystérie et toutes les grandes névroses qui ne donnent lieu, chacun le sait, à aucune lésion. Cette considération ne doit jamais être perdue de vue, pour l'appréciation de la valeur des altérations trouvées aux autopsies.

Cela dit, quelle est la raison anatomique des trois symptômes primordiaux de l'affection, l'exophthalmie, la tuméfaction thyroïdienne et les troubles cardiaques? Ici commencent à se montrer des divergences véritablement faites pour étonner.

Il semblerait que, dans des cas où les malades ont les globes oculaires assez proéminents pour faire craindre leur luxation, on dût trouver soit dans l'œil, soit dans l'orbite, des désordres appréciables. Il n'en est rien, et bien souvent les autopsies ont été absolument négatives (Trousseau, Paul). D'autres fois, on a signalé dans l'œil et dans le tissu cellulaire de l'orbite des modifications qui n'ont pas toutes la même valeur.

Ainsi, sans croire, comme Stokes le supposait, que l'exophthalmie soit due à une augmentation des diamètres du globe de l'œil, on a signalé quelques faits où cet organe a paru réellement augmenté dans ses dimensions. Dans un cas, Neumann a cru le démontrer par des mensurations exactes; mais d'autres observateurs, tels que Paul et de Graefe, ont répété ces mensurations sans trouver de modification évidente. Cette lésion est donc exceptionnelle, si même elle existe, et elle ne saurait expliquer l'exophthalmie. De même, on a rencontré des extravasations sanguines dans la rétine, ainsi qu'un état congestif de la choroïde, on a signalé même parfois de l'atrophie de l'œil, à la suite d'une véritable panophthalmie ; mais, comme nous l'avons vu déjà en décrivant les symptômes oculaires, ce sont là des exceptions qui ne donnent nullement la clef des troubles fonctionnels normaux de la maladie.

Les *altérations du tissu conjonctif rétrobulbaire* ne sont pas plus démonstratives. On a pensé trouver la raison de l'exophthalmie dans l'abondance du coussinet adipeux qui tapisse le fond de la cavité orbitaire (Trousseau, Kœben, Richet, Howse) ; mais cette opinion, eût-elle un côté vrai, n'est pas applicable à la généralité des cas. D'une part, en effet, l'altération en question manque souvent ; d'autre part, l'accumulation de la graisse dans l'orbite se rencontre dans bien des affections différentes qui ne s'accompagnent point d'exophthalmie, et tient souvent à une disposition anatomique individuelle. Ce qui paraît avoir plus de valeur, c'est une congestion vasculaire dont les traces sont fréquemment appréciables, soit dans les veines de l'orbite, soit dans le réseau des vaisseaux de l'œil lui-même. Déjà depuis longtemps Piorry (Disc. Acad. méd., 1860) a soutenu que l'exophthalmie était due à une stase veineuse rétro-oculaire. Cette vue de l'esprit a été vérifiée dans plusieurs occasions par MM. Hervieux, Fano, en France ; à l'étranger, par von Graefe et Mackenzie. La dilatation vasculaire des veines de l'orbite s'étend de même aux vaisseaux des muscles de l'œil, qui ont été trouvés turgescents et augmentés de calibre. De là peut-être une certaine gêne dans la fonction de ces muscles, comme l'a indiqué M. Hervieux, et une sorte de contracture du muscle orbitaire de Muller, invoquée par M. Aran pour expliquer la propulsion de l'œil en avant.

Aujourd'hui, une opinion mixte tend à s'établir sur ce point d'anatomie pathologique. Il est admis que presque toujours on constate un degré de congestion plus ou moins appréciable du fond de l'orbite, et que la distension de tout le système des vaisseaux rétrobulbaires s'accompagnant d'une sorte d'exsudation séreuse devient la cause directe de l'exophthalmie. Il est facile de se rendre compte, en effet, que ces phénomènes de turgescence vasculaire, si spontanés et si mobiles, susceptibles de naître et de s'accroître en quelques heures, ne se retrouvent pas à l'autopsie : ils disparaissent avec la fluxion qui leur a donné naissance, tout comme l'angiome caverneux, qui sur le vivant était animé de battements expansifs, et ne laisse plus voir après son ablation qu'une charpente fibreuse et des vaisseaux dilatés, mais vides de sang.

A la longue, cependant, cet état congestif permanent du fond de l'orbite peut déterminer des altérations dégénératives. Recklinghausen et Neumann ont vu les muscles de l'œil atteints d'un certain degré de dégénérescence graisseuse ; l'artère ophthalmique également a été trouvée stéatosée. Mais ces altérations anatomiques, tout comme celles du fond de l'œil, sont exceptionnelles.

Les mêmes considérations s'appliquent au *corps thyroïde*, dont les diverses altérations n'ont évidemment pas une signification comparable. En effet, on a rencontré à peu près toutes les variétés possibles de goître, depuis la simple turgescence veineuse de l'organe jusqu'aux dégénérescences kystiques et gélatiniformes, jusqu'à la présence d'hydatides (?) dans la glande thyroïde (Basedow). Évidemment il n'y a nulle parité entre ces lésions, et par cela seul qu'elles sont aussi disparates, elles cessent de présenter une valeur réelle.

Toutefois, en éliminant certaines autopsies trop anciennes, ou d'autres faits douteux, il est possible de se faire une opinion à peu près exacte de l'état du corps thyroïde dans le goître exophthalmique. Ce qui domine, c'est l'hyperémie vasculaire, qui transforme la glande en une sorte de tissu spongieux analogue à du tissu érectile. Cette comparaison avait été déjà faite par Graves, qui avait reconnu que les artères étaient dilatées et sinueuses, comme dans les anévrysmes cirsoïdes. Les veines, elles aussi, participent au développement anormal de tout le système vasculaire et sont manifestement distendues, apparence évidente même sur le vivant, ainsi que nous l'avons vu. Histologiquement, ces veines se sont pour ainsi dire artérialisées, leurs parois sont épaissies, leur calibre est agrandi, la tunique musculaire semble hypertrophiée, en un mot, leur structure se rapproche sensiblement de celle des artères. Toutefois, de même qu'à la longue les vaisseaux de l'œil et de l'orbite deviennent le siége de lésions dégénératives, de même ceux du corps thyroïde éprouvent des altérations similaires. On a noté assez fréquemment l'état athéromateux des parois artérielles, les thromboses, les varices ampullaires des veines, parfois leur oblitération par un caillot fibrineux ou leur transformation en un cordon sclérosé.

Quant au parenchyme glandulaire proprement dit, il peut être le siége de lésions variables, qui tantôt sont l'expression d'une hyperémie habituelle, tantôt traduisent une inflammation véritable. A l'œil nu, il apparaît sous la forme d'une pulpe rougeâtre, de couleur lie de vin, gorgée de suc ; d'autres fois on y trouve des vacuoles, de petits kystes gélatineux, qui indiquent la transformation colloïde d'un certain nombre de vésicules. Histologiquement, on possède peu de descriptions détaillées des lésions, cependant les quelques relations qui ont été publiées, celles de Shingleton Smith, par exemple (*Medic. Times and Gaz.*, p. 647, juin 1878), montrent que les modifications de structure de la glande ne sont pas très-considérables. Les vésicules ont conservé leur forme et leur volume, la couche de cellules épithéliales est intacte, sans dégénérescence colloïde bien manifeste ; mais on constate parfois une prolifération de ces éléments épithéliaux. Dans le fait de Smith, les vésicules étaient oblitérées par des espèces de villo-sités formées d'amas épithéliaux, au-dessous desquelles pénétraient des anses vas-culaires fort riches.

D'autres fois, à cette sorte d'hyperplasie du parenchyme vient s'ajouter une véritable sclérose partielle. Sous l'influence des congestions répétées dont la glande est le siége, sa charpente fibreuse se développe et devient prédominante : le goître est alors induré et comme cirrhotique (faits de Traube, de Reckling-ghausen). C'est cette lésion qui persiste souvent après la guérison complète de la maladie de Basedow, et qui laisse au devant du cou une tumeur, en général peu volumineuse, mais définitive. Cette forme de goître scléreux ne se voit guère que dans les cas où la névrose a duré fort longtemps et où les accidents, d'abord purement congestifs, se sont transformés à la longue en une irritation permanente (Trousseau). On comprend que dans un corps thyroïde ainsi altéré puissent se développer ultérieurement quelques-unes des lésions régressives si fréquentes dans le goître endémique, telles que, par exemple, la dégénération colloïde de l'épithélium (Kœben, Bange), l'existence de foyers hémorrhagiques interstitiels (Withuisen, Naumann), de kystes (Marsh). Tous ces désordres sont secondaires et n'ont trait qu'indirectement à la maladie de Basedow.

A côté de ces lésions du corps thyroïde nous croyons devoir signaler une *altération du thymus* qui a été notée dans quelques autopsies et qui se rapproche beaucoup des précédentes. Goodhart a publié le fait intéressant d'une jeune femme de dix-neuf ans atteinte des symptômes de la maladie de Basedow et notam-ment d'une exophthalmie excessive. A l'autopsie, le médiastin fut trouvé presque entièrement comblé par le développement inusité du thymus, lequel se montra sous l'aspect d'un corps spongieux, brunâtre, très-vascularisé : les ganglions cer-vicaux et péritrachéaux étaient également le siége d'une hyperplasie consi-dérable (*Transact. of the Path. Soc.*, XXV, p. 240, 1874, et *Brit. Med. Journ.*, p. 663, déc. 1873). L'analogie de structure du corps thyroïde et du thymus, tous deux organes vasculaires et appareils lymphoïdes, se complète par l'analogie de lésions : ici encore c'est l'hyperémie qui prédomine.

De même que les altérations du corps thyroïde, celles *du cœur* sont extrême-ment variables. Dans un certain nombre de cas, il est impossible de constater aucune trace de dilatation ni d'hypertrophie de ce viscère ; d'autres fois, au contraire, on a signalé des modifications de structure considérables. Ainsi Marsh et Smith ont vu les cavités des ventricules, et surtout celles des oreillettes, dilatées outre mesure ; d'après Stokes, cette ectasie de l'organe serait même la règle. D'autres fois, à la dilatation vient s'ajouter l'hypertrophie des parois ventriculaires, et dans certains cas (fait de Greenmayer : *Philadelphia Med. and Surg Rep.*, mai 1871) le cœur, très-volumineux, présente de l'épaississement et de l'incrustation calcaire de la valvule mitrale.

Il y a donc, sous le rapport des lésions cardiaques, deux catégories de cas de goître exophthalmique : les uns caractérisés exclusivement par les troubles fonctionnels du cœur, et n'entraînant pas d'altérations organiques persistantes ; les autres compliqués de dilatation ou d'hypertrophie véritable ainsi que de dégénérescence valvulaire. En réalité, la distinction clinique entre ces deux états pathologiques n'est pas toujours facile à établir, car dans les paroxysmes de la maladie de Basedow on voit se produire d'une façon aiguë tous les signes de l'asystolie cardiaque et de la dilatation du cœur. Il est malaisé en pareil cas de dire si le cœur doit sa matité exagérée à une simple distension de ses cavités, ou à une hypertrophie réelle de ses parois musculaires. Par ce côté, les altérations du cœur se rapprochent de celles que nous avons étudiées pour la glande thyroïdienne et pour la cavité orbitaire. Ici encore le processus initial est une fluxion congestive, une hyperémie de l'organe qui se trouve distendu par une quantité de sang insolite. La lésion peut se borner là, et disparaître sans laisser de traces : mais la répétition de l'afflux sanguin amène à la longue une dilatation habituelle des cavités cardiaques, surtout là où la paroi musculaire est moins résistante, c'est-à-dire aux oreillettes. Plus tard, ce qui n'était d'abord qu'une congestion peut dégénérer en une phlegmasie véritable, et c'est ainsi, croyons-nous, que l'on est en mesure d'expliquer ces lésions d'endocardite chronique que l'on rencontre aux autopsies, chez des malades qui n'ont jamais souffert de rhumatismes, mais qui pendant plusieurs années ont présenté les symptômes de la maladie de Basedow.

Les altérations organiques correspondantes aux troubles viscéraux sont encore moins connues peut-être que celles relatives à la triade symptomatique fondamentale de la maladie, et c'est à peine si nous possédons quelques données vagues sur leur existence. La seule indication qui paraisse avoir quelque valeur est celle qui a trait aux désordres intestinaux caractérisés pendant la vie par la diarrhée lientérique. Dans plusieurs autopsies nous trouvons mentionnées expressément des altérations de l'intestin grêle indiquant non-seulement l'hyperémie, mais une véritable inflammation de la muqueuse. Ainsi, dans une observation de Howse (*Path. Soc. of Lond.*, avril 1877) il s'agissait d'une malade qui depuis deux mois souffrait d'une diarrhée profuse. L'autopsie fit voir l'intestin rouge, vascularisé, la muqueuse injectée et gonflée, avec pigmentation des follicules clos et ecchymoses capillaires au niveau des plaques de Peyer, c'est-à-dire les lésions d'une véritable entérite catarrhale.

Quant aux altérations du foie qui correspondent à l'ictère, et à celles du rein qui se traduisent pendant la vie par l'albuminurie, nous avons vu qu'elles sont mal connues et que la raison anatomique de ces troubles fonctionnels n'est pas toujours justifiée. Il faut en effet n'accepter qu'avec beaucoup de réserve certaines autopsies où se trouvent mentionnées des lésions viscérales multiples et profondes. Ainsi, dans une observation célèbre de Trousseau et de Peter (*Cliniq. medic.*, 3ᵉ édit., p. 562) il est indiqué que le foie présentait l'apparence et la couleur de la cirrhose, avec épaississement de la capsule de Glisson et hyperplasie de la trame conjonctive interstitielle ; pareille lésion existait au niveau des reins, lesquels étaient petits, granuleux à la coupe, offrant, en un mot, le caractère de la néphrite interstitielle. Or il n'est pas probable que ces modifications du foie et des reins fussent directement la conséquence de la maladie de Basedow à laquelle avait succombé la malade, et il est au contraire vraisemblable qu'elles préexistaient à la névrose. Le fait est que dans la grande majorité des cas l'anatomie pathologique est muette pour expliquer les complications survenues pendant la vie.

En résumé, si l'on se borne à l'examen strict des principaux organes qui sont le siége des symptômes capitaux du goître exophthalmique, on arrive à la conclusion que les altérations anatomiques constatées sont toutes d'ordre secondaire et incapables d'expliquer par elles-mêmes la filiation des accidents. La plupart du temps, qu'il s'agisse de l'œil, du cœur, de la glande thyroïde ou des intestins, les seules traces appréciables de la maladie consistent dans des congestions plus ou moins intenses, lesquelles ne diffèrent en rien de celles que l'on observe dans une foule de maladies, et constituent une altération banale. Parfois, à ces lésions congestives se joignent des modifications irritatives et inflammatoires, mais celles-ci sont loin d'être constantes, et le seraient-elles, qu'elles n'expliqueraient nullement les symptômes observés.

Il faut donc s'adresser plus loin, et rechercher l'état du système nerveux, point de départ commun de la plupart des phénomènes fluxionnaires.

C'est en effet dans le grand sympathique qu'un certain nombre de médecins ont cru devoir placer l'origine des troubles vasculaires et nerveux de la maladie de Graves, et quelques autopsies positives ont prêté un certain appui à cette manière de voir.

Le premier fait dans lequel on ait signalé une altération du sympathique est celui de Recklinghausen, qui sur un malade de Traube trouva le tronc du nerf en voie d'atrophie (*Deutsche Klinik*, 1863). Peu après Biermer (communication à Eulenburg et Guttmann, in *Pathol. des Sympathicus*) rencontra la même lésion. L'année suivante (1864), Trousseau fit connaître (*Gaz. hebd.*, 1864, et *Clin. méd.*, II, p. 563) un cas remarquable, dans lequel l'autopsie pratiquée par MM. Lancereaux et Peter révéla des altérations non plus du tronc nerveux, mais des ganglions cervicaux du sympathique. « Les ganglions supérieurs et les moyens, dit-il, étaient normaux d'aspect et de grosseur. Il n'en était plus de même du ganglion cervical inférieur, surtout du côté droit. Non-seulement il était plus gros qu'à l'état normal, mais encore beaucoup plus rouge et plus richement vascularisé. Au microscope, on trouva de nombreux vaisseaux dans son parenchyme, un abondant feutrage de tissu conjonctif au milieu des fibres duquel se voyaient des noyaux et des cellules fusiformes. Les cellules ganglionnaires étaient très-petites, rares, mûriformes, beaucoup réduites à de simples granulations, les tubes nerveux peu nombreux et comme étranglés au milieu du tissu. » En un mot, il y avait de la sclérose du ganglion avec atrophie des éléments nerveux.

Quelques observations sont venues depuis confirmer, avec peu de variantes, ces premiers résultats. Comme Recklinghausen, Geigel a vu les deux sympathiques cervicaux entourés d'une gaîne épaisse cellulo-adipeuse et partiellement atrophiés (*Würtzb. med. Zeitschr.*, 1866). Virchow y a constaté des lésions de la névrite interstitielle (*Die krankhaft. Geschwülste*. Berlin, 1867). D'autre part, Reith, Archibald et Beveridge (*Med. Times and Gaz.*, 1865), ont retrouvé au niveau des ganglions sympathiques inférieurs et moyen des altérations assez analogues à celles décrites par Lancereaux ; il existait une tuméfaction avec induration de ces masses nerveuses qui ressemblaient en apparence à des ganglions lymphatiques tuberculeux. Cette dégénérescence se retrouvait sur les rameaux du sympathique cervical, et notamment sur les filets nerveux accompagnant les artères thyroïdiennes et la vertébrale. De même, Mac Donnell et Moore (*Dublin*

Quart. Journ. of Med. Sc., 1865) ont vu le ganglion cervical inférieur remplacé par une sorte d'infiltration lipomateuse. W. Pepper (de New-York) a rencontré, outre cette modification des ganglions cervicaux du grand sympathique, une altération du plexus nerveux cardiaque, lequel paraissait injecté et sur quelques points devenu fibreux. Enfin, dans le cas très-complet publié récemment par Shingleton Smith (*Med. Times and Gaz.*, p. 647, juin 1878), les ganglions étaient normaux en apparence, mais en réalité fort malades. Il n'existait à l'œil nu aucune lésion vasculaire, point de prolifération conjonctive, ni d'hyperplasie de la capsule d'enveloppe. Mais au microscope les cellules nerveuses étaient granuleuses, atrophiées plus ou moins complétement, et entourées d'un espace vide en dehors duquel on distinguait nettement une capsule cellulaire remplie de noyaux. Un certain nombre de cellules nerveuses contenaient des gouttelettes graisseuses. En résumé, dans toutes ces autopsies positives, on a signalé deux ordres de lésions, les unes portant sur le tronc même du sympathique, les autres sur les ganglions cervicaux, de préférence sur les ganglions moyens et inférieurs. Au fond, elles consistent essentiellement dans l'atrophie des cellules nerveuses, tantôt simple, tantôt accompagnée de prolifération périphérique conjonctive ou interstitielle.

Assurément, ces résultats anatomiques sont loin d'être sans valeur, et la concordance remarquable qui existe entre les différentes observations doit être prise en très-grande considération. Il nous semble acquis, en effet, que dans une certaine catégorie de cas de goître exophthalmique le grand sympathique est le siége non-seulement de troubles fonctionnels, mais de modifications anatomiques véritables. Toutefois doit on considérer ces altérations comme la lésion fondamentale, essentielle, de la maladie de Graves? Nous ne le croyons pas. Il existe en effet un certain nombre de faits, étudiés récemment, avec tous les moyens d'investigation dont dispose la technique moderne, et dans lesquels on n'a pu découvrir aucune altération du grand sympathique. Dans le cas de Paul, publié en 1865 (*Berl. klin. Woch.*, 1865), dans celui de Fournier et d'Ollivier, qui date de 1868 et qui a été étudié microscopiquement par Ranvier ; dans ceux de Rabejac (Thèse 1869) et de Wilks (*Guy's Hosp Rep.*, XV, p. 17, 1870); dans celui d'Henri Barth, où l'examen du sympathique et des pneumogastriques a été pratiqué par Déjerine, nerfs et ganglions ont été trouvés dans un état d'intégrité absolue. On doit donc en conclure que, si les lésions du sympathique jouent un rôle dans les symptômes de la maladie, ce qui ne paraît point douteux, elles ne sont pas cependant indispensables.

Ces considérations font tout naturellement penser aux centres nerveux supérieurs, moelle, bulbe et encéphale, qui régissent l'appareil nerveux périphérique et notamment les nerfs viscéraux. Là réside peut-être en effet la lésion initiale de la maladie de Basedow, mais il faut bien avouer que jusqu'à présent les investigations tentées dans cette direction sont trop peu nombreuses et trop peu comparables pour autoriser une conclusion absolue.

Pour ce qui est des lésions encéphaliques, elles paraissent ne se rencontrer qu'à titre de simples coïncidences. C'est ainsi que Praël a signalé un ramollissement de la base de l'encéphale, s'étendant depuis les lobes antérieurs jusqu'au cervelet, mais il existait une oblitération artérielle, suite d'une embolie d'origine cardiaque : c'est donc une altération accidentelle. De même, la malade de Trousseau et de Peter, qui avait succombé à la suite de convulsions, présentait une hémorrhagie méningée, lésion plutôt en rapport avec la néphrite interstitielle dont

elle était atteinte qu'avec le goître exophthalmique. Ces autopsies n'ont donc
aucune valeur.

L'état de la moelle, dans les rares occasions où elle a été examinée, ne fournit
pas non plus des résultats bien probants, quoiqu'on y ait signalé des lésions
variées. Ainsi Virchow rapporte avoir observé une fois l'obstruction du canal de
l'épendyme avec l'hyperplasie de la névroglie et la dégénérescence granuleuse
des vaisseaux spinaux; dans le cas de Geigel, la partie supérieure de la moelle
était sclérosée en même temps que le sympathique était entouré d'une sorte de
coque fibreuse. Toutes ces lésions montrent que peut-être la moelle cervicale est
plus souvent qu'on ne le pense le point de départ de la maladie.

Une observation récemment publiée par Cheadle (*Saint-George's Hosp. Reports*,
IX, p. 797, 1878) jette un certain jour sur les altérations spino-bulbaires qui
peuvent se rencontrer dans le goître exophthalmique. Il s'agit d'une femme qui,
atteinte depuis plusieurs années de la maladie, succomba dans un état cachectique, après avoir présenté une série de troubles viscéraux des plus graves.
L'autopsie fut absolument muette quant aux lésions macroscopiques : le cœur,
le foie, les reins, les intestins, furent trouvés dans un état d'intégrité parfaite.
La moelle, le sympathique et le pneumogastrique ne présentaient aucune modification apparente; mais après durcissement dans le bichromate d'ammoniaque
la moelle et le bulbe furent trouvés altérés. « Dans la portion supérieure du
bulbe, au voisinage de la protubérance, les cellules étaient claires et à contours
nets. Au-dessous du plancher ventriculaire, vers le point d'émergence du nerf
facial, quelques cellules paraissaient atrophiées. La modification la plus frappante était la dilatation considérable des vaisseaux, qui offraient le double de
diamètre des capillaires normaux du bulbe. Il en était de même dans la région
correspondante à l'origine du nerf pneumogastrique : sur tous ces points se
voyait une hyperémie extrême, sans atrophie ni lésions cellulaires. Les mêmes
modifications vasculaires existaient dans la moelle cervicale et dans la moelle
dorsale. L'examen des ganglions du grand sympathique ne fit découvrir aucune
altération appréciable. »

Cette observation de Cheadle offre un grand intérêt, en ce qu'elle montre un
cas type de goître exophthalmique, lequel, après un examen approfondi, ne laisse
reconnaître aucune altération d'organes après la mort, sauf cette vascularisation
exagérée du bulbe et de la moelle cervicale. Il est permis de supposer que dans
un certain nombre de cas d'autopsies en apparence négatives des modifications
circulatoires du même ordre existent dans la moelle allongée, et nous verrons,
en discutant la nature et la pathogénie de l'affection, quel parti on peut tirer
de la notion de ce fait pour l'interprétation des principaux phénomènes cliniques.

PRONOSTIC. Si l'on se reporte à ce que nous avons dit des symptômes de la
maladie, de sa marche éminemment variable, des rémissions souvent fort longues
qui se produisent dans son évolution, comme aussi des rechutes qui peuvent l'aggraver inopinément, on reconnaîtra qu'il est fort difficile de porter un pronostic
raisonné sur l'issue de cette affection. Une névrose qui se complique si fréquemment de troubles de nutrition profonds, de vomissements, de diarrhée, d'ictère, et
qui finit presque toujours par déterminer un état cachectique, est bien évidemment une maladie sérieuse; mais il est presque impossible de dire, même dans
les cas en apparence les plus graves, de quelle façon et dans quelle limite de
temps évolueront les accidents. Si la mortalité totale, évaluée d'après la statistique, paraît être de 1/5 environ des cas observés (Charcot, Jaccoud), il ne faut

pas oublier que la maladie est susceptible de durer plusieurs années, et quelquefois même de disparaître à tout jamais, alors que la sévérité des symptômes eût
fait augurer une terminaison fatale à courte échéance. D'après Hammond, les
chances de guérison, pour les malades, seraient plus considérables que ne l'indique la statistique, parce que nombre de faits qui n'offrent pas de côtés nouveaux
passent inaperçus et non publiés, tandis que la plupart des cas qui se terminent
par la mort sont signalés précisément en raison de leur rareté. Sur les onze
malades observés par l'auteur américain, quatre furent guéris d'une manière
permanente et six autres plus ou moins complétement améliorés : c'est donc une
proportion de guérisons relativement très-favorable. Au contraire Bellingham,
cité par Friedreich, a vu, sur 22 cas, la mort survenir quatre fois, ce qui rentre
à peu près dans les chiffres de la mortalité générale fournis par M. Charcot.

Évidemment, tous les cas de goître exophthalmique ne sont pas comparables.
Les uns, comme nous l'avons vu, se bornent à des troubles purement fonctionnels ;
les autres se compliquent d'accidents cardiaques et de désordres viscéraux. La
gravité de l'affection, est-il besoin de le dire ? est bien plus considérable quand
la névrose se double d'une maladie du cœur. Tous les symptômes qui portent
directement atteinte à la nutrition générale, tels que la diarrhée, l'ictère, les
vomissements incoercibles, sont autant de conditions fâcheuses qui assombrissent
encore le pronostic. Enfin, s'il faut en croire de Graefe, le sexe des malades ne
serait pas chose indifférente, et le goître exophthalmique qui se déclare chez
l'homme aurait plus de gravité que chez la femme. C'est là une assertion que
nous ne sommes pas en mesure de contrôler.

Ainsi, en ne tenant compte que des accidents de la névrose à la période d'état,
il est malaisé de porter un pronostic. Il l'est plus encore de dire dans quelle
mesure la maladie laissera des suites. Il faut bien savoir, en effet, et nous ne
saurions trop revenir sur ce point qui est capital dans l'histoire du goître
exophthalmique, la maladie n'est pas tout entière dans les palpitations et dans
l'exophthalmie : elle est surtout dans cette excitabilité nerveuse singulière, qui
se traduit par des aberrations de caractère, de l'insociabilité, de l'hyperesthésie,
et par une série de troubles nerveux bizarres. Or, il arrive trop souvent qu'après
la disparition des accidents aigus cardio-vasculaires ces troubles intellectuels,
cette sorte de vésanie, persistent, au grand détriment des malades et de leur
entourage. M. le professeur Hardy nous a communiqué l'histoire d'une de ses
malades qui, guérie du goître et de l'exophthalmie, est restée maniaque, avec des
alternatives de mélancolie, et a dû être placée dans une maison de santé. La
malade de Geigel finit de même. Sans être aussi accentués, ces phénomènes psychiques survivent d'habitude aux paroxysmes aigus de la névrose, et les malades
passent leur vie dans une instabilité intellectuelle et morale qui fait leur malheur
ainsi que celui de leur famille. Ce sont là des considérations qu'il ne faut pas
oublier, car il est impossible, à priori, d'affirmer que la malade sera à l'abri de
toute complication de ce genre.

Il faut également songer à la possibilité du développement d'une affection
organique du cœur favorisée par l'existence d'un goître exophthalmique antérieur.
Nous avons vu un cas de ce genre. Un homme robuste est atteint en 1869 d'une
maladie de Basedow fort sévère qui dure près de deux ans, sans laisser en apparence d'autre trace qu'une légère tendance à l'oppression, et une instabilité de
caractère qu'on ne lui connaissait pas auparavant. En 1876, sans retour de
l'exophthalmie ni du goître, il est repris de palpitations, et l'on assiste graduelle-

ment au développement d'une affection organique du cœur qui l'enlève en 1879. Il est vraisemblable de supposer que chez ce malade la maladie de Basedow n'est pas sans avoir exercé une fâcheuse influence sur le fonctionnement du cœur, et qu'elle l'a prédisposé à devenir le siége de lésions organiques incurables.

TRAITEMENT. La thérapeutique de la maladie de Basedow est un des points les plus controversés de son histoire, et la ligne de conduite que doit suivre le médecin dans cette affection est difficile à déterminer avec quelque précision, en présence des opinions divergentes émises par les auteurs.

Tout d'abord, l'idée qui se présenta la première à l'esprit fut d'appliquer à cette maladie le traitement qui réussissait journellement dans les cas de goître simple, c'est-à-dire la *médication iodée*. Stokes paraît être le premier qui ait préconisé l'emploi de l'iode à l'intérieur, soit sous la forme de teinture, soit sous la forme d'iodure de potassium. Il conseillait cette médication, jointe à un régime débilitant, comme utile pour faire tomber l'excitation cardio-vasculaire, et il paraît s'être loué de l'emploi de ce traitement chez quelques malades. Mais depuis la plupart des médecins ont reconnu à l'iode d'assez graves inconvénients. Trousseau en repousse l'emploi d'une façon presque formelle. D'après lui, le traitement iodé, loin d'amener une sédation des symptômes circulatoires, les exaspère sensiblement, et si quelquefois, sous son influence, on voit diminuer la tumeur thyroïdienne, c'est au détriment de la santé générale qui s'altère et des forces qui fléchissent rapidement. On voit souvent, dit-il, même avec de petites doses d'iodure de potassium (30 à 50 centigrammes par jour), l'affaiblissement, l'émaciation, s'accuser au point que la marche devient difficile, en même temps que persistent les palpitations et l'excitation du système vasculaire.

Ces conclusions sont-elles absolument justes; et, de ce que l'iode dans certains cas est manifestement inefficace, est-on en droit de dire qu'il est nuisible? C'est là une question qu'il nous paraît difficile de trancher. Il existe en effet des observations contradictoires, dans lesquelles l'iodure de potassium a été non-seulement toléré sans inconvénient, mais s'est montré incontestablement utile. Trousseau rapporte dans sa clinique, à titre de cas exceptionnel, le fait d'une dame atteinte de goître exophthalmique à marche aiguë, lequel fut subitement amélioré à la suite d'un traitement par l'iodure de potassium absorbé à la dose quotidienne d'un gramme, et associé au fer. Une autre fois, le résultat fut encore plus net, et c'est encore Trousseau qui le raconte. « Ayant à soigner une dame atteinte de maladie de Graves à forme subaiguë, dit-il, j'écrivis une consultation dans laquelle je conseillais l'hydrothérapie : je voulais en même temps faire prendre de la teinture de digitale, mais, préoccupé du danger de donner de l'iode, le nom de ce médicament vint sous ma plume et la malade, pendant quinze jours, prit de 15 à 20 gouttes de teinture d'iode chaque jour. Elle me revint; le pouls de 140 à 150 par minute ne battait plus que 90 fois. Je m'aperçus de mon erreur, je remplaçai la teinture d'iode par la teinture de digitale, et quinze jours plus tard je trouvai de nouveau le pouls à 150. Je m'empressai alors de redonner la teinture d'iode. » Ce fait seul suffirait pour montrer qu'il ne faut pas exclure absolument l'iode de la thérapeutique du goître exophthalmique, mais ce n'est pas là un exemple isolé. Gros a cité un cas de guérison obtenu par ce moyen; Hawkes a vu également la teinture d'iode, appliquée sur le goître et prise à l'intérieur, guérir une jeune fille de seize ans, atteinte de tous les symptômes de la maladie (*the Lancet*, août 1861). On ne saurait donc être exclusif, ni proscrire définitivement un remède en tant d'autres circonstances si actif :

seulement, ce qu'il faut bien savoir, c'est que nombre de malades ne le supportent pas et que, loin de calmer l'excitation nerveuse, il l'exagère; les troubles cérébraux particulièrement éprouvent souvent une recrudescence manifeste du fait de la médication iodée. C'est assez pour en restreindre considérablement l'emploi, et pour s'adresser de préférence à d'autres médicaments.

Afin d'utiliser les effets altérants de l'iode, sans provoquer son action excitante, quelques médecins ont pensé qu'associé au bromure de potassium il pourrait être mieux supporté, et dans quelques cas, en effet, cette idée théorique a été justifiée; en Angleterre notamment, cette alliance du brome et de l'iode est fréquente, et·nous avons vu plusieurs fois M. le professeur Gubler la préconiser dans son service. Une observation de Guptill (*Americ. Journ. of Medic.*, janv. 1874) concerne un cas de guérison du goître exophthalmique obtenue par un mélange d'iodure et de bromure de calcium, sur une malade pour laquelle un grand nombre de médications avaient échoué.

D'une façon générale, cependant, les préparations iodées ne doivent être maniées qu'avec une grande prudence dans la maladie de Basedow, et la conclusion de Trousseau que l'iode est plutôt nuisible reste vraie dans la majorité des cas.

La fréquence des symptômes anémiques chez les malades atteints de goître exophthalmique a fait songer depuis longtemps à l'emploi thérapeutique *du fer* dans cette maladie. C'est surtout James Begbie qui, partant de l'idée théorique que les palpitations et le goître sont·la conséquence de la pauvreté du sang, a préconisé les préparations martiales et le quinquina. Cette médication paraît en effet très-logique au premier abord. La plupart des malades sont pâles, anémiques; presque tous ont des souffles vasculaires et des troubles cardiaques : quoi de plus rationnel que de donner du fer, ce reconstituant par excellence?

Ici encore, cependant, l'expérience clinique n'a pas justifié les prévisions de la théorie, et bien que le fer soit employé par un certain nombre de médecins, la plupart lui reconnaissent plus d'inconvénients que d'avantages. De Graefe, l'un des premiers, a réagi contre la thérapeutique par les ferrugineux, préconisée surtout en Angleterre, et il a fait voir que dans les cas où l'excitation vasculaire est considérable les préparations martiales sont tout à fait contre-indiquées. Elles sont passibles, en effet, de quelques-unes des objections qu'on adresse justement à l'iodure de potassium. Comme lui, elles accroissent l'éréthisme vasculaire dans des proportions notables, augmentent les palpitations et favorisent les poussées congestives qui déterminent les accès paroxystiques. Cependant, c'est peut-être aller bien loin que de dire, avec Trousseau, que le. fer est toujours inutile, lorsqu'il n'est pas nuisible, et que, si dans les observations publiées il n'a pas·fait plus de mal, c'est parce que son action était contrebalancée par celle des autres médicaments, et notamment de la digitale. La pratique de la plupart des médecins anglais est en opposition avec une assertion aussi absolue, et les ferrugineux, de l'autre côté de la Manche, sont administrés dans presque tous les cas de goître exophthalmique, associés, il est vrai, à l'aconit, à la digitale ou au bromure de potassium. Hammond dit textuellement que, d'après son expérience personnelle, la médication interne la plus sûre se compose principalement de fer et de certains bromures, ce qui ne l'empêche pas d'administrer simultanément des sédatifs de la circulation, tels que la digitale. En France, M. Jaccoud préconise particulièrement l'iodure de fer, mais avec quelques restrictions, et dans les cas seulement où l'anémie est très-prononcée; autrement il se range à l'avis de Trousseau et considère la médication martiale comme nuisible. On le voit donc, il est assez difficile de se faire une opinion sur la valeur thérapeutique des ferrugineux dans le goître exophthalmique, en présence d'assertions aussi divergentes. Nous pensons qu'il faut surtout tenir compte de la forme, des allures de la maladie, et du tempérament des malades. A-t-on affaire à un cas à début brusque, à marche aiguë, où l'excitation nerveuse et cardio-vasculaire est excessive, nous regardons le fer comme formellement contre-indiqué, surtout si la nutrition générale n'a pas sensiblement souffert et si le malade a plutôt l'aspect congestif qu'anémique. Mais, si l'on se trouve en présence d'un de ces cas à marche lente dans lequels le symptôme prédominant est surtout le nervosisme, avec un degré d'exophthalmie médiocre et des palpitations d'intensité moyenne, le fer ne nous paraît pas devoir être proscrit, et nous croyons qu'associé à la digitale et au bromure de potassium il peut rendre des services. Il sera surtout indiqué, si aux symptômes précédents se joignent des troubles viscéraux tels que sueurs profuses, inappétence, diarrhée, qui entraînent un amaigrissement rapide et une perte de forces inquiétante. En pareil cas les toniques sont indispensables, et le fer, loin d'exaspérer les symptômes nerveux, semble plutôt produire l'effet inverse, en rétablissant l'équilibre des fonctions nutritives et en permettant une assimilation meilleure. Le quinquina sous la forme soit d'extrait, soit de poudre ou de macération, trouve aussi son utilité, et est associé avec avantage à la médication ferrugineuse dans ces variétés torpides de la maladie à complications viscérales.

La véritable indication, qui presque toujours s'impose dans le traitement du goître exophthalmique, est de calmer la susceptibilité nerveuse et de modérer l'excitation cardiaque. Pour arriver à ce résultat, le médecin dispose de nombreux médicaments qui tous ont leurs avantages, mais qu'il faut savoir manier pour en tirer le meilleur profit possible.

En tête de ces agents sédatifs de la circulation se place la *digitale* et son alcaloïde la digitaline. L'emploi de cette substance était tout indiqué dans une maladie dont les palpitations cardiaques constituent un des symptômes fondamentaux : aussi la voyons-nous préconisée presque dès le début par les premiers médecins qui eurent à soigner cette névrose. C'est elle qui, avec l'hydrothérapie, constitue le fond du traitement recommandé par Trousseau. Seulement, pour en obtenir rapidement et puissamment les effets sédatifs, il ne faut pas craindre d'employer la digitale à dose assez forte, dût-on même provoquer chez les malades un état nauséeux. « Ne vous arrêtez, dit Trousseau, qu'au moment où vous aurez produit chez eux un commencement d'empoisonnement, lorsqu'ils se plaindront de vertiges, de céphalalgie et de maux de cœur » (*loc. cit.*, p. 569). Ces préceptes sont excellents, mais ils ne trouvent guère leur application que dans les cas aigus, alors que des palpitations excessives et une dyspnée croissante mettent en danger la vie des malades. Dans ces conditions, Trousseau a vu guérir des malades qui paraissaient en état d'asphyxie imminente. Un jeune homme, dont il rapporte l'histoire, prit jusqu'à 110 gouttes de teinture de digitale en l'espace de dix heures. Macnaughton Jones, Perry, Henrot, ont publié des cas de guérison obtenue presque exclusivement à l'aide de la digitale.

Il ne faudrait pas croire cependant à l'efficacité absolue du médicament dans tous les cas où les symptômes cardiaques sont prédominants. De même que pour les affections organiques du cœur, la digitale ne convient pas toujours dans la maladie de Basedow. Chez certains malades, dont l'innervation est troublée, mais dont le muscle cardiaque a gardé toute son intégrité, elle ne paraît pas sensiblement ralentir le pouls, ni diminuer les palpitations : elle est alors plus nuisible qu'utile, car elle finit par amener, avec des phénomènes gastriques et un état nauséeux spécial, une sorte de tendance au collapsus. Cerf-Lévy, dans sa thèse inaugurale, a rapporté deux observations où l'emploi de la digitale s'est montré tout à fait inefficace, et où il fallut suspendre la médication. Il est assez difficile de dire, *à priori*, quels sont les cas qui doivent bénéficier de la digitale, et ceux qui ne s'en trouvent pas bien. En principe, elle est surtout indiquée lorsque les signes stéthoscopiques montrent une dilatation réelle du cœur, avec affaiblissement des bruits valvulaires et tendance à l'asystolie; inversement elle semble contre-indiquée quand l'état nerveux prédomine, sans que le cœur soit hypertrophié, ni dilaté, ni diminué dans son énergie contractile. Pourtant, même dans ces dernières conditions, il est incontestable que l'on obtient parfois du soulagement en donnant de la digitale : c'est donc un médicament que l'on doit essayer, mais en tâtant la susceptibilité des malades et l'état des fonctions digestives, et auquel il ne faut pas s'attacher avec obstination, si l'on ne surprend pas d'amélioration au bout de quelques jours.

Le *bromure de potassium*, et généralement les composés du brome, ont été conseillés dans le goître exophthalmique, non plus comme sédatifs du cœur, mais du système nerveux, et l'expérience a justifié cette pratique. Lorsque la digitale est inefficace, il est rare que le bromure de potassium n'amène pas une détente très-notable dans l'état des malades; il agit à la fois comme hypnotique contre l'insomnie, qui est l'un des phénomènes les plus pénibles de la maladie, et comme calmant. Sous son influence, les battements du cœur perdent de leur fréquence et de leur énergie, les bouffées congestives des malades sont moins accusées, les fonctions menstruelles se rétablissent (Chatterton, *Irish Hosp. Gaz.*, 1874, p. 165), en un mot, tous les symptômes de la névrose cardio-vasculaire s'amendent. Comme pour la digitale, il ne faut pas craindre d'administrer des doses assez fortes, 3, 4, 6 grammes par jour et même davantage, si la sédation ne se produit pas. Quant au choix des composés du brome, c'est une question sur laquelle on n'est pas d'accord. La plupart des médecins français donnent le bromure de potassium, Hammond préfère le bromure de zinc, qu'il associe au pyrophosphate de fer et à la digitale.

Dans le même but que le brome, la *valériane* a été conseillée, à titre d'antispasmodique, et quelques faits semblent indiquer qu'elle a donné de bons résultats dans des cas de goître exophthalmique. Patchett (*Lancet*, 15 juin 1872) a publié un cas d'amélioration par le valérianate de fer; Gildemeester par le valérianate de zinc; il s'agissait dans cette dernière observation d'une malade atteinte en même temps d'accidents épileptiformes. Malgré ces exemples, la médication par la valériane a été peu employée, et nous ne croyons pas qu'en face de symptômes un peu accentués de goître exophthalmique on soit en droit de lui attribuer beaucoup de confiance.

Il n'en est peut-être pas de même de la *vératrine*, substance d'une incontestable activité, qui, pour les uns, serait presque le spécifique du goître exophthalmique, tandis qu'elle est presque complétement abandonnée par la majorité des médecins. Aran est le premier qui l'ait employée dans la maladie de Basedow, et il avait cru en retirer de réels avantages. Depuis, M. le professeur Sée a repris la question, et dans son récent *Traité des maladies du cœur* s'est fait le champion déclaré de cette médication. Pour lui, la vératrine, et mieux encore la teinture alcoolique de veratrum viride, est le remède le plus efficace du goître exophthalmique. Agissant à la façon de la digitale, en ce sens qu'elle ralentit considérablement les battements cardiaques, elle n'aurait pas, comme cette dernière substance, l'inconvénient d'augmenter la tension vasculaire d'une façon exagérée, et son action se soutiendrait plus longtemps. M. Séc prescrit la teinture de veratrum à la dose de 10 gouttes, puis de 12, progressivement, jusqu'à 20 gouttes par jour, en fractionnant la dose en trois ou quatre fois. Le traitement est ainsi continué pendant plusieurs semaines sans interruption. Sous son influence, le professeur de l'Hôtel-Dieu a vu guérir définitivement trois malades, dont l'une, atteinte depuis quinze ans, avait épuisé presque tous les modes de traitement. Devant une affirmation partie de si haut, il y a lieu, assurément, de tenir grand compte de la médication par la vératrine; toutefois, il ne faut pas y compter d'une façon plus absolue que sur les autres. M. Séc lui-même rapporte un cas où le veratrum a échoué, et ce n'est pas le seul. La malade d'Aran, qui prenait, entre autres médicaments, de la vératrine, a fini par guérir, mais il est permis de se demander si cet alcaloïde y a été pour quelque chose; le docteur Corlieu, parent et ami de la malade, qui a relaté toutes les phases de son affection, dit textuellement : « Quant à la vératrine, je ne sais si elle a réussi quelquefois; ce que je puis affirmer, c'est que dans le cas actuel elle a été au moins tout à fait inutile : elle fatiguait l'estomac et déterminait des nausées, des vomissements et quelquefois des syncopes (*Du goître exophth.*, Soc. de méd. pratiq., 6 avril 1865). Il en a été de même dans une observation publiée par Dobell (*Brit. Med. Journ.*, 1873), où la vératrine fut difficilement tolérée par la malade. Plus encore que la digitaline, en effet, la vératrine est un poison violent, qui, à très-petites doses, amène des étourdissements, de l'anxiété précordiale, de la suffocation, de la prostration des forces allant rapidement à la lipothymie, en même temps qu'elle détermine des vomissements et des évacuations alvines profuses. C'est donc un agent dangereux, difficile à manier, instable comme toutes les préparations végétales, et sujet à préparer au médecin bien des mécomptes. Pour ces diverses raisons, tout en lui attribuant une réelle importance, nous croyons qu'on ne doit en conseiller l'emploi qu'avec une grande réserve et beaucoup de prudence.

Les mêmes considérations s'appliquent à l'*aconitine*, qui, elle aussi, a ses partisans et ses détracteurs. Cette substance (ainsi que la teinture de racine d'aconit, qui est la préparation la plus usuelle) agit incontestablement sur le bulbe et la moelle cervicale; à ce titre elle paraît indiquée rationnellement dans le traitement du goître exophthalmique. Mais elle se montre surtout efficace lorsqu'il existe des malaises douloureux localisés à la face et au cou, une névralgie faciale ou occipitale, par exemple; dans ces conditions, elle donne d'excellents résultats. Autrement, elle paraît peu modifier l'état du cœur et de la circulation : c'est au moins ce que nous avons cru observer chez une femme atteinte de névralgie occipitale et cervicale dans le cours d'une maladie de Basedow : la douleur seule fut soulagée. Aussi est-il assez difficile d'apprécier l'utilité de cette médication, qui, en Angleterre, jouit pourtant d'une certaine faveur : en effet, c'est presque toujours associée à la digitale, au bromure de potassium, quelquefois même à l'ergot de seigle et à la quinine, qu'elle est administrée par nos confrères d'outre-Manche, et il est impossible, dans cette pharmacologie complexe, de faire la part de ce qui revient à l'aconit seul.

Comme on peut le prévoir, dans une maladie où l'excitation nerveuse et l'insomnie prédominent, la plupart des agents stupéfiants et narcotiques ont été employés et préconisés. L'*opium*, sous toutes ses formes, rend de réels services, surtout lorsqu'il s'agit de parer à un état imminent, et de modérer un paroxysme aigu de suffocation : la morphine en injections, les pilules d'opium, la teinture thébaïque, amènent rapidement une détente notable ; il en est de même du *chloral*, qui jouit de propriétés hypnotiques aussi puissantes que l'opium, sans amener, comme ce dernier médicament, la diminution des urines et la sécheresse de la langue. L'*éther* et le *chloroforme*, soit en inhalations, soit à petites doses dans une potion, calment quelquefois l'éréthisme nerveux et rendent de véritables services chez les malades qui ne supportent ni l'opium, ni le chloral. Enfin, la *belladone*, quoique agissant d'une façon bien différente de l'opium, et théoriquement fort peu indiquée dans le goître exophthalmique, puisqu'elle accélère normalement les battements du cœur et provoque de l'excitation cérébrale, la belladone compte quelques succès, tant il est vrai que l'observation clinique n'est pas toujours d'accord avec les indications de la physiologie expérimentale ! Smith a publié deux faits de guérison par ce médicament, alors que le fer, la digitale et l'aconit avaient été infructueusement essayés : dans le premier cas, il s'agissait d'une jeune fille de vingt-quatre ans, qui présentait, depuis près d'un an, la triade symptomatique, compliquée de sueurs profuses : sous l'influence de la belladone, le pouls tomba de 180 à 140, et, au bout de deux mois, la guérison survint. Dans le second cas, un résultat analogue fut obtenu en quatre semaines (*the Lancet*, juin 1874). La belladone est donc un médicament qui peut être utile ; néanmoins, malgré ces faits heureux, nous ne croyons pas qu'elle soit appelée à devenir le remède du goître exophthalmique. A plus forte raison dirons-nous la même chose du *nitrite d'amyle*, médicament dangereux et toxique à petites doses ; malgré une amélioration obtenue par Byrom Bramwell, dans un cas de maladie de Graves (*the Lancet*, nov. 1875), nous croyons qu'il faut le proscrire de la thérapeutique de cette névrose.

Dans un tout autre but que de modérer la circulation cardiaque, certains auteurs, considérant la maladie de Basedow comme une paralysie vaso-motrice, se sont adressés aux agents médicamenteux qui passent pour exciter la tonicité vasculaire : c'est ainsi que la *strychnine*, l'*ergot de seigle*, le *sulfate de quinine*, ont été prescrits avec des résultats divers. C'est surtout en Angleterre que ces idées thérapeutiques ont pris jour, et dans un assez grand nombre de cas on voit que ces médicaments ont été associés aux bromures, à la digitale, à l'aconit, bref, aux sédatifs véritables de la circulation. Cette alliance, quelque peu disparate, ne permet guère de se faire une opinion exacte de la valeur thérapeutique de ces toniques vasculaires ; tout ce que l'on peut dire, c'est que quelques guérisons ont été obtenues à l'aide de ces moyens. Ainsi, Murney et Handfield Jones ont vu la strychnine réussir (après l'opium, il est vrai, dans ce dernier cas [*Lancet*, déc. 1860]) ; l'ergot de seigle est employé journellement en Amérique par Pepper et Hammond, qui le regardent comme très-efficace ; enfin, le sulfate de quinine, déjà utilisé par Demarquay comme stimulant du grand sympathique, a été vanté surtout par Friedreich, qui lui attribue un cas de guérison. Traube, dans le même but, associait le fer à la quinine. De même, Hammond conseille, dans les cas où la maladie a des allures torpides et traîne en longueur, de stimuler le bulbe et la moelle au moyen de la strychnine et du phosphore, qu'il associe sous la forme d'extrait de noix vomique et de phosphure de zinc. Cette médication, qui, au lieu de diminuer l'excitabilité nerveuse, a pour but de la régler en accroissant l'influx nerveux, est peu usitée en France, mais paraît avoir donné à l'étranger d'assez bons résultats.

Nous arrivons à une médication qui a été récemment préconisée, et qui, dans un nombre d'observations assez imposant, s'est montrée incontestablement utile : nous voulons parler de *l'électrisation des centres nerveux par les courants continus.*

La galvanisation a été appliquée de plusieurs manières dans le goître exophthalmique ; tantôt on s'est borné à exciter les cordons du sympathique cervical ; tantôt la moelle seule, tantôt enfin on a électrisé à la fois les nerfs périphériques et l'axe spinal.

C'est surtout en Allemagne que l'électrisation du sympathique a été employée contre le goître exophthalmique : Eulenburg et Guttmann, Chvostek, Bededikt, von Dusch, Leube, ont publié des observations suivies d'amélioration et même de guérison assez rapide. Les recherches d'Eulenburg sont particulièrement intéressantes. Sur sept malades (*Ziemssen's Handbuch*, t. XX), il appliqua le pôle négatif au niveau des nerfs sympathiques cervicaux, et nota, en même temps qu'une chute rapide du pouls, une diminution sensible de la tension artérielle. Sur une femme de cinquante ans, qui avait 120 à 150 pulsations par minute, au bout de quelques instants les battements du cœur n'étaient plus que de 80. D'autres fois, l'effet de la galvanisation ne se traduit pas par un ralentissement circulatoire, mais par une diminution de l'exophthalmie et du goître : c'est ce qui parut se produire dans les treize observations que rapporte Chvostek (*Wiener med. Presse*, nᵒˢ 41-52, 1871, et 23-32, 1872). Inversement, la tuméfaction thyroïdienne et l'exorbitis peuvent n'être que peu modifiées, alors que la circulation cardio-vasculaire est redevenue calme (fait de Perret, *Wien. med. Voch.*, nᵒ 46, 1875). Enfin, dans les cas les plus favorables, la galvanisation a fait disparaître parallèlement tous les symptômes de la névrose ; Meyer (*Berl. med. Gesellsch.*, 1872), Hammond et Bartholow (*Chicago Journ. of Mental and Nerv. Dis.*, juillet 1875), ont publié des faits de guérison complète obtenue par ce moyen.

Quant aux détails de l'opération, et surtout aux indications de ce mode de traitement, ils ne sont pas suffisamment précisés pour que l'on puisse établir aucune règle à cet égard. Hammond recommande d'employer les courants aussi intenses que le malade peut les supporter sans être incommodé ; le nombre des éléments dépend de l'impressionnabilité des sujets à électriser. D'après ce même auteur, c'est le pôle négatif qui, sous forme de l'éponge mouillée, doit être placé sur la nuque, tandis que l'autre rhéophore est promené le long du trajet du sympathique et du pneumogastrique. Bartholow, au contraire, recommande de placer le pôle négatif sur la région cervicale ou sur la région épigastrique, le pôle positif restant en contact avec la colonne vertébrale, au niveau du centre cilio-spinal. Nous ne sommes pas en mesure de décider lequel vaut le mieux, de placer le pôle positif sur le rachis ou à la périphérie. En France, M. Onimus paraît suivre la même conduite que Bartholow ; il emploie généralement un courant continu de 15 à 20 éléments ; la durée de la séance ne doit pas dépasser dix minutes, et celle-ci est répétée tous les jours pendant plusieurs semaines. Quelquefois il n'est pas besoin d'un laps de temps aussi long pour que l'amélioration s'accentue d'une manière non douteuse ; cependant la moyenne des guérisons par cette médication ne s'accomplit guère en moins de quatre à six semaines (Roth, *Wien. med. Presse*, nᵒ 30, 1875).

Nous venons de passer en revue bien des traitements de nature différente, et qui, tous cependant, ont fourni leurs succès comme leurs revers. Cette multiplicité de médications est bien faite pour laisser le médecin perplexe sur la conduite à suivre et pour lui inspirer un certain degré de scepticisme. Nous croyons cependant que c'est faute d'avoir bien précisé les indications que la thérapeutique de la maladie de Basedow est ainsi laissée à l'empirisme.

Dans les cas d'intensité moyenne, quand il n'y a aucun symptôme imminent qui nécessite une intervention urgente, c'est aux sédatifs généraux de la circulation et à une hygiène bien comprise qu'il faut s'adresser de préférence. Le bromure de potassium, la digitale, les toniques généraux et surtout l'hydrothérapie, sur laquelle nous reviendrons tout à l'heure, nous paraissent répondre aux indications; les courants continus ne seront essayés que si les symptômes persistent malgré la médication calmante. En agissant ainsi, il est rare que l'on n'obtienne pas une diminution progressive et graduelle des accidents, car la marche normale de la maladie de Basedow, au moins dans ses formes légères, est de tendre vers la guérison, lorsque les malades ont du repos d'esprit et une hygiène régulière.

Mais, s'il existe des complications urgentes, telles que des palpitations excessives, une excitation vasculaire considérable, des accès de suffocation dus à l'accroissement rapide de la glande thyroïde, alors les indications d'un traitement plus actif se posent. Il s'agit avant tout, en effet, de modérer l'afflux sanguin capable d'amener une asphyxie rapide, et d'apaiser immédiatement l'état nerveux. Pour cela, plusieurs moyens peuvent être mis en jeu. Une injection sous-cutanée de morphine, l'inhalation d'une certaine dose d'éther ou de chloroforme, suffisent souvent pour calmer l'élément spasmodique et pour conjurer le danger immédiat. L'emploi de la digitale et du bromure de potassium à haute dose achève de rétablir le calme de la circulation, et fait cesser l'accélération morbide du cœur.

Il est des cas, cependant, où même ces moyens actifs sont insuffisants, et où la dyspnée est telle, que l'asphyxie semble devoir en être la conséquence immédiate. En ce cas, il ne faut pas hésiter à pratiquer une large saignée, qui, décongestionnant rapidement le poumon et le bulbe, amène souvent une détente instantanée. Trousseau a rapporté l'exemple d'un jeune enfant qui, atteint d'un de ces paroxysmes aigus dans le cours du goître exophthalmique, eut une attaque complète d'asystolie avec cyanose, sueurs froides, tendance à la syncope; une émission sanguine copieuse transforma, en moins d'une heure, un état presque désespéré en une situation relativement favorable; quelques jours après, la circulation était revenue à son calme habituel, et il ne restait plus que des traces insignifiantes de la maladie. Il faut donc bien savoir que dans ces formes d'accès congestifs subits, qui se compliquent fréquemment d'asystolie, la saignée est le médicament héroïque par excellence, qui donne le temps d'attendre et peut sauver la vie des malades.

Lorsque tous ces moyens sont épuisés, et que néanmoins la suffocation fait des progrès, il reste encore une dernière ressource, c'est la trachéotomie. Mais cette opération, toujours sérieuse chez l'adulte, emprunte, aux circonstances dans lesquelles elle est faite alors, une gravité toute spéciale, car nous avons dit quelle vascularisation énorme présente le corps thyroïde, et nous savons d'autre part combien il est difficile de ne pas le léser. Ce n'est pas là un danger théorique; il existe malheureusement des exemples de mort survenue par hémorrhagie pendant la trachéotomie. Aussi croyons-nous devoir proscrire absolument le bistouri, lorsque l'ouverture de la trachée devient nécessaire. Aujourd'hui, grâce aux instruments perfectionnés, et notamment au thermo-cautère, il est possible de traverser les tissus les plus vasculaires sans provoquer la moindre hémorrhagie, et ce qui était une opération hérissée de difficultés est devenu une manœuvre relativement simple.

Pour conjurer l'hémorrhagie, Trousseau avait conseillé théoriquement l'ouverture de la trachée avec l'écraseur linéaire de Chassaignac; mais cette opération n'a jamais été faite, et elle offre de graves inconvénients, entre autres celui de s'accomplir avec une lenteur préjudiciable à la vie du malade; le thermo-cautère agit plus vite, mieux, sans danger aucun d'hémorrhagie primitive. Malgré ces avantages, il est inutile de faire observer que c'est là une opération à laquelle on ne doit recourir qu'à la dernière extrémité, alors qu'il est évident que le malade va périr suffoqué.

Nous avons négligé jusqu'à présent de parler de certains moyens qui ont été conseillés pour remédier particulièrement à l'accroissement de volume du corps thyroïde et aux accès de suffocation dont cette glande devient la cause. Dans le but de diminuer l'afflux sanguin à la région cervicale, et de ralentir les palpitations cardiaques, Aran avait conseillé d'appliquer en permanence, pendant des jours et des semaines, un sachet de glace au devant du sternum et à la base du cou. Sur la malade dont M. Corlieu a relaté l'histoire, le traitement fut religieusement suivi nuit et jour, pendant huit mois, sans que le sachet de glace produisît l'action atrophiante ou calmante qu'Aran avait espérée. C'est donc une méthode toujours incommode, souvent impossible, et bien inférieure, croyons-nous, aux antispasmodiques, à la digitale et à l'hydrothérapie.

On a conseillé récemment certains traitements chirurgicaux directement appliqués à la tumeur thyroïdienne, mais nous avouons avoir une certaine répugnance à les préconiser, malgré les exemples heureux d'intervention locale qui ont été publiés. Ainsi, Hammond raconte avoir injecté avec succès, chez deux malades, 20 gouttes d'extrait liquide d'ergot de seigle quotidiennement dans le parenchyme de la glande thyroïde, laquelle diminua sensiblement de volume. Plus hardi encore, Macnaughton Jones a fait connaître un cas (*Brit. Med. Journ*, 18 déc. 1874) où un séton, imbibé de chlorure de zinc, fut passé au travers de la tumeur thyroïdienne et amena, à travers mille dangers, il est vrai, la guérison du goître. Lorsque l'on songe combien est fréquente la thyroïdite suppurée à la suite des injections interstitielles de teinture d'iode, et qu'on sait que cette opération, en apparence bénigne, a entraîné souvent la mort, nous ne saurions trop nous élever contre une pareille méthode, qui ne nous paraît nullement justifiée par un succès isolé.

Toutefois, les progrès accomplis de nos jours dans la chirurgie du corps thyroïde autorisent peut-être, dans des cas tout à fait spéciaux, à tenter une intervention radicale. Nous voulons parler de l'extirpation complète de la glande. Cette opération hardie a été faite par plusieurs chirurgiens, en Angleterre et en France, depuis une dizaine d'années : Patrick Heron Watson, en Écosse, l'a exécutée trois fois (*Edinb. Med. Journ.*, septembre 1873), Macnaughton Jones une fois l'année suivante, pour des goîtres suffocants; mais le premier chirurgien qui ait employé ce traitement dans le cours du goître exophthalmique est M. Ollier, de Lyon, en 1877. Il s'agissait d'une fille de vingt et un ans, offrant la triade symptomatique; après l'extirpation de son goître, elle guérit, mais conserva un certain degré d'exophthalmie. Tout récemment, M. Tillaux a présenté à l'Académie de médecine l'observation d'une femme (*Bull. Acad. de*

méd., 1880, p. 400) atteinte de goitre exophthalmique, chez laquelle se produisaient des accès de suffocation excessifs ; l'opération réussit, et fit disparaître
l'étouffement ainsi que les suffocations ; les yeux devinrent également moins
saillants, mais restèrent un peu étranges. Deux autres succès, du même chirurgien, sont rapportés dans la thèse de M. Bénard. En présence de résultats semblables, on ne saurait évidemment proscrire d'une façon absolue l'intervention
chirurgicale, mais dans l'immense majorité des cas, nous le répétons, elle
nous paraît contre-indiquée, et elle fait courir aux malades presque autant de
dangers que la maladie elle-même (*voy.* sur cette question, le travail de
M. Boursier : *De l'intervention chirurgicale dans les tumeurs du corps thyroïde* [Thèse d'agrégation, 1880, p. 166] et la thèse fort complète de M. Bénard
[Thèse de Paris, 1882]).

Tels sont les différents moyens que la thérapeutique met à la disposition du
médecin pour combattre les principaux accidents de la maladie de Basedow. Mais
ce serait, croyons-nous, se faire une idée tout à fait erronée de cette affection,
que de supposer qu'avec un ou plusieurs médicaments on puisse arriver à la
guérir. La médication n'est utile que pour modérer les symptômes prédominants : elle n'atteint que bien imparfaitement l'essence même de la maladie.
Celle-ci, comme la plupart des névroses, reconnaît pour cause intime le plus
souvent une origine morale : il faut donc agir à la fois sur la santé du malade
par une hygiène bien comprise et aussi sur son moral par tous les moyens dont
on peut disposer.

De toutes les ressources que fournit l'hygiène, la plus puissante est bien certainement l'*hydrothérapie*. Non-seulement c'est un agent reconstituant de
premier ordre, mais, dans l'espèce, l'eau froide exerce une double action ; c'est
à la fois un révulsif puissant, capable par conséquent de décongestionner la glande
thyroïde et de transporter la fluxion sur d'autres points du corps (Trousseau) ;
c'est de plus un sédatif de la circulation générale. Sans qu'il soit facile de dire
par quel mécanisme l'action du cœur se trouve modifiée, il est incontestable
que les douches, loin d'exciter les contractions cardiaques comme on pourrait
le supppser, les ralentissent, au contraire, et calment d'une façon très-notable
l'éréthisme nerveux. La plupart des malades, au bout de quelques jours de ce
traitement, cessent de présenter de l'insomnie, un des symptômes les plus
pénibles de leur maladie ; le retour du sommeil ramène le calme circulatoire,
et sous cette influence on voit diminuer les conséquences secondaires de l'excitation cardio-vasculaire, c'est-à-dire le goitre et l'exophthalmie. D'après M. le
professeur Jaccoud, l'hydrothérapie convient surtout aux personnes chez lesquelles
la névrose se complique d'anémie ; elle serait contre-indiquée chez les sujets
robustes et excitables. C'est là un précepte rationnel et théoriquement vrai,
mais il ne faudrait pas cependant se priver des ressources du traitement par
l'eau froide chez les malades d'apparence congestive et pléthorique, qui ont
souvent des palpitations excessives. Nous avons vu, dans ces conditions, la digitale échouer complétement chez un jeune homme, alors que l'hydrothérapie,
employée avec persévérance, finit par amener la guérison. Il nous paraît difficile,
en pareille occurrence, de formuler des préceptes positifs. Ce qui est certain,
c'est que l'hydrothérapie réussit à la plupart des malades, et que l'eau froide,
maniée avec prudence, est un des agents les plus utiles que nous possédions
pour le traitement du goitre exophthalmique. On trouve, dans un travail de
M. Benibarde, d'excellentes indications sur la cure hydrothérapique dans la

maladie de Basedow. Avant tout, il faut tâter la susceptibilité individuelle des malades, et graduer l'effet de la douche d'après l'impressionnabilité des sujets. Aux personnes très-excitables commencer par donner une douche en pluie, chaude, de quelques secondes de durée, puis au bout de quelques jours terminer par une douche froide instantanée, dont on accroîtra progressivement la durée sans jamais dépasser plus d'une à deux minutes. Aux malades moins excitables chez lesquels l'anémie domine donner d'emblée la douche plus énergiquement, avec l'eau froide, et à la lance, en évitant la région cervicale et en présentant de préférence les membres inférieurs de manière à provoquer une forte fluxion cutanée dérivative. Grâce à ces moyens, employés avec persévérance, il est rare que l'on n'obtienne pas une sédation notable des accidents, en même temps qu'un accroissement des forces des malades.

Indépendamment de l'hydrothérapie, il est quelques prescriptions d'hygiène élémentaire qui sont toujours indiquées. Ainsi, l'abstinence complète du thé, du café, du tabac, de l'alcool, est indispensable ; c'est là une condition commune à tous les malades atteints de palpitations, mais plus encore à ceux qui souffrent du goître exophthalmique. Il faut éviter également tout mouvement brusque, tout effort musculaire prolongé ; s'astreindre à une vie régulière et uniforme, sans écarts de régime d'aucune sorte ; à ce prix seulement les troubles circulatoires finissent par s'apaiser.

On est souvent consulté pour savoir à quelles eaux il convient d'envoyer les personnes atteintes de maladie de Basedow. La réponse à cette question est assez difficile à donner, et elle dépend en partie de l'état moral des malades. Il en est qui, par goût, préfèrent leur vie ordinaire et redoutent tout changement d'habitudes : en pareils cas, les eaux, considérées d'avance comme un sacrifice pénible, sont plutôt nuisibles qu'utiles, et il vaut peut-être mieux s'en abstenir. Si, au contraire, on est autorisé à croire que le malade se trouvera bien d'un changement de vie, il y a tout avantage à lui faire faire une saison d'eaux minérales, seulement il faut avoir soin de choisir une station qui ne soit ni trop excitante, ni trop débilitante. Ainsi, nous croyons contre-indiquées formellement les eaux sulfureuses puissantes et les eaux salines concentrées, qui stimulent énergiquement la peau et provoquent l'éréthisme nerveux ; pour la même raison, nous redoutons le séjour au bord de la mer, où l'air vif et l'action de l'eau salée exaltent souvent outre mesure le système nerveux.

Les eaux alcalines fortes telles que Vichy, Vals, etc., ne sont pas indiquées non plus, à cause de leurs propriétés débilitantes, et de l'anémie qui peut résulter de leur emploi intempestif. Nous croyons donc le traitement hydriatique circonscrit à quelques stations d'eaux faiblement minéralisées, légèrement chlorurées salines, et dont la composition se rapproche plus ou moins de celle du sérum. Saint-Nectaire et Châtelguyon en Auvergne représentent bien ces types de lymphes minérales, comme les appelait Gubler, et peuvent rendre de vrais services. Nous citerons également comme eaux sédatives, renommées pour leurs propriétés antispasmodiques, Ussat, Plombières, Néris, Lamalou, qui modifient les accidents névropathiques, surtout quand il s'y joint des troubles viscéraux et des altérations intestinales. Dans le cas où le goître exophthalmique se complique d'un élément utérin, on peut retirer de bons effets d'une saison à Saint-Sauveur ou à Molitg (Pyrénées-Orientales), stations dont la réputation est faite depuis longtemps pour le traitement de l'hystérie viscérale.

Quelle que soit la détermination qu'on prenne vis-à-vis des malades, il faut

avant toutes choses les placer dans les meilleures conditions de tranquillité
physique et morale. Dans les cas graves, Cheadle insiste sur la nécessité d'exiger
le repos absolu au lit, jusqu'à cessation des accidents névropathiques; c'est
peut-être là un précepte un peu rigoureux; il est incontestable pourtant que le
calme prolongé dans le décubitus dorsal est une méthode sédative puissante.
On ne peut cependant pas condamner, dans la grande majorité des cas, les
malades à une séquestration aussi radicale, et il faut leur permettre un exercice
modéré, autant que possible à la campagne. Le simple séjour en plein champ a
guéri plusieurs malades dont la névrose avait résisté à des agents thérapeutiques
multiples; des faits probants à l'appui ont été publiés par Cerf Lévy dans sa
thèse inaugurale (Thèse de Strasbourg, 1861). Quand les malades peuvent
supporter les voyages, il ne faut pas les leur interdire; souvent on a vu disparaître, sous l'influence du changement d'habitudes et de la distraction, des
phénomènes d'éréthisme cardio-vasculaire qui étaient en grande partie engendrés
par de tristes préoccupations morales. Nous avons été témoin d'une guérison
presque complète de ce genre à la suite d'un voyage de trois mois, fait dans le
midi de la France.

NATURE ET PATHOGÉNIE. Après avoir passé en revue tout ce qui concerne
l'histoire clinique du goître exophthalmique, nous sommes en mesure d'aborder
en connaissance de cause la discussion de la nature intime de cette maladie et
de son origine pathogénique.

Les opinions émises à ce sujet ont successivement varié, suivant les théories
du moment et les données physiologiques qui ont eu le plus de vogue.

Les premiers auteurs qui aient décrit la maladie se sont d'abord demandé s'ils
avaient affaire à une entité morbide spéciale, ou à des accidents particuliers
imputables à une cause générale. Cette dernière interprétation est celle à laquelle
se rattachait Stokes. Pour lui, il s'agissait d'une névrose du cœur, et, la circulation cardiaque une fois troublée, les désordres congestifs qui amenaient le
goître et l'exophthalmie en étaient la conséquence secondaire. En Écosse, James
Begbie professait une manière de voir un peu différente, mais qui se rapprochait
de la précédente en ce qu'il voyait également dans le goître exophthalmique la
manifestation d'un état général, l'anémie. Cette théorie de l'anémie, qui
s'appuyait sur la pâleur, la faiblesse des malades, les palpitations et les souffles
vasculaires, fit fortune et rallia la plupart des maîtres de cette époque. Bouillaud,
en 1860, en restait encore le défenseur, quand il disait que le goître exophthalmique était une réunion de symptômes sans lien commun; l'anémie seule
dominait la scène et donnait lieu aux palpitations. Hiffelsheim, Hervieux et
Beau acceptaient également cette manière de voir, en y joignant la notion de la
cachexie. « La maladie de Graves, disait Beau, est une cachexie, une anémie
dans laquelle se montre une prédominance marquée de symptômes cardio-vasculaires dus à une dilatation hypertrophique curable du cœur. Il y a de plus
deux lésions qui impriment à cette affection un cachet caractéristique : c'est un
goître et une exophthalmie. Ces deux lésions masquent le fond cachectique de
la maladie et en font une cachexie larvée. » Sauf l'observation très-juste des
phénomènes de dilatation cardiaque curables, cette doctrine de Beau, touchant
l'essence de la maladie de Graves, est bien vague et bien obscure.

Les idées de Piorry étaient encore plus sommaires, et pour lui tout le mécanisme des accidents se réduisait à un enchaînement de causes bien simples.
L'hypertrophie du corps thyroïde était l'altération originelle; l'organe augmenté

de volume comprimait les vaisseaux du cou et poussait des prolongements vers le médiastin : de là une gêne de la circulation encéphalique qui se traduisait par l'exophthalmie, et une compression des vaisseaux et des nerfs du cœur qui déterminait des palpitations. Il suffit, pour faire tomber tout cet échafaudage de théories mécaniques, de faire remarquer que la tumeur thyroïdienne manque souvent dans la maladie de Basedow, et que quand elle existe elle se montre presque toujours postérieurement à l'apparition des troubles cardiaques; inversement, dans le goître endémique, qui forme si souvent d'énormes tumeurs, on ne voit ni palpitations, ni exorbitisme[1].

La théorie de l'anémie n'était guère plus soutenable, quoique défendue par des arguments cliniques spécieux. L'objection toute simple, et qui conservait toute sa force, était la suivante : Pourquoi, si l'anémie est la condition pathogénique prépondérante de la maladie de Graves, ne voit-on jamais survenir l'exophthalmie dans les cas invétérés de chlorose franche; pourquoi le corps thyroïde ne s'accroît-il pas? Et réciproquement comment se fait-il qu'on voie éclater souvent avec une grande violence la triade symptomatique chez des malades forts, vigoureux, nullement entachés d'appauvrissement du sang? Cette contradiction flagrante prouvait, à elle seule, l'insuffisance de la théorie.

N'insistons pas davantage sur ces opinions pathogéniques qui ont fait leur temps, et qui sont retombées justement dans l'oubli.

Kœben est le premier qui, dans sa thèse inaugurale, ait fait intervenir l'idée de l'action du sympathique cervical. D'après lui, une partie des symptômes, notamment l'exophthalmie, reconnaissent pour cause la compression du nerf sympathique par la tumeur thyroïdienne. C'était aborder la question par le côté étroit, et donner encore bien trop d'importance aux phénomènes mécaniques, mais la voie était ouverte aux recherches physiologiques; c'était le moment où Cl. Bernard faisait connaître ses immortelles expériences sur le grand sympathique et sur les nerfs vaso-moteurs. De là à faire l'application des théories nouvelles à la maladie de Basedow il n'y avait qu'un pas. Presque simultanément de Graefe en Allemagne, M. Charcot en France, rattachèrent les phénomènes cardio-vasculaires et le goître pulsatile à une influence commune, et y virent une affection du grand sympathique. Aran, dès 1860, formula très-nettement ces idées : « Primitivement, dit-il, existe un état d'irritabilité du cœur et des artères du cou, immédiatement suivi d'hypertrophie et de dilatation de ces organes. Antérieurement ou simultanément apparaissent des troubles variés vers le système digestif, les appareils sécréteurs et le système nerveux, lesquels ne peuvent laisser aucun doute sur le lien commun qui les unit et les généralise. Ce lien paraît être le grand sympathique. » Trousseau donna bientôt à ces idées la consécration de l'anatomie pathologique. Ayant trouvé une altération du sympathique portant surtout sur le ganglion inférieur, il écrivit : « Cette autopsie nous autorise à croire que les troubles fonctionnels si nombreux de la

---

[1] Nous devons dire pourtant que cette théorie mécanique reçoit une singulière confirmation des faits de M. Tillaux, recueillis et commentés dans la thèse de M. Bénard. Quand on voit dans ces observations des sarcomes du corps thyroïde donner lieu, par leur développement, à tous les troubles fonctionnels et à tous les accidents généraux de la maladie de Basedow, il est difficile de d'être pas impressionné par l'étrangeté de ces faits, et on ne peut, *à priori*, rejeter complétement l'influence de la compression mécanique. Mais dans l'immense majorité des cas cette théorie est inacceptable, et les faits de M. Tillaux prouvent seulement que le goître exophthalmique constitue un syndrome clinique dont la pathogénie est multiple et encore bien obscure.

maladie de Graves dérivent soit l'un état congestionnel passager du grand sympathique, soit même d'une lésion de structure permanente du système nerveux ganglionnaire; congestion ou lésion qui devient la cause de congestions fugitives ou de lésions irréparables dans les divers organes. »

Nous devons discuter avec soin cette théorie qui fait de la maladie de Graves une lésion du grand sympathique, et qui, sur l'autorité de Trousseau, a été admise par un grand nombre de médecins. Nous nous appuierons dans l'exposé critique de ces doctrines sur l'autorité incontestée de M. le professeur Vulpian, lequel a résumé avec sa lucidité habituelle tous les éléments de la question dans un chapitre de ses *Leçons sur l'appareil vaso-moteur* (Leçon XXVIII, t. II, p. 645).

Les partisans de la théorie pathogénique d'après laquelle le goître exophthalmique serait une maladie du nerf sympathique se fondent sur deux ordres de preuves : l'expérimentation et l'anatomie pathologique.

Les expériences tentées sur le cordon du sympathique et sur les ganglions nerveux cervicaux provoquent en effet certains phénomènes qui offrent quelque analogie avec les symptômes de la maladie de Basedow. La section du nerf, comme on le sait, amène un état de congestion de la face, la turgescence de l'oreille et du cou, une tendance aux transpirations locales, une chaleur vive à la région cervicale, et des pulsations vasculaires; autant de caractères que l'on retrouve dans le goître exophthalmique. La section ou l'ablation du ganglion cervical supérieur, l'électrisation forte de ce centre nerveux, provoquent, ainsi que l'a prouvé M. Onimus, une augmentation de la sueur, de la vascularisation, de la calorification dans toute la tête, avec encore plus d'intensité. Il en est de même de l'ablation des ganglions moyens et inférieurs, qui entre autres phénomènes paraissent amener constamment un certain degré d'excitation cardio-vasculaire.

D'autre part, l'exophthalmie, elle aussi, peut être artificiellement provoquée, non plus par la section du sympathique cervical, mais par l'excitation du nerf; cette action est suivie de la pâleur de la face et des muqueuses, phénomène souvent observé dans le goître exophthalmique.

A ne voir que superficiellement les choses, ces expériences semblent donc fournir une explication plausible des éléments de la triade symptomatique. Mais, si l'on examine de plus près les conditions expérimentales du phénomène, on voit qu'elles sont bien loin de donner la clef des accidents pathologiques. Ainsi les sections du sympathique et du ganglion cervical supérieur, qui dans les expériences de Bernard et de Schiff produisent la congestion du cou et l'élévation de la température, loin d'amener l'exophthalmie, déterminent au contraire le retrait des globes oculaires; inversement, l'excitation de ces mêmes nerfs, qui occasionne la projection des yeux en avant, s'accompagne de la contraction des vaisseaux capillaires et de l'abaissement de la température.

Or, dans le goître exophthalmique, on voit l'exophthalmie, tantôt se montrer en même temps que la pâleur du visage, ce qui est d'accord avec l'expérimentation, tantôt s'accompagner de rougeur et de fluxion des téguments, ce qui est absolument contraire à la théorie.

C'est déjà une anomalie singulière de voir coïncider sur le même sujet l'exophthalmie symptomatique de l'excitation du sympathique, et la dilatation des vaisseaux du cou et de la glande thyroïde, qui implique l'existence de la paralysie de ce cordon nerveux. A la rigueur, cependant, la chose ne serait pas théoriquement irréalisable, car Bernard a montré que le nerf sympathique contient deux ordres de fibres distinctes au point de vue physiologique : les fibres oculo-pupillaires et les fibres vaso-motrices. M. Vulpian a prouvé qu'elles n'ont pas la même origine médullaire : dès lors on peut concevoir que les unes soient excitées, tandis que les autres sont paralysées.

Mais voici une autre incompatibilité. Toutes les fois qu'on sectionne, soit le cordon du sympathique, soit le ganglion cervical supérieur, on voit l'œil se congestionner, et la pupille se contracter; inversement, l'excitation mécanique ou galvanique des mêmes conducteurs nerveux donne lieu constamment à de la mydriase. Or, nous avons vu que l'état de la pupille est très-variable dans le goître exophthalmique. Tantôt dilatée, rarement contractée, elle reste le plus souvent normale, quel que soit l'état de la circulation cutanée. Si donc le sympathique est exclusivement en jeu dans la maladie de Basedow, on ne comprend guère pourquoi son excitation ou sa paralysie ne s'accompagnent pas cliniquement de l'ensemble des phénomènes qu'on provoque invariablement par l'expérimentation. Ici, on ne peut plus invoquer la dissociation des fibres oculo-pupillaires et des fibres vaso-motrices; l'explication rationnelle, étant donné une lésion du sympathique, fait absolument défaut. Si les faits cliniques étaient la reproduction des expériences faites sur les animaux, à l'exophthalmie devrait toujours correspondre la mydriase : or, il n'en est rien. C'est donc que la théorie pathogénique qui fait du sympathique le siége du mal est erronée.

On a cru pouvoir démontrer, expérimentalement, la nécessité de deux facteurs différents pour expliquer l'exophthalmie et la fluxion congestive de la peau. Boddaert (Soc. méd. de Gand, 1872) lie chez des lapins les quatre veines jugulaires et coupe les deux cordons sympathiques cervicaux. Après une pareille mutilation, il ne faudra pas trop s'étonner, si les animaux ont la face congestionnée, et les yeux injectés, à moitié sortis de l'orbite; autant vaudrait tirer des conclusions du gonflement de la face chez un pendu. Au point de vue de la maladie de Basedow, ces expériences ne prouvent rien; d'ailleurs les animaux ainsi mutilés ont les pupilles contractées à outrance, ce qui ôte toute possibilité d'assimilation avec les faits cliniques.

Donc l'expérimentation, jusqu'à présent, ne fournit aucune explication plausible de la triade symptomatique de la maladie de Graves, et les véritables physiologistes n'acceptent point les interprétations hâtives qu'ont mises en avant des médecins théoriciens.

L'anatomie pathologique justifie-t-elle mieux l'idée que le goître exophthalmique est une maladie du sympathique? Ici, nous ne pourrons que renvoyer le lecteur au détail des lésions nerveuses trouvées aux autopsies. Sans doute, il existe des faits positifs de sclérose, d'atrophie, de destruction, en un mot, du nerf sympathique et de ses ganglions : mais faut-il conclure de ces altérations anatomiques à la pathogénie de la maladie? Ces lésions, sans doute, ont leur valeur, mais elles peuvent être secondaires, consécutives à des modifications spinales non encore signalées; de plus, elles ne sont pas constantes. A côté des cas positifs, il en est d'autres où l'examen le plus minutieux, fait par des observateurs du mérite de MM. Ranvier et Déjerine, n'a révélé aucune lésion matérielle du sympathique. Faut-il rejeter ces faits, et les considérer comme non avenus, parce qu'ils ne s'accordent pas avec l'idée théorique qu'on se fait de la pathogénie du goître? Ce serait un procédé de discussion simple, mais assurément peu scientifique.

La conclusion qui s'impose d'elle-même, c'est que ni l'expérimentation ni l'anatomie pathologique ne fournissent un fondement suffisant pour permettre d'affirmer que la névrose exophthalmique a son siége dans une lésion du sympathique. Que ce nerf entre en jeu et détermine un certain nombre des phénomènes qui entrent dans le tableau clinique de la maladie, la chose est très-probable et même presque certaine, mais c'est la seule conclusion que l'on puisse tirer raisonnablement.

C'est donc, suivant nous, s'occuper d'un problème oiseux, dans l'état actuel de nos connaissances, que de chercher à savoir si le goître exophthalmique consiste en une paralysie vaso-motrice ou en une excitation vaso-dilatatrice. La première interprétation a pour elle la majorité des auteurs, ce qui se conçoit, puisque les phénomènes vaso-dilatateurs sont de connaissance toute récente et étaient à peine soupçonnés il y a dix ans. La violence des palpitations, l'activité des pulsations du corps thyroïde, l'excitation générale évidente qui double parfois les forces des malades au moment des paroxysmes, sont autant d'inductions cliniques qui ne militent guère en faveur de la théorie paralytique; mais nous reconnaissons que ce n'est là qu'une induction dont la preuve expérimentale est pour le moment impossible à fournir.

M. Jaccoud, partant de l'idée que le sympathique cervical est primitivement lésé dans la maladie de Basedow, admet que la condition pathogénique primitive est la paralysie des nerfs vaso-moteurs cardiaques et cervicaux; la dilatation vasculaire qui en est la suite nécessaire amène et entretient les palpitations. L'extension de l'ectasie des vaisseaux détermine secondairement l'accroissement de la glande thyroïde; c'est la seconde période de la maladie. La fluxion artérielle devient alors une cause d'excitation pour le système nerveux central et particulièrement pour le centre cilio-spinal, d'où l'exophthalmie : ainsi se trouve constituée la triade symptomatique.

Nous ne croyons pas cette théorie soutenable, physiologiquement ni cliniquement. Physiologiquement, nous avons de la peine à concevoir comment le centre cilio-spinal est seulement intéressé à l'heure précise où la paralysie vaso-motrice, d'abord localisée au cœur, s'est étendue à toute la région cervicale. Cliniquement cette manière de comprendre la maladie par étapes successives, commençant par le cœur, puis atteignant le corps thyroïde et les globes oculaires, est tout à fait en désaccord avec les faits de goître exophthalmique fruste, dans lesquels un des éléments de la triade fait défaut, où leur ordre d'apparition est interverti, et où même les palpitations cardiaques peuvent manquer (Chisolm). Enfin cette théorie suppose résolue la question de la paralysie vaso-motrice : or il y a tout autant de raisons plausibles à alléguer en faveur de la dilatation active des vaisseaux capillaires.

Cette discussion critique, peut-être un peu longue, nous amène donc à repousser le système sympathique comme siége originel de la maladie de Basedow. Nous sommes amenés dès lors à nous demander si les centres nerveux supérieurs, la moelle et le bulbe, ne sont pas directement en cause dans la névrose singulière qui nous occupe.

A priori, cette manière de voir est logique et fort acceptable. D'une part, le grand sympathique, comme les nerfs de la vie de relation, tire sa source de la moelle, et les analogies de la pathologie générale font admettre que, quand les nerfs sont malades, ils le sont presque toujours par suite d'altérations des racines spinales et même de l'axe gris. On ne voit pas, théoriquement, pourquoi le sympathique ferait exception à cette règle. Expérimentalement, on sait depuis les recherches de Legallois, de Bezold, de Ludwig et Thiry, de Cyon, que la moelle cervicale agit directement sur l'innervation cardiaque, soit pour accélérer, soit pour ralentir les battements du cœur; qu'elle renferme, au sein de l'axe gris, une série de centres vaso-moteurs, correspondant à l'origine des filets vasculaires du grand sympathique; que les nerfs vaso-moteurs de la face, notamment, émanent de la région cervicale inférieure et dorsale supérieure; que de cette région également se détachent les filets destinés à influencer l'iris et la pupille, d'où le nom de centre cilio-spinal que lui a imposé Budge. Quoi d'étonnant dès lors que la moelle soit le siége d'une altération anatomique fondamentale, dans une maladie qui se traduit précisément par de l'accélération des pulsations cardiaques, par de la dilatation vasculaire, par des bouffées congestives vers la face et le cou, par des fluxions subites vers les viscères, enfin par des troubles oculaires si caractéristiques? Que si l'on ajoute à ce tableau l'existence fréquente d'une douleur cervicale au niveau des apophyses épineuses, non exaspérée par la pression (signe commun aux douleurs d'origine centrale), le soulagement qu'éprouvent souvent les malades par l'application le long du rachis de ventouses, de pointes de feu ou de vésicatoires, on aura, ce me semble, un faisceau, non de preuves, mais de présomptions en faveur d'un point de départ spinal et d'une altération localisée de préférence au niveau de la moelle cervicale. Le sympathique dans cette hypothèse ne serait que l'intermédiaire nécessaire entre le centre rachidien et les viscères.

Quelques-uns des symptômes cliniques de la maladie autorisent à croire que le *bulbe*, au moins autant que la moelle cervicale, participe aux désordres fonctionnels qui constituent le goître exophthalmique.

Chez tous les malades, à une période plus ou moins avancée de l'affection, on voit survenir des accidents qui ne peuvent guère s'expliquer, si l'on ne fait pas intervenir un trouble fonctionnel du pneumogastrique. L'apparition de troubles respiratoires intenses, d'accidents de suffocation qui s'accompagnent d'asystolie aiguë, semble indiquer la suspension momentanée des fonctions du nerf vague; la fréquence des désordres digestifs, la gastralgie, la boulimie, les nausées et les vomissements que l'on observe si souvent, sont des phénomènes qui relèvent de la même cause. Enfin, la diarrhée, accident presque inévitable de la phase des complications viscérales, l'ictère, les troubles sécrétoires multiples qui surviennent dans le cours de la maladie, s'expliquent aussi bien par le fait d'une modification du pneumogastrique que par suite d'un désordre du plexus solaire. La physiologie de ces centres nerveux végétatifs est encore si obscure, qu'elle autorise toutes les suppositions, et l'analyse raisonnée des symptômes cliniques nous semble fournir les indications les plus sûres. Or, tout cet ensemble de phénomènes viscéraux, impliquant à la fois le cœur, le poumon, l'estomac et le tube digestif, rend bien vraisemblable la supposition que le pneumogastrique est troublé dans son fonctionnement. Hammond, dans son *Traité des maladies du système nerveux*, met en avant cette idée comme très-plausible, et M. Sée, plus catégorique encore, affirme que l'altération fondamentale de la maladie de Basedow est la paralysie du pneumogastrique.

A elle seule, cette théorie serait impuissante à donner la clef des symptômes morbides; elle n'explique nullement, en effet, les phénomènes oculaires de l'exophthalmie. Mais elle renferme, croyons-nous, une portion de la vérité. Si donc le pneumogastrique est le siége de désordres fonctionnels, c'est que le bulbe est malade, car il est peu vraisemblable de supposer une maladie primitive du nerf vague. Ajoutons que tout concourt à rendre l'intervention du bulbe très-probable. Les troubles vasculaires, les perturbations vaso-motrices, les altérations profondes de la calorification, cette sensation si étrange des malades qui se plaignent toujours de la chaleur, même au fort de l'hiver, ne sont-ce pas là des phénomènes bulbaires? Les lésions trophiques de pigmentation, les éruptions d'urticaire, cette névrose de la peau, les sueurs locales limitées à une moitié de la face, enfin l'association relativement fréquente de l'albuminurie ou de la glycosurie, tout cela n'indique-t-il pas une altération du quatrième ventricule, situé au voisinage des centres vaso-moteurs, calorifiques et sécrétoires?

Un autre argument qui vient à l'appui de la localisation bulbaire nous est fourni par les paralysies limitées que l'on observe dans le cours de la maladie de Graves. Nous avons vu que l'on a signalé parfois la parésie du releveur palpébral, celle de la quatrième, de la sixième paire. M. Potain, dans deux cas encore inédits, a constaté de la façon la plus nette l'existence d'une paralysie faciale. Or, tous ces nerfs émergent soit du bulbe, soit de la protubérance : comment expliquer leur paralysie, sans une lésion superficielle les intéressant vers leur origine. Il est même permis de supposer, dans les cas exceptionnels où l'on a signalé des ulcérations de la cornée et la fonte purulente de l'œil, que des altérations profondes du trijumeau ou du ganglion de Gasser en étaient la cause originelle.

L'expérimentation a été récemment appliquée à la démonstration de ces vues théoriques, qui découlent de l'analyse exacte des faits cliniques. L'an dernier, Filehne a montré (*Erlanger physical.-med. Sitzungber.*, juillet 1879) qu'en sectionnant sur de jeunes lapins les corps restiformes dans leur quart antérieur, sans léser la face inférieure de la moelle allongée, on modifiait le tonus du pneumogastrique de telle façon que les excitations réflexes cessaient de provoquer le ralentissement du cœur, et que la section des deux nerfs vagues n'augmentait plus la fréquence du pouls. Dans ces conditions, il se produisait souvent de l'exophthalmie, alors même que le sympathique cervical était coupé ; enfin, mais plus rarement, la lésion cérébrale fut suivie d'une tuméfaction de la glande thyroïde. Ces expériences assurément n'ont pas la prétention de reproduire les phénomènes cliniques, ni de reconstituer de toutes pièces la maladie de Basedow; il faut pourtant en retenir ceci, que des altérations bulbaires sont capables d'influencer la circulation des globes oculaires et du corps thyroïde. C'est encore un argument, bien faible, à la vérité, en faveur de la supposition d'une affection bulbaire primitive.

En poussant l'induction encore plus loin, il est impossible de ne pas voir que l'encéphale lui-même est presque toujours influencé, soit primitivement, soit secondairement, dans le goître exophthalmique. La fréquence des altérations du caractère chez les malades, les accès de manie aiguë et subaiguë qui éclatent chez un certain nombre d'entre eux et qui peuvent persister d'une manière définitive, les hallucinations auxquelles ils sont exposés, la mobilité, l'instabilité psychique qu'ils témoignent journellement, tout cela prouve, à n'en pas douter, que, si le bulbe et la mœlle cervicale sont les agents des symptômes fondamentaux de la névrose, le cerveau, lui aussi, y prend sa part. Le fait seul de l'influence dominante des émotions morales sur la production des accidents et sur leur retour suffit à le prouver surabondamment.

En réalité, nous croyons que l'analyse attentive des symptômes cliniques, tout en montrant la participation du système vaso-moteur, indique que celui-ci n'est que l'instrument secondaire d'une impulsion centrale. Le point de départ originel de l'affection siége dans le bulbe et dans la partie supérieure de la moelle cervicale ; l'extension des pulsations vasculaires à tout le système circulatoire permet de supposer que l'altération spinale envahit quelquefois toute la moelle, de même que l'apparition de troubles psychiques témoigne de l'altération concomitante de l'encéphale. Vouloir localiser absolument la maladie de Basedow à tel ou tel filet nerveux, en faire une lésion du troisième ganglion cervical inférieur, comme le veut Lauder Brunton, nous semble une façon étroite de comprendre la pathogénie de cette affection. Le goître exophthalmique, suivant nous, est avant tout caractérisé par une excitabilité insolite du système nerveux bulbo-spinal ; tantôt les phénomènes bulbaires prédomineront, entraînant avec eux les accidents viscéraux ; tantôt ce seront au contraire, les troubles spinaux ou encéphaliques. Ainsi s'expliquent toutes les modalités cliniques différentes de la névrose, ses formes frustes et ses accidents viscéraux, ses complications convulsives ou paralytiques, et ses affinités avec les désordres intellectuels.

Quant à la modification initiale du bulbe et de la moelle, point de départ de tout ce complexus morbide, nous avouons jusqu'ici ne pas la connaître. Il est possible, probable même, qu'il existe des changements de structure des centres nerveux, mais ils ont échappé aux recherches. Comme pour l'hystérie, cette autre grande névrose qui présente tant d'analogies avec le goître exophthalmique, il est vraisemblable que les modifications de structure du système nerveux ne sont pas très-profondes, car la guérison survient souvent, même à la suite des accidents les plus graves. La dilatation des vaisseaux du bulbe et de la moelle centrale signalée par Cheadle ne peut être considérée, suivant toute apparence, comme la lésion primordiale essentielle de la maladie. Il est possible que cette ectasie vasculaire joue un rôle dans la production de certains des symptômes, mais il est tout aussi rationnel de supposer qu'elle est la conséquence secondaire d'un état particulier des éléments nerveux que nous ne connaissons pas encore.

Nous voici donc ramenés à ce désordre initial du système nerveux, qui dans l'état actuel de nos connaissances est plutôt un trouble fonctionnel qu'une modification de structure appréciable. De là peut-être l'influence des émotions morales sur la production des symptômes névropathiques, influence sur laquelle nous avons insisté à plusieurs reprises, parce qu'elle nous paraît être le caractère prédominant de cette singulière névrose.   H. Rendu.

Bibliographie. — Flajani. *Collezione d'osserv. e riflessioni di chirurgia*, Roma, 1800, t. III, p. 270. — Testa. *Delle malattie del cuore.* Bologne, 1811. — S. Cooper. *Medico-Chir. Journ. and Review*, févr. 1816, p. 179. — Parry. *Collections from the unpublished Medical Writings of the late Caleb Hilliard Parry*, 1825, t. II, p. 111. — Demours. *Précis des maladies des yeux*, 1821. — Brück. *Ammon's Zeitschr.*, 1835, Bd. IV. — Pauli. *Heidelberger klin. Annal.*, 1837, Bd. III, Heft 2. — Basedow. *Exophthalmos durch Hypertrophie des Zellgewebes in der Augenhöhle.* In *Casper's Wochenschr.*, 28 mars 1840. — H. Marsh. *Observ. on a Peculiar Form of Disease of the Heart.* In *Dublin Journ. of Med. Sc.*, 1842, t. XX, p. 491 ; id., t. XXVII, p. 599. — Graves. *On Clinical Medic.* Dublin, 1843, p. 674. In *Leçons cliniq.*, trad. Jaccoud, II, p. 297. — James Begbie. *Anœmia and its Consequences : Enlargement of the Thyroïd Glands and Eye-balls.* In *Monthly Journ. of Med. Sc. Edinb.*, 1843, p. 674, et *Medico-Chir. Soc. of Edinb.*, 3 janv. 1849, et *Edinb. Med. and Surg. Journ.*, avril 1855, et *Contributions to Practical Medicin.* Edinb., 1862, p. 116. — Mac Donnell. *Observ. on a peculiar Form of Disease of the Heart, attended by Enlargement of the Thyroid Gland and Eye-balls.* In *Dublin Journ. of Med. Sc.*, 1845, t. XXVII, p. 200, trad. dans *Gaz. méd. de Paris*, 1840. — Scott Alison. *Relations of Anæmia and Goitre*. In *London Journ. of Medic.*, n° 6, p. 95. — Hill. *Dublin Journ. of Med. Sc.*, 1845, XXVII, p. 395. — Sichel. *Sur une espèce particulière d'exophthalmos*, etc. In *Bull. thérap.*, 1846, XXX, p. 344. — Pilcher. *Lancet*, juillet 1848, n° 10. — Brüch. *Casper's Wochenschr.*, 29 av. 1848. — Sichel. *Bull. de thérap.*, 1848. — Henoch. *Casper's Wochenschr.*, 23 sept. 1848. — Helfft. *Casper's Wochenschr.*, 1849, n° 29-30, 40-49. — White Cooper. *On Protrusion of the Eyes in Connexion with Anæmia*. In *Lancet*, 1849, n° 26, p. 551. — Walker. *Anæmia and its Consequences*. In *Monthly Journ. of Med. Sc.*, 1849. — Christison. *Monthly Journ. of Med. Sc.*, Edinburgh, févr. 1849, p. 548. — Lubarsch. *Casper's Wochenschr.*, 1850. — Nathanson. *De dyscrasia quadam affectionem cordis, strumam, exophthalmum efficiente.* Berlin, 1850. — Syme. *Monthly Journ. of Med. Sc.*, 1850, X, p. 488. — Heusinger. *Casper's Wochenschr.*, 1851, p. 29. — Roeberg. *Klinische Wahrnehmungen und Beobachtungen*, 1851, p. 178. — Browne. *Dublin Quart. Journ. of Med.*, 1851, XI. — Henoch. *Exophthalmos, Struma*, etc. Erlangen, 1852. — Naumann. *Deutsche Klin.*, 1853-1854. — Stokes. *Diseases of the Heart*, Dublin, 1853, p. 278. Trad. franç. de Senac, 1864, p. 279. — Haynes Walton. *Operative Ophthalmic Surgery*. London, 1853. — Desmarres. *Gaz. des hôp.*, 1852, p. 2. — Austin Flint. *Practical Treatise on the Diagnosis, Pathol. and Treatm. of Diseases of the Heart*, p. 267. — Primassin. *Org. f. d. gesammte Heilk.*, 1853, Bd. II, Heft 3. — Schoch. *De exophthalmo ac strumâ cum cordis affectione. Dissert. inaug.* Berlin, 1854. — Datin. *De l'exophthalmie séreuse*. Thèse de Paris, 1854. — Koeben. *De Exophthalmo ac strumâ cum cordis affectione. Diss. inaug.* Berlin, 1855. — Charcot. *Mém. sur une affection caractérisée par des palpitations du cœur et des artères, la tuméfaction de la glande thyroïde, et une double exophthalmie.* In *Gaz. méd. de Paris*, 1856, p. 583-599. — Du même. *Mém. de la Soc. de biol.*, 1857. — Bellingham. *A Treatise on Diseases of the Heart*, 1856, p. 527. — Taylor. *Med. Times a. Gaz.*, May 1856. — Mackenzie. *On Diseases of the Eye*, 1856, p. 210. — Gros. *Note sur une maladie peu connue désignée sous le nom de cachexie exophthalmique.* In *Mémoire de la Soc. de biologie.* Paris, 1857. — Hervieux. *Note sur un cas de cachexie exophthalmique.* In *Union méd.* Paris, sept. 1857. — Praël. *Arch. f. Ophth.*, 1857, Bd. III, p. 187. — Von Graefe. *Bemerkungen über Exophthalmos mit Struma und Herzleiden.* In *Arch. f. Ophth.*, 1857, Bd. III, p. 278. — Hirsch. *Klin. Fragm.*, Kœnigsberg, 1858, 2ᵉ part., p. 224. — Charcot. *Sur la maladie de Basedow (Cachexie exophthalmique).* In *Gaz. hebd.*, Paris, 1859, n° 14. — Fischer. *De l'exophthalmos cachectique.* In *Arch. gén. de méd.*, 1859, Vᵉ série, t. XIV, p. 521. — Withuyzen. *Bibliothek för Läger*, 1859. Trad. dans *Dublin Med. Presse*, juillet 1859. — Handfield Jones. *On a Case of Proptosis, Goitre and Palpitations.* In *Lancet*, déc. 1860. — Aran. *Nature et traitement de l'affection connue sous le nom de goitre exophthalmique.* In *Bulletin de l'Acad. de médecine*, nov. 1860, t. XXVI, 13-121. — Demarquay. *Traité des tumeurs de l'orbite.* Paris, 1860. — Murney. *Traitement du goitre exophthalmique par la strychnine.* In *Dublin hosp. Gaz.*, 1ᵉʳ juin 1800. — Genouville. *De la cachexie exophthalmique.* In *Arch. gén. de méd..* 1861. — Cantilena. *Giornale Veneto di scienz. med.*, 1861. — Hawkes. *On Enlargement of the Thyroid Gland with Proptosis.* In *the Lancet*, 10 avril 1861. — Cerf Lévy. *De la cachexie exophthalmique.* Thèse de Strasbourg 1861. — L. Gros. *De la maladie de Graves ou goitre exophthalmique et de son traitement.* In *Bull. gén. de thérap.*, 1861, t. LXIII. — Laqueur. *De morbo Basedowii nonnulla adjecta singulari observatione. Dissert. inaug.* Berlin, 1861. — Charcot. *Nouveau cas de maladie de Basedow.* In *Gaz. hebd.*, 1861, n° 36. — Gros. *Hypertrophie du corps thyroïde avec névropathie du cœur et exophthalmie.* In *Gaz. des hôp.*, 1861, n° 35-39. — Huard. *Du goitre exophthalmique.* Thèse de Paris, 1861. — Aran et Hiffelsheim. *Goitre exophthalmique.* In *Bull. de l'Acad. de méd.*, 1862, XXVII, p. 903. — Trousseau. *Rapport sur le fait précédent, et discussion de l'Acad. de méd.* In *Bull. de l'Acad. de médecine*, 1862, t. XXVII, p. 1041, et Compt. rend. dans *Arch. gén. de méd.*, 5ᵉ série, t. XX. — Du même. *Clinique médic.*, t. II. — James Begbie. *Contributions to Practical Medic.* Edinburgh, 1862, p. 116. — Lebert. *Die Krankheiten der Schilddrüse und ihre Behandlung*, 1862. — Brück. *Deutsche Klinik*, 1862. — Piorry. *Gaz. hebd.*, 1862. — Bosisio. *Un caso di cachessia esoftalmica.* In *Annal. univers. di medic.*, 1862. — Traube et Recklinghausen. *Deutsche Klinik*, 1863. — Laycocq. *On the cerebrospinal Origin and Diagnosis of the Protrusion of the Eye-balls termed Anæmic.* In *Edinb. Med. Journ.*, févr. 1863, et *Amer. Journ. of Med. Sc.*, juillet 1863. — Turgis. *Recherches et observations pour servir à l'histoire du goitre exophthalmique.* Thèse de Paris, 1863. Travail très complet. — Corlieu. *Du goitre exophthalmique ou névrose thyro-exophthalmique.* Mémoire lu à la Soc. de médecine prat. de Paris, le 6 août 1863. In *Gaz. des hôpt.*, 1863, n° 25. — Gildemeester. *Ein Fall von Basedowscher Krankheit.* In *Allg. Wiener med. Zeitung*, 9 sept. 1863. — Dumont. *De morbo Basedowii. Dissert. inaug.* Berlin, 1863. — Teissier. *Du goitre exophthalmique.* In *Gaz. méd. de Lyon*, 1862, n° 29; 1863, n° 1-2. — Warburton Begbie. *On Vascular Bronchocele and Exophthalmus.* In *Edinb. Med. Journ.*, sept. 1863. — Laycock. *On Exophthalmic Bronchocele.* In *Report of the Medic.*

Chir. Soc. of Edinb., 1865, p. 267. — Du même. *Clinical Lectures on Exophtalmus and so called Anœmic Pulsations and Palpitations.* In *Med. Times and Gaz.*, sept. 1864. — Von Graefe. *Ueber die Basedowsche Krankheit.* In *Berlin. klin. Wochenschr.*, 1864, n° 16. — Handfield Jones. *Observations of Exophthalmic Goitre.* In *Med. Times and Gaz.*, janvier 1869. — Trousseau et Peter. *Note pour servir à l'histoire du goitre exophthalmique.* In *Gaz. hebd.*, 1864, n° 12. — Fatum. *Destruction de la cornée chez une personne atteinte de goitre exophthalmique.* In *Med. Times and Gaz.*, janv. 1864. — Benedikt. *Ueber die Basedowsche Krankheit.* In *Erztliche Zeitschrift für prakt. Heilk.*, 1864, n° 14. — L. Gros. *Du goitre exophthalmique.* In *Gaz. hebd.*, 1865, n° 50. — Paul. *Ueber die Basedowsche Krankheit.* In *Erztl. Intelligenz-Bl.*, n° 41, et *Berlin. klin. Wochenschr.*, 1865, n° 17. — Archibald. *Med. Times and Gaz.*, 1865. — Rosenberg. *Fall von Basedowscher Krankheit bei einem Kinde.* In *Berlin. klin. Wochenschr.*, 1865. — Moore. *Some Remarks on the Nature and Treatment of Pulsating thyroid Gland with Exophthalmos.* In *Dublin Quarterly Journ. of Med. Sc.*, 1865. — Finck. *Morbus Basedowii.* In *Würtemberger med. Corresp.-Bl.*, 1866, n° 20. — Geigel. *Die Basedowsche Krankheit.* In *Würtzburger med. Zeitschr.*, 1866, VII, p. 70-88. — Nitzelnadel. *Ueber nervöse Hyperidrosis und Anidrosis. Inaug. Dissert.* Iena, 1867. — Fournier et Ollivier. *Note sur un cas de goitre exophthalmique terminé par des gangrènes multiples.* In *Bull. de la Soc. de méd. des hôp.*, 1867, p. 312. — Moreau. *Nature du goitre exophthalmique.* Thèse de Paris, 1867. — Meyjounissas du Repaire. Thèse de Paris, 1867. — Eulenburg et Landois. *Wien. med. Wochenschr.*, 1867. — Bauer. *Ueber die Basedowsche Krankheit.* Berlin, 1867. — Friedreich. *Krankheiten des Herzens*, 1867. — Virchow. *Die krankhaften Geschwülste.* Berlin, 1867. — Morell Mackenzie. *Grave's Disease with Insanity.* In *Transact. of the Clinical Society*, 1868. — Eulenburg et Guttmann. *Die Pathologie des Sympathicus.* In *Arch. f. Psychiatrie*, 1868. — Warburton Begbie. *On Struma exophthalmica.* In *Edinb. Med. Journ.*, 1868. — Darwinski. *Ueber die Basedowsche Krankheit.* Berlin, 1868. — Mollière. *Gaz. méd. de Lyon*, 1868. — Sutro et Weber. *Two Cases of Grave's Disease.* In *Med. Times and Gaz.*, 1868. — Politzer. *Wien. med. Presse*, 1868. — Knight. *Case of Grave's Disease.* In *Boston Med. and Surg. Journ.*, 1868. — Oppolzer. *Ueber die Basedowsche Krankheit.* In *Allg. Wien. med. Zeitg.*, 1868. — Jaccoud. *Pathologie interne*, 1869 t. I, p. 805. — Rabejac. *Du goitre exophthalmique.* Thèse de Paris, 1869. — Chisolm. *Exophthalmic Goitre.* In *Philadelphia Med. Times*, oct. 1870. — Cheadle. *Exophth. Goitre.* In *St. George's Hosp. Rep.*, 1870, IV, p. 175. — Wilks. *Guy's Hosp. Reports*, 1870, XV, p. 17. — Galezowski. *Étude sur le goitre exophthalmique.* In *Gaz. des hôp.*, 1871, n° 107. — Greenamyer. *Exophthalmique Goitre.* In *Philadelphia Med. and Surg. Report.*, mai 1871. — Emmert. *Historische Notiz über Morbus Basedowii, nebst Referat über 20 selbst beobachtete Fälle dieser Krankheit.* In *Arch. f. Ophth.*, 1871, XVII, Heft 1. — Chvostek. *Weitere Beiträge zur Pathologie und Electrotherapie der Basedowschen Krankheit.* In *Wiener med. Presse*, 1871, n° 41; 1872, n°° 22-32. — Patchett. *Exophthalmic Goitre, unusual Severity of Symptoms, Ulcer of the Cornea, cured.* In *Lancet*, 15 juin 1872. — Hutchinson. *Cases of Basedow's Disease.* In *Lancet*, avril 1872. — Meyer. *Ueber Galvanisation des Sympathicus bei der Basedowschen Krankheit.* In *Berlin. med. Gesellsch.*, 1872. — Patrick Heron Watson. *Extirpation of the Thyroid Gland.* In *Edinb. Med. Journ.*, sept. 1873. — Perry. *Cases of Exophth. Goitre; Clinical Lectures.* In *Glasgow Med. Journ.*, mai 1873. — Dobell. *Case of Exophth. Goitre.* In *British Med. Journ.*, 1er mars 1873. — Domanski. *Morbus Basedowii.* In *Przeglad Lekarski.* Cracovie, 1873, n°° 2, 3, 12, 40. — Goodhart. *Brit. Med. Journ.*, déc. 1873, p. 663, et *Transact. of the Path. Soc.*, 1874, XXV, p. 240. — Forsyth Meigs. *On Disease of Basedow.* In *Philadelph. Med. Tim.*, janv. 1873. — Ball. *Du goitre exophthalm.* In *Gaz. des hôp.*, 1873, n°° 14 et 15. — Luton. Art. Goitre exophth. in *Dict. de Jaccoud*, 1873. — Benibarde. *Quelques considérations sur le goitre exophthalmique.* In *Gaz. des hôp.*, 1874, n°° 52, 55, 57. — Macnaughton Jones. *Well marked Case of Anœmic Exophthalmic Goitre treated by Seton through the Goitre.* In *Brit. Med. Journ.*, 19 déc. 1874. — Perres. *Ein Fall von Morbus Basedowii.* In *Wien. med. Wochenschr.*, 1874, n° 46. — Sieffermann. *Obs. de goitre exophth.* In *Gaz. méd. de Strasbourg*, 1874, n° 3. — Smith. *On the Treatment of Exophth. Goitre with Belladonna.* In *the Lancet*, juin 1874, p. 902. — Guptill. *Exophth. Goitre successfully treated by the Iodo Bromide of Calcium.* In *Americ. Journ. of Med. Sc.*, janv. 1874. — Féréol. *Note sur un cas singulier de goitre exophth.* In *Soc. méd. des hôp.*, 1874, t. XI, p. 292. *Note complémentaire*, 1875, t. XII. — Delasiauve. *Phénomènes nerveux du goitre exophth.* In *Soc. méd. des hôp.*, 1874, XI, p. 202. — Chatterton. *Case of Palpitations and Pulsating Thyroid Gland, no Exophthalmos.* In *Irish Hosp. Gaz.*, 1874, p. 105. — Baumblatt. *Beitrag zur Lehre vom Morbus Basedowii.* In *Bayer. ärztl. Intell.-Bl.*, 1874, n° 33. — Warburton Begbie. *Albuminuria in Exophthalmic Goitre.* In *Edinb. Med. Journ.*, avril 1874, p. 880. — Habershon. *Exophth. Goitre : Heart Disease, Jaundice. Death.* In *Lancet*, 11 avril 1874, p. 510. — Lauder Brunton. *Case of Exophth. Goitre.* In *St. Barthol. Hosp. Rep.*, 1874, X, p. 253. — Shapley. *Cases of Grave's Disease.* In *Med. Times a. Gaz.*, sept. 1874. — CHVOSTEK. *Zur Casuistik des Morbus Basedowii.* In *Wien. allg. milit.-ärztl. Zeitg*, 1874, n° 21. — GILLEBERT D'HERCOURT. *Quelques considérations sur le goître exophth.* In *Gaz. des hôp.*, 1874, p. 63-66. — FRÄNKEL. *Dissert. inaug.* Breslau, 1874. — BODDAERT. *Quelques considér. physiol. sur la combinaison de l'hyperémie artérielle et de la congestion veineuse; essai d'application à la pathogénie du goître exophth.* Mémoire lu au Congrès de Bruxelles, 1875. In *Gaz. hebd.*, 1875, n° 41, p. 665. — VULPIAN. *Leçons sur l'appareil vaso-moteur*, 1875, t. II, p. 645. — ROTH. *Zur Casuistik des Morbus Basedowii.* In *Wien. med. Presse*, 1875. — ROBERTS BARTHOLOW. *Some Practical Observations on Exophth. Goitre and its Treatment.* In *Transact. of the Americ. Med. Assoc.* 1875, XXVI, p. 145, et *Chicago Journ. of Ment. Disease*, juill. 1875. — BYROM BRAMWELL. *Case of Nystagmus*, etc. In *Lancet*, 27 nov. 1875. — ROBERTSON. *On Grave's Disease with Insanity.* In *Journ. of Mental. Sc.*, janv. 1875. — WILKS. *Case of Exophth. Goitre associated with Diabetes.* In *Lancet*, 1875, p. 571. — CHEADLE. *Exophth. Goitre.* In *St. George's Hosp. Rep.*, 1875, VII, p. 81. — NOËL RAYNAUD. *Du goître exophth. dans ses rapports avec le vitiligo.* In *Arch. gén. de méd.*, juin 1875, p. 679. — CHVOSTEK. *Weitere Beiträge zur Path. und Therap. der Basedowschen Krankheit.* In *Wien. med. Presse*, 1875, n°° 38, 40, 42. — DUNCAN BULKLEY. *Two Cases of exophth. Goitre, associated with Chronic Urticaria.* In *Chicago Journ. of Nervous and Mental Diseases*, oct. 1875, p. 513. — RÖSSNER. *Beitrag zur Lehre vom Morbus Basedowii. Dissert. inaug.* Breslau, 1875. — EULENBURG. *Die Basedowsche Krankheit.* In *Ziemssen's Handbuch.* Leipzig, 1875, XII, II, p. 75. — GAGNON. *Rapports du goître exophth. avec la chorée.* In *Assoc. franç. pour l'avancement des sc.*, p. 830, et *Gaz. hebd.*, 1876, n° 39. — RUSSELL. *Clinical Illustrations of Grave's Disease.* In *Med. Times and Gaz.*, sept. 1876, p. 250. — LAUDER BRUNTON. *Cases of Exophth. Goitre.* In *St.-Bartholom. Hosp. Rep.*, 1876, X, p. 253. — VOGT. *Tilfalde af morbus Basedowii hos an 30 arig Jomfru.* In *Norsk. Magaz. för Lägenvidensk*, 1876, p. 563. — ROLLAND. *De quelques altérations de la peau dans le goître exophth.* Thèse de Paris, 1837. — BENICKE. *Coexistence du goître exophth. avec la grossesse.* In *Berlin. klin. Wochenschr.*, 1876, n° 11, p. 151. — DAY. *Exophth. Goitre.* In the *Lancet*, 1876, p. 422. — VILLENEUVE. *Maladie de Basedow.* Thèse de Paris, 1876. — LEUBE. *Corr.-Blatt des allg. Vereins zu Thuringen*, 1876, n° 28. — CAKE. *Relations of the Exophth. Goitre with Mania.* In *Lancet*, déc. 1877, p. 798. — REY. *De la cachexie exophth. dans ses rapports avec les affections utérines.* Thèse de Paris, 1877. — BURNEY YEO. *A Case of Exophth. Goitre with new Phenomena.* In *Brit. Med. Journ.*, mars 1877, p. 320. — LACOSTE. *Contribution à l'étude du goître exophth.* Thèse de Paris, 1877. — HENROT. *Notes de clinique médicale.* Reims, 1877, p. 34. — W. PEPPER. *Grave's Disease.* In *New-York Med. Record*, sept. 1877. — HOWSE. *A Case of Exophth. Goitre.* In *Transact. of the Path. Soc.*, 1877, XXVIII, p. 115. — BOREAU et DUROZIEZ. *Du souffle des artères cardiaques dans le goître exophth.* In *Gaz. méd. de Paris*, 1877, n° 44. — R. SHINGLETON SMITH. *Exophth. Goitre, Lesions of the Cervical Ganglia.* In *Med. Times and Gaz.*, 1878, p. 647. — W. CHEADLE *Exophth. Goitre, Additionnal Cases.* In *St.-George's Hosp. Rep.*, 1878, IX, p. 79. — CUFFER. *Début de maladie de Basedow sans goître ni exophthalmie, troubles vaso-moteurs prédominants du côté gauche.* In *France méd.*, 13 juillet 1878. — EALES. *Grave's Disease with unilateral Exophthalmos.* In *Brit. Med. Journ.*, 2 mars 1878, p. 302. — FILEHNE. *Zur Pathogenese der Basedowschen Krankheit.* In *Erlanger phys. und med. Sitzungsbericht*, juill. 1879. — G. SÉE. *Diagnostic et traitement des maladies du cœur*, 1879, p. 284. — W. HAMMOND. *Traité des malad. du système nerveux.* Trad. Labadie Lagrave, 1879, p. 948. — MUMET DE FONTARCE. *Pathologie clinique du grand sympathique*, 1880, p. 123. — BEGUER. *Klinische Monatsbl. f. Augenheilk.*, janvier 1880. — DEBOVE. *Note sur les accès d'asystolie survenant dans le cours du goître exophthalmique.* In *Soc. méd. des hôp.*, 24 juin 1880.

H. R.

GOLDANUS (BARTOLINUS). Médecin italien de la fin du treizième siècle, était de Crémone. Il écrivit plusieurs ouvrages qui lui valurent de la célébrité : 1° *De febribus*; 2° *De dolore et fluxu ventris*; 3° *De præservatione a venenis*. Malheureusement ces ouvrages paraissent être perdus.

L. HN.

GOLDBECK (JOHANN-CHRISTIAN). Né à Rendsburg, le 11 avril 1775, fit ses études médicales à Copenhague, où il prit ses premiers grades à l'Académie royale de chirurgie en 1795, puis obtint le diplôme de docteur de l'Université d'Iéna, *honoris causâ*, en 1796. Il servit comme chirurgien sur la flotte royale et devint, en 1826, médecin et directeur de l'asile des sourds-muets d'Altona. Il mourut dans cette ville, d'une hépatite, le 8 octobre 1831. On a de lui :

I. Theorie wie die Kuhporken die ordentlichen Blattern unschädlich zu machen vermögend sind. Altona, s. d., in-4°. — II. *Metaphysik des Menschen. Thl. I. Grundlinien einer Metaphysik der Natur im Allgemeinen,* etc. Altona, 1803, pet. in-8. — III. *Die Metaphysik des Menschen, oder reiner Theil der Naturlehre des Menschen,* etc. Altona, 1806, in-8°, 1 pl. (nouv. édition du précédent; physiologie générale d'après les idées de Kant). Trad. angl. par S. F. Waddington. London, 1806, in-8°. — IV. *Grundlinien der organischen Natur und organischen Medicin,* etc. Altona, 1808, gr. in-8°. C'est l'ouvrage précédent considérablement augmenté et complété. — V. *Geist und Kritik des Mangelnden in der Mathematik, Naturkunde und Medicin,* etc. Hamburg, 1827, pet. in-8°. — VI. *Nachricht wegen Taubstummheit und andere ihr verwandten Gebrechen.* Hamburg, 1826 (1825), in-8°. — VII. Articles dans *Otto nye Hygea, Oken's Isis,* etc.
L. Hn.

GOLDFUSS (GEORG-AUGUST). Médecin et éminent naturaliste allemand, né le 18 avril 1782, à Thurnau, près de Beyreuth. Il étudia la médecine et les sciences naturelles à Berlin et à Erlangen. Il comptait entreprendre un voyage scientifique de découverte quand éclata la guerre en 1806. Il ne put partir et fut pendant quelque temps précepteur dans la maison du baron de Winckler, à Hemhofen, près d'Erlangen, puis en 1812 devint privat-docent dans cette dernière ville. Il passa en 1818 à l'Université de Bonn, avec le titre de professeur ordinaire de zoologie et de minéralogie, et, peu après, fut chargé de la direction du séminaire d'histoire naturelle et de la conservation des collections d'histoire naturelle placées dans le château de Poppelsdorf. Il mourut à Bonn, le 2 octobre 1848.

Goldfuss s'occupa beaucoup de paléontologie et surtout de la description des invertébrés fossiles et publia sur ce sujet un ouvrage très-important que les biographes allemands placent à côté de celui des *Ossements fossiles* de Cuvier.

Nous mentionnerons de lui, entre autres :

I. *Die Umgebungen von Muggendorf. Ein Taschenbuch für Freunde der Natur- und Alterthumskunde.* Erlangen, 1810, in-12. — II. Avec K.-G.-Ch. Bischof : *Physikalisch-statistische Beschreibung des Fichtelgebirges.* Nürnberg, 1816, 2 vol. in-8°. — III. *Ueber die Entwickelungsstufen des Thieres. Omne vivum ex ovo.* Nürnberg, 1817, gr. in-8°. — IV. *Enumeratio insectorum eleutheratorum.* Erlangen, 1805, in-8°. — V. *Handbuch der Zoologie.* Nürnberg, 1821, 2 vol. gr. in-8°. — VI. *Grundriss der Zoologie.* Nürnberg, 1826-1836, in-8°. — VII. *Ein Wort über die Bedeutung naturwissenschaftlicher Institute und über ihren Einfluss auf humane Bildung.* Bonn, 1821, gr. in-8°. — VIII. *Naturhistorischer Atlas. Mit ausführlichen Beschreibungen herausgegeben.* Düsseldorf, 1824-1844, 23 livr. in-fol. roy. — IX. *Petrefacta Germaniæ. Abbildung und Beschreibung der Petrefacten Deutschlands.* Düsseldorf, 1827-1844, 8 livr. in-fol. (ouvrage capital auquel a collaboré le comte de Münster). — X. *Mikroskopische Beobachtungen über die Metamorphose des vegetabilischen und animalischen Lebens.* In *Abhandl. der Erlang. Societät,* Bd. I-II, 1810-1812. — XI. *Ein Beitrag zur Pathologie der Thiere (Verknöcherung des kleinen Gehirns bei einem Canarienvogel der an öfteren Krämpfen litt).* In *Harless's Jahrb. der teutsch. Med. u. Chir.,* Bd. III, Heft 2, 1813. — XII. Art. dans *Voigt's Magaz. der Naturkunde, Verhandl. der Leopold. Carol. Acad. der Naturforscher, Oken's Isis,* etc.
L. Hn.

GOLDHAGEN (JOHANN-FRIEDRICH-GOTTLIEB). Né à Nordhausen en 1742, fit ses études à Halle, où il fut reçu maître ès arts et docteur en médecine en 1765. Il devint professeur extraordinaire de médecine à la même université en 1769 et obtint l'année suivante la chaire de philosophie et d'histoire naturelle, à laquelle il joignit, en 1778, celle de médecine. A la même époque, il fut nommé médecin pensionné de la ville de Halle. Par la suite, il devint conseiller intime du roi de Prusse et, en 1787, membre du conseil des mines. Goldhagen mourut, le 10 janvier 1788, d'une maladie dont Reil a donné l'histoire détaillée (Halle, 1788, in-8).

Professeur judicieux et savant, dit Dezeimeris, il servit l'instruction des élèves, mais il a peu fait pour la science et n'a rien publié de considérable. Il eut part seulement aux thèses soutenues sous sa présidence, et c'est sous son nom qu'on cite les suivantes :

I. Diss. dubitationes quædam de motus muscularis explicatione. Halae, 1765, in-8°. — II. Diss. de sympathia partium corporis humani. Halae, 1767, in-4°. — III. Diss. de tensione nervorum. Halae, 1769, in-4°. — IV. Diss. resp. Poppo Ibno Weyers, analecta de rheumatismo. Halae, 1782, in-8°. — V. Diss. resp. G. T. Baumgarten, de febris hemitritaei antiquitatibus. Halae, 1782, in-4°. — VI. Diss. resp. El. Akord de ruminatione humana, singulari quodam casu illustrata. Halae, 1783, in-8°. — VII. Diss. resp. F. K. A. Bartels, analecta de inflammatione. Halae, 1783, in-8°. — VIII. Diss. resp. P. Cramer, de anginae gangrænosae differentia. Halae, 1783, in-4°. — IX. Diss. resp. W. Gesenius, de animi passionum in corpus efficacia. Halae, 1784, in-4°. — X. Diss. resp. F. G. F. Hassleutner, an facile carere possit medicina diversis ærimoniarum vocabulis. Halae, 1784, in-8°. — XI. Diss. resp. Dn. F. Hering, de diagnosi febrium in primo stadio. Halae, 1784, in-8°. — XII. Diss. resp. K. A. Funker, de theoria congestionum quatenus praxi inservit. Halae, 1784, in-4°. - XIII. Diss. resp. D. Levi, de laude medicamentorum simplicium restringenda. Halae, 1784, in-8°. — XIV. Diss. resp. Val. Tphl. Gerth, diabetis indolem et medelam sistens. Halae, 1786, in-8°. — XV. Diss. resp. F. G. Franke, de valore crisium rite aestimando. Halae, 1786, in-8°. — XVI. Diss. resp. E. F. W. Kleemann, sist. quædam circa reproductionem partium corporis humani. Halae, 1786, in-8°. — XVII. Diss. resp. F. Sm. Luther, examen doctrinae Cullenianae de natura morborum arthriticorum. Halae, 1786, in-8°. — XVIII. Diss. resp. F. Zweigel, de aquae frigidae usu secundum doctrinam veterum. Halae, 1786, in-8°. — XIX. Diss. resp. J. K. F. Wainscaenk, quatenus phrenitis proprium sibi locum vindicat in systemate ægritudinum. Halae, 1786, in-8°. — XX. Diss. resp. D. Worms, de vi thoracum in feminae corpus, formam, partum et lactationem. Halae, 1787, in-4°. — XXI. Diss. resp. W. Forster, de aere marino, ejusque in corpus humanum efficacia. Halae, 1787, in-8°. — XXII. Diss. resp. A. F. Dubeius, de atrabile. Halae, 1787, in-8°. — XXIII. Dissert. resp. J. F. G. Brach, inquirens quæsticnem : Quid frugi redundaverit in medicinam ex assidua solidi vivi in morbis indagatione. Halae, 1787, in-8°.   L. Hn.

GOLDSMITH (Oliver). Médecin et romancier anglais, beaucoup plus célèbre par ses romans que par ses œuvres médicales. Né le 10 novembre 1728 à Pallasmore, près de Forney, dans le comté de Longford, en Irlande. Il était le cinquième enfant d'un pasteur peu fortuné, qui résolut de le placer comme apprenti chez un commerçant quelconque, mais l'enfant était intelligent, vif, et paraissait montrer d'heureuses dispositions pour les études littéraires : c'est alors qu'un de ses oncles le prend sous son patronage et que plusieurs de ses parents se cotisent pour l'envoyer à l'Université voisine. Il y fut, disent ses biographes, très-mauvais écolier, versifiant agréablement toute autre chose que des vers latins et fort indiscipliné, précisément parce qu'il était poète. Il put cependant se faire recevoir bachelier ès arts, mais à la mort de son père il dut revenir à la maison paternelle et Goldsmith, cédant aux instances de ses proches, était disposé à entrer dans les ordres, mais il ne put être admis, ses supérieurs consultés ne lui reconnaissant pas l'aptitude désirable. Son oncle et ses parents décident qu'il doit embrasser la carrière du droit et il se dirige dans ce but vers Londres, afin d'y prendre ses premières inscriptions, mais il s'arrête en route, et dépense en peu de jours à Dublin la somme qui lui avait été remise pour son voyage tout entier. Il revient à pied dans son village, l'oncle pardonne encore et l'envoie étudier la médecine à Édimbourg. Il arrive dans cette ville en 1752, travaille pendant deux ans, et se rend ensuite en Hollande, à Leyde, pour y terminer ses études. Il devient là l'élève du célèbre chimiste Glaudius, de l'anatomiste Albinus, mais après un an de séjour il quitte Leyde et fait son tour d'Europe, sans un sou vaillant, gagnant sa nourriture et son gîte en chantant des vieilles chansons irlandaises ou en jouant de la flûte. C'est ainsi, dit-il, qu'il parcourut la Flandre, l'Allemagne, la Suisse et l'Italie; il s'arrêta quelque temps à Padoue, où l'on croit qu'il prit le grade de docteur; mais l'oncle qui l'avait élevé meurt, et Goldsmith regagne aussitôt l'Angleterre. Il arrive à Londres sans aucune ressource, avouant « qu'il n'y a point de pays en Europe où il n'ait point de dettes. » Il entre répétiteur dans une école, puis la quitte pour se faire aide-pharmacien. Enfin un de ses anciens camarades lui avance quelques fonds et il commence l'exercice de la médecine; il pratiqua quelque temps et se mit à collaborer à divers recueils littéraires. On lui offrit alors une place de médecin dans l'Inde, mais il ne put subir l'examen nécessaire, et tout en publiant divers ouvrages littéraires continua à exercer la médecine. Ses embarras financiers ne s'en trouvent guère mieux, car il est arrêté pour dettes. Enfin son poème le *Traveller*, puis son roman devenu célèbre et si souvent réimprimé, le *Vicar of Wakefield*, consacrent sa réputation. Il dut quitter tout à fait la médecine, qui d'ailleurs ne l'a jamais beaucoup occupé, et il publia un grand nombre d'articles littéraires, de romans, de pièces de théâtre, qui obtinrent un succès réel sans enrichir pour cela leur auteur, qui mourut à Londres, le 4 avril 1774. Nous n'avons à citer de lui que son *History of the Earth and Animated Nature*, Londres, 1774, 8 vol. in-8°, compilation destinée à vulgariser quelques notions scientifiques.

GOLDSON (WILLIAM). Médecin de Londres, membre du Collége des chirurgiens de cette ville, s'est fort occupé de la propagation de la vaccine. Il a publié :

I. *An extraordinary Case of lacerated Vagina, at the full Period of Gestation; with Observations tending to shew, that Many Cases related as Ruptures of the Uterus, have been Lacerations of the Vagina.* Londres, 1787, in-8°. — II. *Observations on the Passage between Atlantic and the Pacific Ocean, in two Memoirs on the Straits of Onian and the Discoveries of De Fonte; with an historical Abridgement of Discoveries in the North of America, elucidated by a new and original Map.* Londres, 1793, in-4°. — III. *Cases of Small Pox subsequent to Vaccination; with Facts and Observations.* Portsmouth, 1804, in-8°. — IV. *Some recent Cases of small Pox subsequent to Vaccination, to which are added, Experiments to ascertain the Effects of Vaccinating in the Hand in Imitation of the Casual Disease ; with Facts and Observations on the Effects of Eruptive Diseases, in removing the Security derived from Cow-Pox.* Londres, 1805, in-8°.   A. D

GOLDWIZ (SEBASTIAN). Docteur en médecine et en philosophie, né à Bamberg, le 24 juin 1758 selon les uns, en 1752 selon les autres, fut reçu docteur à l'Université de sa ville natale en 1780 et pratiqua ensuite la médecine à Kissingen. Il fut nommé en 1786 médecin inspecteur des eaux minérales de Kissingen et de Bocklet. L'époque de sa mort ne nous est pas connue.

« Goldwiz, dit Dezeimeris, fut un médecin fort instruit, mais qui a peu écrit; il a étudié d'une manière toute particulière, et avec plus de critique qu'on n'avait fait avant lui, le rôle que la bile joue dans l'économie, soit en santé, soit dans la production ou dans le cours des maladies. Ce fut l'épidémie bilieuse qui régna à Vienne en 1778 qui éveilla l'attention de Goldwiz sur ce sujet. Mettant de côté toutes les opinions reçues jusqu'alors, il entreprit de la traiter d'après ses propres expériences et ses observations. La partie physiologique de son travail a perdu de son intérêt parce que les recherches chimiques qui en font la base ont beaucoup vieilli; mais la partie pathologique, que l'auteur travailla

plus longtemps, et qui repose en grande partie sur d'autres bases, conserve
encore de l'importance. » On a de lui :

I. *Dissert. inaug. de vomitus ortu progressu et usu ad nostra usque tempora propagata.*
Bambergae, 1780, in-4°. — II. *Neue Versuche zu einer wahren Physiologie der Galle.*
Bamberg, 1785, in-8°. N. Aufl. Frankfurt am Mein, 1789, gr. in-8°. — III. *Neue Versuche
über die Pathologie der Galle.* Bamberg, 1789, gr. in-8° (monographie extrêmement
curieuse). — IV. *Die Mineralquellen zu Kissingen und Bocklet im Fränkischen Hochstifte
Würzburg.* Würzburg, 1795, in-8°, 1 pl. — V. *Von einem chronischen Abgange häufiger
schleimigter Materie mit dem Urin.* In *Baldinger's neues Magazin für Ärzte*, Bd. VII, p. 504,
1785. — VI. *Neueste Geschichte der Mineralquellen zu Bocklet.* In *Würzb. gel. Zeit.*
1793, Beilage 73.

L. Hn.

GOLFIN (PROSPER-HIPPOLYTE). Médecin de distinction, né à Béziers, le
25 juin 1780, fit ses premières études dans sa ville natale et étudia la philosophie à l'école centrale de Montpellier en 1797. Désireux d'étudier la médecine, il voulut l'aborder par ses bases positives, la physique, la chimie et
l'histoire naturelle ; il prit en 1800 le titre de pharmacien, puis se livra à la
médecine et inaugura, sous la direction de Fouquet et de Broussonnet, les fonctions de chef de clinique interne. En 1803, il prit le bonnet de docteur.

Golfin se fixa ensuite à Montpellier et exerça l'art de guérir avec un brillant
succès. En 1806, Nogaret, le préfet de l'Hérault, l'invita à organiser un établissement de secours publics pour les asphyxiés et les noyés, et il garda longtemps
la direction de ce service. Mais Golfin aspirait à occuper une situation digne de
ses talents à la Faculté de médecine ; le concours était supprimé depuis 1815 ;
il osa adresser au roi, en 1819, une supplique pour le rétablissement de cette
institution, réclamant pour lui-même le droit d'entrer dans l'arène ; sa pétition
n'eut aucune suite. Mais ce qu'il demandait pour lui, il l'obtint par une autre
voie ; il fut nommé en 1823 agrégé et obtint en 1827 la chaire d'hygiène.
L'année suivante, il fut promu à la chaire de thérapeutique et de matière médicale qu'il conserva jusqu'à sa mort.

Malgré les fatigues que lui imposait une nombreuse clientèle et la préparation de ses cours, il trouva le temps de publier de nombreux mémoires sur
divers sujets de pathologie et de thérapeutique, particulièrement de thérapeutique générale. Vitaliste, il y défend la doctrine de l'école de Montpellier avec
la plus grande modération et avec les arguments les plus rigoureusement scientifiques. Outre un *Traité de thérapeutique générale*, resté en manuscrit, Golfin
a laissé :

I. *Mémoire sur l'exanthème ortié ou l'urticaire, et observations sur la fièvre intermittente pernicieuse ortiée*, etc. Montpellier, 1829, in-8°. — II. *Discours sur l'homme considéré comme sujet de la thérapeutique, prononcé à l'ouverture du cours de thérapeutique
et de matière médicale.* Montpellier, 1836, in-8°. — III. *Mercurialisation dans l'hydrocéphale
aigu.* — IV. *Sur l'occasion et l'opportunité dans le traitement des maladies.* — V. *Sur la
pharmacodynamie.* — VI. *Essai sur la méthode de vérification scientifique, appliquée aux
sciences en général, à la médecine et à la thérapeutique en particulier.* Paris, 1846, in-8°. —
VII. *Essai sur l'asphyxie.* In *Journ. gén. de méd. de Sédillot*, t. XIX, p. 168, an XII (1804). —
VIII. *Observation sur une asphyxie d'un nouveau-né, causée par la surabondance des
mucosités et sur la nécessité de l'emploi d'un émétique pour prévenir la jaunisse qui
quelquefois est consécutive à l'asphyxie.* Ibid, t. XXXI, p. 61, 1808. — Etc. L. Hs.

GÖLICKE (ANDREAS-OTTOMAR). Médecin allemand, né à Nienburg, sur la
Saale, dans la principauté d'Anhalt, le 2 février 1671, fit ses humanités au
gymnase de Zerbst, puis passa deux ans à Berlin comme précepteur des enfants
de Krug von Nidda, premier médecin du duc de Brandebourg. Il se rendit

ensuite à Francfort-sur-l'Oder et y étudia la médecine pendant quatre ans; il alla prendre le bonnet de docteur à Halle, puis passa en Hollande, où il fit un séjour d'un an, s'arrêtant successivement à Leyde et à Amsterdam. De retour en Allemagne, il alla exercer la médecine à Zerbst, devint professeur extraordinaire de médecine en 1709, puis suppléant du professeur ordinaire à Halle, occupa la chaire ordinaire de médecine à Duisbourg, en 1718, et enfin obtint la même place à Francfort-sur-l'Oder. Il la conserva jusqu'à sa mort, arrivée le 12 juin 1744.

Gölicke s'est occupé avec succès des parties les plus variées de la médecine, mais il a excellé surtout dans les questions relatives à l'histoire des diverses branches de l'art de guérir. Nous citerons de lui :

I. *Diss. de temperamentorum natura ac diathesi.* Halae, 1705, in-4°. — II. *Epistola in qua refutatur præjudicium medicos omnes romanos olim abjectae conditionis et servos fuisse.* Lipsiae, 1705, in-4°. — III. *Dissertatio qua ostenditur partum octimestrem vitalem esse et legitimum.* Halae, 1708, in-4°. — IV. *Dissertatio de damnis purgantium in diathesi phthisico-hydropica.* Lipsiae, 1708, in-4°. — V. *Oratio de mutilo medicinae corpore resarciendo per chirurg. et pharmaciam postliminio revocandas.* Halae, 1709, in-4°. — VI. *Diss. de revellentibus ac derivantibus veterum, eorumque rationali explicatione.* Halae, 1709, in-4°. — VII. *De requisitis medicinae professoris.* Halae, 1709, in-4°. — VIII. *Novum artificium curandi procidentiam uteri veram.* Halae, 1710, in-4°. — IX. *De veritate practica diversionis veterum per revellentia et derivantia, earumque operandi ratione mechanica.* Halae, 1712, in-4°. — X. *Historia anatomiae nova aeque et antiqua, seu conspectus plerumque si non omnium, tam veterum quam recentiorum, qui a primis artis medicae originibus usque ad praesentia nostra tempora anatomiam operibus suis illustrarunt.* Halae, 1713, in-8°; Francofurti ad Viadr., 1738, in-4°. — XI. *Historia chirurgiae antiqua.* Halae, 1713, in-8°; recentior, ibid. — XII. *De optima lithotomiam administrandi ratione.* Halae, 1713, in-4°. — XIII. *Hippocrates ab atticismi crimine nuper ipsi imputato absolvitur.* Halae, 1713, in-4°. — XIV. *De medico cathedrali et clinico diversaque utriusque curandi ratione.* Francofurti ad Viadr., 1715, in-4°. — XV. *De sapientissima lege Atheniensium, qua solemniter sanciverunt neque fœmina neve servus medicinam disceret.* Halae, 1717, in-4°. — XVI. *De frequentia ægrotandi in sexu sequiori praevirili.* Francofurti ad Viadr., 1717, in-4°. — XVII. *Historia medicinae universalis, qua celebriorum quorumcumque medicorum qui a primis artis natalibus ad nostra usque tempora inclaruerunt accurate pertractantur.* Halae, périodes I, II, 1717; III, IV, 1718; V, 1719; VI, 1720, 5 vol. in-8°. — XVIII. *Specimina II medicinae forensis de muliere quae peperit undecimo mense.* Francofurti ad Viadr., 1719, in-4°. — XIX. *Dissertatio de colica spasmodica.* Francofurti ad Viadr., 1719, in-4°. — XX. *Specimen quintum medicinae forensis ad art. XXXV, const. crimin. carol. V. et I Digest. lib. XXV, tit. IV, de inspiciendo ventre.* Francofurti ad Viadr., 1721, in-4°. — XXI. *Dissertatio de dysenteria corrupta cum salute ægri in integrum restituenda.* Francofurti ad Viadr., 1721, in-4°. — XXII. *Dissertatio de hæmorrhoidibus turbatis suo ordine restituendis.* Francof. ad Viadr., 1723, in-4°. — XXIII. *Introductio in historiam litterariam scriptorum qui medicinam forensem commentariis suis illustrarunt.* Francofurti ad Viadr., 1723, in-4°; Francofurti ad Viadr., 1735, in-4°. — XXIV. *Dissertatio de trichosi.* Francofurti ad Viadr., 1724, in-4°. — XXV. *Dissertatio de usu et abusu phlebotomiae in variolis.* Francofurti ad Viadr., 1725, in-4°. — XXVI. *Spiritus animalis ex foro medico relegatus.* Francofurti ad Viadr., in-4°. — XXVII. *Dissert. de sedimento urinarum.* Francofurti ad Viadr., 1727, in-4°. — XXVIII. *Diss. de impostura corticis peruviani.* Francofurti ad Viadr., 1727, in-4°. — XXIX. *Dissert. de epilepsiae consensuali singularis specie.* Francofurti ad Viadr., 1727, in-4°. — XXX. *Diss. de cardialgia syncoptica.* Francofurti ad Viadr., 1728, in-4°. — XXXI. *Dissert. de corticis chinaechinae usu noxio licet recto in febribus.* Francofurti ad Viadr., 1729, in-4°. — XXXII. *Diss. de apoplexia.* Francofurti ad Viadr., 1729, in-4°. — XXXIII. *Dissert. de usu et abusu phlebotomiae circa æquinoctia.* Francofurti ad Viadr., 1730, in-4°. — XXXIV. *Diss. de lue contagiosa bovillum pecus nunc depopulante.* Francofurti ad Viadr., 1730, in-4°. — XXXV. *Diss. de pulmonum infantis natatu vel subsidentia infallibili indicio eum vel vivum vel mortuum esse natum.* Francofurti ad Viadr., 1730, in-4°. — XXXVI. *Spiritus animalis merens exul justarumque imputationum plenissime convictus.* Francofurti ad Viadr., 1731, in-4°. — XXXVII. *Dissert. de empyemate.* Francofurti ad Viadr., 1732, in-4°. — XXXVIII. *Diss. de dystocia.* Francofurti ad Viadr., 1732, in-4°. — XXXIX. *Observationes aliquot practicae circa febrem vesicularem.* Francofurti ad Viadr., 1732, in-4°. — XL. *Diss. de laude febris falso suspecta.*

Francofurti ad Viadr., 1733, in-4°. — XLI. *Diss. de maturatione humorum in morbis.* Francofurti ad Viadr., 1733, in-4°. — XLII. *Diss. de tendinum adfectibus.* Francofurti ad Viadr., 1734, in-4°. — XLIII. *Diss. de officio medici circa superstitionem œgrotarum.* Francofurti ad Viadr., 1734, in-4°. — XLIV. *Dissert. de morbo ructuoso Hippocratis.* Francofurti ad Viadr., 1734, in-4°. — XLV. *Dissert. de emeticorum usu et abusu in praxi medica.* Francofurti ad Viadr., 1734, in-4°. — XLVI. *Dissert. de ossium structura et usu.* Francofurti ad Viadr., 1735, in-4°. — XLVII. *Dissert. de chirurgiae cum medicina conjunctione.* Francofurti ad Viadr., 1735, in-4°. — XLVIII. *Dissert. de ileo et hernia.* Francofurti ad Viadr., 1735, in-4°. — XLIX. *Introductio in historiam litterariam scriptorum qui institutiones medicinae seu partem ejus scriptis suis illustrare cordi habuerant.* Francofurti ad Viadr., 1735, in-4°. — L. *Institutiones medicinae secundum principia mechanico-organica reformatae.* Francofurti ad Viadr., 1735, in-4°. — LI. *Dissert. de singularibus hepatis humani in statu naturali et praeternaturali.* Francofurti ad Viadr., 1736, in-4°. — LII. *Diss. de meninge arachnoide cerebri.* Francofurti ad Viadr., 1738, in-4°. — LIII. *Diss. de cacochymia plethorae pedissequa.* Francofurti ad Viadr., 1738, in-4°. — LIV. *Diss. de febre lactea.* Francofurti ad Viadr., 1738, in-4°. — LV. *Diss. de fibrae textura, usu et affectionibus, tam secundum quam praeter naturam.* Francofurti ad Viadr., 1738, in-4°. — LVI. *Diss. de ingressu aeris in sanguinem sub respiratione,* etc. Francofurti ad Viadr., 1739, in-4°. — LVII. *Diss. de membranae textura, usu et affectionibus tam secundam quam praeter naturam.* Francofurti ad Viadr., 1739, in-4°. — LVIII. *Diss. de musculorum textura, usu et affectionibus tam secundum quam praeter naturam.* Francofurti ad Viadr., 1739, in-4°. — LIX. *Diss. de onopordo carcinomatis averrunco.* Francofurti ad Viadr., 1739, in-4°. — LX. *Diss. de genuino corporis organici motore.* Francofurti ad Viadr., 1740, in-4°. — LXI. *Brevis et succincta historia medica de hernia femorali.* Francofurti ad Viadr., 1740, in-4°. — LXII. *Dissertatio de purpura alba confluente.* Francofurti ad Viadr., 1740, in-4°. — LXIII. *Dissert. de studio mathematico cum medicina conjungendo.* Francofurti ad Viadr., 1740, in-4°. — LXIV. *Diss. de febre catarrhali petechizante nunc epidemice grassante.* Francofurti ad Viadr., 1741, in-4°. — LXV. *Diss. de vera methodo curandi hæmorrhagias spontaneas.* Francofurti ad Viadr., 1741, in-4°. — LXVI. *Utrum homo sit machina hydraulica pneumatica necne.* Francofurti ad Viadr., 1741, in-4°. — LXVII. *Diss. de mesenterii adfectibus.* Francofurti ad Viadr., 1742, in-4°. — LXVIII. *Diss. de consensu et dissensu mechanicorum et organicorum modeque illos conciliandi.* Francofurti ad Viadr., 1742, in-4°. — LXIX. *An in medico practico fortuna requiratur.* Francofurti ad Viadr., 1743, in-4°. — LXX. *Selecta medica francofurtensia anatomen practicam, chirurgiam, materiam medicam universamque medicinam illustrantia,* 1756, in-8° (Journal commencé par Gölicke).

L. Hn.

GÖLIS (Leopold-Anton). Médecin allemand, né en 1765, fut directeur et médecin de l'hospice des Enfants Malades des pauvres de Vienne, membre du conseil sanitaire impérial et professeur à la faculté de médecine de Vienne. Il jouissait d'une grande réputation dans le traitement des maladies du premier âge.

Gölis mourut à Vienne, le 20 février 1827, laissant :

I. *Warnung vor der häutigen Bräune..... sorgfältigen Müttern gewidmet.* Wien, 1808, in-8°. — II. *Praktische Abhandlungen über die vorzüglicheren Krankheiten des kindlichen Alters.* Wien, 1815-1818, 2 vol. in-8°. — III. *Tractatus de rite cognoscenda et sananda angina membranacea.* Vindob., 1817, in-8° (ouvrage présenté au concours sur le croup ouvert devant la Faculté de Paris; il n'obtint rien, mais n'en est pas moins un travail d'une certaine valeur). — IV. *Vorschläge zur Verbesserung der körperlichen Kindererziehung in den ersten Lebensperioden.* Wien, 1811, in-8°; 2. Aufl., ibid., 1823, in-8°.

L. Hn.

GOLONDRINA. D'après Feuillée, on donne ce nom à une plante du Pérou qu'on dit rafraîchissante et qu'on administre en décoction dans les fièvres. C'est peut-être un *Opercularia.*

PL.

Bibliographie. — Feuillée. *Plantes médicinales,* III, 23.

PL.

GOLTZ (Johann-Georg). Né à Königsberg, se fit recevoir docteur à Leyde en 1689 et fut nommé, en 1691, professeur extraordinaire à l'Université de sa ville natale. Vingt ans après, il fut promu professeur ordinaire. Goltz mourut le 15 novembre 1720, laissant :

I. *Diss. de hæmoptysi.* Regiomonti, 1690, in-4°. — II. *Diss. de cholera*, Regiomonti, 1691, in-4°. — III. *Diss. de pleuritide.* Regiomonti, 1691, in-4°.					L. Hn.

GOMART, GOMMART. Noms français des *Bursera*. Le type le plus complet que l'on connaisse de ce genre de *Térébinthacées-Bursérées* est le *B. obtusifolia* LAMK, des îles Mascareignes. Ses fleurs sont régulières et polygames. Dans celles qui sont hermaphrodites on observe un calice gamosépale, à cinq divisions en général, dont la préfloraison est valvaire ou légèrement imbriquée. Les pétales sont en même nombre, valvaires dans le bouton. L'androcée est formé de deux verticilles de cinq étamines, celles qui répondent à l'intervalle des pétales étant un peu plus longues. Toutes ont un filet libre et inséré au-dessous d'un disque hypogyne annulaire, dilaté à sa base et atténué à son sommet, qui supporte une anthère biloculaire, introrse, déhiscente par deux fentes longitudinales. Le gynécée, rudimentaire dans les fleurs mâles, se compose d'un ovaire libre, atténué supérieurement en un style dont l'extrémité stigmatifère est dilatée et partagée en cinq lobes, superposés, comme les loges, aux pétales. Dans l'angle interne de chaque loge le placenta supporte deux ovules collatéraux, descendants, anatropes, à micropyle dirigé en haut et en dehors. Le fruit, accompagné à sa base du calice plus ou moins longtemps persistant, est une drupe dont les noyaux, au nombre d'un à six, renferment chacun une graine descendante. L'embryon, dépourvu d'albumen, a des cotylédons épais, charnus, plusieurs fois repliés sur eux-mêmes, et une courte radicule supère. Le *B. obtusifolia*, dont on a fait le type d'un genre *Marignia*, est un bel arbre à feuilles alternes, sans stipules, composées-imparipennées, à folioles opposées. Ses inflorescences, axillaires ou supra-axillaires, sont des grappes ramifiées de cymes bipares dans lesquelles chaque fleur occupe l'aisselle d'une petite bractée. Dans certains *Bursera*, désignés sous le nom de *Protium* en Asie, et d'*Icica* dans l'Amérique tropicale, les feuilles sont imparipennées ou réduites à trois folioles, ordinairement entières, ou même à une seule; les fleurs sont à quatre ou à cinq parties; le fruit a un exocarpe qui se détache plus ou moins nettement en panneaux des noyaux, et ceux-ci sont unis par une columelle légèrement résistante. Dans les véritables *Bursera* de l'Amérique tropicale, les fleurs sont polygames, 3-5 mères; la columelle du fruit prend plus de consistance encore; l'exocarpe se détache plus nettement, en trois panneaux ordinairement; les feuilles, rassemblées vers le sommet des rameaux, ont, ou trois ou un nombre peu considérable de folioles minces et entières. Les divisions du calice, déjà profondes et plus allongées dans ces espèces, le deviennent encore davantage dans certains *Elaphrium*, plantes américaines, glabres ou plus souvent chargées de poils, à feuilles souvent rapprochées du sommet des rameaux, pennées et dont les folioles, au nombre de trois, ou plus, deviennent généralement plus coriaces, dentelées, le rachis s'étalant un peu en ailes dans leurs intervalles. Ainsi constitué, le genre Gommart renferme de quarante à cinquante espèces arborescentes, balsamiques, à inflorescences plus ou moins ramifiées.

Les *Bursera* donnent, à la pratique, certains produits oléo-résineux, aromatiques, la plupart peu usités chez nous. Le *Gomart des Antilles* (*Bursera gummifera* L.) produit la *Résine de Gommart d'Amérique* ou *Gomme-Chibou, Élémi des Antilles, Tacahamaque jaune terne, Tacahamaque de Guatémala*, jadis préconisée comme anthelminthique et antigonorrhéique, résolutive, céphalique; on l'appliquait avec succès sur les plaies et les ulcères rebelles. Le *Marignia obtusifolia* qui, nous venons de le voir, est un Gommart des îles Mascareignes, a des propriétés analogues. Sa gomme-résine est la *Colophane bâtarde*, qui s'extrait principalement de l'écorce et du péricarpe, demeure longtemps fluide, sert aux mêmes usages que le goudron, s'emploie aussi à l'éclairage, mais dégage beaucoup de fumée et une odeur âcre et pénible.

A la section *Protium* appartient un *Bursera* indien dont les indigènes mangent les feuilles et les fruits : c'est le *Tinguloxy* des Javanais ou *B. javanica* II. Bn (*Protium javanicum* Burm. — *Amyris Protium* L.), dont Rumphius a traité dans son *Herbier d'Amboine* (VII, t. 23, fig. 1).

Les Gommarts de la section *Icica*, qui sont des plantes américaines, fournissent presque toutes des substances résineuses et aromatiques, stimulantes, et qui brûlent d'ordinaire en répandant une odeur d'encens; elles ont souvent le parfum de l'essence de citron, de la muscade, de l'essence de térébenthine, et sont souvent désignées, dans le commerce, sous les noms de *Caragnes*, *Élémis* ou *Tacahamaques*. Le *B. Tacahamaca* H. Bn (*Icica Tacahamaca* II. B. K. — *Protium Tacahamaca* L. March.) produit, dans l'Amérique équinoxiale, une résine Tacahamaque. Le *B. Icicariba*, II. Bn (*Iciça Icicariba* D. C. — *Amyris ambrosiaca* L. F.) a des fruits comestibles et très-aromatiques. Ses racines ont une écorce astringente, dépurative et antisyphilitique; on lui attribue la production d'un des Elémis du Brésil. Le *B. guianensis* II. Bn (*Icica guianensis* Aubl. — *I. heptaphylla* Aubl.) ou *Haiawa*, *Arouaou*, passe pour être l'arbre à l'*Encens de Cayenne* et à la *Tacahamaque huileuse incolore*. Les *Caragnes* que l'on doit à ce genre sont : la *C. brune*, qui exsude du *B. Carana* II. B. K. (*Amyris Carana* Humb.), et la *Gomme Carana blanche*, extraite du *B. altissima* II. Bn. (*Icica altissima* Aubl. — *Amyris altissima* W.), l'arbre qui, d'après Guibourt, donnerait le *Bois de rose femelle* de Cayenne. Il porte, dans son pays natal, le nom d'*Iciquier-Cèdre*, et sert à fabriquer des meubles, des boiseries, des embarcations. Le *B. decandra* Aubl. (*Icica pentandra* Aubl. — ? *I. enneandra* Aubl. — *Protium decandrum* March.) produit une oléo-résine qui est le *Chipa* des Galibis. Son odeur est celle du citron et elle forme des masses jaunes et transparentes; on la brûle dans les églises. Le *B. Aracouchili* Aubl. (*Amyris heterophylla* W. — *Protium Aracouchili* March.) donne la *Résine Aracouchi* ou *Aracouchili*, dont on prépare un baume cosmétique et employé au traitement des plaies. H. Bn.

Bibliographie. — Rosenth., *Synops. plant. diaphor.*, 863. — H. Bn, *Hist. des plant.*, V, 260, 296, 309, fig. 265-276; *Tr. de Bot. médic. phanérog.*, 949. H. Bn.

GOMBO, GOMBEAU. Nom donné à l'*Hibiscus esculentus* L. (*Abelmoschus esculentus* Med.), dont les fruits verts sont mangés en grande quantité dans les pays chauds. Cette plante rentre, avec l'*Ambrette*, dans le genre *Hibiscus* ou *Ketmie* (*voy.* Ketmie). Pl.

GOMES (Bernardino-Antonio). Célèbre médecin portugais, né à Arcos (province de Minho), en 1769, mort à Lisbonne le 13 janvier 1824. Il était fils d'un médecin fort intelligent et, sous les leçons de son père, il fit de rapides progrès dans l'art de combattre les maladies. Après avoir fait ses études à Coïmbre, il fut reçu docteur en 1793 et vint à Lisbonne exercer sa profession. En 1797, il accepta un emploi dans la marine militaire, et, comme chirurgien d'un vaisseau de guerre, se rendit au Brésil. Pendant le séjour qu'il fit dans ce pays, il étudia surtout la botanique, et à son retour fit connaître les propriétés de l'*ipécacuanha gris*, de la *frambœsia*, etc. En 1801, une fièvre typhoïde s'étant déclarée à bord de l'escadre portugaise mouillée en rade de Gibraltar, B.-A. Gomes y fut envoyé et combattit cette maladie avec succès au moyen d'aspersions d'eau froide. Il appliquait la méthode de Currie (il s'agissait probablement du choléra). En 1805, il fut nommé médecin de l'hôpital de la maison royale et mérita une belle réputation. Il cultivait en même temps la chimie et réussit le premier à obtenir la *quinine* pure, ou du moins l'extrait du *chinonin* qui avait déjà été reconnu en principe dans le quinquina par le docteur Duncan jeune. En 1810, B.-A. Gomes appliqua heureusement son système à Gibraltar et sauva plus de cinq cents malades. Ce fut à l'initiative de Gomes que les Portugais durent l'introduction de la vaccine. En 1817, il prit la direction de l'hôpital San-Lazaro et fit des expériences contre l'éléphantiasis. Il partit la même année pour le Brésil, chargé d'accompagner la princesse Léopoldine d'Autriche. A son retour, il entreprit de nouvelles recherches sur les maladies cutanées et signala la racine du grenadier comme un remède efficace contre les vers intestinaux et le ver solitaire (*ténia*). Ces différents traités lui ouvrirent les portes de l'Académie des sciences de Lisbonne et celles de plusieurs autres sociétés savantes. Sa vie fut abrégée par des chagrins domestiques; il fut obligé, en 1811, de faire enfermer sa femme au couvent de Sainte-Anne et depuis lors ne put exécuter aucun travail sérieux (Biogr. Didot). On a de lui :

I. *Mémoire sur l'ipécacuanha gris du Brésil, ou le Cipô de nos pharmaciens* (avec le docteur Brotero). Lisbonne, 1801, in-8°, 2 pl. — II. *Méthode de traiter le typhus, ou les fièvres malignes contagieuses, par l'affusion de l'eau froide, suivie de la théorie du typhus d'après les principes de la zoonomie et l'explication de la manière d'agir de l'affusion froide, et d'une lettre au docteur James Currie, contenant des observations et des réflexions sur cette méthode.* Lisbonne, 1806, in-12. — III. *Essai dermosographique, ou description succincte et systématique des maladies cutanées, d'après les principes et les observations des docteurs Willan et Bateman, renfermant l'indication des médicaments recommandés dans ces maladies par ces célèbres auteurs et par plusieurs autres.* Lisbonne, 1820, in-4°, 2 pl. — IV. *Mémoire sur les moyens de diminuer l'éléphantiasis en Portugal et de perfectionner la connaissance et la guérison des maladies cutanées*, etc. Lisbonne, 1821, in-8°. — V. *Lettre aux médecins portugais sur l'éléphantiasis, dans laquelle on leur annonce un nouveau remède pour guérir cette maladie.* Lisbonne, 1821, in-8°. — VI. *Observationes botanico-medicae de nonnullis Brasiliae plantis.* In *Lisboa Acad. Sc. Med.*, t. III (Corresp.), p. 1, 1812. — VII. *Ensaio sobre o Cinchonino e sobre sua influencia na virtude da quina.* Ibid., p. 202. — VIII. *Memoria sobre as boubas.* Ibid., t, IV, p. 1, 1815. — IX. *Cinq nouvelles espèces de ténia.* In *Bull. sc. nat.* de Férussac, t. I, p. 206, 1824.   L. Hn.

GOMES ou **GOMEZ** (Emmanuel). Né en Portugal, vint s'établir à Anvers, au début du dix-septième siècle. Outre une consultation médicale sur la maladie qui régna épidémiquement à Anvers en 1622, et qui se trouva déposée aux archives communales de cette ville, il a publié un traité sur la peste :

De pestilentiae curatione methodica tractatio. Antwerpiae, 1603, in-4°. L'ouvrage, écrit en hollandais, qui parut sur le même sujet à Anvers en 1612, in-8°, est probablement une traduction de l'opuscule latin ; il a pour titre : *Tractaet van de peste inhoudende d'oorsaecken, teeckenen, remedien soo verhoedende als genesende.* La *Biographie méd.* de Panckoucke signale encore une édition latine de Louvain, 1637, in-8°.   L. Hn.

GOMEZ MIEDES (Bernardin). Né à Alcanize dans la province de Teruel,

évêque d'Albarracin, célèbre par ses connaissances scientifiques, mort en 1589,
est cité dans les biographies médicales, en raison des ouvrages ci-après dont il
est l'auteur :

I. *Diascepseon de sale physico, medico, geniali et mistico.* Valence, 1579. — II. *Enchiridion, à manual instrumento de salud contra el morbo articular que llaman Gota, y las
demas enfermadades que par catarro y destibacion de la cabeza se engendran.*   A. D.

Gomez (ALONSO). Médecin espagnol du milieu du seizième siècle, né à
Séville, était le fils de D. Fernando Gomez, docteur en médecine et en philosophie. Il fit ses études à Alcala de Henarez et obtint le titre de docteur à Séville
où il pratiqua son art. Il a publié :

De humorum præparatione nunquam hactenus aquoquam in lucem editus adversus Arabes.
Séville, 1546, in-8°.   L. HN.

Portal lui attribue un traité : *De tumorum præparatione ;* nous croyons avec
Éloi que cet ouvrage n'a jamais existé.

Gomez de Toledo (JORJE), et non GREGORIO **Gomez**, comme le dit la biogr.
médicale copiant Nicolas Antonio. Il était de Tolède et il y a exercé la médecine au
seizième siècle. Il a écrit un ouvrage intitulé : *De ratione minuendi sanguinem
in morbo laterali : Liber non inutilis ubi de ejusdem morbi curatione deque
aliis nonnullis ad rem medicam pertinentibus copiose tractatur* (Toledo, 1539,
in-4). Cet ouvrage est dédié à don Manrique de Lara, duc de Nájera. L'approbation par les médecins impériaux porte : « *Hoc volumen ex vera doctrina
Hippocratis et ejus commentatoris Galeni, necnon omnium imitantium eos,
scriptum atque fulcitum est, et ad confundendam quamdam homicidiosam
Sectam convenientissimum.* » Cet ouvrage a en effet joui d'une grande célébrité
dans la péninsule ibérique.   L. HN.

GOMME-GUTTE. § I. **Matière médicale.** Gomme-résine produite par un
bel arbre de la famille des Clusiacées, le *Garcinia Morella* Desr. (*voy.* GARCINIA),
dont la variété à fleurs mâles sessiles, cultivée à Ceylan, fournit la *gomme-gutte*
dite *de Ceylan,* et la variété à fleurs pédicellées, cultivée exclusivement dans la
presqu'île de Cambdoge, donne deux variétés de la *gomme-gutte* dite *de Cambodge*
ou *de Siam.* Depuis peu d'années seulement on connaît la variété pédicellée,
qui fournit la meilleure sorte.

La gomme-gutte était importée du Cambodge en Chine dès le dixième siècle ;
un voyageur chinois, qui visita le Cambodge en 1295-97, la décrit et indique le
moyen de l'obtenir par des incisions faites sur la tige de l'arbre ; enfin elle est
mentionnée dans le fameux herbier chinois *Pun-Tsao,* écrit vers la fin du seizième siècle.

C'est l'amiral hollandais Van Neck qui le premier apporta cette substance de
Chine en Europe, en 1603, et la communiqua à Charles de l'Écluse ou Clusius.
Celui-ci la décrit (*Exot.,* 1605, p. 82) de la manière suivante : « C'est un suc
très-pur plutôt qu'une résine, qui, pour peu qu'on le touche avec de l'eau ou de
la salive, se colore fortement en jaune. Il est privé de toute amertume, mais il
laisse, après quelques instants, une forte âcreté à la gorge. Ce suc se nomme
ghitta jemou. Les naturels s'en servent à la dose de 15 à 20 grains pour évacuer l'eau des hydropiques, et sans aucun accident. » Le *ghitta jemou* figurait
dans le tarif des prix des apothicaires de Schweinfurt en 1614, et la Compagnie

des Indes en mettait en vente à Londres en 1615; le même *ghitta jemou* ou *gutta gamba* était mentionné dans la petite pharmacopée d'Amsterdam en 1639, dans celle de Londres en 1650, dans celle de Zwelfer en 1653 et dans celle de Toulouse en 1695. Mais cette drogue n'était pas employée couramment par les médecins, qui redoutaient fort son action irritante et la tenaient pour dangereuse.

Longtemps on discuta sur la vraie origine botanique de la gomme-gutte. Clusius la croyait produite par une Euphorbiacée; Bontius, qui le premier indiqua son lieu de production, pensait qu'on la tirait d'une plante voisine de l'*Esula indica*. Paul Hermann, l'auteur de l'*Hortus malabaricus*, le premier, annonça en 1677, dans une lettre à Syen, que la gomme-gutte est produite par deux arbres désignés par les indigènes sous le nom de *carcapulli* et qui ne sont autre chose que le *Gracinia morella* et le *G. cambogia* actuels, ce dernier produisant, comme on le sait, une fausse gomme-gutte. À partir de Hermann l'histoire des arbres à gomme-gutte s'embrouilla de nouveau jusqu'à Gärtner, qui décrivit nettement les deux espèces ci-dessus. Nous n'insisterons pas davantage sur ce point. Pour les nombreuses synonymies du *Garcinia morella*, *voy.* GARCINIA.

On trouve dans le commerce deux variétés de la *gomme-gutte de Siam* ou de *Cambodge* :

1° *Gomme-gutte en canons* ou *en bâtons* (*pipe cambodge* des Anglais). Elle est tirée de la presqu'île de Cambdoge et importée de Chine en Angleterre par la voie de Singapore; mais il paraît qu'il en vient également de Bornéo d'où elle est envoyée à Singapore et, après purification, en Europe. On l'appelle gomme-gutte en bâtons parce qu'on la recueille à l'aide de fragments de bambous (dans des entre-nœuds de bambous) qu'on introduit entre l'écorce et le bois, l'écorce ayant été incisée en spirale sur la moitié de la circonférence du tronc. Elle vient sur les marchés en cylindres de 15 à 20 centimètres de longueur et de 3 à 6 centimètres de diamètre, portant à leur surface l'empreinte des fibres du bambou; il en est cependant qui paraissent avoir été roulés à la main. Elle est de couleur jaune-orangé, tirant sur le fauve, quelquefois pâle et laiteuse, généralement assez foncée; sa cassure est conchoïdale, lisse et demi-opaque. Elle donne une poudre d'un beau jaune doré. Sa solution aqueuse, d'un jaune magnifique, ne présente pas de trace d'amidon à l'examen microscopique. La gomme-gutte en bâtons est en effet d'une très-grande homogénéité et a dû subir une préparation très-soignée. C'est la variété la plus estimée.

Quant à sa composition, elle a été déterminée par Braconnot, qui y a trouvé environ 19 pour 100 de gomme soluble dans l'eau et 80 de résine jaune soluble dans l'alcool. La solution aqueuse de gomme ne rougit pas le tournesol et n'est précipitée ni par l'acétate neutre de plomb, ni par le perchlorure de fer, ni par le silicate ou le biborate de sodium : elle n'est dès lors pas identique avec la gomme arabique. Fondue, la résine, encore appelée *acide cambodgique*, est rouge, transparente, sans saveur; elle donne une belle poudre jaune. Elle se dissout dans les alcalis qu'elle neutralise, chasse à l'ébullition l'acide carbonique des carbonates alcalins, est décolorée par le chlore et se combine intimement à ce corps; dans le composé qui en résulte il n'est plus possible de déceler la présence du chlore, à moins de le détruire au feu.

Elle forme un précipité abondant avec l'acétate basique de plomb; sa solution est colorée en brun noirâtre par le perchlorure de fer. Fondue avec de la potasse, elle donne, outre plusieurs acides gras, de la phloroglucine (Hlasiwetz et Barth).

D'après Christison, les proportions de résine et de gomme sont variables; dans deux analyses il a obtenu :

	I.	II.
Résine séchée à 204 degrés C.	74,2	71,6
Gomme soluble ou arabine, séchée à 100°.	21,8	74,0
Humidité chassée par une chaleur de 132°.	4,8	4,8

Pour dissoudre la résine, Christison se servait d'éther, qui est son meilleur dissolvant.

2° *Gomme-gutte en masse* ou *en gâteaux* (*cake Cambodge* des Anglais). Masses informes de 1 kilogramme à 1ᵏᵍ,500, qu'il ne faut pas confondre avec les débris agglutinés de la sorte précédente. Elle est brunâtre ou grisâtre, demi-transparente à la surface, terne à l'intérieur et à cassure plutôt esquilleuse que conchoïdale. Elle renferme des rameaux et des pétioles de diverses plantes ainsi que des granules amylacés faciles à reconnaître au microscope. Elle forme avec l'eau une émulsion jaune plus gluante que la gomme-gutte en bâtons. D'après l'analyse qu'en a faite Christison, elle contient :

Résine	64,7	
Arabine	20,2	
Fécule	5,6	en moyenne.
Ligneux	5,3	
Humidité	4,2	

La gomme-gutte en bâtons est beaucoup moins estimée que la sorte précédente, mais il en existe des variétés encore inférieures dans lesquelles les proportions de gomme et de résine sont notablement plus faibles : c'est le *Coarse ambodge* des Anglais.

Quant à la *gomme-gutte de Ceylan*, d'après la description qu'en a donnée Christison, elle se présente sous forme de masses arrondies ou aplaties, pesant environ 400 grammes, peu homogènes et formées de larmes irrégulières et celluleuses, dont les intervalles renferment une matière pulvérulente, d'apparence terreuse. Elle est d'un jaune-orangé foncé, mais s'émulsionne moins bien dans l'eau que la gomme-gutte de Siam; sa composition est analogue à celle de cette dernière; voici le résultat de l'une des analyses de Christison :

Résine jaune, obtenue par l'éther et desséchée.	68,8
Gomme soluble ou arabine.	20,7
Ligneux, etc.	6,8
Humidité.	4,6

Le *Garcinia cambogia* fournit une gomme-résine quelquefois aussi désignée sous le nom de gomme-gutte, mais dont elle diffère par la présence d'une huile volatile et par ses propriétés purgatives beaucoup plus faibles (*voy.* GARCINIA).

Enfin, sous le nom de *gomme-gutte d'Amérique* on trouve parfois dans le commerce le suc gommo-résineux de plusieurs Hypéricacées, particulièrement de l'*Hypericum bacciferum*; ce suc jouit de propriétés analogues à celles de la vraie gomme-gutte.

§ II. **Emploi.** La gomme-gutte exerce sur la muqueuse digestive une action irritante, qui se traduit par un simple accroissement des sécrétions du canal alimentaire, si les doses sont faibles, et une véritable inflammation de la muqueuse, si les doses sont considérables. Dans ce cas, on observe des nausées, des vomissements, des coliques, des selles aqueuses, des mictions fréquentes, avec dépression du système vasculaire, refroidissement des extrémités, abdomen douloureux à la pression et quelquefois des syncopes mortelles. Si le malade survit, il présente de violentes coliques, des selles muqueuses, sanguinolentes, comme dans la dysenterie spontanée. En résumé, la gomme-gutte est un drastique énergique; elle agit en outre comme diurétique. Son emploi en médecine se trouve dès lors tout indiqué; elle a néanmoins pour inconvénient de provoquer facilement des nausées et même des vomissements, à cause de sa facile solubilité dans le suc gastrique.

L'action drastique de la gomme-gutte est loin d'être aussi violente que celle de l'huile de croton. Comme l'aloès, elle congestionne les organes pelviens et même, paraît-il, à un plus haut degré.

La gomme-gutte, à la dose de 10 à 20 centigrammes, répétée plusieurs fois par jour, constitue un laxatif doux; à la dose de 50 centigrammes elle purge déjà énergiquement. Elle sert à combattre la constipation habituelle ou accidentelle, à favoriser le développement des hémorrhoïdes, à provoquer le flux cataménial chez les sujets dont les digestions sont languissantes et dont l'aménorrhée est torpide.

Comme hydragogue puissant et diurétique, la gomme-gutte est utilisée dans les hydropisies liées aux maladies du cœur, des reins, ou à une dyscrasie sanguine. L'action dérivative énergique qu'elle exerce sur le tube digestif est mise à profit dans certains catarrhes pulmonaires et affections cérébrales.

Enfin la gomme-gutte est vermifuge et comme telle fait partie du remède de Madame Nouffer.

Ordinairement on donne la gomme-gutte dans des pilules où elle se trouve associée à d'autres drastiques. Gubler formule de la manière suivante ses pilules cholagogues à la gomme-gutte : Calomel, aloès et gomme-gutte, ãã 10 centigrammes pour une pilule. On emploie encore un *savon* de gomme-gutte, une *teinture* où elle est associée avec le sous-carbonate de potasse; elle entre dans les *pilules écossaises*, dans les *pilules de gomme-gutte composées*, les *pilules hydragogues de Bontius*, et dans diverses préparations aujourd'hui inusitées.

Enfin la gomme-gutte est employée dans la peinture pour sa belle couleur jaune.   L. HAHN.

GOMMES. § I. **Matière médicale et chimie.** Sucs d'origine végétale, généralement mucilagineux, quelquefois mélangés de résine, dont le mode de formation ou de sécrétion est plus ou moins bien connu. Les gommes sont des produits de la désorganisation des parois des cellules ou des fibres, c'est-à-dire de leur transformation en substance mucilagineuse ou gélatineuse, ou encore résultent d'une élaboration spéciale aux dépens du contenu amylacé de ces cellules ou de ces fibres, ou enfin, surtout lorsqu'elles sont associées à des résines, se forment dans des sortes de lacunes ou canaux sécréteurs ou dans des vaisseaux véritables qu'on peut assimiler aux laticifères.

Quel que soit leur mode de formation, toutes les gommes transsudent naturellement de la tige des végétaux gummifères ou par des incisions pratiquées sur cette tige.

Ces sucs végétaux peuvent être répartis en deux grandes classes : les *gommes proprement dites* et les *gommes-résines*.

I. GOMMES PROPREMENT DITES. Nous comprenons sous ce titre des substances incristallisables, incolores, inodores, d'une saveur fade, d'une cassure vitreuse, donnant avec l'eau un liquide mucilagineux et insolubles dans l'alcool ; l'acide nitrique les transforme en acide mucique et acide oxalique et, dans des conditions particulières, en acide saccharique et acide tartrique.

Les gommes les plus connues et les plus répandues dans le commerce diffèrent entre elles autant par leur provenance que par leurs caractères chimiques ; elles peuvent être réparties en trois groupes bien distincts : les *gommes arabiques*, les *gommes adragantes* et les *gammes nostras* ou *du pays*, auxquels on peut ajouter un quatrième groupe renfermant des *gommes diverses* plus ou moins analogues aux précédentes.

1° Gommes arabiques. Historique. La gomme arabique était connue dans la plus haute antiquité ; dix-sept cents ans avant l'ère chrétienne, les flottes égyptiennes la rapportaient de l'Arabie ; l'arbre à gomme est même représenté dans le trésor du roi Ramsès III, à Medinet-Abu ; la gomme s'appelait *Kami*, d'où a dérivé le mot grec χόμμι et, en passant par le latin, notre mot *gomme*. (Flückiger et Hanbury). Les Grecs et les Romains connaissaient la gomme, mais ne l'utilisaient guère. Au quatorzième siècle, la gomme est plusieurs fois mentionnée sur des listes de drogues de Pise, de Paris, etc.

Les usages médicaux de la gomme étaient excessivement restreints dans l'antiquité ; son emploi dans les arts est de date récente.

Sécrétion. Le mode de formation de la gomme arabique n'est pas exactement connu. Sans nous arrêter à l'opinion de M. Martins (de Montpellier), qui pense que sa formation est liée à la présence d'une plante parasite, le *Loranthus senegalensis*, qui croît, comme le Gui, sur les végétaux qui la produisent, nous dirons seulement que, suivant plusieurs auteurs, elle est, comme la *gomme adragante*, le résultat d'une modification chimique et physique des membranes cellulaires due, selon toute apparence, à une influence morbide, et que, selon d'autres, elle se rencontre en dissolution plus ou moins épaisse et mucilagineuse dans le suc cellulaire, et qu'elle peut être déversée au dehors à travers la membrane dans des espaces intercellulaires. A un moment donné, principalement à la suite de la saison pluvieuse, la gomme sort spontanément par des fentes de l'intérieur de la tige, coule le long du tronc et peut même s'accumuler en masses plus ou moins considérables au pied de l'arbre dans le sable.

Origine et provenance. La gomme arabique la plus belle, la *gomme arabique vraie* ou *gomme blanche de Sennaar* des droguistes anglais, celle qui est réservée aux usages médicaux, vient du Kordofan et des pays avoisinants, où elle est produite en petite quantité par l'*Acacia arabica* Willd., et en majeure partie par l'*Acacia Senegal* W. (A. *Verek* Guill. et Perr.), arbres dont l'aire géographique, extrêmement vaste, est à peu près la même ; on les trouve tous deux depuis la Nubie et l'Égypte jusqu'au Sénégal, au Cap et dans l'Inde. D'après Schweinfurth, ce serait le Verek seul qui fournirait la belle gomme blanche venant du Kordofan et des régions qui bordent le Nil supérieur. Dans l'Afrique orientale, le Verek est connu sous le nom d'*Hashab*, d'où le nom de *gomme d'Hashabi* qu'on donne quelquefois à la gomme arabique et qu'il ne faut pas confondre avec une autre gomme d'Hashabi, ou *Hasabi el Jésiré*, qui vient de Sennaar, sur le Nil bleu, et est produite surtout par l'*Acacia Seyal* Del.

Une très-bonne variété de gomme arabique, appelée *gomme de Jiddah* ou *de*

Gedda, du nom de la ville de Jidda sur la mer Rouge, dans l'Hedjaz (Arabie), paraît correspondre à la *gomme turique* des Anciens, ainsi nommée de la vallée de Tor, en Arabie, près de l'isthme de Suez. Il ne faut pas confondre cette gomme avec une autre *gomme Gedda,* de mauvaise qualité, produite par les *Acacia tortilis* Forsk. et *A. Ehrenbergii* Nees.

— Les belles variétés de gomme arabique se présentent en morceaux blancs dont le volume ne dépasse pas celui d'une noisette. Leur forme est ovoïde ou sphérique, rarement vermiculaire, leur surface arrondie ; ils sont traversés par de nombreuses fissures intérieures, se brisent facilement et forment alors des fragments anguleux. La cassure est vitreuse. A 100 degrés, la gomme devient extrèmement friable ; à l'air humide, elle absorbe peu à peu jusqu'à 6 pour 100 d'eau. L'odeur est nulle, la saveur mucilagineuse.

Les sortes inférieures se distinguent de la belle gomme claire et incolore par leur teinte jaunâtre, rougeâtre ou brunâtre, et le plus ou moins d'impuretés qui les souillent.

La solution aqueuse de gomme est lévogyre. A la longue elle s'acidifie et renferme du sucre, et ses propriétés optiques se trouvent modifiées. La solution de gomme ne réduit pas le tartrate cupro-potassique. Les fragments très-purs et secs ont pour poids spécifique 1,487.

La gomme arabique vient des côtes de la mer Rouge à Marseille, où on la trie en trois qualités dites : premier blanc, deuxième blanc et troisième blanc.

Diverses autres sortes de gommes arrivent sur le marché européen ; nous énumérerons les principales :

1° *Gomme du Sénégal.* Plus répandue en France que la gomme arabique, elle vient du Sénégal à Bordeaux en grande quantité. Elle est produite par l'*Acacia Senegal* ou *Verek*, le même qui fournit la plus grande partie, sinon la totalité de la gomme arabique.

Elle est blanche, mais plus souvent jaunâtre ou rougeâtre, plus ferme et moins fragile que la gomme arabique. A tous les autres points de vue, tant pour les propriétés chimiques qu'optiques, la gomme du Sénégal est identique à celle du Kordofan. Flückiger attribue les autres différences à des causes météorologiques.

On distingue parmi les gommes du Sénégal deux variétés :

A. *Gomme du bas du fleuve.* La plus estimée ; elle est composée de larmes blanches et de gros morceaux de couleur rouge ; les uns et les autres sont transparents, et ne présentent pas à leur intérieur des fissures comme la gomme arabique ; en revanche ils sont fissurés ou du moins ridés à la surface.

Les larmes blanches sont arrondies, ovoïdes ou vermiculées, et présentent jusqu'à 4 centimètres de long. Elles proviennent de l'*Acacia Verek.*

Les morceaux rouges sont en général sphériques ou ovoïdes et peuvent atteindre le poids de 500 grammes. Leur saveur est douce et moins fade que celle des morceaux blancs. On les a attribués à l'*Acacia Neboued* ou mieux *Neboueb* Guill. et Perr. Mais, d'après Baillon, cette dénomination ne correspond pas à une espèce botanique, *Neboueb* ayant été tiré probablement par corruption de *Neb-Neb*, nom donné par les indigènes sénégalais à l'*Acacia arabica.* Ce serait donc ce dernier qui produirait les morceaux rouges, à moins que ce soit l'*Acacia Adansonii* Guill. et Perr., encore appelé *gommier rouge*, le *gommier gonakié* des indigènes.

On trouve en effet dans les gommes du bas du fleuve des morceaux rouges provenant de ce dernier arbre. Ce sont généralement des fragments vitreux, d'un rouge plus intense que les précédents, d'une saveur fortement amère. On les désigne sous le nom de *gomme gonaté, gonaké* ou *gonakié.*

Enfin, dans les gommes du bas Sénégal, on rencontre encore des larmes offrant les caractères de la gomme ordinaire, sauf une amertume considérable; on les connaît sous le nom de *gomme de Bondou ;* leur origine ne nous est pas connue.

B. *Gomme du haut du fleuve,* connue sous le nom de *gomme de Galam, gomme friable, gomme Salabreda* ou *Sadra-beida* (arbre blanc). Elle paraît être produite par l'*Acacia albida* Del. C'est un mélange de gommes venant de Galam ou de Bondou, situés dans le voisinage de la partie supérieure du fleuve. Cette variété est formée de morceaux brisés, irréguliers, anguleux, à surface terne et souvent ridée, à cassure brillante, de couleur blanche, verdâtre, jaune ou rouge, selon l'âge du végétal ou la nature du terrain. Ces fragments sont souvent mêlés de morceaux assez volumineux appelés « marrons » ou *gomme lignirode.* Ces marrons sont de couleur jaunâtre, brun-foncé ou noirâtre, ternes, à surface raboteuse, renfermant au centre une large cellule, de forme ovoïde, que Guibourt regarde comme une loge ayant servi de demeure à la larve d'un insecte. Ces fragments, en se dissolvant dans l'eau, laissent un résidu de bois rongé, d'où le nom de *lignirode.*

Ces diverses gommes, en arrivant à Bordeaux, sont triées et séparées en plusieurs qualités telles que : blanche, deuxième blanche, petite blanche, blonde, petite blonde, gros grabeaux, moyens grabeaux, etc. Les variétés blanches sont répandues partout en France comme succédané de la gomme arabique.

2° *Gomme de Suakin, de Talca* ou *de Talha.* Elle est produite par l'*Acacia stenocarpa* Hochst., appelé *Talch* ou *Talha* par les Arabes, et répandu surtout dans le district de Gedaref, entre le Nil bleu et l'Atbara supérieur, vers le 14° degré de latitude nord, et par l'*Acacia Seyal* Del., var. *Fistula* (*A. Fistula* Schweinf.), qui croît dans le Sennaar et dans le sud de la Nubie. Son nom de Suakin vient de ce qu'elle est en grande partie exportée par le port du même nom, sur la mer Rouge. Cette variété de gomme est en fragments incolores et en fragments brunâtres, mélangés de morceaux d'un brun rougeâtre foncé. Les fragments volumineux sont fissurés en tous sens, opaques et ternes. Tous sont extrêmement friables et se réduisent même complétement en poussière. Cette gomme, de qualité très-inférieure, est importée d'Alexandrie en Europe.

3° *Gomme du Maroc, de Mogador* ou *gomme brune de Barbarie.* Produite, dit-on, par l'*Acacia gummifera* Willd. ; elle est en larmes de dimensions moyennes, souvent vermiformes, d'une coloration claire uniforme, luisantes en dedans, craquelées à la surface, se cassant aisément, si on les conserve dans une atmosphère chaude. La gomme de Barbarie est soluble dans l'eau.

4° *Gomme du Cap.* Cette gomme, qui est importée en grande quantité en Angleterre, est produite par l'*Acacia horrida* Willd., le *Doornboom* ou *Wittedoorn* des colons du Cap, l'arbre le plus commun des déserts de cette partie de l'Afrique. Elle est colorée uniformément en brun ambré et très-fragile, mais présente pour le reste les caractères de la gomme du Sénégal dite *du haut du fleuve.*

5° *Gomme de l'Inde orientale* ou *gomme arabique de l'Inde orientale* du commerce. On désigne sous ce nom diverses variétés de gomme importées de Bombay en Angleterre. Elles sont fournies en partie, paraît-il, par l'*Acacia arabica,* qui forme des forêts entières dans les districts du Sind et du Guzerat et qui produit, entre autres, la *laque des insectes ;* mais tout ce que l'on désigne sous le nom de *gomme de l'Inde* ne vient pas de ces contrées ; il paraît que la

plus grande partie de cette gomme est produite par l'Afrique et importée à
Bombay des ports de la mer Rouge, d'Aden et de la côte orientale de l'Afrique.
Quoi qu'il en soit, la meilleure qualité est en larmes de diverses dimensions,
dont les plus grosses atteignent le volume d'un œuf; elles sont translucides,
vitreuses à leur intérieur, de coloration ambre pâle ou rose, totalement solubles
dans l'eau.

6° *Gomme d'Australie* (*Wattle gum* des Anglais). Cette variété est fournie
par l'*Acacia homalophylla* A. Cunn., l'*A. pycnantha* Benth., l'*A. decurrens*
Willd., l'*A. mollissima* Willd. et l'*A. melanoxylon* R. Br. Les auteurs anglais
la décrivent comme formant de grosses larmes ou des morceaux globuleux,
durs, parfois colorés en jaune pâle, mais plus souvent de couleur ambrée ou
d'un brun rougeâtre, transparents, entièrement solubles dans l'eau et formant
un mucilage adhésif et moins susceptible de se craqueler lorsqu'il est sec que
celui des autres gommes. La solution des sortes inférieures, plus foncées, renferme du tannin.

La description qui précède diffère notablement de celle que donne Guibourt
de la gomme d'Australie; mais il est bon de remarquer qu'elle a été faite par
cet auteur sur des échantillons venus d'Australie il y a trente à quarante ans.

Flückiger et Hanbury mentionnent encore une gomme d'Australie décrite
comme ayant un aspect blanc amorphe dû à une infinité de fissures qui traversent les fragments en tous sens.

Caractères et composition chimique. La gomme se dissout dans l'eau à
poids égal, avec une grande lenteur, en formant un liquide épais, glutineux, un
peu opalescent, à saveur fade et à réaction acide; en chauffant l'eau, elle
dissout la gomme plus rapidement, mais elle n'en prend guère plus, même à
100 degrés. La gomme arabique de première qualité, desséchée à 100 degrés,
forme avec deux parties d'eau un mucilage dont le poids spécifique est 1,149 à
15 degrés centigrades. La glycérine laisse la gomme solide intacte, mais se
mélange bien avec la solution de gomme. L'alcool aqueux ne dissout qu'une
faible partie de la gomme; l'alcool à 60 pour 100 ne la dissout plus, mais en
extrait un peu de résine, de matière colorante, de glycose, de chlorure de
calcium et d'autres sels.

La gomme est insoluble dans l'éther et les huiles fixes et volatiles; elle est
incristallisable. D'après Mulder, elle commence à s'altérer à 135 degrés; elle se
décompose vers 200 degrés en donnant naissance à une eau acide, à des produits
empyreumatiques et à différents gaz.

La solution aqueuse de gomme dévie à gauche le plan de polarisation, ce qui
la distingue de la dextrine, aussi appelée *gomme artificielle*, qui est dextrogyre.
Les propriétés lévogyres de la gomme arabique sont dues à la présence d'une
glycose particulière, l'*arabinose*, qui est fortement lévogyre ($\alpha = -54$ degrés,
d'après Béchamp), et dont le pouvoir est simplement affaibli par son mélange
dans la gomme avec plusieurs substances dextrogyres peu connues. Cependant
la gomme, soumise à l'ébullition avec l'acide sulfurique, se transforme également en dextrine, puis en sucre déviant à droite.

Les acides transforment la gomme directement en sucre fermentescible. Par
sa fermentation avec la craie et le fromage, elle se convertit en alcool; cette
formation n'est pas précédée par celle d'un sucre fermentescible au contact de
la levûre de bière; il ne se produit ni levûre, ni mannite, ni glycérine, mais
du lactate de calcium, comme l'a fait voir Berthelot.

La gomme, traitée par l'acide nitrique étendu, donne de l'acide mucique ; avec l'acide nitrique fumant elle donne des produits de substitution nitrés, $C^{12}H^{18}(AzO^2)^2O^{10}$ et $C^{12}H^{16}(AzO^2)^1O^{13}$; soumise à un mélange d'acide nitrique et d'acide sulfurique, elle peut se transformer en une substance explosible. Fondue avec la potasse hydratée, elle fournit de l'hydrogène et un résidu composé de formiate, d'acétate et de propionate de potassium ; il se forme en même temps de l'acide carbonique, de l'acide oxalique et de l'acide succinique. Distillée avec de la chaux, elle se transforme en acétone et en métacétone ou propione.

Le mucilage de gomme arabique n'est pas précipité par l'acétate neutre de plomb, mais par l'acétate basique, avec formation d'un composé bien défini ; il est troublé par addition de silicates solubles, de borates, de sels ferriques, et se prend en gelée. Les sels d'argent, le chlorure de mercure et l'iode, n'ont aucune action. L'ammoniaque modifie la gomme vers 150 degrés, de la même manière à peu près que la cellulose. L'oxalate d'ammonium précipite la chaux que renferme la solution de gomme. La solution ammoniacale d'oxyde cuprique dissout la gomme.

La gomme arabique bien pure donne 2,7 à 4 pour 100 de cendres, consistant principalement en carbonate de calcium, mais renfermant en outre des carbonates de potassium et de magnésium.

Les combinaisons de la gomme avec les alcalis sont solubles dans l'eau et précipitables par l'alcool. Frémy a fait voir que la gomme est essentiellement formée par les sels de calcium et de potassium d'un acide qu'il a désigné sous le nom d'*acide gummique*, et que depuis on a nommé *acide arabique* ou *arabine*. Nous ferons brièvement l'histoire de ce corps intéressant.

Arabine. L'arabine ou acide arabique existe dans les gommes à l'état de sel de calcium, de potassium et de magnésium ; c'est la présence de ces bases, dérivant sans doute des parois cellulaires, qui détermine la solubilité de la gomme dans l'eau. L'arabine se rencontre encore dans une foule de végétaux différents des acacias, et entre comme partie constituante dans la plupart des mucilages, parfois légèrement modifiée, il est vrai. Dans ces cas, elle a peut-être été confondue avec de la dextrine, mais les propriétés optiques de la matière gommeuse ou mucilagineuse permettent alors de faire la distinction, de même que certaines réactions dont nous parlerons plus loin.

D'après Städeler, on trouve dans le règne animal une gomme absolument identique par ses propriétés avec l'arabine ; elle se rencontre notamment dans quelques Arthropodes, dans le hanneton et le ver à soie entre autres, et en quantité très-appréciable dans le foie et les branchies de l'écrevisse d'eau douce.

On a enfin obtenu artificiellement l'arabine. D'après Frémy et Neubauer, la *cérasine*, traitée par les alcalis caustiques ou soumise à l'ébullition avec les carbonates alcalins, se transforme en arabine. En revanche, la matière gommeuse qui prend naissance aux dépens du sucre de canne dans la fermentation n'est, d'après Brüning, ni de l'arabine, ni de la dextrine.

Pour préparer l'arabine, on fait dissoudre la gomme arabique dans de l'eau froide et on acidule la solution légèrement avec de l'acide chlorhydrique ; on précipite par l'alcool ; le précipité d'arabine lavé à l'alcool et desséché devient vitreux. On peut encore séparer l'arabine des bases minérales au moyen de la dialyse ; on fait dissoudre dans ce but 1 partie de gomme dans 5 parties d'eau, puis on acidule avec de l'acide chlorhydrique, et on place la solution dans le dialyseur ; le sel de calcium diffuse en abandonnant une solution d'arabine.

La solution d'arabine diffère de la solution de gomme en ce qu'elle n'est pas précipitée par l'alcool. Desséchée, elle perd sa solubilité, se gonfle à peine dans l'eau, et ne s'y dissout plus, même quand on chauffe à l'ébullition. Par addition d'un alcali, elle donne une solution comme la gomme ordinaire.

Desséchée à 100 degrés, l'arabine a pour composition $C^{12}H^{22}O^{11}$; entre 120 et 130 degrés, elle perd de l'eau et devient isomérique avec l'amidon et la cellulose; sa dissolution dévie à gauche le plan de polarisation. Portée à la température de 150 degrés, elle se transforme en *métaarabine*, l'*acide métagummique* de Frémy, qui est insoluble dans l'eau. Réciproquement, en soumettant les métaarabates ou métagummates à l'action de l'eau bouillante, on les convertit de nouveau en gummates solubles. D'après Frémy, la gomme des cerisiers et des pruniers, appelée *cérasine* par Guérin-Varry, ne serait pas autre chose qu'un mélange de gummates solubles et de métagummates insolubles, que l'ébullition prolongée avec l'eau transforme en gummates solubles.

L'acide arabique abandonne H^2O quand il s'unit aux bases; cependant, il a une grande tendance à former des sels contenant plusieurs molécules d'acide pour une de base : tel est, entre autres, le sel acide qui a pour composition : $C^{12}H^{20}CaO^{11}$, $6C^{12}H^{22}O^{11}$; d'autres analogues ou plus complexes encore ont été préparés par Neubauer et par Heckmeijer avec diverses bases, potasse, baryte, oxyde de métaux lourds, etc.

Les arabates alcalins et terreux sont solubles dans l'eau. L'arabate de potassium, entre autres, forme avec le sulfate de cuivre un composé soluble dans l'eau, ce qui permet de distinguer la gomme de la dextrine.

Une autre réaction qui permet de différencier ces deux corps, c'est que la dextrine ne se coagule pas par le perchlorure de fer, qui précipite au contraire l'arabine; si la gomme est en morceau, ce réactif la fait adhérer au fond du vase.

Comme la gomme et la dextrine, en solution aqueuse, sont également précipitées par l'alcool, le sous-acétate de plomb, etc., il n'est pas facile de les séparer quand elles sont mélangées, comme il arrive quand la dextrine a servi à falsifier la gomme. Roussin est cependant parvenu à doser un mélange de ces deux corps par le procédé suivant. On dissout dans l'eau la matière à essayer; par évaporation, on amène la solution à la consistance sirupeuse, on la précipite ensuite par 10 fois son volume d'alcool à 90 degrés. Le précipité est recueilli et desséché au bain-marie. On en prend 1 gramme qu'on dissout dans 10 centimètres cubes d'eau distillée, puis on l'agite avec 30 centimètres cubes d'alcool à 56 degrés et $0^{gr},20$ (soit quatre gouttes) de perchlorure de fer neutre, en ajoutant encore quelques décigrammes de craie en poudre. Après quelques minutes, on filtre le mélange. En ajoutant à la liqueur qui passe 8 à 10 fois son volume d'alcool à 90 degrés, elle restera limpide, si la gomme était pure; mais elle se troublera plus ou moins lorsqu'il y a mélange de dextrine, parce que cette dernière ne saurait être entraînée par le chlorure ferrique. En recueillant le précipité, le lavant à l'alcool et le séchant à 100 degrés, on peut avoir le poids de cette dextrine.

Roussin a en outre profité de ce que les sels de sesquioxyde de fer donnent avec la gomme un précipité (soluble dans l'acide acétique) pour reconnaître la présence de la gomme dans un sirop. Dans un tube de 20 centimètres on verse 1 centimètre cube du sirop à essayer, on finit de remplir le tube d'eau et on ajoute quelques gouttes d'une dissolution de sulfate de sesquioxyde de fer. En agitant le mélange quelques instants, il se prend en masse et on peut retourner le tube sans que le liquide s'écoule ; c'est ainsi que doit se comporter le sirop de gomme fait dans de bonnes conditions.

Paraarabine. Cette substance accompagne l'arabine dans divers végétaux ; c'est pourquoi nous la mentionnons ici à côté d'elle. La carotte et la betterave, débarrassées de leur suc par compression et par des traitements répétés à l'eau et à l'alcool, étant mises en digestion avec de l'acide chlorhydrique à 1 pour 100 à la chaleur, on obtient une solution dans laquelle l'alcool précipite une gelée qui, séchée à 100 degrés, constitue une masse blanche. Cette substance se gonfle dans l'eau, se dissout à l'ébullition dans l'eau acidulée, mais est précipitable par la potasse et l'alcool. Reichard lui a donné le nom de *paraarabine.* Elle ne réduit pas les solutions cupriques, mais est précipitée par l'eau de baryte ou de chaux et par les sels de plomb. Isomérique avec l'arabine, elle a pour formule $C^{12}H^{22}O^{11}$, perd de l'eau à des températures élevées et se transforme en $C^{12}H^{10}O^{8}$. On connaît les sels de baryum et de plomb de la paraarabine. L'acide nitrique la transforme en acide oxalique, la lessive de soude étendue la convertit en acide métaarabique. L'*agar-agar* (*gélose* de Payen) contient de la paraarabine.

Arabinose. $C^{6}H^{12}O^{6}$. L'arabinose, du groupe des sucres de raisin, existe dans la gomme ou du moins est une transformation de l'acide arabique ; ce même acide existe dans la betterave, où il était désigné sous le nom de *métapectique* avant qu'on eût reconnu son identité avec l'arabine. Il en résulte que le sucre appelé *pectose*, obtenu aux dépens de l'acide métapectique, est identique avec l'arabinose.

On obtient l'arabinose en faisant bouillir du sucre de lait avec 1 partie d'acide sulfurique à 1/5 et 2 parties d'eau. Pour la préparer, il est préférable de soumettre l'arabine à une oxydation ménagée, en la chauffant au bain-marie avec de l'acide sulfurique dilué ; on neutralise ensuite par le carbonate de baryum, on concentre et on précipite par l'alcool.

L'arabinose se présente en prismes rhombiques, solubles dans l'eau ; elle est douée de la propriété de dissoudre les terres alcalines. L'acide nitrique la transforme en acide oxalique. Elle réduit la liqueur de Fehling, mais n'est pas fermentescible.

Avec l'oxyde d'argent $Ag^{2}O$, elle se convertit en acides glycolique, oxalique et lactonique ; avec l'amalgame de sodium, elle fournit de la dulcite.

FALSIFICATIONS.[1] La gomme arabique est souvent falsifiée avec les diverses variétés de qualité inférieure qui ont été décrites plus haut ; les caractères extérieurs que nous avons assignés à ces variétés permettront aisément de reconnaître la fraude. La confusion n'est pas facile non plus avec la gomme du pays, dont nous indiquerons les caractères plus loin, avec la gomme de Kuteera, la gomme de Caramanie, la gomme éléphantine, etc., qui seront également décrites plus bas. Nous signalerons encore la gomme *artificielle* ou *gommeline ;* ce n'est pas autre chose que de la dextrine, résultant de l'action de la diastase sur l'amidon, concentrée à consistance sirupeuse, desséchée à l'étuve, à laquelle on a donné la forme de gomme par des moyens mécaniques. Les réactions propres à la dextrine permettront aisément de la distinguer de la gomme arabique. Nous avons donné ci-dessus, d'après Roussin, les moyens de doser un mélange de gomme arabique et de dextrine.

2° **Gomme adragante.** HISTORIQUE. La gomme adragante est mentionnée dès le troisième siècle avant l'ère chrétienne par Théophraste, qui lui assigne comme lieu d'origine la Crète, le Péloponèse et la Médie; les médecins grecs et arabes en parlent. Au moyen âge, elle arrivait en Europe par l'intermédiaire des villes commerçantes de l'Italie. Pierre Belon décrivit, vers 1550, la récolte de la gomme adragante telle qu'il l'avait observée en Asie Mineure, et Tournefort, en 1700, constata sur le mont Ida, en Candie, la façon curieuse dont la gomme s'écoule de la plante vivante.

SÉCRÉTION. La gomme adragante n'est pas, comme on l'a pendant longtemps admis, un produit de sécrétion des cellules. Elle est le résultat d'une modification particulière, morbide, des membranes de certaines cellules de la moelle et des rayons médullaires de la tige et des rameaux; par suite de cette modification, à laquelle on a donné le nom de *gélification*, ces mêmes membranes s'épaississent considérablement au point de remplir presque complétement la cavité cellulaire et deviennent de consistance cornée. Puis, sous l'influence de la grande quantité d'eau absorbée, elles se ramollissent, se gonflent énormément, et, exerçant alors une forte pression sur les parties périphériques de la tige qu'elles déchirent, elles s'échappent au dehors sous forme d'une masse gélatineuse, qui ne tarde pas à durcir au contact de l'air. En un mot, la gomme adragante est simplement de la cellulose transformée. Elle se rapproche beaucoup des *mucilages*, qui se produisent dans les cellules périphériques des graines du coing, du lin et du *Plantago psyllium*. Mais, tandis que la gomme adragante est le résultat de la gélification de la membrane cellulaire tout entière, dans les mucilages, cette gélification porte seulement sur la couche moyenne de la membrane, dont la couche externe se cutinise et forme une mince cuticule.

ORIGINE ET PRODUCTION. La gomme adragante est fournie par plusieurs espèces de Légumineuses-Papilionacées du genre *Astragalus*, notamment l'*Astragalus gummifer* Labill., de l'Asie Mineure, l'*Astragalus verus* Oliv., de la Perse occidentale, l'*Astragalus adscendens* Boiss., des montagnes du sud-ouest de la Perse, l'*Astragalus microcephalus* Willd., arbuste très-répandu depuis le sud-ouest de l'Asie Mineure jusque dans la Turquie et l'Arménie russe, l'*Astragalus creticus* Lamk (*Tragacantha cretica* Tourn.), commun dans l'île de Candie et auquel J. de Martins a spécialement attribué la production de la gomme vermiculée de Morée, l'*Astragalus cylleneus* Boiss. et Heildr., qui abonde dans les montagnes du nord de la Morée.

Jadis on se contentait de recueillir la gomme exsudée spontanément de ces végétaux et elle arrivait dans le commerce en belles lames blanches (Flückiger et Hanbury); d'après Haussknecht, la gomme venant du Kurdistan et de la Perse est également en grande partie un produit d'exsudation spontanée. Mais cette gomme, écoulée spontanément, n'est généralement pas en lamelles blanches, comme celle dont il vient d'être question; elle est en masses mammiformes ou botryoïdes, présentant au plus les dimensions d'un pois et un éclat cireux louche avec une coloration brunâtre ou jaunâtre. En général, on facilite l'issue du suc mucilagineux soit par des piqûres, d'où la gomme s'écoule en filets minces qui se concrètent en fragments vermiculés, plus ou moins contournés, soit par des incisions larges et profondes, pénétrant jusqu'à la moelle, qui laissent exsuder la gomme en larges plaques. On recueille le produit lorsqu'il est durci.

La gomme récoltée en Asie Mineure est pour la plus grande partie apportée à Smyrne dans des sacs de deux quintaux. Elle est alors divisée en différentes qualités avant d'être expédiée en Europe : telles sont la *gomme en plaques* ou *en feuilles*, la *gomme en vermisseaux* ou *en filets* et la *gomme commune* ou *en sorte*. Cette dernière variété est presque exclusivement achetée par les juifs espagnols. Nous ne décrirons que les deux principales variétés et la gomme connue sous le nom de *pseudo-adragante :*

1° *Gomme en plaques* ou *gomme de Smyrne*. Le meilleure de toutes, elle paraît être récoltée principalement dans les environs de Césarée. Ce sont des plaques plus ou moins grandes, de 1 à 4 centimètres de long sur 1/2 à 1 centimètre de large; elles sont plates, arquées, blanchâtres, semi-transparentes et marquées à leur surface de stries courbes, semi-lunaires, concentriques, comme si la gomme encore molle avait été expulsée au dehors par des efforts consécutifs.

2° *Gomme vermiculée* ou *en filets*. Ce sont des filets minces, aplatis et contournés, longs de 2 à 3 centimètres, larges de 2 à 3 millimètres, fortement striés dans le sens de la longueur; il en est qui sont blanchâtres, comme la gomme en plaques, et presque aussi estimés qu'elle; mais le plus souvent ils sont jaunâtres ou rougeâtres. Une partie de la gomme vermiculée vient de l'Asie Mineure, mais on la récolte surtout en Grèce. Les filets rougeâtres, ordinairement très-fins, constituent la sorte inférieure connue sous le nom de *gomme de Morée*.

La variété de gomme adragante, récoltée dans le Kurdistan et en Perse et expédiée de Bagdad, surtout en Angleterre, est en beaux et volumineux fragments, plus translucides et rubanés que la gomme choisie venant de Smyrne; cette variété est connue sous le nom impropre de *gomme adragante de Syrie*.

3° *Gomme pseudo-adragante* ou *de Sassa*, nommée quelquefois dans le commerce *gomme de Bassora*, fournie par l'*Astragalus gummifer* Labill., espèce très-répandue dans le Liban, l'Asie Mineure centrale et le nord du Kurdistan. Il ne faut pas la confondre avec la véritable gomme de Bassora, qui est la *gomme Kuteera*. Elle est en plaques comme la gomme de Smyrne, mais les morceaux sont généralement plus épais et de couleur plus foncée. Elle est en somme de qualité inférieure et se distingue des bonnes qualités par d'autres caractères que nous indiquerons plus bas.

La gomme adragante arrive en France d'Alep, de Smyrne et de l'Archipel grec, en caisses de 90 à 120 kilogrammes; nous en recevons annuellement, en France, pour environ 150 000 francs. Elle est expédiée encore de Constantinople et du golfe Persique, mais en moindre quantité, du moins à destination de la France.

Caractères généraux et structure microscopique. La gomme adragante de bonne qualité est de couleur blanchâtre, opaque ou à peine translucide, inodore et insipide; immergée dans l'eau, elle se gonfle considérablement, se désagrége et constitue, au bout de quelques heures, un mucilage épais et bien lié; son pouvoir d'absorber l'eau est tellement considérable que, même avec 50 fois son poids de ce liquide, elle forme un épais mucilage.

Le mucilage, examiné au microscope, laisse voir, au milieu d'une masse gommeuse amorphe, des parois de cellules et même des cellules entières, dont les parois sont plus ou moins transformées en matière gélatineuse; les portions cellulosiques restantes sont colorées en violet par le chlorure de zinc iodé; des grains d'amidon, plus ou moins globuleux, de 15 à 20 μ de diamètre, sont disséminés dans la masse et apparaissent surtout au centre des cellules. Ces restes de parois cellulaires et ces grains d'amidon se voient aisément aussi lorsqu'on examine la drogue sur des tranches minces dans l'huile ou tout autre liquide qui n'attaque pas la gomme. La lumière polarisée met alors nettement en évidence la matière amylacée et cellulosique. Dans une section mince imbibée d'une solution d'iode dans l'iodure de potassium, puis humectée d'acide sulfurique concentré, les parois cellulaires et l'amidon prennent une coloration bleue.

La gomme en plaques et la gomme vermiculée donnent un mucilage également épais, quoique celui de la dernière variété soit moins bien lié; une autre différence, c'est que le mucilage de la gomme en plaques se colore à peine par l'iode, tandis que le mucilage de la gomme vermiculée prend une coloration bleue très-nette dans les mêmes conditions; il faut en conclure que la gomme vermiculée renferme plus de matière cellulosique et d'amidon. Ce qui le prouve encore, c'est que délayée dans l'eau froide elle laisse toujours un résidu insoluble, jusqu'à la moitié de la quantité totale dans les qualités inférieures, et la partie insoluble bleuit fortement par l'iode. Le résidu insoluble est bien moins abondant avec la gomme en plaques. A l'ébullition cette dernière se dissout presque entièrement.

La gomme pseudo-adragante forme également avec l'eau une solution mucilagineuse assez homogène, mais cette solution étendue d'une quantité d'eau suffisante se sépare, bien plus nettement que la gomme vermiculée, en deux parties, une supérieure limpide et une inférieure floconneuse, colorée en bleu par la solution aqueuse d'iodhydrate ioduré de potassium; les parties de cellulose et les grains d'amidon y sont infiniment plus abondants que dans la gomme adragante, comme on le constate à l'examen microscopique.

En ajoutant 1 partie de gomme à 100 parties d'eau et filtrant le liquide, on obtient une solution qui jouit des propriétés suivantes : elle est neutre et n'est pas modifiée par la teinture d'iode, l'eau de chaux et l'acétate de plomb neutre; elle est précipitée abondamment par le sous-acétate de plomb et se mêle, en restant claire, avec une solution concentrée de chlorure ferrique ou de borax; elle diffère par là de la gomme arabique; cependant elle lui ressemble en ce que l'oxalate d'ammonium la trouble et que l'alcool la précipite; mais ce précipité, floconneux, se rassemble en une seule masse opaque et muqueuse, et est différent de celui que forme la gomme arabique. Le résidu qui reste sur le filtre constitue un mucilage, légèrement trouble, visqueux, non adhésif, formant une masse très-cohérente par la dessiccation : c'est la *bassorine*, *adragantine*, *tragacanthine* ou *astragaline*, qui a pour composition $C^6H^{10}O^5$.

La *bassorine* existe non-seulement dans la gomme adragante, mais encore dans la gomme pseudo-adragante, la gomme d'acajou, celle de Simarouba, dans celle de Nopal et dans un grand nombre de mucilages, partout mélangée avec une quantité variable d'arabine, très-faible dans la gomme adragante, et avec des principes pectiques.

Pour obtenir la bassorine pure, on épuise la gomme pseudo-adragante, qui contient outre de l'arabine environ 61 pour 100 de bassorine, ou bien la gomme adragante, qui renferme également un peu d'arabine à côté de la bassorine, dans l'eau froide qui dissout l'arabine, puis on traite le résidu gonflé à plusieurs reprises et en alternant par de l'alcool renfermant de l'acide chlorhydrique et par de l'eau, jusqu'à ce que les liquides provenant des lavages ne renferment plus de matières minérales.

La bassorine desséchée se présente sous la forme d'une masse incolore ou blanc jaunâtre, translucide, ferme, inodore et insipide, inaltérable à l'air, insoluble dans l'eau dans laquelle elle gonfle et forme une gelée. Elle ressemble à la cérasine, mais n'est pas identique avec elle selon Frémy. Par l'ébullition avec les alcalis étendus d'eau, elle ne se transforme pas, comme la cérasine, en arabine, mais en une gomme soluble, qui se distingue de cette dernière en ce qu'elle est précipitée par l'acétate neutre de plomb (Frémy). D'après Guérin-Varry, l'ébullition avec l'acide sulfurique étendu d'eau transforme la bassorine partiellement en sucre, mais ce sucre n'est pas fermentescible comme celui que fournissent l'arabine et la cérasine dans les mêmes conditions. L'acide nitrique la convertit en acide mucique ou en acide oxalique, suivant la proportion employée.

Falsifications. La gomme adragante vraie est fréquemment falsifiée avec la gomme pseudo-adragante dont nous avons donné les caractères différentiels; avec la *gomme* dite *de Mosul*, qui ne paraît être qu'une gomme adragante de mauvaise qualité qu'on mélange quelquefois avec la bonne, à Smyrne ; avec la *gomme de Caramanie* (*Hog gum tragacanth* des Anglais), sur laquelle nous reviendrons en traitant des gommes diverses.

On vend de plus sous le nom d'*adragante d'Afrique* une exsudation produite par une plante de la famille des Sterculiacées, le *Sterculia tragacantha* Lindl., exsudation qui ressemble plus ou moins à celle des Astragales, mais forme des fragments plus cassants et ne renferme pas de traces d'amidon.

Remarquons encore qu'on fabrique quelquefois des gommes artificielles avec des substances féculentes, fraude facile à reconnaître à l'aide du microscope.

Quant aux mélanges de poudre de gomme adragante et de gomme arabique, on les reconnaît par dissolution dans l'eau ; la solution, additionnée d'alcool à 30 degrés Baumé, devient opaline et, au lieu de quelques flocons blancs comme avec la gomme adragante pure, on obtient de nombreux filaments blancs qui s'attachent au vase ; de plus, selon Planche, quelques gouttes de teinture de résine de gayac la colorent en bleuâtre, tandis que la solution de gomme adragante pure reste incolore.

3° **Gomme du pays ou gomme nostras.** Cette substance, encore appelée *gomme de cerisier*, se recueille sur les cerisiers, les merisiers, les pruniers et les amandiers, de l'écorce desquels elle exsude spontanément.

Son mode de formation est encore controversé. Selon quelques auteurs, MM. Prillieux et Van Tieghem entre autres, elle serait produite, comme la gomme adragante, par *gélification* des membranes de certaines cellules de la moelle et des rayons médullaires. M. Trécul pense, au contraire, qu'elle résulte d'une excrétion des fibres ligneuses de la couche génératrice, ainsi que de la transformation de leurs parois et de leur contenu. Il explique, à l'appui de son opinion, que par suite d'un apport trop considérable de séve et d'une nutrition exagérée des tissus en formation, comme on les observe par exemple à la suite de pluies abondantes, il se fait une résorption d'éléments anatomiques qui provoquent la formation de lacunes à la partie interne de l'écorce et à la face externe de l'aubier ; la gomme se dépose dans ces cavités accidentelles et parfois longtemps après leur production ; elle apparaît en petits mamelons gélatineux sur les parois des lacunes corticales, qu'elle remplit peu à peu, et dans les cavités qui se sont formées aux dépens de l'aubier.

La gomme nostras se présente dans le commerce en gros morceaux irrégulièrement arrondis, luisants, plus ou moins transparents, de couleur brune ou rougeâtre. Pas plus que dans la *gomme arabique* on n'y rencontre jamais la moindre trace de débris organisés, et en cela elle se distingue nettement de la *gomme adragante*. Elle ne renferme qu'une très-petite quantité de gomme soluble ou arabine; elle est en majeure partie composée d'un principe appelé *cérasine*, qui n'est autre chose qu'une modification isomérique de l'arabine; elle se gonfle peu à peu dans l'eau sans produire jamais de mucilage épais comme la gomme adragante; elle ne contient pas d'amidon, car elle n'est pas colorée par l'iode.

En réalité, comme on le voit, la gomme des cerisiers consiste en un mélange d'arabine ou plutôt d'arabate de calcium soluble et de métaarabine (cérasine) ou métaarabate de calcium insoluble. Ce dernier, soumis à l'ébullition avec de l'eau, se transforme en arabate soluble (*voy.* plus haut).

4° **Gommes diverses.** Nous comprenons sous ce titre divers produits d'exsudation se rapprochant plus ou moins de la gomme arabique ou de la gomme adragante, qu'ils servent parfois à falsifier, tels que la *gomme éléphantine*, la *gomme de Caramanie*, la *gomme de Nopal*, la *gomme d'acajou*, etc., puis des sucs végétaux qui portent à tort le nom de gomme et ne sont autre chose que des résines ou des gommes-résines. Tels sont entre autres la *gomme d'Anacarde*, résine produite par le *Semecarpus anacardium* L. f. (*voy.* SEMECARPUS), la *gomme de Manguier*, résine exsudée du *Mangifera indica* L. (*voy.* MANGUIER), la *gomme de Bancoulier*, résine provenant de l'*Aleurites triloba* Forst. (*A. Molluccana* Willd.), et toujours parmi les résines les gommes *animé*, *caragne*, *copal*, *dammar*, *de genévrier* ou *sandaraque*, *de lierre* ou *hédérine*, etc., enfin parmi les gommes-résines la *gomme d'euphorbe*, la *gomme-gutte*, la *gomme séraphique* (le *sagapénum*), la *gomme Hycaya* ou *Hucar*, provenant des *Spondias*, etc.

Revenons aux gommes proprement dites, que nous traitons d'après leur ordre alphabétique.

GOMME D'ACAJOU. Ce produit, qui a beaucoup d'analogie avec la gomme arabique et peut la remplacer dans les arts, provient de l'*Anacardium occidentale* L., qui est le *Cassuvium pomiferum* Lamk (*voy.* ANACARDE).

GOMME ANGICO. Produite par l'*Acacia angico* Mart., est employée au Brésil aux mêmes usages qu'en Europe la gomme du Sénégal à laquelle elle ressemble beaucoup.

GOMME DE CARAMANIE, ainsi nommée d'une ville de l'Asie Mineure; c'est le *Hog gum tragacanth* des Anglais, quelquefois expédiée de Bassorah en Angleterre et pour ce motif encore appelée *gomme de Bassora*, bien distincte toutefois de la gomme pseudo-adragante et de la gomme de Kuteera, qui portent parfois également ce nom; la gomme de Caramanie passe pour être un produit d'exsudation des pruniers et des amandiers; elle est en masse noduleuse, d'aspect cireux, brun foncé, se gonflant peu à peu dans l'eau en une masse blanche volumineuse; comme elle est de coloration foncée, on la blanchit préalablement avec du blanc de plomb; on la distingue de la gomme arabique et de la gomme adragante par la forme anguleuse de ses fragments et par la présence du plomb qu'on reconnaît par les réactifs ordinaires.

GOMME ÉLÉPHANTINE ou GOMME DE FÉRONIA. Elle provient du *Feronia elephantum* Corr., arbre de la famille des Aurantiacées, commun dans toute l'Inde, depuis les vallées chaudes de l'Himalaya jusqu'à Ceylan, et également abondant à Java. Le suc exsudé recouvre l'écorce d'un enduit brillant, comme vernissé, facile à briser en fragments brillants et transparents lorsqu'il est sec. Cette gomme est de belle qualité et peut remplacer pour un grand nombre d'usages la gomme arabique, à laquelle elle est du reste souvent substituée frauduleusement.

On la rencontre parfois sous forme de petites larmes arrondies, transparentes, presque incolores, et plus fréquemment en masses stalactiformes noduleuses, brunâtres ou rougeâtres, plus ou moins foncées.

Dissoute dans deux parties d'eau, elle forme un mélange plus visqueux que la gomme arabique, rougit le tournesol et est précipitée, comme la gomme arabique, par l'alcool, l'oxalate d'ammonium, les silicates alcalins, le chlorure ferrique, mais non par le borax; cette même solution est précipitée par l'acétate neutre de plomb et par la baryte et ne l'est pas par la potasse. Après précipitation par l'acétate neutre de plomb, le liquide restant contient encore une faible quantité d'une gomme en apparence identique avec la gomme arabique, mais différente en ce qu'elle n'est pas précipitée par le sous-acétate de plomb. La gomme éléphantine est légèrement dextrogyre, $\alpha = 4$ degrés. En la traitant à plusieurs reprises par l'acide nitrique, on obtient d'abondants cristaux d'acide mucique.

GOMME DE KUTÉERA, encore appelée *Gomme de Bassora* par quelques auteurs. Drogue dont l'origine botanique est douteuse; les uns, et c'est le cas de la plupart des auteurs allemands, la font venir de l'*Acacia leucophlœa* Roxb., les autres d'un *Mesembryanthemum* ou d'un *Cactus;* il est certain que cette gomme se rapproche assez des gommes de Cactées, de la gomme de Nopal, par exemple; mais elle se rapproche également des gommes fournies par le *Sterculia* et de celle qui exsude d'une Ternstrœmiacée, le *Cochlospermum Gossypium*, à tel point que Guibourt incline à croire qu'elle serait produite par plusieurs *Sterculia*, le *St. tragacanthe* d'Afrique, le *St. urens*, le *St. racemosa*, et en partie par le *Cochlospermum* que nous avons cité. Quoi qu'il en soit, cette gomme nous vient des Indes Orientales.

Ce sont des morceaux de forme diverse, fréquemment aplatis, parfois anguleux ou arrondis et même contournés, blancs ou jaunâtres, farineux à la surface, moins transparents que la gomme arabique, mais plus que la gomme adragante, répandant une faible odeur acétique. Elle forme avec l'eau un mucilage mal lié, qui la rend impropre à tous les usages; quand on ajoute une grande quantité d'eau à la solution, les éléments de la gomme tombent au fond de l'eau.

La gomme de Kuteera paraît ne pas renfermer d'amidon, car elle n'est pas colorée en bleu par l'iode; d'après Guibourt, on voit cependant dans son mucilage, examiné au microscope, quelques rares grains de fécule, sphériques et assez volumineux. Elle a souvent une réaction acide que Guibourt attribue à un commencement de décomposition. Enfin, elle contient environ 8 pour 100 d'arabine, et le reste est formé de bassorine.

GOMME DE MESQUITE. Produite par plusieurs espèces d'Algarobes de l'Amérique du Nord, le *Prosopis dulcis* Kunth et le *Prosopis glandulosa* Torr. et Gr.; elle se récolte principalement dans l'Arkansas et le Texas, au moyen d'incisions faites aux branches. Cette gomme est entièrement soluble dans l'eau comme la gomme arabique, dont elle paraît cependant différer par quelques-unes de ses réactions. Elle sert aux États-Unis à la confection des pâtes pectorales.

Gomme de Nopal. Cette gomme, fournie par l'*Opuntia vulgaris* Mill. et par plusieurs espèces voisines, vient du Chili. Elle a beaucoup de rapports avec la gomme de Kuteera. Elle est en concrétions vermiculées ou mamelonnées, blanc jaunâtre ou rougeâtre, translucides ou demi-opaques, d'une saveur fade et un peu âcre; elle crie sous la dent. Dans l'eau elle gonfle et blanchit, mais ne forme pas de mucilage. Elle est colorée par l'iode superficiellement en bleu noirâtre. Au microscope on y reconnaît des granulations amylacées et des cristaux d'oxalate de calcium, dont la présence est constante. La gomme de Nopal ne peut être d'aucune utilité ni dans les arts, ni en médecine.

Gomme sapote du Chili. Gomme en larmes arrondies, parfois très-volumineuses, brun noirâtre, vitreuses à l'intérieur, incomplétement solubles dans l'eau et répandant une odeur de viande pourrie, qu'on a parfois attribuée à une falsification par la gélatine; elle ressemble du reste à la gomme de cerisier, mais est un peu plus soluble. D'après des échantillons du droguier Guibourt, apportés par Gaudichaud, on pense que c'est une Capparidacée, le *Destrugesia scabrida*, qui fournit cette gomme. Elle vient du Chili et du Pérou.

II. GOMMES-RÉSINES. On donne ce nom à des sucs particuliers, qu'on rencontre dans les végétaux, à l'état d'émulsion dans l'eau, et qui exsudent, soit spontanément, soit par incision, sous forme de liquides plus ou moins fluides, qui se solidifient à des degrés variables, au contact de l'air, par évaporation d'une partie de l'eau qu'ils renferment.

De même que les *huiles essentielles* et les *baumes*, les *gommes-résines* sont sécrétées par des organes spéciaux, existant aussi bien dans les tiges que dans les racines et même les fruits. Ces organes sécréteurs sont constitués tantôt par de longues lacunes entourées de petites cellules closes remplies de substance granuleuse (comme dans les tiges de lierre), tantôt par des *vaisseaux utriculeux* formés de grosses cellules plus ou moins allongées, juxtaposées bout à bout en files longitudinales (comme dans les racines des Convolvulacées, où ils ont été décrits comme des *Laticifères*), tantôt enfin par des vaisseaux laticifères particuliers (*Laticifères non articulés*) formés de cellules très-ramifiées dont les rameaux les plus grêles se terminent en cul-de-sac (comme dans la tige des Euphorbiacées).

Les gommes-résines consistent en un mélange de gommes (*Arabine* ou *Bassorine*), de résine, d'huile volatile, d'eau et de sels. Partiellement solubles dans l'alcool concentré, l'alcool dilué les dissout complétement; avec l'eau elles donnent une émulsion opaque. L'ammoniaque, le carbonate d'ammoniaque, les alcalis, y forment des savons qui tiennent la gomme-résine en suspension dans l'eau; on peut aussi employer comme intermèdes quelques gouttes d'huile d'amandes douces, du jaune d'œuf, de la gomme arabique. Les unes sont inodores; d'autres sont douées d'une odeur plus ou moins forte, souvent très-agréable.

Les gommes-résines sont fournies généralement par des plantes herbacées; les *résines proprement dites* viennent, au contraire, le plus souvent de plantes ligneuses. Les plus importantes sont fournies par des végétaux appartenant aux familles des Ombellifères (*Asa fœtida, Sayapénum, Galbanum, Opopanax*), des Térébinthacées (*Encens, Myrrhe, Bdellium*), des Convolvulacées (*Scammonée*), des Clusiacées (*Gomme-gutte*), des Euphorbiacées (*Gomme-résine d'Euphorbe*)

et des Araliacées (*Gomme-résine de lierre*). En voici, d'après M. G. Planchon,
les caractères distinctifs :

I. Gommes-résines sans huile essentielle.

- *a.* Substance de couleur jaune, à saveur âcre ; matière drastique . . . . **GOMME-GUTTE.**
- *b.* Substance au moins grisâtre ou noirâtre, à saveur de brioche . . . . **SCAMMONÉE.**
- *c.* Substance en larmes souvent percées d'un trou, de couleur brunâtre, à saveur extrêmement âcre. . . . . **RÉSINE D'EUPHORBE.**

II. Gommes-résines contenant une certaine quantité d'huile essentielle.

- *a.* Substances en larmes isolées ou en masses, formées de larmes agglutinées, d'odeur forte et plus ou moins aromatique . . . **GOMMES-RÉSINES D'OMBELLIFÈRES.**
- *b.* Morceaux irréguliers ou arrondis, à saveur plus ou moins térébinthacée . . . . . . **GOMMES-RÉSINES DE TÉRÉBINTHACÉES.**
- *c.* Masses rougeâtres, formées de petits grains rouge foncé, à odeur balsamique lorsqu'on les chauffe. . . . . **GOMME-RÉSINE DE LIERRE.**

Nous croyons également utile de donner, dans les deux tableaux ci-après,
extraits de l'excellent Traité de M. G. Planchon, les caractères distinctifs des
gommes-résines d'Ombellifères et de Térébinthacées employées en médecine :

1° GOMMES-RÉSINES D'OMBELLIFÈRES

I. Substances d'odeur plus ou moins alliacée.

- *a.* Larmes isolées ou agglutinées en masses irrégulières : blanches en dedans, rouges en dehors, à odeur très-fortement alliacée. . . . . *Asa fœtida.*
- *b.* Masses composées de larmes agglutinées, de couleur brunâtre, mais non rougeâtre, à odeur à la fois aromatique et alliacée. *Sagapénum.*

II. Substances d'odeur aromatique, non alliacée.

- *a.* Larmes isolées ou réunies en masses, d'un blanc laiteux à l'intérieur, d'un jaune brun à la surface . . . . *Gomme ammoniaque.*
- *b.* Larmes isolées ou réunies ensemble, d'un blanc jaunâtre et non laiteux à l'intérieur, se colorant fortement en violet par l'action de l'acide nitrique. . . . . *Galbanum.*
- *c.* Grosses larmes friables à la surface, de couleur rouge-brun mat . . . . *Opopanax.*

2° GOMMES-RÉSINES DE TÉRÉBINTHACÉES

I. Larmes plus ou moins régulièrement arrondies ou piriformes, dures, à surface unie, translucides ou opaques, d'odeur résineuse, aromatique. *Encens.*

II. Larmes arrondies, variant du jaunâtre au verdâtre ou au rougeâtre, opaques, cireuses et comme farineuses à la surface . . . . *Bdellium d'Afrique.*

III. Larmes irrégulières, caverneuses à la surface.

- *a.* Larmes dures, d'odeur douce, spéciale ; teinture colorée en violet par l'acide nitrique. . . . . *Myrrhe.*
- *b.* Masses poisseuses, mêlées d'impuretés et de fragments d'écorce papyracée. . . . . *Bdellium de l'Inde.*

L. HAHN et E. LEFÈVRE.

§ II. **Emploi médical.** 1° GOMMES PROPREMENT DITES. La *gomme arabique* est employée comme émollient dans diverses irritations ou inflammations de la gorge, du tube digestif, des voies respiratoires, de l'appareil urinaire, etc. Elle est dénuée du reste de toute action physiologique, et les effets obtenus par certains auteurs en l'injectant dans les veines des animaux ne diffèrent pas de ceux que détermine tout autre corps étranger dans les mêmes circonstances.

En sa qualité de substance colloïde, la gomme, introduite dans le tube digestif, gêne les phénomènes d'exosmose, et dès lors sa présence dans l'eau en quantité un peu notable a pour effet de prévenir ou d'atténuer l'entérorrhée qui se produit d'habitude par l'abus des boissons aqueuses. Son action à ce point de vue est semblable à celle de l'albumine. C'est ce qui constitue sa supériorité sur la plupart des autres tisanes.

La gomme, en formant un enduit sur la muqueuse gastro-intestinale, s'oppose à l'absorption; c'est ce qui explique l'emploi de son mucilage comme antidote dans les empoisonnements; elle a l'avantage en outre d'agir comme adoucissant sur les surfaces qui sont irritées par les poisons âcres.

Enfin, on se sert de la poudre de gomme pour arrêter les hémorrhagies consécutives à l'application des sangsues.

En pharmacie, la gomme arabique est employée, à titre d'excipient et de correctif, dans un grand nombre de médicaments, soit en poudre, soit en mucilage; la variété du Sénégal, renfermant un peu plus d'eau hygrométrique, doit être préférée pour la préparation des mucilages artificiels et des pâtes.

On administre la gomme soit par fragments (lavés et séchés sur un tamis), qu'on laisse lentement se dissoudre dans la bouche, soit en tisane, dissoute dans l'eau (15 à 30 pour 1000), soit enfin en pastilles ou en sirop.

Les pastilles ou tablettes de gomme sont composées avec :

grammes.

♃ Poudre de gomme arabique.	7
Gomme arabique entière.	1
Sucre en poudre.	24
Eau de fleur d'oranger.	1

Laisser dissoudre la gomme entière dans l'eau de fleur d'oranger; passer à travers un linge et former avec ce mucilage et le reste de la gomme mêlée au sucre des tablettes de 1 gramme.

Le *sirop de gomme* se prépare avec gomme arabique ou du Sénégal 1 kilogramme, eau 1^{kil},5, sirop de sucre 10 kilogrammes. On lave préalablement la gomme à deux reprises, puis on la fait dissoudre dans son poids d'eau filtrée, on passe le mucilage à travers un blanchet, sans expression, puis on l'ajoute au sirop de sucre marquant 1,50 de densité à la température de l'ébullition; on passe au premier bouillon.

Le sirop de gomme précipite abondamment par l'alcool à 90 degrés; mélangé avec un volume d'alcool égale au sien, il se redissout par l'agitation; avec un volume double d'alcool, il ne se redissout plus. Chauffé à l'ébullition avec une solution concentrée de potasse caustique, il prend une couleur ambrée, mais ne noircit pas; une solution d'iode le colore en jaune, jamais en rouge. Tels sont les caractères distinctifs du sirop de gomme, surtout lorsqu'il est frais.

Roussin a proposé, pour faire l'essai de la gomme, un réactif formé d'une solution de sulfate ferrique neutre renfermant pour 10 centimètres cubes 1 gramme de fer. En ajoutant 1 centimètre cube de cette liqueur à 1 centimètre cube de sirop de gomme étendu de 5 volumes d'eau, on doit obtenir une masse gélatineuse solide. Nous ne dirons rien du procédé saccharimétrique proposé par Soubeiran; il est excellent, mais trop compliqué.

Enfin la gomme entre dans la potion gommeuse ou *julep gommeux,* qui se formule de la manière suivante :

	grammes.
℞ Gomme arabique pulvérisée	10
Sirop de gomme	30
Eau distillée de fleurs d'oranger	10
Eau commune	100

On triture la gomme avec le sirop dans un mortier de marbre et on ajoute les autres substances. C'est un excellent véhicule pour une foule de médicaments qu'on veut administrer à doses fractionnées.

On obtient le *julep béchique* en mélangeant 120 grammes d'infusion d'espèces béchiques avec 30 grammes de sirop de gomme.

Le *mucilage de gomme arabique,* dont nous avons indiqué plus haut l'emploi, s'obtient avec parties égales de gomme arabique pulvérisée et d'eau froide; on mêle dans un mortier de marbre.

Enfin la gomme arabique forme la base de toutes les pâtes employées en pharmacie; elle constitue la partie essentielle des pâtes de guimauve, de jujubes, de réglisse, de dattes, etc. Nous ne décrirons pas ici la préparation de ces pâtes, qu'on trouve dans tous les traités de pharmacie.

La *gomme adragante* jouit, de même que la gomme arabique, de propriétés émollientes qu'on met quelquefois à profit dans certaines inflammations du tube digestif; la dose en est de 2 à 4 grammes. On peut du reste l'employer sous les mêmes formes que la gomme arabique, en poudre, en mucilage, en sirop (gomme 1, sirop de sucre 250), etc.

Le mucilage est toujours plus visqueux que celui de gomme arabique, à cause des substances insolubles qu'il tient en suspension. Si l'on prend 1 partie de gomme pour 9 d'eau (mucilage du Codex), on obtient un mucilage semblable à de l'empois et très-propre à la confection des tablettes. 1 gramme de gomme dans 150 grammes d'eau lui communique une viscosité suffisante pour en faire un véhicule utile d'un grand nombre de médicaments (*potions mucilagineuses*).

Remarquons encore que pour préparer le mucilage de gomme adragante il est préférable de se servir de gomme entière : on obtient ainsi un produit plus consistant et mieux lié qu'avec la poudre.

Gubler recommande d'ajouter du mucilage de gomme adragante au sirop de chloroforme, afin qu'il reste indéfiniment homogène. Ce même mucilage entre dans les pastilles, les pilules, etc.

Cependant en pharmacie la gomme arabique sert plutôt que la gomme adragante comme véhicule de certains médicaments tels que le calomel, par exemple, qu'elle invisque ou aide à maintenir en suspension. Mentionnons encore, la *gomme arabique saturnine*, très-usitée en Allemagne comme topique, et qui s'obtient en mêlant à une solution de gomme de l'acétate de plomb neutre dissous dans l'eau distillée; le précipité lavé à l'eau est séché à une douce chaleur, puis pulvérisé.

Quelquefois on emploie, pour dissimuler les substances actives destinées aux enfants, de la *poudre de gomme adragante composée;* celle-ci renferme, outre de la gomme adragante, de la gomme arabique, de l'amidon et du sucre.

Les gommes du pays et les autres variétés de gommes décrites plus haut n'ont aucun emploi médical.

2° GOMMES-RÉSINES. Les gommes-résines sont en général stimulantes et anti-catarrhales (*galbanum, sagapénum, myrrhe, gomme ammoniaque*), parfois épispastiques (*euphorbe*), drastiques (*scammonée, gomme-gutte*), antispasmodiques (*asa fœtida*), etc. Nous renvoyons à tous ces mots pour l'étude particulière de leur mode d'action. Nous nous bornerons ici à donner quelques généralités sur les préparations pharmaceutiques où elles entrent.

Plusieurs pharmacopées prescrivent de purifier les gommes-résines par dissolution dans l'eau, le vin, le vinaigre ou mieux l'hydralcool, sous l'influence de la chaleur; on passe ensuite avec expression et on évapore au bain-marie.

Mayet a indiqué pour cette opération un procédé qui a été adopté par le Codex, mais qui n'est guère applicable qu'aux gommes-résines d'Ombellifères (asa fœtida, galbanum, sagapénum, gomme ammoniaque). On concasse le produit, on le fait bouillir avec deux tiers de son poids d'eau dans une bassine tarée, jusqu'à division complète; après refroidissement on ajoute assez d'alcool à 90 degrés pour former par son mélange avec l'eau qui reste de l'alcool à 60 degrés, le meilleur dissolvant des gommes-résines d'après l'auteur cité. La solution hydralcoolique est alors passée avec expression à travers un linge, puis évaporée en consistance pilulaire dans le bain-marie d'un alambic qui permet de recueillir la plus grande partie de l'alcool employé.

Il est nécessaire, dans ce procédé, de calculer la quantité d'alcool à 90 degrés à ajouter pour parfaire de l'alcool à 60 degrés. La bassine étant tarée, on connaît par la différence de poids celui de l'eau évaporée et par conséquent celui de l'eau qui reste; en représentant par P ce dernier poids, on obtient le poids x d'alcool à 90 degrés par la formule suivante :

$$x = \frac{P \times 65}{35}.$$

Il suffit parfois, pour purifier les gommes-résines, de les traiter à trois ou quatre reprises différentes par de l'eau à 70-75 degrés, puis de passer en exprimant légèrement; on obtient un magma gluant qu'on épuise par un mélange à parties égales d'essence de térébenthine et d'eau à une douce chaleur, puis on passe et on évapore à consistance convenable. Ce procédé n'est applicable qu'aux gommes-résines de basses sortes, car celles de bonne qualité en seraient plutôt altérées que bonifiées.

Les gommes-résines étant toutes odorantes, il est bon de les tenir à l'abri du contact de l'air.

Poudre. On doit pulvériser les gommes-résines par un temps froid, pour éviter leur agglutination, et ne recourir qu'à une simple trituration; on peut encore se servir d'un pilon à large tête, mais il ne faut jamais agir longtemps sur la même quantité, de crainte qu'elle ne se ramollisse par la chaleur produite; il ne faut jamais dessécher préalablement à l'étuve, malgré la prescription du Codex, vu que, par ce moyen, le produit est dénaturé par suite de l'évaporation de l'huile essentielle qui en est le principe actif. En somme, la pulvérisation est une opération difficile, sinon impossible. La poudre finit du reste toujours par s'agglomérer en une masse adhérente.

Émulsion. On obtient l'émulsion des gommes-résines par l'excellent procédé de Poullenc, en les broyant tout d'abord avec quelques gouttes d'huile d'amandes douces (5 à 6 gouttes par gramme), puis en triturant le mélange avec de l'eau qu'on ajoute par petites portions. Il est des gommes-résines qui peuvent s'émulsionner sans addition de mucilage étranger, celles entre· autres qui, comme la gomme ammoniaque, renferment une quantité suffisante dè gomme pour tenir en suspension la résine divisée. Cependant il vaut mieux, en général, se servir de mucilage ou de jaune d'œuf, qui rendent l'émulsion plus stable.

Teintures alcooliques. On les prépare par macération dans l'alcool à 80 degrés; l'alcool plus faible ne dissout qu'imparfaitement les gommes-résines.

Solutions huileuses. En traitant les gommes-résines par de l'huile, la résine et les huiles essentielles sont dissoutes et la gomme reste. On ne se sert guère de cette forme de médicaments.

Pilules. Quand les gommes-résines entrent dans la composition de pilules, il est bon d'y joindre un véhicule soluble pour en favoriser la division, quoiqu'elles soient en général plus facilement divisées par les sécrétions intestinales que les résines. Si on veut les associer au camphre, il ne faut pas perdre de vue que celui-ci présente la propriété singulière de les ramollir; cela est vrai surtout du galbanum, du sagapénum, de l'asa fœtida et de la gomme ammoniaque.

Emplâtres. Un grand nombre d'emplâtres renferment des gommes-résines; avant de les incorporer, on les dissout et l'on évapore la solution à consistance d'extrait.

Fumigations. Les gommes-résines, et l'encens en particulier, servent quelquefois en fumigations odorantes ou stimulantes.   L. HAHN.

GOMMES. TUMEURS GOMMEUSES[1]. § I. Le terme de gommes, *gummi* ou *gummæ*, *gummata* ou *gummatæ*, *gummositates* (Lat.), κομμι (Gr.), *cama* (Egypt. ou Copte, LITTRÉ), employé d'abord par le vulgaire pour désigner certaines éruptions du mal français, a été introduit, presque aussitôt, dans le vocabulaire des médecins, par FRACASTOR selon les uns, par MASSA selon les autres. Ces deux assertions sont inexactes : d'une part, en effet, FRACASTOR, qui est antérieur à MASSA, s'étant servi du mot « *gummi* », il ne peut être question de MASSA pour la priorité; et, de l'autre, il ne nous a pas été très-difficile de retrouver le terme dans un auteur antérieur à FRACASTOR.

Après avoir en vain cherché dans NICOLAS LÉONICÈNE (1497), FRANÇOIS DE VILLALOBOS (1498), et dans toute une série d'auteurs des premières années du seizième siècle, notamment ANT. BENIVENIO (1502), ANGELO BOLOGNINI (1507), NICOLAS POLL (1517), etc., nous avons trouvé dans JEAN DE ALMENAR (1512, édit. citée fol. VIII). *gumi* employé comme un terme usité, et sans commentaire : « *Pro gumis, vel nodis, accipe radices altee;* » et nous ne doutons pas qu'il soit possible, en faisant de plus longues recherches, de le retrouver à une époque encore plus reculée.

En 1514, JEAN DE VIGO décrit très-nettement, parmi les symptômes du mal français, des apostèmes froids, parmi lesquels les *nodi* et les *taupes*, mais nous n'avons pas pu rencontrer dans son traité le mot de *gomme*.

A lire la brillante, mais trop libre traduction de A. POTTON (Lyon, 1865, in-8°,

---

[1] Cet article comprend deux parties séparées : la première, *Gommes en général* et *Gommes scrofuleuses*, par ERNEST BESNIER ; la seconde, *Gommes syphilitiques*, par J. ROLLET.

chap. III, p. 25) : « Il est une doctrine erronée qu'on a voulu propager, c'est
que les collections purulentes, les abcès, les tubercules, les tumeurs gommeuses, loin d'être le résultat du mal français, sont dus aux effets pernicieux
des frictions mercurielles — », il semblerait que le chevalier ULRICH DE HUTTEN
(1519) se soit servi du terme de gomme. Mais la chose cesse d'être aussi claire
dans la traduction faite en 1522, par JEHAN CHERADAME (*voy*. bibliogr.), du
même passage, que voici : « Et en cet endroit l'opinion d'aucuns auteurs est
« faulse qui disent que telle collection de humeurs, enfleures, de gouttes nouez,
« que cela ne s'ensuyt point de la maladie, mais cela advient à ceux lesquels
« ont esté frottez en onguent composé avec vif argent. » C'est donc un point à
vérifier sur l'original.

JACQUES D'ABÉTHENCOURT (1527), le premier auteur qui ait écrit en France
sur le mal français, décrit les gommes syphilitiques aussi clairement que cela
peut être fait aujourd'hui, mais il ne prononce pas le mot.

JÉROME FRACASTOR (1530), ainsi que nous l'avons dit plus haut, a écrit
« *gummi* » ; mais il faut, en réalité, arriver à NICOLAS MASSA (1532), pour
trouver quelques notions vraiment scientifiques sur les gommes : ce ne sera
donc que justice de transcrire ici quelques passages de son livre extrèmement
remarquable ; nous les empruntons à une édition que le professeur FOURNIER a
mise à notre disposition avec la libéralité gracieuse que chacun connaît. Cet
exemplaire, petit in-4°, porte en tête :

NICOLAI MASSA, *artium et medicinæ doctoris, liber de morbo gallico nouiter
editus, in quo omnes modi possibiles sanandi ipsum mira quadam et arti-
ficiosa doctrina continentur, ut studioso lectori patebit.* Et au dernier feuillet : *Explicit liber de morbo Gallico ab excellentissimo artium et medicine
doctori* NICOLAO MASSA, VENETO *œditus. Venetiis in œdibus* FRANCISCI BINDONI,
ac MAPHEI PASINI, *summa diligētia impressus. Anno Domini millesimo quin-
gentesimo septimo Mensis Julii* (voy. la bibliographie, pour la rectification de
la date).

Voici les extraits : *Ego sepe studiose aperui pustulas dicti morbi, et quāuis
extra apparebant rubicūdæ, ūel alterius coloris. Apertis tamen basis et fundus
erat quedā alba, densa uiscosa, que nil aliud quā fleuma, ex quattuor humoribus,
dici potest. Hāc eādem materiam uidimus quotidie in apostematibus duris, quas
uulgares* GUMAS *appellant, nā quādo incidūtur, aut ex se rumpūtur, sunt
plena materiæ albe, ūiscose, et aliquando, cū liuiditate, quādoque uero cū
rubedine aliqua secūdum diuersam admixtionē. Vidi etiā sepissime in ana-
thomiis corporum mortuorum, patienti dum uiuerint morbū Gallicum cū
doloribus, multam quantitatē materiæ albe, viscose, in locis ubi erant dolores
que quādoque uidi ipsam durā et aliquando molliorē : Vt in anathomizato,
1524, qui laborabat tali morbo cū doloribus crurū, ut affirmabant eorum
uicini, etc., hoc in locis dolorū quando fuerunt incisa, inuēta est ista materia,
alba, uiscosa, quæ adherebat pāniculo cooperienti crus...* (*Primi Tract.,
cap.* iiii).

...*Preterea sunt apostemata dura adherētia panniculi et ossibus, vt sūt ossa
furcule pectoris, crurū et frōtis, que a uulgaribus* GUME *appellātur. Sequitur
ꝑterea, vlcera maligna cū maximo dolore dū de nouo fiūt,* etc., *corrosio mala
ossis* (*Pr. Tr., cap.* vi).

*Et quandoque perlongantur (dolores), cū materia est multa aut grossa ; quod
si uirtus expulsiua est fortis, tunc post diuturnos dolores fiunt tuburositates*

siue apostemata dura mala quas uulgares gumas *appellant, quoniam expellitur
materia quæ retinebatur...* (Pr. *Tract.*, cap. v).

Le chapitre iiii du V° livre est intitulé : *De modo resolvendi, maturandi et
aperiendi apostemata dura sive* gumas; il faudrait le transcrire tout entier :
l'art de traiter les gommes n'a jamais été mené plus loin avant l'emploi de
l'iodure de potassium.

II. Quelle est la raison qui a fait appeler *gommes* par le vulgaire (*a vulga-
ribus*) certaines productions pathologiques du mal français ?

Est-ce parce que les tumeurs ressemblent morphologiquement aux gommes
des arbres, *æmulantia gummas arborum*, comme dira plus tard G. FALLOPE ?
Ou bien la dénomination serait-elle venue de ce que le liquide qui s'écoule des
tumeurs ouvertes ressemble à la gomme au moment où elle s'écoule des arbres,
ou autrement de la dessiccation de ce produit à la manière de la gomme ? C'est
ce dernier point qui a prévalu dans l'esprit de FRACASTOR, quand il a écrit les
vers suivants (*Syphilidis lib.* I) :

> *Ut sæpè cerasis, aut Phyllidis arbore tristi,*
> *Vidisti pinguem ex uais manare liquorem*
> *Corticibus, mox in lentum durescere gummi,*
> *Haud secus sub labe solet per corpora mucor*
> *Diffluere : hinc demum in turpem concrescere callum.*

N. Massa ne s'explique sur ce point que d'une manière incidente : le vulgaire
appelle les apostèmes durs des gommes parce que ces tumeurs laissent écouler
leur contenu, et rien d'autre (*voy.* plus haut l'extrait du chap. v).

Pour van SWIETEN, c'est la consistance de la tumeur comparée à celle de la
gomme non encore complétement solidifiée qui justifie la dénomination :
*Tumores illi.... gummi vel gummata vocantur quia gummi, ex arborum
cortice stillans, concretum jam, et acre exsiccatum, nondum tamen omnino
induratum et fragile, satis aptè referunt* (édit. cit., t. V, p. 438).

C'est cette thèse qui va prédominer dans la suite, et rester générale jusqu'à
l'époque actuelle, où tout le monde semble attribuer la raison étymologique du
terme à ce que le liquide contenu dans les gommes, à une certaine période de
leur évolution, a la consistance d'une solution de gomme.

III. Prétendre que le terme de gomme a toujours été appliqué exactement, par
les syphiligraphes anciens, à ce que nous appelons ainsi aujourd'hui, serait une
exagération ; mais ne pas reconnaître avec quelle précision relative et avec quelle
précocité de vue ils ont saisi le caractère générique de ces altérations serait
faire preuve d'une lecture insuffisante de leurs ouvrages. Non-seulement ils ont
reconnu les gommes syphilitiques dans le tissu cellulaire et dans la peau, dans
les muscles et dans les os, mais encore dans les viscères ; en vain dira-t-on qu'ils
ont confondu ces lésions avec d'autres altérations, cela n'est vrai que partiellement et à titre relatif, car ils ne manquaient pas de tenir compte, dans l'appréciation, des commémoratifs circonstanciés : *Aperto capite rustici lue venerea
inquinati, tria gummata candida inhærebant duræ membranæ* (A. MOLINETTI,
Sepulchretum, l. IV., sect. ix, § 9, p. 1669), etc.

Virchow ne manque pas de reconnaître que les anciens auteurs avaient parlé
longuement des lésions viscérales de la syphilis, mais, à propos des altérations
du foie qui les avaient portés à considérer cet organe comme le siége principal
de toute la maladie, il ajoute que leur doctrine était purement scolastique ; en
ce qui concerne le foie, on peut accepter la contestation, mais les observations

anatomiques de ces auteurs sont précisément d'autant plus remarquables qu'ils avaient moins de moyens précis de constater la nature élémentaire de ces lésions anatomiques, lesquelles ils jugeaient cependant, à bon droit, être syphilitiques.

C'est aux époques ultérieures que la confusion de choses et de mots se présentera vraiment manifeste, et c'est surtout pour ces périodes que le lecteur ne devra jamais accepter la valeur du mot gomme, employé sans qualificatif, que sous bénéfice d'inventaire, tandis que diverses autres expressions, telles que *nodus, tophus, loupes, stéatomes, méliceris*, etc., pour être exactement interprétées, doivent être souvent rapportées aux gommes en général, et particulièrement aux gommes syphilitiques. Une revue rapide des principaux auteurs du dix-huitième et du dix-neuvième siècle, qui ont traité de la matière, est indispensable pour se rendre un compte exact de cette question; elle nous permettra de montrer à quel point la fortune du mot *gomme* a été laborieuse et peu brillante jusqu'à l'époque actuelle.

J.-L. Petit a décrit des gommes syphilitiques et des gommes scrofuleuses dans l'exposé qu'il a fait des signes des « *exostoses véroliques* et des *exostoses scrofuleuses* », mais on ne trouve pas le mot *gomme* dans le *Traité des maladies des os.*

Astruc traite de la question des gommes de la manière la plus confuse, et en reproduisant à peu près exactement la division de G. Fallope : Les tumeurs gommeuses, écrit-il (édit. cit., p. 11, 76, 77), sont constituées par la lymphe devenue virulente qui, arrêtée en divers points, irrite la région où elle séjourne, et y « dégénère en un kyste membraneux »; c'est ainsi, ajoute-t-il, que se forment en différentes parties « ces *tumeurs gommeuses ou enkystées* qui portent le nom de Méliceris, d'Athéromes ou de Stéatomes, suivant que la matière qui y est contenue ressemble à du miel, à de la bouillie ou à du suif, par sa couleur et sa consistance »; la même cause détermine les *nodus* au périoste, les *tophus* dans les ligaments, et les *ganglions* dans les nerfs et dans les tendons. On le voit, si Astruc était à peu près aussi informé que nous le pouvons être aujourd'hui sur le mode pathogénique initial de la formation des gommes, sa nomenclature indique à quelle confusion on arrivait dans la pratique.

Van Swieten (édit. cit., § 549, p. 867 et suiv., t. I) appelle gommes les tumeurs *osseuses* qui ont une consistance comparable à celle de la gomme des arbres non encore complétement solidifiée; elles sont, pour lui, le plus ordinairement, d'origine vénérienne, mais non toujours; les *nodus* et les *tophus* sont des tumeurs de même siége anatomique et de même ordre; ils ne diffèrent des gommes que par leur consistance un peu plus ferme pour les *tophus*, notablement plus ferme pour les *nodus* (*voy.* aussi *id.*, t. V, § 1456, p. 438).

Van Swieten n'ignore pas l'action des gommes sur le tissu osseux, et il sait que celles qui sont intra-crâniennes peuvent produire l'épilepsie : *Gummata autem venerea solent frequenter ossa, quibus insidunt, corrumpere carie; vel, si intra cranium hæreant, premendo mole suâ encephalon, nocere possunt* (édit. cit., t. III, § 1075, *de Epilepsia*, p. 410).

Dans la nosologie de Sauvages, c'est avec peine qu'on parvient à découvrir le mot de gommes; cependant (t. IX, édit. cit., p. 377), dans l'énumération des accidents éloignés de la syphilis, on trouve « des ulcères dans la gorge, des *gommes* dans le nez, des caries dans les os du crâne », et, dans un autre endroit (t. X, p. 54) où la même récapitulation se retrouve, l'auteur se sert, au lieu du mot de gommes dans le nez, de celui de *polypes* dans le nez. La constatation, en fait, cependant est juste, car les gommes sous-muqueuses des fosses nasales constituent un des accidents les plus importants de la série gommeuse externe.

Morgagni, dans sa cinquante-huitième lettre, comme toutes les autres diffuse, mais riche de faits, rappelle les observations antérieures, déclare que les gommes n'ont pas pour siége exclusif le périoste et les os, mais qu'on les rencontre dans les viscères ; qu'elles ne sont pas toujours en masses ou tumeurs, mais qu'elles peuvent être diffuses ; enfin qu'elles ne sont pas toutes de nature vénérienne. Malgré cela, il faut reconnaître combien demeure confuse et relativement peu avancée la pathologie vénérienne en ce qui concerne les gommes ; la thérapeutique consiste toujours à inciser, exciser et extirper le produit morbide.

A la période suivante, la question ne prend ni ampleur ni clarté ; il semble même qu'elle se rétrécisse de plus en plus : Lorry (p. 435) prononce le mot de gomme tout à fait incidemment, à la fin de l'article consacré au Mélicéris, au Kérion de Celse et à la Mélitagre de Galien ; après avoir rappelé qu'il faut attribuer la plupart de ces altérations au vice herpétique (*herpeticum virus*), il ajoute : *At sæpè venerea lues talia invexit mala, quæ tunc vulgato apud chirurgos nomine gummi dicuntur, ob naturam mucosam et sordidè purulentam.*

J. Hunter n'écrit le mot de *nodus* qu'à propos des lésions des os, des tendons ou des aponévroses (édit. citée, p. 564, 612, 613) ; j'ai en vain cherché le mot gomme ; lorsque les *nodus* se ramollissent, c'est qu'un « abcès » se forme dans leur intérieur ; son contenu n'est pas un véritable pus, mais ordinairement « un mucus ou une matière visqueuse » ; ce sont les mêmes termes qu'au temps de Massa ; c'est la même pratique qu'au temps de Fabrice d'Aquapendente : Si la guérison ne se produit pas par le traitement mercuriel, ou par l'action du vésicatoire, il faut ouvrir très-largement, etc.

Avec Swédiaur, on rétrograde encore : le mot gomme n'est prononcé que très-accessoirement et à propos des affections syphilitiques des os : « Les auteurs, dit-il, ont encore employé, pour ces sortes de tumeurs (*exostosis* et *periostosis*), différentes autres dénominations vagues par lesquelles ils voulaient désigner ou leurs divers siéges, ou leurs différents degrés de dureté, d'où les noms : *Tophus, Nodus, Gummi.* Plusieurs ont réservé ce dernier nom aux tumeurs qui viennent quelquefois sur les aponévroses des muscles, et ils ont appelé *Nodus* un gonflement qui est moins dur et plus élastique au point qu'il cède à la pression du doigt, et *Tophus* lorsque la tumeur est très-dure » ; ce qui est le contraire de ce que dit van Swieten.

Les gommes ne devaient pas échapper à la révolution qui avait décrété la suppression de la spécificité ; et voici où l'on en était au commencement de ce siècle. En 1817, Cullerier, l'auteur de l'article Gomme du *Dictionnaire des sciences médicales*, écrit ce qui suit : « On a donné ce nom à une espèce de tumeur syphilitique qui se forme dans le voisinage des os (*sic*), et qui contient une matière à laquelle on a trouvé de la ressemblance avec le mucilage demi-liquide de la gomme arabique. Le langage médical ne veut plus admettre une expression aussi impropre, et dans un ouvrage de la nature du *Dictionnaire des sciences médicales* il ne doit y avoir que des termes dont la signification soit exacte et précise. Les tumeurs dont il est question sont des abcès dans lesquels les caractères inflammatoires sont peu marqués parce qu'ils ont lieu dans des parties dont les propriétés vitales sont peu actives (!). »

Pour Lobstein, le terme de gommes ne veut pas dire autre chose que périostoses gommeuses ; leur contenu ressemble à un mucilage de gomme arabique demi-liquide, dont la couleur est rougeâtre et semblable à celle de la gelée de groseille ; ce liquide est simplement épanché et n'a aucune acrimonie, la seule lésion de voisinage consiste dans une légère infiltration séreuse du tissu cellulaire, etc. Tout cela est inférieur aux observations des premiers auteurs et bien plus limité dans l'idée.

Vingt ans après Cullerier, la situation n'a pas changé : L.-V. Lagneau, dans l'article Gomme du *Dictionnaire de médecine* (1836), reproduit ce qu'a dit Cullerier : « Ces tumeurs sont produites par le virus syphilitique ; elles siégent *aux environs* des os, et contiennent une matière gluante comparable à un mucilage de gomme adragante... Ce sont de *vrais abcès* dont le pus ne s'est formé que par un travail inflammatoire long et peu intense... ». Dans son *Traité pratique des maladies syphilitiques* (1828, p. 432), le même auteur avait décrit les tumeurs gommeuses comme des « espèces d'exostoses également causées par un vice syphilitique invétéré, mais qui sont beaucoup plus molles que les nodus... ; sur la tête, elles présentent tous les caractères des loupes ordinaires à cette région et qu'on connaît sous le nom de *taupes* ».

En 1836, Desruelles (*Traité pratique*, etc.) décrit les gommes comme produites par l'*irritation* de la surface externe du périoste, du tissu cellulaire sous-cutané..... « La gomme cède à un traitement *antiphlogistique* actif » ; et en 1840-1841 (*Lettres*), il écrit : « Ce phénomène très-commun du temps de Fallope et de Fernel, *alors qu'on abusait du mercure*, se montre rarement aujourd'hui.

Dans la table du magnifique *Traité des maladies de la peau* de Rayer (2e édit.), ouvrage qui n'a été surpassé par aucun en ce pays ni en d'autres, on ne trouve pas le mot Gomme ; toutefois, en cherchant au mot Massa, on trouve « tumeurs gommeuses », et, page 430 : « Les tumeurs gommeuses, placées plus profondément que les tubercules sous-cutanés syphilitiques, et situées le plus fréquemment sur les os, sont souvent suivies d'ulcères en forme de *trous ;* elles accompagnent rarement une première éruption vénérienne » ; mais Rayer a le mérite (p. 413 et p. 430) de citer les textes de Massa et de Fallope.

En 1838, Ph. Ricord (*Traité prat. des maladies vénériennes*, p. 660), au sujet du traitement des accidents tertiaires, écrit un court chapitre intitulé : *Tumeurs gommeuses. Nodus ;* mais le mot de gomme ne se retrouve pas dans le chapitre ; le terme employé est : *tubercules profonds du tissu cellulaire, tubercules* ou *tumeurs*. Quant à la description clinique, elle est, comme toutes celles de ce maître illustre, irréprochable ; la partie thérapeutique seule reste toujours arriérée : le vésicatoire, la cautérisation et l'énucléation chirurgicale, sont encore proposés ; les choses sont en 1838 où elles en étaient trois siècles auparavant, et le chapitre de Massa que nous avons cité plus haut contient tout cela et bien autre chose. Dans les notes à Hunter (1845), si remarquables à tant de titres, on ne retrouvera pas le mot de gommes ; ce sont toujours les « *tubercules sous-cutanés.* »

A la vérité, Cazenave avait décrit, en 1843 (*Traité des syphilides*), les « tumeurs gommeuses » parmi les « symptômes concomitants » des syphilides, mais on voit aisément qu'il parle de choses qui lui semblent nouvelles : « Un des symptômes concomitants, dit-il, le plus *curieux*, est celui qui a été désigné par *quelques* pathologistes sous le nom de tumeurs gommeuses ». Il montre cependant là ses qualités de grand observateur; alors que Lagneau, dans l'article cité tout à l'heure, déclarait que les gommes n'étaient jamais le fait d'une infection récente, ce que d'autres, et J. Hunter en particulier, avaient cependant annoncé (édit. cit., p. 546), il signale la précocité en quelques cas des gommes, précocité sur laquelle Mauriac devait plus tard (1874-1881) appeler l'attention d'une manière si précise et si exacte.

La table alphabétique des matières de la *Clinique iconographique* de l'hôpital des Vénériens (1851) ne contient pas le mot *gomme*, mais à la lettre T on trouve trois observations de tumeurs gommeuses représentées pl. XXXI, XXXVIII; et au mot Cœur, pl. XXIX, indiquée une « *dégénérescence tuberculiforme du tissu sous-cutané. Accident tertiaire* » que Ricord décrit très-nettement et assimile aux « tubercules syphilitiques », mais sans prononcer le mot gomme. Et de même pour une série d'autres magnifiques gommes admirablement dessinées et décrites en divers autres points de l'ouvrage, ayant leur siége dans les os, les muscles, le foie, le poumon, etc., mais toujours sans que l'assimilation soit faite franchement et complétement, alors que cette assimilation avait été formulée dès les premiers âges de la syphiligraphie et consacrée par les meilleurs auteurs des siècles suivants, par Morgagni, par exemple. Aussi ne faudra-t-il pas trop s'étonner de voir Gibert écrire en 1860 (!) (t. II du *Traité pratique des maladies de la peau et de la syphilis*) cette phrase étrange : « On a assimilé à ces *gommes* (gommes du tissu cellulaire sous-cutané) certaines petites (*sic*) productions *tuberculoïdes* que l'on a rencontrées dans les viscères, et notamment dans le cerveau, le poumon, le cœur et le foie, etc. Mais peut-être bien cette assimilation est-elle, dans l'état de la science, un peu trop hasardée. »

De 1825 à 1855, les tables, générales ou partielles, du *Bulletin de la Société anatomique*, ne portent pas une fois le mot gomme, ni tumeur gommeuse; mais j'ai déjà prévenu le lecteur que, sur ce point, les tables présentaient universellement une défectuosité déplorable. Cependant, dans le volume de 1851, p. 141, au cours d'un rapport de Lebert sur une observation de Dufour, intitulée *Diathèse syphilitique probable. Carie des os du crâne, du tibia. Cirrhose du foie*, on trouve une étude neuve et pleine d'intérêt des *tumeurs gommeuses;* en vain Lebert a cherché l'existence « d'un tissu syphilitique spécial ». Dans la discussion qui a suivi son rapport, je relève avec soin une phrase de Deville, bien propre à montrer à quel point rudimentaire en était encore, de 1840 à 1850, la notion clinique des gommes. « M. Lebert, dit-il, nous a donné une description étendue des gommes : or, *à une époque où on enlevait ces tumeurs, qu'on ne savait pas guérir* (cette époque, étant donné l'âge de Deville, était toute récente), j'en ai examiné plusieurs et je ne leur ai pas trouvé les caractères qu'il nous donne ».

La collection entière des tables des *Archives générales de Médecine*, de 1822 à 1877, ne contient qu'une seule fois le mot de « *Gommeuses (tumeurs)* », avec l'indication de la page 384, t. XVIII. Cette unique indication n'est pas même exacte quant à la page ; c'est au fascicule suivant, page 385, que se trouve l'excellent mémoire de Verneuil sur les *Tumeurs gommeuses de la région inguinale* (année 1871).

Il faut donc arriver à notre époque pour voir le terme de gomme rétabli dans les limites où il avait été institué, après avoir été, pendant plusieurs siècles, de plus en plus mal compris, au grand détriment de la pratique. Sous l'influence des doctrines antispécifiques la confusion devint extrême dans les esprits, et au

milieu du présent siècle les chirurgiens enlevaient encore les tumeurs gommeuses, les confondant soit avec des tumeurs communes, soit avec des tumeurs
cancéreuses! On trouve partout cités des exemples de ces erreurs déplorables,
de ces mutilations de malheureux syphilitiques, et de ces opérations vraiment
blâmables pratiquées par des chirurgiens oublieux du précepte de MERCURIALIS
rappelé souvent par RICORD : *Cum videretis morbum quempiam communibus
remediis non curari, putate esse morbum gallicum cognominatum.*

Assurément, le nombre de ces fâcheuses erreurs va diminuant, mais nous
acquérons presque chaque jour encore la preuve que les retardataires, ou les
médecins au diagnostic facile, existent toujours ; c'est à eux que les guérisseurs
de cancer sont redevables de l'ample moisson qu'ils n'ont jamais cessé de trouver
dans les tumeurs gommeuses syphilitiques de la mamelle, du testicule, de la
langue, etc., qui sont trop souvent méconnues et considérées comme des
tumeurs cancéreuses!

On peut dire cependant qu'à l'époque actuelle l'accord est établi entre les
médecins sur ces faits ; personne ne conteste que certaines lésions ou certaines
tumeurs peuvent avoir des caractères objectifs insuffisants pour leur faire attribuer d'emblée la qualification de syphilitiques, alors que l'épreuve thérapeutique
démontre surabondamment que telle est leur nature. En vain a-t-on dit et
répète-t-on même aujourd'hui dans quelques pays étrangers que la guérison
d'un néoplasme, même rapide, par l'iodure de potassium, n'implique pas, *ipso
facto*, la nature syphilitique de ce néoplasme. Il faudrait d'abord établir quelles
sont ces néoplasies, supposées non syphilitiques, qui sont ainsi jugulées par
l'iodure de potassium, et en préciser la nature. En fait, pour la pratique immédiate, cela importe peu, pourvu que l'on n'oublie pas de faire bénéficier les
malades en temps opportun de la dernière chance qui leur reste avant la mutilation.

C'est seulement vers l'année 1849, avec les travaux de DITTRICH sur les
« exsudats lardacés » de la syphilis constitutionnelle, que commence la période
véritablement scientifique de l'étude des gommes, continuée en France par
ROBIN, par LEBERT, par VERNEUIL, etc., et en Allemagne par un grand nombre
d'auteurs au premier rang desquels l'illustre VIRCHOW ; la *Pathologie cellulaire*,
la *Syphilis constitutionnelle* et la *Pathologie des tumeurs* (1859 1865), contiennent le plus magnifique tribut qui ait été apporté à cette question. Depuis
cette époque, l'histoire clinique et anatomo-pathologique des tumeurs gommeuses
n'a pas cessé de progresser, et les travaux de RICORD, de DIDAY, de ROLLET,
de FOURNIER, de LANCEREAUX, de CORNIL, de MAURIAC, etc., en France ; de SIG-
MUND, BILLROTH, WAGNER, RINDFLEISCH, ZEISSL, KAPOSI, AUSPITZ, NEUMANN, etc., etc.,
en Allemagne et en Autriche, ont amené cette histoire au point où elle est
aujourd'hui.

IV. Le lecteur trouvera à l'article SYPHILIS et aux divers articles relatifs aux
tissus, régions ou organes, les faits de détail particuliers à cette vaste question,
que nous ne pourrions exposer ici dans son entier sans empiéter ; au titre général,
que nous avons seulement mission d'indiquer ici, voici ce que nous avons à
dire.

Si l'accord est à peu près complet entre les médecins sur l'histoire clinique
des gommes syphilitiques, il est loin d'en être ainsi au sujet de leurs caractères
anatomiques élémentaires ; c'est encore en effet par le nombre des histologistes
qu'il faut compter le nombre des opinions émises. Mais c'est là pure affaire de

temps et de perfectionnement technique ; les données actuelles sont suffisantes et la spécificité des gommes est établie sur des bases que les révolutions de l'histologie ne sauraient atteindre ; tout en bénéficiant des progrès de la science anatomique, la pathologie ne doit pas accorder aux oscillations de ce progrès plus d'importance qu'elles n'en comportent, et surtout elle ne doit pas abandonner le droit de l'observation clinique.

Sans s'éloigner beaucoup de la réalité, on peut concevoir, à titre général, les gommes de la manière suivante sous le rapport de leur mode pathogénique, de leur constitution élémentaire, et des phases qu'elles parcourent dans leur existence fatalement éphémère : Au début, il se développe dans le tissu cellulaire général, ou dans la trame conjonctive des organes, un centre vasculaire irritatif qui naît sous l'action directe d'un élément propre, irréductible, spécifique, arrêté ou fixé en un point déterminé (nodule primaire). A la seconde période, de progrès et d'état, autour du foyer initial, les nodules embryonnaires se sont accrus en nombre et en volume, et ils présentent chacun une partie centrale en voie de régression, et à leur périphérie une zone proliférante ; leur réunion constitue une tumeur qui écarte et refoule les éléments anatomiques normaux en déterminant à son voisinage des lésions formatives simples, variables avec le siége anatomique et topographique de la néoplasie. A la troisième et dernière période, les centres de régression se sont réunis, et la partie centrale de la tumeur est ramollie ; le néoplasme peut alors subir des phases complètes de caséification atrophique et même de résorption, ou bien évacuer son contenu par destruction d'un point de sa paroi propre et propagation du processus spécifique aux tissus de rapport.

A ces phases anatomiques correspondent des phases cliniques depuis longtemps connues — période de crudité — période de maturation ou de ramollissement ; période de résorption et d'atrophie, de caséification ou d'évacuation au dehors. — Dans ce dernier cas, ce n'est pas une simple irritation ou nécrose des tissus périphériques qui préside à la perforation, mais une véritable propagation à ces tissus du processus gommeux donnant lieu à une ulcération spécifique qui va envahir les tissus bien au delà des limites nécessaires à l'évacuation du néoplasme, et prolonger les troubles morbides bien au delà du terme de l'évolution du centre gommeux, de la gomme proprement dite. Cette dernière période, très-variable dans les désordres qui lui appartiennent selon le siége topographique et anatomique de la gomme, non moins que dans sa durée, a une importance considérable au point de vue des altérations définitives qu'elle réalise, soit dans le tégument externe, soit dans les viscères.

Les gommes peuvent être uniques ou multiples, solitaires ou conglomérées, on peut les rencontrer dans tous les points de l'économie ; aucun viscère n'en est exempt. Indépendamment des caractères propres qu'elles peuvent présenter selon leur nature, c'est-à-dire selon la maladie dont elles ne sont qu'une détermination localisée, leur siége anatomique et topographique détermine des modifications dans la forme, l'évolution et la terminaison, qui rendent nécessaire la division de leur étude ou de leur description, selon le plan adopté dans ce Dictionnaire.

V. Ce sont seulement les caractères les plus généraux des tumeurs gommeuses, abstraction faite de leurs localisations, que nous avons indiqués dans les lignes qui précèdent ; alors même qu'il leur faudrait apporter complément ou correction, ils n'en resteraient pas moins la résultante ou la formule abrégée des productions auxquelles s'applique le nom générique de *gommes*. Or, pourra-t-il échapper à quelqu'un que la syphilis n'est pas la seule adultération de l'économie qui puisse donner lieu à de semblables productions? Le « bouton » du farcin chronique, le tubercule de Laennec, etc., ne viennent-ils pas à l'esprit, et ne pourrait-on pas appeler ces lésions des gommes au même titre? Oui assurément; ce n'est pas d'aujourd'hui que la question est posée (*voy.* les mots TUBERCULE, FARCIN).

Sur le tégument externe en particulier, ou dans les parties du squelette et des muscles dont les lésions sont apparentes au dehors, les cliniciens savaient depuis longtemps que nombre de tumeurs comparables aux *nodus* syphilitiques n'étaient cependant pas dues à la syphilis, et si le terme de gomme ne leur avait pas été appliqué, c'est que ce mot était, en réalité, très-peu usité, tombé en désuétude, puis enfin, comme nous l'avons montré, complétement réjeté au commencement de ce siècle.

Aussitôt que, grâce aux progrès de l'anatomie pathologique, la nature des tumeurs gommeuses dues à la syphilis a été universellement reconnue, le mot gomme a repris sa place dans le langage médical, et l'on comprend aisément que l'on ait songé à l'appliquer également à des productions *cliniquement* analogues, bien que différentes de *nature*. Mais voilà que déjà, abusant de la comparaison que RICORD avait faite cliniquement entre les gommes et les furoncles (furoncles chroniques), devançant l'observation patiente des faits, et menant d'emblée le raisonnement analogique à ses limites extrêmes, on en est venu à prodiguer ce terme qui était resté si longtemps oublié, et l'on tente d'assimiler aux gommes les productions métastatiques les plus diverses, depuis les foyers de l'infection purulente jusqu'aux nodules inflammatoires accidentels déterminés par une irritation venue du dehors. Notre savant collègue et ami ARMAND DESPRÉS, par exemple, ne veut voir dans les gommes syphilitiques que des *abcès métastatiques*, mais dénomme *gommes* les abcès dus aux injections sous-cutanées de mercure dans le traitement de la syphilis, et les abcès directs ou indirects (?) des injections sous-cutanées de morphine. Quelle que soit l'analogie qui puisse exister, dans l'évolution et dans les caractères morphologiques, entre ces abcès et les gommes véritables de la syphilis, de la tuberculose, etc., c'est dépasser la mesure que de confondre une série aussi différente de choses sous un même mot.

Assurément, de même que l'élément essentiel de la syphilose aussi bien que de la scrofulose est, au dedans ou au dehors des centres vasculaires, le point de départ du nodule initial de la gomme, de même, chez les morphiniques, il se pourrait, comme le veut A. DESPRÉS, qu'il se produisit, « en un point quelconque d'un réseau capillaire, une sclérose due à un infarctus contenant des globules de sang altéré par l'opium » (?). Mais, cela fût-il établi, que la spécificité de la condition pathologique première non moins que la spécificité de l'évolution ultérieure constituerait toujours une différence fondamentale entre les deux ordres de lésions, entre les gommes et les abcès métastatiques de tout autre ordre. Nous ne voulons pas insister; tout cela est, si l'on nous permet de parler ainsi, de la pathologie de l'avenir, et ce n'est pas là ce que nous avons charge d'exposer ici.

Parmi les assimilations proposées dans la pathologie humaine, une seule jusqu'à présent nous paraît non-seulement légitime, mais encore nécessaire. En effet, indépendamment des relations qui existent entre la gomme syphilitique et

le tubercule (*voy.* ce mot), il existe, entre les gommes syphilitiques et certaines
productions de la scrofulo-tuberculose, des relations cliniques et histologiques
telles que le terme de gomme ne peut être accordé aux unes et refusé aux autres.
L'intérêt pratique y est, en outre, directement engagé, plusieurs de ces lésions
ne pouvant, dans certains cas, être distinguées l'une de l'autre, cliniquement ni
histologiquement, que d'une manière indirecte et par l'épreuve thérapeutique.

Nous devons donc au lecteur quelques éclaircissements sur ce dernier point
que notre cher collaborateur et ami J. Grancher, dans l'article Scrofule de cet
ouvrage, a laissé de côté, pensant que le champ classique de la scrofulose, sur
lequel nous recueillons nos observations (l'hôpital Saint-Louis), nous fournirait
les moyens d'en parler utilement. C'est ce que nous allons essayer de faire dans
le paragraphe suivant avec la brièveté qui doit être apportée à l'exposé d'un
sujet à l'étude dont il s'agit simplement de marquer la place, et non de tracer
complètement l'histoire.

§ II. **Gommes scrofuleuses** ou SCROFULO-TUBERCULEUSES. I. On rencontre
communément au cours de la scrofule avancée ou grave, dans ce que nous appelons la scrofulo-tuberculose, des lésions présentant avec les gommes de la syphilis
des analogies cliniques et histologiques à ce point étroites que, dans un grand
nombre de cas, le diagnostic différentiel *direct* des unes et des autres est irréalisable. A cela rien d'extraordinaire ni d'exceptionnel; les médecins versés dans
l'étude de ces deux grandes maladies savent à merveille que cette difficulté se
présente dans la série entière des lésions de la scrofule comparées à celles de la
syphilis, et c'est là, sans doute, une des raisons qui avaient porté Alibert à
dire que la plupart des scrofules n'étaient que des syphilides déguisées. C'est là
assurément ce qui porte plusieurs observateurs actuels à étendre outre mesure,
ou au moins prématurément, le domaine de la syphilis héréditaire.

En ce qui concerne les gommes scrofuleuses comparées aux gommes syphilitiques, la difficulté de distinction est souvent extrême, au moins pendant une
partie de leur évolution, et elle reste vraiment insoluble dans nombre de cas,
aussi bien pendant la vie qu'à l'examen nécroscopique; nous parlons, on ne
l'oublie pas, du *diagnostic direct*, fait à l'aide des seuls caractères actuels des
lésions comparées. Dans sa vingtième *Leçon sur la pathologie des tumeurs*,
leçon admirable comme toutes celles de ce maître éminent entre tous, Virchow,
après avoir déclaré que la tumeur gommeuse est une production qu'il a toujours
regardée, jusqu'à présent du moins, comme résultant nécessairement d'une
syphilis constitutionnelle, fait observer de suite qu'il y a cependant un certain
arbitraire à décrire toutes ces tumeurs comme syphilitiques, et qu'il est permis
de penser que d'autres conditions peuvent aussi faire naître une forme analogue.

Mais ce n'est pas seulement la confusion entre les gommes syphilitiques et
les lésions de la scrofule qui a détourné les observateurs de la voie véritable;
pendant longtemps nombre de gommes syphilitiques étaient également méconnues, nous l'avons indiqué avec surabondance dans le paragraphe précédent.
Pour la plupart des scrofulographes anciens, par exemple, la préoccupation
dominante était de rattacher toutes les affections de la maladie au système lymphatique, et de trouver partout des lésions ganglionnaires. Quelques-uns cependant ont bien su faire la distinction, et n'ont pas plus confondu les lésions
que nous étudions avec les adénopathies qu'avec des abcès proprement dits.
Lalouette entre autres (édit cit., p. 22), décrivant les « *scrophules malignes*

adipeuses, reconnaît que « la plupart de ces tumeurs répandues çà et là, sous la peau dans le pannicule graisseux, sont de véritables stéatomes, des athéromes et des melicéris, qui n'ont d'autres différences extérieures entre eux que du plus au moins de consistance de l'humeur accumulée dans les follicules où ils se sont formés ».

II. Pendant la première partie de ce siècle, et même pendant la période immédiatement contemporaine, d'autres systèmes et d'autres doctrines vont conduire à des erreurs d'interprétation encore plus complètes et plus graves : la théorie de l'irritation simple, la méconnaissance de la spécificité, la négation même de la scrofule, vont avoir les plus fâcheux résultats ; là où évolue un processus manifestement spécial et marqué au coin de la spécificité, on ne voudra voir que des lésions irritatives simples ; et, de même que les gommes syphilitiques, les aspotèmes durs et les *phymata* des Anciens, les stéatomes des modernes vont devenir, par ordre, de simples abcès, des abcès froids !

Alibert, à la vérité, a certainement décrit les gommes scrofuleuses sous différents noms : abcès froids, tubercules celluleux, intumescences graisseuses ; mais en ce point, plus peut-être qu'en aucun autre de la *Monographie des dermatoses*, l'observation précise disparaît et s'efface, au moment le plus important, sous les fleurs de rhétorique accumulées au cours de la description.

Lugol également a observé de très-près les gommes scrofuleuses ; mais ce qui lui appartient surtout, c'est d'avoir établi par des faits multipliés l'association intime de la scrofule et de la tuberculose.

En 1844, Guersant père, dans un article du *Dictionnaire de médecine* plus remarquable que remarqué, avait déjà fourni presque tous les éléments du problème à résoudre. Ce que nous appelons gommes scrofuleuses, il le décrit sous le nom d'abcès scrofuleux ; il connaît très bien le rapport que certains abcès dermiques offrent avec quelques variétés de lupus ; il sait leurs trois localisations superficielles principales qui sont le derme, le tissu cellulaire souscutané et les muscles ; il décrit avec soin les ulcères qui leur succèdent et insiste sur leur caractère serpigineux. Portant ses regards sur la pathologie des animaux, il rappelle l'analogie, dès longtemps signalée, qui existe entre les abcès scrofuleux du tissu cellulaire et les « boutons » du farcin chronique (scrofule farcineuse de Sauvages). L'analogie étroite qui existe entre les abcès scrofuleux et les gommes syphilitiques ne lui a pas échappé et il la signale explicitement. Ce n'est pas tout : Guersant discute la question du rapport à établir entre les abcès scrofuleux et la tuberculose ; il déclare que le terme d'abcès scrofuleux est impropre pour désigner « ces singuliers abcès qui ne sont ni essentiellement froids, ni farcineux, ni syphilitiques, bien qu'ils s'en rapprochent à beaucoup d'égards ». Mais il conclut, de la manière la plus inattendue après son argumentation, à la conservation du terme, pour ne pas créer un mot nouveau !

Lebert, qui a si profondément étudié la scrofulose et la tuberculose, n'a pas cessé de rester sous l'influence fâcheuse de l'idée préconçue en recherchant, avant tout, les caractères distinctifs des deux maladies ; ne trouvant pas (par suite d'insuffisance des procédés techniques dont il disposait) de lésions anatomiques propres, il se refusait à identifier le processus scrofuleux au processus tuberculeux, tout en constatant une fréquente coïncidence entre ces deux maladies chez les mêmes individus. Dans son *Traité pratique des maladies scrofuleuses et tuberculeuses*, ouvrage d'une lecture difficile, mais d'une grande importance en raison de la somme considérable de matériaux qui y sont accumulés, ce savant regrettable a décrit minutieusement, sous le nom d'abcès froids ou d'abcès scrofuleux, les gommes scrofuleuses, sans prononcer une fois le mot de gomme, et sans jamais paraître entrevoir l'analogie qui existe entre les tumeurs qu'il décrit et les gommes syphilitiques. On ne peut assurément se rendre compte autrement de cette imperfection de vues qu'en supposant que Lebert avait peu observé la syphilis, et qu'à l'époque où il réunissait ses matériaux (de 1840 à 1849) le terme de gomme, ainsi que nous l'avons indiqué dans le paragraphe précédent, était presque complétement oublié, ou, en tout cas, était beaucoup moins usité qu'il ne l'est actuellement.

En plusieurs endroits, il décrit des types de gommes scrofuleuses, notamment dans l'observation VIII où il rapporte l'examen bioscopique d'une tumeur enlevée par lui sur un enfant atteint de scrofule grave et profonde (p. 269). Ailleurs, dans l'exposé des affections scrofuleuses du tissu cellulaire sous-cutané, notamment p. 283, 284, 285, il trace en termes auxquels il n'y a rien à retrancher ni à ajouter la description des gommes scrofuleuses; il n'y a que le mot d'abcès à changer et l'interprétation des faits à amender, mais les faits sont d'une exactitude absolue; la lecture du passage suivant, que nous transcrivons textuellement, suffit pour s'en assurer : « ... Les abcès les plus fréquents chez les scrofuleux se forment sous la peau, même parfois sous les aponévroses; souvent alors les malades ne s'aperçoivent pas de leur formation, et leur attention n'est frappée que par la saillie que forment, au bout d'un certain temps, ces collections purulentes; leur fluctuation bien manifeste lorsqu'ils sont sous-cutanés, plus obscure lorsqu'ils sont sous-aponévrotiques, éclairera toujours le chirurgien sur la nature de ces tumeurs. La formation des abcès froids sous-cutanés a pour effet de favoriser, sur leur paroi interne, l'organisation d'une espèce de membrane pyogénique qui isole, pour ainsi dire, l'abcès de toutes les parties ambiantes, et rend compte de son innocuité souvent prolongée. Cette membrane pyogénique n'est au fond autre chose que la partie fibrineuse de l'exsudation qui, déposée sur les vaisseaux qui l'ont excrétée, a reçu quelques arcs vasculaires de nouvelle formation provenant de vaisseaux anciens, et a ainsi subi plus tard ce qu'on a appelé le travail d'organisation. Voilà pourquoi ces abcès deviennent pour ainsi dire enkystés ».

Le plus éminent des pathologistes de l'époque contemporaine, l'illustre Bazin, n'a pas échappé complétement à l'influence de l'idée préconçue; il a sacrifié au besoin d'édifier, à tout prix, une doctrine complète, bien qu'il ait, en réalité, utilisant les données fournies par les auteurs précédents, fourni tous les éléments de la vérité. Sous le nom d'*écrouelles cellulaires*, il décrit les gommes scrofuleuses d'une manière magistrale; observateur consommé, il saisit merveilleusement le flagrant délit de leur connexion avec la tuberculose, que Lugol avait d'ailleurs explicitement indiqué; il n'a garde de les confondre avec de simples abcès, et il signale à quel point elles sont analogues aux gommes syphilitiques. Il n'y a plus que la conclusion à tirer; elle découle spontanée, légitime, évidente pour tous, et nous verrons tout à l'heure un des auditeurs de ses leçons la formuler comme émanant de lui; mais la vérité est qu'il n'a pas mené la déduction jusqu'à la fin ; pour la doctrine, il fallait que le *tubercule* demeurât propre à la scrofule, et la *gomme* à la syphilis.

III. L'analogie manifeste qui existe entre les gommes *syphilitiques* et les abcès froids *scrofuleux* ne pouvait échapper et n'a pas échappé à la plupart des syphiligraphes contemporains, mais ce sont surtout les caractères propres à les différencier qu'ils se sont efforcés de mettre en évidence : LANCEREAUX, par exemple, dans son remarquable *Traité de la syphilis*, comparant les gommes syphilitiques avec le sabcès froids, déclare que ces derniers, « mous et fluctuants à leur début », ne peuvent être confondus avec les gommes syphilitiques. Ce caractère distinctif, à le supposer exact, n'aurait qu'une valeur précaire, puisqu'il ne s'appliquerait qu'à une période limitée ; mais nous ne saurions l'admettre, même sous le bénéfice de cette restriction : d'une part, en effet, il n'est pas exact de dire que les « abcès froids » sont mous et fluctuants *à leur début* ; ils ont une période plus ou moins longue de crudité ; et, d'autre part, la distinction basée sur la *consistance* des tumeurs n'a plus d'existence, s'il s'agit de gommes syphilitiques ramollies.

Pareilles remarques à propos de ce qui a été écrit sur ce sujet par le professeur CORNIL dans ses très-belles *Leçons sur la syphilis ;* les gommes syphilitiques se distinguent pour lui des « abcès froids scrofuleux » en ce que ces derniers « sont plus rapidement fluctuants, en ce qu'ils donnent un pus épais, granuleux, assez abondant, tandis que la gomme (syphilitique) est plus sèche ; en ce que la paroi et le fond de la gomme ont une certaine dureté, tandis que la peau largement décollée au niveau d'un abcès froid est plus flasque, violacée. Les cicatrices sont aussi différentes, car les cicatrices scrofuleuses sont le plus souvent gaufrées et irrégulières. » Ces distinctions sont, toutes, également contestables ; ce sont des nuances et non des caractères différentiels ; c'est une légende classique, et non l'aveu de la réalité pratique qui se réduit chaque jour à l'impossibilité de distinguer, par les seuls signes objectifs, toute une série de lésions de la scrofule et de la syphilis. En fait, ces auteurs éminents n'ont pas tenu compte des scrofulo-tuberculomes du tissu conjonctif, dont ils ne nient pas la possibilité, mais qu'ils considèrent comme à découvrir, alors que la découverte en est, depuis longtemps réalisée (DELPECH, 1816), ainsi que nous le montrerons tout à l'heure.

J. Rollet (1865) ne reconnaît qu'une espèce de gommes, les gommes syphilitiques ; il déclare cependant (*loc. cit.*, p. 892) que les « tubercules scrofuleux » suivis d'ulcères. pourraient facilement en imposer pour des gommes, et qu'il faut, dans les cas douteux, s'enquérir avec soin des antécédents. C'est encore aujourd'hui l'opinion que professe ce syphiligraphe éminent (*voy.* plus loin § III, GOMMES SYPHILITIQUES).

Nous avons déjà dit que VIRCHOW avait protesté contre l'idée qu'on pourrait lui prêter que toutes les tumeurs pouvant être dénommées gommeuses étaient de nature incontestablement syphilitique ; malheureusement dans la leçon suivante il n'a pas poursuivi cette idée et n'a pas cherché à comparer les abcès froids scrofuleux aux gommes syphilitiques. Voici simplement ce qu'il dit : « Le pus caséeux.... produit surtout les *phymata* des Anciens, les abcès froids, les tumeurs ou abcès lymphatiques des modernes, que l'on a si souvent distingués de la véritable inflammation par l'absence de phénomènes inflammatoires bien marqués, et que l'on a considérés comme des dépôts immédiats du sang ou de la lymphe (*collections of matter*) ; on les trouve surtout dans le tissu adipeux sous-cutané et dans le voisinage des os, où ils sont tantôt périostiques, tantôt paraostéiques ; un assez grand nombre de maladies que les vétérinaires appellent *scrofuleuses*, chez les porcs, appartiennent à cette classe.... ».

IV. Bazin, comme nous l'avons dit tout à l'heure, n'avait pas dans ses écrits tiré la conclusion légitime de ses observations si précises, mais il ne manquait pas de signaler dans ses leçons orales et dans ses entretiens cliniques familiers la ressemblance qui existait entre les écrouelles cellulaires et les gommes syphilitiques, ainsi que l'avait fait Guersant père. Un de ses auditeurs de 1865, Armand Després, faisant la déduction que Bazin réservait, jugea manifeste que, si la chose était identique, le même terme devait être employé, et il nous a bien voulu déclarer que, depuis qu'il avait recueilli les enseignements de ce maître, le terme de *gomme scrofuleuse* existait dans son esprit. C'est en 1868 qu'il a, pour la première fois, écrit ce mot, que l'on trouve à la page 55 du *Traité de diagnostic chirurgical* de Foucher et Després : « Les abcès froids sont une phase des *gommes scrofuleuses* ou syphilitiques ramollies. »

En 1873, dans son *Traité de la syphilis* (p. 294, note 1), le même auteur a écrit : « Il y a des gommes du voile du palais qui ne sont pas de la syphilis et qu'il ne faut pas confondre avec elle. Les glandules du voile du palais qui suppurent chez les tuberculeux, les scrofuleux mêmes, offrent les mêmes caractères que la gomme syphilitique du voile du palais ; ce fait est depuis longtemps démontré ». Enfin en 1874, dans un mémoire sur la *pyoémie chronique* (*Arch. de méd.*, loc. cit.), A. Després se sert couramment du terme de *gommes scrofuleuses*. Je me suis attaché avec grand soin à établir cette priorité pour rendre justice à mon savant collègue et ami ; mais je ne le suivrai pas dans la voie où il s'est engagé dans ce travail et dans d'autres publications ultérieures ; en retirant, contre toute évidence, leur spécificité à ces lésions pour en faire des accidents éloignés d'états pathologiques, divers, l'auteur a émis une série d'idées dont la discussion ne peut trouver place ici. Moins encore suis-je disposé à le suivre dans l'exposé des observations qui l'ont conduit à assimiler aux gommes syphilitiques ou scrofuleuses les *abcès* dus aux *injections sous-cutanées de mercure* dans le traitement de la syphilis (1872), et les abcès directs ou indirects (?) des *injections hypodermiques de morphine*. Quelle que soit l'analogie qui puisse exister dans l'évolution entre ces abcès et les gommes véritables de la syphilis ou de la scrofule, c'est sortir de la réalité des faits pathologiques que de réunir sous un même terme des choses aussi fondamentalement différentes ; nous nous sommes déjà expliqué sur ce point dans le paragraphe précédent.

Quoi qu'il en soit, l'idée était formulée, le mot était trouvé et écrit ; mais la chose avait passé assez inaperçue pour que, vers la même époque, Émile Vidal, et moi-même, ayons cru créer le terme, tant était manifeste pour ceux qui observaient en même temps la syphilis et la scrofule sur le vaste théâtre de l'hôpital Saint-Louis l'analogie existant entre les écrouelles cellulaires et les gommes syphilitiques. Dès l'année 1873, Émile Vidal avait fait déposer dans le musée de l'hôpital Saint-Louis une pièce étiquetée *Gomme scrofuleuse ;* mais, si je laisse volontiers à Armand Després la priorité du mot, je réclame pour moi-même la part la plus active dans la démonstration et dans la vulgarisation de ce qui concerne les gommes scrofuleuses, car je n'ai cessé, chaque année, de consacrer plusieurs leçons cliniques à ce sujet (*voy.* Thèse de Voguet, p. 10 et suiv., 1876). Mais ce dont je m'applaudis le plus, c'est d'avoir pu fournir à mes élèves distingués et très-affectionnés Brissaud et Josias les matériaux de travail à l'aide desquels ils ont institué leur belle étude sur les *gommes scrofuleuses* et constitué sur des bases solides leur histoire histologique, complément et couronnement de l'étude clinique (*voy.* Brissaud et Josias, *Des gommes scrofuleuses et de leur nature tuberculeuse* [*Revue mensuelle*], Paris 1879; et Brissaud, article Scrofule du *Nouv. Dict. de méd. et de chir. pratiques*).

V. La scrofulo-tuberculose, il n'est plus possible de le méconnaître, peut, comme la syphilis, donner lieu à des altérations propres, du type des gommes, dans tous les points de l'économie; leur étude assez avancée pour permettre de les déterminer et de les classer a besoin d'être poursuivie dans les conditions de précision clinique et histologique que réclame l'état actuel de la science; il sera en outre préalablement nécessaire, pour éliminer toute confusion, de soumettre à une enquête contradictoire les rapports de la syphilis héréditaire d'une part, et de la tuberculose de l'autre, avec la scrofulose, car il y a là une sorte de terrain commun, d'état mixte peut-être, et de nombreuses difficultés de détail en présence des faits particuliers.

Jusqu'à présent, les gommes scrofuleuses ont été décrites par les auteurs sous les noms d'*abcès froids*, d'*abcès scrofuleux*, d'*abcès dermiques*, de *tubercules scrofuleux cutanés et sous-cutanés*, d'*écrouelles cellulaires*, d'*hydrosadénite scrofuleuse*, de *scrofulide phlegmoneuse* ou de *scrofulides ulcéreuses*, souvent (à tort) de *rupia scrofuleux*, de *synovites* et de *périostites scrofuleuses*, etc., etc. Cette variété et cette multiplicité de désignations indiquent clairement l'état de désordre dans lequel sont restées la nosologie et la nosographie de la scrofule. Assurément personne ne se méprend plus aujourd'hui sur la *nature* réelle de ces altérations, et chacun sait qu'elles sont bien dues à la *scrofule*; mais cette notion, il faut en convenir, ne laisse pas que d'être assez vague. En réalité, la confusion dans les termes répond à une grande obscurité dans les choses : on se préoccupe, en effet, d'ordinaire, assez peu d'approfondir la *nature* de ces diverses altérations; on ne se demande guère quel est leur *élément anatomique propre*; volontiers on se laisse aller à y voir des lésions inflammatoires plus ou moins banales, qui empruntent seulement à *la nature du terrain* leur cause excitante et leur processus particulier. Pour la majorité, enfin, le terme de scrofulide n'a pas d'autre accentuation, et chacun croit avoir fait tout le nécessaire quand il a ajouté à un terme générique quelconque la qualification de scrofuleux. En vérité, ce n'est pas tout à fait cela, et il faut modifier sa manière de voir sur ce point; les lésions de la scrofulo-tuberculose sont des *lésions propres*, et non banales; elles tiennent leur caractère et leur individualité, non pas d'une cause irritante simple ou d'une condition de débilité organique vague, que l'école allemande a eu raison de nier dans les termes où elle était formulée, mais d'un élément matériel propre que l'instinct médical, le génie médical, si l'on veut un terme plus élevé, a su démêler au milieu d'obscurités sans nombre, toutes les fois qu'il n'a pas été égaré par une doctrine ou par un système.

La spécificité dans la cause, traduite par la spécificité dans les lésions dont nous poursuivons la démonstration en ce moment, a paru si manifeste à nombre de scrofulographes, que plusieurs d'entre eux ont pris au sens propre le terme de *virus scrofuleux*, et ont admis la *contagiosité* de la maladie. A la vérité, cette conception est restée purement intuitive, car ni la contagion, ni la spécificité élémentaire, n'ont été démontrées par des faits précis aux époques auxquelles nous faisons allusion; mais il n'en est pas moins manifeste que l'observation d'un grand nombre de scrofuleux a souvent mené les médecins à l'idée de la transmissibilité de la maladie.

A la fin du siècle dernier et au commencement de celui-ci, la question de la contagiosité obsédait les scrofulographes et, dans l'espoir de la résoudre, ils ont multiplié les tentatives d'inoculation expérimentale : KORTUM sur les enfants; HÉBRÉARD à Bicêtre (1802), sur des chiens; LEPELLETIER (de la Sarthe) et GOODLAD, auto-inoculations; LEPELLETIER, inoculations sur des cobayes; anonyme, inoculations mixtes de vaccin et de pus scrofuleux sur des enfants, etc. Toutes ces expérimentations, faites avec la naïveté propre à cette époque, sont évidemment dépourvues de valeur dans la question; nous ne les avons rappelées que pour bien préciser le caractère concret de l'idée que nous poursuivons.

Aujourd'hui même, en ce qui concerne la scrofule (lupus et gommes), les expérimentations n'ont pas encore été faites avec l'étendue et la maturité nécessaires à un jugement précis; ce ne sont pas des produits anciens et rétrogradés qu'il faudra inoculer, ce sont les produits jeunes, les nodules initiaux; ce qu'il faut chercher, ce sont les conditions d'inoculation nécessaires, lesquelles ne sont pas les mêmes pour tous les éléments virulents..Rien ne serait moins philosophique que de conclure hâtivement avec des faits négatifs; il n'est pas une affection inoculable qui n'ait passé par cette phase de négation basée sur une observation insuffisante ou défectueuse.

Au demeurant, que l'on considère les gommes scrofuleuses comme résultant de la fructification sur place, de l'auto-culture de l'élément spécifique lui-même, ou bien que l'on y voie le simple produit de l'irritation causée par cet élément sur les différents points où il est arrêté, elles n'en sont pas moins l'expression la plus complète et la plus absolue, en même temps que la plus ubiquitaire, de la maladie elle-même; cela est vrai pour la gomme scrofuleuse comme pour la gomme syphilitique. La gomme scrofuleuse, comme le lupus, est le scrofulome par excellence; le tubercule (dans une de ses variétés évolutives) en est l'élément spécifique, ainsi que cela avait été supposé et énoncé bien longtemps avant l'époque histologique; et c'est pour cela que nous avons proposé la dénomination de scrofulo-tuberculose, pour ne laisser aucune ambiguïté sur la question.

VI. Depuis longtemps la plupart des points sur lesquels nous fixons ici l'attention ont été merveilleusement exposés par J. DELPECH (1816, *voy.* bibliogr.), dans l'article de son ouvrage consacré aux « *Tubercules scrophuleux* » : « On a confondu, dit-il, sous les dénominations INEXACTES d'*abcès froids*, de *dépôts*, d'*ulcérations*, de glandes suppurées, de suppurations symptomatiques des caries, etc., les phénomènes des tubercules scrophuleux; les traits propres à cette espèce de lésion organique n'ont même été décrits qu'à l'occasion de l'espèce correspondante de phthisie pulmonaire, qui, pour cette raison, porte le nom de phthisie tuberculeuse; encore même les écrivains n'ont-ils décrit que les phénomènes extérieurs, faute de les avoir étudiés de plus près dans des exemples plus commodes et *tout à fait identiques*. Dans *le tissu de la peau*, dans celui des organes qui en tiennent lieu, et qui présentent, comme elle, une surface libre, dans le tissu cellulaire sous cutané ou intermusculaire, dans le tissu des muscles, des tendons, des ligaments, des vaisseaux, des nerfs, des viscères, des os eux-mêmes, on voit se former spontanément, le plus souvent du moins sans provocation connue, un ou plusieurs grains sphériques, etc... Lorsque les tubercules sont parvenus à un certain volume, leur substance devient opaque, blanche ou jaune, moins consistance, floconneuse et mêlée de sérosité....

« ...La fonte du tubercule excite l'inflammation et l'inflammation aide la fonte du tubercule... » (le lecteur voudra bien remarquer que cette proposition est, textuellement, celle qui ressort des plus récents travaux sur la matière; *voy.*, par exemple, KIENER, *Société médicale des hôpitaux*, janvier 1883). « Non-seulement, continue DELPECH, la fonte d'un tubercule entraîne l'inflammation et la suppuration des parties qui l'environnent immédiatement, mais encore l'inflammation qu'il détermine et qu'il peut entretenir longtemps donne lieu fréquemment à l'ulcération du tissu. C'est en ne considérant que les tubercules des viscères intérieurs, à l'égard desquels il est toujours difficile de faire des observations exactes, que l'on a douté s'ils étaient le résultat de l'action seule et clandestine d'une diathèse, ou celui d'une inflammation chronique .. On n'a pas pris garde qu'un grand nombre d'intumescences sous-cutanées qui se sont développées successivement, et *sans le moindre phénomène inflammatoire*, contiennent déjà des tubercules quelquefois fort avancés.... »

VII. ÉTUDE DES GOMMES SCROFULEUSES. Nous allons donner maintenant, d'après nos recherches personnelles, la description des gommes scrofuleuses, de la manière succincte qui convient à des études en cours d'exécution et non terminées; cette description, pour être simplifiée, sera limitée aux gommes de la périphérie, dans lesquelles nous distinguons deux groupes : les gommes qui se développent au-dessus du plan aponévrotique superficiel, et celles qui se développent au-dessous ; avant d'entrer dans le détail de leur exposition classique nous allons d'abord spécifier l'étendue de chaque groupe et sa teneur, de manière à ne laisser subsister aucune ambiguïté.

Nomenclature des gommes scrofuleuses. 1° *Gommes sus-aponévrotiques.* Les gommes sus-aponévrotiques, ou cutanées, comprennent deux variétés, celles qui ont pour siége le chorion, gommes dermiques proprement dites, et les gommes hypodermiques, c'est-à-dire celles qui émanent de la couche profonde de la peau que nous dénommons hypoderme, et qui s'étend depuis la face inférieure du chorion jusqu'au fascia superficiel ; anatomiquement, physiologiquement et pathologiquement, cette couche appartient à la peau ; c'est son troisième plan, et la dénomination de tissu cellulaire sous-cutané, ou de pannicule sous laquelle elle est connue et décrite, n'indique pas suffisamment ce qu'elle est en réalité. Il existe également des gommes scrofulo-tuberculeuses des *muqueuses* (cavité bucco-pharyngienne), mais leur étude est encore beaucoup plus rudimentaire que celle des lésions gommeuses de la périphérie générale, et nous nous bornons à les signaler ; toutefois leur existence doit être prise en considération dans les opérations diagnostiques des tumeurs des lèvres, de la langue, et de toute la cavité bucco-pharyngienne.

a *Gommes scrofuleuses dermiques.* Ces altérations correspondent aux *tubercules cutanés scrofuleux* de J. DELPECH, de RAYER, qui les a admirablement décrits sous le rapport clinique; au premier mode des *écrouelles cellulaires* de BAZIN et à la *scrofulide tuberculeuse inflammatoire* du même auteur ; en partie à la *scrofulide phlegmoneuse* de HARDY, etc., et, les ulcérations du lupus laissées momentanément de côté, à la presque totalité des *scrofulides* dites *malignes*, *ulcéreuses*, etc. A toutes ces affections ulcéreuses, en effet, préside une cause unique, l'infiltration scrofulo-tuberculeuse du derme, suivie de la régression des éléments néoplasiques et de l'élimination des centres gommeux, quelle que soit leur disposition, en nodules isolés, en groupes tuberculiformes, en nappes irrégulières diffuses, gyroïdes, etc. La forme clinique varie dans d'assez grandes proportions, comme dans toutes les affections tégumentaires sans exception; mais sa contemplation ne doit pas faire oublier le fond, la nature élémentaire de la lésion de tissu.

Toutes les dermopathies vraiment *ulcéreuses* de la scrofule, de même que celles qui arrivent à régression sans ulcération, mais non sans cicatrice, c'est-à-dire toutes les *scrofulides* qui comportent réellement cette dénomination spécifique au même titre que les syphilides vraies, toutes ces altérations doivent leur développement premier à l'infiltration scrofulo-tuberculeuse, exactement comme les syphilides, le chancre, les tubercules ou les gommes syphilitiques, naissent de l'infiltration syphilomateuse. Ce qui s'ulcère dans la scrofule du derme, ce n'est pas un tissu normal banalement inférieur en résistance organique, qui s'irrite et se nécrose, c'est un *infiltrat spécifique* qui, dans sa régression, entraîne l'atrophie des tissus qu'il a envahis, sans préjudice des phénomènes communs de phlegmasie qu'il détermine d'une manière plus ou moins prononcée. En aucune façon le processus scrofuleux n'est assimilable au procédé de destruction par nécrose simple, tel que celui que peuvent déterminer des lésions vasculaires mécaniques, ou certaines altérations nerveuses; c'est un processus spécifique, actif, qui emprunte une partie de son mode aux phénomènes simples que nous venons d'indiquer, mais qui n'en conserve pas moins toute son individualité pathogénique.

Quel que soit le sort histologique des altérations que nous décrivons, leur individualité est inattaquable, et les scrofulides vraies n'ont rien à craindre des révolutions de l'histologie, les scrofulides *vraies*, avons-nous dit, c'est-à-dire celles qui répondent aux caractères cliniques et histologiques que nous indiquerons tout à l'heure, et non pas cette série *artificielle* de lésions que Bazin a eu le grand tort de décorer du nom de scrofulides contre toute évidence.

Aucune des « scrofulides bénignes » de cet auteur, à savoir : l'*engelure permanente*, l'*érythème induré*, certaines variétés de *couperose*, le « *strophulus* », le « *lichen* », l'*acné pustuleuse*, etc., ne mérite le nom de scrofulide, et nous tenons d'autant plus à combattre ici cette erreur, fâcheuse en pratique et condamnable en nosologie, qu'elle se trouve produite en quelques points de cet ouvrage, et notamment au mot Scrofulide (*voy.* ce mot). Il n'y a pas à contester que certaines de ces altérations du derme ou de ses dépendances soient fréquentes chez les scrofuleux en puissance, qu'elles ne se rencontrent souvent dans leur passé ou dans leur présent, mais elles n'ont aucune spécificité vraie, elles s'observent en dehors de la scrofule, et c'est un abus inacceptable de voir, chaque jour, déclarer scrofuleux des sujets à simple prédominance lymphatique qui ont présenté, ou qui présentent, l'une quelconque des lésions que Bazin a rangées dans ce qu'il a appelé les scrofulides bénignes, ou les scrofulides exsudatives superficielles.

b. *Gommes scrofuleuses hypodermiques.* Ces gommes correspondent aux *abcès froids* des anciens auteurs, aux *abcès scrofuleux*, aux *tubercules scrofuleux sous-cutanés* des modernes, au troisième mode des *écrouelles cellulaires* de Bazin. Toutes ces dénominations anciennes sont à rejeter comme consacrant une erreur de fait ou de droit, et perpétuant une confusion fâcheuse; mais le terme d'écrouelle est particulièrement à délaisser. Dans presque tous les points de la pathologie où Bazin a cru utile de rajeunir d'anciennes dénominations, une pareille élimination est nécessaire; il faut laisser ces vieux mots usés, à l'époque à laquelle ils appartiennent, pour représenter ce qu'ils désignaient

précisément au temps où ils étaient usités. Relativement aux écrouelles, cela
est particulièrement nécessaire parce que c'est reproduire l'erreur du passé que
de vouloir appliquer une même désignation à des affections qui étaient confondues, et qu'il y a intérêt absolu à distinguer les unes des autres. A la vérité,
Bazin divisait les écrouelles en espèces et en variétés, mais le mot n'en était
pas moins à abandonner, et en fait c'est ce qui a eu lieu, d'accord tacite.

2° *Gommes scrofuleuses sous-aponévrotiques.* Elles comprennent les gommes
des ganglions, des muscles, des tendons, ou plutôt de la surface externe de leurs
gaines, des aponévroses d'insertion, et celles qui naissent dans l'atmosphère du
périoste, c'est-à-dire à sa surface ou dans son voisinage.

La plupart de ces gommes empruntent une importance particulière aux conditions anatomo-topographiques des points où elles se développent (voisinage
des surfaces osseuses, compression, brides, altérations secondaires, etc.); elles
réclament souvent une intervention chirurgicale basée sur la localisation, et la
détermination clinique de cette localisation est fort délicate et essentielle.

VIII. Caractères anatomiques des gommes scrofuleuses. Examinées sur une
section, les gommes scrofuleuses se présentent sous différents aspects selon
leur siége anatomique et topographique; mais toujours à la partie centrale
on trouve les traces de la régression, l'état caséeux quand la gomme n'a pas
encore subi la fonte complète, et même avant que les lésions phlegmasiques
périphériques aient enkysté les nodules; c'est cette régression centrale rapide
qui donne souvent cette fausse apparence de fluctuation ou qui, au moins,
trompe sur la quantité des parties liquéfiées. Quand l'ouverture de la gomme,
spontanée ou chirurgicale, a été précoce, on reconnaît par l'orifice de communication avec l'extérieur l'existence de fongosités, de bourgeons charnus, d'un
véritable fongus adhérent par la base, mais en partie séparé des bords du tégument décollé, dépourvu de sensibilité, et qu'on peut traverser avec une aiguille
sans produire de douleur jusqu'à la limite des tissus sains ; cela surtout pour
les gommes émergentes émanées du périoste, des aponévroses d'insertion, des
gaines tendineuses. Dans les gommes émergentes, l'altération du derme proprement dit est relativement peu considérable alors même que l'ouverture reste
ulcéreuse ; c'est dans les parties profondes, et alors que la gomme naît au voisinage du périoste, que des lésions secondaires graves peuvent se produire surtout dans les plans osseux voisins. Lorsque la peau est véritablement atteinte sur
une grande surface, lorsque se produisent ces vastes ulcérations désignées sous
le nom trop vague de scrofulides ulcéreuses, c'est à une véritable infiltration
gommeuse du tissu cutané que l'on a affaire, et non pas seulement aux lésions
inflammatoires produites par le voisinage de la tumeur gommeuse des ganglions
ou des couches profondes.

Envisagées sous le point de vue histologique, les gommes scrofuleuses ne
diffèrent pas des tumeurs tuberculeuses proprement dites : aussi a-t-on déjà
réuni de propos délibéré la tuberculose vraie de la peau, par exemple, qui est
rare, et les gommes scrofuleuses, qui sont très-communes. Nous tenons à dire, dès
à présent, que nous n'acceptons pas, au point de vue clinique, cette assimilation
dans toute sa rigueur ; il est nécessaire, au contraire, de chercher à séparer
entièrement les gommes scrofulo-tuberculeuses des tumeurs tuberculeuses essentielles, le pronostic des unes et des autres étant différent. Les scrofulo-tuberculeux et les tuberculeux constituent, en pratique, des individualités connexes,

mais non absolument identiques, et que nous nous attachons avec le plus grand soin à discerner les unes des autres.

Les données histologiques que nous allons produire ne sauraient être considérées (nous l'avons déjà dit) comme constituant l'histoire anatomique complète des gommes scrofuleuses ; ce sont simplement les premiers linéaments de cette histoire, une sorte de garantie provisoire attachée aux propositions que nous émettons. Cette étude, en effet, est née d'hier ; elle est difficile à faire sur le vivant, à cause des délabrements qu'il faudrait opérer pour se procurer par biopsie les matériaux d'étude ; elle est difficile en raison de la rareté des occasions d'examen par nécropsie, les scrofulo-tuberculeux ne mourant guère, à moins d'accident, pendant la période des gommes superficielles.

a. *Gommes scrofuleuses dermiques.* Quand on examine les fragments excisés du bord des ulcérations gommeuses du derme, on trouve, surtout dans les points qui correspondent au centre, des *altérations atrophiques ;* le chorion est réduit en grande partie à ses fibres élastiques, aux vaisseaux, aux glandes sudoripares et aux follicules pileux, avec *rétraction* et *renversement* en dedans du bord libre de l'ulcération, résultant du fait même de cette ulcération (prédominance des fibres élastiques). Au delà de cette zone, on commence à rencontrer des altérations plus caractéristiques, ainsi décrites dans une note de F. Balzer, aujourd'hui mon collègue, et qui m'a prêté pendant longtemps, dans mon laboratoire clinique, le concours de son talent si apprécié. Au delà des points indiqués tout à l'heure, « les lésions sont caractérisées par une prolifération très-abondante de cellules embryonnaires qui forment une couche très-épaisse, et viennent se mettre en contact immédiat avec l'épiderme ancien ou nouveau, formant une couche qui représente environ la moitié de l'épaisseur de la coupe totale. En quelques points, cette prolifération embryonnaire se circonscrit autour des vaisseaux, de façon à former des nodules plus ou moins réguliers ; on aperçoit, en outre, des vaisseaux oblitérés, et, à la périphérie des nodules, des *cellules géantes.* En un mot, on se trouve là vraisemblablement en présence de lésions tuberculeuses, bien qu'on ne saisisse nulle part de dégénérescence caséeuse ; les cellules embryonnaires sont partout arrondies, de petites dimensions, et ont l'aspect d'éléments de récente formation ».

b. *Gommes scrofuleuses hypodermiques.* L'étude histologique des gommes scrofuleuses sous cutanées a surtout fait un grand pas avec les observations histologiques de Brissaud sur des tumeurs enlevées chez le vivant, ou recueillies sur le cadavre, chez deux malades de mon service que j'avais présentés comme des types de ce que l'on devait comprendre sous la dénomination de gommes scrofuleuses. On va retrouver dans les observations de Brissaud (*loc. cit.*) les éléments décrits par F. Balzer sur les fragments excisés de la paroi des ulcères consécutifs à l'ouverture de gommes scrofuleuses dermiques. Sur les tumeurs les plus récentes et non encore enkystées, il lui a été possible de constater, dans la partie périphérique non encore caséifiée, les caractères les plus nets de la prolifération tuberculeuse. « Le foyer caséeux était environné d'une zone inflammatoire très-manifeste, se traduisant par une condensation épaisse d'éléments embryonnaires envoyant des trainées plus ou moins nombreuses dans les interstices du tissu conjonctif avoisinant. Au sein de ces masses nucléaires, les vaisseaux sanguins étaient oblitérés, et on pouvait y reconnaître la présence de nombreuses cellules géantes dispersées au milieu de petits amas de cellules épithélioïdes ». Puis, continuant la démonstration de l'existence du follicule tuberculeux dans son mode de disposition constant, Brissaud ajoute : « En pratiquant des coupes, non pas au sein de la tumeur elle-même, mais vers ses parties périphériques, nous avons surpris à son début le développement du follicule tuberculeux. Dans le tissu conjonctif sous-jacent au derme, les traînées embryonnaires dont nous avons parlé aboutissaient par places à des centres de formation tuberculeuse, nettement déterminés par la présence de quelques tubercules essentiels, tels que Schüppel et Koster en ont donné la définition. Comme dans tous les produits d'inflammation chronique, ces petits follicules étaient enclavés au sein du tissu fibreux dont le foyer principal avait déterminé l'apparition. Nous avons par conséquent rétrouvé ici la même disposition que dans la sclérose pulmonaire au pourtour des anciens foyers de tuberculose désignés par Cruveilhier sous le nom de tubercules de guérison ».

Le peu que nous venons de dire suffit à remplir notre but, à savoir la démonstration de la spécificité anatomique des gommes scrofuleuses, dans lesquelles quelques auteurs persistent, contre toute évidence, à voir seulement des foyers inflammatoires. Que l'histologie n'ait pas toujours jusqu'ici découvert les éléments de la spécificité anatomique dans toutes les lésions cliniquement spécifiques, cela importe peu, et prouve seulement que l'histologie n'a pas dit, en toutes choses, son dernier mot ; mais quand la spécificité clinique existe avec la spécificité histologique, on ne sait en vérité sur quoi se baserait une opinion opposante.

Il resterait à déterminer l'élément anatomique initial qui est le siége constant de l'ensemencement scrofulo-tuberculeux, mais on sait que la prolifération scrofuleuse peut se faire soit dans le tissu vague autour d'un centre vasculaire quelconque, soit autour d'un centre différencié comme une glande sébacée, un follicule sudoripare ; il est même vraisemblable que cette dernière localisation n'est pas rare, mais, en raison de la difficulté particulière que présente l'histologie pathologique des glandes sudoripares, il n'est pas permis de se prononcer sur ce point ; rien de précis surtout n'autorise la généralisation faite par Bazin qui, à une certaine époque, désignait les gommes syphilitiques sous-cutanées sous le nom d'*hydrosadénites syphilitiques*. Les mêmes observations et les mêmes remarques s'appliquent aux gommes scrofulo-tuberculeuses.

IX. Caractères cliniques. a. *Gommes scrofuleuses dermiques*. Nées dans le chorion proprement dit, à différents étages vasculaires et sous divers modes primitifs, les gommes scrofuleuses dermiques présentent diverses variétés, mais procèdent toujours de même en réalité. Ce sont, au début, de petites infiltrations ou nodosités tuberculeuses correspondant à une tache rouge-livide de la peau ; indolentes, mais non indolores, et relativement aphlegmasiques. Plus ou moins rapidement, en quelques semaines ou en quelques mois, elles s'élèvent, s'étalent, s'étendent parfois en diverses directions, souvent selon une ligne à peu près droite, cheminent de la profondeur du derme vers sa superficie en se ramollissant sur un point ou sur plusieurs points à la fois, ou successivement, puis se perforent au centre du foyer de régression constituant, dès ce moment, des cavités, des culs-de-sac à fond plus large que l'orifice, à voûte constituée par la plus grande partie du derme altéré (décollements, clapiers, trajets fistuleux), véritables cavernes dermiques.

Ces lésions sont bien décrites par plusieurs scrofulographes, mais jamais mises en saillie suffisante ; c'est, en général, au milieu de détails surabondants

sur la thérapeutique qu'on les trouve pour ainsi dire égarées. C'est dans ces
conditions que BAUDELOCQUE, par exemple, écrit ce qui suit, p. 432 : « Il est
une autre affection de la peau qui offre quelque ressemblance avec l'esthiomène :
je veux parler des ulcères qui succèdent quelquefois à l'ouverture de petits
abcès développés *dans l'épaisseur même du derme*. Ils sont quelquefois disséminés en assez grand nombre sur les joues, sur le tronc, sur les membres. Les
abcès se présentent sous la forme de petites *tumeurs fluctuantes*, d'un rouge
violacé bien circonscrit. Au bout d'un temps *toujours long*, il se forme une
ouverture qui donne issue au pus ; les bords de cette ouverture s'agrandissent,
et la majeure partie de la peau violacée qui formait la paroi externe de l'abcès
se détruit. Des végétations s'élèvent de la paroi postérieure du derme qui a été,
pour ainsi dire, *dédoublé...* » Les auteurs qui ont écrit après Baudelocque n'ont
rien dit de plus, ni de plus exact.

Les produits éliminés au dehors par les ouvertures spontanées ou artificielles
sont du sang, une sérosité louche jaunâtre, quelquefois filante, sanieuse, du pus
ou des produits pyoïdes non encore suffisamment analysés. Tantôt les orifices
restent plus ou moins étroits, fistuleux, ou obturés par des concrétions croû-
teuses, lesquelles sont chassées elles-mêmes de temps à autre par la pression
du liquide qui s'accumule dans la caverne ; puis, avec une assez grande lenteur,
l'infiltration périphérique s'accroît et subit des phases semblables à celles que la
portion centrale a déjà parcourues. Si plusieurs infiltrats sont voisins, se rencontrent dans leur cheminement, ou se juxtaposent, les cavités communiquent
par des trajets plus ou moins sinueux et donnent lieu à une agglomération de
véritables clapiers. A cette période, soit spontanément, soit surtout avec les
soins appropriés, les surfaces décollées peuvent être (toujours imparfaitement)
rétablies dans leur adhérence en conservant très-longtemps leur couleur livide,
et en donnant lieu à des cicatrices superficielles bordées de fragments de derme
atrophié, épidermisés isolément et formant des sortes de festons irréguliers
pédiculés ou sessiles, médiocrement vascularisés, et qui ne peuvent être réparés
que par l'excision ou le raclage. Dans d'autres cas, le plus ordinairement faute
de soins appropriés, mais quelquefois aussi sous l'action d'une destruction moléculaire plus rapide et plus complète, une partie ou la totalité des voûtes ou ponts
dermiques disparaît, laissant à la place de la lésion primitive des *ulcérations*
plus ou moins étendues, à fond bourgeonnant, blafard, saignantes, et se recouvrant incessamment et opiniâtrément de croûtes fines extraordinairement adhérentes et tenaces. Dans quelques cas exceptionnels, en même temps que se fait
cette destruction rapide des portions du derme primitivement infiltrées, la production pathologique initiale progresse excentriquement et donne lieu à ces
vastes ulcérations superficielles de forme irrégulière, qui appartiennent surtout
à la scrofule cutanée *serpigineuse*, *maligne*, ou *galopante*.

Plus rarement enfin ces lésions prennent un caractère lentement, mais décidément serpigineux, envahissant en nappe tuberculo-gommeuse le dos de la main et
de quelques doigts, par exemple ; le derme et l'hypoderme infiltrés subissent alors
une fonte caséeuse simultanée, constatable à l'œil nu, et l'on peut observer,
comme nous l'avons fait, une scrofulo-tuberculose cutanée *mutilante* exactement comparable au cas de syphilis cutanée mutilante du même siége que nous
avons observé également et démontré. Ces cas sont régulièrement interprétés
d'une manière erronée, bien que les difficultés réelles de leur diagnostic ne
soient pas au-dessus des ressources de l'analyse clinique méthodique.

La nature de ces ulcérations de la scrofulo-tuberculose du derme avait été parfaitement saisie et indiquée par P. Delpech; sans avoir pu, à l'époque où il observait et où il écrivait (premières années de ce siècle), faire l'assimilation des lésions que nous décrivons dans les termes où nous la produisons, il avait compris la genèse de ces ulcérations scrofuleuses. « Les ulcères scrofuleux, dit-il, s'annoncent quelquefois par un léger engorgement qui ne comprend que le tissu dermoïde (le derme), accompagné d'une teinte rouge ou brune de la surface; tantôt quelques croûtes légères se répandent sur la région affectée, et leur séparation, qui a lieu rarement, découvre des gerçures ou des excavations plus ou moins profondes..... Dans d'autres cas, après avoir débuté de la sorte, les ulcères scrofuleux s'étendent insensiblement et en conservant une indolence presque complète; ils présentent alors quelquefois de grandes ressemblances avec les ulcères vénériens; les bords sont irréguliers, isolés, flottants; le fond est inégal ; les environs sont colorés en rouge brun..... Il est d'autres circonstances où il est plus aisé de reconnaître le caractère de l'affection : l'ulcération découvre en effet quelquefois des *tubercules* dont la fonte successive augmente d'autant la perte de substance et qui servent tout à la fois à caractériser la maladie ».

Les gommes dermiques sont superficielles ou profondes, enchâssées alors dans le derme; isolées ou solitaires, agglomérées en groupes plus ou moins étendus, cohérentes ou confluentes; pisiformes, tuberculoïdes, nodulaires, ecthymatiformes; d'autres fois elles s'étendent en nappes plus ou moins étendues, fréquemment ovalaires, olivaires, cylindroïdes, linéaires, digitiformes. On peut les observer sur tous les points du corps, mais avec une prédilection particulière à la face, sur les parties latérales, le long de la branche montante ou du bord inférieur du maxillaire inférieur, dans les régions sous-maxillaires, sur la paroi du thorax, sur les membres, etc. Parfois elles coexistent avec des gommes hypodermiques, sous-aponévrotiques, les gommes ganglionnaires particulièrement, et donnent lieu alors à des altérations complexes.

La durée de l'évolution des gommes dermiques est variable, tantôt très-lente; lorsqu'elles émanent des étages profonds et qu'elles sont franchement nodulaires, elles peuvent rester assez longtemps presque stationnaires, et, comme Rayer l'a si exactement noté, « la peau devenue rouge et violacée reste longtemps sans se perforer ». Ce point n'a pas été exactement précisé par Bazin, quand il a dit qu'en « peu de jours » l'induration était ramollie, et que la tumeur ne tardait pas à s'ouvrir; cela est vrai quelquefois, non toujours, et non le plus habituellement, dans les gommes nodulaires dermiques profondes. Dans d'autres cas, au contraire, la marche est réellement assez rapide, c'est surtout dans les cas d'infiltration gommeuse diffuse du derme ou dans le cas de nodosités très-superficielles ; après une période de crudité plus ou moins courte, des phénomènes inflammatoires assez accentués accompagnent le ramollissement des couches superficielles ; de véritables collections purulentes se forment, atteignent parfois de grandes dimensions en surface ou en longueur, puis se perforent par un ou plusieurs points, à la manière générale des gommes. Ces variétés correspondent surtout aux abcès dermiques des auteurs, à la scrofulide phlegmoneuse de Hardy. Leur caractère propre réside dans l'étendue, les dimensions, la superficialité, l'irrégularité de forme des lésions, dans la rapidité de leur marche initiale, et dans l'apparence phlegmoneuse de leur évolution. Apparence, en effet, plutôt que réalité, bien constatée par Bazin, qui a fait remarquer que les caractères inflammatoires proprement dits étaient renfermés dans des limites extrêmement modérées. « Le pus qui s'écoule de ces tumeurs, dit-il, est crémeux, jaunâtre, parfois séreux avec des caillots fibrineux ou des concrétions caséeuses, quelquefois sanieux et rougeâtre ; jamais il ne présente les qualités du pus du phlegmon franchement inflammatoire ». Mais ce qui est propre à toutes les formes et à toutes les variétés, c'est la longue durée de la période d'élimination, de décollement, d'ulcération et de cicatrisation ; c'est la zone livide qui entoure les collections ouvertes ; c'est la cicatrice plus ou moins vicieuse qui leur succède, longtemps livide, vascularisée, jamais pigmentée à sa périphérie.

Les gommes scrofuleuses dermiques *diffuses* présentent des différences dans l'invasion, l'étendue et la marche, mais elles aboutissent aux mêmes conséquences ; leur importance est plus grande en raison de la rapidité de leur évolution, de l'étendue des lésions qu'elles constituent, de la formation plus prompte de vastes décollements, et de grandes dénudations.

Les scrofulides gommeuses dermiques peuvent s'observer à tous les *âges*, chez l'enfant, chez l'adulte, et même chez le vieillard (presque exclusivement à la région cervicale chez ce dernier) ; mais l'âge essentiel de cette forme d'infiltration scrofulo-tuberculeuse est l'adolescence, comme pour les gommes ganglionnaires. Cela est moins accentué pour d'autres localisations, et particulièrement pour les gommes hypodermiques et péripériostiques qui s'observent dès la première enfance et dans le cours de la seconde. On les observe en toute *saison*, cependant la fin de l'hiver et l'automne sont les époques où paraissent se produire surtout les *poussées* scrofulo-tuberculeuses, et les *récidives* d'activité dans les foyers éteints, ou à leur voisinage, que les malades présentent parfois une ou deux fois par an, avec une certaine régularité.

A l'aide des caractères que nous avons indiqués, et en tenant compte de la localisation des lésions, des conditions d'âge, d'état général, etc., du sujet, le *diagnostic* des gommes cutanées du chorion, des gommes dermiques, présente peu de difficulté dans les cas simples, communs. Durant la période de crudité, la confusion ne pourrait guère être faite qu'avec les gommes syphilitiques nodulaires isolées ou agglomérées ; à la période d'ulcération, la différenciation devient beaucoup plus aisée ; les syphilodermes ulcérés n'ont guère ni la superficialité, ni l'irrégularité de contours des ulcérations scrofuleuses ; à leur périphérie, la peau est coupée sur toute, ou sur presque toute la surface du néoplasme, souvent comme à l'emporte-pièce, et elle présente un bord pigmenté, non livide. Quand plusieurs foyers gommeux voisins communiquent dès le commencement de l'ulcération des nodules syphilitiques, il peut y avoir décollement des bords, comme dans les scrofulides, mais non ces décollements tout à fait caractéristiques que nous avons indiqués, etc., etc. Toutefois, à toutes les périodes, on peut rencontrer des cas douteux qui réclament l'épreuve thérapeutique.

Lorsque, ce qui est loin d'être rare, les gommes dermiques évoluent en un point du tégument qui recouvre des ganglions tuméfiés, il est assez difficile de distinguer si l'infiltrat dermique qui souvent adhère, par sa face profonde, à la glande tuméfiée, ou paraît lui être adhérent, est primitif ou secondaire. Même difficulté lorsque la dermite gommeuse se produit sur une portion de tégument très-voisine d'un plan osseux ou aponévrotique, comme à la fourchette sternale, aux extrémités claviculaires, à l'acromion, aux insertions inférieures du sterno-mastoïdien, au voisinage des apophyses, etc. Lorsque l'on observe les gommes hypodermiques déjà arrivées à la période d'ulcération, il n'est pas toujours facile non plus de préciser quel a été le point de départ de l'infiltrat ; cependant la petite étendue de peau altérée comparée aux proportions de la base infiltrée, la forme régulièrement arrondie, la constatation, en un mot, des caractères propres à une *tumeur* proprement dite, voilà, avec les renseignements que l'on peut obtenir sur la préexistence d'une nodosité *plus profonde*, une somme de données qui permet, le plus ordinairement, de se rendre un compte exact de la localisation initiale du néoplasme.

b. *Gommes scrofuleuses hypodermiques.* Ces gommes naissent dans la troisième couche de la peau, ou couche profonde, que nous avons dénommée hypoderme ; à tous les points de vue elles appartiennent donc au système cutané, et non pas sous-cutané, comme on le dit généralement : c'est sous-dermique que l'on devrait dire. C'est à elles que s'appliquent les dénominations données par les auteurs d'*apostèmes froids*, de *tumeurs stéatomateuses du pannicule*, de *nodus*, de *mélicéris scrofuleux*, d'*abcès froids sous-cutanés*, d'*abcès scrofuleux sous-cutanés*, de *tubercules scrofuleux sous-cutanés*, d'*écrouelles cellulaires* (du troisième mod^e) de Bazin, etc.

On les rencontre sur presque tous les points du corps où existe le pannicule : à la face, sur le tronc, aux membres ; leur nombre simultané n'est pas d'ordinaire considérable, trois, six, dix en moyenne ; leur *volume* varie de celui d'une noisette à celui d'une noix ; d'ordinaire, les gommes plus volumineuses ne sont pas nées dans l'hypoderme, mais plus profondément. Nulle *symétrie* ne préside à leur développement ; on constatera, par exemple, sur le 'même sujet une gomme au niveau du sac lacrymal à gauche, une dans la région épicondylienne droite, deux autres dans la région fessière du côté opposé, etc. ; nulle *simultanéité* dans leur apparition, qui est au contraire successive ; chaque lésion évolue pour son compte, et la cicatrisation peut s'opérer spontanément dans l'une, alors que l'autre entre dans la période d'action.

Le *début* est absolument latent ; plusieurs semaines souvent, avant que le malade en ait notion, ou que le médecin puisse rien reconnaître à la surface du tégument, saillie ou tache, il s'est développé dans l'hypoderme, plus ou moins loin du chorion selon l'épaisseur du pannicule, une petite tumeur arrondie, dure, indolore et indolente, sans adhérence avec la face profonde du derme, semblable à une bille, quelquefois roulant sous le doigt. Dans cette période, la recherche demande de l'attention et un peu d'habitude ; une fois prévenu de l'existence de quelques-unes des nodosités, et des nodules initiaux, qu'on lui fait toucher du doigt après les avoir découverts, le malade explore lui-même toutes les régions, reconnaît les tumeurs dès qu'elles ont atteint le volume d'un pois, et guide le médecin dans leur recherche. La durée de cette période latente, surtout chez les sujets qui ont dépassé l'enfance, est quelquefois assez longue, moins longue toutefois que celle du développement des gommes syphilitiques de même siège anatomique ; une fois terminée, et quand le processus tuberculeux transmis au chorion a donné lieu à des phénomènes de dermite, l'évolution s'accélère encore, et se confond dans sa marche avec celle des gommes dermiques dont il n'est pas toujours possible de les distinguer quand on n'a pas suivi le développement des lésions.

Lorsqu'on suit attentivement, et on en a tout le loisir, la *série des phénomènes* qui se succèdent depuis la formation profonde du nodule tuberculo-gommeux jusqu'à sa perforation, on constate plusieurs particularités dignes d'être

notées : avant que la gomme ait contracté adhérence avec le derme, on peut
déjà percevoir que sa *consistance* diminue; un certain ramollissement a précédé
cette adhérence; en même temps, aussitôt que le derme commence à être
soulevé de bas en haut, comprimé, on peut voir à la loupe quelques *varicosités*
parcourir la peau, encore en apparence intacte.

A cette période, avec une rapidité très-variable, mais en général plus prononcée chez les très-jeunes sujets, beaucoup moins au contraire chez l'adulte
et moins encore chez le vieillard, la peau devient *rouge-livide*, commence à
être *douloureuse* à la pression ou dans les mouvements, et, dès cette époque, on
peut la considérer comme en partie compromise, bien que la résolution ne soit
pas tout à fait impossible; mais ce fait qui est normal, commun, régulier, pour
les gommes syphilitiques soumises à un traitement convenable, est absolument
exceptionnel pour les gommes scrofuleuses sus-aponévrotiques.

Bientôt la *fluctuation* qui était, à la rigueur, contestable, ne paraît plus
douteuse, et cependant, si l'on fait une incision ou une ponction, il ne s'écoule
encore qu'une quantité relativement faible de liquide, séreux, sanguinolent,
sanieux, quelquefois filant, pyoïde, plus rarement caséeux, et la diminution de
la masse de la tumeur est peu considérable; la fluctuation perçue était, en
grande partie, fausse et due à la mollesse du fongus gommeux.

Il faut une plus longue durée à l'évolution, ou des phénomènes irritatifs
particulièrement intenses, pour qu'il y ait un véritable abcès, c'est-à-dire une
collection qui, par l'ouverture spontanée ou artificielle, se vide à la manière
d'un abcès phlegmoneux. Fréquemment, alors même que les choses sont laissées
à leur évolution spontanée, l'ouverture par un ou plusieurs pertuis ne laisse
écouler qu'une quantité relativement petite de liquide; la marche de l'élimination
est lente, les orifices s'*ulcèrent* plus ou moins irrégulièrement, et la lésion
prend l'aspect commun d'un ulcère scrofulo-tuberculeux avec tous ses caractères.

Dans la couche hypodermique de la peau, les tumeurs gommeuses de la
scrofule, comme celles de la syphilis, évoluent avec plus de lenteur et avec des
phénomènes irritatifs beaucoup moins accentués que dans le derme, où les conditions d'irritabilité vasculaire et nerveuse, de compression par résistance de
tissu, sont réalisées à un degré supérieur. Toutefois, leur marche est moins
lente que celle des gommes ganglionnaires communes, qui sont plus susceptibles
de régression interstitielle sans élimination; mais elle est, au contraire, moins
rapide et moins irritative que celle des gommes qui naissent au voisinage du
périoste, ou dans des régions qui ne sont séparées d'un plan osseux d'une part,
et de la peau de l'autre, que par une très-faible épaisseur de tissu lamineux.

A partir du moment où l'*adhérence* est faite, les altérations consécutives évoluent à la manière de celles qui suivent les gommes dermiques; la gomme
hypodermique est devenue, de fait, une gomme dermo-hypodermique, c'est-à-dire
qu'elle occupe la peau dans toute son épaisseur. Ce n'est ni de phlegmasie
simple, ni d'atrophie par compression, qu'il s'agit pour la portion de derme
envahie, mais bien d'infiltration tuberculo-gommeuse, exactement comme cela
a lieu pour les gommes syphilitiques dont le processus est identique, par propagation de l'infiltration syphilomateuse; phénomènes aussi faciles à pressentir qu'à
constater, et que cependant on méconnaît. C'est de ce rôle actif du derme dans
l'évolution ultérieure que dépend par-dessus tout la gravité pronostique de la
lésion; c'est sur son degré que se règle l'étendue des phénomènes d'ulcération
proprement dite qui vont, à présent, occuper le premier plan. Cette infiltration

scrofuleuse secondaire du derme au contact des gommes de l'hypoderme se retrouvera toutes les fois qu'une gomme émergente, venue d'un point quelconque, atteindra le chorion, et elle constituera toujours un élément important dans la série ultérieure. Toutefois, il s'établit dans la succession des observations une grande variété selon le degré de cette infiltration, et l'on observe des cas dans lesquels, les lésions du chorion étant médiocres, la guérison peut s'opérer assez rapidement après évacuation du contenu du kyste gommeux, sans ulcération étendue ni prolongée.

A lire la plupart des auteurs contemporains qui ont traité des gommes syphilitiques, il semblerait que rien n'est plus simple que de distinguer, d'une façon objective et directe, « les abcès sous-cutanés » des gommes syphilitiques de la même couche anatomique ; cela à notre sens n'est pas exact. Lisez successivement la description des *tubercules scrofuleux sous-cutanés* de Rayer, par exemple, et la description des *tubercules sous-cutanés syphilitiques* par Ricord, descriptions produites à peu près à la même époque, et qui offrent toutes deux le cachet de précision clinique propre à ces deux maîtres également éminents: l'une pourrait être mise à la place de l'autre et réciproquement. A l'hôpital Saint-Louis, où la matière à comparer n'est pas rare, et où les médecins, voyant ces choses en grand nombre, en savent l'extrême difficulté, on voit fréquemment débattre la question de savoir si telle gomme est syphilitique ou scrofuleuse, et les dissidents soumettre leur avis au jugement thérapeutique. A la période de crudité surtout, les caractères directs sont souvent tout à fait identiques ; à la vérité la marche est d'ordinaire plus rapide dans les gommes scrofuleuses que dans les gommes syphilitiques, et les anamnestiques, les phénomènes concomitants, viennent au secours du diagnostic; mais ce secours apporté par les signes indirects est souvent nécessaire et il n'est pas toujours suffisant. Plus tard, quand les gommes auront été éliminées, les caractères classiques propres des ulcérations fourniront de nouveaux éléments de jugement; mais, nous le répétons, même dans ces conditions, le diagnostic peut encore être difficile.

Il sera donc prudent de se mettre en garde contre les erreurs provenant d'un diagnostic hâtif et, tout en tenant compte des nuances objectives que présentent parfois ces deux lésions, il sera bon de ne jamais négliger les signes indirects non moins que l'épreuve thérapeutique

De nombreuses tumeurs du derme et de l'hypoderme pourraient, à la rigueur, être confondues avec les gommes scrofulo-tuberculeuses; mais les causes de confusion sont en réalité minimes, et c'est par les caractères propres de ces tumeurs que la question diagnostique doit être posée. Ce n'est pas ici le lieu de s'y arrêter ; en pareille occurrence, il s'agit de savoir quels sont les éléments à mettre en discussion, et cela est fait.

c. *Gommes scrofuleuses sous-aponévrotiques.* Ainsi que nous l'avons exposé plus haut, cette section comprend les gommes ganglionnaires, les gommes des muscles, des tendons et de la face externe de leurs gaines, des aponévroses d'insertion, de l'atmosphère externe du périoste. Toutes ces affections, souvent confondues avec des gommes syphilitiques, avec des abcès ossifluents, des gommes tuberculeuses vraies, des synovites tuberculeuses, et même des lésions osseuses, constituent un des chapitres les plus importants de la pathologie de la scrofule.

Nous avons recueilli sur elles un grand nombre de matériaux, et nous les

démontrons depuis un assez grand nombre d'années déjà chaque jour dans nos
leçons cliniques; mais, en raison de la rareté des nécropsies, l'étude complète
est loin d'être achevée, et nous ne pouvons ici que marquer leur place; leur
exposition même peu étendue réclamerait des développements que ne comportent
ni la nature de cet article, ni la mesure qui lui est assignée.

Dans les *muscles*, les gommes scrofuleuses sont plus rares que dans la peau;
leur période latente est assez longue; leur volume peut atteindre des proportions
relativement considérables, une noix à une petite orange; elles sont souvent
prises pour des collections ossifluentes; leur guérison par résolution après
caséification est possible; leur traitement chirurgical est assez simple.

Les *gaînes des tendons*, à notre observation dans leur face externe, sont un
siége favorable au développement des gommes scrofuleuses; elles évoluent dans
le pannicule; distinctes des synovites tuberculeuses proprement dites, elles sont
curables; elles peuvent être guéries sans mutilation et sans déformation,
alors même qu'elles ont leur siége aux extrémités, ainsi que nous en avons
fourni des exemples; cela suffit pour faire comprendre de quelle importance
est la connaissance de ces faits (*voy.* l'observation d'un de nos malades dans le
mémoire de Brissaud et Josias, p. 12 et suiv).

L'atmosphère lamineuse du *périoste* devient fréquemment le lieu d'origine
de gommes scrofuleuses qui peuvent évoluer vers les parties superficielles sans
produire de dénudation osseuse, et sans altérer les gaînes tendineuses, mais qui
peuvent aussi atteindre le périoste et donner lieu à des altérations très-com-
plexes qu'il est fort difficile de déterminer exactement; mais il nous a paru
manifeste que certaines lésions épipériostiques simulaient des altérations sous-
périostées, et d'autre part qu'une intervention chirurgicale active et *précoce*
était de nature à arrêter dans leur développement des altérations consécutives
très-graves du tissu osseux et du système articulaire.

Ces lésions s'observent surtout au voisinage des apophyses osseuses, l'épi-
condyle ou les malléoles; sur les parties latérales des phalanges, ou à leur
périphérie, où elles simulent des lésions graves et profondes, qu'une intervention
active et rapide peut guérir d'une manière inespérée (*voy.* mém. de Brissaud et
Josias, *loc. cit.*, l'observation d'un de nos malades déjà rappelée, et l'observation I de la Thèse de Voguet, dans laquelle nous avons donné un type de la
forme nodulaire; le moulage des lésions avec leur aspect d'après nature est
représenté dans la pièce que nous avons fait déposer au Musée de l'hôpital
Saint-Louis sous le n° 397).

X. Pronostic des gommes scrofuleuses. — Le pronostic des gommes scrofuleuses est grave, aussi bien à titre général qu'à titre local : à titre général,
leur constatation témoigne de l'existence confirmée de là scrofule constitutionnelle et de l'auto inoculation spontanée; il est vrai qu'il ne s'agit pas de tuberculose pure, mais de scrofulo-tuberculose, c'est-à-dire d'une tuberculose mixte,
dont l'évolution est plus localisée, et infecte moins fatalement les viscères; mais
on ne saurait oublier qu'il n'y a là qu'une question de degré, et que ce degré
est souvent franchi. A titre local, la gravité dépend, non-seulement de la forme
plus ou moins bénigne ou maligne de la maladie, mais encore du siége anatomique des lésions qu'elle réalise, et des désordres liés à l'évolution des gommes
de la scrofule, lesquelles ne peuvent pas être, comme les gommes de la
syphilis, enrayées par une médication intere; toutefois, nous pensons que le

pronostic des lésions locales de la scrofulo-tuberculose pourra être sensiblement atténué, toutes les fois qu'une médication destructive pourra être opposée de bonne heure, sur place, au processus spécifique.

XI. Thérapeutique. Le traitement *médical* des gommes scrofuleuses n'existe pas; il y a bien une médication, dite antiscrofuleuse, que l'on applique un peu banalement à tous les scrofuleux faute de mieux, mais en réalité rien qui soit comparable, même de fort loin, à l'action de l'iodure de potassium sur les gommes syphilitiques.

Dans tous les cas, cette dernière médication doit être tentée; entre les gommes scrofulo-tuberculeuses vraies, et les gommes de la syphilis héréditaire, l'analogie est souvent si étroite, *les sujets syphilitiques par hérédité sont communément si absolument semblables aux scrofuleux*, que la médication anti-syphilitique doit toujours, dès l'abord, être instituée. L'huile de foie de morue, le fer, l'arsenic, les inspirations d'oxygène, la suralimentation, etc., sont nettement indiqués; nous croyons avoir employé aussi, avec succès, l'iodoforme à l'intérieur en pilules, à la dose de 5 à 50 centigrammes et au delà dans les vingt-quatre heures.

Quand l'on constate la première apparition des nodules gommeux, et avant leur maturité ou leur ramollissement, peut-on faire localement quelque chose d'utile? On a pensé que les *révulsifs cutanés*, vésicatoires volants, pointes de feu, cautérisations diverses, avaient le pouvoir d'enrayer la marche des lésions; nous ne le nions pas en principe, mais nous ne l'avons guère constaté, bien que les occasions de jugement ne nous soient pas rares. Cependant, dans une certaine mesure, il n'y a pas grand inconvénient à employer les badigeonnages phéniqués, ou iodés, ou même les procédés de révulsion plus énergiques que l'on possède. D'autre part, dans les cas où un processus phlegmasique assez actif se produit, l'emploi des *émollients* trouve une application utile.

Mais, dès le moment où l'épreuve thérapeutique par la voie interne est restée sans résultat, il n'y a plus qu'à détruire sur place, le plus promptement possible, le foyer spécifique, et c'est dans les moyens directs, dans les caustiques appropriés, que consistera la médication efficace.

La médication *interstitielle* substitutive (injections de teinture d'iode, etc., Luton) mérite grande considération, mais il y a encore beaucoup à faire dans cette direction. La *destruction* avec le chlorure de zinc, interstitielle ou en surface, trouve de nombreuses et précieuses applications; à l'hôpital Saint-Louis, Lailler, et nous-même après lui, avons montré quel parti on pouvait en tirer; mais il est difficile de tracer des préceptes sur ce point, tant les faits sont variables; c'est sur le terrain même où se font ces études que l'on doit venir en chercher la tradition. Enfin, la *curette*, convenablement maniée, trouve aussi, en plusieurs circonstances, de très-utiles applications.

Dans les gommes dermiques et hypodermiques, ouvertes spontanément ou artificiellement et de bonne heure (ce qui est loin d'être une pratique à rejeter), les cautérisations avec le *nitrate d'argent*, suivies de l'application du *zinc métallique*, constituent un excellent moyen, mais il le faut appliquer avec énergie et combattre, sans relâche, le bourgeonnement dans tous les points où le crayon peut pénétrer. Le nitrate d'argent est ici l'agent le plus spécialement efficace; nous nous servons de crayons assez solides pour être engagés dans les trajets et pour pénétrer par effraction dans les tissus ramollis. On peut, assurément, obtenir aussi de très-bons résultats avec l'acupuncture ignée thermique ou électrique, mais, toutes les fois que le nitrate d'argent est applicable, c'est le mode de cautérisation qui nous a paru préférable.

C'est également par l'action chirurgicale qu'il faut intervenir pour les ulcérations consécutives aux gommes de tout ordre arrivées à élimination : l'excision des bords décollés, la rugination des surfaces fongueuses, leur cautérisation attentive et répétée, sont indispensables pour obtenir des cicatrices aussi peu vicieuses que possible. ERNEST BESNIER.

BIBLIOGRAPHIE. — JEAN DE VIGO. *Le mal français*, 1514. Trad. et comment. p. Alf. Fournier. Paris, 1872. — ULRICH DE HUTTEN. (*Livre du chevalier*) *sur la Maladie française et sur les propriétés du bois de Gayac*, 1519. Trad. française de Jehan Cheradame. Paris, 1522, et de A. Potton. Lyon, 1865. — JACQUES D'ABÉTHENCOURT. *Nouveau carême de pénitence*, etc. Paris, 1527. Trad. et comment. p. Alf. Fournier. Paris, 1871. — JOANN. ALMENAR. *Libell. de morbo gallico*, et NIC. LÉONICÈNE *in eod. lib.* Lyon, 1529. — JÉROME FRACASTOR. *Syphilidis*, 1530. *De contagionibus*, 1546. Trad. et comment. p. Alf. Fournier. Paris, 1870. — NICOLAUS MASSA. *De morbo gallico*, Venetiis (*Bindonus et Pasinus edit.*), 1536, in-4°. Peut-être y a-t-il une édition antérieure de très-peu d'années, mais celle que nous indiquons est la plus ancienne que possède la bibliothèque nationale de Saint-Marc à Venise. Nous avons eu entre les mains une édition qui porte la date de 1507 (appartenant au professeur Fournier), mais il ne nous a pas été difficile d'établir que cette date ne pourrait pas être justifiée, l'auteur y parlant d'une autopsie faite par lui en l'année 1524. D'autre part, la date de la naissance de Massa était suffisante pour montrer l'erreur de date de l'édition. — TH. BONETI. *Sepulchretum*, *lib. IV, sect. 9, de lue venerea*, t. VIII-IX, 1679, et *lib. I, de dolore capitis, obs. LXVIII.* — J.-L. PETIT. *Traité des maladies des os*, 1705, et ann. suiv. — CHARMETTON. *Traité des écrouelles*. Avignon, 1752, et Lyon, 1755. — ASTRUC. *Traité des mal. vénér.* Trad. franç., 3° édit., t. IV, p. 11, 76, 77. Paris, 1755. — J.-B. MORGAGNI. *De sed.*, LVIII° Lettre, 9. — GER. VAN SWIETEN. *Comment. in H. B. Aphor.*, etc., édit. en 5 vol. Paris, 1769. — LORRY. *Tract. de Morbis cutaneis.* Parisiis, 1777, p. 435. — PIERRE LALOUETTE. *Traité des scrophules*, etc. Paris, 1780. — C. G. T. KORTUM. *Commentar. de vitio scrof. indeque pendent. morbis secundariis.* Lemgo, t. I, 1789, II, 1790, in-8°. — F. SWEDIAUR. *Traité complet sur les sympt.*, etc., *des maladies syphilitiques*, 4° édit. Paris, 1801. — FRANÇOIS HÉBRÉARD. *Essai sur les tumeurs scrophuleuses.* Thèse de Paris, Vendémiaire an XI (1802). — J. DELPECH. *Précis élémentaire des maladies réputées chirurgicales.* Paris, 1816, t. III, art. II. *Des tubercules scrophuleux.* — CULLERIER. Art. GOMME du *Dict. des sc. méd.* Paris, t. XVIII, 1817. — CULLERIER et BARD. Art. SYPHILIS du *Dict. des sc. méd.* Paris, 1821, t. LIV. — J. F. LOBSTEIN. *Traité d'anat. pathol.* Paris, 1833. — A.-C. BAUDELOCQUE. *Études sur les causes, la nature et le traitement de la maladie scrophuleuse.* Paris, 1834. — ALIBERT. *Monographie des dermatoses*, 2° édit., in-4°. Paris, 1835, et œuvres antér. — P. RAYER. *Traité théor. et prat. des maladies de la peau*, 2° édit., 1835. — LAGNEAU. Art. GOMME du *Dict. de méd.*, t. XIV. Paris, 1836. — DESRUELLES. *Traité pratique des maladies vénériennes*, etc. Paris, 1836. — L.-V. LAGNEAU. GOMMES, GOMMEUSES (Tumeurs). In *Dict. de méd. en 30 vol.* Paris, 1836. — PH. RICORD. *Traité pratique des maladies vénériennes.* Paris, 1838. — DESRUELLES. *Lettres sur les maladies vénériennes*, etc. Paris, 1840-1841. — P.-L.-A. CAZENAVE. *Traité des syphilides ou maladies vénériennes de la peau.* Paris, 1843. — J.-G.-A. LUGOL. *Recherches et observations sur les causes des maladies scrofuleuses*, 1844. — GUERSANT. Art. SCROFULE du *Dict. de méd.* Paris, 1844. — J. HUNTER. Trad. Richelot, annoté par Ph. Ricord. Paris, 1845. — ALPHONSE MILCENT. *De la scrofule, de ses formes, des affections diverses qui la caractérisent*, etc. Paris, 1846. — H. LEBERT. *Traité prat. des maladies scrofuleuses et tuberculeuses.* Paris, 1849, in-8°. — Du MÊME. *Études nouvelles sur les gommes syphilitiques.* In *Bull. de la Soc. anat. de Paris*, t. XXVI, 1851, p. 141. — PHILIPPE RICORD. *Traité complet des maladies vénériennes; clinique iconographique*, etc. Paris, 1851. — C.-M. GIBERT. *Traité pratique des maladies de la peau et de la syphilis*, t. II, 1860. — R. VIRCHOW. *La syphilis constitutionnelle.* Trad. P. Picard. Paris, 1860. — EDN. BAZIN. *Leçons théor. et clin. sur la scrofule*, etc., 2° édit. Paris, 1861. — E. WAGNER. *Arch. der Heilk.*, 1863, 4° année, p. 1, cit. Virchow, *loc. cit.*, t. II, p. 387. — ALF. HARDY. *Leçons sur la scrofule et les scrofulides*, etc. Paris, 1864. — J. ROLLET. *Traité des maladies vénériennes.* Paris, 1865. — E. LANCEREAUX. *Traité hist. et prat. de la syphilis.* Paris, 1866. — E. BAZIN. *Leçons théor. et clin. sur la syphilis et les syphilides.* Paris, 1866. — FOUCHER et DESPRÉS. *Diagnostic des maladies chirurgicales.* Paris, 1868. — R. VIRCHOW. *Pathologie des tumeurs.* Trad. franç. p. Aronssohn. Paris, 1867, t. I, V° leçon, t. II, XX° leçon. — A. VERNEUIL. *Tumeurs gommeuses de la région inguinale.* In *Arch. gén. de méd.*, 1871. — CH. MAURIAC. *Mémoire sur les affec-*

tions syphilitiques précoces du système osseux. In *Gaz. des hôp.*, 1872. — Bizzozero. *Sur la tuberculose de la peau.* In *Centralblatt*, n° 19, 1873. Anal. in *Progrès médic.*, juin 1873. — Armand Després. *Traité théorique et pratique de la syphilis ou infection purulente syphilitique.* Paris, 1873. — Du même. *De la pyohémie chronique (infection purulente chronique), de la nature des accidents tertiaires de la variole, du choléra, du scorbut.* In *Arch. gén. de méd.*, sept. 1874, p. 257, 6e série, t. XXIV. — S. Voguet. *Contribution à l'étude de la dactylite strumeuse infantile.* Thèse de Paris, 1877. — L.-O. Cadiat. *Trait. d'anat. génér.*, t. I, p. 292. Paris, 1879. — E. Brissaud et A. Josias. *Des gommes scrofuleuses et de leur nature tuberculeuse.* In *Revue mensuelle de méd. et de chir.*, n°⁵ de nov. et déc. 1879. — V. Cornil. *Leçons sur la syphilis.* Paris, 1879. — J. Grancher. Art. Scrofule du *Dict. encyclop. des sc. méd.*, 1880. — Brissaud. *Études sur les tuberculoses locales.* In *Arch. gén. de méd.*, 1880, vol. II. p. 129, 265. — Lannelongue. *Abcès froids et tuberculose osseuse.* Paris, 1881. — Cornil et Ranvier. *Manuel d'histologie pathologique*, 2e édit., t. I. Paris, 1881. — Brissaud. Art. Scrofule du *Nouveau Dict. de méd. et de chir. prat.*, 1882. — Després (A.). *Des abcès gommeux du morphinisme.* In *Gaz. des hôp.*, 1882, p. 1067.   E. B.

GOMMES SYPHILITIQUES. Les gommes sont des tumeurs formées d'un tissu ou bien uniformément gris, transparent, ou bien jaune, blanchâtre, lardacé et comme fibrineux, et présentant seulement à l'état de ramollissement plus ou moins précoce le contenu caséux, ou d'apparence gélatineuse ou gommeuse, qui leur a fait donner par Fracastor le nom qu'elles portent encore aujourd'hui. En tous cas ce qui caractérise ces tumeurs, c'est qu'elles constituent des néoplasies spécifiques, des syphilomes, reconnaissant toujours pour cause l'infection syphilitique constitutionnelle.

On a cru longtemps que les gommes appartenaient exclusivement aux phases avancées de la syphilis, mais on les voit, dans quelques cas, il est vrai, assez rares, apparaître dans les périodes précoces de la maladie. On a même trouvé de grandes analogies de texture entre l'induration du chancre syphilitique primitif et la tumeur gommeuse. Michaelis, Lebert, Bärensprung et Virchow, ont soutenu que le chancre induré ressemblait entièrement aux productions gommeuses. L'anatomie pathologique des lésions syphilitiques peut justifier dans une certaine mesure des rapprochements que la clinique tendrait plutôt à réprouver. Aussi réserverons-nous cette question de ressemblance ou de différence de structure élémentaire jusqu'au moment où sera exposée dans son ensemble l'anatomie pathologique de la syphilis.

Ce n'est pas la première fois qu'il est parlé des gommes syphilitiques dans ce Dictionnaire. Ces tumeurs ne pouvant être envisagées d'une manière générale qu'au point de vue de l'évolution et de la texture, nous avons pris le parti d'en disséminer la description dans différents articles, tels que *bouche, larynx, mamelles, muscles.* Elles figurent aussi, ou elles figureront comme lésions importantes dans la pathologie d'un grand nombre d'organes tels que *cerveau, moelle, cœur, foie, rate, rein, poumon, os, testicule.* Enfin les tubercules syphilitiques de la peau, qu'on a considérés également comme des tumeurs gommeuses et qu'on a appelés des gommes intra-dermiques, quoiqu'il y ait bien des réserves à faire à ce sujet, trouveront leur place naturelle à côté des autres *syphilides* (*voy.* tous ces mots et Syphilis).

Les affections syphilitiques de la peau et des muqueuses, développées sous forme de tumeurs saillantes, circonscrites ou diffuses, ont reçu presque toutes, dès longtemps, et surtout depuis Cazenave, le nom de tubercules syphilitiques. En premier lieu se placent des lésions appartenant tout à la fois à la peau et aux muqueuses, les plaques et les tubercules muqueux. La spécificité de ces lésions n'est pas douteuse: elles ont d'ailleurs une individualité très-tranchée, bien qu'on ait cru devoir les décrire à côté d'autres affections de nature toute différente (*voy.* Condylomes). En second lieu vient une éruption connue plus récemment et très-rare, l'érythème noueux syphilitique. Ces lésions, habituellement précoces, de même que le chancre induré, peuvent avoir une constitution histologique qui les rapproche des gommes, mais elles en diffèrent sous tant de rapports, qu'il y aurait de sérieux inconvénients à les confondre avec elles. Les tubercules cutanés syphilitiques de la période tertiaire, ceux qu'on a cru pouvoir assimiler encore plus complétement aux tumeurs gommeuses en les qualifiant de gommes intra-dermiques, ont aussi des caractères cliniques spéciaux, une évolution qui leur est propre, une tendance à la résolution ou à l'ulcération, et une manière de détruire les tissus ou de se cicatriser, qui les distinguent particulièrement, et qui placent les syphilides tuberculeuses au nombre des groupes éruptifs les mieux définis et les plus nécessaires à conserver (*voy.* Syphilides).

Les mêmes remarques sont applicables aux tubercules syphilitiques des muqueuses, contemporains le plus souvent de ceux de la peau, appartenant en général, comme ces derniers, à la période tertiaire de la maladie, et suivant à peu près les mêmes phases évolutives. Mais ces tubercules ont ceci de particulier qu'ils empruntent aux régions sur lesquelles ils se développent beaucoup de leurs symptômes les plus importants. Il en a déjà été question dans plusieurs articles mentionnés plus haut, et au total il se prêtent moins à des considérations d'ensemble qu'à des rapprochements avec d'autres affections de même siége et d'évolution peu différente, au milieu desquelles il faut les discerner, et qui font de ces lésions l'un des éléments les plus intéressants de la syphiligraphie topographique.

Nous ne nous occuperons ici, en raison de ces éliminations, que des gommes du tissu cellulaire sous-cutané et sous-muqueux, et il ne sera parlé des autres et des lésions qu'on a confondues avec elles que d'une façon accessoire, pour établir des comparaisons, ou pour combler d'anciennes lacunes. Les gommes sous-cutanées et sous-muqueuses sont d'ailleurs les premières qui aient été bien étudiées, et celles qu'on a particulièrement adoptées comme représentant le type le plus général de la lésion.

Gommes sous-cutanées. Nous laissons de côté momentanément les infiltrations néoplasiques de la période secondaire de la syphilis qu'on peut jusqu'à un certain point, en considération de leur gravité et de leur siége, faire rentrer dans cette catégorie de lésions. Nous avons en vue exclusivement les gommes de la période tertiaire, et voici en général comment elles apparaissent au clinicien, lorsqu'elles ont pour siége le tissu cellulaire sous-cutané.

Elles se montrent sous forme de masses irrégulières, d'un volume qui varie entre celui d'un pois, d'une noisette, d'une noix, ou d'un œuf de poule.

Elles naissent et se développent sans occasionner par elles-mêmes aucune douleur, et sans donner lieu à aucun symptôme accessoire prononcé. C'est souvent par hasard que les malades s'aperçoivent de leur existence. Elles commencent par un petite saillie qui s'accroît peu à peu et finit par être très-apparente. C'est graduellement plutôt que par un développement brusque qu'elles prennent les caractères qui les distinguent sous le rapport de la forme, du volume et de la consistance.

Les gommes du tissu cellulaire sous-cutané sont généralement globuleuses, dures, élastiques, recouvertes par le tégument avec lequel elles n'ont pas d'abord d'adhérences. Leur volume est variable et s'accroît avec leur ancienneté. En outre, après un intervalle plus ou moins long, les gommes s'enflamment et se ramollissent, elles adhèrent à la face profonde du derme, et elles perdent leur mobilité. La peau prend alors une teinte rouge, elle devient le siége d'un travail phlegmasique à marche lente. La rougeur du tégument prend une teinte violacée et le ramollissement de la tumeur se prononce de plus en plus.

Les gommes se développent d'abord dans le tissu cellulaire sous-tégumentaire et parfois dans les couches profondes du derme. En général, le derme n'est envahi que consécutivement et c'est alors que la tumeur devient adhérente à la peau. Les gommes sont tantôt solides, fermes, blanches, jaunâtres ou grisâtres, plus ou moins vasculaires et semblables à des tumeurs fibreuses. Tantôt elles sont molles, caséuses, ou constituées par un liquide analogue à une solution de gomme. Ce contenu gélatiniforme est glutineux, mais sans avoir tout à fait la viscosité du mucus. Il est demi-transparent dans la plus grande partie de sa masse, mais il présente parfois un aspect gris jaunâtre, comme si la matière molle était infiltrée, ou mêlée de pus. Dans quelques cas la suppuration de la tumeur est évidente, et le pus se présente mal lié ou avec ses caractères ordinaires dans la masse morbide enflammée et ramollie. On voit aussi des gommes, dans cet état de ramollissement, constituées par une matière puriforme demi-fluide, mais qui n'est pas du pus. Elle est formée par des granulations de nature graisseuse, petites, nombreuses, rapprochées les unes des autres. Enfin, quand ces granulations sont très-abondantes, la gomme a plus de consistance, mais elle n'en est pas moins à une phase avancée de son développement. C'est ainsi que Virchow explique le développement des nodosités jaunes, sèches, tuberculiformes, qui sont pour lui des gommes devenues graisseuses.

Dittrich a décrit dans le tissu cellulaire des régions mammaire et scapulaire des gommes de forme arrondie, ou irrégulière, rameuses, d'un jaune gris et fauve, molles et granuleuses au centre, épaisses et résistantes à la périphérie. Ces masses étaient enkystées dans un tissu calleux, très-épais, fibreux, blanchâtre. Une tumeur de même nature de la grosseur d'un œuf de pigeon était logée dans la fosse ptérygo-palatine. On a parfois trouvé des gommes entourées et circonscrites par un tissu fibreux, blanchâtre, solide et résistant, mais souvent on ne peut pas leur reconnaître une limite nette, ni à plus forte raison les énucléer, en raison de leur fusion avec les tissus voisins.

On a cru longtemps que ces tumeurs n'étaient pas organisées et consistaient en une matière amorphe, généralement liquide. Fracastor et Jean-Louis Petit ont beaucoup contribué à répandre et à entretenir ces idées. De nos jours, Dittrich et Billroth ont exprimé une opinion analogue au sujet des gommes solides ou caséeuses; en sorte que ces tumeurs sous toutes leurs formes et dans tous leurs états seraient dépourvues d'organisation. Mais cette opinion est loin d'avoir prévalu. Les gommes gélatineuses, celles où domine le plus la sérosité, sont composées d'éléments parfaitement définis. Les autres ont une organisation encore plus manifeste.

Virchow fait des gommes des tumeurs à éléments granuleux, c'est-à-dire constituées par un tissu dont la dénomination (granulations-gewebe) est synonyme de tissu inflammatoire. C'est apparemment pour cette raison qu'il assimile le tissu des gommes à celui de l'induration chancreuse et des plaques, ou tubercules muqueux. Robin considère les gommes syphilitiques comme caractérisées par des cytoblastions ou cellules embryonnaires formant les sept à huit dixièmes de la masse morbide. La matière amorphe interposée est plus abondante dans les gommes ramollies, gélatiniformes, et c'est à elle que le tissu doit son aspect gommeux et sa demi-transparence ; dans les parties jaunâtres, on découvre de nombreuses granulations de nature graisseuse. Enfin d'autres tumeurs contiennent tout à la fois beaucoup de cytoblastions et de granulations moléculaires graisseuses ; elles ont la même consistance que les précédentes, mais leur tissu est plus opaque et moins gluant.

M. Lancereaux, auquel on doit des recherches d'anatomie pathologique d'un haut intérêt sur ces lésions dans différents organes, n'a pas cherché à définir le tissu des gommes autrement que par la prolifération du tissu conjonctif. MM. Cornil et Ranvier ont au contraire indiqué des éléments qui permettent de différencier jusqu'à un certain point le tissu des gommes de celui des autres tumeurs nées du tissu conjonctif. Dans les gommes en voie d'évolution, on distingue une série de nodules possédant chacun un centre de formation, une individualité propre. Ces nodules plus ou moins accusés se reconnaissent à ce que, dans chacun d'eux, les élémens cellulaires de leur partie centrale sont petits et tombent en détritus moléculaires, tandis que ceux de la périphérie sont volumineux, arrondis ou fusiformes, et se confondent avec le tissu embryonnaire voisin. Les vaisseaux sanguins pénètrent à la périphérie de chaque nodule et peuvent s'y ramifier ; ils sont perméables et contiennent du sang, même quand le centre des nodules est en dégénérescence atrophique. Ce caractère est important, car il permet d'établir une différence entre le tissu des gommes et celui d'un produit non syphilitique avec lequel il a de grandes analogies, nous voulons parler des tubercules. La première phase du développement des gommes consiste dans la prolifération du tissu conjonctif. Dans la seconde, les cellules se multiplient, mais diminuent de volume, comprimées qu'elles sont les unes contre les autres ; il se produit ainsi par places de petits nodules ou îlots irréguliers dans lesquels les cellules centrales sont atrophiées, granuleuses, tandis que les cellules périphériques sont plus volumineuses et présentent les caractères des cellules embryonnaires. La substance fondamentale est vaguement fibrillaire et ressemble au tissu conjonctif.

Dans les gommes le tissu périphérique est vasculaire, mais les nodules dans leur partie centrale ne le sont pas. C'est ce tissu et ses vaisseaux qui servent à résorber les produits de décomposition des nodules. Cette résorption est très-fréquente et les gommes, même à l'état de ramollissement aussi complet que possible, sont suceptibles d'avoir cette terminaison.

Vers la fin de leur évolution, et surtout quand l'inflammation entre pour une part importante dans le travail morbide dont elles sont le siége, les gommes s'ulcèrent ; la peau qui les recouvre rougit, s'amincit et finit par s'ouvrir. La matière contenue dans la tumeur apparaît comme le bourbillon d'un furoncle, ou comme un liquide gélatineux, filant. Ricord a comparé en effet les gommes sous-cutanées à des furoncles chroniques. Hunter et tous les syphiligraphes, jusqu'aux recherches modernes des histologistes, les regardaient comme le résultat d'un épanchement de lymphe plastique. Le bourbillon des gommes a parfois l'apparence d'un fragment de morue (Lancereaux).

L'ouverture des tumeurs gommeuses se fait dans quelques cas sur plusieurs points à la fois ; mais, qu'elle soit unique ou multiple, cette ouverture est d'abord étroite et forme comme un goulot au fond duquel on voit la base de la tumeur encore dure, résistante, et restant telle longtemps après qu'elle s'est ouverte. Pourtant l'ulcération tend à gagner progressivement les tissus malades et même à se propager au delà.

L'ulcère qui succède aux gommes est arrondi, excavé, profond. Quand plusieurs de ces tumeurs sont agglomérées, rapprochées, les ulcérations partielles qui leur succèdent peuvent se réunir et donner naissance à une large plaie à bords irréguliers et sinueux, d'un aspect caractéristique. Chacune de ces gommes peut être enkystée, il faut alors que le kyste subisse une destruction ulcérative ou une élimination pour que la réparation s'opère complétement. Le fond de l'ulcère ne présente pas un plan unique, il semble étagé; sur chaque compartiment, à chaque étage on peut voir des perforations qui ne sont autre chose que l'ouverture des gommes plus profondément situées et qui viennent aboutir au foyer commun. Ces ulcérations se détergent ensuite, bourgeonnent, se ferment, et laissent à leur place des cicatrices déprimées, plus ou moins exactement arrondies, blanches au centre, et brunâtres à leur pourtour. La coloration brunâtre finit en général par disparaître.

Les tumeurs gommeuses du tissu cellulaire sous-cutané ont leur siége le plus habituel aux membres. Je traite en ce moment-ci un malade qui a six à huit de ces tumeurs disposées en groupes sous la peau de chaque mollet et qu'une marche forcée a brusquement enflammées et rendues très-douloureuses. On les rencontre aussi à la face, au front, au cuir chevelu, au cou, à l'épaule, sur le tronc. On en a vu au devant du cou, vers le point où le sterno-mastoïdien s'attache au sternum (Bazin), dans le creux de l'aisselle (Nélaton), dans le creux poplité (Rollet), à la hanche, en arrière du trochanter (Fournier), au pli de l'aine (Verneuil, Mauriac), à la verge (Langlebert), dans le scrotum, dans l'orbite (Ricord, Rollet), dans le tissu cellulaire de la région mammaire (*voy.* MAMELLES).

Ces tumeurs sont habituellement multiples, on en a compté jusqu'à cinquante et même davantage sur le même individu. Elles sont en général au nombre de quatre ou cinq, ou bien il n'en existe qu'une ou deux.

Ces tumeurs ne se rencontrent pas toutes au même point de leur développement. À côté d'une petite gomme on en trouve d'autres plus grosses : des gommes dures, crues, coexistent avec des gommes demi-molles, ou molles, ou bien ulcérées; ou elles sont accompagnées d'ulcères en voie de cicatrisation, ou de cicatrices déjà formées. Dans la première phase de leur développement, ces tumeurs se constituent avec leurs caractères habituels; puis, sous l'influence du traitement, on les voit se résoudre assez vite, ou bien abandonnées à elles-mêmes elles deviennent demi-molles, graisseuses, ou tout à fait molles, muqueuses. La phase terminale, quand la résolution n'a pas lieu, c'est l'élimination.

Les symptômes de la maladie varient suivant le siége et le nombre des gommes. Bien que ces tumeurs soient de leur nature indolentes, elles peuvent, quand elles sont en rapport avec quelque filet nerveux, provoquer de vives douleurs, et même de véritables névralgies. Par leur développement sur un grand nombre de points, par leur inflammation, leur ulcération, par la suppuration souvent très-abondante qu'elles fournissent, elles peuvent aggraver l'état général des malades qui en sont affectés. Elles s'accompagnent d'autres lésions syphilitiques tardives et elles rentrent dans la très-grande majorité des cas dans la période tertiaire de la syphilis. Pourtant, on a cité des exemples de gommes développées à la période secondaire, et faisant partie des manifestations de la syphilis grave précoce.

Les gommes ne sont pas toutes circonscrites, comme celles que nous venons de passer en revue. En général, c'est ainsi qu'elles se présentent, mais elles sont quelquefois diffuses et formées par une infiltration de la matière gommeuse

dans les tissus. Vidal, Virchow et Lancereaux, ont décrit ces infiltrations gommeuses dans le tissu cellulaire sous-cutané et dans la peau. La malade citée par
M. Lancereaux avait à la peau une néoplasie diffuse qu'on pouvait confondre
avec une syphilide tuberculeuse; en outre le tissu cellulaire sous-cutané était
enflammé et induré dans une grande étendue.

Toutefois, c'est surtout aux périodes précoces de la syphilis qu'on observe
cette diffusion de la matière gommeuse, ou, si l'on veut, une néoplasie syphilitique qu'on a comparée, quoi qu'on n'en connaisse qu'imparfaitement la composition, à la néoplasie gommeuse.

M. Mauriac (*Des affections syphilitiques précoces du tissu cellulaire sous-
cutané* [*Ann. de dermatologie et de syphiligraphie*, 1881]) divise les productions
gommeuses précoces en trois séries: La première série serait formée par une
éruption qu'il qualifie d'érythème noueux syphilitique. Dans cette éruption
les néoformations sont presque aussi dermiques qu'hypodermiques. Il y a des
plaques d'érythème noueux, des tumeurs sous-cutanées, des suffusions plastiques d'apparence phlegmoneuse; mais toutes ces lésions sont résolutives et
l'acuïté des symptômes semble proportionnée à leur précocité. Dans une seconde
série de cas, les plaques, les nodosités, les tumeurs, les infiltrations, se produisent isolément, sans douleurs et sans phlegmasie. Elles tendent aussi à la
résolution. Quelquefois elles se ramollissent et forment des collections liquides
sous-cutanées; mais la peau qui les recouvre résiste et la résolution s'effectue
sans suppuration et sans alteration. Dans la troisième série de cas, les néoplasies, exclusivement hypodermiques pendant leur période de crudité, aboutissent très-vite à la suppuration. La peau qui les recouvre s'ulcère et prend l'aspect
croûteux des éruptions primitivement ecthymateuses.

L'érythème noueux syphilitique a été noté comme apparaissant dès le quatrième mois après le début du chancre. Les néoplasies sous-cutanées et dermiques circonscrites, et aboutissant à la résolution, ont apparu le cinquième
mois, et les néoplasies suppuratives et ulcéreuses le neuvième. Il en résulte
que les néoplasies sous-cutanées précoces coïncident avec toutes les éruptions
superficielles de la peau et des muqueuses qui surviennent pendant l'époque
la plus active et la plus virulente de la syphilis. Au contraire, les gommes
proprement dites, celles de la période tertiaire, s'accompagnent de syphilides
tardives, pustuleuses ou tuberculeuses, et souvent d'altérations osseuses et viscérales. Elles peuvent exister dans le tissu cellulaire sous-cutané en même temps
que dans les organes, les glandes, les muscles, le périoste et les os.

Dans certaines régions, à la tête, on pourrait confondre ces tumeurs avec des
tannes; mais ces dernières sont plutôt intra-cutanées que sous-cutanées. En
outre les tannes se présentent toutes au même degré de développement, ou
à peu près, et leur évolution est bien différente de celle des gommes. Elles ne
forment pas des ulcères sinueux, avec issue de matière gommeuse. Pourtant les
gommes graisseuses ou caséeuses fournissent une matière qui n'est pas sans présenter des analogies avec celle que contiennent les tannes. Les tubercules scrofuleux suivis d'ulcères pourraient plus facilement en imposer pour des gommes.
Il faut dans les cas douteux s'enquérir avec soin des antécédents. Il en est de
même de certaines syphilides ulcérées qu'il est difficile de déclarer pustuleuses
ou bulleuses, plutôt que tuberculeuses ou gommeuses. Mais ici l'erreur de diagnostic serait sans inconvénient. La situation superficielle de ces tumeurs les différencie suffisamment des gommes musculaires, intermusculaires ou périostiques.

Les tumeurs gommeuses, accompagnées souvent d'autres symptômes de syphilis grave, invétérée, constituent des lésions très-sérieuses. Par elles-mêmes, elles peuvent déjà présenter des inconvénients, quand elles tardent à se résoudre, ou de véritables dangers, quand elles affectent une marche ulcéreuse, destructive. A la peau les destructions sont suivies de cicatrices difformes, ou même de pertes de substance pouvant porter sur un organe ou des parties dont le fonctionnement est ainsi compromis. En outre les gommes sont l'indice d'une intoxication syphilitique profonde et enracinée.

Le traitement mixte avec le mercure et l'iodure de potassium n'est indiqué que dans les cas de syphilis grave galopante, quand les gommes font partie de la phase précoce de la maladie. Généralement c'est l'iodure de potassium qu'il faut administrer en élevant progressivement la dose, suivant les effets produits, à 1, 2 et jusqu'à 4 grammes par jour.

Quand ce médicament est impuissant, ou s'il est mal supporté, on peut recourir au chlorure d'or, ou aux autres succédanés ou adjuvants des médicaments antisyphilitiques (*voy.* SYPHILIS).

Localement, si la gomme n'est pas ulcérée, on favorisera la résolution à l'aide de frictions mercurielles ou iodurées. Les ulcérations doivent être pansées au début avec des liquides désinfectants et des pommades détersives légèrement excitantes. Plus tard on emploiera des solutions iodées de plus en plus fortes.

On a conseillé d'appliquer aux gommes la méthode qui consiste dans l'emploi du vésicatoire pansé avec une solution de sublimé. On a encore proposé d'extirper ces tumeurs, ou de les détruire à l'aide d'une cautérisation profonde. Ces moyens ne conviendraient qu'aux gommes peu nombreuses, à celles qui tardent à se résoudre, ou dont la suppuration est intarrissable, et qui sont favorablement situées pour subir ces opérations. Ils ne dispenseraient pas d'ailleurs de l'administration méthodique du traitement général.

Gommes sous-muqueuses. Les gommes du tissu cellulaire sous-muqueux se distinguent difficilement en général de celles qui se développent à l'origine dans la muqueuse elle-même, et qui sont plus connues sous le nom de tubercules. Dans bon nombre d'organes même, le développement des gommes se fait simultanément dans plusieurs tissus, ou du moins dans le tissu conjonctif interstitiel aussi bien que dans la couche sous-muqueuse. En clinique il faut entendre la question encore plus largement et reconnaître que les régions traversées par un conduit membraneux doublé d'un tissu cellulaire lâche et abondant, comme le pharynx, par exemple, sont à peu près les seules où il est possible d'arriver par le diagnostic à localiser sûrement la lésion dans ce tissu.

Les gommes de la paroi rétro-pharyngienne ont souvent pour point de départ évident le tissu cellulaire sous-jacent. Ces tumeurs ne sont pas rares et elles ressemblent beaucoup aux gommes sous-cutanées. Elles sont d'abord dures, résistantes, non adhérentes à la paroi, quoique saillantes dans le conduit.

La muqueuse est bien vite englobée dans la néoformation, qui acquiert parfois un volume considérable. La tumeur, si on l'abandonne à sa marche naturelle, ne tarde pas à se ramollir et à s'ulcérer, et alors le produit morbide se fait jour à travers l'ulcération et se montre avec ses caractères habituels. C'est une matière pultacée, caséeuse, mêlée de sérosité purulente. Les bords de l'ulcération sont décollés, sinueux, et le fond paraît déprimé, anfractueux. Les tissus sont envahis dans une grande étendue : il en résulte des ulcérations phagédéniques qu'on découvre en abaissant la langue et qu'on voit, en relevant le voile du palais, remonter parfois jusqu'à la partie supérieure du pharynx, en arrière de l'ouverture postérieure des fosses nasales.

Les muscles du pharynx sont quelquefois l'origine de ces tumeurs, ainsi que le démontre une observation de M. Machon. Il en est de même du périoste et des os. On a vu des gommes ostéo-périostiques de la colonne cervicale s'éliminer par le pharynx, en présentant les mêmes symptômes que si elles eussent eu le tissu cellulaire pour point de départ (*voy.* SYPHILIS).

Ph. Boyer, Fournier et beaucoup d'autres auteurs ont cité des exemples de gommes pharyngiennes. Ces tumeurs peuvent devenir très-volumineuses au point de simuler un encéphaloïde. Blandin a extirpé une tumeur pharyngienne qu'il avait prise pour un cancer, chez un individu qui eut une récidive et qui guérit avec l'iodure de potassium. La tumeur était énorme, elle avait fini par occuper la région latérale gauche du cou, elle pénétrait dans le pharynx, déprimait le voile du palais et menaçait le malade de suffocation. En six semaines l'iodure de potassium à la dose de 1 gramme par jour fit disparaître la tumeur, qui ne laissa aucune trace.

J'ai eu plusieurs fois à traiter des gommes rétro-pharyngiennes ulcérées. Malgré l'étendue et la profondeur de l'ulcération, les symptômes s'amendent très-vite sous l'influence d'un traitement énergique. Les matières pultacées, caséeuses, les détritus gangréneux des tissus, s'éliminent en quelques jours, et la plaie devient en apparence de bonne nature. La cicatrisation se fait elle-même avec une grande rapidité, mais non sans amener parfois des désordres locaux, dont le plus prononcé est l'atrésie pharyngienne.

Les gommes du tissu cellulaire sous-pharyngien disposées latéralement ne sont pas rares. Telle était celle que Dittrich a notée comme occupant la fosse ptérygo-palatine. Ces gommes des parties latérales du pharynx donnent lieu à des ulcérations très-fréquentes et très-graves, siégeant le plus souvent dans l'espace triangulaire formé par la réunion des deux piliers, en avant et en arrière, et par l'amygdale inférieurement. De là naissent et se propagent des pertes de substance qui détruisent les piliers, l'amygdale, le bord libre du voile, la partie latérale du pharynx et l'embouchure de la trompe d'Eustache. Ces ulcérations sont en général très-douloureuses, apportent une grande gêne dans la déglutition, et peuvent devenir la cause de pertes de substance très-étendues, de cicatrices vicieuses, de surdité, ou d'autres troubles fonctionnels persistants.

D'autres gommes du pharynx, les gommes du larynx, de la trachée, de l'œso-phage (*voy.* ces mots), ressemblent beaucoup à celles du voile du palais, de la voûte palatine, de la langue et des lèvres, en ce sens qu'elles constituent plutôt des tubercules syphilitiques ayant pour point de départ la muqueuse elle-même, et qu'il est impossible, en tous cas, de leur assigner pour origine certaine le tissu cellulaire sous-muqueux. Nous avons déjà décrit la plupart de ces lésions, les ulcérations qui en sont la suite, les destructions qu'elles entraînent, les perfora-tions palatines, et les atrésies pharyngiennes ou laryngiennes qui succèdent à quelques-unes d'entre elles (*Dict. encyc.*, 1re série, t. X, p. 265).

Dans le nombre des ulcérations syphilitiques phagédéniques, serpigineuses, ou même perforantes des muqueuses, il y en a sans doute qui sont tout à fait étrangères aux gommes, sous quelque forme que celles-ci se présentent. Mais beaucoup d'entre elles procèdent soit de l'infiltration gommeuse, soit de la gomme sous-muqueuse proprement dite, ou du tubercule. M. Mauriac (*De la syphilose pharyngo-nasale.* Paris, 1877) fait observer avec raison que la première phase morbide par laquelle passent ces lésions, dans le pharynx et dans l'isthme du gosier, n'a souvent pas assez de durée pour permettre de les étudier à loisir. Cette phase est même parfois latente et ne se traduit que par des symptômes et des troubles fonctionnels obscurs ou insignifiants, de la gêne plutôt que de la douleur, une tuméfaction diffuse ou circonscrite, avec rougeur et tension des tissus. Les symptômes varient ensuite suivant que la résolution arrive ou que l'ulcération se produit. Ce n'est pas l'ordinaire que les ulcérations qui procèdent de l'hyperplasie soient serpigineuses, phagédéniques.

Les ulcérations de cette nature s'établissent souvent d'emblée dans le pharynx et dans l'isthme à la suite d'une simple hyperémie, et par le fait d'une sorte de gangrène moléculaire. Pourtant la fonte des hyperplasies diffuses, surtout quand elles ont le caractère aigu, est très-dangereuse. C'est à elle qu'il faut rapporter, dans beaucoup de cas, la destruction partielle ou totale du voile du palais.

La fonte des hyperplasies circonscrites, c'est-à-dire des tubercules et des gommes, fait moins de ravages en étendue, mais son action se manifeste à un haut degré dans le sens de la profondeur. Le tubercule, confiné dans le derme muqueux, a une action moins destructive que la gomme sous-muqueuse. Celle-ci détruit une plus grande épaisseur des tissus, non-seulement les parties molles, mais encore les os. Dans les syphiloses naso-pharyngiennes, les nécroses partielles proviennent souvent de la diffusion ou de la fonte d'une gomme. En détruisant le périoste, les tumeurs gommeuses privent de leurs moyens de nutrition les os minces et plats des cavités nasales. De là ces séquestres d'os nécrosés qu'on voit au fond des ulcérations de la voûte palatine et qui, par leur élimination et leur chute, laissent béantes les communications anormales de ces cavités. Il est à remarquer que les gommes du pharynx n'ont pas cette action destructive sur les vertèbres adjacentes. Les ulcérations syphilitiques rétro-pharyngiennes restent généralement limitées aux parties molles, et les os ne sont pas atteints, si ce n'est quand ils sont eux-mêmes primitivement le siége de la néoplasie gommeuse.

La plupart des organes accessibles aux gommes et tapissés par une muqueuse ne sont pourvus que d'un tissu cellulaire sous-muqueux rare et très-serré. Aussi dans presque tous ces organes il est impossible de distinguer les gommes sous-muqueuses des tubercules syphilitiques, c'est-à-dire des gommes intra-dermiques.

La muqueuse du gland est parfois le siége de gommes envahissantes, qui détruisent les tissus à une grande profondeur, gagnent le canal et peuvent amener des rétrécissements consécutifs de l'urèthre. J'ai observé sur le gland, non-seulement les petits tubercules formant des ulcérations qu'on peut confondre, comme je l'ai dit ailleurs, avec le chancre, mais des gommes envahissantes, destructives, analogues à celles qui ont été constatées et bien décrites dans l'urèthre par MM. Fournier et Veale (*Rétrécissement syphilitique de l'urèthre.* In *Gaz. méd. de Paris*, 1868).

La vulve présente aussi des exemples de tumeurs gommeuses ; M. Spillmann (syphilides vulvaires, 1869) en a rapporté deux observations recueillies à Lourcine. Dans l'une la face interne de la grande lèvre et la petite lèvre du même côté étaient le siége de quatre ulcérations creuses, à fond jaunâtre, reposant sur une plaque indurée de la largeur d'une pièce de deux francs. Il y avait deux ulcérations de même nature sur la petite lèvre gauche. L'autre malade avait une ulcération des plus étendues et des plus creuses à la vulve. La plaie

avait détruit presque la totalité de la grande lèvre gauche, toute la petite lèvre
et la moitié du clitoris. Elle se prolongeait en bas jusqu'à la commissure postérieure et sur la fesse gauche en suivant le sillon génito-crural. Les bords de la
plaie étaient d'une dureté cartilagineuse. Dans les deux cas on diagnostiqua des
gommes ulcérées et les malades guérirent très-rapidement avec l'iodure de
potassium.

La région ano-rectale n'est pas exempte de plusieurs de ces formes de néoplasie syphilitique. Toutefois, à l'époque où j'ai écrit l'article Maladies syphilitiques de l'anus de ce Dictionnaire (1re sér., t. X, p. 498), on ne connaissait
aucun exemple authentique de lésions tertiaires développées sur la muqueuse
anale. Cette lacune a été comblée depuis lors par divers observateurs, et plus particulièrement par M. Fournier (*Lésions tertiaires de l'anus et du rectum*. In
Ann. de derm. et de syph., t. IV, p. 154). Les gommes de la région anale sont
extrêmement rares, et leur existence serait encore contestée, si M. Verneuil n'en
avait cité un cas. On a cru pouvoir assimiler aux gommes diffuses (Jullien) la
lésion décrite par M. Fournier sous le nom de *syphilome ano-rectal*. C'est une
simple présomption dont l'auteur, d'ailleurs, n'est pas responsable, car il considère, au contraire, cette affection comme due à une infiltration des parois
ano-rectales par un néoplasme encore indéterminé dans sa structure initiale.
Seulement ce néoplasme est susceptible, selon lui, de dégénérer en un tissu
fibreux rétractile et de constituer ainsi des coarctations plus ou moins étendues.

Cette forme d'hyperplasie spécifique diffuse se rencontre à l'anus, mais elle
est plus fréquente au rectum, et là elle a pour siége à peu près exclusif le tiers
inférieur de l'organe. Dans les cas ordinaires, le doigt introduit dans l'intestin
constate, à 4 ou 5 centimètres de l'anus, une résistance particulière des tuniques
qui sont épaissies, indurées et rigides. Le néoplasme embrasse toujours la circonférence entière du conduit et souvent dans une hauteur assez considérable.
Aussi, lorsqu'après une durée variable, il subit la transformation scléreuse et
qu'il se rétracte, le rétrécissement qui en est la conséquence présente une forme
particulièrement grave, la forme cylindrique.

C'est seulement au début de la maladie que le traitement antisyphilitique
est indiqué. Dès que la transformation scléreuse est effectuée, le traitement
local est seul en mesure de remédier à l'angustie. Il y a donc lieu, quelque
rares que soient les indications de thérapeutique spécifique qui en découlent,
d'admettre l'existence du rétrécissement syphilitique du rectum. Dans ces cas,
il y a réellement une hyperplasie sous-muqueuse de la paroi rectale développée
sous l'influence de la diathèse syphilitique. Cette opinion a été partagée par
A. Guérin, Verneuil, Panas, dans une discussion qui eut lieu à ce sujet à la
Société de chirurgie, et elle a été adoptée par MM. Trélat et Deleus, dans un
article de ce Dictionnaire, qu'on devra consulter pour tout ce qui concerne le
rétrécissement rectal (*voy*. Rectum).

Quant au traitement des gommes sous-muqueuses, dans les différentes
régions où elles se présentent, il doit être, lui aussi, tantôt général et spécifique,
et tantôt local et parfois chirurgical, suivant le moment où l'on est appelé à
intervenir. La lésion syphilitique originelle et les ulcérations consécutives sont
sensibles dans tout le cours de leur évolution à la médication antisyphilitique,
au mercure et à l'iodure de potassium associés, ou encore mieux à l'iodure de
potassium seul, administré à hautes doses. Toutefois, les destructions de tissu,
les perforations, les atrésies, peuvent nécessiter l'emploi d'obturateurs, ou l'in-

tervention de la chirurgie autoplastique, ou enfin l'application de méthodes diverses, dilatation, incision, suivant les cas (*voy*. PHARYNX, STAPHYLORRHAPHIE, URANOPLASTIE).

J. ROLLET.

GOMMIERS. Nom sous lequel on désigne indistinctement tous les arbres qui produisent de la gomme; ces arbres appartiennent principalement aux genres *Acacia*, du groupe des Légumineuses-Mimosées, et *Astragalus*, du groupe des Légumineuses-Papilionacées (*voy*. ACACIA, ASTRAGALE et GOMMES).

L. HN.

GOMPHIA. Synonyme de Ouratea (*Voy*. OCHNA, OCHNACÉES).

GOMPHIDE (*Gomphidius Fr.*). Genre de Champignons-Hyménomycètes, du groupe des Agaricinées, caractérisés par le réceptacle charnu, glutineux, le stipe plein, atténué à la base, l'*anneau* ou *voile* aranéeux, et les lamelles espacées, décurrentes, d'abord mucilagineuses et molles, puis membraneuses.

Des neuf ou dix espèces connues, la principale est le *G. viscidus* L., qui se rencontre assez communément en Europe, dans les bois de pins.　　ED. LEF.

GOMPHIDES. Groupe d'Insectes-Névroptères, établi par Rambur pour certaines *Libellules*, qui diffèrent des *Libellulides* par les palpes labiaux, ou lobes latéraux de la lèvre inférieure, composés de trois articles, et des *Æschnides* par les yeux plus ou moins distants l'un de l'autre.

En outre, les *Gomphides* ont la tête toujours sensiblement déprimée, le vertex jamais renflé ni vésiculeux, le thorax très-épais, l'abdomen cylindrique ou comprimé, et plus ou moins dilaté à l'extrémité, enfin les pattes courtes et épaisses, avec les tibias plus courts que les cuisses, qui sont parfois fortement épineuses.

Les espèces européennes de ce groupe se répartissent dans les deux genres *Gomphus* Leach et *Cordulegaster* Leach.

Ce dernier, dont les représentants sont surtout caractérisés par la lèvre inférieure divisée à son extrémité, a pour type l'*Æschna annulata* de Latreille, espèce répandue dans le midi de la France, en Espagne et en Italie.

Les *Gomphus*, au contraire, ont la lèvre inférieure entière. Ils se tiennent presque toujours éloignés des mares et des étangs et se rencontrent principalement dans les allées et les clairières des bois. On n'en connaît guère qu'une dizaine d'espèces parmi lesquelles les *G. vulgatissimus* L., *G. flavipes* Charp. et *G. forcipatus* L., sont les plus répandues.　　ED. LEF

GOMPHOCARPUS (R. BR., in *Mem. Werner Soc.* I, 37). Genre d'Asclépiadacées, tribu des Cynanchées, dont les fleurs ressemblent beaucoup à celles des *Asclepias*, mais dont la couronne est formée d'écailles concaves, condupliquées, cucullées ou charnues et comprimées sur les côtés, avec les bords souvent unidentés de chaque côté, et sans appendicule intérieur. Ce sont des herbes ou des sous-arbrisseaux de l'Afrique, de l'Arabie et de l'Amérique tempérée, à feuilles opposées et à cymes ombelliformes. On emploie comme plantes médicinales les *G. crispus* R. BR., *fruticosus* R. BR. et *pedunculatus* L. Le premier, qui est le *Pachycarpus crispa* E. MEY., du Cap, a une racine amère et astringente. Le second, qui est l'*Asclepias fruticosa* L., donne en Syrie un des *Arghel* avec lesquels on sophistique le Séné; et le troisième est indiqué en Abyssinie sous le nom d'*Enteltel*, comme remède usuel; c'est sa racine qui est employée.

H. Bn.

BIBLIOGRAPHIE. — DC., *Prodr.*, VIII, 557. — BENTH. et HOOK., *Gen.*, II, 753, n. 50. — ROSENTH., *Syn. plant. diaphor.*, 380.   H. Bn.

GOMPHOSE (de γόμφος, clou). Si l'on voulait faire entrer la gomphose dans les *articulations*, il faudrait la réunir aux *enarthroses*, dont elle différerait par l'immobilité de la partie contenue. L'insertion des dents dans la mâchoire est une gomphose (*voy.* ARTICULATIONS).   D.

GOMPHRENA. Genre de plantes Dicotylédones, appartenant à la famille des Amaranthacées. Ce sont des espèces la plupart américaines, quelques-unes asiatiques ou australiennes, croissant dans les pays tropicaux. Leur tige herbacée ou sous-frutescente, souvent articulée, porte des feuilles généralement opposées, souvent à demi-embrassantes. Les fleurs disposées en petits épis, formant eux-mêmes des panicules ou des capitules globuleux, sont hermaphrodites ou polygames par avortement. Elles sont pourvues de 3 bractées et composées d'un calice à 5 sépales ou à 5 divisions; de 5 étamines réunies à la base en tube ou en cupules, dont les filaments élargis sont trifides à la base et portent les anthères sur la division moyenne. L'ovaire, uniloculaire et uniovulé, devient un petit utricule enveloppé dans le calice et contient une seule graine sublenticulaire, dont l'embryon s'enroule autour d'un albumen central.

Les seules espèces intéressantes de ce groupe appartiennent aux Gomphrena à fleurs disposées en capitules globulés. Une de ces espèces, le *Gomphrena globosa* L., originaire des Indes Orientales, du Japon, des îles de la Société, etc., est cultivée partout dans les jardins d'Europe, à cause de ses belles inflorescences d'un rouge pourpre agréable, ou, dans une des variétés, d'un rose tendre ou couleur de chair. Mais cette plante est purement ornementale et n'a aucune utilité en médecine.

On a, au contraire, attribué de nombreuses et importantes propriétés aux deux espèces suivantes :

Gomphrena officinalis Mart. Plante toute couverte de poils couleur de rouille, à feuilles semi-amplexicaules, ovales oblongues, mi-crénelées, à bords entiers, à grands capitules terminaux, solitaires, à fleurs brillantes, d'un rouge légèrement orangé. C'est une belle espèce, dont les racines grosses, tubéreuses, d'une saveur nauséeuse, sont regardées au Brésil commeune espèce de panacée ; elles y portent le nom de *Paraduto, Paratodo, Perpetua, Raiz do padre Salerna*, et sont données comme guérissant les fièvres intermittentes, les coliques, la diarrhée, comme fortifiant l'estomac, l'intestin, combattant le venin des serpents, etc., etc. Le nom de *Paratodo* (prêt à tout) résume d'ailleurs l'opinion qu'on a sur cette plante, dont on a certainement surfait l'activité.

Le *Gomphrena marocephala* A. Saint-Hilaire, espèce très-voisine de la précédente, à fleurs d'un rose agréable, partage la même réputation dans les mêmes régions.   PL.

BIBLIOGRAPHIE. — LINNÉ. *Genera*, p. 123, n° 314; *Species*, 326. — JUSSIEU. *Genera*, p. 68. — ENDLICHER. *Genera*, n° 1958. — MARTIUS. *Icis*, 1824. — AUG. SAINT-HILAIRE. *Plantes usuelles des Brésiliens*, pl. 22. — MÉRAT et DE LENS. *Dictionnaire mat. médicale*, III, 408. — MOQUIN TANDON, in DE CANDOLLE, *Prodromus*, XIII, 409.   PL.

GONAKÉ ou **GONAKIÉ**. *Voy.* Gommes.

GONALGIE (de γόνυ, genou, et ἄλγος, douleur). On voit que ce mot signifie simplement douleur du genou, comme *coxalgie* signifie douleur de la hanche ; et de même qu'on a fait de ce dernier mot un synonyme de tumeur blanche de la hanche (*voy.* Coxalgie), on aurait pu traiter au mot Gonalgie de la tumeur blanche du genou ; mais ce nom de tumeur blanche était trop dans l'usage pour n'être pas respectée (*voy.* Genou). On voudra bien consulter aussi l'article consacré aux Tumeurs blanches en général.   D.

GONDELA (Christian-Adam). Médecin allemand. né à Spire, le 10 novembre 1726, était le fils d'un pasteur protestant. Il fit ses études à Iéna et y obtint le diplôme de docteur en 1751 ; en 1757, il devint médecin pensionné de la ville de Brême ; en 1774, médecin du duc d'Oldenbourg, avec le titre de conseiller de justice.

Gondela mourut à Eutin, le 12 janvier 1777, laissant :

I. *Diss. de convulsionum natura.* Ienae, 1751, in-4°. — II. *Unterricht für diejenigen die sich des Pyrmonter Mineralwassers bedienen.* Bremen, 1769, in-8°.   L. Hn.

GONDINET (Pierre). Praticien distingué de la province, né à Saint-Yrieix (Haute-Vienne) en 1756. Il fut reçu docteur à Toulouse en l'année 1775, et son diplôme est signé de ces noms: Dubernard, Dambon, Gardeil, Ménard. Établi à Saint-Yrieix, l'année même de son doctorat, il y acquit une grande réputation, et devint même sous-préfet de son arrondissement, correspondant de la Société royale de médecine (1780), membre d'un grand nombre de sociétés savantes. L'époque de sa mort nous est inconnue. Ce qu'il importe, c'est de donner la liste des mémoires et communications dont il a enrichi les *Annales de la Société de médecine pratique de Montpellier:*

I. *Observations sur les suites salutaires d'une fièvre quarte contre une affection convulsive alarmante, et sur les effets de l'imitation pour produire des ébranlements nerveux extraordinaires.* In Annal. de la Soc. de méd. de Montpellier, t. III, 1804, p. 51. — II. *Observations sur les convulsions imitatives.* Ibid., p. 56. — III. *Observation sur les convulsions sympathiques de la région épigastrique et autres parties du corps, occasionnées par une arête de poisson engagée dans la partie supérieure de l'œsophage, et guéries par une fièvre tierce.* Ibid., p. 250. — IV. *Observation et remarques sur le traitement de la goutte par l'eau chaude bue à très-haute dose.* Ibid., t. VI, 1805, p. 300. — V. *Observations et mémoire sur les engorgements squirrheux dans l'intestin rectum, et les phénomènes variés qu'ils produisent.* Ibid., t. VII, 1806, p. 337. — VI. *Mémoire et observations sur les convulsions épileptiques survenues au travail de l'enfantement, et sur les bons effets du bain tiède et de l'eau à la glace dans ces cas morbides, diversement modifiés.* Ibid., t. VIII, 1806, p. 81. — VII. *Observations et remarques sur l'amaurosis, ou goutte sereine, par cause externe, et sur les moyens les plus sûrs d'y remédier.* Ibid., t. X, 1807, p. 160. — VIII. *Sur la danse de Saint-Guy, combattue à l'aide d'un traitement méthodique et rationnel.* Ibid., p. 389. — IX. *Précis de la constitution atmosphérique et médicale observée dans la partie méridionale et orientale du département de la Haute-Vienne, pendant l'an XI, et à diverses époques postérieures jusqu'au mois de novembre de 1807.* Ibid, t. XII, 1808, p. 5, 73, 241. — X. *Mémoire et observations sur l'hydrocéphale interne de Whytt, ou apoplexie hydrocéphalique de Cullen.* Ibid., t. XV, p. 61. — XI. *Mémoire contenant des observations et remarques sur le melœna atrabilaire des Anciens, et le melœna hémorrhagica des modernes.* Ibid., t. XXIV, p. 315. — XII. *Notice historique et raisonnée sur la maladie contagieuse qui s'est répandue, sur la fin de 1808, dans les villes de Limoges, de Chalus, et autres lieux, où avaient passé les prisonniers espagnols.* Ibid., t. XXVI, p. 105. — XIII. *Observation sur une hémiplégie rhumatismale nerveuse, guérie dans l'espace de quatre heures.* Ibid., t. XXVII, p. 356.   A. C.

GONDRAN (Eau de). On donnait autrefois le nom d'*eau de Gondran* à un liquide employé comme pédiluve dans le but d'attirer la goutte vers les pieds. C'était un mélange de 60 à 120 grammes d'acide chlorhydrique et de 6 à 8 litres d'eau.   D.

GONDRET (Louis-François). Ce médecin a fait beaucoup parler de lui par son système de dérivation énergique dans plusieurs maladies, mais particulièrement dans celles qui attaquent l'organe de la vision, et par l'invention d'une pommade dérivative, qui porte son nom, et qui est encore connue sous le nom de pommade ou graisse ammoniacale, de caustique ammoniacal, de liparolé ammoniacal. Cette méthode n'est pas abandonnée, et ses succès, dans plusieurs cas, lui donnent droit de cité dans le domaine médical. Gondret naquit à Auteuil, près Paris, le 12 juillet 1776, et est mort à Paris au mois de septembre 1855. Docteur en médecine de la Faculté de Paris (21 floréal an XI-1803), il avait été médecin adjoint du troisième dispensaire de la Société philanthropique, médecin du tribunal de première instance, membre de la Société d'instruction médicale. La liste de ses publications montrera quelle ardeur il mit à défendre ses idées, et le côté militant de son caractère :

I. *Dissertation sur l'action des purgatifs.* Thèses de Paris, 21 floréal an XI, 1803, in-8°. — II. *Considérations sur l'emploi du feu en médecine, suivies de l'exposé d'un moyen épispastique propre à suppléer à la cautérisation et à remplacer l'usage des cantharides.* Paris, 1819, in-8°. — III. *Mémoire concernant les effets de la pression atmosphérique sur le corps humain, et l'application de la ventouse dans différents ordres de maladies.* Paris, 1819, in-8°. — IV. *Observations sur les maladies des yeux.* Paris, 1823, in-8°. — V. *Mémoire sur le traitement de la cataracte; lu à l'Acad. royale des sc., le 9 mai 1825.* Paris, 1825, in-8°. — VI. *Examen du rapport de MM. Adelon, Orfila, Ségalas, Andral fils et Pariset, à l'Acad. royale de médecine, sur les expériences de M. Barrey, concernant l'absorption interne.* Paris, 1826, in-8°. — VII. *Mémoire sur le traitement de la cataracte.* Paris, 1826, in-8°; 1829, 4° édit., in-8°. — VIII. *Tableau des forces qui régissent le corps humain.* Paris, 1828, in-4°. — IX. *Réfutation du rapport de M. Lisfranc à l'Acad. de médecine sur la demande faite par M. Gondret d'une salle dans un hôpital pour y pratiquer sa méthode contre les maladies oculaires.* Paris, 1831, in-8°. — X. *Appendice à mes observations sur les maladies cérébro-oculaires.* Paris, 1831, in-8°. — XI. *Des effets de la dérivation, et 2° appendice à mes observations sur les affections cérébro-oculaires.* Paris, 1832, in-8°; 1833, 2° édit., in-8°. — XII. *Nouvelles observations sur la cataracte.* Paris, 1835, in-8°. — XIII. *Traité théorique et pratique de la dérivation....* Paris, 1837, in-8°. — XIV. *Du traitement de la cataracte sans opération.* Paris, 1839, in-8°. — XV. *Réclamation contre une erreur préjudiciable à la santé publique, et qui n'a profité depuis huit ans qu'à des intérêts de corporation.* Paris, 1841, in-8°. — XVI. *Réclamation du D* Gondret, de la clinique médicale qu'il a exercée à l'Hôtel-Dieu de Paris, pendant les années 1831, 1832 et 1833.* Paris, 1841, in-8°. — XVII. *De la flamme à petites dimensions employée contre les douleurs, la débilité, la torpeur.....* Paris, 1843, in-8°; 1847, 2° édit., in-8°. — XVIII. *Traitement de la fièvre intermittente.* Paris, 1850, in-8°. — XIX. *Observations d'amaurose.* Paris, in-8°. — XX. *Tableau analytique des modifications que le D* Gondret s'est efforcé d'introduire dans la physiologie, la pathologie et la thérapeutique.* Paris, (s. d.), in-4°.   A. C.

GONDS (Les). *Voy.* GOUNDS.

GONIATITE (*Goniatites* de Haan). Genre de Mollusques-Céphalopodes-Tétrabranchiaux, de la famille des Ammonitides, dont les représentants, totalement disparus de nos jours, existaient à l'époque paléozoïque. Leurs coquilles, discoïdes, régulières, symétriques, à tours nombreux et embrassants, présentent un lobe dorsal saillant, un siphon dorsal et des cloisons transverses, profondément sinueuses, simples et non dentées. Elles se trouvent, à l'état fossile, dans les couches géologiques anciennes, depuis le Dévonien jusqu'au Muschelkalk, où elles sont remplacées par les *Cératites* et les *Ammonites*.   Ed. Lefèvre.

GONOLOBUS. Michx. Genre de plantes Dicotylédones appartenant à la famille des Asclépiadées, à la tribu des Gonolobées.

Ce sont des plantes volubiles, dont les feuilles sont dans la plupart des espèces cordées et profondément échancrées à la base. Les fleurs sont rotacées, à cinq divisions; les fruits sont des follicules, ventrus, glabres, munis de quatre ailes longitudinales et remplis de graines, surmontés d'une aigrette plumeuse.

La seule espèce intéressante dans le genre *Gonolobus* est celle qui a été décrite par M. Triana sous le nom de *Gonolobus Cundurango*, et dont les rameaux jeunes sont sillonnés, les feuilles longuement pétiolées, cordées à la base, à large échancrure, cuspidées, recouvertes d'une légère pubescence à la face supérieure, d'un duvet grisâtre tomenteux sur la face inférieure, ainsi que sur les pétioles et les pédoncules.

Cette plante fournit le vrai *Cundurango* de l'Équateur (*voy.* ce mot). Il ne faut pas la confondre avec les genres voisins, qu'on a supposés aussi fournir cette substance; ni avec les *Macroscepis*, ni avec les *Fischeria*, dont la corolle n'est pas rotacée; ni avec les *Oxypetalum*, dont les fruits sont lisses, les styles bifides et les pétales linéaires; ni enfin avec les *Marsdenia*, dont les fruits sont également lisses et sans ailes saillantes.   Pl.

Bibliographie. — Michaux. *Flora borealis amer.* — Endlicher. *Genera*, n° 3495. — Decaisne. In De Candolle, *Prodromus*, VIII, 591. — Triana. *Compt. rend. de l'Acad. des sciences*, 25 février 1872. — Bentham et Hooker. *Genera*, 766.   Pl.

GONOPLAX (*Gonoplax* Leach). Genre de Crustacés-Décapodes, du groupe des Brachyures et de la famille des Gonoplacidés, dont les représentants sont caractérisés ainsi qu'il suit : Carapace quadrangulaire, un peu plus large en avant qu'en arrière et armée, de chaque côté, d'une ou de deux épines marginales; pédoncules oculaires grêles, très-longs, reçus à leur base dans une fossette linéaire transversale; antennes découvertes, celles de la paire externe sétacées avec les trois premiers articles beaucoup plus gros que les autres; pattes-mâchoires externes rapprochées, à quatrième article inséré dans l'angle interne et supérieur du troisième qui est pentagonal; pattes ambulatoires généralement grêles, à articulations anguleuses, celles de la première paire très-longues, surtout chez les mâles, et terminées chacune par une pince allongée de grosseur médiocre.

Les *Gonoplax* habitent exclusivement la mer et se tiennent le long des côtes dans les endroits rocheux. On en connaît principalement deux espèces : l'une, *G. angulata* Miln.-Edw., qui est le *Cancer angulatus* de Pennant (*Brit. Zool.*, vol. IV, 1777, pl. 5, fig. 10), et le *Gonoplax bispinosa* de Leach (*Malacostr. Podopht. Breton.*, 1815, pl. 13), se rencontre sur les côtes de la Manche; l'autre, *G. rhomboides* Miln.-Edw., vit dans la Méditerranée. Cette dernière, qui a 20 millimètres de longueur sur 35 millimètres de largeur, est d'une belle couleur jaune avec des reflets rougeâtres. C'est le *Cancer rhomboides* de Fabricius (*Suppl. ent. st.*, 1798, p. 404), l'*Ocypode longimana* de Latreille (*Hist. des Crust. et Ins.*, t. VI, p. 44) et le *Rhombille* de Lamarck (*Hist. des anim. sans vert.*, t. V, 1818, p. 253); elle est figurée dans l'Atlas du *Règne animal* de Cuvier, *Crustacés*, pl. 16, fig. 1.   Ed. Lefèvre.

GONTHEN (Eaux minérales et cures de petit-lait de). *Athermales, bicarbonatées ferrugineuses faibles, carboniques faibles*, en Suisse, dans le canton d'Appenzell, dans les Rhodes intérieures, *Innerrhoden*, qui forme une petite république, peuplée de 20 000 habitants catholiques, et qui occupe le nord et l'ouest du canton. Gonthen est un petit village de 167 habitants, situé à 860 mètres au-dessus du niveau de la mer, où émergent trois sources, dont l'eau est claire, limpide et transparente, après qu'elle a laissé un enduit rougeâtre très-adhérent aux parois latérales de son bassin ou qu'il est tombé en flocons à son fond. Elle n'a ni odeur ni couleur, et son goût est fade et surtout ferrugineux. Des bulles gazeuses montent de temps en temps à sa surface et se déposent en perles transparentes à l'intérieur des vases où on la reçoit. Sa température est de 13°,1 centigrade. On ne connaît ni sa densité ni son analyse chimique exactes.

L'établissement minéral de Gonthen se compose de buvettes et de cabinets de bains et de douches. Ce sont des femmes en grande partie qui viennent demander à ces eaux, prises à l'intérieur et à l'extérieur, la guérison de leur anémie ou de leur chlorose et surtout de la stérilité, que produisent souvent ces états pathologiques.

Nous avons dit, en parlant de Gleisweiler (*voy.* ce mot), que les cures de petit-lait et les cures de raisin y étaient aujourd'hui plus suivies que le traitement par son eau minérale; à Gonthen, c'est le contraire, et il n'y a plus à cette station que de rares buveurs de petit-lait qui, comme celui de Gais, de Weissbad, de Rorsbach et de Horn (*voy.* ces mots), est confectionné chaque nuit dans les montagnes d'Appenzell, où on le fabrique et d'où on l'apporte tous les matins dans des hottes de bois blanc hermétiquement fermées.

A. R.

GONTHIER (Jean). Andernach est une petite ville des États prussiens, à 16 kilomètres de Coblentz. C'est là qu'est né en 1505 le médecin célèbre dont nous esquissons l'histoire. Sa signature, apposée sur les registres de la Faculté de médecine de Paris, porte toujours *Guinterius*, et non pas *Guintherius*, comme le disent beaucoup d'imprimés. Issu de parents fort pauvres, qui ne purent que lui procurer les premiers éléments de l'instruction, il quitta, très-jeune encore, le lieu de sa naissance, où les sources manquaient à son ardeur pour l'étude, et se rendit à Utrecht. Là, en compagnie d'un jeune ami, Lambertus Hartensius, il s'appliqua à l'étude des belles lettres, et surtout à celle de la langue grecque. Quelques années plus tard Guinter était à Deventer, puis à Marbourg, puis à Goslar, où il occupa la place de directeur des écoles publiques, enfin à Louvain, où les magistrats le chargèrent d'enseigner la langue grecque, avec cette fois le titre de professeur. Il eut une foule d'auditeurs. Mais cette position, quoique digne d'envie à certains points, ne pouvait convenir à Gonthier dont les aspirations étaient dirigées du côté de la médecine. Aussi, après avoir pris certains grades universitaires à Leipzig, il se rendit à Paris où la médecine était alors plus florissante que dans toutes les autres contrées de l'Europe. C'était dans le mois de mars de l'année 1526. Le 4 juin 1530 il était reçu licencié avec Fernel et d'autres, bien qu'il n'eût pas les quatre années d'études réglementaires; le 20 février 1531 il subissait l'acte de vespérie, et le 20 octobre 1532 il était proclamé docteur. L'école rendit alors un touchant hommage aux ouvrages qu'il avait déjà publiés, en lui faisant remise d'une somme de 171 l. 2d. qu'il devait pour certains droits de scolarité, parce que, disent

les *Registres commentaires* de la Faculté de médecine de Paris, « optimò
« meritus esset de re medica, et magno labore et studio plura Galeni opera et
« totam Pauli Eginetis medicinam latinitate donasset » (*Reg. comment.*, t. IV,
248, v°; 269, r°; 298, r°; t. V, 48, r°). Deux ans ne se passèrent pas sans
que le jeune savant fût promu aux fonctions de professeur des écoles, 7 novembre 1534 (*ibid.*, t. V, 47, v°). Il eut l'honneur d'avoir pour élève Vésale
et pour collègue Fernel. Guinter peut être considéré comme le restaurateur
de l'anatomie dans l'Université de Paris. Les troubles religieux, les prédications
de Luther, engagèrent cependant Guinter qui, bien que né catholique, avait
embrassé le parti de la réforme, à abandonner une école qui rendait justice à
ses talents, et en 1537 il quittait la France pour aller d'abord à Wittemberg,
puis à Metz, accompagné de sa femme qu'il perdit dans cette dernière ville.
Au chagrin que Gonthier ressentit de ce malheur se joignirent encore les
troubles de la guerre qui ne tardèrent pas à s'étendre jusque dans la ville
de Metz, et le forcèrent à se retirer à Strasbourg. Les magistrats lui firent un
accueil mémorable et lui donnèrent même un rang parmi les premiers citoyens.
On lui confia aussi une chaire de professeur dans l'école publique. Mais l'envie,
la jalousie, commencèrent leur œuvre; on soutint qu'il n'avait pas le droit
d'être aussi habile. Forcé de quitter l'emploi de Maître, il se livra tout entier
à l'exercice de la médecine ; la Renommée aux cent bouches lui fit un éclatant
succès ; l'empereur Ferdinand Ier lui fit expédier des lettres de noblesse. Mais la
mort vint le surprendre au milieu de sa gloire le 4 octobre 1574. Il fut enterré
au cimetière de Saint-Gal, hors des murs de Strasbourg. Il avait été marié trois
fois. On ignore le nom de sa première femme qui mourut, avons-nous dit, à
Metz. Félicité Schœrer, qu'il épousa ensuite à Strasbourg, était d'une bonne
famille bourgeoise de cette ville; elle y mourut après avoir donné à son mari
deux enfants qui furent enlevés dès le berceau. Sa troisième femme, qui était
de la famille bourgeoise de Hæclin, lui survécut.

La mort de Gonthier fut pleurée par les muses. Les arts même essayèrent de
conserver par la gravure les traits du Galien moderne. Son portrait est à la tête
du poème de Calaminus et dans les Recueils iconographiques des médecins
publiés par Reusner, Schenckius et Sambacus. Publications de Guinter :

A. Ouvrages composés par Guinter : *Anatomicarum institutionum secundum sententiam Galeni libri IV.* Basil., 1536, in-8° ; 1538, in-4°; 1556, in-8°. Patavii, 1558, in-8°. Lugduni, 1541, in-8°. — *De victûs et medendi ratione, tùm alio, tùm pestilentiæ maxime tempore observandâ.* Argent., 1542, in-8°. Parisiis, 1549, in-8°; ibid., 1577, in-16. — *Instruction très-utile, par laquelle un chacun pourra se maintenir en santé, tant au temps de peste, comme en autre temps.* 1547, in-8° (Trad. du livre précédent). — *Avis, régime et ordonnance pour connoître la peste et les fièvres de peste qui règnent à présent; comme il faut s'y conduire et même s'en garantir; de quels remèdes on doit se servir pour les guérir* (en allemand). Strasb., 1564, in-4°; 1610, in-8°. — *Court abrégé d'un livre sur la peste, pour le commun des hommes* (en allemand). Strasb., 1564, in-8°. — *De pestilentia commentarius, in quatuor dialogos distinctus.* Argentinæ, 1565, in-8°. — *Commentarius de balneis et aquis medicatis, in tres dialogos destinctus.* Argentorati, 1565, in-8°. — *De medicinâ veteri et novâ, tùm cognoscendâ, tùm faciundâ, commentarii duo.* Basileæ, 1571, 2 vol. in-fol. — *Gynæciorum commentarius de gravidarum, parturientium, puerperarum, et infantium curâ, ex Bibliothecâ Schenckianâ, emissus à Joanne Georgio Schenckio.* Argentorati, 1606, in-8°. — *Responsa et consilia circiter ducenta quæ illustribus et potentibus viris ad varios morbos dedit Joan. Guinterius* (ouvrage resté manuscrit, signalé par J.-G. Schenckius et Melchior Adam). — *Syntaxis Græca nunc recens et nata et edita.* Lutetiæ, 1527, in-8°.

B. Traductions : *Galeni Introductio, seu medicus et de sectis, latine.* Paris, 1528, in-8°. Basileæ, 1537 et 1593, in-fol. — *Galenus, de facultatum naturalium substantiâ,... Parisiis,*

1528, in-8°; 1534, in-fol.; 1547, in-12. — *Galenus, de semine libri duo*. Paris., 1528, in-8°; 1533, in-8°. Basileæ, 1537 et 1591, in-fol. — *Galenus, de diebus decretoriis et morborum temporibus*. Paris., 1529, 1534, in-fol., in-8°. Lugduni, 1550, in-12°. Basil., 1537 et 1593, in-fol. — *Galenus, de atrâ bile et tumoribus præter naturam*. Paris., 1529, in-8°; 1534, in-fol. — *Galenus, de compositione medicamentorum libri septem*. Paris., 1530, in-fol. Basil., 1530 et 1593, in-fol. — *Galenus, de anatomicis administrationibus libri novem*. Paris., 1531, in-fol. Basil., 1531, in-fol. Lugduni, 1551, in-12. — *Galenus, de theriaca ad Pisonem liber*. Paris, 1531, in-4°; 1534, in-fol. Basil., 1531, in-fol. — *Galenus, liber de plenitudine*. Paris., 1531, in-8°; 1528, in-fol.; 1534, in-fol. Basil., 1531, in-fol. — *Galenus, de antidotis libri duo*. Paris., 1533, in-fol. — *Galenus, de Hippocratis et Platonis placitis*. Paris., 1534, in-fol. — *Galenus, varia opera*..... Paris., 1534, in-fol. — *Galenus, de compositione medicamentorum*. Paris., 1535, in-fol. Basil., 1537 et 1593, in-fol. — *Galenus, de ratione medendi*..... Paris., 1536, in-8°. — *Galenus, opera diversa*..... Paris., 1536, in-fol. — *Galenus, de elementis, ex Hippocratis sententiâ*. Paris., 1541, in-8°; 1534, in-fol. — *Galenus, in Hipp. librum de naturâ hominis commentariis*. Lugduni, 1549, in-12; 1553, in-12; 1570, in-12. — *Polybi de diæta salubri libellus*. Paris., 1528, in-fol. — *Polybi de victus salubris ratione privatorum*. Argentinæ, 1530, in-8°. Francofurti, in-8°. Antwerpiæ, 1562, in-8°. — *Pauli Æginetæ opus de re medicâ*. Paris., 1532, in-fol. Colon, 1534, in-fol. — *Oribasii commentaria in aphorismos Hippocratis*..... Paris., 1533, in-8°. — *Cælii Aureliani libri tres de acutis passionibus*..... Paris., 1533, in-8°. — *Rhazæ medici admirabilis de pestilentiâ*..... Argent., 1549, in-8°. — *Alexandri Tralliani libri medicinales XII*. Argent., 1549, in-8°. Basil., 1556, in-8°. Lugduni, 1560, in-12.   A. C.

GONZALEZ (Les).

Gonzalez (Alonso). Médecin espagnol du commencement du dix-septième siècle, né à Séville, fit ses études à l'Université de Grenade et s'y fit recevoir licencié. Il alla ensuite s'établir à Priego, dans la province de Cordoue, où il fut médecin pensionné. On a de lui :

Carta al doctor Pedro de Párraga Palomino, médico en la ciudad de Granada, en que se trata del arte y órden para conservar la salud, y dilatar nuestra vida y buen uso del beber frio con nieve. Granada, 1612, in-4°.   L. Hn.

Gonzalez (Lorenzo). Autre médecin espagnol de la fin du dix-septième siècle, naquit à Valladolid, fit ses études à l'Université de cette ville, y obtint le diplôme de docteur et par la suite la première chaire de médecine. Il fut médecin de la chambre du roi Charles II.

On connaît de lui :

Thaeoremata Apollinea pyrtiana, tam practicae quam speculationi deservientia, pro examine compatrando et litterarum prima corona accipienda, etc. Valladolid, 1689-1690, 3 vol. in-4°.   L. Hn.

Gonzalez y Centeno (Valentin). Médecin de la fin du dix-huitième siècle, exerçait son art avec succès à Séville. Il était membre de l'Académie royale médico-pratique de Barcelone et vice-président de la Société royale de médecine de Séville, dont il publia les mémoires depuis 1788. Nous connaissons de lui :

I. *Disertacion medica : la genuina inteligencia del aforismo 20, libro 4 de Hipocrates que dice : Sanguis quidem sursum emissus, qualiscumque sit, malum : infra vero, bonum, cum niger dejicitur*. In *Mémer. Acad. de la Real Soc. de Sevilla*, t. II, p. 136, et Sevilla, 1772, in-8°. — II. *Disertacion medica : de esceso y disminucion de la leche en las nutrices y modo de remediar ambos vicios*. Ibid., p. 492, et Sevilla, 1772, in-8°. — III. *Leccion medico-legal : de las enfermedades simulables*. Ibid., t. III, p. 445, et Sevilla, 1785, in-8°. — IV. *Disertacion medica : las enfermedades que preceden de pasion de animo no son curables con remedios materiales*. Ibid., t. IV, p. 1, et Sevilla, 1786, in-8°. — V. *Disertacion fisiologico-medica : del mecanismo que observa la naturaleza en la evacuacion de las catamenias*. Ibid., p. 411, et Sevilla, 1786, in-8°. — VI. *Disertacion medica. Que enferme-*

dades son mas frecuentes en Sevilla, y si hay medio para precaverlas? Ibid., t. V, p. 218,
et Sevilla, 1787, in-8°. — VII. *Disertacion medica. Por que la piedra iman es remedio en
los dolores y si hay señal precisa para la aplicacion de este tópico y no de otro?* Ibid.,
t. VI, p. 208, et Sevilla, 1788, in-8°. — VIII. *Disertacion medico-practica : de las señales
de la puogenia en la masa de la sangre y medios de conocerla y cohibirla.* Ibid., p. 434,
et Sevilla, 1788, in-8°. — IX. *Oracion inaugural : sobre el influjo que tiene en la salud
humana el impetu violento que causa en la atmosfera el estallido y toque de los grandes
instrumentos de metal, como cañones de artilleria, campanas,* etc. Ibid., t. VII, p. 397, et
Sevilla, 1789, in-8°. — X. *Disertacion medica. Perjuicios que ocasiona a la salud de los
hombres el viciado principio de que se producen.* Sevilla, 1791, in-8°. — XI. *Disertacion
medica : de la utilidad del movimiento general y particular en el reumatismo.* Sevilla,
1792, in-8°.							L. Hn.

Gonzalez (Jean-Emmanuel-Charles).   Médecin en chef des armées françaises,
né à Monaco, en 1766, mort à Paris, le 5 juin 1843. Il descendait d'une
famille noble d'Espagne et fit ses études à Turin. Après la réunion de sa patrie
à la France, en 1792, il entra dans le corps des médecins militaires. Attaché en
cette qualité à l'armée d'Italie, il assista au siége de Toulon et devint médecin
principal, grade qui lui fut conféré à vingt-huit ans et avec lequel il prit une
part active aux campagnes d'Italie, d'Égypte, d'Allemagne, de Dalmatie et
d'Espagne; il s'y distingua par ses services méritoires pour la santé des troupes.
A la Restauration, il fut appelé à la direction de l'hôpital militaire de Saintes,
puis de celui de Nancy, en 1820. Sa longue expérience fut utilisée dans la campagne d'Espagne en 1823, comme médecin en chef du corps d'armée du maréchal
Marmont. Il remplit les mêmes fonctions, après 1830, à l'armée du Nord, sous
le maréchal Gérard, dont les opérations se bornèrent au siége d'Anvers (*Biogr.
Didot*).							L. Hn.

GOOCH (Les deux).

Gooch (Benjamin).   Chirurgien anglais, avait fait ses études médicales à
Londres. Il s'établit à Shottisham dans le comté de Norfolk et y acquit la réputation d'un opérateur habile. Il est l'auteur de plusieurs ouvrages ou recueils
d'observations qui eurent beaucoup de succès et mourut vers 1780. Nous
citerons de lui :

I. *Cases and Practical Remarks in Surgery; with Sketches of Machines of simple Construction, easy Application, and approved Use.* Londres, 1758, in-8°. — II. *A Practical
Treatise on Wounds and other Chirurgical Subjects, to which is prefixed A short Historical
Account of the Rise and Progress of Surgery,* t. I. Norwich, 1767, in-8°. — III. *Medical
and Surgical Observations, as an Appendix to a former Publication.* Londres, 1773, in-8°. —
IV. *Morbid Separation of the Cuticle from the Cutis,* In *Philosophical Transact.*, 1769,
t. XII, p. 647. — V. *Remarks and Considerations relative to the Performance of Amputation
above the Knee, by the single Circular Incision.* In *Philosophical Transact.*, 1775, t. XIII,
p. 666. — VI. *Concerning Aneurysms of the Thigh. Ibid.* — VII. *Chirurgical Works, a
new Edition with Correction and Additions,* in-8°, 3 vol. 1792. Réunion posthume des divers
ouvrages de l'auteur.							A. D.

Gooch (Robert).   Né en Angleterre, fit ses études médicales à Édimbourg,
où il fut reçu docteur en juin 1807. Il se livra de bonne heure à la pratique
des accouchements et devint successivement médecin accoucheur à Westminster,
professeur d'accouchements et des maladies des femmes et des enfants de
l'hôpital Saint-Barthélemy. Il jouit à Londres d'une grande réputation et y
mourut le 16 février 1830, à l'âge de quarante-quatre ans, laissant :

I. *Dissertatio inauguralis de rachitide.* Édimbourg, 1807, in-8°. — II. *Beytrag zur Ent-*

scheidung der Frage : was für ein Vorgang findet bei der sogenannten Selbstwendung statt? gelesen nov. 5, 1819. In *Medical Transact. of the College of Physicians in London*, t. VI, 1820. — III. *On Disorders of the Mind in Lying in Women.* Ibid., p. 263 à 325. — IV. *An Account of some Circumstances under which a Haemorrhage may occur, sufficient. to produce Alarming Symptoms, though the Uterus is contracted in the ordinary Degree* In *London Medico-Chirurgical Transact.*, t. XII, 1822, p. 152 à 166. — V. *An Account of some of the most important Diseases to Women.* Londres, 1829, in-8°; 2° édit., 1851; autre édit. Philadelphie, 1836, in-8°. Weimar, 1830, in-8°. — VI. *A Practical Compendium of Midwifery, being the Course of Lectures on Midwifery and on the Diseases of Women and Infants delivered at St. Bartholomew's Hospital.* Londres, 1831, in-12°; 1837. Philadelphie, 1832, in-8°. — VII. *Ueber einige Fälle von Rheumatismus der Unterleibswandung die mit allg. Peritonitis verwechselt werden kann.* In *Froriep's Notiz*, t. XXXVI, 1833, p. 141-142. — VIII. *On Anatomical Dissections.* In *the Quarterly Review*, janvier 1830.   A. D.,

GOOD (John-Mason). Médecin et littérateur anglais, né à Epping (comté d'Essex) le 25 mai 1764, mort à Shepperton (Middlesex) le 2 janvier 1827. Son père, ministre d'une congrégation d'indépendants, lui enseigna le latin, le grec et le français. A l'âge de quinze ans, il entra en apprentissage chez un chirurgien de Gosport, étudia quelque temps à l'hôpital de Guy et commença en 1784 à pratiquer la chirurgie à Sudbury. Il réussit médiocrement et, s'étant imprudemment porté caution pour un de ses amis qui devait une somme considérable et qui ne la paya pas, il se trouva dans un grand embarras; il se rendit à Londres dans l'espoir que la littérature, où il s'était déjà exercé, lui serait plus favorable que la chirurgie. Il ne se trompait pas. Ses œuvres nombreuses et variées, sans le placer au nombre des écrivains éminents de son époque, le firent honorablement connaître, et ses succès littéraires lui valurent une clientèle assez nombreuse. En 1820, il prit le diplôme de docteur en médecine au collége Mariskal à Aberdeen, et depuis cette époque jusqu'à sa mort il ne cessa de faire marcher de front une pratique active de la médecine et des travaux dans presque toutes les branches de la science et de la littérature. Ses ouvrages attestent un savoir étendu et varié; ils sont écrits avec méthode et clarté, mais ils manquent d'originalité et on y trouve trop peu de critique et d'observation personnelle. Good était particulièrement remarquable par la facilité avec laquelle il apprenait les langues. Familiarisé dès la maison paternelle avec le latin, le grec et le français, il apprit l'égyptien et l'hébreu pendant son apprentissage de chirurgien. Puis vinrent l'allemand, l'espagnol, le portugais, auxquels s'ajoutèrent successivement l'arabe, le persan, le russe, le chinois et le sanscrit. Il profita de ses vastes connaissances linguistiques pour traduire un grand nombre d'ouvrages étrangers ou pour remplir ses propres ouvrages de citations empruntées aux littérateurs des autres peuples. Ses écrits sont peu nombreux et en général peu importants. Son *Book of Nature*, l'un de ses ouvrages les plus intéressants, n'est qu'une reproduction des leçons professées par Good à l'institution de Surrey sur les phénomènes du monde physique et de l'entendement. Good fut un collaborateur très-actif de plusieurs recueils périodiques tels que le *World*, l'*Analitical and Critical Review*, le *British Magazine* et le *Monthly Magazine*. Il donna à toutes ces revues des articles très-remarqués sur les mœurs et la littérature de l'Orient. Il rédigea aussi une partie de la *Pantologia*, publiée par Bosworth et Gregory. Enfin, il donna ses soins à la première édition complète des *Letters of Junius*, publiées, en 1813, par Georges Woodfall, fils de l'imprimeur du *Public Advertiser*, où les lettres du publiciste inconnu, caché sous le nom de *Junius*, avaient paru pour la première fois. Cette édition contient, outre la préface et les lettres publiées sous les yeux de l'auteur, en 1772, de précieuses additions : les billets confidentiels de Junius à son imprimeur, sa correspondance privée avec Wilkes, enfin le recueil de diverses lettres souscrites de signatures pseudonymes, que Woodfall avait insérées dans le *Public Advertiser*, et qu'il se croyait en droit d'attribuer à la même main. Plusieurs critiques anglais ont sévèrement reproché à Good ces adjonctions, dont l'authenticité ne leur paraît pas démontrée, et qui, suivant eux, ont jeté du trouble sur les investigations au sujet de l'auteur des *Lettres*. D'autres, au contraire, l'ont approuvé d'avoir rendu à Junius ce qui, sans porter son nom, lui appartenait. Quoi qu'il en soit du recueil en lui-même, l'*Essai*, dont Good l'a fait précéder, est d'une grande importance. « Cet *Essai*, dit M. de Rémusat, doit être lu avant tout ; on y trouve les noms de tous ceux qui avaient été soupçonnés jusque-là d'avoir écrit les lettres de Junius. Leurs titres y sont bien discutés. C'est un résumé de tout ce que savaient ou de tout ce que voulaient qu'on sût des deux Woodfall, de tout ce qui paraissait résulter avec certitude des pièces et documents laissés par le père ou communiqués par le fils. Là est encore aujourd'hui le corps des preuves à étudier ; le fond de l'instruction du procès et les additions postérieures ne dispensent pas de faire remonter toute recherche à cette déposition des premiers témoins, à cet exposé des faits donné par le premier investigateur » (*Biogr.* Didot).

I. *Dissertation on Diseases of Prisons and Poorhouses.* London, 1795, in-12. Mém. couronné par la Société médicale de Londres. — II. *A Short History of Medicine, as far as it Relates to the Profession of the Apothecary ; from the Earliest Accounts to the Present Period ; the Origin of Druggists, their General Encroachments on Compound Pharmacy, and the Evils to which the Public are thence exposed ; as also from the unskilful Practices of ignorant Medicasters, and the Means which have lately been devised to Remedy these Growing Abuses. Published at the Request of the Committee, of the General Pharmaceutic Association of Great Britain.* London, 1795, in-12. — III. *Diss. on the Best Means of Maintaining and Employing the Poor in Parish Workhouses.* London, 1798, in-8° ; ibid., 1805, in-8°. — IV. *Second Adress to the Members of the Corporation of Surgeons.* London, 1800, in-8°. — V. *Memoirs of Dr Goddes.* London, 1803, in-8°. — VI. *Translation of Lucretius* (en vers). London, 1805, 2 vol. in-4° (un des meilleurs ouvrages de Good). — VII. *On the General Structure and Physiology of Plants, Compared with those of Animals, and the Mutual Convertibility of their Organic Elements.* London, 1808, in-8°. — VIII. *An Essay of Medical Technology,* 1810, in-8°. — IX. *A Physiological System of Nosology, with a Corrected and Simplified Nomenclature.* London, 1817, in-8°. — X. *The Study of Medicine.* London, 1822, 4 vol. in-8°. — XI. *The Book of Nature.* London, 1826, 3 vol. in-8°.

L. Hn.

GOODALL (CHARLES). Médecin anglais, reçu docteur à Cambridge le 26 novembre 1670, se fixa à Londres. Il fut reçu candidat du Collége des médecins en 1676, *fellow* de la même société en 1680, fit la leçon Gulstonienne en 1685, la leçon Harvéyenne en 1694, et devint président du collége le 25 décembre 1708. Il conserva ses fonctions et s'en acquitta avec honneur jusqu'à sa mort arrivée à Kensington le 25 août 1712. Goodall était un excellent praticien et remplissait la charge de médecin de l'hôpital Sutton à Londres. Mais il consacra surtout ses efforts à défendre le Collége dont il faisait partie contre ses ennemis et à en accroître la prospérité.

Sydenham, dont il était l'ami intime, parle de lui avec les plus grands éloges ; dans son *Schedula Monitoria* adressé à Goodall, il dit : « Obsecro Te, Humanissime Vir, ut Tractatulum hunc æqui bonique consulas, quo testatum esse volui quanto Te honore prosequor ; quod pariter faciunt etiam ii omnes quibus longe minus quam mihi perspecta est Virtus tua : neque jure merito existimare quis potest, me (qui Tui nullatenus indigeo), Tibi assentari, cum palam profitear, «quod, sicuti in ea quam exerces Arte nemini secundus sis (ut modeste loquar) ita morum integritate honestateque undique absolutissima, omnes fere quorum ego consuetudine unquam usus fuerim superes. »

Outre deux ouvrages sur les droits et les devoirs du Collége des médecins de Londres, on a de Goodall une lettre sur le traitement de la fièvre intermittente, lettre écrite en 1703 et conservée à la bibliothèque Bodleyenne d'Oxford : c'est une réponse à une autre lettre attribuant au quinquina une action fâcheuse sur la santé et mentionnant le cas du duc de Vendôme qui fut pris de fièvre intermittente en Italie, en 1703, et guéri dans l'espace de trente-six heures par la poudre des Jésuites. Goodall apprécie bien au contraire la valeur du quinquina et discute les causes de la fièvre intermittente. La même bibliothèque Bodleyenne possède encore de Goodall une lettre écrite probablement en 1702 et adressée à Sir Thomas Millington, où il décrit l'action utile que les eaux de Tunbridge-Wells ont exercée sur sa santé. Ces deux lettres ont été publiées pour la première fois parmi les *Anecdota Bodleyana* (*Provincial Medical and Surgical Journal*, t. II, n°ˢ 41-48, et t. III, n° 4); voy. encore *Janus*, t. I, p. 848, 1848.

I. *The College of Physicians Vindicated against a Pamphlet entitled the Corner Stone*, etc., *and the True State of Physic in the Nation Faithfully Represented.* London, 1674, in-8°. — II. *The Royal College of Physicians of London Founded and Established by Law, as Appears by Letters Patents, Acts of Parliaments, Adjudged Cases,* etc., *and an Historical Account of the College's Proceedings against Empiricks and Unlicensed Practisers in Every Prince's Reign from their First Incorporation to the Murther of the Royal Martyr King Charles the First.* London, 1684, in-4°.   L. Hn.

GOODEVE (Edward). Médecin anglais distingué, né à Bury Hall (Alverston, Hants) le 27 janvier 1816, fit ses humanités en France et en Angleterre, puis étudia la médecine sous la direction de son frère William, professeur d'anatomie à Bristol, et à l'Infirmerie royale de cette ville. Il passa ensuite à Londres, où il fut pendant deux ans préparateur de William Lawrence à l'hôpital Saint-Barthélemy, puis avec l'aide de son illustre maître fut nommé « assistant surgeon » au Bengale. Il arriva à Calcutta en 1841, puis, après avoir résidé quelque temps dans le nord de l'Inde, en qualité de médecin civil à Cawnpore, et avoir servi dans les dernières campagnes du Sutlej, revint en 1850 à Calcutta. Il fut nommé « assistant apothecary general » et professeur de matière médicale au Collége médical de Calcutta, et peu après professeur de médecine à l'hôpital de cette ville, où il remplit en outre les fonctions de « senior physician ». Membre de la Faculté de médecine de Calcutta, il en fut nommé le président et chargé des fonctions d'examinateur. Il conserva ces charges jusqu'en 1864 et quitta ensuite les Indes.

Peu après son retour en Angleterre, en 1866, Goodeve fut envoyé à Constantinople pour prendre part aux conférences de la commission internationale du choléra. A son retour, il s'établit comme médecin consultant, mais dut bientôt renoncer à la pratique à cause de l'état précaire de sa santé; il se fixa à la campagne; à l'époque de sa mort arrivée le 27 octobre 1880, il habitait Drinagh, Stoke Bishop, villa située sur les bords de l'Avon, non loin de Clifton.

Goodeve possédait depuis un certain nombre d'années le titre d'inspecteur général de l'armée, de médecin honoraire de la reine, etc. On cite de lui divers bons mémoires, particulièrement les articles Diarrhœa et Cholera du *Reynold's System of Medicine*.

Il ne faut pas confondre cet auteur avec :

Goodeve (HENRY-HURRY). Probablement de la même famille, il étudia la médecine à Londres, Dublin et Édimbourg, et fut reçu docteur à cette dernière Université en 1828, *fellow* honoraire du Collége royal de chirurgie d'Angleterre en 1844, *fellow* du Collége royal de médecine de Londres en 1860. Comme le précédent, il servit dans les Indes et fut pendant quinze ans professeur d'anatomie et d'accouchement au Collége de médecine de Calcutta et médecin à la Maternité de cette ville. Il revint ensuite à Londres vers 1850 et se retira peu après à Cook's Folly, près de Bristol, où il vivait encore en 1864.

Pendant son séjour à Calcutta, il fut l'un des rédacteurs du *Quarterly Journal of the Calcutta Medical and Physical Society*. Il a publié un grand nombre d'articles dans ce recueil ainsi que dans d'autres journaux de médecine. Nous nous bornerons à mentionner :

I. *Domestic Management of Children in India*, 4th. Edition. — II. *Account of a Human (Twin) Monstruosity*. In *Calcutta Transact. Med. Phys. Society*, t. VIII, App., p. **xxxj**, 1836.

L. Hn.

GOODLAD (WILLIAM). Chirurgien anglais, né vers le dernier tiers du dix-huitième siècle, membre du Collége royal de chirurgie de Londres, exerça son art d'abord à Bolsaver, dans le Derby, puis à Bury, dans le Lancashire, où il vivait encore vers 1840. Il s'est fait un nom par ses publications sur les affections scrofuleuses et vasculaires.

I. *A Practical Essay on the Diseases of the Vessels and Glands of the Absorbent System, which obtained the Prize for 1812 offered by the Royal College of Surgeons of London*. London, 1814, in-8°. — II. *Observations on Mr. Barlow's Theory on the Origin of Urinary Calculi*. In *Edinb. Med. a. Surg. Journ.*, t. V, p. 438, 1809. — III. *Observations on Purulent Ophthalmia*. Ibid., t. VI, p. 15, 1810. — IV. *Case of Inguinal Aneurism, cured by Tying the External Iliac Artery*. Ibid., t. VIII, p. 32, 1812. — V. *Additional Observations on the Treatment of Scrofula*. Ibid., t. XI, p. 204, 1815. — VI. *Observations on Diseases which are Produced by Irritation in the Urethra*. In *London Med. Repository*, t. II, p. 449, 1814. — VII. *History of a Tumour successfully removed from the Face and Neck by Previously Tying the Carotid Artery*. In *Lond. Med. Chir. Transact.*, t. VII, p. 112, 1816, et t. VIII, p. 582, 1817. Etc.

L. Hn.

GOODSIR (JOHN). Célèbre anatomiste anglais, né en 1814, à Anstruther, dans le Fifeshire, où ses père et grand-père avaient déjà exercé la médecine. Il était fort jeune encore quand il fut envoyé à l'Université de Saint-André. Quand il eut terminé ses premières études, il passa à Édimbourg et fut mis en apprentissage chez un éminent dentiste, Nasmyth. Il étudia en même temps l'anatomie sous Knox et l'histoire naturelle sous Jameson, et montra un goût particulier pour les recherches anatomiques. Après avoir été reçu licencié du Collége royal de chirurgie, il revint dans sa ville natale pour aider son père dans sa clientèle. Il ne négligea pas pour cela l'étude de l'anatomie, et comme Anstruther est un port de mer, il eut surtout l'occasion de faire de l'anatomie comparée. C'est à cette époque aussi qu'il commença à rassembler des pièces pour un musée d'anatomie pathologique.

Le mémoire sur le développement des dents qu'il publia en 1839 attira sur lui les yeux des anatomistes de profession qui reconnurent en lui un observateur de premier ordre. Peu après, le poste de conservateur du musée du Collége royal de chirurgie étant devenu vacant, Goodsir le demanda et l'obtint, grâce aux bons offices du professeur Syme. A partir de ce moment, il ne s'occupa plus que de ses recherches en anatomie et en physiologie et publia tout d'abord, en collaboration avec son ami Edward Forbes, plusieurs mémoires intéressants sur la zoologie marine. C'est vers la même époque qu'il fit la découverte du *Sarcina ventriculi*. Mais ses découvertes et ses observations les plus remarquables se trouvent relatées dans les leçons qu'il fit pendant le semestre d'été 1842 et pendant le semestre d'hiver 1842-1843 au Collége royal de chirurgie sur des sujets variés d'anatomie, de physiologie et de pathologie. La substance de ces leçons a été publiée plus tard en 1845, sous le titre de *Anatomical and Physiological Observations*, avec la collaboration de Harry D. S. Goodsir, frère de l'auteur, son successeur dans les fonctions de conservateur des collections du Collége de chirurgie, qui périt plus tard si malheureusement dans le dernier voyage de sir John Franklin dans les régions arctiques.

Dans cet ouvrage remarquable, Goodsir appliqua largement les théories cellulaires de Schwann et leur donna de nouveaux développements, tant dans le domaine de la physiologie que dans celui de la pathologie. Aussi Virchow dédia-t-il sa *Pathologie cellulaire* à Goodsir comme à « l'un des premiers et des plus sagaces observateurs de la vie des cellules. »

Lorsqu'en 1844 Mackenzie prit sa retraite, Goodsir le remplaça comme démonstrateur d'anatomie à l'Université d'Édimbourg ; en 1846, Monro ayant quitté la chaire d'anatomie, ce fut Goodsir qui l'obtint. Il releva l'enseignement de l'anatomie qui était alors en pleine décadence, et ne tarda pas à faire école ; outre les cours d'anatomie et de physiologie, il faisait bénévolement des cours d'anatomie comparée qui attiraient une foule d'auditeurs ; à l'occasion, il fit même des cours de zoologie. En même temps, il recueillait et préparait une foule de pièces pour enrichir le musée d'anatomie comparée.

Pour encourager les recherches originales, Goodsir créa, en 1850, un journal périodique, les *Annals of Anatomy and Physiology*, dont il ne parut malheureusement que trois fascicules. Vers la même époque, il abandonna complétement la pratique de son art, pour se livrer exclusivement à l'enseignement et à ses recherches. Mais dès 1853 sa constitution surmenée l'empêcha de remplir ses fonctions habituelles ; il passa un an sur le continent et à son retour reprit son enseignement avec une nouvelle ardeur. Mais la maladie ne tarda pas à revenir, implacable : c'était l'ataxie locomotrice. Goodsir continua néanmoins à se livrer à un travail acharné. Il succomba à son mal le 6 mars 1867, à Wardie, près d'Édimbourg.

Goodsir a été certainement l'un des premiers anatomistes et physiologistes de son temps et a sa place marquée à côté de John Hunter. Il a malheureusement peu écrit ; nous pouvons cependant citer de lui :

I. *On the Follicular Stage of Dentition in the Ruminants*, etc. In *Brit. Assoc. Rep.*, 1859, p. 82. — II. *On the Origin and Developement of the Pulps and Sacs of the Human Teeth.* In *Edinb. Med. a. Surg. Journ.*, t. LI, p. 1, 1859. — III. *On Account of the Anatomy of Limnæus involutus Harv* In *Ann. Nat. Hist.*, t. V, p. 23, 1840. — IV. *On Certain Peculiarities in the Structure of the Short Sun Fish (Orthagoriscus mola)*. In *Edinb. New Philos. Journ.*, t. XXX, p. 188, 1841. — V. *On Gymnorhynchus horridus, a New Cestoid Entozoon.* Ibid., t. XXXI, p. 9, 1841. — VI. *On the Ultimate Secreting Structure of Animals.* In *Edinb. Roy. Society Proceedings*, p. 360, 1841-1842. — VII. *Description of a New Vegetable Infusorium (Sarcinula ventriculi)*. In *Ann. Nat. Hist.*, t. IX. p. 153, 1842. — VIII. *On the Ultimate Secreting Structure.* Ibid, p. 254. — IX. *On the Conferva which vegetates on the Skin of the Goldfish.* Ibid., p. 333. — X. *History of a Case in which a Fluid periodically ejected from the Stomach contained Vegetable Organismus of an Undescribed Form, with a Chemical Analysis of the Fluid by G. Wilson.* In *Edinb. Med. a. Surg. Journ.*, 1842, t. LVII, p. 430. — XI. *On the Structure of the Intestinal Villi in*

Man and Certain of the Mammalia, with some Observations on Digestion and the Absorption of Chyle. In *Edinb. New Philos. Journ.*, t. XXXIII, p. 165, 1842. — XII. *On the Mode in which Musket Bullets and other Foreign Bodies become inclosed in the Ivory of the Tusks of the Elephant.* In *Edinb. Roy. Soc. Transact.*, t. XV, p. 93, 1844. — XIII. *On the Anatomy of Amphioxus lanceolatus.* Ibid., p. 247. — XIV. *On the Anatomy of the Human Placenta.* In *Edinb. Roy. Soc. Proceed.*, t. I, p. 407, 1845. — XV. *On the Structure of the Lymphatic Glands.* Ibid., p. 411. — XVI. *On the Supra-Renal, Thymus and Thyroid Bodies.* In *Philos. Transact.*, 1846, p. 633. — XVII. *A Brief Review of the Present State of Organic Electricity.* In *Edinb. New Philos. Journ.*, t. II, p. 337, 1855. — XVIII. *On the Electrical Apparatus in Torpedo, Gymnotus, Malapterurus and Raja.* In *Edinb. Med. Journ.*, t. I, p. 139, 277, 563, 1855-1856. — XIX. *On the Horizontal Curvature of the Internal Femoral Condyle, on the Movements and Relations of the Patella, Semilunar Cartilages and Synovial Pads of the Human Knee-Joint.* Ibid., t. I, p. 91, 1856. — XX. *On the Lamina spiralis of the Cochlea.* Ibid., t. I, p. 563, 1856. — XXI. *On the Morphological Relations of the Nervous System in the Annulose and Vertebrate Types of Organization.* In *Edinb. New Philos. Journ.*, t. V, p. 118, 1857. — XXII. *On the Morphological Constitution of the Skeleton of the Vertebrate Head.* Ibid., p. 123. — XXIII. *On the Morphological Constitution of Limbs.* Ibid., p. 178. — XXIV. *On the Structure and Economy of Tethea and on an Undescribed Species from the Spitzbergen Seas.* In *Edinb. Roy. Soc. Proceed.*, 1857, t. III, p. 181. — XXV. *Notice Respecting Recent Discoveries on the Adjustment of the Eye to Distinct Vision.* Ibid., p. 343 — XXVI. *On the Mode in which Light acts on the Ultimate Nervous Structures of the Eye*, etc. Ibid., p. 489. — XXVII. *On the Mechanism of the Knee-Joint.* Ibid., t. IV, p. 67, 1862. — XXVIII. Av. Ed. Forbes. *Notice of Zoological Researches in Orkney and Shetland during the Month of June* 1839. In *Brit. Assoc. Rep.*, 1839, pt. II, p. 79. — XXIX. Avec le même. *On the Ciliograda of the British Seas.* Ibid., p. 85, et 1840, pt. II, p. 141. — XXX. Avec le même. *On the Corymorpha nutans Sars, a Remarkable Hydroid Polype.* In *Ann. Nat. Hist.*, 1840, t. V, p. 309. — XXXI. Avec le même. *On Pelonaia, a New Genus of Ascidian Mollusca.* In *Brit. Assoc. Rep.*, 1840, pt. II, p. 157. — XXXII. Avec le même. *On the Natural History and Anatomy of Thalassema and Echiurus.* In *Edinb. New Phil. Journ.*, t. XXX, p. 369, 1841.   L. Hn.

Goodsir (HARRY-D.-S.). Naturaliste distingué, frère du précédent, mort dans l'expédition entreprise en 1848 au pôle nord par sir John Franklin, a publié divers mémoires sur la zoologie, particulièrement sur les crustacés et les entozoaires. Pour leur énumération nous renvoyons aux *Scientific Papers.*

L. Hn.

GOODWYN (EDMUND). Médecin anglais, reçu docteur à Édimbourg en 1786, s'est fait connaître particulièrement par ses recherches sur l'asphyxie. « Il avait déjà composé sa thèse inaugurale sur ce sujet quand la *Société d'humanité* de Londres proposa un prix pour le meilleur traité qui paraîtrait sur les moyens de rendre la vie aux asphyxiés. Goodwyn partagea le prix du concours. Il appliqua les nouvelles découvertes faites en chimie à la théorie de la mort des noyés. Il prouva que sous l'eau la mort est causée principalement par le défaut d'oxygénation du sang et que le meilleur moyen de rappeler à la vie une personne asphyxiée de cette manière consiste non-seulement à la réchauffer, mais encore à lui insuffler de l'oxygène dans les poumons » (Dezeimeris).

Après la mort de Goodwyn, arrivée vers 1830, Bostock publia une réponse posthume de cet auteur à des critiques que Bichat avait faites de ses recherches sur l'asphyxie. Goodwyn n'avait pas voulu la produire au jour pendant sa vie par horreur, dit Bostock, pour les discussions et les controverses.

I. *Diss. inaug. de morbo et morte submersorum investigandis.* Edinburgi, 1786, in-8°. — II. *The Connection of Life with Respiration, or an Experimental Inquiry into the Effects of Submersion, Strangulation and Several Kind of Noxious Air on Living Animals; with an Account of the Nature of the Disease they Produce, its Distinction from Death itself and the most Effectual Means of Cure.* London, 1788, in-8°. Trad. en franç. par Hallé. Paris, 1798, in-8°. — III. *An Answer to some Objections proposed by Xavier Bichat against the*

Opinions of Goodwyn, respecting the Cause of the Cessation of the Action of the Heart in Asphyxia from Suffocation. Communicated by Dr. Bostock. In *Edinburgh Medical and Surg. Journal*, t. XXXIV, p. 74, 1830.   L. Hn.

GOOGOOL. GOOGUL. GOOGULA. On donne ce nom à un arbre de la famille des Thérébinthacées, le *Balsamodendron Roxburghi* Arnott (*Amyris commiphora* Roxb.), qui donne très-probablement le *Bdellium de l'Inde.*

Une autre espèce du même genre, le *Balsamodendron Muckul* Hook., du Scinde, porte aussi dans le Béloutchistan le nom de Googul, et produit une gomme-résine semblable au *Bdellium de l'Inde.*   PL.

Bibliographie. — Roxburgh. *Flora indica*, IV, 245. — Stokes. *On twoo Balsam-trees from Scinde.* In *Hooker's Journ. of Botany*, II, 1850. — Guibourt. *Drogues simples*, 7ᵉ édit., III, 516.   PL.

GOPÂLA SENA KAVIRAJA. Ce médecin indien est à la fois l'auteur d'un livre considérable sur la médecine et la thérapeutique et d'un commentaire très-détaillé sur le même ouvrage. Le texte même du livre nous apprend qu'il habitait une localité appellée Dvârandhâ, que son père se nommait Siddheçvara et son grand-père Râmarâma. L'ouvrage de Gopâla est intitulé Yogâmrita ; c'est une œuvre moderne, d'une très-grande étendue, et qui semble néanmoins peu répandue dans l'Inde, car nous n'avons rencontré jusqu'ici que la mention d'un seul manuscrit, dans les curieuses Notices de manuscrits sanscrits publiées, par ordre du gouvernement anglais, par le Pandit Râjendralâla Mitra, de Calcutta. Le livre est en vers, comme une grande partie des ouvrages sanscrits, écrit sur 321 feuilles de papier indien, en caractères bengalis, et renferme 11 700 çlokas, ou stances de deux vers. Il porte la date de 1697, ère Çaka, ce qui correspond à 1775 de notre ère. Cette date pourrait bien être celle de la composition même de l'œuvre. Le manuscrit a lui-même l'apparence d'une très ancienne copie ; il est signalé comme incorrect. Le Yogâmrita est un traité de pathologie, plutôt médicale que chirurgicale, et de thérapeutique appliquée. La notice qui lui est consacrée par Râjendralâla Mitra renferme non-seulement les premiers et les derniers vers, mais un index général donnant le titre de tous les paragraphes, et qui ne contient pas moins de 12 pages de texte sanscrit. Un collationnement de cet index, avec le sommaire de l'Ayurvéda de Suçruta et de la Samhitâ de Caraka, ou même du traité plus moderne de Vagbhata, serait intéressant.

Le commentaire sur cet ouvrage, dû à l'auteur lui-même, est une œuvre encore plus considérable, car il renferme 20 128 stances, en langue sanscrite et en caractères bengalis. Le seul manuscrit signalé jusqu'ici appartient au même propriétaire que le texte même, Vinodavihâri Kavirâja, à Gopâlapura. Il est intitulé *Subodhinî*, et daté de 1726, ère Çaka, c'est-à-dire 1804 de notre ère, vingt-neuf ans plus tard que la date du livre même. L'auteur nous apprend qu'il a composé ce commentaire parce que tous ceux qui avaient été antérieurement écrits par d'autres étaient réputés trop difficiles pour les commençants.

Un autre ouvrage de médecine, intitulé *Vaidya sâra sangraha*, c'est-à-dire excellent précis de médecine, contenant 170 feuilles de 11 lignes, est indiqué dans le catalogue des manuscrits de l'Inde méridionale, rédigé par G. Oppert, de Madras, comme ayant pour auteur Gopâladâsa. S'agit-il du même auteur ? c'est une question que rien ne nous permet de résoudre, en l'absence de renseignements quelconques sur le dernier livre ; en ce cas, il y aurait une erreur d'appréciation dans l'âge du manuscrit, qui est indiqué comme paraissant remonter à trois cents ans. Le nom de Gopâladâsa se retrouve encore en tête d'un manuscrit de Berlin, sur la médecine vétérinaire, intitulé *Karatikautuka*, c'est-à-dire le bonheur des éléphants (cod. 745, p. 289).   G. Liétard.

Bibliographie. — Rajendralala Mitra. *Notices of Sanskrit Manuscripts, published under Orders of the Government of Bengal*, t. IV, p. 183, n° 1618. Yogâmrita ; id., p. 203, n° 1620. *Subodhinî.* — Oppert (G.). *List of Sanskrit Manuscripts in Private Libraries of Southern India*, etc. Madras, 1880, in-8°, t. I, n° 1714.   G. Lo.

GÖRCKE (Johann). Nous ne pouvons mieux faire que de donner la notice détaillée que nous trouvons sur ce célèbre médecin dans le *Dict. historique* de Dezeimeris et Raige-Delorme : « Docteur en médecine et en chirurgie, médecin de l'état-major général du roi de Prusse, chef du service de santé des armées, conseiller médecin en chef intime et membre de la section de la police de santé au ministère de l'intérieur, directeur de l'Institut médico-chirurgical Frédéric-Guillaume, second directeur de l'Académie médico-chirurgicale militaire, chevalier de divers ordres de Prusse, d'Autriche et de Russie, officier de la Légion d'Honneur, membre de l'Académie Joséphine médico-chirurgicale de Vienne, membre honoraire de l'Académie des Curieux de la nature, de la Société médico-chirurgicale de Westphalie, de l'Académie de chirurgie de Copenhague, correspondant de la Société de la Faculté de médecine de Paris et de la Société médicale d'émulation de la même ville, etc. »

Görcke naquit le 5 mai 1750 à Dorffen d'un prédicateur de l'Évangile. Il perdit son père à l'âge de huit ans ; sa mère donna tous ses soins à son éducation et l'envoya à l'école d'Angerbourg à dix ans, et plus tard à celle de Sensbourg. Le frère de sa mère, Apfelbaum, chirurgien militaire, l'appela près de lui à Tilsitt à l'âge de treize ans, lui fit continuer ses études littéraires et lui donna les premiers principes de la chirurgie. La mort lui enleva ce protecteur, mais sa bonne étoile le conduisit à Königsberg, où Gerlach, chirurgien général d'armée depuis cette époque, le prit chez lui et le traita comme son fils. Chirurgien d'une compagnie depuis le 1er octobre 1767, Görcke suivit avec exactitude les cours de l'Université. En décembre 1774, il obtint une place de chirurgien d'une compagnie dans le régiment du prince royal à Potsdam. En 1776, grâce à l'amitié généreuse du général Wimming, il put faire un voyage, dans lequel il parcourut le Harz ; il visita Gottingue, où il connut Richter, Murray, Wrisberg, Blumenbach, Baldinger, etc., et Dessau, où il lia connaissance avec Basedow et Wolcke. Il revint à Potsdam, où il mit l'hiver à profit pour ses études. L'été suivant, il visita Halle et Leipzig. Le 24 mars 1778, Görcke fut nommé chirurgien de la compagnie des gardes du corps de Frédéric II, dans la garde royale. Sur la recommandation de Theden, le roi Frédéric-Guillaume II lui fit compter 100 frédérics d'or pour un voyage scientifique qu'il entreprit le 5 novembre 1787. Il visita Vienne, Prague, revint à Vienne, où il séjourna sept mois, partit pour l'Italie avec de nombreuses recommandations de Brambilla, visita Venise, Padoue, Vicence, Vérone, Mantoue, Modène, Bologne, Florence, Sienne, Rome, Naples et toutes les villes où se trouvaient quelques établissements qu'il eût intérêt à connaître. De Naples il vint à Livourne, à Pise, à Gênes, puis à Pavie, à Milan, à Turin, à Genève, à Lyon et à Paris, où il fut l'élève particulier de Desault. Il reçut dans cette ville, en 1788, le brevet de chirurgien de régiment. Avant de rentrer dans sa patrie il alla visiter Londres et Edimbourg. Il apprit à Londres

sa nomination à la place de suppléant de Theden et il revint par Delft, La Haye,
Leyde, Harlem et Amsterdam, à Berlin. Au mois de mars 1790, Görcke remplaça
Theden comme chirurgien de l'artillerie dans l'armée de Silésie et prit une
grande part à la direction des hôpitaux; il fut de retour le 27 juin de la même
année. Deux ans plus tard, il fut nommé chirurgien général et codirecteur du
service de santé des hôpitaux militaires prussiens en France. Les services qu'il
rendit fixèrent de plus en plus sur lui les faveurs du gouvernement, et la mort
de Theden le porta au poste le plus élevé dans la hiérarchie médicale militaire.

Les réformes utiles qu'il introduisit dans le service de santé des armées, les
services personnels qu'il rendit à son pays, lui valurent la réputation la plus
brillante et la plus honorable. Ses titres à la reconnaissance de son pays sont
exposés avec détail dans un écrit public pour célébrer le jubilé de la cinquan-
tième année de ses services, dont nous donnons l'indication ci-dessous. C'est là
qu'il faut chercher, sur le compte de Görcke, des détails qui ne sauraient
trouver place dans ce Dictionnaire. Tout ce que nous ajouterons, c'est que
Görcke mourut à Sans-Souci le 30 juin 1822.

On a de lui :

I. *Neuer Etat für die Feldlazarethe.* 1796. — II. *Kurze Beschreibung der bei der Königl.
Preussischen Armee stattfindenden Kranken- u. Transportmittel für die auf dem Schlacht-
felde schwer verwundeten.* Berlin, 1814, in-8°, 4 pl. — III. Voy. encore : *Joh. Görckes
Leben und Wirken geschildert bei Gelegenheit seiner* 50jährigen *Dienstjubelfeier, am
16 October 1817.* Berlin, in-8°.   L. Hn.

GORCY (Pierre-Christophe). Inspecteur honoraire du service de santé,
ancien médecin en chef d'armée et de l'hôpital militaire de Metz, officier de la
Légion d'honneur, membre associé de l'Académie royale de médecine, de la
Société linnéenne, de celle d'agriculture, de celle de médecine, du Cercle
médical de Paris, associé de l'Académie Joséphine de Vienne, de celle de Madrid,
de Strasbourg, de Montpellier, de Nancy, etc., membre titulaire de la Société
des lettres, sciences et arts, un des fondateurs de la Société des sciences médicales de Metz, naquit à Pont-à-Mousson le 19 mars 1758. Son père, pharmacien
distingué, le destinait à la magistrature et lui fit donner une éducation très-
soignée. Il aima mieux se livrer aux sciences naturelles et se fit recevoir docteur
à l'âge de dix-neuf ans. Après avoir quitté le célèbre Jadelot et l'école de Nancy,
il vint passer plusieurs années à Metz sous le patronage de Reid, médecin en
chef de l'hôpital militaire, dont il devint plus tard neveu par alliance. Nommé
en 1791 médecin dans les armées françaises, il s'y fit bientôt remarquer par
son zèle et son dévouement et ne tarda pas à obtenir le titre de médecin en
chef des armées réunies de Sambre-et-Meuse et du Rhin. C'est en cette qualité
qu'il fit les campagnes de Hollande, d'Italie, de Styrie, d'Allemagne et d'Espagne.
En Espagne, alors qu'une mesquine parcimonie avait présidé à l'établissement
des hôpitaux, il osa répondre à l'empereur qui s'informait de leurs besoins :
« Sire, 3000 francs employés en bons médicaments auraient peut-être sauvé
1000 braves ! »

En quittant l'armée, Gorcy revint se fixer à Metz, où il fut premier professeur
à l'hôpital militaire d'Instruction. Il mourut le 16 décembre 1826.

Doué d'un esprit ingénieux, Gorcy imagina un nouveau tire-balle et fit confectionner un soufflet pour rappeler les noyés à la vie.

Il s'intéressait aux sciences naturelles, à la peinture, à la sculpture, etc., sans les cultiver spécialement. Plein de charité, il prit part aux travaux du Comité de secours aux Hellènes et fut même choisi pour présider cette association philanthropique.

Pour plus de détails voyez l'*Éloge de Gorcy* par Chaumas dans le *Compte rendu des trav. de la Soc. des sciences méd. du dép. de la Moselle*, 1827, p. 71.

Citons de lui :

I. *Mémoire extrait d'un journal d'observations faites pendant l'année* 1792 *dans les armées françaises du Nord, du Centre et des Ardennes.* Metz, an VIII (1800), in-12. — II. *Topographie médicale de Longwy*, 1787. — III. *Recherches historiques et pratiques sur l'hydrophobie.* Paris, 1821, in-8° (savante monographie honorée d'une médaille au concours du Cercle médical de Paris en 1816). — IV. *Mémoire à consulter sur une faiblesse du genou droit qui arrive subitement et par intervalles, et qui ne se fait sentir que quand le malade est à jeun.* In *Journ. gén. de méd.*, t. LXXVII, p. 275, 1788. — V. *Mémoire sur les différents moyens de rappeler à la vie les asphyxiques.* Ibid., t. LXXIX, p. 349, 1789, 1 pl. — VI. *Colique iliaque compliquée à la suite d'un accouchement des plus heureux.* Ibid., t. LXXXVI, p. 374, 1791. — VII. *Réflexions sur une observation de tympanite aiguë.* Ibid., t. XC, p. 307, 1792. — VIII. Autres articles dans le même journal et dans le *Journal encyclopédique.*
                                                                                          L. Hn.

GORDIACÉS. Groupes de Vers-Nématoïdes, dont les représentants, remarquables par leur corps très-long, filiforme, et par les nœuds qu'ils forment en se tortillant, passent la plus grande partie de leur existence dans le corps des Insectes, puis émigrent dans l'eau ou dans la terre humide, où ils deviennent adultes et s'accouplent.

Ce groupe renferme les deux genres *Gordius* L. et *Mermis* Duj., qui constituent les types d'autant de familles distinctes : les *Gordiidés* et les *Mermitidés*.

Les *Gordius*, appelés vulgairement *Dragonneaux*, ont le corps filiforme, très-long et ordinairement très-grêle ; les téguments sont résistants et élastiques. Les embryons possèdent une bouche, un intestin et un cloaque ; mais la bouche et la portion antérieure du tube digestif s'oblitèrent à l'état adulte. Les sexes sont séparés. Le mâle a l'extrémité caudale bifurquée, dépourvue de spicules. Dans les deux sexes, les ovaires ou les testicules sont pairs et débouchent avec l'anus près de l'extrémité postérieure du corps. Chez la femelle, l'utérus, impair, est muni d'un réceptacle séminal.

Les métamorphoses des *Gordius* sont encore peu connues. D'après les observations faites à ce sujet, les œufs, microscopiques, et agglutinés ensemble par une substance albumineuse, forment des cordons blanchâtres souvent très-longs. Ils sont déposés dans l'eau. Les embryons qui en sortent, microscopiques également, sont pourvus, à leur extrémité antérieure, d'un appareil perforateur trifide, suivi, en arrière, d'une double couronne de crochets. Ces embryons, disséminés dans la vase, percent les téguments des larves aquatiques de certains insectes (*Tipules, Éphémères*), dans le corps desquelles ils s'enkystent aussitôt. Les Coléoptères et autres insectes aquatiques, les Crustacés, certaines Arachnides, etc., avalent ces formes enkystées en même temps que les larves, et les jeunes *Gordius* se développent dans leur cavité viscérale.

D'autre part, d'après A. Villot (*Monogr. des Dragonneaux*, in *Archiv. de zoolog. expérim.*, t. III, 1874), les embryons peuvent passer, avec les larves d'Insectes, dans l'intestin des Poissons (*Phoxinus, Cobitis*, etc.), où ils redeviennent libres, puis s'enkystent une seconde fois dans la muqueuse. C'est dans cet état qu'on les trouve en grand nombre, surtout en automne.

Dans tous les cas, la métamorphose a lieu en hiver. Au printemps suivant, les jeunes *Gordius* abandonnent les kystes, traversent l'intestin et arrivent, avec les fèces de leur hôte, dans l'eau. Là ils s'enferment dans la vase, et, après avoir encore changé de forme, acquièrent leur maturité sexuelle et s'accouplent. En général, les femelles périssent peu de temps après avoir effectué leur ponte. Les mâles. au contraire, survivent toujours à l'accouplement et ne disparaissent que beaucoup plus tard. Quoi qu'il en soit, la reproduction s'opère pendant les mois de mai, juin et juillet. C'est à cette époque qu'on trouve les *Gordius*, souvent en grand nombre, rassemblés par groupes de dix, vingt individus, mâles et femelles, « enroulés les uns autour des autres en pelotons inextricables, véritables nœuds gordiens, qui justifient le nom· que leur a donné Linné ».

On a décrit jusqu'à présent 34 espèces de *Gordius*. La principale, *G. aquaticus* L., est brune avec de nombreuses taches circulaires d'un blanc jaunâtre. A l'état adulte, elle peut atteindre jusqu'à 90 centimètres de longueur. On la trouve communément, en Europe, dans des eaux stagnantes ou à faible courant.

Comme les *Gordius*, les *Mermis* ont le corps filiforme, très-allongé, mais ils ont une bouche entourée de papilles et sont dépourvus d'anus. Chez le mâle, l'extrémité caudale, élargie, est pourvue de deux spicules et de nombreuses papilles disposées sur trois rangs.

Les *Mermis* vivent, à l'état adulte, dans la terre humide et quelquefois même sur les arbustes. Leurs œufs se développent dans la cavité viscérale des Insectes. Au bout d'un certain temps, les embryons émigrent dans la terre humide, où ils deviennent *Mermis* adultes et s'accouplent.

L'espèce type, *M. nigrescens* Duj., émigre parfois en si grand nombre hors, des Insectes, pendant les chaleurs de l'été, qu'en certains endroits la terre en est littéralement couverte : c'est ce qui a donné lieu à la fable de *Vers tombés du ciel*. Une espèce voisine, le *M. albicans* Sieb., qui a été l'objet d'observations remarquables faites par de Siebold, vit principalement dans le corps de certaines chenilles, notamment des chenilles de *Teignes* et d'*Yponomeutes*.

Ed. Lefèvre.

GORDIUS.   *Voy.* Gordiacés.

GORDON (Bernard de).   Aliàs, *Bernardus de Gordonio.*   Un des médecins le plus justement célèbre du moyen âge, et qui fait grand honneur à l'École de Montpellier. Lui-même nous donne quelques détails sur sa personnalité : nous savons par lui qu'il professait la médecine à Montpellier dès l'année 1285, et que pendant vingt ans il y démontra tous les éléments de la médecine, qu'il concentra en 1305 dans un livre auquel il donna le nom de *Lilium medicinæ*, le *Lys de la médecine*, qu'il divise en sept parties. Il donne même les raisons de ce titre : C'est, dit-il, « ad honorem Agni celestis, qui est splendor et gloria Dei « Patris. In Lilio enim sunt multi flores, et in quolibet flore sunt septem folia « candida et septem grana. Similiter iste liber continet septem partes... » C'était du reste assez l'usage à cette époque de baptiser certains ouvrages de titres pompeux : on a ainsi un *Lumen luminum*, un *Rosarium philosophorum*, un *Flos florum*, un *Rosa angiica*, etc. Ce fameux ouvrage du *Lilium medicinæ* a joui d'une grande réputation ; il la méritait par l'ordre qui y est adopté, par la clarté du style et par le côté éminemment pratique qui le caractérise. Sans doute l'auteur n'a pas su se soustraire à toutes les erreurs de son siècle ; sans doute il a rempli son œuvre des recettes les plus extraordinaires, les plus monstrueuses : c'est ainsi que pour le *mal caduque* ou épilepsie il n'hésite pas à déclarer qu'un épileptique étant à terre, en proie à un accès, il suffit pour le faire relever de lui glisser trois fois dans l'oreille ces trois vers :

> Gaspar fert myrrham, thus Melchior, Balthasar aurum ;
> Hæc tria qui secum portabit nomina regum,
> Solvitur à morbo Christi pietate caduco.

Mais ces erreurs étaient inséparables de l'obscurité profonde qui recouvrait la nature réelle d'un grand nombre de maladies, et de l'idée superstitieuse qui s'y rattachait. Un point nous a frappé dans la lecture de ce *Lilium medicinæ* : c'est le conseil qui y est donné aux personnes affaiblies par l'âge de porter des lunettes, ou plutôt l'annonce et la description d'un collyre, « lequel instillé dans les yeux permettrait à ces mêmes personnes affaiblies de lire *sans lunettes* les lettres les plus minuscules. » C'est, comme nous l'avons dit, entre les années 1285 et 1305, que Bernard de Gordon lisait son traité à l'École de médecine de Montpellier. Ce traité a eu un grand nombre de copies et d'imprimés, dont nous indiquerons les principales. Dans ces manuscrits, le mot lunettes est constamment représenté par ces mots : *oculus bereclinus* (Biblioth. nat., ms. lat. 6964 (année 1305), fol. 32, vº, col. 1, lig. 34 ; 7054 A. (quatorzième siècle), fol. 69, rº, col. 2, lig. 6 (Biblioth. de la Fac. de méd. de Paris, ms. nº 62, in-4º) ; dans les imprimés il l'est par *sine ocularibus* (Lyon, 1491, in-4º, fol. 154, vº, col. 1 ; Venise, 1496, in-4º, fol. 94, rº. col. 2 ; Venise, 1498, petit in-fol., fol. 41, vº, col. 2 ; Lyon, 1551, in-8º, p. 278, etc.) ; et un traducteur anonyme, de Rome, qui a rendu en français le *Lilium medicinæ* en 1377, laquelle translation a été imprimée à Lyon en 1495 (Bibliot. nat. T, d. 29, 56, in-4º), se sert du mot *béricles :* « Il (le collyre) est de tant grant vertu qu'il fait « à ung homme decrepite de LXX ans lire lettres menues mieux que s'il avoit « une bericles. » Il est donc certain que Bernard de Gordon en 1305, et peut-être une vingtaine d'années auparavant, applique à des appareils destinés à rendre aux vieillards la lecture facile le mot *béricle* et non celui d'*ocularium* qui a été imaginé beaucoup plus tard par les éditeurs de Lyon, de Venise et d'autres lieux. Il est encore hors de doute qu'au commencement du quatorzième siècle les lunettes étaient connues du vulgaire sous le nom de *béricles*, que les traducteurs de Guy de Chauliac ont rendu par *conspicilia vitri seu bericles* (G. de Chauliac, *Chirurgia magna*, Lyon, 1585, in-4, p. 315). Rappelons que Guy de Chauliac écrivait en 1363. D'ailleurs, dans le compte ou testament de la reine Jeanne d'Évreux, morte en 1349, il est fait mention d'un « vericle encerné en manière de lunette », et que l'on retrouve dans l'inventaire de Charles V. Quant à l'étymologie de *béricle*, elle a peut-être son origine dans *bis circulus* ou dans *bini circuli*, et de *béricle* les Français ont fait aisément *bésicle* en changeant l'r en s. Béricle paraît être aussi une des formes anciennes pour *beryl*, qui indiquait une pierre précieuse, un cristal. *Voy.* Ducange et Littré.

Outre son *Lilium medicinæ*, Bernard de Gordon est auteur de plusieurs autres ouvrages qui ont été aussi imprimés. A la Bibliothèque nationale de Paris, au département des manuscrits, on trouvera : Un *Lilium medicinæ* (latin, 6964, année 1305) ; 6965, quatorzième siècle ; 7054 A, quatorzième siècle. — Un *Antidotarius* (6966, année 1461). — Un *Liber de phlebotomia* (6971, quin-

zième siècle). — Un *De conservatione humanæ vitae* (6971, quinzième siècle).
— Un *Tractatus de sterilitate mulierum* (7066, quinzième siècle).

Le *Lilium medicinæ*, manuscrit du quatorzième siècle (?) que possède la
Faculté de médecine de Paris (n° 62 des manuscrits), est très-incomplet et altéré
par l'humidité ; il ne reste qu'un fragment de la première page, et il manque
des feuillets à la fin.

Parmi les plus anciens imprimés, signalons les suivants: Lyon, 1474, in-8°
(signalé par Haller) ; Lugduni, 2 mai 1491 ; Venetiis, 16 janvier 1496 ; Venise,
1498 ; Lyon, août 1495. C'est la traduction française que nous avons mentionnée.
Elle porte ce titre : « Cy commence la pratique de très-excellent docteur et
« maistre en médecine maistre Bernard de Gordon, qui s'appelle Fleurs de lys
« en médecine... » A la fin : « Cy finist la pratique... laquelle fut accomplie
« en la noble estude de Montpellier, après qu'il eust leu l'espace de XX ans,
« l'an mil CCC et XII, et translaté de latin en français à Rome l'an mil
« CCCLXXVII. Et imprimé à Lyon l'an mil CCCCXCV, le dernier jour d'aoust »
(Biblioth. nat. T,d. 29, 36, in-4°).   A. C.

Gordon (John). Chirurgien et anatomiste fort distingué de l'Angleterre,
mort malheureusement trop jeune pour avoir pu donner tout ce qu'il promettait.
Il naquit à Forres, de John Gordon, marchand de vin et banquier, et d'Élisabeth
Arnot, le 19 avril 1786. Après avoir fait ses premières études à l'Université
d'Édimbourg sous de savants maîtres, tels que Hill, Dazel, Laidlaw, etc., il
commença à s'appliquer à celle de la médecine, en 1801, sous le professeur
Thomson, et suivit les cours de Barclay (anatomie), de Thomson (chirurgie), de
Murray (chimie), de Robinson (histoire naturelle). En 1803 le jeune homme
était nommé membre de la *Medical Society*, société fondée en 1734, et qui n'a
pas peu contribué à faire progresser la science et la philosophie à Édimbourg par
les travaux des George Cleghorn, John Fothergill, Cullen. C'est en 1805, le
24 juin, que Gordon fut reçu docteur. Ses parents avaient formé le projet de
l'attacher à quelque station médicale de la compagnie des Indes, mais il en fut
détourné par son premier maître et ami Thomson, et finit par adopter l'idée de
devenir professeur d'anatomie et de philosophie à Édimbourg. Aussi, dès l'hiver
de cette même année 1805, il se rendit à Londres, travailla l'anatomie à l'amphithéâtre de Windmill Street dirigé alors par Wilson, ne négligea pas la chirurgie et pouvait en 1807 attirer, à Édimbourg, autour de lui quelques amis
pour un cours d'ostéologie. Encouragé par le succès qu'il y obtint, il commença ses cours publics auxquels afflua bientôt la foule des élèves. Dans les premiers temps Gordon professait concurremment en les liant l'une à l'autre l'anatomie et la physiologie. Mais il reconnut plus tard que c'était au détriment de
toutes deux, et depuis 1813 il sépara ces deux cours. Au jugement de ceux qui
le connurent, Gordon eut peu d'égaux comme professeur, et personne ne le
surpassa ; il fut d'une rare habileté en anatomie, et en physiologie ses connaissances furent étendues et solides, ses vues justes et élevées. Cet homme distingué
mourut à l'âge de trente-deux ans, le 14 juin 1818. Quelques jours de maladie
avaient suffi pour le tuer. Ceux qui désireraient avoir plus de détails sur la
vie trop courte de Gordon trouveront ample satisfaction dans le livre de Daniel
Ellis: *Memoir on the Life and Writings of John Gordon.* Édimbourg, 1823,
in-8° avec portrait. Ouvrages de Gordon :

I. *A System of Human Anatomy,* t. I. Edinburgh, 1815, in-8°, une planche. — II. *Obser*

*vations on the Structure of the Brain, comprising an estimate of the Claims of Dʳ Gall
and Spurzheim to Discovery of the Anatomy of that Organ.* Edinburgh, 1817, in-8°. —
III. *Outlines of Lectures on Human Physiology.* Edinburg, 1817, in-8°. — IV. *Essay on
Dislocation of Thigh Bone*, 1808. — V. *On the Extrication of Caloric during the Coagulation
of the Blood.* In *Thomson Annals of Philosophy*, 1814, t. IV, p. 139. — VI. *Engravings
illustrating the Anatomy of the Skeleton;* in 22 plates. Edinburgh, 1817, in-8°; ibid., 1818,
in-8°.   A. C.

GORE (Richard-Thomas). Médecin anglais, mort à Bath à la fin de 1881,
commença sa carrière à Londres, où il suivit l'hôpital Saint-Barthélemy et fut
reçu licencié de la Société des apothicaires en 1820. Il fut agréé membre du
Collége royal de chirurgie l'année suivante et en devint *fellow* honoraire en 1843.

En 1831, Gore se fixa à Bath, fut nommé chirurgien des hôpitaux réunis de
cette ville en 1844 et remplit, de 1838 à 1853, les fonctions de conseiller
municipal et plus tard celles d'alderman.

Gore s'était beaucoup occupé d'anatomie et d'histoire naturelle, et possédait
à fond ces sciences; il était en outre doué des qualités les plus brillantes et les
plus solides pour l'enseignement, et ses mérites bien connus lui firent offrir la
chaire d'anatomie comparée d'University College de Londres; il refusa, aimant
mieux continuer la vie simple et modeste qu'il menait à la campagne.

Ce savant médecin est surtout connu par ses traductions de Carus et de Blumenbach.

I. C. G. Carus : *Introduction to the Comparative Anatomy; translated from the German.*
Bath, 1827, 2 vol. in-8°, pl. in-4°. — II. J.-F. Blumenbach : *A Manual of Natural History;
translated from the 10th German Edition.* London, 1825, gr. in-8°, fig. — III. *Abstract of
the History of a Case of Strangulated Exomphalos successfully Operated, on Fifty Hours
after Parturition. Communicated by Mr. Travers.* In *London Med.-Chir. Transact.*, t. XII,
p. 570, 1823. — IV. *Notice of a Case of Microcephaly.* In *Anthropol. Review*, t. I, p. 168,
1863.   L. Hn.

GORGERET. Instrument de bois ou de métal, allongé, droit ou courbe,
et muni d'une rainure ou *gorge*, terminée par un cul-de-sac, pour servir de guide
au bistouri ou à tout autre instrument et pour protéger les parties voisines. Le plus
connu de tous est le gorgeret de bois de Desault, qui, enfoncé dans le rectum,
reçoit dans sa gouttière l'extrémité du bistouri introduit par l'ouverture externe
de la fistule, et sur lequel la lame est conduite de haut en bas, jusqu'à division
complète des parties molles. Un autre gorgeret de Desault, destiné à l'opération
de la fistule anale par la ligature, est courbe et en métal; il porte près de son
cul-de-sac un petit trou rond pour recevoir le fil de plomb. Péan a donné à ce
trou la forme d'un T. Le gorgeret de Marchettis est également courbe et en métal.
Dans celui de Runge, le corps de l'instrument forme angle avec le manche; celui
de Percy, qui est de bois, a la forme un peu conique. Larrey introduisait dans
une ouverture ménagée à l'extrémité d'un gorgeret de bois un stylet cannelé
passé dans la fistule; l'extrémité du stylet était ramenée hors de l'anus avec
le gorgeret, et c'était sur la cannelure du stylet que le bistouri était conduit.
Enfin on a inventé des gorgerets pour l'uréthrotomie externe et pour la cystotomie, les uns simplement conducteurs, les autres tranchants (*voy.* Anus, Uréthrotomie et Cystotomie).   D.

GORGIAS. On connaît un chirurgien de ce nom qui vivait vers le troisième
siècle avant l'ère chrétienne et qui, d'après Celse, contribua beaucoup aux pro-

grès de la chirurgie à Alexandrie. Celse s'appuie sur l'autorité de Gorgias pour prétendre que la hernie ombilicale est quelquefois produite par de l'air seul. On ne sait s'il a composé des ouvrages.

Galien mentionne un autre Gorgias, son contemporain et son ami, à qui il a dédié son ouvrage : *De causis procatarcticis.*   L. Hn.

GORGONE (*Gorgonia* Miln.-Edw.). Genre de Cœlentérés, de la classe des Anthozoaires, ordre des Alcyonaires, famille des Gorgonidés, dont l'espèce type, *G. verrucosa* Pall., se rencontre dans la Méditerranée (*voy.* Crénocères).

Le *G. nobilis* de Linné est le *Corallium rubrum* des auteurs modernes (*voy.* Corail).   Ed. Lefèvre.

GÖRICKE (Adolph-Wilhelm-Theodor). Né le 1er février 1798, à Paris, où son père était prédicateur de la légation danoise, revint en 1810 à Copenhague avec ses parents, commença ses études en 1817 à l'Université de cette ville, prit ses premiers grades à la Faculté de médecine en 1822, se fit recevoir docteur à Kiel en 1824, puis, après un voyage en Allemagne, en France et en Angleterre, revint, en octobre 1826, à Copenhague, et se fixa peu après à Odense, dans l'île de Fünen. En 1827, il y devint médecin de la section des aliénés de l'hôpital Graae-Brödre, place qu'il échangea en 1831 contre celle de médecin en chef de l'hospice des aliénés de Bidstrup, près de Rotschild, dans l'île de Seeland. C'est tout ce que nous connaissons de sa carrière. Nous mentionnerons de lui :

I. *Semiotica morborum pectoris a thorace hausta. Diss. inaug.* Kiliae, 1824, gr. in-4°. — II. *Beretning om en jagttaget Selvvending.* In *Bibl. for Laeger,* Bd. VII, p. 344, 1827. — III. *En behandlingsmaade af bendelorm.* Ibid., p. 346. — IV. *Beretning om det i Odense oprettede hospital for afsindige.* Ibid., 3d. XIV, p. 81, 1831. — V. Autres articles dans *Bibl. for Laeger.*   L. Hn.

GORILLE. A l'article Singes (*voy.* ce mot) nous avons parlé des Anthropoïdes ou Anthropomorphes, nous avons indiqué leurs principaux caractères, tant extérieurs qu'anatomiques, nous avons exposé leurs relations avec les autres Quadrumanes et nous avons signalé l'existence, dans cette tribu des Anthropomorphes, de quatre types principaux : le type Chimpanzé et le type Gorille, qui ont d'assez grandes affinités, le type Orang et le type Gibbon. D'un autre côté trois de ces types sont l'objet d'articles spéciaux dans d'autres parties du Dictionnaire (*voy.* les mots Chimpanzé, Gibbon et Orang-Outan) : nous pourrons donc, dans la description du Gorille, nous renfermer dans des limites assez étroites et nous borner, pour ainsi dire, à comparer cet animal, le plus grand de tous les Anthropomorphes, avec les autres représentants du même groupe.

Le Gorille à l'état adulte atteint des dimensions considérables : ainsi le magnifique exemplaire qui figure dans les galeries du Muséum et qui a été rapporté du Gabon par M. le docteur Franquet, chirurgien de la marine, n'a pas moins de 1m,67 de haut ; son cou mesure 0m,75, sa poitrine 1m,35 de circonférence, et son envergure est de 2m,18. Le corps de cet animal est extrêmement massif et ne présente aucun rétrécissement correspondant à la taille, les dernières côtes arrivant en contact avec le bassin ; il est fortement velu, sauf sur la région dorsale qui est en partie dénudée, sans doute parce que le Gorille a l'habitude de s'appuyer contre un tronc d'arbre pour dormir. Sur le torse, sur la nuque et sur la plus grande partie des membres, les poils sont d'un noir mat, mais ils passent au grisâtre dans la région des aisselles et tournent au roussâtre sur le front, où ils forment une sorte de touffe qui peut se diriger soit en avant, soit en arrière; sur l'avant-bras ils sont couchés dans le même sens que chez l'Homme. Les mains, les pieds et la face sont glabres. Celles-ci est de couleur brune et noirâtre, avec le front fuyant et fortement plissé, les arcades sourcilières saillantes, les joues creuses, le nez épaté, le museau très-proéminent, la lèvre supérieure mobile et susceptible de servir à la préhension des aliments. Les oreilles sont relativement moins grandes que chez le Chimpanzé, et les canines supérieures, beaucoup plus saillantes, constituent presque des défenses. Les tubercules des molaires sont aussi relevés de manière à dessiner sur la couronne une double colline transverse; mais la formule dentaire est d'ailleurs la même que chez l'Homme. Les bras, démesurément allongés, descendent à peu près jusqu'au dernier tiers des membres postérieurs et se terminent par des mains larges et robustes, mais munies seulement d'un pouce peu développé qui peut à peine s'opposer aux autres doigts; les jambes sont proportionnellement grêles, avec le mollet peu saillant; les pieds très-grands, avec le pouce très-volumineux relativement aux autres doigts, qui sont courts et à demi englobés dans un repli de la peau.

Chez les femelles et chez les jeunes la tête est un peu plus arrondie, le front plus droit, mais sillonné; les yeux sont moins couverts, les membres moins robustes, les dents, les canines surtout, un peu moins développées, et le pelage offre souvent des teintes plus grises ou plus roussâtres. Certaines variations, soit dans les dimensions, soit dans la couleur du pelage, peuvent être observées du reste même parmi les individus adultes; à côté des Gorilles de très-grande taille, à pelage brun foncé, qui ressemblent à celui que nous avons sommairement décrit et que l'on désigne tour à tour sous les noms de *Troglodites gorilla*, de *Gorilla gina* et de *Gorilla Savagei*, il y en a d'autres plus petits, pourvus de crêtes crâniennes moins saillantes et ayant les poils de la région dorsale colorés en roux. Ces derniers individus ont souvent été considérés comme des femelles, mais quelques auteurs des plus compétents et entre autres feu M. Broca sont disposés plutôt à les rapporter à une seconde espèce ou tout au moins à une seconde race de Gorille.

Jusqu'en 1876 on ne possédait que des données très-vagues sur le cerveau du Gorille; mais à cette époque M. Broca put en faire une étude complète, grâce aux matériaux qui lui furent remis par le docteur Nègre, médecin de la marine au Gabon. Il communiqua immédiatement le résultat de ses recherches à la Société d'anthropologie de Paris; mais malheureusement la publication de sa notion sur le cerveau de Gorille obtenu par le docteur fut retardé de telle sorte que MM. Bolau et Pansch n'en avaient point eu connaissance quand ils présentèrent au Congrès des naturalistes et médecins allemands tenu à Hambourg-Altona, le 18 septembre 1876, des études très-intéressantes faites sur les corps de trois Gorilles appartenant au musée de Hambourg et la description d'un cerveau de Gorille rapporté du Gabon par M. Frechmann en 1876. Cette dernière pièce donna lieu également à un savant mémoire de M. Bischoff de Munich. Enfin, en 1878, dans la *Revue d'anthropologie*, le docteur Broca revint avec plus de détails sur le sujet qu'il avait précédemment traité; il constata des différences assez importantes entre le cerveau qu'il avait décrit et celui qui avait été étudié par M. Pansch et par M. Bischoff, mais il soutint que ces différences provenaient principalement de l'âge, le Gorille de Hambourg paraissant âgé d'environ six mois et celui du docteur Nègre étant parfaitement adulte; enfin il formula en ces termes les conclusions auxquelles il était arrivé par l'étude de ce dernier spécimen : « Le cerveau du Gorille, dit-il, possède tous les caractères « de supériorité qui distinguent les grands Anthropoïdes de tous les autres « Singes ; par la grandeur du lobe frontal et la petitesse du lobe occipital, il se « rapproche du type humain plus qu'aucun autre cerveau, mais ses circonvolutions « sont plus simples, plus tortueuses et plus larges que chez les deux autres « grands Anthropoïdes. On sait que sous ce rapport le Chimpanzé est, en « moyenne, un peu inférieure à l'Orang; le Gorille prendrait donc la troisième « place, mais rien ne justifie le rapprochement établi par Gratiolet entre le « cerveau du Gorille et celui des Cynocéphales. Par les caractères, la vraie « place du Gorille est auprès du Chimpanzé, qui est à la fois son voisin géogra- « phique et son voisin zoologique; toutefois leurs cerveaux diffèrent d'une « manière notable : d'abord par leur degré de complication, ensuite et surtout « par le volume et la constitution des lobes occipitaux. Cette dernière diffé- « rence, supérieure à celle qu'on observe parmi des espèces d'un même genre, « confirme pleinement la distinction qui a été établie entre le genre *Gorilla* et « le genre *Troglodytes*. »

Nous ne dirons rien de la structure du tube digestif et de ses annexes dans l'espèce qui nous occupe, parce que jusqu'à présent on ne possède pas, à cet égard, des renseignements suffisants. Il en est de même pour le système respiratoire et pour l'appareil vocal; on sait toutefois que le Gorille mâle adulte possède des sacs aériens très-vastes qui descendent sur la partie antérieure du thorax et qui, de même que les poches laryngiennes, encore plus développées, de l'Orang-outan, doivent être considérés comme des organes de renforcement de la voix.

Le squelette du Gorille est beaucoup mieux connu. La tête de l'adulte est massive, volumineuse, projetée en avant, et offre des caractères de bestialité très-accusés. Les crêtes sourcilières sont bien marquées, et plus encore les crêtes sagittales, ce qui est en rapport avec le grand développement des muscles destinés à redresser la tête sur le rachis. Les cavités orbitaires, très-amples, ont leur axe incliné d'avant en arrière et en bas, de sorte que, comme le dit Pruner-Bey, l'animal peut également regarder en avant et, sans grande gêne, regarder en haut; du reste, toute la région faciale est fortement déclive et le front manque absolument, tandis que les mâchoires sont extrêmement puissantes et les apophyses zygomatiques très-développées. D'après M. le docteur P. Topinard, l'angle de J. Cloquet qui a, comme on sait, son sommet au bord alvéolaire, est de 32,2 chez un Gorille mâle parvenu à tout son développement, de 28,5 chez une femelle et de 50,5 chez un jeune individu de la même espèce ayant encore sa première dentition. Au contraire ce même angle s'élève à 38,6 chez le Chimpanzé adulte et varie entre 56 et 72 chez les hommes de différentes races. Sous ce rapport le Gorille est donc inférieur, non-seulement à l'Homme, mais au Chimpanzé.

Parmi les particularités de la mâchoire supérieure du Gorille, M. le docteur Heckel a signalé la présence de l'os intermaxillaire, qui est encore distinct chez l'adulte et qui, chez le jeune, est non-seulement séparé, mais encore tellement mobile qu'une légère traction suffit à le détacher.

La mâchoire inférieure est très-robuste et sa branche montante et sa branche descendante s'unissent presque à angle droit. La formule dentaire est la même que chez l'Homme, c'est-à-dire qu'il y a deux paires d'incisives, une paire de canines, deux paires de prémolaires et trois paires de molaires à chaque mâchoire, soit en tout 32 dents chez l'adulte. Ces dents présentent quelques particularités qui ont été mises en lumière par M. Alix, M. Welb et M. Magitot. Ainsi les deux incisives médianes supérieures sont presque du double plus fortes que les latérales; les canines supérieures sont également très-puissantes et figurent de véritables défenses, dépassant le rebord alvéolaire de la mâchoire inférieure; les canines inférieures sont un peu moins développées et viennent loger leur pointe dans les espaces vides entre l'incisive latérale et la canine supérieure; enfin les molaires présentent comme chez l'Orang un accroissement relatif, au lieu d'offrir une décroissance régulière comme dans les races humaines supérieures. Leur couronne est munie de tubercules qui sont au nombre de cinq sur la seconde molaire comme chez les hommes de race inférieure et chez le Chimpanzé.

La capacité crânienne du Gorille est plus faible que celle de l'Homme, que l'on adopte les chiffres de M. Topinard, ceux de M. Vogt ou ceux de M. Wymann. En effet, cette capacité étant chez l'Homme, en chiffres ronds, de 1450 à 1500, n'est chez le Gorille mâle adulte que de 424 à 623, et chez le Gorille femelle de 585 à 580; elle est encore plus faible chez le Chimpanzé où elle varie, suivant le sexe, de 370 à 421.

Le rachis du Gorille se compose de 7 vertèbres cervicales, de 13 dorsales, de 4 lombaires, de 5 sacrées et de 5 coccygiennes au moins; d'après M. Heckel, il se rapproche plus du type des quadrupèdes que du type humain, puisqu'il ne présente du cou au sacrum qu'un changement de direction et deux courbures. Les apophyses épineuses des vertèbres cervicales sont très-saillantes, mais principalement à partir de la troisième vertèbre; celles des vertèbres dorsales ressemblent aux apophyses correspondantes du squelette humain par leur longueur et leur imbrication et celles des vertèbres lombaires s'inclinent vers le bassin. La cage thoracique, solidement construite, est limitée par 13 paires de côtes, et son diamètre transversal offre chez le Gorille adulte 9 centimètres de plus que chez l'Homme. Au contraire, le bassin du Gorille paraît plus étroit que celui de l'Homme, le diamètre antéro-postérieur l'emportant décidément sur le diamètre transversal, au lieu d'être égal à celui-ci comme chez d'autres Singes ou de lui rester notablement inférieur, comme dans l'espèce humaine.

Suivant Huxley, la colonne vertébrale, de l'atlas au sacrum, étant comptée pour 100, le membre supérieur, moins la main, vaudrait 115 chez le Gorille, 112 chez l'Orang, 96 chez le Chimpanzé et 79 chez l'Homme; le membre inférieur, moins le pied, 96 chez le Gorille, 83 chez l'Orang, 90 chez le Chimpanzé et 113 chez l'Homme. Les bras sont donc relativement plus longs chez le Gorille que chez tous les autres Anthropomorphes, tandis que les jambes, tout en étant plus courtes que chez l'Homme, restent néanmoins plus allongées que chez l'Orang et le Chimpanzé.

Les rapports de dimensions entre les membres thoraciques et les membres pelviens chez le plus grand de tous les Anthropomorphes sont en rapport avec l'attitude qui, au dire de tous les observateurs, n'est ni verticale, ni horizontale, mais oblique. « Le Gorille, dit M. Heckel, dans la station et dans la marche, « prend son point d'appui principal sur les membres pelviens, mais, la verticale « passant par le centre de gravité tombant en avant de la symphyse, il s'arc- « boute sur les membres supérieurs et touche le sol par la face dorsale des

« mains, non disposées pour s'appliquer par leur face palmaire. Les Anthro-
« poïdes sont des bipèdes imparfaits, et le Gorille est parmi eux le moins
« imparfait sous le rapport de l'attitude bipède. »

De son côté, M. le docteur Topinard est arrivé aux conclusions suivantes en
comparant le squelette des principaux Anthropomorphes au squelette humain :
« Le débat, dit-il, n'est possible qu'entre le Gorille et le Chimpanzé. Partout
« l'Orang occupe le rang le plus éloigné..... Le Gorille a le membre supérieur
« dans son entier, le radius et la main plus humains, tandis que chez le Chim-
« panzé c'est l'humérus et le tibia. En ne considérant que les deux segments
« supérieurs, chacun semble privilégié à sa façon, le Gorille par son avant-bras
« plus court, le Chimpanzé par son bras plus court. La longueur du membre
« supérieur et de la main a cependant plus de poids dans la balance, et nous
« conclurions en faveur du Gorille. »

Le fait réel que, sous le rapport de la conformation et des proportions de la
charpente osseuse, le Gorille et le Chimpanzé peuvent être mis en parallèle,
prouve déjà qu'au fond ces deux grands Singes diffèrent moins entre eux qu'ils
ne diffèrent des autres Anthropomorphes, et comme à ces affinités ostéologiques
se joignent certaines ressemblances dans l'aspect extérieur, surtout dans le jeune
âge, comme les deux types appartiennent à la faune africaine, plusieurs naturalistes, à l'exemple de M. Owen, sont d'avis de réunir le Gorille et le Chimpanzé (*voy.* ce dernier mot) dans un seul et même genre, le genre *Troglodytes*.
Pour ces naturalistes, le Chimpanzé doit porter le nom de *Troglodytes niger* et
le Gorille celui de *Troglodytes gorilla*, tandis que pour ceux qui, à l'exemple
d'Isidore Geoffroy Saint-Hilaire, séparent génériquement les deux types, le
Chimpanzé conserve le même nom, tandis que le Gorille est appelé tantôt
Gorilla gina, du mot indigène *Noggena* ou *Dgena*, tantôt *Gorilla Savagei*, en
l'honneur de M. Savage, missionnaire américain auquel on doit les premiers
renseignements scientifiques sur le Singe gigantesque.

Quelques auteurs, il est vrai, et entre autres Dureau de la Malle, ont soutenu
que les Γορίλλαι mentionnés dans le *Périple* du suffète carthaginois Hannon
n'étaient autre chose que les Gorilles des naturalistes modernes. Mais il est
bien difficile de justifier une pareille opinion, car, s'il est certain que les
Γορίλλαι dont les Carthaginois rapportèrent trois dépouilles dans leur patrie
n'étaient pas des hommes sauvages, mais bien des Singes de grande taille, rien
ne prouve que ce n'étaient pas des Chimpanzés, ou même des Cynocéphales.
Ceux-ci sont en effet très-communs en Sénégambie, c'est-à-dire dans la région
où Hannon paraît avoir rencontré les Γορίλλαι, et, par l'agilité avec laquelle ils
grimpent sur les rochers, ils méritent bien plus que les Chimpanzés ou que les
Gorilles l'épithète de *cremnobates* que l'amiral carthaginois donne aux Γορίλλαι.

Il a été établi d'autre part que dès 1846 un missionnaire nommé M. Wilson
avait possédé un crâne de Gorille, mais, nous le répétons, c'est seulement en
1847 que l'on a obtenu, grâce à M. Savage, des renseignements circonstanciés
et plusieurs crânes qui fournirent à M. J. Wyman (de Boston), puis à M. R. Owen,
les éléments de mémoires importants. A une date un peu plus récente, le
célèbre voyageur du Chaillu s'est beaucoup occupé du Gorille et lui a assigné
pour habitat la région à peine explorée comprise entre la rivière Danger et le
Gabon, entre le 1er et le 15e degré de latitude, mais en même temps a donné
sur les mœurs de cet Anthropomorphe des renseignements assez inexacts.
M. du Chaillu paraît avoir surtout exagéré la férocité du Gorille qui, loin de

s'attaquer à l'homme, fuit généralement le chasseur et ne se défend que lorsqu'il est acculé. Sur ce dernier point, M. Winwood Reade, M. A. Marche et
tous les voyageurs récents sont parfaitement d'accord.

Le Gorille est essentiellement frugivore, mais beaucoup moins arboricole que
l'Orang ou même que le Chimpanzé. Il se tient ordinairement sur le sol, où il
court à quatre pattes, ne prenant une attitude semi-verticale que lorsqu'il veut
user des armes terribles que la nature lui a réparties et qui consistent principalement dans ses bras musculeux et dans ses canines énormes. Quand il est
irrité, il plisse son front, grince des dents et fait entendre une sorte d'aboyement.
Il ne construit pas, comme on l'a prétendu, de véritables cabanes, mais se fait
seulement un nid grossier avec quelques branches.

En 1877, l'*Aquarium* de Berlin a possédé pendant peu de temps un jeune
Gorille que le docteur Falkenstein avait acquis à Punta-Negra, sur la côte
occidentale d'Afrique. Ce singe n'était pas le premier individu de cette espèce
qui parvînt en Europe, puisque, comme l'a fait remarquer le docteur Sclater, on
possède la photographie d'un autre Gorille qui faisait partie, en 1861, de la
ménagerie ambulante de Wombwell.

E. Oustalet.

Bibliographie. — Th. Savage. *Notice on the External Characters and Habits of Troglodytes
Gorilla, with the Osteology of the same,* by J. Wyman. In *Bost. Journ. Nat. Hist.,* 1847,
t. V, part. 4, p. 417. — Du même. *A Description of the Characters and Habits of T. Gorilla,
and of the Osteology of the same,* by Wyman. Boston, 1847. — J. Wyman et Th. Savage. *On
the Troglodytes Gorilla.* In *Proc. Bost. Soc. Nat. Hist.,* 1847, t. II, p. 245. — R. Owen.
On a New Species of Chimpanzee (Troglodytes Savagei). In *Proc. Zool. Soc. Lond.* 1848,
p. 27. — Du même. *Supplementary Note on the Great Chimpanzee (T. Gorilla* Sav., *T. Savagei*
Ow.), ibid., p. 53. — *Ueber den Gorill Affen* (mémoire allemand avec figures d'après
Wyman et Savage). In *Fror. Tagsber.,* 1850, n° 151, et 1852, n°° 541 et 543. — J. Wyman. *A
Description of two additional Crania of the Engé-ena (T. Gorilla* Sav.) *from Gaboon.* In
Sillim. Amer. Journ., 1850, 2° série, t. IX, p. 45, et l'*Institut,* 1850, t. XVIII, n° 867, p. 263. —
Du même. *On the Skull of T. Gorilla.* In *Proc. Bost. Soc. Nat. Hist.,* 1850, t. III, p. 179. —
Notes et renseignements sur le Gorille : 1° *Note sur le Gorille,* par M. Is. Geoffroy-Saint-
Hilaire; 2° *Recherches sur le Gorille,* par M. R. Owen, trad. de M. J. Haime; 3° *Mémoire sur
les caractères extérieurs et les mœurs du Gorille,* par le docteur Th. Savage, trad. de
M. J. Haime; 4° *Mémoire sur le grand Gorille de Gabon,* par M. Dureau de la Malle. In
Annal. d. sc. nat., Zool., 3° série, 1851, t. XV, p. 154 et suiv. — R. Owen. *On the Skeleton
of T. Gorilla.* In *Trans. Zool. Soc. Lond.,* 1851, et *Sur l'ostéologie du Gorille.* In *Compt.
rend. de l'Acad. d. Sc. de Paris,* 1853, t. XXXVII, p. 385. — Du même. *Nouvelles observations
sur l'ostéologie du Gorille.* In *Annal. d. sc. nat., Zool.,* 3° série, 1853, t. XX, p. 120. —
P. Gervais. *Hist. nat. des Mammifères,* 1854, t. I. — Duvernoy. *Mémoire sur les caractères
anatomiques des squelettes du T. tschego et du G. gina,* suivi d'une note *Sur les rapports
naturels du Gorille.* In *Compt. rend. de l'Acad. d. sc.,* 1853, séance du 30 mai, et *Rev. et
mag. de zool.,* 1853, p. 273. — Du même. *Des caractères anatomiques des grands Singes
pseudo-anthropomorphes.* In *Arch. du Mus.,* 1855, t. VIII, p. 1. — Ricard. *Notice sur le
Gorille.* In *Rev. et Mag. de zool.,* 1855, t. VII, p. 502. — R. Owen. *On the Gorilla.* In *Annal.
of Nat. Hist.,* 1859, t. IV, 1. 377. — J.-E. Gray. *On the Habits of the Gorilla.* In *Pr. Zool.
Soc. Lond.,* 1861, p. 212. — Huxley. *On the Structure of the Skull of the Man, the Gorilla,
the Chimpanzee and the Orang-utan during the Periode of the first Dentition.* Ibid., 1864,
p. 586. — Saint-George J. Mivart. *Contributions toward a more complete Knowledge of
the Axial Skeleton in the Primates.* Ibid., 1865, p. 545. — Dr Magitot. *L'Homme et les
Singes anthropomorphes.* In *Bull. de la Soc. d'anthr.,* 1869, 2° série, t. IV, p. 113. —
Dr Broca. *Mémoire sur l'ordre des Primates.* Ibid., 1869, p. 228. — L. Agassiz. *Hommes et
Singes.* In *Rev. scient.,* 1874, 2° série, t. III, p. 818. — Ed. Heckel. *Étude sur le Gorille du
musée de Brest.* In *Rev. d'anthr.,* 1876, t. V, p. 1. — Schlegel. *Muséum des Pays-Bas,
Simiæ,* 1876, livr. XI. — Dr Topinard. *L'Anthropologie,* 1877. Paris, in-12. — Ph. S. Sclater.
Proc. Zool. Soc. Lond., 1877, p. 303. — A. Marche. *Voyage au Gabon.* In *Tour du Monde,*
1878, XVIII° année, n° 936, p. 376. — Dr Broca. *Étude sur le cerveau du Gorille.* In *Rev.
d'anthr.,* 1878, 2° série, t. I, p. 1. — Dr Trouessart. *Catal. des Mammifères,* 1879, *Simiæ.* —
Brehm. *Vie des animaux.* trad. franç. de Z. Gerbe, etc.   E. O.

GORING (C.-R.). Savant médecin anglais, né vers 1792, mort à South-Molton, dans le Devonshire, le 6 mars 1840. Il fut reçu docteur à Édimbourg, 1816, et choisit, paraît-il, pour résidence la banlieue de Londres, mais il ne pratiqua pas l'art de guérir. Goring s'est surtout occupé de micrographie, et a publié sur ce sujet des ouvrages très-estimés en collaboration avec Pritchard. Nous citerons de lui :

I. *Diss. inaug. de apoplexia sanguinea.* Edinburgi, 1816, gr. in-8°. — II. *Micrographia : containing Practical Essays on Reflecting, Solar, Oxyhydrogen, Gasmicroscopes, Micrometers, Eye-pieces,* etc. London, 1837 (1836), in-8° (avec Pritchard). — III. *The Microscopic Cabinet of Select Animated Objects, with a Description of the Jewell and Doublet Microscopes, Test Objects,* etc. London, 1838, in-8° (avec le même). — IV. *Microscopic Illustrations of Living Objects, their Natural History,* etc. *A New Edit. emended a. enlarged by Andr. Pritchard.* London, 1838, in-8°. — 7. *On a New Solvent for all Sorts of Urinary Concretions.* In *Thomson's Annals of Philos.,* t. IV, p. 361, 1814. — VI. *On Indistinctness of Vision, caused by the Presence of False Light in Optical Instruments.* In *Quarterly Journ. of Science,* t. XVII, 1824. — VII. Autres articles sur le microscope dans le même recueil.
L. HN.

GORP (JEAN van), connu sous le nom de *Goropius Becanus,* cette dernière qualification venant du lieu de sa naissance, Hilvarenbeck, bourgade du Brabant, dans la Campine, où il vit le jour le 23 juin 1518. Il commença ses études scientifiques à Louvain et y fut reçu maître ès arts en 1539; il s'adonna ensuite à la médecine et aux mathématiques, puis fit un voyage en Espagne, en Italie et en France. Pendant son séjour dans la péninsule ibérique, il devint médecin de la reine Eléonore, épouse de François Ier et de Marie, reine de Hongrie, toutes deux sœurs de Charles-Quint. A son retour dans les Pays-Bas, il se fixa à Anvers et y exerça l'art de guérir avec distinction pendant plusieurs années; en 1554, il donna dans cette ville des leçons de chirurgie; en 1555, il y fut médecin juré.

Van Gorp possédait des connaissances profondes dans les belles-lettres et sur l'antiquité et savait plusieurs largues. Il refusa la place de premier médecin de Philippe II, pour se réserver des loisirs qu'il consacrait à ses études favorites. Ses opinions littéraires l'entraînèrent à des discussions parfois très-vives et dont il ne sortit pas toujours à son honneur; c'est ce qui lui arriva quand il voulut prouver que la langue flamande est plus ancienne que l'hébreu et qu'en conséquence nos premiers parents ont parlé le flamand au paradis terrestre.

Dans les dernières années de sa vie, il s'établit à Liége, mais il mourut à Maestricht, le 28 juin 1572. Les ouvrages qu'il a laissés sont étrangers à la médecine :

I. *Origines Antwerpianae, sive Cimmeriorum Beccelsana novem libros complexa. Atvatica. Gigantomachia. Niloscopium. Cronia. Indo-Scythica. Saxsonica. Goto-Danica Amazonica. Venetica et Hyperborea.* Antverpiae, 1569, in-fol. — II. *Opera Joannis Goropi Becani hactenus in lucem non edita, nempe Hermathena, Hieroglyphica, Vertumnus, Gallica, Francica, Hispanica.* Antverpiae, 1580, in-fol.
L. HN.

GORRIS (DE), en latin *Gorræus.* D'un tableau généalogique que nous avons devant les yeux il résulterait que cette famille appartiendrait, depuis Hager de Gorris, qui vivait en l'année 1200, à celle des seigneurs de La Guierche, de Vemars et Noccourt, qui portait « d'argent au chevron de gueules accompagné de 3 hures de sable ».

Gorris (PIERRE DE). Il était de Bourges ou des environs. Il voyagea beaucoup, puisqu'il se dit docteur de Ferrare, et que ses premiers ouvrages ont été imprimés à Venise. Quoi qu'il en soit, il se présentait en 1505 à la Faculté de médecine de Paris, et demandait son admission dans la docte confrérie. Sur le refus de cette dernière, il frappait de nouveau (14 janvier 1511) à la porte des Écoles de la rue de la Bûcherie, et offrait 100 livres tournois, si l'on voulait bien l'autoriser à pratiquer dans la ville de Paris comme les docteurs régents. De Gorris dut subir un examen (11 mars), et fut admis *in gremium Facultatis* le 15 mars, après avoir soutenu cette thèse: *In quo morbi tempore purgandum sit?* mais il ne put jamais arriver au titre de docteur régent. Ces détails sont empruntés aux *Registres-Commentaires* de notre ancienne École. Nous ignorons l'époque de la mort de Pierre de Gorris. Il a laissé quelques ouvrages, savoir :

I. *Formulæ remediorum quibus vulgo medici utuntur.* Lutetiæ, 1559, in-16; 1560, in-12; 1562, in-8°; 1623, in-16. Lugduni, 1584, in-8°. Coloniæ Allobrogum, 1612, in-12. — II. *Dioclis epistola ad Antigonum regem ex secundo Pauli de prænognoscendis ægritudinibus, hisque impediendis ne veniant, de tuenda valetudine, de regimine vitæ per anni tempora.* Venetiis, 1545, in-16. Parisiis, 1555, in-16. — Un *Praxis medicinæ*, dont quelques bibliographes font mention, n'est probablement que ce dernier ouvrage, dont nous avons emprunté le titre à Andry.   A. C.

Gorris (JEAN DE). Fils du précédent, né en 1505, fut reçu docteur le 18 avril 1541, sous la présidence de Jean de Barra, parvint au décanat, et tint cette magistrature pendant deux ans, du 3 novembre 1548 au 8 novembre 1550. Très-attaché, comme son père, au calvinisme, il fut, en 1569, rayé, avec plusieurs de ses confrères, du catalogue des médecins de Paris; Millet, Rodolphe de Lor, Maurice de la Corde, Grevin, Albert le Febvre, Guillaume de la Barre, La Bistrades-Lestoile, Denizot, et d'autres, partagèrent son sort. Ce fut en vain que le 27 juin il redemanda les honneurs de la régence. On sait avec quelle cruelle perfidie la cour affectait de témoigner de la bienveillance aux protestants; le roi leur accorda le 15 mai 1571 des lettres qui cassaient la délibération prise contre eux par la Faculté, et leur accordaient la réhabilitation de tous leurs droits; mais l'Université protesta contre ces lettres royales mêmes, et les médecins expulsés ne purent jouir des bénéfices de ces dernières. De Gorris put être témoin de toutes les horreurs de la Saint-Barthélemy; il en avait sans cesse devant les yeux les déplorables excès. Un accident abrégea ses jours : comme il allait visiter Guillaume Viole, évêque de Paris, des sergents entourèrent sa litière; cet événement lui causa une telle frayeur qu'il en devint comme perclus de tous ses membres; il vécut pendant plusieurs années dans ce triste état, et mourut à Paris, en 1577, âgé de soixante-douze ans. Il tient une grande place dans la littérature médicale française par son érudition, par ses grandes connaissances dans les langues grecque et latine, et par le rôle qu'il a joué dans le rétablissement de la médecine de l'antiquité. Scévole de Sainte-Marthe, De Thou, parlent fort avantageusement de lui, et le représentent comme l'un des médecins les plus recommandables par sa doctrine, sa politesse, son désintéressement et sa grande affabilité auprès des malades. Voici la liste de ses ouvrages, parmi lesquels on remarquera une traduction en vers latins des poëmes de Nicandre, traduction estimée pour son élégance, et que Duchêne a fait entrer dans un recueil de poésies qu'il a donné en 1560 :

I. *Definitionum medicarum libri XXIIII.* Parisiis, 1554, in-fol. Francof., 1578, in-fol.; 1601, in-fol. — II. *Hippocratis libelli aliquot latinè versi, cum annotationibus.* Paris., 1544, in-4°. — III. *Hippocratis de genitura et natura pueri libellus, græce et latinè. Accesserunt ejusdem interpretes annotationes in quibus tota temporum pariendi ratio *apertissimè explicatur.* Paris., 1546, in-4°. — IV. *In Hippocratis librum de medico annotationes et scholia.* Paris., 1543, in-8°. — V. *Nicandri Theriaca, interprete Jo. Gorrœo Parisiensi, ad illustrissimum principem Carolum Lotharingium.* Paris., 1557, in-4°. — VI. *Nicandri alexipharmaca, Jo. Gorrœo interprete, ejusdem interpretis in alexipharmaca præfatio, omnem de venenis disputationem summatim complectens, et annotationes, ad rev. Carol. J. Bellaium, episcopum Parisiensis.* Paris., 1559, in-4°. Le texte grec est en regard de la version latine. — VII *Hippocratis Jusjurandum de arte, de antiqua medicina. Interprete Gorrœo, cum ejus scholiis.* Paris., 1542, in-4°. A. C.

Gorris (JEAN DE). II° du nom. Fils du précédent, attaché pareillement à la religion réformée, il eut aussi à subir bien des vexations de la part de la Faculté de médecine de Paris. En effet, s'étant présenté au baccalauréat (15 mars 1572), il en fut rejeté, *quod nollet in Christi imaginem jurare.* Le 1er mai suivant, il se voit forcé de demander la protection de François, duc de Montmorency, alors gouverneur de Paris, et favorable aux calvinistes. Seize jours après (17 mai 1572) était publié un ordre de Charles IX qui fait jouir de l'édit de pacification tous les médecins exilés pour cause de religion, et le même édit ordonne que Jean de Gorris soit reçu bachelier « sans être contraint de faire aucun serment concernant la religion ». Eh bien ! malgré tout cela, le jeune homme dut attendre six ans encore pour que la Faculté se décidât à l'admettre dans son sein ; il dut déclarer, *non mente, sed ore,* qu'il n'avait professé la religion réformée que pour céder aux volontés de son père et que, celui-ci étant mort, il ne faisait pas difficulté de se dire catholique romain. Ce fut à ces conditions qu'il fut admis au baccalauréat, le 22 novembre 1578. Peu de temps après il se retira de Paris et alla s'établir à Châteaudun où il mourut. Nous ne connaissons de lui aucun ouvrage.

Gorris (JEAN DE). III° du nom. Celui-là naquit à Châteaudun, et mourut à Paris le 22 juin 1662. Sa licence à la Faculté de médecine de Paris est du 19 mai 1608, et en 1616 il était appelé à faire partie du conseil de santé du roi Louis XIII. Son origine calviniste ne pouvait manquer de lui occasionner des embarras. En 1634, il veut, en qualité de président, défendre une thèse portant ce titre : *An visceribus nutritiis œstuantibus aquarum metallicarum potus salubris?* Un ordre du roi le lui défend, étant intéressé à ce que le mauvais état de santé ne soit pas rendu public. Le 20 février 1657, il propose cette thèse : *An medicorum parisiensium methodus saluberrima?* La Faculté y voit des doctrines contraires à sa manière de penser ; elle proteste contre cette idée qu'il est nécessaire de purger dans les maladies aiguës, et elle ordonne que la thèse en question se changera en celle-ci : *Estne recta quædam methodus medendi omnium saluberrima?* Guy Patin fait quelquefois l'éloge de De Gorris et vante son profond savoir, mais le plus souvent il le maltraite fortement, l'accusant de charlatanisme, de chymiatrie, de gazetier et d'orviétanophile. De Gorris est l'auteur, outre d'une édition des œuvres de son aïeul et des *Formules* de son bisaïeul, des ouvrages suivants :

I. *An medicorum Parisiensium frequentes phlebotomiæ jure vel injuriâ accusantur?* Thèse cardinale, 27 févr. 1625, in-4°. — II. *Estne recta quædam methodus medendi omnium saluberrima?* Thèse cardinale, 22 févr. 1657, in-4°. — III. *De usu venæ sectionis ad curandos morbos* δεύτεραι Φροντίδες *secundæ cogitationes,* 1660, in-4°. — IV. *Brevis animadversio in libellum Joannis Lanœi, chirurgi togati Parisiensis, quo Hippocratis Aphorismos in novum ordinem et meliorem, si diis placet, digessit.* Paris, 1660, in-4°.

Jean de Gorris, III° du nom, a laissé un fils, Léonard de Gorris, également médecin, qui obtenait, en 1616, la survivance de son père 'dans les charges de médecin par quartier de Louis XIII.

A. C.

GORTER (JEAN de). Célèbre médecin hollandais, né à Enckhuysen le 19 février 1689. Gorter montra dès sa plus tendre jeunesse une ardeur incroyable pour l'étude et une grande rectitude de jugement. Dès qu'il eut atteint l'âge où l'on fait choix d'une profession, il commença l'étude de la chirurgie, d'abord chez un praticien d'Enckhuysen, ensuite à Harlem, sous Tialling van der Hout. Quand il eut appris tout ce qu'il pouvait espérer d'apprendre de son maître, il résolut de se livrer à l'étude de la médecine. Il commença à perfectionner ses connaissances en grec et en latin et se mit en état de suivre avec profit les exercices académiques. Il se rendit à Leyde en 1709, et profita si bien des leçons qu'il y entendit, et qu'il ne négligea jamais de rédiger pour mieux se les approprier, qu'il fut en état de se faire recevoir en 1712. Il revint aussitôt dans sa ville natale, où son temps fut partagé entre la pratique de l'art de guérir et une révision continuelle de ce qu'il avait appris dans ses cours et de ce qu'il apprenait tous les jours. La lecture de l'ouvrage de Borelli éveilla en lui le génie des mathématiques. Non-seulement il put, sans maître, se rendre cette science familière, mais il inventa même une mécanique d'une grande puissance et divers instruments dont il avait besoin pour ses études; un fauteuil-balance, par exemple, au moyen duquel il put répéter les expériences statistiques médicales de Sanctorius et en faire de nouvelles. Ce fut l'origine de son *Traité de la transpiration insensible*, ouvrage qui lui valut de la part de Boerhaave, à qui le manuscrit avait été présenté, les éloges les plus vifs et des sollicitations de le mettre au jour. L'illustre professeur de Leyde ne voulut point laisser un homme de ce mérite dans l'obscurité de la pratique dans une petite ville, il lui offrit et le décida à accepter la chaire de médecine dans l'Université d'Harderwik, en 1725. Il professa, selon les saisons, l'anatomie, la physiologie, la chimie, la botanique, la pathologie générale, la médecine pratique et la chirurgie; il fit même des leçons de clinique et il donna en peu de temps à la Faculté d'Harderwik un éclat qu'elle n'avait jamais eu. Il occupait depuis près de trente ans ce poste honorable quand l'impératrice Élisabeth le nomma son médecin en second, en lui donnant son fils, David Gorter, pour adjoint. Il fallut non-seulement les offres les plus brillantes, mais les sollicitations les plus pressantes et les plus flatteuses de la part de la souveraine du Nord, pour décider Gorter à quitter la chaire qu'il avait illustrée. Il partit pour Saint-Pétersbourg en 1754, avec son fils et la plus grande partie de sa famille. Catherine leur fit l'accueil le plus bienveillant, et lui continua toute sa faveur aussi longtemps qu'elle put le retenir auprès d'elle. Gorter, ayant perdu, en 1758, son épouse, qu'il aimait tendrement, obtint la permission de revenir dans sa patrie. Il revint chargé de marques de satisfaction et avec la moitié de ce qu'il avait reçu quand il exerçait les fonctions d'archiâtre, c'est-à-dire 2500 roubles de pension. Gorter mourut le 11 septembre 1762 avec la réputation d'un des médecins les plus savants et d'un des plus judicieux écrivains de son siècle. Il était membre de l'Académie des sciences de Saint-Pétersbourg et de celle de Harlem.

Gorter est un des précurseurs des doctrines organiques de notre temps. Après avoir suivi et enseigné quelque temps les principes de l'école iatromathématique et ceux de Boerhaave, il cessa d'être satisfait des hypothèses de ces deux écoles, et il sentit qu'il n'était pas possible de refuser aux êtres organisés et vivants des propriétés spécifiques qu: les distinguent des corps inorganiques. Il leur donna l'irritabilité qu'il répandit dans toutes leurs parties. Appliquant ces vues à la pathologie, il soutint que l'inflammation n'a point pour cause essentielle, comme on le disait d'après Boerhaave, une erreur de lieu des globules rouges du sang qui passeraient dans les vaisseaux qui n'en contiennent pas naturellement, mais que l'irritation était la véritable cause de ce phénomène pathologique important (Dezeimeris). Nous citerons de lui :

I. *Disp. med. inaug. de obstructione.* Lugduni Batav., 1712, in-4°. — II. *De perspiratione insensibili sanctoriana batava.* Lugduni Batav., 1725, in-4° ; *editio altera, multis in locis aucta et emendata, atque commentariis in omnes aphorismos italicos Sanctorii adornata.* Lugduni Batav.. 1736, in-4°, 5 pl. Ticini, 1748, in-4°. — III. *Oratio inauguralis, de dirigendo studio in medicinae praxi, sive de tabulis pro disciplina medica concinnandis, dicta publice, ipsis idibus junii* 1726. Harderovici, 1726, in-4°. Lugduni Batav., 1727, in-4° ; avec le traité suivant. Ticini, 1751, in-4°. — IV. *De secretione humorum e sanguine, ex solidorum fabrica præcipue et humorum indole demonstrata.* Lugduni Batav., 1727, in-4° ; 1 pl. Ticini, 1751, in-4°. — V. *Oratio de praxis medicae repurgatae certitudine, dicta publice die 14 junii 1729.* Lugduni Batav., 1731, in-4°. — VI. *Compendium medicinae in usum exercitationis domesticae digestum, pars 1 de morbis generalibus.* Lugduni Batav., 1731, in-4°, 2 pl. Pars II, *therapeuticam exhibens.* Lugduni Batav., 1737, in-4°. Francofurti et Lipsiae, 1740, in-4°. Ticini, 1751, in-4°. Venetiis, 1751, in-4°. — VII. *Oratio de animi et corporis consentione mirabili, tam in secunda quam adversa valetudine, publice dicta die 12 junii* 1730. Lipsiae, 1731, in-4°. Ticini, 1751, in-4°. — VIII. *Materies medica compendio, medicinae accommodata, exhibens formulas, in usum studiosorum conscriptas.* Harderovici, 1733, in-4°. — IX. *Morbi epidemici brevis descriptio et curatio per diaphoresin.* Harderovici, 1735, in-4°. — X. *Oratio pro medico dogmatico, habitu a. d. 19 junii* 1736. Harderovici, 1741, in-4°, avec la *Medicina dogmatica.* — XI. *Exercitationes medicae quatuor : I. de motu vitali. II. De somno et vigilia. III. De fame. IV. De siti.* Amstelodami, 1737, in-4°. Ticini, 1751, in-4°. La première avait paru à Harderowick en 1734 et la deuxième en 1737. — XII. *Oratio in centesimum natalem, seu annum Jubilæum academiae Ducatus Geldriae et comitatus Zutphaniae quae est Harderovici ; habita a. d.* 12 *junii* 1748. Amstelodami, 1748, in-4°. — XIII. *Medicina hippocratica, exponens Aphorismos Hippocratis. Lib. I.* Amstelodami, 1739, in-4°. *Lib. II,* ibid., 1740. *Lib. III et IV,* ibid., 1741. *Lib. V, VI et VII,* ibid., 1742, in-4°. Réimpression de l'ouvrage entier : Ticini, 1747, in-4°; ibid., 1753, in-4°. — XIV. *Medicina dogmatica, tres morbos particulares, delirium, vertiginem et tussim, aphoritice conscriptos et commentariis illustratos, pro specimine exhibens.* Harderovici, 1741, in-4°. Ticini, 1751, in-4°. — XV. *Chirurgia repurgata, ab auctore recensita, emendata, multisque in locis aucta, accessit materia medica chirurgiae repurgatae accommodata.* Lugduni Batav., 1742, in-4°. Florentiae, 1745, in-4°. Ticini, 1750, in-8°. Vindoboni et Lipsiae, 1762, in-4°. — XVI. *Praxis medicae systema. Pars 1. De morbis generalibus. Pars II. De morbis particularibus.* Harderovici, 1750, in-8°. Ticini, 1752, in-4°. Lipsiae, 1755, in-4°. — XVII. *Formulae medicinales cum indice virium quo ad inventas indicationes inveniuntur medicamina, in usum medicorum praxim inchoantium.* Harderovici, 1752, in-8°. Amstelodami, 1755, in-8°, contrefaçon faite en Allemagne ; deuxième édition. Francofurti et Lipsiae, 1760, in-4°. — XVIII. *Methodus dirigendi studium medicum.* Harderovici, 1753, in-4°. — XIX. *Opuscula varia, medico-theoretica.* Ticini, 1751, in-4°. On trouve dans ce volume : 1° *Tractatus de secretione humorum.* 2° *Oratio de dirigendo studio in medicinae praxi.* 3° *Exercitatio de motu vitali.* 4° *Exercitatio de somno et vigilia.* 5° *Exercitatio de fame.* 6° *Exercitatio de siti.* 7° *Exercitatio de actione viventium particulari.* 8° *Oratio de praxis medicae repurgatae certitudine.* 9° *Oratio de animi et corporis consensione mirabili, tam in secunda quam adversa valetudine.* — XX. *Opuscula medico-practica.* Ticini, 1751, in-4°. Ce volume contient : 1° *Medicina dogmatica.* 2° *Oratio pro medico dogmatico.* 3° *Morbi epidemici anni 1734 descriptio et curatio.* — XXI. Mémoires en hollandais, qu'on trouve énumérés dans le tome II des *Commentaires de Leipzig,* et observations fournies à diverses sociétés. — XXII. Nombreux ouvrages restés manuscrits.   L. Hn.

GÖRTZ (Johann-Friedrich). Médecin allemand, naquit à Tuckum le 17 février 1755, étudia la médecine successivement à Mittau, à Berlin et à Gottingue, où il fut reçu docteur en 1783. Il revint ensuite en Courlande et se fixa à Mittau, où il mourut le 17 mars 1808.

Görtz était un élève du célèbre Richter. Sa dissertation inaugurale, fort bonne, donne une description intéressante des polypes utérins, la critique des instruments employés pour leur ligature et la description d'un instrument nouveau. Richter a donné un extrait de cette thèse et la figure de l'instrument dans sa *Bibliothèque chirurgicale*.

I. *Ein Mittel gegen die Blutaderknoten an den Füssen der Schwangern.* In *Richter's Bibliothek*, Bd. VI, p. 541. — II. *Dissert. inaug. medico-chirurgica in qua novum ad ligaturam polyporum uteri instrumentum proponit et describit.* Gottingae, 1785, in-8°, 1 pl. — III. *Nutzen des Galvanismus bey Amaurosis und Thränenfistel.* In *Hufeland's Journal der prakt. Heilkunde*, Bd. XVI, n° 4.   L. Hn.

GORUP-BESANEZ (Eugen-Franz von). Célèbre chimiste allemand, auteur de travaux remarquables sur la chimie biologique, naquit à Gratz, en Styrie, le 15 janvier 1817. Il était le fils d'un feld-maréchal autrichien. Après avoir terminé ses humanités dans sa ville natale et à Klagenfurth, il se rendit aux Universités de Vienne et de Padoue pour y étudier la médecine. En 1839, il fréquenta les cours et laboratoires de l'Académie de Munich et compléta son instruction sous la direction du professeur Wöhler à Gottingue. Reçu docteur avec distinction à Munich, en 1842, il se voua spécialement, à partir de ce moment, à des travaux de chimie, et travailla tout d'abord au laboratoire des deux Buchner, père et fils, à Munich. En 1846, il fut appelé à enseigner la chimie à l'Université d'Erlangen en qualité de *privat-docent*, puis fut nommé professeur extraordinaire en 1849. Il mourut d'apoplexie le 24 novembre 1878.

Lors de son entrée en fonctions, en 1846, sa leçon orale pour l'examen de *privat-docent* indiquait suffisamment déjà quelles étaient les tendances scientifiques de Gorup-Besanez; elle était intitulée : *Sur les vrais rapports de la chimie organique avec la physiologie et la pathologie.* C'est à la même occasion qu'il publia *Ses premières recherches originales sur la bile.* Il remplit ses fonctions de professeur avec un rare talent jusqu'à sa mort; son enseignement, remarquable tant par les qualités de l'élocution que par son importance scientifique, avait groupé autour de lui une foule d'auditeurs avides de s'instruire.

Gorup-Besanez est certainement l'un des chimistes qui ont le plus fait pour les progrès de la physiologie et de la pathologie. Ses publications sont très-nombreuses ; nous nous bornerons à citer de lui :

I. *Untersuchungen über Galle. Ein Beitrag zur physiologischen und pathologischen Chemie.* Erlangen, 1846, gr. in-8°. — II. *Anleitung zur qualitativen und quantitativen zoochemischen Analyse.* Nürnberg, 1850, gr. in-8°, 2 pl. in-4°; 2. Aufl., ibid., 1854, fig. ; 3. Aufl., ibid., Braunschweig, 1871, gr. in-8°; trad. franç. par L. Gautier sous le titre : *Traité d'analyse zoochimique qualitative et quantitative.* Paris, 1875, in-8°. — III. *Chemische Untersuchung des Mineralwassers zu Steben, im bair. Voigtlande* (extr. de *Acta nov. acad. Caes Leop.-Carol.*, t. XXIII, pars I). Breslau u. Bonn, 1851, gr. in-4°. — IV. *Vergleichende Untersuchungen im Gebiete der zoochemischen Analyse.* Erlangen, 1850, gr. in-4°. — V. *Das Prinzip der Rechtspflege bei der Wahl der Experten vom Standpunkte der gegenwärtigen Entwickelung der Naturwissenschaften überhaupt und der Chemie insbesondere beleuchtet.* Erlangen, 1854, gr. in-8°. — VI. *Chemische Untersuchung der Mineralquellen zu Steben und der Max-Marienquelle in der Langenau im baierischen Voigtlande.* Breslau u. Bonn, 1855, gr. in-4°. — VII. *Lehrbuch der Chemie für den Unterricht auf Universitäten*, etc. 1. Bd. *Lehrbuch der anorganischen Chemie*, etc. Braunschweig, 1859, gr. in-8°; 6. Aufl., ibid., 1876, gr. in-8°. 2. Bd. *Lehrbuch der organischen Chemie.* Braunschweig, 1860, gr. in-8°; 5. Aufl., ibid., 1876, gr. in-8°. 3. Bd. *Lehrbuch der physiologischen Chemie.* Braunschweig, 1862, gr. in-8°; 4. Aufl., ibid., 1872, gr. in-8°; trad. franç. du 3° volume par Schlagdenhaufen : *Traité de chimie physiologique.* Paris, 1880, 2 vol. in-8°. — VIII. *Tafeln zur Erläuterung der Typentheorie und der Ableitung der typischen Formen organischer Verbindungen von den Typen.* Braunschweig, 1860, gr. in-8°. —

IX. *Ueber die Natur des Inhaltes der Froschgeschwulst.* In *Heller's Arch.*, 1845, p. 13. — X. *Ueber die Gallengährung*, etc. In *Deut. Naturf. Versamml.*, 1845. — XI. *Ueber ein eigenthümliches Verhalten des Albumins im Harn.* In *Heller's Archiv*, 1846, p. 10. — XII. *Analyse von Lungenconcretionen.* Ibid., 1846, p. 16. — XIII. *Ueber Kupfer in der Galle.* Ibid., 1846, p. 17. — XIV. *Untersuchungen über Galle.* In *Liebig's Annalen*, Bd. LIX, p. 129, 1846. — XV. *Ueber die Zusammensetzung des Schleimhautepitheliums.* Ibid., Bd. LXI, p. 49, 1847. — XVI. *Ueber die Verbreitung der Kieselerde im Thierreiche.* Ibid., Bd. LXVI, p. 321, 1848. — XVII. *Buttersäure in den Früchten des Seifenbaums*, etc. Ibid., Bd. LXIX, p. 569, 1849. — XVIII. *Ueber die Methoden der Blutanalyse.* In *Erdmann's Journ. d. prakt. Chemie*, Bd. L, p. 346, 1850. — XIX. *Notiz über eine neue organische Base im Gewebe der Thymusdrüse.* In *Liebig's Annalen*, Bd. LXXXIX, p. 114, 1854. — XX. *Sur une modification particulière de la fibrine.* In *Journ. de pharm.*, t. XXIX, p. 240, 1856. — XXI. *Ueber die Einwirkung des Ozons auf organische Verbindungen.* In *Liebig's Annalen*, Bd. CX, 1859; Bd. CXXV, 1863. — XXII. *Ueber eine einfache Gewinnung und Reindarstellung des Glycogens.* Ibid., 1861, Bd. CXVIII, p. 232. — XXIII. *Ueber die Einwirkung des Broms auf Tyrosin.* Ibid., 1863, Bd. CXXV, p. 281. — XXIV. *Beiträge zur Kenntniss der Cholsäure.* In *Annal. d. Chem. u. Pharm.*, Bd. CLVII, p. 282, 1871. — XXV. *Eine vortheilhafte Darstellungsweise der Glycocolsäure.* Ibid., p. 286. — XXVI. *Ueber einen enormen Thongehalt einer menschlichen Lunge.* Ibid., p. 287. — XXVII. *Chemische Untersuchung des Blutes bei licnaler Leukämie.* In *Erlanger Sitz. phys.-med. Soc.*, Bd. V, p. 46, 1873. — XXVIII. *Chemische Untersuchung des Secale cornutum.* Ibid., p. 51. — XXIX. Autres articles dans les mêmes recueils, dans *Buchner's Repertorium*, *Schmidt's Jahrbücher*, *Ienaische Annalen*, *Roser u. Wunderlich's Archiv f. physiol. Heilkunde*, etc.

L. Hn.

GÖSCHEN (Alexander). Médecin allemand de mérite, né à Berlin le 12 mars 1813. Son père, Johann Ludwig, jouissait d'une grande célébrité comme professeur de droit romain, et enseigna successivement à Berlin et à Gottingue ; il était le fils, lui-même, du directeur de la monnaie de Königsberg, von Göschen, mais avait abandonné, à la mort de celui-ci, le titre de noblesse qu'il lui laissait.

Notre Göschen fréquenta d'abord le gymnase de sa ville natale, puis, en 1826, fut mis [en pension à Schulpforta chez le célèbre mathématicien Jacobi, et, en 1829, entra au *Dom-Gymnasium* de Magdebourg. Enfin, en 1831, il se fit immatriculer à l'Université de Gottingue, où il se lia d'amitié avec ses condisciples von Langenbeck, Bergmann, Ruete, Fick, etc., et fut élève enthousiaste de Himly, de Stromeyer, de von Siebold, etc. Le 4 février 1836, il fut reçu docteur en médecine, et, peu après, se fit recevoir au *Staats-examen* à Hanovre, puis se rendit à Berlin, où il se lia avec toutes les célébrités médicales du jour, entre autres avec le philologue Lachmann, qui exerça une grande influence sur lui. Il résida ensuite quelque temps à Dardesheim, près de Halberstadt, et, en 1838, parcourut la plus grande partie de l'Allemagne et de l'Autriche. En janvier 1839, il visita Venise, puis revint passer son examen obstétrical et se fixa à Magdebourg, où il fut nommé membre de la commission d'examen et assesseur du collége médical de la province de Saxe.

C'est de 1842 que date son activité comme écrivain médical ; il fournit, à partir de ce moment, un grand nombre d'articles au *Berliner encyclopädisches Wörterbuch der medicinischen Wissenschaften*, à l'*Encyclopédie* de Schmidt, et peu après, en 1843, fut chargé de la rédaction des *Schmidt's Jahrbücher*, l'un des recueils médicaux les plus importants de l'Allemagne, et qui jouit encore actuellement de toute la faveur du public médical. Ces nouvelles occupations l'engagèrent à se fixer à Leipzig. Il y passa ainsi huit ans et, lors du mouvement révolutionnaire en 1848, devint le président des comités allemands de la Saxe, charge qu'il conserva jusqu'en 1849, où ces comités furent dissous ;

à la même occasion il rédigea des journaux révolutionnaires et fut nommé
député.

Göschen eut l'idée de fonder une feuille médicale hebdomadaire, à l'imitation
des feuilles françaises analogues : c'est ainsi qu'en novembre 1849 parut le premier numéro de son excellent journal, *Deutsche Klinik*, qu'il rédigea jusqu'à sa
mort, arrivée en 1875 ; à ce moment ce recueil cessa de paraître et fut remplacé par le *Deutsche medicinische Wochenschrift*. En 1866, il publia les *Kritische Blätter*, qui ne parurent guère que deux ans, par suite des événements
politiques dont la Saxe et les pays avoisinants furent le théâtre.

Lors de la création du parlement national, Göschen fut nommé député de la
ville de Berlin ; ce savant publiciste peut même être considéré comme l'un des
fondateurs du parti progressiste allemand. Le 1ᵉʳ octobre 1868, il célébra le
jubilé de la vingt-cinquième année de son doctorat. En proie à des accès d'asthme de plus en plus répétés, il mourut d'apoplexie pulmonaire le 2 mars 1875.

Outre une foule d'articles insérés dans un grand nombre de recueils, dont
un certain nombre ont été publiés séparément, tels que la biographie de Hohl,
son meilleur ami, celle de Schönlein, etc., nous connaissons de lui :

I. *Diss. inaug. De forcipe obstetricia.* Gottingae, 1856. — II. *Die Pflege des menschlichen
Körpers, eine allgemeine Diätetik für Laien*. Leipzig, 1847. — III. *Achselmannstein, eine
Badeskizze.* Berlin, 1865, in-8°. — IV. *Vichy, eine Badeskizze*. Berlin, 1865, in-8°. —
V. *Kritische Blätter für wissenschaftliche und praktische Medicin.* Leipzig, 1866–1867,
2 vol. gr. in-4°.   L. Hn.

GOSSE (Les).

Gosse (GEORGES-ALEXANDRE). Médecin français, né à Saint-Amand-les-Eaux,
en 1700, mort dans la même ville, le 13 novembre 1772. Gosse fut médecin
de l'établissement thermal de sa ville natale. Il a publié :

Observations sur les eaux minérales de Saint-Amand en Flandre. Douay, 1750, in-12.
                                                                                L. Hn.

Gosse (HENRI-ALBERT). Célèbre chimiste et naturaliste suisse, mentionné
par tous les recueils biographiques médicaux pour ses importants travaux
d'hygiène et de physiologie. Il appartenait à une ancienne famille d'origine
alsacienne dont le vrai nom était *De Gousch*, et qui, devenue protestante,
résidait à Sedan lors de la révocation de l'édit de Nantes. Une partie de la
famille émigra à Genève. Notre Gosse naquit dans cette ville le 25 mai 1753.
La passion de l'histoire naturelle et des sciences physiques lui fit abandonner
l'état de libraire, qu'il avait embrassé; il se rendit à Paris pour y suivre des
cours de chimie, de botanique, de pharmacie. Le zèle qu'il déploya lui valut
bientôt l'amitié des Lavoisier, Deyeux, Fourcroy, Lacépède, Vauquelin, Parmentier. En 1781, il remporta le prix d'émulation fondé à l'école de pharmacie
par M. Le Noir, lieutenant de police. Gosse prit part au concours ouvert en 1783
par l'Académie royale des sciences de Paris, *Sur la nature et les causes des
maladies auxquelles sont exposés les doreurs sur métaux et sur les moyens de
les en préserver*, et il remporta le prix. Son fourneau, remarquable par la
simplicité de la construction et par le tirage établi à l'aide d'un foyer d'appel,
répondit complétement au but proposé; c'est presque encore le seul employé à
Genève dans l'horlogerie. Plus tard, en 1785, appelé à concourir dans la question
Sur la nature et les causes des maladies des ouvriers employés dans la

fabrique des chapeaux et sur les moyens de les en préserver, ses observations microscopiques sur les poils, la substitution du plomb au mercure dans le sécrétage et surtout son masque d'éponges, lui valurent de nouveaux succès et de nouvelles récompenses honorifiques. A Genève il établit une pharmacie, il fut un des fondateurs de la *Société de physique et d'histoire naturelle* et de celle pour l'*Avancement des arts*. Il enrichit la matière médicale de diverses préparations pharmaceutiques propres à combattre efficacement certaines maladies rebelles de la peau, telles que les affections scrofuleuses, etc. *Ses expériences sur la digestion*, consignées par Sennebier dans les œuvres de Spallanzani (Genève, 1783, in-8°), servirent de point de départ aux travaux des physiologistes modernes. Il appliqua son génie au perfectionnement de diverses industries, telles que la *poterie*, la *fabrication des cuirs*, des *chandelles*, du *charbon*, etc., etc. Il fut l'inventeur des *eaux minérales factices*, qui dès lors sont devenues d'un usage général. A peine venait-on d'inventer les ballons, qu'il substitua le *gaz hydrogène* au calorique, comme le prouve sa correspondance avec Montgolfier au moment de la découverte, et par ses expériences aérostatiques il était parvenu à des résultats entièrement nouveaux lorsque les révolutions française et genevoise le lancèrent dans une carrière politique semée de dangers. Réformateur légal des abus, il fut lié avec l'élite des âmes nobles qui luttaient pour une liberté honnête et sage, et défendit, même au péril de sa vie, les victimes de l'anarchie, soit en France, soit à Genève. Le général Bonaparte, qui avait apprécié à Paris le mérite de Gosse, l'accueillit avec distinction, lors de son passage à Genève, quoiqu'on n'ignorât point tous les sacrifices et toutes les démarches qu'il avait faites auprès du Directoire pour empêcher la réunion de Genève à la France. Après cette réunion, Gosse introduisit de nombreuses réformes dans l'administration municipale et chercha à favoriser l'étude des sciences naturelles par l'établissement d'un musée et par des cours de botanique. Il fut alors nommé correspondant de l'Institut impérial de France. Retiré vers la fin de sa vie dans une campagne à Marnex, Gosse y conçut l'idée des Sociétés scientifiques connues sous le nom de *Congrès scientifiques* et, après une correspondance active avec divers savants suisses et étrangers, il convoqua à Marnex, le 15 octobre 1815, la première assemblée de la *Société helvétique des sciences naturelles*. Le plan de cette société nomade fut douze ans plus tard transporté en Allemagne par le professeur Oken, et de là en Angleterre, en France, en Scandinavie et jusqu'en Amérique. Un mois après cette création, Gosse mourut d'apoplexie à Genève le 1er février 1816 (*Biogr.* Didot). Il a laissé un fils qui s'est distingué dans la carrière médicale.

Gosse (André-Louis). Fils du précédent, né à Genève le 18 juin 1791, étudia la médecine à Paris et y fut reçu docteur en 1816. De retour dans sa ville natale, il y exerça l'art de guérir, puis, en 1826, se rendit en Grèce en qualité de médecin et d'agent d'Eynard. Il y passa deux ans, puis revint à Genève, pour retourner en Grèce en 1829. Lord Cochrane, amiral de la flotte grecque, lui fit en 1830 un présent magnifique en récompense des services qu'il avait rendus. Il revint ensuite à Genève, décoré de l'ordre grec du Sauveur, et devint médecin du dispensaire.

Nous connaissons de Gosse :

I. *Propositions générales sur les maladies causées par l'exercice des professions. Dis inaug.* Paris, 1816, in-4°. — II. *Sur l'hygiène des professions insalubres.* Genève, 1 in-8° (extr. de *Bibl. univ.*, t. IV, p. 57, 1817). — III. *Des maladies rhumatoïdes. Mém. communiqué à la Société helvétique des sciences naturelles séant à Soleure le 27 juillet* 1825. Genève, 1826, in-8°. — IV. *Sur la nature et le traitement du choléra sporadique et épidémique.* In *Biblioth. univ. de Genève*, 1831. Trad. en italien : Venezia, 1831, in-8°. — V. Avec Prévost, Dupin et Lombard : *Troisième rapport du dispensaire de Genève*, etc. Genève, 1830, in-8°. — VI. *Rapport sur l'épidémie de choléra en Prusse, en Russie et en Pologne.* Genève, 1833, in-8°. — VII. *Relation de la peste qui a régné en Grèce en 1827 et 1828, contenant des vues nouvelles sur la marche et le traitement de cette maladie.* Paris, 1838, in-8°. — VIII. *Das Penitentiarsystem*, etc., *unter Mitwirkung des Verfassers übers. u. verm. von Ad. Martiny.* Weimar, 1839, in-8°. — IX. *Notice sur les eaux thermales salines ferrugineuses de Salins, près Moutiers en Tarentaise.* In *Journ. de pharm.*, t. XXIV, p. 642, 1838. — X. *De l'étiologie du goître et du crétinisme.* In *Mém. de la Soc. phys. de Genève*, t. XII, p. 211, 1854. — XI. *Essai sur les déformations artificielles du crâne.* In *Annal. d'hyg. publ.*, t. III, p. 317, et t. IV. p. 1, 1855. — XII. *Sur les anciennes races du Pérou.* In *Bullet. Soc. d'anthropol. de Paris*, t. I, p. 549, 1860. — XIII. *Monographie de l'Erythroxylon coca.* In *Mém. couronn. Acad. Bruxelles*, t. XII, 1861. — XIV. *Dissertation sur les races qui composaient l'ancienne population du Pérou.* In *Mém. de la Soc. d'Anthropol. de Paris*, t. I, p. 149, 1863. — XV. *Du bain turc, modifié par l'emploi du calorique rayonnant et de son introduction en Suisse.* Genève, 1865, in-12. — X. *Des trichines spirales, des accidents maladifs qu'elles engendrent*, etc. Genève, 1866, in-12.   L. Hn.

GOSSELET (Auguste-Napoléon).   Médecin de mérite, né à Anvers vers 1810, étudia la médecine à Paris et y prit le degré de docteur en 1837. Il se fixa ensuite à Lille, où il devint peu après médecin en chef de l'hospice des aliénés. D'après son biographe (*Ann. méd.-psych.*, 3ᵉ sér., t. V, p. 643, 1859), l'établissement qu'il dirigeait pouvait être cité comme modèle. Il était aussi éminent praticien qu'aliéniste distingué, et avait encore acquis de la réputation comme philosophe, philanthrope et économiste. Il est, paraît-il, l'auteur de divers travaux importants, publiés ou inédits, sur les névroses et sur certaines questions de médecine psychologique. Nous regrettons que son biographe ne les ait pas cités. Mentionnons de lui :

I. *Traitement de la variole.* Thèse de Paris, 1837. — II. *Statistique des maladies épidémiques dans l'arrondissement de Lille de 1832 à 1843.* Lille, 1844, in-8°.   L. Hn.

GOSSET.   Médecin et alchimiste du dix-huitième siècle, partisan de van Helmont et de Paracelse, était d'Amiens. Il s'est fait connaître par l'ouvrage suivant : *Révélations cabalistiques d'une médecine universelle tirée du vin, avec une manière d'extraire le sel de rosée, et une dissertation sur les lampes sépulchrales* (Utrecht [Amiens], 1735, in-12). Sa médecine universelle ou *arcane végétable* se tirait du vin; quant au sel qu'il extrayait de la rosée, c'était également une panacée. Gosset a encore émis cette idée qu'on pouvait retirer de toutes les substances un élément incombustible et perpétuellement lumineux.   L. Hn.

GOSSYPIUM. *Voy.* Cotonnier.

GÖTHE (Johann-Wolfgang).   Le plus grand poëte de l'Allemagne.

Gœthe a sa place marquée dans ce Dictionnaire, à cause de l'influence qu'il a exercée à son époque sur les progrès des sciences naturelles par les idées nouvelles qu'il y a introduites, bien que cette influence ait été contestée déjà de son vivant, mais surtout après sa mort.

Il naquit à Francfort le 28 août 1749. Son père était un des citoyens les plus respectés de la ville; homme grave, sérieux et sévère, même pédant, mais à idées au-dessus de son époque, quoique d'un jugement un peu étroit, il fit apprendre à l'enfant les langues anciennes et modernes, de sorte que celui-ci connut de bonne heure le français, l'italien, l'espagnol et l'anglais; la mère de Gœthe, de la famille des Textor, était douée d'un caractère gai et aimable; elle se plaisait à développer l'imagination de son fils par des récits de toute sorte, et à cette école il arriva lui-même à inventer des contes et s'exerça ainsi à son futur métier de romancier. Pendant la guerre de Sept Ans, il fit la connaissance d'un Français, le comte de Thorane, lieutenant du roi à Francfort, qui contribua à lui faire connaître et aimer la langue française et surtout le théâtre français.

A l'âge de seize ans, Gœthe fut envoyé à Leipzig pour étudier le droit, et on commença à le faire travailler d'après le système de Wolff, « le classeur ». Il ne tarda pas à s'y ennuyer et, à la suite de diverses aventures désagréables, il tomba malade et revint à Francfort après une absence de trois ans. C'est alors qu'il subit l'influence du mysticisme religieux de mademoiselle de Klettenberg; en même temps il s'occupa de chimie et même d'alchimie, en étudiant avec ardeur les ouvrages de van Helmont et de Paracelse. En 1770, son père l'envoya à Strasbourg pour y terminer ses études juridiques. Mais là comme à Leipzig le droit ne fut pour lui qu'une affaire secondaire; il acquit cependant le titre de licencié qu'il changea en celui de docteur à son retour à Francfort, sans toutefois l'avoir obtenu d'aucune faculté. A Strasbourg, il subit l'influence de Herder, le brillant critique, qui lui fit apprécier Homère et surtout Shakespeare, et celle de Jung-Stilling, qui lui communiqua ses idées philosophiques. C'est grâce à Herder qu'il se décida à écrire en allemand et non en français, comme il en avait eu un moment l'intention.

De retour à Francfort, vers la fin de 1771, Gœthe y trouva la vie trop étroite et trop formaliste et ne put se décider à y exercer la profession d'avocat; il se rendit à Wetzlar en mai 1772 et s'y fit immatriculer au Conseil supérieur. C'est pendant son séjour à Wetzlar qu'il termina le drame de Gœtz de Berlichingen et le roman de Werther, en même temps qu'il continuait à publier un grand nombre de *Lieds;* par ces publications il régénérait le théâtre, le roman et la poésie lyrique de son pays.

Un jeune souverain, le duc de Saxe-Weimar, de passage à Francfort, ayant désiré voir notre poète, Gœthe lui fut présenté et conquit toute l'amitié du prince. La vie purement contemplative lui pesait probablement à ce moment et, décidé à se livrer à la vie pratique, à l'activité réelle, à se consacrer aux affaires, en un mot, il n'hésita pas à suivre aussitôt (1775) le duc à Weimar. « Il se jette, dit Du Bois-Reymond, dans cette voie avec persistance; il ne dédaigne pas de prendre une connaissance approfondie des détails techniques de branches particulières de l'administration, telles que l'exploitation des mines. Pendant les années qui auraient dû être celles de la floraison et de la fécondité, on voit le plus grand génie poétique des temps modernes renoncer à produire et, pour l'amour d'une maxime abstraite, se vouer à des occupations pratiques où l'auraient dépassé facilement des hommes bien inférieurs à lui. » Pendant dix ans, jusqu'en 1786, il joua à la cour de Weimar ce rôle de vice-roi et en quelque sorte de demi-dieu. Du Bois-Reymond lui reproche de n'avoir presque rien produit durant toute cette période, mais cette opinion est trop exclusive, car, s'il n'a rien produit, il a, selon l'expression de ses biographes, conçu ses chefs-d'œuvre et préparé leur exécution. « Enfin, dit Du Bois-Reymond, le naturel qu'il avait refoulé reprend son empire, et l'*hégire* de Carlsbad à Rome ouvre une nouvelle période d'activité poétique ».

Gœthe, durant son voyage en Italie, fut artiste, poëte et naturaliste, mais le tempérament artistique primait tout, même lorsqu'il s'agissait d'histoire naturelle; il visita toute la péninsule et la Sicile sous un nom d'emprunt et revint à Weimar en juin 1788, rapportant deux grands drames, *Iphigénie en Tauride* et *le Tasse*.

C'est de cette époque que date sa liaison avec Christine Vulpius, qu'il épousa plus tard après la bataille d'Iéna, en 1806, pour la récompenser des services qu'elle lui avait rendus en défendant sa maison lors du pillage de Weimar. Il accompagna le duc de Saxe-Weimar en Silésie en 1790, fit avec lui la campagne de France en 1792 et assista l'année suivante au siége de Mayence. Dans toutes ces pérégrinations, ici comme en Italie, il observait la nature, avec ce talent particulier qui le caractérisait et qui a fait dire à Heine : « La nature, désirant savoir comment elle était faite, créa Gœthe ».

En 1794 eut lieu sa rencontre mémorable avec Schiller, à qui, dès la première entrevue, il expliqua la métamorphose des plantes, dont l'idée lui était venue en Italie; l'amitié de ces deux grands génies dura jusqu'à la mort de Schiller en 1805. C'est d'après les indications et les conseils de Gœthe, paraît-il, que Schiller donna toute sa couleur locale à son *Guillaume Tell*.

La célébrité de Gœthe était alors européenne, et lorsque Napoléon Ier, lors de l'entrevue d'Erfurt, séjourna en Saxe, il demanda à voir le poëte et, après l'avoir contemplé, l'aborda par ces mots restés célèbres : « Vous êtes un homme, monsieur Gœthe! » Gœthe conserva une profonde admiration et même un vrai culte pour le grand capitaine et, quoique patriote allemand, ne cessa d'aimer la France, dont il avait célébré la révolution dans un chef-d'œuvre, *Hermann et Dorothée*, et dont il admirait les productions littéraires et artistiques. Aussi, pendant la guerre de la Délivrance, sa muse ne produisit-elle point de poésies militaires.

Après 1815, Gœthe ne s'occupa plus des affaires du duché de Saxe-Weimar, mais il continua à enrichir les collections d'histoire naturelle de l'Université d'Iéna et les siennes propres. Les sciences naturelles étaient l'une de ses passions. Gœthe avait pris alors aux yeux de l'Europe la situation qu'occupait cinquante ans auparavant Voltaire dans sa retraite de Ferney. Il vivait retiré dans une petite maison avec jardin, située tout près de Weimar et que lui avait donnée le duc de Saxe-Weimar. Victor Cousin le visita là en 1817 et laissa un récit de son entretien avec lui; J.-J. Ampère fit le pèlerinage de Weimar quelques années après, et l'on peut dire que ce jeune Français de vingt-deux ans en imposa à Gœthe par la profondeur de ses connaissances.

Gœthe, malgré l'immense prestige dont il jouissait, n'était pas ce Jupiter olympien qu'en font quelques-uns de ses admirateurs enthousiastes. Il était au contraire très-bonhomme dans ses allures et dans ses habitudes, comme en témoignent ses entretiens avec Eckermann et comme le représentent même une foule de peintures, de lithographies, de médailles, de bustes, etc. Pour s'en convaincre, il suffit de voir les portraits authentiques qui existent dans sa maison natale de Francfort. L'un de ses plus grands plaisirs était de s'occuper prosaïquement d'horticulture et d'agriculture, et même d'ornithologie et de minéralogie avec Eckermann.

Gœthe termina son plus grand chef-d'œuvre, le premier Faust, en 1806; il avait quatre-vingts ans sonnés quand il mit la dernière main à son second Faust, œuvre plus ou moins incompréhensible, où il a cherché à faire la synthèse de ses idées en philosophie et en histoire naturelle.

En 1830, il suivit avec passion la fameuse lutte de nos deux grands naturalistes Cuvier et Geoffroy Saint-Hilaire; il fit même un résumé de la discussion qui s'était élevée entre eux à l'Académie des sciences; ce fut son dernier travail. Il mourut le 22 mars 1832, âgé de quatre-vingt-deux ans; au moment où il allait rendre le dernier soupir, il fit ouvrir les volets de sa fenêtre, réclamant « plus de lumière ».

Nous n'avons pas à apprécier ici le poëte, ni le romancier, ni l'auteur dramatique, mais le naturaliste et le physicien mérite de nous arrêter un instant.

La puissante imagination de Gœthe, aidée d'un remarquable esprit d'observation, trouva ample matière à s'exercer, notamment en zoologie. Ainsi il a cherché à démontrer que les différences qui existent dans la conformation anatomique des animaux ne doivent être considérées que comme des modifications d'un type primitif, commun pour tous; modifications correspondantes aux diverses influences de mœurs, de climats, d'aliments; mais il ne définit pas autrement ce type et n'en rend la conception possible par aucune indication générale. Cette conception avait pris naissance chez lui à la suite de sa découverte de l'os intermaxillaire, qui, soit dit en passant, fut découvert à la même époque en France par Vicq-d'Azyr. C'est du moins dans l'opuscule publié en 1786 sur l'os intermaxillaire qu'on trouve la première indication de ces idées générales. Cette découverte lui suggéra encore d'autres idées, relativement aux analogies entre parties servant à certains usages chez les animaux et ces mêmes parties persistant chez l'homme, quoiqu'elles ne soient plus utiles pour le parfait fonctionnement de l'organisme; preuve de plus pour lui que les différences de structure des animaux doivent être considérées comme des modifications d'un même type fondamental, résultant de l'oblitération, de la déformation, de l'augmentation ou de la diminution des organes, ou même de la disparition totale de certains d'entre eux.

Gœthe eut bientôt une nouvelle occasion pour appliquer ces idées. Un jour, en se promenant sur les sables du Lido, à Venise, il trouva un crâne de mouton fendu; il l'examina avec soin, et l'idée lui vint aussitôt que les os de la tête pouvaient n'être qu'une transformation des vertèbres. Il ne publia pas immédiatement cette conception nouvelle, et plus tard, en 1817, quand Oken l'exprima à son tour, une violente dispute de priorité s'éleva entre les deux savants.

C'est également pendant son voyage en Italie que l'idée de la métamorphose des plantes vint à Gœthe. Il fut frappé un jour des particularités de forme que présentaient les feuilles d'un palmier éventail, dans le jardin botanique de Padoue. Il observa alors avec curiosité les modifications que peuvent affecter dans leur développement successif les feuilles de diverses plantes, les premières petites feuilles radicales simples se trouvant remplacées par des feuilles de plus en plus séparées jusqu'aux feuilles pennées les plus complexes; il constata ensuite dans d'autres plantes le passage graduel des feuilles de la tige en folioles du calice et de la corolle, et de ces dernières en étamines, nectaires, etc.

Il publia en 1790 dans un ouvrage resté justement célèbre ces vues théoriques toutes nouvelles. Ces mêmes idées sont aujourd'hui adoptées par tous les botanistes, malgré quelques dissentiments sur des questions de détail, comme celle de savoir si la graine est une feuille ou une branche; elles doivent être considérées, en un mot, comme le point de départ et le fond de la botanique philosophique actuelle.

C'est ainsi que, grâce à son profond talent d'observateur et à sa force d'intuition et par l'examen attentif d'une foule de détails dans les objets qui se présentaient à sa curiosité, détails qui auraient échappé à un esprit moins investigateur, Gœthe arriva à formuler des idées générales qui ont acquis droit de cité dans la science et n'ont pas été sans influence sur son développement.

La première idée, déjà formulée plus haut, c'est que les différences qu'on observe dans la conformation des animaux ne doivent être considérées que comme des modifications d'un plan commun, d'un type primitif, *idéal*, il est vrai; idée qui a fait considérer Gœthe par beaucoup de savants, et en dernier lieu par Hæckel, comme l'un des précurseurs de Darwin; c'est pousser un peu loin les choses. A ce compte Diderot serait également un précurseur de Darwin, car il dit expressément et *avant Gœthe :* « Ne croirait-on pas volontiers qu'il n'y a jamais eu qu'un premier animal prototype de tous les animaux, dont la nature n'a fait qu'allonger, raccourcir, transformer, multiplier, oblitérer certains organes? » N'est-ce pas là du reste le sentiment qu'on trouve exprimé chez tous les philosophes ou naturalistes leibniziens du dix-huitième siècle, le sentiment plus ou moins net de l'unité de composition et de type dans le règne animal et végétal? Diderot formule même avec précision une idée nouvelle pour son époque, celle du balancement physiologique et des compensations organiques : « Il est évident, dit-il, que la nature n'a pu conserver tant de ressemblance dans les parties et affecter tant de variétés dans les formes, sans avoir souvent rendu sensible dans un être organisé ce qu'elle a dérobé dans un autre. »

La seconde idée, laissée dans le monde par Gœthe, c'est qu'il existe autant d'analogie entre les diverses parties d'un seul et même être organique qu'il s'en trouve entre les parties correspondantes dans les diverses espèces. C'est sur cette idée que repose la théorie de la métamorphose des plantes, la théorie vertébrale du crâne, etc.

Mais il ne faut pas s'y tromper. Ces conceptions de Gœthe ne répondaient pas chez lui à un besoin scientifique, mais plutôt à un besoin esthétique. Pour lui, la nature tout entière et tous les objets naturels ne sont que l'expression d'une idée, ne constituent que le développement, l'évolution de cette idée; cette conception de l'unité dans la diversité flatte son esprit artistique : en présence d'un objet naturel, il procède comme s'il avait devant lui un objet d'art, il l'examine en tous sens, cherche par intuition le lien qui en unit les diverses parties et prétend en dégager l'idée; dans un groupe d'objets de nature semblable, un groupe d'animaux d'espèces différentes, par exemple, il cherche ce qu'il y a de commun, de typique dans leur forme, en un mot, le trait d'union entre tant d'objets disparates, et imagine ainsi son type idéal, qui lui permet de réunir tout le règne animal dans un tout harmonieux, quoique infiniment varié, qui satisfait ses aspirations d'artiste.

Par ces idées de dynamisme universel, de continuité dans les phénomènes naturels, grâce à une synergie en quelque sorte esthétique, et même par son penchant plus ou moins avoué à la monadologie, Gœthe est donc leibnizien; par son panthéisme, qui est la théologie de tous les poëtes athées, il se rapproche plus ou moins de Spinoza, dont il s'éloigne cependant par ses idées sur la vie, sur la spontanéité vitale dans la nature. Pour Gœthe, comme pour tout poëte et tout artiste, l'idée n'est pas ce but insaisissable, sans expression possible dans la réalité, que l'homme doit constamment poursuivre avec la certitude de ne jamais l'atteindre, l'idée kantienne, en un mot, telle que la concevait son émule et ami Schiller, l'idée pour Gœthe a sa représentation matérielle dans l'œuvre même sortie des mains de l'artiste ou du poëte. Par là il se rapproche des philosophes de la nature, qui n'ont pas manqué de le revendiquer comme un des leurs; c'est ce qui explique l'acharnement et l'obstination avec lesquels Schelling, Hegel, etc., ont défendu les plus énormes erreurs scientifiques de l'immortel poëte.

Ainsi chez Gœthe tout était affaire d'intuition; le fameux type qu'il a imaginé ne reposait sur aucune base scientifique sérieuse; loin d'être fondé sur des lois d'analogie et de constituer ainsi une hypothèse vraiment scientifique, il n'avait que la valeur d'une conception poétique, nécessaire pour maintenir l'intégrité et l'harmonie du tableau idéal que Gœthe s'était tracé de toute la création. Quant aux lois de la structure des animaux, il n'en avait aucune idée, comme on peut le voir par sa *Préface à l'anatomie comparée*. On conçoit qu'avec cette méthode de saisir les rapports morphologiques par simple intuition, il a dû être exposé à bien des erreurs.

En somme, notre poëte préconise surtout l'observation synthétique et, s'il admet l'analyse, c'est simplement comme une opération de l'esprit; il rejette l'intervention des appareils et des expérimentations compliquées; comme Diderot, il repousse l'emploi fréquent du calcul et des mesures.

Cette aversion pour l'expérimentation et le calcul nous permet de nous rendre compte des erreurs dans lesquelles Gœthe est tombé, notamment dans sa théorie des couleurs[1]. Du Bois-Reymond l'a jugé très-sévèrement : « Gœthe, dit-il, n'avait aucun pressentiment de cet ordre de recherches (il s'agit des recherches scientifiques), ni du besoin intellectuel qu'elles supposent et qu'elles ont pour but de satisfaire. Il ne mentionne l'analyse mécanique que pour la rejeter avec une grande hostilité. Pour lui, construire une théorie, c'est seulement ramener les phénomènes à un phénomène qu'il appelait primordial et qui était déjà extrêmement complexe. C'est à peu près ainsi que des images optiques se succèdent les unes aux autres, sans qu'on puisse établir entre elles un lien de cause à effet. *Le concept d'une causalité mécanique était ce qu'il repoussait absolument.* C'est pourquoi sa théorie des couleurs, indépendamment de sa partie subjective, en dépits d'ardents efforts poursuivis pendant une longue vie, n'est que l'enfant mort-né de la fantaisie d'un dilettante autodidacte; c'est pourquoi il ne pouvait s'entendre avec les physiciens, c'est pourquoi il ne pouvait comprendre la grandeur de Newton; c'est pourquoi il ne voyait dans l'optique scientifique d'un Young ou d'un Fresnel que de la *bouillie pour les chats* », et plus loin « la métamorphose des plantes, la découverte de l'os intermaxillaire chez l'homme, la théorie, aujourd'hui contestée, mais non moins importante, des vertèbres du crâne, resteront comme un témoignage durable de l'activité de Gœthe et de la sûreté de son coup d'œil. M. Charles Martins, qui a traduit en français, ses œuvres scientifiques, et parmi nous Virchow, ont rendu pleine

[1] En deux mots voici cette théorie : Les couleurs sont toujours plus foncées que le blanc et ont quelque-chose qui tient de l'ombre. Le mélange direct de lumière et d'ombre, de blanc et de noir, donne du gris. Les couleurs sont dues au mélange en diverses proportions de la lumière et de l'ombre. Un argument dont Gœthe se servait, c'est que les substances translucides placées sur un fond obscur paraissent bleues, tandis que vues par transmission elles paraissent jaunes.

justice à ses mérites.... Cependant il m'est impossible de dissimuler ma conviction personnelle que, sans le concours de Gœthe, la science serait aujourd'hui tout aussi avancée qu'elle l'est. Les progrès qu'il lui a fait faire, d'autres les auraient réalisés tôt ou tard : déjà, avant Gœthe, Gaspard-Frédéric Wolff connaissait plus ou moins complétement la métamorphose des plantes, et Oken la théorie des vertèbres. La fausse direction qu'il a imprimée à la science allemande, déjà troublée depuis longtemps par ce qu'on appelait la philosophie de la nature, a été plus nuisible que ses découvertes n'ont été profitables.... On a récemment essayé d'ajouter une feuille de laurier à la couronne scientifique de Gœthe. M. Hæckel, notamment, s'est efforcé de nouveau, il y a quelques semaines, et avec une grande éloquence, de placer Gœthe à côté de Lamarck parmi les principaux précurseurs de Darwin..... du transformisme. On a aussi voulu trouver chez lui quelque chose d'analogue à la lutte pour l'existence. Mais, si loin qu'aille le byzantinisme, et bien qu'à cause de son aversion pour les révolutions plutoniennes on l'ait aussi présenté comme un prédécesseur de Lyell en géologie, personne ne soutiendra sérieusement que le poëte ait déjà été en possession de la théorie de la sélection. »

Nous n'irons pas plus loin; par ce qui précède, en faisant la part de ce qu'il peut y avoir d'exagéré dans la critique de Du Bois-Reymond, on aura pu se faire une idée de la valeur de Gœthe comme homme de science; c'était le but que nous nous proposions.

On remplirait aisément une bibliothèque avec tout ce qui se publie sur Gœthe depuis un certain nombre d'années; la gœtholatrie est arrivée actuellement chez nos voisins à l'état aigu; nous ne savons si le discours de Du Bois-Reymond, dont nous avons donné quelques extraits, réussira à modérer le flot, mais il est certain qu'il a opéré comme une douche d'eau froide sur l'enthousiasme des admirateurs fanatiques du grand poëte.

Les œuvres scientifiques de Gœthe ont été traduites en français par Charles Martins (*OEuv. d'hist. nat. de Gœthe, comprenant divers mémoires d'anatomie comparée, de botanique et de géologie*, etc. Paris et Genève, 1837, in-8°). *Voy.* encore sur Gœthe : Virchow (*Gœthe als Naturforscher und in besonderer Beziehung auf Schiller*. Berlin, 1861, in-8°); Helmholtz (*Gœthe naturaliste et physicien*, in *Revue des cours scientif.*, 7ᵉ année, p. 18, 1870); Hæckel (*Die Naturanschauung von Darwin, Gœthe und Lamarck*, Iéna, 1882, trad. en franç. in *Rev. scientifique*, 2 décembre 1882, p. 705); Du Bois-Reymond (*Gœthe und kein Ende*. Leipzig, 1883, in-8°, trad. en franç. in *Rev. scientif.*, 16 décembre 1882, p. 769); S. Kalischer (*Gœthe als Naturforscher und Herr Du Bois-Reymond als sein Kritiker*, Berlin, 1883, in-8°); F. Cohn (*Gœthe als Botaniker*, in *Die Pflanze*, p. 23. Breslau, 1882, gr. in-8°); F. Papillon (*Hist. de la philos. moderne*, t. II, p. 389. Paris, 1876, in-8°), et les innombrables biographies de Gœthe.

L. Hahn.

GOTHÉN (C.-Olof). Médecin suédois, né dans la paroisse de Nysund le 31 août 1795, commença ses études à Upsal en 1812, puis, après avoir servi dans l'armée, subit, en 1818, l'examen *pro exercitio*, en 1820, l'examen de candidat, reprit son service militaire, et en 1822 se fit recevoir docteur en médecine, et en 1823 maître en chirurgie à Upsal. Le 16 octobre 1823, il devint médecin de bataillon au régiment royal d'artillerie. En 1827, il fut nommé ntendant des eaux minérales de Porla, médecin de la cour en 1828, et enfin, en 1836, devint médecin titulaire du roi. Nous connaissons de lui :

I. *De origine myrrhae controversae Spec.* 5 (præs. Ad. Afzelius). Upsaliae, 1818. — II. *Diss. inaug. Observationes de erysipelate* (præs. J. Aackermann). Upsaliae, 1822. — III. *Carcinoma paa flera ställen.* In *Svensk Läk. Sällsk. Aarsberättelse för* 1825, p. 98.
L. Hn.

GOTHS. Anciens peuples ayant occupé à diverses époques la Scandinavie, la Germanie, l'Italie, le midi des Gaules et l'Espagne (*voy.* France [*Anthropologie*]; Cagots, etc.). On distingue les Goths ou *Ostrogoths* ou Goths de l'Est (entre le Tanaïs et le Dniester), et *Wisigoths* ou *Westgoths*, Goths de l'Ouest, entre le Dniester et la Theyss. Envahis par les Huns, les premiers devinrent leurs vassaux et les seconds franchirent le Danube, pour se livrer aux Romains.
D.

GOTTHARD (Joseph-Friedrich). Médecin allemand de mérite, né à Lichtenfels, près de Bamberg, le 21 décembre 1757. Il fréquenta tout d'abord les écoles des Jésuites, puis étudia la médecine à Bamberg, et, de 1784 à 1789, à Vienne, passa ensuite à Wurtzbourg, et de là à Mayence, et en 1791 devint professeur d'anatomie et d'art vétérinaire à Bamberg en même temps que vétérinaire en chef de la cour et de la province. Il prit le degré de docteur en médecine en 1801, devint assesseur auprès de la Faculté de médecine et membre du Collége médical en 1802, professeur d'anatomie, d'art vétérinaire et de médecine légale à l'École provinciale de médecine, y joignit peu après la chaire de médecine, de diététique et de botanique, puis en 1810 la chaire de thérapeutique. Lorsqu'en 1823 l'École provinciale cessa d'exister, il continua à enseigner les sciences naturelles en qualité de privat-docent et pratiqua l'art de guérir à Bamberg jusqu'à sa mort arrivée le 23 février 1834. Nous connaissons de lui :

I. *Leitfaden für angehende Aerzte, Kranke zu prüfen und Krankheiten zu erforschen.* Erlangen, 1793, in-8°. — II. *Entwurf eines Lehrplans zu thierärztlichen Lehranstalten, nebst Bemerkungen über den Werth der Hausthiere,* etc. Erlangen, 1796, in-8°. — III. *Unterricht für meine Landsleute bei gegenwärtiger Hornviehseuche.* Bamberg, 1796, in-4°. — IV. *Pr. welches waren bisher und sind noch die allgemeinen Hindernisse einer glücklichen Vorbauung und Heilung bei einer bevorstehenden oder schon gegenwärtigen Seuche?* Bamberg, 1803, in-8°.
L. Hn.

GÖTTLING (Johann-Friedrich-August). Né à Bernburg, dans le pays d'Halberstadt, le 5 janvier 1755, perdit prématurément son père, mais put faire ses études, grâce aux libéralités du poëte Gleim. Wieglob le mit en état de diriger la meilleure pharmacie de Weimar. Il étudia ensuite la médecine à Gottingue. Après un voyage en Angleterre, il devint, en 1789, professeur extraordinaire de philosophie à l'Université d'Iéna et, en 1791, fut nommé professeur ordinaire. Ce n'est qu'en 1792 qu'il prit le titre de docteur en médecine. Göttling mourut le 1er septembre 1809, à Iéna, laissant un grand nombre d'ouvrages et de mémoires insérés dans les recueils allemands. Nous citerons :

I. *Einleitung in die pharmaceutische Chymie für Lernende.* Altenburg, 1770, in-8°. — II. *Almanach für Scheidekünstler und Apotheker auf die Jahre* 1780 *bis* 1796. Weimar, 1779, 1795, 17 vol. in-16. — III. *Vollständiges Register über den Almanach, oder Taschenbuch für Scheidekünstler der Jahre* 1780-1785. Weimar, 1785, in-16. *Der Jahre* 1786, 1791. Weimar, 1791, in-16. — IV. *Chemische Versuche über eine verbesserte Methode den Salmiak zu bereiten.* Weimar, 1782, in-8°. — V. *Praktische Vortheile und Verbesserungen*

verschiedener pharmaceutisch-chemischer Operationen für Apotheker. Weimar, 1785,
in-8°. Ibid., 1789, in-8°. 2° recueil, ibid., 1801. in-8°. — VI. *Beschreibung verschiedener
Blasemaschinen zu Löthen, Schmelzen, Glasblasen, und dergleichen, auch vermittelst
selbiger mit dephlogistisirter Luft zu schmelzen.* Erfurt, 1784, in-4°. — VII. *Tabelle über
die Lehre von den Salzen und ihrer mittelsalzartigen Verbindungen.* Weimar, 1784. in-fol. —
VIII. *Vollständiges chemisches Probierkabinet, zum Handgebrauch für Scheidekünstler,
Aerzte, Mineralogen, Metallurgen, Technologen, Fabrikanten, Œkonomen und Naturlieb-
haber.* Iena, 1790, in-8°. — IX. *Anweisung zum Gebrauch seines vollständigen chemischen
Probierkabinets.* Iena, 1790, in-8°. — X. *Versuch einer physischen Chemie, für Jugend-
lehrer beym Unterricht, wie auch Gebrauchsanleitung der Sammlung chemischer Präpa-
rate, zu unterhaltenden und nützlichen Versuchen.* Iena, 1792, in-8°. — XI. *Aufklärungen
der Arzneywissenschaft, aus den neuesten Entdeckungen der Physik, Chemie und andern
Hülfswissenschaften.* Weimar, 1795-1794, 3 cahiers, in-8°. — XII. *Beytrag zur Berichtigung
der antiphlogistischen Chemie, auf Versuche gegründet.* Weimar, 1794-1798, in-8°. —
XIII. *Anfangsgründe der Probirkunst, mit Cramer's Erfahrungen verbunden.* Weimar,
1794, in-8°. — XIV. *Chemische Bemerkungen über das phosphorsaure Quecksilber, und
Herrn Dr. Hahnemann's schwarzen Quecksilberkalk.* Iena, 1795, in-8°. — XV. *Techno-
logisches Handbuch für Künstler, Fabrikanten und Metallurgen, auf das Jahr 1786.*
Göttingen, 1786, in-16. — XVI. *Systematische Uebersicht der Manufaktur- und Fabrik-
kunde* Iena, 1797, in-8°. — XVII. *Handbuch der theoretischen und praktischen Chemie.*
Iena, 1799-1800, 3 vol. in-8°. — XVIII. *Praktische Anweisung zur prüfenden u. zerlegenden
Chemie.* Iena, 1802, in-8°. — XIX. *Der physisch-chemische Hausfreund.* Iena, 1801-1807,
3 vol. in-8°. — XX. *Physisch-chemische Encyclopädie.* Iena, 1805-1807, 3 vol. in-8°. —
XXI. Grand nombre d'articles dans *Crell's Annalen, Trommsdorff's Journal,* etc.   L. Hn.

GOTTSCHED (JOHANN).   Né en juillet 1668, à Königsberg, étudia la médecine à l'Université de sa ville natale, puis fit un voyage en Allemagne, en
Hollande et en Italie. A son retour, en 1691, il devint médecin pensionné de
Bartenstein et trois ans après fut nommé professeur. extraordinaire en même
temps qu'il prit le grade de licencié. En 1701, il devint docteur et professeur
ordinaire de médecine et de physique et mourut le 10 avril 1704. On a
de lui :

I. *Diss. de nova trepsi et renutritione eorum qui ob inediam emaciati sunt.* Regiomonti,
1691, in-4°. — II. *Diss. de circulatione sanguinis.* Regiomonti, 1694, in-4°. — III. *Diss. de
motu musculorum.* Regiomonti, 1694, in-4°. — IV. *Diss. de æthere et acre sanguinis,
eorumque in corpus humanum ejusque humores vi et operationibus in genere.* Regiomonti,
1694, in-4°. — V. *Diss. de luce et coloribus.* Regiomonti, 1701, in-4°. — VI. *Diss. de visus
modo fiendi.* Regiomonti, 1702, in-4°. — VII. *Diss. de viis et circulatione chyli.* Regiomonti,
1702, in-4°. — VIII. *Medicus castrensis exercitui Moscovitarum præfectus.* Regiomonti,
1703, in-4°. — IX. *Diss. de hæmorrhoidibus.* Regiomonti, 1703, in-4°. — X. Il publia en
outre des *Annuaires météorologiques* pour 1702-1703, et une nouvelle édition de la *Flore
prussienne* de Lobel (Königsberg, 1703-1704).   L. Hn.

GOTTWALD (CHRISTOPH).   Naturaliste et médecin allemand, né à Dantzig
en 1636, reçu docteur à Leyde en 1662 et mort le 1er janvier 1700, était
membre de l'Académie des Curieux de la nature sous le nom d'*Asclepiodutus.*
Il réussit à créer un important cabinet d'histoire naturelle, dont il ne put que
commencer la description. Son fils, Jean-Christophe, médecin comme lui,
augmenta ce musée, qui fut vendu ou donné à Pierre le Grand. Le czar en fit
présent à l'Académie des sciences de Pétersbourg. Les dessins et les planches,
dont Gottwald avait fait graver mille exemplaires, furent dispersés en Allemagne.
On les a réunis en deux volumes, sans texte, dont l'un contient 49,
l'autre 62 planches, d'après le catalogue de la bibliothèque de Klein qui
indique l'exemplaire le plus complet. Citons :

I. *Diss. de melancholia hypochondriaca.* Lugd. Batavorum, 1664, in-4°. — II. *Thesaurus
conchiliorum tabb. æn. XLIX constans, quarum VI priores stellas marinas et corallia,*

cœterae .testacea univalvia turbinata repræsentant; LXII tabulae œneae, artificiose sculptae, varias curiosas observationes anatomicas in homine et brutis complectentes. Norimbergi, 1682, in-fol. — III. *Diverses observations physiques et anatomiques sur le castor.* Nuremberg, 1682, in-4°, av. 7 pl., et *Observ. sur les tortues,* ibid., 1681, in-4°, av. 10 pl.

L. Hn.

Götz (Les deux).

Götz (Georg). Médecin allemand, né à Nuremberg le 11 octobre 1703, fit ses études à Altdorf et y obtint le titre de docteur en 1726. Il alla ensuite s'établir dans sa ville natale, après avoir fait un voyage en Hollande. Götz mourut le 24 mars 1746, laissant :

I. *Diss. de polyposis concretionibus, variorum in pectore morborum causis.* Altdorfii, 1726, in-4°. — II. *J. Jackson enchiridium medicum.* Norimbergi, 1739, in-12. — III. *Variorum celeberrimorum medicorum observationes, quibus multi N. T. loci docte illustrantur.* Altdorfii, 1740, in-8°.

L. Hn.

Götz (François-Ignace). Médecin auquel Dezeimeris consacre la notice suivante : « Connu par son zèle pour l'inoculation et sa haine pour la vaccine, naquit à Gueberswier près de Colmar, le 26 décembre 1728. Il jouissait de la réputation de grand praticien, et il avait surtout celle d'heureux inoculateur, quand il fut appelé en 1780 pour inoculer la sœur de Louis XVI. Deux ans après, la cour de Turin réclama de lui le même office pour les princes et les princesses. La découverte de la vaccine devait être vue d'un mauvais œil par un homme à qui l'opération qu'elle venait remplacer avait valu tant de succès et une clientèle si brillante; il ne dépendit pas de lui que la découverte de Jenner ne fût étouffée dès sa naissance. L'inoculation donnait alors le spectacle que donneront éternellement les opinions humaines; elle avait invoqué la tolérance, quand elle était faible et proscrite, elle devenait intolérante à son tour quand elle avait la force de son côté. Götz vécut assez pour voir le triomphe général et complet de la méthode préservatrice qu'il détestait; il mourut le 28 juin 1813. »

I. *Traité complet de la petite vérole et de l'inoculation.* Paris, 1790, in-12. — II. *De l'inutilité et des dangers de la vaccine, prouvés par les faits.* Paris, an XI, in-8°. — III. *La vaccine combattue dans le pays où elle a pris naissance* ou *Traduction de trois ouvrages anglais* (de Rowley, Moseley et Spirrel), avec 2 grav. coloriées. Paris, 1807, in-8°. Les figures représentent de hideuses difformités attribués à la vaccine; la police en fit défendre la publication.

L. Hn.

Götz (A.-F.). Médecin de mérite, mort le 8 juillet 1858 à l'âge de cinquante et un ans, fut directeur de l'hôpital de Dantzig, puis, en 1853, fut appelé à Kiel comme professeur ordinaire de pathologie spéciale, en remplacement de Frerichs qui avait passé à Breslau. Götz était en outre directeur de l'hôpital académique de Kiel et membre du collége sanitaire de cette ville. L. Hn.

Götze (Les).

Götze (Adam-Julius). Né à Frauenbreitungen, non loin de Meiningen, en Saxe, exerça l'art de guérir d'abord à Meiningen, puis à Minden, dans le Hanovre. Il mourut en 1772, laissant :

I. *Diss. de dysenteria analecta practica.* Gottingae, 1768, in-4°. — II. *Kurzer Beytrag zur Geschichte der hysterischen Krankheiten.* Meiningen, 1771, in-8°. L. Hn.

Götze (Johann-Christoph). Médecin distingué, naquit à Nuremberg en 1688 et fut reçu docteur à Altdorf en 1711. Deux ans après il fut agrégé au Collége de médecine de sa ville natale, devint membre de l'Académie des Curieux de la nature et mourut en 1735.

Götze était un ardent admirateur de Stahl. Il collabora activement au *Commercium litterarium Norimbergense*, en même temps que Trew, Stock, Preisler, etc. Il comptait publier dans un ordre systématique les observations éparses dans Stahl, mais la mort l'empêcha d'exécuter entièrement son projet. Il ne publia que la *Classe des fièvres* (Nuremberg, 1726, in-4°). Citons encore de lui :

Tractatus de G. E. Stahlii aliorumque ad ejus mentem disserentium scriptis. Norimberg, 1722, in-4°.

L. Hn.

GOUAN (Antoine). Naturaliste, et surtout botaniste distingué. Il naquit à Montpellier en 1733, et fut envoyé, à l'âge de seize ans, au pensionnat des Jésuites de Toulouse, où il eut pour maîtres les Pères Dezeuzes, De la Tour, Wolf, et pour directeur le fameux Raynal, devenu depuis si célèbre par la publication de son *Histoire des établissements et du commerce des Européens dans les deux Indes.* Une fois ses premières études terminées, Gouan, après quelque hésitation, se détermina pour la médecine, dans l'étude de laquelle il fut dirigé par Magnol, Fizès, Lazerne, Haguenot, Rideux et Sauvages. En 1752, il était reçu docteur en médecine et, afin d'acquérir les qualités de vrai praticien, il suivit assidûment, à l'hôpital Saint-Éloy, les visites de Sérane, le père, un des plus habiles médecins de son temps. Mais la médecine pratique, la médecine clinique n'était pas faite pour le jeune docteur, lequel, doué d'une extrême sensibilité, et sentant en lui dominer la passion de l'étude de la nature, s'adonna complétement à la botanique. Heureuse inspiration qui devait lui donner tant de jouissances, lui attirer l'amitié de grands hommes, et lui marquer une place honorable dans les biographies de l'avenir. La postérité n'a pas oublié, en effet, Antoine Gouan, et elle s'est rappelée qu'il a été pour la France, l'Espagne, le Portugal et les colonies les plus lointaines, le propagateur le plus ardent des grandes idées de Linné, le promoteur des plus constantes et des plus périlleuses recherches ; qu'il a eu pour disciples Commerson, Dombey, Gilibert, Bruguières, Richer, Olivier, Gérard, Auguste Broussonnet, Dorthez, et un grand nombre d'autres botanistes qui ont jeté un grand éclat sur l'école de Montpellier ; qu'il a eu l'immense honneur d'être compté parmi les amis de Linné, qui l'appelait dans ses lettres son « correspondant le plus chéri » ; qu'il fut également lié avec J.-J. Rousseau, dont il partageait le goût pour la musique, et qui parle de lui dans sa correspondance imprimée. On a trouvé dans les papiers de Gouan, après sa mort, trois lettres du citoyen de Genève, datées des 28 mai, 6 octobre et 26 décembre 1769. Amoreux en a fait connaître le contenu dans la *Notice historique* qu'il a publiée sur le digne botaniste (Paris, 1822, in-8), et qui a été également imprimée dans le premier volume des *Mémoires de la Société linnéenne.* Gouan a mené une vie très-active. En 1766, il remplaçait provisoirement Imbert dans ses leçons de botanique, au Jardin du roi, à Montpellier. La même année, il était appelé à Perpignan par le maréchal de Noailles, gouverneur du Roussillon, qui avait obtenu l'agrément du ministre, duc de Choiseul, pour créer un établissement du même genre. Toujours dans cette même année 1766, il était nommé l'un des juges adjoints dans le concours ouvert pour la chaire vacante par le décès de Fizès. En 1767, il succédait à Sauvages. En 1769, il prononçait, à l'ouverture des écoles, un discours sur les analogies, les ressemblances et les différences qui existent entre les plantes et les animaux ; en 1776, il prononçait un second discours sur la nécessité de la botanique en médecine ; au commencement de nos guerres, il voulut payer son tribut à la patrie en servant comme médecin dans l'un des hôpitaux militaires établis à Montpellier, et faisant partie de ceux de l'armée des Pyrénées-Orientales ; lors de la nouvelle organisation des Écoles de santé, il fut conservé comme professeur de botanique et de matière médicale ; dans sa retraite même, en 1807, on le vit, à l'âge de soixante-quatorze ans, suppléer le professeur titulaire de la botanique, Auguste Broussonet, retenu au lit par une maladie grave. Gouan, qui vivait depuis plus de cinquante ans au milieu d'un agréable jardin qu'il cultivait lui-même, « offrait le spectacle de la plus belle et de la plus heureuse vieillesse, quand il eut le malheur de perdre en 1806 sa fille unique âgée de vingt-huit ans, et qui était douée des qualités les plus aimables. Alors ses yeux, qui depuis longtemps s'affaiblissaient chaque jour, s'éteignirent totalement, et ne lui servirent plus qu'à verser des larmes sur l'objet de ses plus tendres affections. Cet homme vénérable, qui survécut aussi de quelques mois à son excellente épouse, termina sa carrière le 1er septembre 1821 » (Desgenettes). Ses écrits portent ces titres :

I. *Hortus regius Monspeliensis, sistens plantas tum indigenas, tum exoticas, n° 2200, ad genera relatas, cum nominibus specificis, synonymis selectis, nominibus trivialibus, habitationibus indigenarum, hospitiis exoticarum, secundùm methodum digestus.* Lyon, 1762, in-8°. — II. *Flora Monspelica, sistens plantas n° 1850, ad sua genera relatas in methode hybrida digestus ; adjectis nominibus specificis, trivialibusque, synonymis selectis, habitationibus plurium in agro Monspeliensi nuper detectarum, et earum quæ in usu veniunt nominibus pharmaceuticis virtutibusque probatissimis.* Lyon, 1765, in-8°. — III. *Historia piscium, sistens ipsorum anatomen externam, internam, atque genera in classes et ordines redacta. Accedunt vocabularium locupletissimum, indices latini ac gallici, experimenta circa motum natatorium et musculorum, respirationis mechanismum, auditûs et generationis organa. Cum iconibus genera nova ac præcipuas partes anatomicas exhibentibus.* Strasbourg, 1770, in-4°. Latin et français en regard. — IV. *Illustrationes et observationes botanicæ,* 1773, in-fol., figures. — V. *Explication du système de botanique du chevalier von Linné pour servir d'introduction à l'étude de la botanique* .... Montpellier, 1787, in-8°. — VI. *Herborisations des environs de Montpellier*..... Montpellier, an IV, in-8°. — VII. *Discours sur les causes du mouvement de la sève dans les plantes.* Montpellier, an X, in-4°. — VIII. *Nomenclature botanique, contenant* : 1° *L'explication et traduction française des noms et termes latins, relatifs à toutes les parties de la plante;* 2° *L'énumération méthodique des classes, ordres, genres, et de leurs caractères essentiels, d'après le système de Linné.* Montpellier, 1803, in-8°. — IX. *Traité de botanique et de matière médicale.*.... Montpellier, an XII, in-8°. — X. *Description du Ginkgo-biloba, dit Noyer du Japon.* Montpellier, 1812, in-8°. — XI. *Lettre critique à l'auteur d'un article inséré dans le Moniteur du 27 oct. 1811.* Montpellier, 1811, in-8°.   A. C.

GOUARÉ. Nom donné à Cayenne au *Guarea trichiloides* L.   PL.

GOUBELLY (CLAUDE-ANDRÉ). Ce médecin, qui eut la réputation d'un homme habile dans l'art des accouchements, appartenait à l'ancienne Faculté de médecine de Paris, où il fut reçu docteur le 15 octobre 1772. Il était fils de Claude Goubelly, maître maçon, et d'Élisabeth Vivois, et naquit à Paris, rue du Petit-Carreau, le 12 janvier 1744. Après avoir longtemps professé l'art des accouchements et les maladies des femmes, il mourut à Paris, rue Saint-Jacques, le 24 mai 1786, ainsi que le constate cet extrait d'un registre de la paroisse Saint-Séverin :

·Le Jeudy, vingt-cinq may (1786), Claude-André Goubelly, Docteur régent et ancien Professeur de chirurgie latine, matière médicale et phisiologie, Licentié en droit, etc., décédé d'hier rue Saint-Jacques de cette paroisse. Âgé de quarante et un an environ, a été inhumé dans la cave de la chapelle de Sainte-Geneviève, en présence de M** Jean-Charles-Henry Sallin, Doyen en charge de la Faculté de médecine en l'Université de Paris, et de M** Maximilien-Joseph Leys, Docteur régent de la susdite Faculté, l'Ancien des présens, tous deux représentans la Faculté, et de Michel Goubelly, architecte, son frère, soussignés.

Goubelly n'a laissé que les publications suivantes, lesquelles, à vrai dire, n'ont pas grande valeur :

I. *An capite fœtus incuneato vectis forcipibus anteponendis?* Paris, 1772, in-8°. L'auteur conclut par l'affirmative. — II. *Nouvelle méthode de tailler, inventée et proposée par C.-A. Goubelly, et pratiquée publiquement par l'auteur, le 9 mai 1776, dans le cours français de chirurgie de M. Lafisse.* In *Journ. de méd.*, 1777, t. IV, p. 52. — III. *Connaissances nécessaires sur la grossesse, sur les maladies laiteuses, et sur la cessation du flux menstruel, vulgairement appelé temps critique, ouvrage utile au sexe et aux gens de l'art.* Paris, 1785, 2 vol. in-12. Dezeimeris a raison de dire qu'au milieu d'un fatras de théorie surannée, on trouve dans cet ouvrage des remarques pratiques utiles, et c'est sous ce point de vue seulement qu'on peut adopter le jugement par lequel se termine un extrait qui en a été inséré dans le *Journ. de méd.* « Les principes (de ce traité) sont conformes à la raison et à l'expérience. M. Goubelly nous paraît avoir un mérite particulier, c'est d'avoir beaucoup observé le moral des femmes dans les différentes situations où il les a envisagées ».

A. C.

GOUDRON. § I. **Chimie.** On donne d'une manière générale le nom de goudron au liquide insoluble dans l'eau, dense, de coloration plus ou moins foncée, noirâtre, visqueux ou huileux, d'une odeur forte et aromatique, qu'on obtient en soumettant à la distillation, à l'abri du contact de l'air et à une température élevée, les différents combustibles, bois, houille, tourbe, lignite, schistes, etc., qu'on trouve dans la nature. La composition du produit varie selon le combustible employé, l'appareil de distillation mis en usage, la température à laquelle l'opération a eu lieu, etc. On n'emploie guère en médecine que le *goudron de houille* ou *coaltar*, dont il a été question dans ce Dictionnaire à l'article Coaltar, et le *goudron de bois* ou *goudron végétal*, qui doit seul nous occuper ici.

Goudron végétal. On obtient le goudron végétal ou poix liquide en soumettant à la distillation le bois de différents arbres, tels que le pin, le chêne, le genévrier, le hêtre, le bouleau. Le goudron dont on fait usage en médecine est fabriqué avec le bois de diverses espèces de pins, surtout en Finlande, dans le nord et le centre de la Russie, en Suède, en quantité moindre en France, dans les Landes. On le retire surtout de trois espèces, le *Pinus sylvestris* L. et le *Pinus Ledebourii* Endl. (*Larix sibirica* Ledeb.), qui forment les vastes forêts de l'Europe et de l'Asie arctiques, et le *Pinus maritima* Lamk, cultivé dans les Landes, entre Bayonne et Bordeaux.

Généralement on n'emploie que les troncs et les racines des arbres âgés ne fournissant plus de térébenthine; en Russie et en Suède, on ne se sert guère que des racines et des parties inférieures des troncs, le reste de ces troncs étant réservé comme bois de construction. Ajoutons qu'on obtient encore le goudron végétal comme produit accessoire dans la fabrication de l'acide pyroligneux, du gaz d'éclairage au bois et du charbon de bois.

Voici le procédé le plus communément employé pour préparer le goudron de bois. On amoncèle avec soin les racines et les fragments de troncs de pins en tas occupant jusqu'à 10 000 et 25 000 mètres cubes et recouverts d'une couche épaisse de tourbe, de mousse et de terre, qu'on tasse avec de lourds pilons et à laquelle on ménage quelques ouvertures pour donner de l'air. Cet amas de bois est élevé au-dessus d'une cavité conique ou creusée en entonnoir, pratiquée dans le sol, autant que possible sur le flanc d'une montagne, et destinée à recueillir les produits liquides. On met le feu par en haut; le bois brûle lentement et sans flamme et fournit ainsi une quantité considérable de goudron en même temps que du charbon de bonne qualité. Les produits liquides s'accumulent dans la cavité en entonnoir, d'où ils s'écoulent par un tube dans un bassin en fonte ou simplement dans des troncs d'arbre creux. Le temps nécessaire à la combustion varie de une à quatre semaines, suivant la dimension des bûches.

Dans les réservoirs où on l'a recueilli, le goudron est surnagé par un liquide très-fluide, brun, empyreumatique : c'est l'*huile de cade* des vétérinaires, qu'il ne faut pas confondre avec la véritable huile de cade fournie par le genévrier.

Le procédé primitif que nous venons de décrire est évidemment susceptible de nombreux perfectionnements : ainsi l'opération est rendue plus rapide par l'emploi d'alambics en fer forgé, munis de condensateurs à réfrigérants, tels que les a proposés Hessel en Russie, en 1861; par ce procédé le bois de pin fournit environ 14 pour 100 de goudron pour les tiges préalablement desséchées en plein air, et 16 à 20 pour 100 pour les racines. On recueille en même temps en abondance de l'acide pyroligneux et de l'essence de térébenthine.

Dans le procédé de Thomas et Laurens, également très-avantageux, on extrait le goudron végétal par la vapeur surchauffée à 300 degrés.

Le goudron qu'on obtient par distillation du bois en vase clos diffère notablement du goudron obtenu par les procédés précédents.

Propriétés. Le goudron végétal, tel qu'on l'obtient dans la distillation destructive du bois de pin, constitue une substance demi-liquide, brun foncé ou noirâtre, à odeur particulière forte et tenace et à saveur âcre; privé d'eau, il est transparent en couche mince; dans certaines variétés, le microscope fait voir des cristaux de pyrocatéchine, disséminés dans une masse visqueuse, noire, et communiquant à ces goudrons un aspect granuleux. La réaction du goudron est acide. Il est aisément miscible avec l'alcool, l'acide acétique cristallisable, l'éther, le chloroforme, la benzine, les huiles fixes et volatiles, soluble dans les alcalins caustiques, insoluble dans l'eau.

Quand on fait dissoudre le goudron dans de la potasse, un courant d'air, en traversant la solution, entraîne une substance volatile dont l'odeur rappelle celle des feuilles de pin froissées entre les doigts, tandis que la solution alcaline retient le principe odorant particulier du goudron. La vapeur de goudron, répandue dans une atmosphère limitée, empêche le phosphore d'y émettre des vapeurs et de devenir lumineux dans l'obscurité. C'est sur ce phénomène qu'est fondée la théorie du régime respiratoire de Sales-Girons, en admettant toutefois, ce qui est loin d'être démontré, que la phosphorescence du phosphore consiste en un phénomène d'oxydation.

Le goudron a pour densité environ 1,06, mais à une température élevée il surnage l'eau. Abandonné à l'air libre en couches minces, il forme une croûte d'un brun luisant, fortement adhérente au bois. Sous l'influence de la chaleur il se liquéfie. Il bout à 37 degrés, s'enflamme à 105 degrés après 12 minutes d'ébullition. Il brûle avec une flamme fuligineuse, au milieu de laquelle on voit s'échapper de petites bulles enflammées.

L'eau qu'on agite avec le goudron lui enlève divers produits, prend une teinte jaunâtre claire, la saveur et l'odeur du goudron et une réaction acide.

C'est ainsi qu'on obtient l'*eau de goudron* du Codex. L'eau de goudron, soumise à l'évaporation, devient brune, et il se dépose des cristaux microscopiques; le résidu brun, semblable au goudron lui-même, est désormais insoluble dans l'eau. Le goudron épuisé par l'eau ne renferme plus de cristaux microscopiques.

On est loin encore d'être fixé sur la composition chimique du goudron végétal. Cependant il est certain que la portion aqueuse est constituée en majeure partie par de l'acide acétique empyreumatique ou acide pyroligneux; la portion bouillant à 70 degrés, appelée *huile de goudron* (*tar-oil*) en Angleterre, la *résinone* de Péraire, est expulsée par la chaleur avec l'acide pyroligneux et l'eau. Péraire, qui soumit le goudron à la distillation fractionnée, a appelé *résinéone* la partie passant de 78 degrés à 148 degrés, *résinéine* celle qui ne distille qu'à 250 degrés. La résinéone ou *pyrélaïne* de quelques auteurs est un liquide incolore, très-odorant et possédant toutes les propriétés du goudron avec cet avantage qu'elle ne salit pas le linge comme lui. Autrement, les dénominations adoptées par Péraire n'ont pas de raison d'être et ne nous renseignent nullement sur la constitution du goudron.

Les principes constituants de ce liquide doivent être rangés en deux groupes : 1° la *portion aqueuse plus légère*, qui se sépare des autres produits de la distillation, renferme principalement de l'*acide acétique* et de l'*alcool méthylique*, de l'*acétone*, de la *mésite*, du *furfurol* et d'autres principes liquides très-solubles dans l'eau et dans l'acide acétique, plus une petite quantité de *pyrocatéchine;* 2° une couche plus lourde, composée d'une série homologue d'hydrocarbures liquides, à peine solubles dans l'eau, le *toluène*, la *benzine* en petite quantité, bouillant à 114 degrés centigrades, le *xylène*, le *cumène*, bouillant à 148 degrés centigrades, le *méthol*, bouillant à 160 degrés. Quand c'est le bois de hêtre qui a fourni le goudron, on y trouve en outre de la *créosote*, constituée surtout par du *créosol*, $C^8H^{10}O^2$, bouillant à 219 degrés centigrades; le bois de pin au contraire donne un peu d'essence de térébenthine ou d'huiles pyrogénées de même composition moléculaire. On trouve en outre dans le goudron végétal des corps moins bien connus, imparfaitement isolés, le *capnomor*, l'*eupione*, l'*assamar*, etc. Dans la distillation, vers la fin de l'opération, à une haute température, on obtient des corps solides cristallisables, la *naphtaline* $C^{10}H^8$, l'*anthracène* $C^{14}H^{10}$, et un autre plus important, qu'on a désigné sous le nom de *paraffine*, qui a pour formule C^nH^{2n}, *n* variant de 20 à 24. Dans un goudron provenant d'Arkangel, on a découvert un autre hydrocarbure solide, la *rétène*, $C^{18}H^{18}$.

Quant aux alcaloïdes volatils et à l'acide phénique, qui se produisent en abondance pendant la distillation destructive du bois de pin, ils paraissent ne pas exister dans le goudron végétal.

Nous avons signalé plus haut dans le goudron la présence de cristaux de *pyrocatéchine;* il est probable que les variétés du goudron qui n'en renferment pas en ont été débarrassées à l'aide de l'eau. L'eau de goudron en contient, et comme il n'est pas impossible, selon la remarque de Flückiger et Hanbury, que ce soit là le principe actif de cette eau, il serait préférable d'employer les sortes granuleuses de goudron pour préparer cette eau ; cela ne paraît pas être l'opinion des auteurs du Codex français, puisqu'ils recommandent de rejeter le premier liquide de macération du goudron (de Lanessan).

Le goudron obtenu par la distillation du bois en vase clos diffère notablement du goudron dont nous venons de nous occuper : il est noir, assez liquide, d'une odeur analogue à celle du goudron de houille ; il renferme beaucoup plus de naphtaline, tandis que l'autre contient plus de paraffine ; il laisse à la distillation un résidu fusible, l'autre un résidu plastique.

Il nous reste à dire quelques mots de plusieurs variétés de goudron végétal, fournies par des arbres autres que les pins, et dont il n'a été question jusqu'à présent qu'incidemment.

Goudron de genévrier. S'obtient par distillation du *Juniperus oxycedrus* L. et constitue la vraie *huile de cade*, dont il a été traité avec développement à l'article CADE.

Goudron de hêtre. On l'obtient au moyen du bois de hêtre (*Fagus sylvatica* L.). Des travaux importants ont été publiés sur cette variété de goudron ; elle paraît renfermer, outre les hydrocarbures et les dérivés méthyliques dont il a été question plus haut, du *phénol* C^6H^6O, du *crésol* C^7H^8O, de l'*alcool phlorylique* $C^8H^{10}O$, de l'*acide oxyphénique* ou *pyrocatéchine* $C^6H^6O^2$, du *gaïol* (dérivé méthylique de la pyrocatéchine) $C^7H^8O^2$, de l'*homopyrocatéchine* $C^7H^8O^2$, du *créosol* (dérivé méthylique de l'homopyrocatéchine) $C^8H^{10}O^2$; le mélange de ces divers corps n'est autre chose que le corps connu sur le nom de *créosote*. C'est donc comme fournissant en abondance la créosote que le goudron de hêtre est surtout utile.

Tous ces corps distillent entre 200 et 230 degrés, car avant 200 degrés le goudron de hêtre ne donne que peu de produits.

Les portions liquides obtenues au-dessus de 230 degrés renferment, d'après Hoffmann, des phénols trivalents, entre autres le produit $C^8H^{10}O^3$, séparé par des cristallisations fractionnées d'un mélange de dérivés benzoylques et constituant de l'éther diméthylique du pyrogallol ; ce produit donne, par oxydation, une combinaison de quinone, le *cédiret*.

A côté de ce composé on en trouve un autre qui renferme $C^{11}H^{16}O^3$: c'est l'éther diméthylique d'un phénol trivalent qui paraît être le propylpyrogallol.

A une distillation pyrogénée encore plus avancée on obtient de la benzine, du toluène, du phénol, etc.

Goudron de chêne. Contient surtout de l'acide pyroligneux, de la créosote, des hydrocarbures de la série de la benzine et de la naphtaline.

Goudron de bouleau. Se prépare en grande quantité en Russie, où on le nomme *Dagget*. Voici comment on procède à la préparation dans le district de Kostroma. Au mois de mai, quand l'arbre est en pleine séve, on en enlève l'écorce extérieure blanche sans toucher à l'écorce rougeâtre de dessous, et dans ce but on abat les arbres qui, vu le peu de valeur du bois, sont abandonnés sans emploi. L'écorce reste empilée dans la forêt jusqu'en décembre ; alors on la transporte aux fourneaux de distillation qui sont constitués par de simples caisses quadrangulaires en tôle mises en communication avec un tonneau en bois où doit s'opérer la condensation. On dispose d'ordinaire ces fourneaux de distillation par batteries de quinze à vingt caisses. On chauffe d'abord très-modérément, puis on élève graduellement la température. La distillation dure en tout environ vingt-quatre heures.

Il est très-difficile de se procurer du goudron de bouleau pur, car sur les lieux mêmes de sa production on le mélange avec le goudron des conifères, dont le prix de revient est moins cher.

Le goudron de bouleau pur est vert ; rectifié, il donne une huile légère qui renferme environ 1/15 d'un phénol particulier, possédant l'odeur de cuir de Russie; elle contient en outre beaucoup de térébène. Les dernières portions, bouillant de 250 degrés à 300 degrés, offrent des effets de dichroïsme remarquables; elles sont d'un rouge magnifique par transmission et d'un vert foncé par réflexion.

Le goudron de bouleau ne paraît renfermer ni acides, ni alcaloïdes, ni hydrocarbures benzéniques (Longuinine), mais renferme une grande quantité de pyrocatéchine.

Les distillateurs de Leipzig vendent, paraît-il, une essence purifiée de goudron de bouleau.

§ II. **Pharmacologie**. Les formes médicamenteuses du goudron sont très-nombreuses. On l'emploie sous forme d'eau de goudron, de sirop, de pilules, de capsules, de pommade, de glycérolé, d'emplâtre, etc.

Les alcalis émulsionnent le goudron; M. Jeannel en a profité pour obtenir extemporanément une *émulsion titrée* à 10 pour 100, très-stable, en mêlant intimement 10 de goudron de bois et 10 de carbonate de soude cristallisée pulvérisée, agitant ensuite avec 1000 grammes d'eau et filtrant.

D'après M. Jeannel, la *liqueur de goudron concentrée de Guyot* peut se reproduire par la formule suivante : bicarbonate de soude 22, goudron végétal 25, eau commune 1000. On peut encore remplacer le carbonate alcalin par l'ammoniaque ou par le sucre.

M. L. Lebeuf émulsionne le goudron par la saponine alcoolisée; le produit contient environ 2 pour 100 de goudron pur.

Avec le goudron liquide des Landes et la poudre fine de charbon de bois léger M. Magnes-Lahens prépare le *goudron pulvérulent* qui peut servir comme désinfectant, pour fumigations et pour la préparation de l'*eau de goudron acide*.

Le goudron est aisément solidifié par 1/16 de magnésie calcinée ainsi que par la chaux. Le *goudron calcaire* de Kemmerer contient une assez forte proportion de chaux pour pouvoir être réduit en poudre. Ainsi solidifié, le goudron peut également être administré en pilules.

Voici du reste les principales préparations de goudron employées :

EAU DE GOUDRON (Aqua picea).

```
Goudron purifié. . . . . . . . . . . . . . . . . . . . . . .    100
Eau distillée ou eau de pluie . . . . . . . . . . . . . . .    3000
```

Laissez macérer pendant vingt-quatre heures en remuant de temps en temps; rejetez cette première eau. Recommencez l'opération, mais en prolongeant le contact pendant 8 à 10 jours; décantez et filtrez (Codex).

Il faut éviter d'employer de l'eau séléniteuse, car au contact de la matière organique le sulfate de chaux se décomposerait et produirait du sulfure de calcium, dont l'odeur est extrêmement désagréable. De plus le goudron qui a déjà servi doit être rejeté; il a perdu ses principes les plus actifs.

D'après Adrian, l'eau préparée à chaud, en vase clos, est plus chargée de principes que celle qui a été préparée à froid; elle en contient environ 2 pour 1000 contre 30 à 40 centigrammes par litre que renferme la dernière.

M. Lefort propose de préparer l'eau de goudron de la manière suivante : on introduit dans une bouteille de 3 litres et demi à 4 litres 100 grammes de goudron demi-liquide, préalablement lavé à l'eau froide, puis on y verse 3 litres d'eau distillée chauffée à 50 ou 60 degrés centigrades. On bouche le vase et on l'agite vivement entre temps pendant 5 à 6 heures, après quoi on filtre et on conserve dans des bouteilles bien bouchées. Cette eau est de composition plus constante que celle du Codex.

M. Magnes-Lahens a fait connaître un autre procédé qui repose sur l'avantage que présente une grande division du goudron à traiter. Dans un cylindre de fer-blanc ouvert par le haut et terminé en bas par un cône très-surbaissé qui se continue en bec d'écoulement on introduit entre deux diaphragmes en fer-blanc percés de trous un mélange intime de 15 grammes de goudron demi-liquide des Landes et de 400 grammes de sable de rivière lavé, sec, ou de sablon, et on verse dessus 1 litre ou 2 d'eau à 20 degrés centigrades; le premier décilitre d'eau écoulée ayant servi à laver la matière est rejeté, le reste du liquide obtenu extemporanément est recueilli. L'eau sera plus ou moins chargée suivant que l'on augmentera plus ou moins la vitesse d'écoulement avec un bec de largeur plus ou moins grande. On obtient ainsi rapidement et économiquement une *eau de goudron acide*.

Comme succédané de l'eau de goudron, Parisel a proposé, sous le nom d'*abiétine*, l'eau distillée obtenue avec le bois et les bourgeons de pins. Cette dénomination d'abiétine est fâcheuse, vu qu'elle désigne déjà une résine cristallisable extraite de certaines térébenthines.

SIROP DE GOUDRON

Eau de goudron	525
Sucre	1000

Faites dissoudre au bain-marie couvert et filtrez au papier (Codex).
M. Latour prépare le sirop de goudron avec :

Goudron lavé à l'eau bouillante.	} āā	100
Gomme du Sénégal pulvérisée		
Sucre blanc.		1000
Eau.		400
Sirop de sucre		2000

Une cuillerée à soupe de 30 grammes représente 9 de goudron.
Mélangé avec du sirop de tolu à parties égales, le sirop de goudron est mieux toléré.

Le sirop de goudron peut servir à la préparation extemporanée de l'*eau de goudron*.

ÉLECTUAIRE AU GOUDRON

		grammes.
Goudron	āā	15
Baume du Pérou		
Iris de Florence.		12

F. s. a. — Dose, 2 grammes par jour.

ÉLIXIR DE GOUDRON

Alcool à 67°.	100
Goudron des Landes.	5
Sucre.	15

Broyez ensemble dans un mortier le goudron et le sucre, en ajoutant l'alcool peu à peu; après complète dissolution du sucre, filtrez (Magnes-Lahens).

Cet élixir peut servir à remplacer les liqueurs concentrées de goudron à base alcaline, entre autres la liqueur de goudron de Guyot. 5 grammes ou 1 cuillerée à café contenant 15 centigrammes d'extrait hydro-alcoolique de goudron pour un verre d'eau.

SACCHAROLÉ DE GOUDRON

Goudron végétal.	4
Sucre.	100

5 grammes ou 1 cuillerée à café représentant 20 centigrammes de goudron peuvent servir à la préparation d'un litre d'eau de goudron (Roussin).

PILULES DE GOUDRON

Goudron.	15
Baume du Pérou	15
Réglisse	30
Iris	10

Faites une masse pilulaire. Les pilules doivent renfermer 1 centigramme de goudron.

On peut encore donner le goudron en capsules.

POMMADE DE GOUDRON

Goudron purifié.	10
Axonge.	30

(Codex.)

On peut ajouter de l'huile d'amandes douces avec laquelle on triture le goudron avant de mélanger avec l'axonge, et opérer au bain-marie (Touéry).

Cette pommade a l'inconvénient de tacher le linge : aussi a-t-on proposé de substituer au goudron la pyrélaïne.

Pyrélaïne ou huile de goudron.	100
Axonge.	600

(Girault)

Voici encore une formule due à Emery :

Goudron.	2
Cérat	15
Axonge	15
Eau de Cologne	1

et une autre due à Nat. Guillot :

Axonge	50
Sous-carbonate de soude	
Huile de cade	āā 2 à 4
Goudron	

On remplace quelquefois l'huile de cade et le goudron par l'huile lourde de goudron et quelques gouttes d'essence de mirbane.

Ajoutons qu'on fait encore des pommades au goudron camphrées, soufrées, etc.

GLYCÉROLÉ DE GOUDRON

Goudron.	20
Glycérine officinale	80

Faites chauffer quelques minutes au bain-marie et passez.

On peut encore employer la formule suivante :

Glycérine. 30
Amidon 5
Goudron. 2

Ce glycérolé a la consistance d'une pommade.

EMPLATRE DE GOUDRON

Poix 8
Cire jaune. 90
Goudron. 125

FUMIGATION DE GOUDRON

Goudron. . . . . Q. V.
Eau bouillante. . . . . Q. S.

On tient le mélange en ébullition dans la chambre du malade. Pour éviter l'action irritante de l'acide pyro-igneux, Crichton conseille d'ajouter 60 à 70 grammes de sous-carbonate de potasse par kilogramme de goudron. On évite également l'action irritante des vapeurs empyreumatiques en faisant évaporer simplement le goudron à feu doux.

On emploie encore des appareils spéciaux dont nous dirons un mot plus loin.

On se borne souvent à employer la *goudronnière* ou *émanateur hygiénique*, sorte de boîte à jour, enduite intérieurement de goudron; les émanations de goudron imprègnent l'air de l'appartement où l'appareil est placé.

Enfin on pratique des inhalations goudronnées froides, au moyen de pulvérisateurs.

§ III. **Emploi médical.** Le goudron a été de tout temps un remède populaire dans les contrées maritimes du Nord. Plus tard il entra dans la pratique médicale et devint d'un usage général surtout vers la fin du dix-huitième siècle, à l'époque où l'évêque Georges Berkeley le vanta comme un remède merveilleux contre toutes les maladies. Mais, après avoir joui d'une vogue exagérée, le goudron tomba, par une réaction qui se comprend bien, dans un oubli à peu près complet. Cependant quelques médecins continuèrent à s'en servir, et Crichton publia pour la première fois en 1817 ses expériences relatives aux inhalations chaudes de goudron dans la phthisie pulmonaire, expériences qui furent répétées en Angleterre, en Russie, en Allemagne, etc. En même temps les dermatologistes, Bateman et Willan, en Angleterre, Biett, en France, persistaient à l'employer contre certaines maladies chroniques de la peau. Alibert et Girou de Buzareingues surtout, après avoir constaté ses bons effets dans la médecine vétérinaire, le préconisèrent, vers 1830, contre certaines affections cutanées de l'homme. D'abord employé à l'extérieur seulement, le goudron ne tarda pas à l'être aussi à l'intérieur dans diverses maladies cutanées et autres, mais trouva plus tard son principal emploi dans les affections des voies respiratoires et des voies génito-urinaires, où il jouit d'une efficacité réelle.

Action physiologique. Comme on peut s'y attendre, l'action du goudron présente une extrême analogie avec celle de la térébenthine, mais la présence de l'acide pyroligneux, du phénol et de divers produits empyreumatiques, âcres et styptiques, modifie l'action du goudron et le rend plus astringent que la térébenthine, en même temps que moins stimulant que cette dernière.

Localement et à petite dose, le goudron exerce une action constrictive et stimulante, active la contractilité des vaisseaux capillaires et des organes d'excrétion cutanée, fait pâlir la peau. Mais cette action positive est bientôt suivie d'une réaction caractérisée par la dilatation des capillaires sanguins et l'accroissement de la température locale. Appliqué en grande quantité, le goudron provoque une vive irritation.

Donné à l'intérieur à dose modérée, il constitue un irritant local et un stimulant général; il provoque un vif sentiment d'astriction dans la bouche et excite la salivation; dans l'estomac il produit des effets analogues; une fois absorbé et parvenu dans le torrent circulatoire, il stimule le cœur, provoque un rétrécissement des capillaires sanguins, diminue les sécrétions des muqueuses, en augmente d'autres, favorise les fonctions rénales et l'excrétion sudorale; l'urine prend une coloration rouge et une odeur caractéristique de goudron; les sueurs deviennent odorantes, ce qui prouve l'élimination du goudron par cette voie et justifie en même temps son emploi dans les affections cutanées. Ajoutons que le goudron stimule les fonctions digestives, augmente l'appétit et favorise les évacuations intestinales.

A dose élevée, le goudron devient toxique, provoque des vomissements abondants en même temps qu'il occasionne de violentes douleurs intestinales et rénales; l'urine est rouge foncé, et le malade se plaint d'un accablement et d'un brisement général.

La vapeur chaude de goudron irrite la muqueuse respiratoire et détermine une exagération de la sécrétion de cet organe.

Ce sont là les effets du goudron sur l'organisme de l'homme et des animaux supérieurs. Mais son action paraît bien plus énergique sur les organismes inférieurs, particulièrement sur ceux qui provoquent les fermentations et les putréfactions; il les détruit et en même temps fait disparaître les odeurs putrides.

Action thérapeutique. On prescrit le goudron à l'intérieur comme un tonique de l'estomac, très-efficace dans les dyspepsies de nature torpide. Mais son usage dans les affections des organes respiratoires et génito-urinaires est bien plus répandu.

Après Berkeley, Hufeland et Neumann employaient le goudron dans différentes maladies du poumon, particulièrement contre la phthisie pulmonaire; mais la difficulté qu'on éprouvait à cette époque pour établir le diagnostic différentiel entre la phthisie et le catarrhe pulmonaire a fait penser que bien des succès attribués à la médication dans la première de ces maladies doivent être rapportés à la seconde. Hufeland lui-même avoua plus tard la possibilité de ces erreurs.

Comme nous l'avons dit plus haut, Crichton introduisit dans la thérapeutique les inhalations de vapeurs goudronnées. D'après Mérat et de Lens (*Dict. de mat. méd.*, t. VI, p. 682), on aurait obtenu avec ces vaporisations les résultats suivants à l'hôpital de la Charité de Berlin : sur 54 phthisiques distribués dans quatre salles, où l'on évaporait quatre fois par jour une marmite de goudron, de manière à les remplir de vapeurs épaisses, 4 furent guéris, 6 éprouvèrent une amélioration sensible, 16 ne ressentirent aucun changement, 12 devinrent plus malades et 16 moururent. Le résultat, comme on voit, ne fut pas merveilleux.

Pour vaporiser le goudron, on le brûle encore sous forme de cônes, mélangé avec du nitrate de potasse.

Récemment on a imaginé des appareils spéciaux pour faire ces inhalations, l'appareil respiratoire de Sales-Girons et l'émanateur hygiénique de Sax. Ce dernier est très-ingénieux, portatif, donne des vapeurs abondantes et peut se fermer quand on n'en a plus besoin.

Le respirateur de Sales-Girons s'applique à la bouche; son auteur pense en outre, au moyen de cet appareil, désoxygéner l'air, grâce à la propriété qu'il attribue au goudron de rendre l'oxygène inactif. Heureusement pour le phthisique, cette désoxygénation nous paraît très-problématique, et du reste nous ne voyons pas la nécessité d'enlever l'oxygène à des malheureux dont l'hématose a déjà tant de mal à se faire.

Quoi qu'il en soit, les fumigations goudronnées agissent plus énergiquement que le goudron donné à l'intérieur sous forme aqueuse. Mais l'action de ce dernier, pour être plus lente, n'en est pas moins identique. Cette action consiste en une diminution des sécrétions muqueuses et purulentes excessives des bronches, qui acquièrent plus de consistance et sont plus aisément expectorées, en même temps que la toux et la dyspnée deviennent moins pénibles. Quand au contraire la sécrétion bronchique est rare, l'expectoration difficile, le goudron rend encore service en fluidifiant les mucosités et facilitant leur expulsion.

En général, le goudron est utile dans toutes les affections catarrhales du poumon, et dans la phthisie pulmonaire, en modifiant l'état des muqueuses respiratoires et tonifiant l'organisme, il peut prolonger la vie; il paraît même combattre l'hémoptysie, quoique cette manière de voir ne soit pas adoptée par tout le monde. Son emploi est moins indiqué quand le malade est en proie à la fièvre ou présente une excitabilité nerveuse exagérée.

Le goudron a été préconisé contre les états catarrhaux de la muqueuse des voies génito-urinaires, la cystite catarrhale, la leucorrhée et la blennorrhagie, mais il paraît être moins efficace dans ces maladies que l'essence de térébenthine. Néanmoins il présente sur celle-ci l'avantage de pouvoir être prescrit lors même qu'il existe un élément inflammatoire pouvant contre-indiquer l'emploi de la térébenthine ordinaire. Du reste, dans la blennorrhée en particulier, il a parfois réussi aussi bien que le copahu; dans ce cas on doit également l'administrer en injections. Au moyen de la sonde à double courant on s'en sert aussi pour faire des injections dans la vessie.

Employé dans les affections de la peau, le goudron agit tantôt comme parasiticide, tantôt comme modificateur des fonctions cutanées.

Jadis les dermatologistes anglais donnaient le goudron à l'intérieur, à cause de son action sur les sécrétions cutanées et rénales. Aujourd'hui on ne l'emploie plus guère que sous forme de pommades ou de glycérolés.

L'action parasiticide du goudron a été utilisée de temps immémorial contre la gale; il est vrai que les Égyptiens qui s'en servaient, de même que les peuplades maritimes du Nord, ignoraient que la gale est due à un parasite, mais n'en trouvaient pas le goudron moins efficace. Duchesne-Duparc introduisit cette pratique en France en 1854 et conseilla une pommade composée de 8 de goudron sur 30 d'axonge; pour plus de détails nous renvoyons à l'excellent article CADE de Bazin, page 437.

Comme modificateur, le goudron s'est montré utile dans les affections squameuses, psoriasis et lèpre ordinaire; sous l'influence des frictions avec la pommade de goudron, quelquefois avec le goudron pur, l'épiderme se ramollit, et les squames tombent (*voy.* art. CADE, p. 444-445). Bazin préfère l'huile de cade au goudron.

Bouchut a employé utilement le goudron contre l'herpès circiné chez les enfants, Natalis Guillot contre l'eczéma des mains, Girou de Buzareingues contre le prurigo, etc. Bouchut se servait du glycérolé de goudron, les deux autres auteurs de pommades dont les formules sont indiquées plus haut. Dauvergne de Manosque assure avoir fait disparaître les taches hépatiques au moyen de pommades au goudron; Hardy, en donnant l'eau de goudron à l'intérieur, à la dose de 4 verres à prendre aux repas, est arrivé ainsi à empêcher la reproduction indéfinie de furoncles qui retarde tant la guérison des maladies aiguës de la peau.

Grâce aux propriétés désinfectantes que le goudron doit à la créosote, à l'acide oxyphénique, etc., qu'il renferme, il est utile dans le pansement des plaies et des ulcères de mauvaise nature, pour combattre la pourriture d'hôpital, en injection dans les clapiers purulents, etc. On injecte aussi avec avantage l'eau de goudron dans le conduit auditif externe en cas d'otorrhées.

Mode d'administration et doses.   Nous connaissons déjà les formes médicamenteuses sous lesquelles s'emploie le goudron.

L'*eau de goudron* se prend par verrées ou demi-verrées dans les intervalles des repas ou mieux en mangeant, pure ou mélangée avec du vin. Pour masquer le goût et l'odeur du goudron, on peut édulcorer avec du sirop de tolu ou du sirop d'orgeat. Les eaux obtenues par les procédés Lefort ou Magnes-Lahens et celle qu'on prépare par digestion à chaud en vase clos remplacent avantageusement l'eau de goudron du Codex.

L'*émulsion de Lebeuf*, représentant sans altération et sans perte tous les principes du goudron, peut être également sans inconvénient substituée au goudron; on la prescrit à la dose d'une cuillerée à café deux à trois fois par jour dans un demi-verre d'eau sucrée.

Mais les liqueurs concentrées de goudron, obtenues généralement au moyen du carbonate de soude, partant très-alcalines, ne présentent plus les mêmes propriétés et les mêmes qualités que l'eau de goudron qui est acide, et ne peuvent par conséquent la remplacer utilement dans tous ses usages. D'après Gubler, elles sont inférieures à l'eau de goudron pure pour l'usage interne; mais quand il s'agit de combattre, par exemple, la leucorrhée acide, les liqueurs alcalines de goudron sont préférables.

En *pilules* ou en *capsules*, le goudron s'administre en plusieurs prises par jour, à la dose de 25 ou 50 centigrammes jusqu'à 4 ou 5 grammes. Il convient surtout de les prendre au commencement des repas.

Enfin, le *sirop* se donne par cuillerée à soupe, à la dose de 2 à 4, soit pur, soit étendu d'eau ou d'une tisane balsamique. Le sirop de Dublanc renferme le plus de matière active.   L. HAHN.

GOUDRON ANIMAL.   Sous le nom de goudron animal ou de *goudron d'os*, on désigne souvent l'huile animale de Dippel, résultant de la calcination des os en vase clos dans le but d'obtenir le noir animal. Ce produit est riche en bases pyridiques et quinoléiques, comme l'ont fait voir Anderson et Greville Williams.

Weidel a récemment analysé le goudron animal brut, en opérant sur 1400 kilogrammes de cette substance. A la distillation, on obtient tout d'abord des quantités considérables d'ammoniaque, puis dans le cours de la distillation du carbonate et du cyanhydrate d'ammoniaque qui obstrue les réfrigérents. Cette première distillation donne une huile colorée passant entre 80 et 250 degrés, qu'on divise par le fractionnement en trois parties distillant de 80 à 120 degrés, de 120 à 200 degrés et de 200 à 250 degrés. On agite chacune de ces fractions avec de l'acide sulfurique à 4 pour 100 pour dissoudre les bases et éliminer l'acide carbonique, l'acide cyanhydrique et l'hydrogène sulfuré dissous ou combinés. On obtient ainsi les produits basiques d'une part et les produits acides ou neutres d'autre part.

Les produits basiques sont soumis au fractionnement rigoureux de 5 en 5 degrés, après résinification du pyrrol par une ébullition prolongée avec l'acide chlorhydrique et dessiccation sur la potasse. On obtient ainsi la *pyridine* à 114 degrés, la *picoline* à 130-145 degrés, à l'état de deux isomères ; la *lutidine* et la *quinoléine*.

Quant aux produits non basiques, beaucoup plus abondants, on les divise par le fractionnement en trois parts, obtenues la première fraction de 95 à 150 degrés, la deuxième de 150 à 220 degrés, la troisième de 220 à 360 degrés. On soumet ensuite ces fractions à un traitement spécial :

Première fraction. Par distillation avec la potasse, les nitriles gras sont décomposés avec dégagement très-abondant d'ammoniaque ; on reprend par l'eau les sels d'acides gras ainsi obtenus et on constate dans la solution la présence des acides *propionique, butyrique normal, valérianique normal* et *isocaproïque*, en même temps que d'un peu de *valéramide*.

La partie insoluble dans le liquide alcalin est composée de *toluène*, d'*éthylbenzine* et surtout de *pyrrol*, qu'on sépare à l'aide du potassium et qui bout à 132 degrés ; les parties plus légères renferment encore divers hydrocarbures répondant aux formules C^9H^{14} (*méta lihydroéthyltoluène*), bouillant à 153 degrés, et $C^{10}H^{16}$, deux isomères distillant l'un à 165 degrés, l'autre à 172.

Cette fraction, qui représente 15 pour 100 du goudron brut, renferme 60 pour 100 de pyrrol et 20 pour 100 de nitriles.

2ᵉ *fraction.* Par le même traitement que précédemment, on obtient de l'*acide caproïque normal*, du *phénol*, du *diméthylpyrrol*, de l'*homopyrrol* et de la *naphtaline*.

3ᵉ *fraction.* Elle constitue environ les 70 pour 100 du goudron brut et renferme presque exclusivement les acides *palmitique, caprique* et *stéarique*, sous forme de nitriles.

Telle est la composition du goudron animal : nitriles résultant de l'action de l'ammoniaque fournie par la gélatine sur la graisse, pyrrols résultant de la décomposition de la gélatine, bases pyridiques dues à l'action de l'ammoniaque sur la glycérine des graisses, etc.   L. HAHN.

GOUET. Nom donné à l'*Arum vulgaire* ou *Pied de Veau* (*voy.* ARUM).
PL.

GOUEY (LOUIS-LÉGER de). Maître chirurgien juré, reçu à Paris et résidant à Rouen, eut à soutenir, probablement contre la communauté des chirurgiens de cette dernière ville, des discussions dont il parle lui-même de la manière suivante, dans son épître à Mareschal : « Je sais, dit-il, combien il est nécessaire que je m'appuie sur votre protection pour garantir cet ouvrage de la mauvaise critique. J'ai eu recours à votre juridiction pour être reçu dans la profession que je fais et pour être à l'abri de la calomnie d'une communauté inférieure en tout à la vôtre. On a tâché de me décrier en différents endroits, publiant partout mille faussetés capables de détruire la réputation des plus habiles dans l'art dont je fais profession. Votre intégrité m'a mis à couvert des mensonges de mes ennemis, etc. » Gouey dut en avoir beaucoup, car il avait le défaut le plus propre à exciter la haine, je veux dire une grande vanité. Il composa un abrégé d'anatomie, de chirurgie et d'obstétrique, qu'il était sur le point de publier, en 1710, quand des raisons qu'il ne fait pas connaître l'obligèrent d'aller en Pologne, où il demeura six ans. Ce ne fut qu'à son retour que cet ouvrage vit le jour (Dezeimeris).

La véritable chirurgie établie sur l'expérience et la raison, avec de nouvelles découvertes sur l'ostéologie et sur la myologie; des remarques nécessaires sur les maladies et sur la pratique, et un nouveau système sur la génération du fœtus; divisée en cinq parties. Rouen, 1716, in-8° (ouvrage superficiel, renfermant cependant quelques observations intéressantes; il aurait, entre autres, guéri par une compression de quelques jours une blessure de l'artère fémorale; il est infiniment probable que l'artère atteinte n'était pas la fémorale, comme l'ont trop facilement accepté Haller et Portal). L. Hn.

GOUGE. Ciseau à tranchant courbe, qu'on emploie pour enlever des parties d'os, à l'aide d'un maillet, pour pratiquer la rugination et l'évidement. D.

GOUGH (John). Médecin anglais, a exercé la médecine à Kendal, dans le comté de Westmoreland. Il est l'auteur des mémoires ci-après :

I. *Faits and Observations tending to explain the curious Phenomenon of Ventriloquism.* In *Nicholson Journ. of Natural Philosophy,* t. II, 1798, p. 122. — II. *On the supposed Revival of Insects, after long Immersion in Wine and other intoxicating Liquors.* Ibid., p. 353. — III. *Instances of suspended Animation in Vegetables.* Ibid., t. IV, 1801, p. 509. — IV. *On the Solution of Water in the Atmosphere, and on the Nature of atmospheric Air.* Ibid., t. VIII, 1804, p. 243. — V. *Atmospherical Air not a mechanical Mixture of the Oxygenous and Azotic Gazes, demonstrated from the Specific Gravities of these Fluids.* Ibid., t. IX, 1804, p. 107. — VI. *Experiments proving the Necessity of Atmospherical Oxygen in the Process of Vegetation.* Ibid., p. 217. — VII. *Description of the Property of Caoutchouc or Indian-rubber, with some Reflections on the Cause of the Elasticity of this Substance.* Ibid., t. XIII, p. 1806. — VIII. *Remarks on the Torpidity in Animals.* Ibid., t. XIX, 1808, p. 161. A. D.

GOUGOUL. D'après Mérat et de Lens, on donne ce nom à une sorte de résine qui découle d'un *Diospyros* de l'Inde, très-probablement du *Diospyros glutinosa* Kœnig. Au dire de Leschinault, cette résine sert à calfater les vaisseaux. Pl.

Bibliographie. — Mérat et de Lens. *Dictionnaire,* III, 410. Pl.

GOUJON. Les Goujons sont des poissons de petite taille qui appartiennent à la famille des Cyprinidés (*voy.* le mot Cyprin) et qui vivent dans les eaux douces des deux mondes. Ils ont la tête grosse, le museau arrondi, avec la bouche située sur la face inférieure et munie de chaque côté d'un barbillon, les ouïes largement fendues, les dents pharyngiennes coniques ou légèrement crochues et disposées en une double série de part et d'autre de la ligne médiane, le corps plus ou moins allongé, couvert d'écailles assez amples, la nageoire dorsale et la nageoire ovale courtes, sans rayon dentelé, et la nageoire caudale fourchue. Dans les classifications modernes ils forment un genre distinct auquel G. Cuvier a donné le nom de *Gobio,* quoiqu'il ne soit pas absolument certain que le mot *Gobio,* chez les Latins, et le mot κωβιός, chez les Grecs, aient toujours servi exclusivement à désigner les petits Poissons dont nous parlons.

Le Goujon de rivière (*Cyprinus gobio* de Linné), qu'on appelle aussi vulgairement en France *Goiffon* ou *Gœffon*, *Boffi*, *Goffi*, *Chabroua*, etc., mesure de
10 à 15 centimètres de long et présente, suivant les eaux dans lesquelles il vit,
certaines variations de couleur.

Sa tête est large et aplatie, sa bouche protractile a la mandibule supérieure
plus avancée que l'inférieure, et son corps aplati sur les flancs et élargi vers le
centre s'arrondit sur le dos qui, vu latéralement, paraît presque droit. Aux
angles de sa bouche s'insèrent deux barbillons bien développés; ses narines
sont rapprochées et ses yeux, d'un gris clair, passent en dessus au blanc
argenté.

Les eaux courantes et limpides sont les seules où se plaise le Goujon. Très-
commun dans la plupart de nos rivières et de nos lacs, il se trouve aussi en
assez grande abondance dans l'Elbe, dans l'Irtisch, dans l'Obi, dans le lac de
Genève, etc. Il fraie plusieurs fois par an et grandit vite, de sorte que la multiplication de l'espèce serait très-rapide si de nombreux ennemis ne lui faisaient
une guerre acharnée.

Frits dans l'huile ou le beurre, les Goujons constituent un plat excellent :
aussi les pêcheurs s'efforcent-ils de capturer à la ligne, dans des nasses ou dans
des filets, ces poissons à la chair savoureuse dont les Brochets, les Loutres et
les Hérons détruisent aussi chaque année de grandes quantités.   E. Oustalet.

Bibliographie. — Bonnaterre. *Encyclopédie : Poissons*, p. 191, pl. 77. — Cuvier et Valenciennes. *Histoire naturelle des Poissons*, t. XVI, p. 300, 1842. — E. Blanchard. *Les Poissons
des eaux douces de la France*, 1866, p. 293, fig. 57. — E. Moreau. *Hist. nat. des Poissons
de la France*, 1881, t. III, p. 386.   E. O.

GOULARD (Thomas). Chirurgien qui a fait beaucoup parler de lui par ses
bougies contre les rétrécissements de l'urèthre, et par l'invention du mélange
astringent qui porte son nom (*voy.* plus bas). Nous copions les titres qu'il se
donne dans un de ses ouvrages : « Conseiller du roi, maire de la ville d'Alet,
professeur-démonstrateur royal en chirurgie, démonstrateur royal d'anatomie
au Collége de médecine, membre des Académies royales des sciences de Montpellier, Toulouse, Lyon, et de l'Académie royale de chirurgie de Paris, pensionnaire du roy et de la province du Languedoc, pour la lithotomie, et chirur-
gienmajor de l'hôpital royal et militaire de Montpellier ». On le dit né à
Saint-Nicolas-de-la-Grave, près de Montauban, et l'on assure qu'il mourut après
1784.... Quoi qu'il en soit, voici la liste de ses ouvrages :

I. *Traité sur les effets des préparations de plomb, et principalement de l'extrait de
saturne employé sous différentes formes et pour différentes maladies chirurgicales.* Pézenas,
1760, in-8°. — II. *Œuvres de chirurgie.....* Pézenas et Liége, 1779, 2 vol. in-8°. —
III. *Lettre à M. de la Martinière sur les bougies pour les carnosités.* Montp., 1751, in-8°. —
IV. *Mémoire sur les maladies de l'urèthre, et sur un remède spécifique pour les guérir, de
même que beaucoup d'autres maladies chirurgicales.* Montp., 1746, in-8°; ibid., 1752,
in-8°. — V. *De la composition des bougies.* Montp., 1751, in-8°. — VI. *De lue venerea.*
Montp., 1774, in-4° (Thomas Goulard). — VII. *Sur quelques nouveaux instruments de
chirurgie.* In *Histoire de l'Acad. des sc. de Paris, année* 1740. Paris, 1742, in-4°, p. 617. —
VIII. *Remarques et observations pratiques sur les maladies vénériennes.* Pézenas, 1760,
in-8°. — IX. *Traité des maladies de l'urèthre, avec la composition des différentes espèces
de bougies propres à les guérir radicalement.* Montpellier, 1752, in-8°.   A. C.

GOULARD (Eau et cérat de). L'*eau de Goulard*, employée en lotions,
est ainsi composée :

	grammes.
♃ Sous-acétate de plomb liquide.	20
Alcool à 60 degrés	80
Eau commune	900

On peut remplacer le sous-acétate de plomb liquide par 5 grammes d'acétate de plomb cristallisé.

Le *cérat de Goulard* est un cérat saturné dont voici la formule :

	grammes.
♃ Sous-acétate de plomb liquide.	1
Cérat de Galien	10

D.

GOULD (John). Célèbre naturaliste anglais, né le 14 septembre 1804 à Lyme-Regis, dans le Dorsetshire. De l'âge de quatorze à celui de vingt ans, il fut employé au jardin de Windsor où Aiton fut son maître, puis il vint compléter ses études à Londres. Étant devenu possesseur, en 1830, d'une belle collection d'oiseaux de l'Inde, il les décrivit dans un ouvrage magnifiquement illustré (*A Century of Birds from the Himalaya Mountains*, London, 1831, in-fol.), et peu après publia un ouvrage du même genre sur les Oiseaux d'Europe (*Birds of Europe*, London, 1832-1837, 5 vol. in-fol.), et un autre sur les Oiseaux d'Australie (*Synopsis of the Birds of Australia*, London, 1837-1838, 4 vol. in-fol.), et en même temps son *Icones Avium* (London, 1838, 2 vol.).

En 1838, il se rendit en Australie pour en étudier les productions naturelles et en revint en 1840, puis publia successivement *Birds of Australia* (London, 1840-1848, 7 vol. in-fol., et 5 vol. suppl. in-fol., 1850-1852), *Mammals of Australia* (London, 1845-1860, 12 vol. in-fol.), sans compter diverses monographies sur les Trochilides (Londres, 1841), les Macropodides (*ibid.*, 1841-1842, 2 vol.), les Odontophorines (*ibid.*, 1844-1850), les Ramphastides (*ibid.*, 2ᵉ éd., 1854), les Trogonides (*ibid.*, 2ᵉ éd., 1858), plus un ouvrage sur les Trochilides ou Oiseaux-Mouches (*ibid.*, 1849-1860, 5 vol.), le *Birds of Asia* (*ibid.*, 1850-1860, 14 vol. in-fol.), le *Birds of Great-Britain* (*ibid.*, 1862, 2 vol. in-fol.), etc.

Gould mourut à Londres, dans sa maison près du British Museum, où il vivait depuis vingt ans, le 5 février 1881.   L. Hn.

GOULIN (Jean). La vie de ce médecin-littérateur distingué, n'a été qu'une lutte contre les besoins de la vie, contre la nécessité du *pabulum vitæ*. Né sans fortune, ayant perdu son père de bonne heure, entraîné par un penchant irrésistible vers les études historiques et littéraires, peu fait pour la clientèle productive, il a mieux aimé subir l'adversité que de la prévenir par des moyens qui répugnaient à ses goûts. Né à Reims, le 10 février 1728, de Denis Goulin, marchand, et de Jeanne-Jacqueline Tenon, il fit, grâce au dévouement de sa mère, d'excellentes études préliminaires, et acquit de sérieuses connaissances dans les langues grecque et latine, traduisant à livre ouvert les grands maîtres de l'antiquité. Destiné d'abord à la prêtrise, puis au barreau, il fut placé chez un « homme d'affaires », c'est-à-dire occupé, au milieu d'autres commis peu scrupuleux, à copier des exploits, des *A-venir*, et d'autres grimoires de la bazoche. Ce métier-là ne convenait guère au jeune homme. Aussi Goulin, pour s'en affranchir, fut-il heureux d'accepter une place de répétiteur (vulgo Pion) dans un pensionnat de jeunes gens, où il entra le 26 mars 1747. La voix d'Hippocrate l'appelait décidément vers l'étude de la médecine ; il emploie les années 1753, 1754 et 1755, à faire de l'anatomie dans le laboratoire de Ferrein. Mais les ressources manquent, la misère, la hideuse misère étale ses haillons; Goulin est forcé de vendre ses livres (1756) ; l'éducation particulière d'un fils de famille le sauve momentanément, lui permet de payer à la Faculté de médecine de Paris ses droits de scolarité et de parvenir à la licence. Puis, en 1766, il se marie : il épouse Françoise-Mélanie Paris, fille d'un opticien de Paris, laquelle meurt le 3 juin 1772, après avoir été mère de deux enfants qui furent enlevés en bas-âge. La détresse frappe de nouveau à la porte du pauvre Goulin : « Le fainéant, écrit-il, qui par choix exerce le vil métier de mendiant, est plus sûr de ses ressources que moi ». En 1777, il se sépare, le chagrin dans l'âme, d'une bibliothèque qu'il avait formée à grand' peine; 3600 volumes sont engagés pour une rente viagère de 600 livres. Dans le commencement de l'année 1783, on le trouve chez l'abbé de Fontenay, travaillant aux *Affiches de province*. En l'an 1700 — le pain manquait au logis — il accepte avec engouement une place d'employé dans un dépôt littéraire tenu rue Saint-Antoine par Ameilhon. La même année, une espèce de fortune, suivant sa propre expression, vient le trouver : on le nomme (2 messidor an III) professeur d'histoire de la médecine, à l'École de Paris. Voilà, dira-t-on, le malheureux certain maintenant d'un avenir de quiétude et de bonheur... Eh bien, non !... Le sort s'acharne contre Goulin. Il ouvre son cours le 4 messidor an IV ; il fait la deuxième, la troisième leçon, et il se dispose pour la quatrième, lorsqu'une affection « soporeuse » l'enlève au bout de cinq jours, le 12 floréal an VII (1er mai 1799). Il avait atteint sa soixante et onzième année.

Les curieux pourront lire, dans l'excellent travail de Sue : *Mémoire historique, littéraire et critique, sur la vie et sur les ouvrages, tant imprimés que manuscrits, de Jean Goulin* (Paris, an VIII, in-8, 127 pp.), l'analyse complète de tous les travaux de Goulin. Sue a été le dépositaire de tous les papiers laissés par le noble travailleur. Il serait puéril de chercher ailleurs une meilleure source d'informations. On sera étonné d'y trouver une foule d'ouvrages imprimés sur les titres desquels le nom de Goulin ne se trouve pas, et à la publication desquels il a pourtant activement coopéré. On sera non moins surpris des immenses écrits, notes, mémoires, rectifications, etc., qu'il a laissés manuscrits, étant toujours en haleine dans la littérature, interprétant, expliquant des passages peu intelligibles dans les auteurs de l'antiquité, traçant un cours complet de l'histoire de la médecine, prenant Hippocrate, Galien, Pline, etc., pour sujets de savantes et judicieuses observations, annotant l'ouvrage de Vander-Linden, *De scriptis medicis*, continuant, depuis l'année 1764 jusqu'à l'année 1784, le *Series medicorum Parisiensis notitiæ*, de Baron, écrivant un Dictionnaire gynécologique de toutes les femmes qui se sont rendues célèbres, soit par leurs vertus, soit par leurs vices, dans quelque genre que ce soit, etc., etc.

Mais qu'on n'oublie pas non plus de consulter l'ouvrage suivant de Goulin ; c'est, dans plusieurs de ses parties, un chef-d'œuvre de critique et de patientes recherches :

Mémoires littéraires, critiques, philologiques, biographiques et bibliographiques, pour servir à l'histoire ancienne et moderne de la médecine, Paris, 1775-1776, in-4°.   A. C.

GOULSTON (Théodore).   Né dans le comté de Northampton, fit ses études
médicales à Oxford, où il fut reçu docteur en 1610. Il alla bientôt s'établir
médecin à Wymondham dans le comté de Norfolk, puis il se rendit à
Londres, où il devint membre du Collége des médecins. Il s'occupait de littérature et même de théologie et mourut le 4 mai 1632, laissant par testament,
à ce collége, la rente nécessaire aux frais d'une leçon annuelle, qui doit être
faite chaque année sur un sujet de pathologie; cette conférence, dont le genre
est fort en vogue en Angleterre, a pris le nom de son fondateur. On lui doit,
outre une traduction avec commentaires de la rhétorique et de la politique d'A-
ristote, une édition latine de plusieurs livres de Galien, publiée après sa mort :

Versio, variæ lectiones et annotationes criticæ in opuscula varia Galeni. Londres, 1640,
in-4°.   A. D.

GOULU (Jérôme).   Fils de Nicolas Goulu, professeur de littérature grecque,
et de Madeleine Dorat, la fille du poète, et frère cadet du fameux Dom Jean
Goulu, général des Feuillants, ce médecin, philologue dont la France a le
droit de s'enorgueillir, naquit en 1581, et mourut à Paris, le 30 octobre 1630.
S'étant mis sur les bancs de la Faculté de médecine de Paris, il fut reçu bachelier le 29 mars 1608, et docteur le 9 novembre 1610. Plus tard, il obtint la
chaire de professeur royal de langue [grecque au Collége de France, que l'on
destinait à son frère, et que celui-ci lui céda. Jérôme s'en acquitta avec honneur,
et reçut plus d'une fois les éloges du cardinal du Perron. Il mourut, comme
nous venons de le dire, le 30 octobre 1630. A titre de curiosité, nous donnons
l'acte de son inhumation, extrait d'un registre de la paroisse Saint-Benoît :

*Noble homme Jérosme Goulu, docteur en médecine en l'Université de Paris, demeurant
rue Saint-Jacques devant le collége du Plesseix* (sic), *est décédé et inhumé dans l'église
Saint-Benoît, le dernier jour d'octobre* 1650.

Il avait épousé Charlotte, fille de Henry de Monantheuil, autre médecin
fameux de Paris, et de Jeanne Marcesia. Le fils, Nicolas Goulu, est connu par
les *Éloges* de sa famille qu'il avait composés, disait-il, pour s'exercer à la vertu
et à l'imitation des grands exemples que ses ancêtres lui avaient laissés. Ces
Éloges, en latin, et quelques-uns en vers, ont été imprimés, in-4°, en 1650. A. C.

GOUNDS (Les).   Race noire de l'Inde centrale, qui a donné son nom à la
région habitée par elle, la chaîne du Gondwana ou Goundwana.   D.

GOUPIA (Aubl.).   Genre de plantes Dicotylédones, représentant à lui seul la
série des Goupiées, série anormale de la famille des Célastracées, caractérisée
par des fleurs hermaphrodites, isostémonées, à pétales libres, valvaires-indupli-
qués. Les loges ovariennes, pluriovulées, sont en même nombre que les pétales.
Les styles ne sont point insérés au sommet de l'ovaire, mais excentriques. Le
fruit est charnu. Le *Goupia glabra* (ou *tomentosa?*), arbuste polymorphe, est
originaire de la Guyane et des pays voisins; il a des feuilles alternes, subtripli-
nerves. A Cayenne et dans les environs, on prescrit ses feuilles contre les inflammations, notamment les ophthalmies. Leur suc est astringent. Il n'est pas
employé en Europe. C'est le *Goupi* des indigènes et le *Glossopetalum glabrum*
Schrb.   H. Bn.

Bibliographie. — Aubl., *Pl. Guian.*, I, 295, t. 116. — Lamk, *Ill.*, t. 217. — Miers, *Contrib.*

to Bot., II, t. 74. — Mér. et Del., *Dict. Mat. méd.*, III, 410. — Rosenth., *Syn. plant. diaphor.*, 794. — H. Bn, in *Payer Fam. nat.*, 325; *Hist. des pl.*, VI, 10, 23, 27, 514, fig. 12.   H. Bn.

GOUPIL (Les deux).

Goupil (Jean-Martin-Auguste). Médecin français très-distingué, né le 8 avril 1800 à Flessingue, dans l'ancien département de l'Escault, où son père était pharmacien en chef de l'hôpital. Orphelin de très-bonne heure, il fut confié aux soins de sa grand'mère et de ses tantes et fit ses premières études au collége d'Argentan (Orne) avec une rare distinction. Il manifesta de très-bonne heure un goût très-prononcé pour la médecine et profita des moments que lui laissaient ses travaux de collége pour étudier l'anatomie et la chirurgie; il suivait la visite de Bouffey, chirurgien en chef de l'hôpital d'Argentan, et l'aidait dans ses opérations. A l'âge de seize ans, il se rendit à Paris et trois ans après, vers la fin de 1819, il entra comme surnuméraire au Val-de-Grâce, où enseignait alors Broussais. Goupil en devint l'un des plus ardents prosélytes. Après dix mois de surnumérariat, il fut envoyé à Strasbourg en qualité de sous-aide à l'hôpital d'instruction; il y continua ses études avec ardeur et à la fin de l'année, en 1820, il obtint tous les premiers prix décernés par la Faculté de médecine et par l'hôpital. Il revint au Val-de-Grâce comme sous-aide, obtint le prix au concours, puis, en 1822, devint sous-aide à l'hôpital de la garde royale. Il prit le grade de docteur la même année; sa thèse sur la révulsion, écrite d'après les idées de l'école physiologique, eut un grand succès et fut louée même par les adversaires du broussaisisme.

En 1823, Goupil fut attaché en qualité d'aide-major démonstrateur à l'hôpital d'instruction militaire provisoire de Toulouse, et dès ce moment déploya des qualités d'enseignement vraiment remarquables. Il fut nommé la même année aide-major à l'hôpital d'instruction de Strasbourg et se maria dans cette ville. Présenté en première ligne pour l'emploi de bibliothécaire de la Faculté de Strasbourg qu'on avait promis de créer pour lui, il fut évincé par le troisième de la liste, le chirurgien-major Kayser, gendre de Pierre Coze, le doyen de la Faculté. Il paraît que monseigneur Tarin, alors évêque de Strasbourg et depuis précepteur du duc de Bordeaux, contribua à cet échec, en alléguant qu'il avait épousé une femme protestante, chose fort mal vue de 1820 à 1830.

Pendant plusieurs années, Goupil fit des cours particuliers très-suivis et fut nommé agrégé en 1829, lors de la création des agrégés. Il fit ensuite pendant plusieurs années le cours de médecine légale au lieu et place de Fodéré, qui était le titulaire de la chaire. Il fit en même temps des cours de chimie, de physiologie, etc. En 1832, il devint démonstrateur à l'hôpital d'instruction de Strasbourg et y professa l'anatomie et la physiologie.

La chaire de physiologie de la Faculté étant devenue vacante en 1833, par la mort de Bérot, Goupil se mit sur les rangs; il eut pour compétiteurs Malle et le célèbre Alexandre Lauth, mais l'emporta sur eux de beaucoup; lorsque le jury du concours proclama sa victoire, sa nomination fut saluée d'acclamations unanimes. Un vice de forme fit casser le concours et Goupil dut se présenter l'année suivante pour la seconde fois; cette fois, il enleva cette position tant ambitionnée dont il ne devait malheureusement jouir que trois ou quatre ans.

En 1835, le professeur de médecine légale, Fodéré, étant mort, Alexandre

Lauth obtint cette chaire au concours. L'ancien maître de Goupil, Orfila, et ses collègues, l'engagèrent alors à opter pour la chaire de médecine légale et à abandonner la sienne à Lauth, plus spécialement versé dans l'anatomie et la physiologie. Goupil se rendit au désir de ses collègues. Il réussit du reste fort bien dans l'enseignement de la médecine légale.

Goupil était en outre un praticien très-répandu; il était secrétaire général de la Société des sciences de Strasbourg, membre du Conseil de salubrité du Bas-Rhin, etc. Ajoutons qu'en 1836 il avait été nommé chirurgien-major et président des jurys de médecine pour la réception des officiers de santé. Aussi l'excès du travail finit par détériorer sa santé, déjà très-délicate, et il mourut dans sa tournée de président des jurys de médecine à Saint-Didier, près de Lons-le-Saulnier, le 19 septembre 1837.

Nous avons déjà dit que Goupil fut, au moins à ses débuts, un adepte fervent de Broussais; il développa en effet les idées de son maître dans un ouvrage publié en 1824 et où, d'après l'expression de Stöber, la doctrine de Broussais est exposée plus clairement que dans Broussais lui-même. Cependant Goupil était doué de trop de pénétration et d'un jugement trop droit pour ne pas voir les défauts du système qu'il avait adopté ; comme le dit Boyer, « il avait beaucoup modifié par la pratique ce qu'il y avait d'exagéré dans les premières opinions théoriques qu'il avait adoptées. »

Comme professeur, Goupil était doué de qualités hors ligne; les élèves se pressaient autour de lui pour entendre ses leçons si pleines de faits les mieux choisis et si remarquables par l'élégance et la chaleur de l'élocution. « Comment oublier, dit Michel Lévy, cette exposition lucide, cette argumentation vive et pressante, les analyses sagaces, les aperçus ingénieux qu'il semait dans ses leçons, cette parole simple sans trivialité, brillante sans emphase, cette ampleur d'expression qui livrait à l'auditoire sa pensée, reflétée sous toutes ses faces? Nous n'hésitons pas à l'affirmer, peu d'hommes ont été doués à un pareil degré du don de se communiquer à leur auditoire et de rayonner, si je puis ainsi dire, par tous les pores le savoir acquis dans les veilles du cabinet. »

Chargé, comme nous l'avons vu, de l'enseignement de la médecine légale, il exposa avec un talent inimitable cette science si ardue. M. Tourdes, l'éminent professeur de médecine légale de Nancy, disait, il y a peu d'années, que ses meilleures leçons étaient la reproduction intégrale des leçons de Goupil. Appelé à l'exercice de la médecine légale près la cour d'assises du Bas-Rhin, il fit admirer toute la richesse de son instruction et toutes les ressources de son esprit ; ses rapports étaient doués d'une netteté et d'une précision remarquables et constituent encore aujourd'hui des modèles du genre. Les tribunaux écoutaient Goupil des heures entières avec le plus vif intérêt et l'estimaient extrêmement comme médecin expert à cause de la netteté de ses affirmations.

Monsieur le docteur Gustave-Adolphe Goupil, praticien estimé de Levallois-Perret (Seine), fils de l'éminent professeur, nous a fourni des renseignements biographiques précieux sur son père ; nous lui en exprimons ici les remerciements les plus sincères.

Goupil n'a publié que peu d'ouvrages, mais tous sont remarquables par l'ordre et la clarté de l'exposition. Nous connaissons de lui :

I. *Essai sur la révulsion.* Thèse de Paris, 1822, in-4°. — II. *Exposition des principes de la nouvelle doctrine médicale; avec un précis des thèses soutenues sur ses différentes parties.*

Paris, 1824, in-8°. — III. *Consultation médico-légale pour le sergent-major S. M. H. Meudic, accusé du crime de voies de fait envers ses supérieurs.* Strasbourg, 1825, in-4°. — IV. *La contractilité musculaire étant donnée, considérer les muscles en action, particulièrement dans la station, la progression, le saut, l'action de saisir et de grimper.* Thèse de concours. Strasbourg, 1833, in-4°. — V. *Plan raisonné d'un cours de physiologie,* Thèse de concours. Strasbourg, 1834, in-4°. — VI. *Exposition de la doctrine de Broussais.* In *Arch. gén. de méd.,* t. I, p. 206, 1823. — VII. *Essai sur l'emploi médical du seigle ergoté.* In *Journ. des progr. des sci. méd.,* t. III, p. 161, 1827. — VIII. *Note sur une plaie pénétrante de l'abdomen.* In *Annal. de la méd. physiol.,* t. III, p. 359. — IX. *Mém. sur les sympathiques de la peau et de la muqueuse digestive.* In *Journ. de la Soc. acad. du Bas-Rhin.* — X. Analyses, mémoires, observations, publiés dans divers journaux. Mémoires sur différents sujets, manuscrits, présentés à plusieurs sociétés savantes.　　　　　　　　　　　　　　L. Hn.

Goupil (JEAN-ERNEST).　Fils d'un médecin distingué de Paris, Auguste Goupil était un parent du précédent. Il naquit à Paris le 29 janvier 1829 et reçut sa première éducation au collége Bourbon. Il étudia ensuite la médecine, fut reçu externe des hôpitaux en 1849, interne en 1850 et entra en fonctions en 1852. Il était, en 1853, interne à la Charité dans le service des cholériques dirigé par Briquet; son dévouement aux malades fut au-dessus de tout éloge et la médaille de bronze que lui décerna le ministre, fut une faible récompense accordée à son zèle et à son humanité. Le 2 février 1855, il soutint sa thèse inaugurale devant la Faculté; sa dissertation sur l'anévrysme artérioso-veineux de l'aorte et de la veine cave supérieure a été la première monographie publiée en France sur ce sujet. Deux ans après, âgé seulement de vingt-huit ans, il fut nommé au concours médecin des hôpitaux.

Goupil aurait pu avec succès concourir pour l'agrégation; mais ses goûts le portaient davantage vers les recherches et les observations cliniques et, pour tout dire, il préférait conserver une situation indépendante.

Il avait passé les derniers mois de son internat à l'hôpital de Lourcine, dans le service de Bernutz, qui ne tarda pas à le prendre en haute estime et en amitié et lui inspira le goût des études gynécologiques. Pendant deux années, le maître et l'élève ne sortirent plus en quelque sorte des salles de malades et de l'amphithéâtre, recueillant ensemble les matériaux de leur important ouvrage, qui parut en 1860 et en 1862 sous le titre de *Clinique médicale sur les maladies des femmes.* La partie consacrée aux *déviations utérines* est entièrement de Goupil, de même que le Mémoire *Sur les hémorrhagies intra-pelviennes, symptomatiques des grossesses extra-utérines.*

De l'hôpital de Lourcine, Goupil avait passé à l'hôpital Saint-Antoine. La mort vint l'enlever à l'âge de trente-cinq ans. Il mourut le 11 septembre 1864 au château de la Baudronnière, près Droué (Loir-et-Cher), à la suite d'un érysipèle de la face et du cuir chevelu.

Goupil était membre de la Société anatomique et secrétaire de la Société médicale d'observation. Son éloge a été écrit par Besnier (*Bullet. soc. anat. de Paris,* 2e sér., t. IX, p. 621, 1864).

I. *Mémoire sur l'épidémie de choléra.* In *Bull. de thérap.,* 1854 (avec Briquet). — II. *De l'anévrysme artérioso-veineux spontané de l'aorte et de la veine cave supérieure.* Thèse de Paris, 1855. — III. *Recherches cliniques sur les phlegmons péri-utérins.* In *Arch. gén. de méd.,* 1857 (avec Bernutz). — IV. *Kyste de l'ovaire, disparition presque complète du kyste après deux applications de sangsues sur le col utérin.* In *Rec. des trav. de la Soc. méd. d'observ.,* fasc. 1, p. 112, 1857. — V. *Clinique médicale sur les maladies des femmes.* Paris, 1860-1862, 2 vol. in-8°, fig. (avec Bernutz). — VI. Un grand nombre d'observations et d'articles dans les *Bulletins de la Société anatomique* et dans les *Actes de la Société médicale des hôpitaux.*　　　　　　　　　　　　　　L. Hn.

GOUPIL-DESPALLIÈBES (Claude-Antoine). Médecin et écrivain politique français, médecin de la Faculté de Caen, puis docteur de celle de Paris (30 brumaire, an XII), il s'établit à Nemours, devint maire de la ville, et mourut en 1825. Il s'est donné une certaine notoriété par son *Dialogue sur la Charte* (1810, in-8), par ses *Hommes du jour, ou coup d'œil sur les caractères et les mœurs de ce siècle* (Paris, 1820, in-8), par ses *Lettres d'un père à son fils* (Paris, 1823-1824, in-8), etc., etc. Nous ne pouvons retenir ici que ses publications ayant trait à la médecine. Elles portent ces titres :

I. *De l'usage du lait dans le traitement de la phthisie pulmonaire.* Thèse de Paris, 30 brumaire, an XII, in-4°. — II. *Expériences thermométriques sur l'augmentation de la chaleur animale dans l'inflammation.* In *Rec. périod. de la Soc. de méd. de Paris*, t. VI, an. VII, p. 121. — III. *Observation sur une épingle arrêtée dans l'œsophage.* In *Journ. de méd. de Leroux*, t. V, an II, p. 307. — IV. *Expériences au sujet des accidents causés par le poison pris avec la coque du Levant.* In *Journ. de méd. de Leroux*, t. XIV, 1807, p. 143. — V. *Mémoire sur la vipère de Fontainebleau.* In *Journ. de méd. de Leroux*, t. XVIII, 1809, p. 79.   A. C.

GOUPYL (André). Médecin et helléniste distingué, né dans le diocèse de Luçon (Poitou), vers 1525, mort en 1564. Il était d'une bonne famille, fit ses humanités à Poitiers, cultiva les belles-lettres, et s'attacha surtout à l'étude de la langue grecque. Après avoir servi comme précepteur auprès de plusieurs jeunes gentilshommes de la Saintonge, il vint à Paris, où il fut reçu docteur en 1548, sous le décanat de Jacques Houllier, d'après Eloy. Il acquit bientôt une grande réputation, et Henri II lui accorda en 1555 la chaire de médecine au Collége royal, que la mort de Jacques Sylvius laissait vacante. Goupyl avait rassemblé un nombre considérable de manuscrits et de livres curieux; mais en 1563, dans une émeute, le peuple envahit son domicile et dispersa ces trésors amassés avec tant de soins et de travail. Cette perte causa tant de chagrin à Goupyl qu'il en mourut peu après (Biogr. Didot).

D'après le dictionnaire historique d'Éloy, il s'appelait Jacques Goupil; c'est très-probablement une erreur. On a de lui :

I. *Alexandri Tralliani Libri XII, graece; Rhasae De Pestilentia libellus ex Syrorum lingua in graecum translatus.* Lutetiæ, Robert Estienne, 1548, in-fol. Cette édition, soigneusement corrigée par l'auteur lui-même, est toute grecque; elle fut donnée par Goupyl sur un manuscrit de la bibliothèque du roi. Pour l'intelligence du texte, il cite Galien, Paul d'Egine, et les principaux auteurs arabes; il parvint aussi à rendre le texte aussi correct que possible. Les corrections ont été placées à la fin du volume; elles sont si estimées que Gonthier d'Andernach les réimprima lorsqu'il donna Alexandre de Tralles en grec et en latin. Bâle, 1556, in-8°. — II. *Rufi Ephesii de appellationibus partium corporis humani, libri tres, graece.* Lutetiæ, 1554, in-8°. Goupyl joignit plus tard à cet ouvrage les traités *De medicamentis purgantibus* et celui *De utero ac muliebri pudendo* également de Rufus d'Ephèse. — III. *Aretaei Cappadocis medici Libri VI de acutorum et chronicorum morborum curatione, graece e codice regio.* Lutetiæ, 1554, in-4°. Cette édition passe pour la plus complète de toutes celles qui ont paru; elle est augmentée des cinq premiers chapitres dans le dernier livre et enrichie de nombreuses notes et corrections faites d'après Paul d'Egine. — IV. *De partu cujusdam infantulae Agonnensis :* cette dissertation se trouve dans la sixième partie des *Œuvres* de Jacques Sylvius. — V. *Annotationes et Scholia in Ambrosii Leonis Nolani versionem librarum Joannis Actuarii.* Lutetiæ, 1548, in-8°; Ultrajecti, 1670, in-8°. — VI. *Actuarii Joannis, filii Zacchariae, de actionibus et affectibus spiritus animalis.* Lutetiæ, 1557, in-8°; en grec, avec les œuvres de J. Sylvius. — VII. Plusieurs pièces de vers grecques et latines; deux de ces opuscules sont adressés à Jacques Sylvain, que l'auteur appelait *son maître.* Goupyl a laissé incomplet un commentaire sur toutes les œuvres d'Hippocrate (*Biogr.* Didot).   L. Hn.

GOURAMI. Le Gourami est un poisson de la famille des Pharyngiens labyrinthiformes (*voy.* le mot Poissons) qui se trouve dans les eaux douces de l'Asie méridionale. Son corps, d'un ton roussâtre à reflets dorés sur les flancs, violacés sur la région dorsale, passe au brun argenté sur le ventre et sur le front. Chez les mâles on remarque en outre, à l'extrémité du museau, une tache arrondie, de couleur rose, tandis que chez les jeunes on observe deux taches situées l'une à la base des pectorales et l'autre à la naissance de la queue, ainsi que des raies obliques de couleur noirâtre à travers les flancs.

La tête du Gourami est assez courte et se termine par un museau obtus; la bouche est petite et protractile avec la mâchoire inférieure dépassant la supérieure; le corps est élevé et comprimé latéralement, et la ligne dorsale se relève en arrière pour retomber brusquement du côté de la queue, de sorte que le poisson semble porter une gibbosité dans le voisinage de la nageoire caudale. Sur la tête, sur les joues et sur tout le corps sont implantées de larges écailles de forme arrondie.

Comme tous les Pharyngiens labyrinthiformes et en particulier comme l'Anabas des îles de l'archipel Indien, le Gourami jouit de la faculté de retenir une certaine quantité d'eau dans un appareil spécial constitué par la division en nombreux feuillets de la surface de certains os du pharynx et composé d'une série de cavités plus ou moins compliquées. Les opercules étant fermés, l'eau se trouve emprisonnée dans ces réservoirs et filtre goutte à goutte sur les branchies, dont elle empêche la dessiccation. Grâce à cette disposition, le Gourami peut vivre quelque temps hors de l'eau et aller chercher, à une certaine distance du rivage, les feuilles d'Aroïdées qui, avec des insectes, des vers et des petits poissons, constituent sa nourriture ordinaire.

Tandis que le Macropode, qui se rapporte au même groupe ichthyologique, dépose ses œufs sous une agglomération de bulles d'air, le Gourami construit avec de la boue et des plantes fluviales un nid de forme sphérique. Dans ce nid, à la construction duquel travaillent les deux parents, sont déposés de 800 à 1000 œufs sur lesquels les Gouramis veillent avec beaucoup de sollicitude. C'est là aussi que les jeunes passent les premiers jours de leur existence, jusqu'à ce que, guidés par la mère, ils puissent essayer leurs forces. Au bout de trois ans ils ont acquis toute leur taille, et c'est alors que leur chair possède les qualités qui ont rendu le Gourami justement célèbre et qui l'ont fait introduire dans les îles de Bornéo et de Sumatra, dans la presqu'île de Malacca, à la Réunion, à l'île Maurice, au cap de Bonne-Espérance, en Australie, et même à la Guyane, où l'acclimation toutefois n'a pas eu grand succès.

D'après M. Dabry de Thiersant, le Gourami est originaire de la Cochinchine, où il vit dans les eaux légèrement fangeuses, aussi bien que dans les eaux douces. Il atteint parfois une taille de 1 à 2 mètres, et pèse jusqu'à 20 livres. A l'île Maurice, les colons le connaissent sous le nom de *Porc de rivière*, à cause de sa voracité, mais les ichthyologistes le nomment *Osphromenus olax.*

E. Oustalet.

Bibliographie. — B.-G.-E. de Lacépède. *Histoire nat. des Poissons*, 1791-1805, t. III, p. 117 et pl. 3, fig. 2. — Cuvier et Valenciennes, *Hist. nat. des Poissons*, 1831, t. VII, p. 377. E. Sauvage. *La Nature*, 2ᵉ année, n° 68, p. 245, et fig.   E. O.

GOURAUD (Les deux).

Gouraud (Vincent-Olivier). Né à Cholet (Vendée), en 1772. Ce médecin distingué présente dans sa vie deux phases principales : dans la première, il fait comme faisaient presque tous les jeunes gens qui se destinaient à la médecine et que l'implacable conscription appelait sous les drapeaux; il embrassa la chirurgie militaire. Nous ne savons les campagnes qu'il a faites; mais d'une lettre que nous avons là sous les yeux et qu'il écrivit à Larrey « son meilleur ami », le 25 ventose, an X (16 mars 1802), il résulte qu'à cette époque il était professeur d'anatomie à l'hôpital d'instruction militaire de Milan, et qu'il eut alors pour collègues Guillaume, Juge, Serret, Gautheron et Gonet. Cette lettre de Gouraud est fort touchante : « Je prononcerai toujours votre nom avec le sentiment de la plus vive reconnaissance, dit-il à l'illustre chirurgien en chef; je n'oublierai de ma vie que c'est à vous que je dois ce que je suis et même ce que je puis être à l'avenir. Soyez heureux au milieu de vos concitoyens et de vos amis, qui vous doivent encore plus que vous ne leur devez. Pour moi, je mets ma plus grande gloire à me dire et à mériter d'être votre élève et votre ancien ami. » Deux ans plus tard (1804), Gouraud était chirurgien-major du 9ᵉ régiment d'infanterie légère en garnison à Cannières (?), camp près de Montreuil-sur-mer. C'est là que Desgenettes, connaissant ses talents et ses aptitudes, vint le trouver, et le fit nommer (26 décembre 1804) chirurgien en chef de l'hospice général de Tours, en remplacement de Herpin. Citons les noms des autres hommes qui dirigeaient le service de santé de cet important établissement nosocomial : c'était Varin en qualité de médecin en chef; c'était Parmentier qui avait la haute direction de la pharmacie; c'étaient encore Duperron, qui suppléait Varin, et Mignot, qui suppléait Gouraud. Les élèves étaient nombreux, qui venaient entendre professer ces savants hommes; car il y avait à l'hospice général de Tours, un cours qui durait trois ans et qui embrassait les diverses branches de l'art de guérir. Le programme de ce cours est digne d'être rappelé :

PREMIÈRE ANNÉE. — 1ᵉʳ et 2ᵉ trimestres. — Anatomie et pathologie chirurgicale.
    3ᵉ trimestre. — Accouchements.
    4ᵉ trimestre. — Bandages et maladies des os.
DEUXIÈME ANNÉE. — 1ᵉʳ et 2ᵉ trimestres. — Anatomie, physiologie et pathologie chirurgicale.
    3ᵉ trimestre. — Accouchements. Maladies des femmes en couches.
    4ᵉ trimestre. — Médecine opératoire.
TROISIÈME ANNÉE. — 1ᵉʳ et 2ᵉ trimestres. — Anatomie physiologique et médicale.
    3ᵉ trimestre. — Accouchements. Maladies des femmes en couches et des enfants.
    4ᵉ trimestre. — Matière médicale et médecine légale.

Cette seconde période de la vie de Gouraud fut une période de zèle pour le service qui lui était confié, et de dévouement envers les malheureux qui venaient faire appel à ses lumières. Démissionnaire en 1822, il vécut encore vingt-six ans, et mourut honoré, regretté de ses concitoyens, le 31 décembre 1848, laissant les ouvrages suivants :

I. *Formation et accroissement des os.* Thèse pour le doctorat. Paris, 4 fructidor an XI, 22 août 1803; in-8. — II. *Démonstration des principales opérations de chirurgie.* Tours, 1815. — III. *Réflexions sur la nature, la contagion et le traitement du choléra-morbus.* Paris, 1831, in-8°. Extr. de la *Revue européenne*, 15 sept. 1831. — IV. *Coup d'œil sur la chirurg. hippocratique* (s. l. n. d.), in-8° de 56 pages. In *Revue méd.*, nov. 1831. — V. *Traitement du choléra-morbus algide à l'hôpital militaire de la rue Blanche.* Paris, in-8 (Extrait du *Bulletin de thérap.* t. III, 1832, p. 112). — VI. *De l'esprit de la médecine opératoire.* Paris, in-8 (Extrait du *Bullet. de thérap.*, t. III, 1836, p. 161). — VII. *Indication de la saignée du bras dans les maladies aiguës* (Journal des conn. médico-chir. t. I, 1833. p. 198). — VIII. *Études sur la fièvre intermittente pernicieuse.....* Avignon, 1845, in-8°. Le titre de départ porte : *De la fièvre intermittente pernicieuse qui sévit tous les ans à Ajaccio.*

Gouraud (HENRI).   Fils du précédent, né à Tours le 4 avril 1807 où il eut le bonheur de rencontrer Bretonneau. C'est dans la capitale qu'il termina ses études médicales et qu'il fut reçu docteur le 27 novembre 1832, et professeur agrégé en médecine en 1835; la diversité de ses publications dénote un bon écrivain, une grande aptitude pour la critique philosophique, et une grande variété de connaissances. Son nom se trouve intimement lié avec celui de Trousseau, à la fondation du *Journal des connaissances médico-chirurgicales*, à la rédaction duquel il collabora activement pendant quinze ans, de 1833 à 1848. Sait-on que pendant plusieurs années, le gérant de cette feuille médicale ne fut autre qu'Isaac Pereire, que la fortune était loin d'avoir alors carressé, et qui se contentait d'appointements qui ne dépassaient pas cent louis par an? Henri Gouraud professait le spiritualisme, il était de l'école de Récamier, un de ses maîtres et son ami. Il est mort à Paris le 15 avril 1874, à l'âge de soixante-sept ans. Son fils, M. Xavier Gouraud, qui a embrassé la carrière de son père et de son grand-père, est aujourd'hui médecin de l'hôpital Saint-Antoine.

Voici la liste des ouvrages laissés par Henri Gouraud. Nous n'y comprenons pas un grand nombre d'articles qui ont été inscrit dans le journal qu'il dirigeait; articles de fond, critique médicale, revue des cliniques hospitalières, bibliographie médicale, biographie médicale. Ses études sur Broussais, qu'il devait réunir plus tard en brochure, ses autres études sur John Hunter, ont été très-remarquables à l'époque de leur publication. Le cours de clinique médicale qu'il professa à la Charité en remplacement de Fouquier, et dont le discours d'ouverture a été rendu public (*Journal des Conn. médic.-chirurg.*, 1842, p. 221), a fait ressortir les qualités d'un vrai praticien.

I. *Propositions de médecine*. Thèses de Paris, 27 nov. 1832, in-4°.—II. *Idée fondamentale de la médecine*. Paris, 1833, in-8 (*Extr. du Bull. de thérap.*, t. IV, 1833, p. 153). — III. *La doctrine des crises est-elle fondée?* Thèse d'agr., 1835, in-4°. — IV. *Le bon médecin de campagne*. Paris, 1835, in-12, de 10 feuilles. Cet ouvrage est signé H. G. Gouraud. — V. *Architecture des oiseaux*. traduit de l'anglais. Lyon et Paris, 1837, in-12°, de 17 feuilles. — VI. *Essai critique sur Broussais, sa doctrine médicale et ses opinions philosophiques*. Paris, 1840, in-12, de 6 feuilles. — VII. *De l'indication et de la formule de la saignée générale dans les maladies aiguës; 2° édit.* Paris, 1845, in-8, de 76 pages. — VIII. *Eloge de M. Récamier*. Paris, 1853, in-8, de 9 feuilles. — IX. *De l'action des différents climats dans le traitement de la phthisie pulmonaire*. Paris, 1873, in-8° de 15 p. Extr. de l'*Union méd.*, 3° sér., t. XIV, p. 809, 1872.   A. C.

GOURDE, *Lagenaria* Ser.   Genre de plantes Dicotylédones, appartenant à la famille des Cucurbitacées, que Seringe a séparé avec raison des *Cucurbita*.

Les diverses formes de *Lagenaria*, que M. Naudin fait toutes entrer dans le même type spécifique, sont des plantes herbacées, annuelles; s'élevant assez haut sur les soutiens qu'on leur fournit, toutes couvertes d'une pubescence molle. Les feuilles sont grandes, suborbiculaires, cordées à la base, sans lobes bien marqués; les vrilles, bifides. Les fleurs monoïques solitaires, à l'aisselle des feuilles, sont longuement pédonculées, de couleur blanche. Le calice des fleurs mâles est campanulé, muni de cinq dents courtes, rarement foliacé. Les étamines sont au nombre de trois, libres mais conniventes, à anthères, presque sessiles, épaisses, à loges flexueuses. Les fleurs femelles ont trois stigmates, presque sessiles, obtusément bilobées. Les fruits, de formes et de grandeurs variables, contiennent sous une couche épaissie et dure une chair fongueuse, blanche, insipide ou amère, qui se dessèche et disparaît presque à la fin. Les graines, bordées d'un bourrelet, ont aussi des formes et des dimensions très-variables.

La seule espèce de ce groupe, le *Lagenaria vulgaris* Ser. (*Cucurbita Lage-naria* L.) est originaire de l'Ancien Monde ; on la trouve encore à l'état sauvage dans certaines contrées de l'Asie méridionale : dans les autres régions elle est cultivée et a produit de nombreuses variétés, que M. Naudin rapporte à neuf principales :

1° La *Grande Calebasse d'Afrique*, plante très-forte et généralement trop tardive pour fructifier sous le climat de Paris. Les fruits en sont très-gros, presque autant que nos potirons, tantôt étranglés au-dessus du milieu, tantôt simplement rétrécis en une sorte de goulot plus ou moins long. Les graines sont grosses, presque carrées, et peuvent atteindre 2 centimètres de long sur presque autant de large.

L'écorce ligneuse devient très-dure, et on peut, en enlevant la chair, faire de ces fruits des vases et des ustensiles variés, qui sont d'un grand usage chez les nègres de l'Afrique occidentale.

2° La *Gourde pèlerine* ou *Gourde bouteille*, divisée en deux renflements inégaux, séparés par un col rétréci; le plus gros renflement correspondant au côté de la fleur, le plus petit au pédoncule. C'est une forme bien connue, surtout dans le Midi, où on l'utilise fréquemment comme vase à contenir du vin.

3° La *Cougourde*, qui diffère de la précédente en ce que le plus petit renfle-ment disparaît en s'allongeant en un goulot plus ou moins grêle.

4° La *Gourde massue* ou *Gourde trompette*, de forme cylindracée, parfois un peu renflée à son extrémité, pouvant atteindre 1 mètre à 1 mètre et demi de long, et variant de la grosseur du bras d'un enfant à celle de la cuisse.

5° La *Gourde Hare-Harvan*, venue du Jardin botanique médical du Caire, et dont le fruit, parfaitement ovoïde, doit être surtout cultivé comme légume.

6° La *Gourde plate de Corse*, dont le fruit très-déprimé est quelquefois tout à fait plat et presque disciforme. Il prend alors le nom de *Gourde tabatière*, et on s'en sert en effet comme boîte à tabac.

7° et 8° La *petite Gourde du Brésil* et la *petite gourde de Guinée*, à tout petits fruits, rappelant les *Gourdes de pèlerin*. M. Naudin, avant de bien con-naître la dernière forme, en avait fait une espèce sous le nom de *Logenaria-microcarpa*.

9° Enfin, les *Gourdes sauvages*, qui fourniront très-probablement de nou-velles variétés lorsqu'on les connaîtra mieux. Elles ont toutes, comme caractère commun, une chair extrêmement amère et sont, par suite, très-vénéneuses.

Rumphius parle le premier de ces gourdes, les unes cultivées, les autres sau-vages, tellement amères qu'on ne peut les utiliser que pour en faire des vases. Royle parle aussi de la Gourde sauvage dans le nord de l'Inde : il n'est donc pas douteux que l'espèce ne soit originaire des contrées chaudes de l'Asie et des îles les plus voisines de ce continent. Existaient-elles à l'état spontané en Afrique? on n'en a pas de preuves. Quant à l'Europe, on sait bien que la gourde y a été cultivée depuis une haute antiquité. Columelle et Pline la décrivent d'une manière non équivoque, et ils en parlent comme d'une plante depuis longtemps connue.

La Gourde est parfois utilisée comme plante alimentaire, mais à cet égard elle est bien inférieure aux autres Cucurbitacées à fruits comestibles. Les variétés à fruits amers entrent dans la médecine des Indes : on s'en sert en qualité de drastique, sous le nom de *Toumbie* (Royle).

Les graines de la *Gourde en massue* entraient autrefois dans la catégorie des *quatre grandes semences froides.* Mais, actuellement, on a substitué à ces graines celles du Potiron ou du Giraumon. Pl.

BIBLIOGRAPHIE. — LINNÉ. *Species,* 1434. — RUMPHIUS. *Amboin.,* V, p. 597, tab. 144. — TOURNE-FORT. *Institutiones,* 107. — SERINGE. *Dissert.* In *Mémoires de la Soc. d'hist. nat. de Genève,* III, part. II, p. 1, et in DE CANDOLLE, *Prodromus,* III, 299. — ROYLE. *Plant. Himal.,* I, 219. — NAUDIN. *Revue des Cucurbitacées.* In *Annal. d. sc. nat.,* 4e série, XII, n° 2. — BENTHAM et HOOKER. *Genera.....* — BAILLON. *Hist. des plantes.....* — GUIBOURT. *Drogues simples,* 7e éd., III, 262. Pl.

GOURIENS. *Voy.* CAUCASIQUE.

GOURLAY (WILLIAM). Né en Écosse, fit ses études médicales à Édimbourg où il fut reçu docteur en 1782, il était membre de la Société médicale de cette ville et pratiqua quelque temps la médecine à Funchal dans l'île de Madère. On cite de lui :

I. *Dissertatio inauguralis de erysipelate.* Édimbourg, 1782, in-8°. — II. *Observations on the Natural History of Climate and Diseases of Madeira, from the Year* 1783 *to* 1808. Londres, 1811, in-8°. — III. *Case of Encysted Sarcocele Cured.* In *Duncan Med. Commentar,* vol. IX, 1785. — IV. *Account of the Mineral Waters in the Portugese Islands of S. Miguel.* Ibid., vol. XVI, 1791. A. D.

GOURMELIN (ÉTIENNE). Médecin fort distingué de l'ancienne Faculté de Paris, et professeur de chirurgie au Collège royal de France. Il naquit à Quimper (Finistère). Il fut reçu docteur le 4 mars 1501, et occupa la charge de doyen dans les deux années 1574 et 1575. Rappelons que c'est sous son décanat que les docteurs de la rue de la Bûcherie parvinrent à obtenir du Parlement que la vente des ouvrages d'Ambroise Paré soit défendue jusqu'à ce qu'ils eussent été approuvés par la Faculté, selon la teneur d'un arrêté du 2 mai 1535. Gourmelin, qui est mort à Melun, le 12 août 1593, s'occupa spécialement de chirurgie. On lui doit les ouvrages suivants :

I. *Synopseos chirurgiæ libri sex.* Lutetiæ, 1566, in-8°. — II. *Chirurgicæ artis, ex Hippocratis et aliorum veterum medicorum decretis rationis normam redactæ libri tres.* Lutetiæ, 1580, in-8°. Ces deux traités ont été traduits sous ces titres : *Le guide des chirurgiens,* translaté par Germain Courtin. *Le sommaire de toute la chirurgie,* contenant les six livres traduits par André Malesieu..... Paris, 1647. — III. *Hippocratis de alimento.....* Lutetiæ, 1572, in-8°. A. C.

ARTICLES.

CONTENUS DANS LE NEUVIÈME VOLUME

(4ᵉ série).

FIN DE LA TABLE DU NEUVIÈME VOLUME DE LA QUATRIÈME SÉRIE

16947. — Imprimerie A. Lahure, rue de Fleurus, 9, à Paris.

www.ingramcontent.com/pod-product-compliance
Ingram Content Group UK Ltd.
Pitfield, Milton Keynes, MK11 3LW, UK
UKHW021913070726
13614UKWH00001B/10